神藥本草

신약본초

인산의학·인산사상의 완결판
인산 김일훈 선생의 종합 語文錄

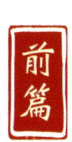
前篇

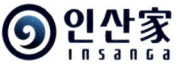

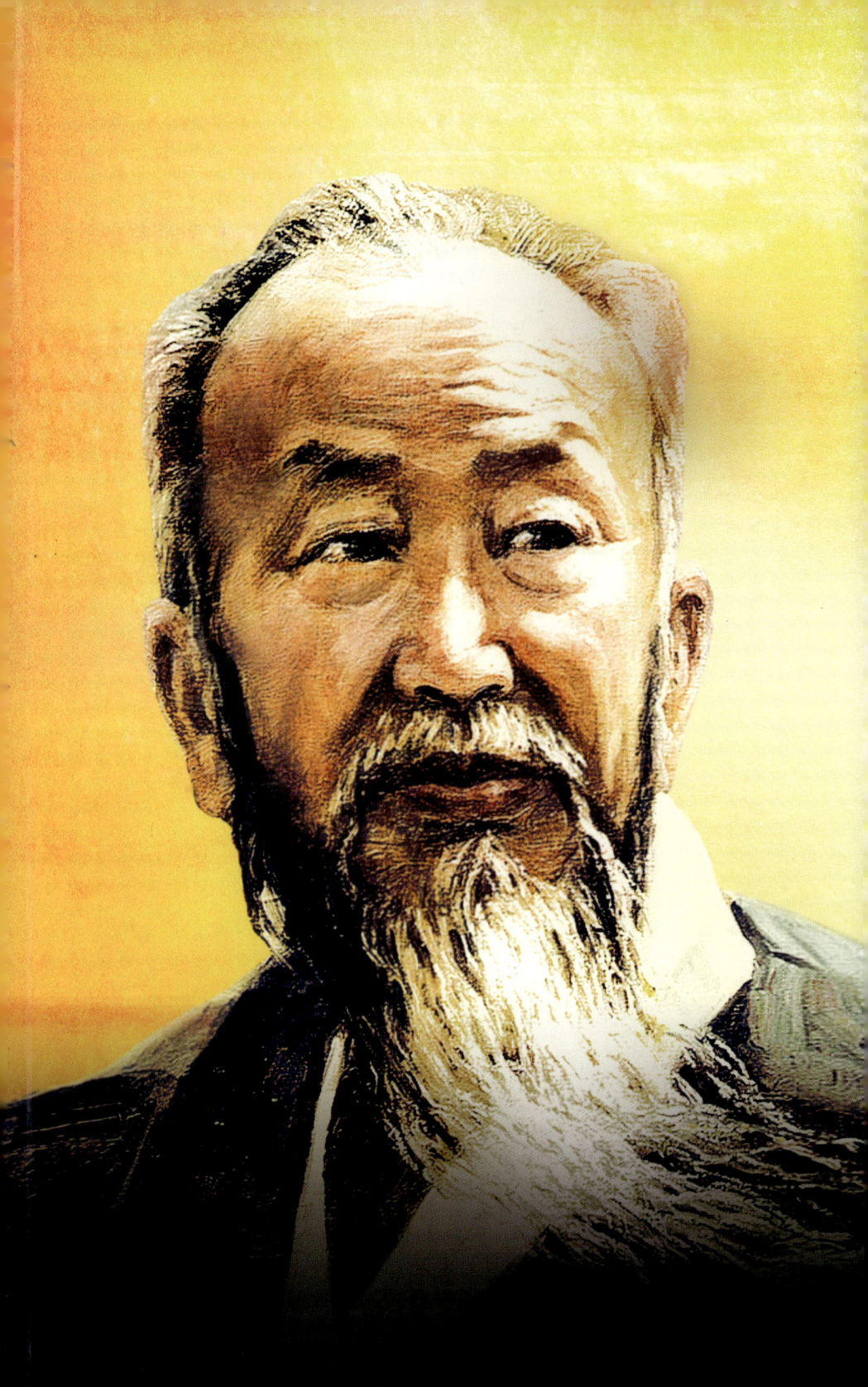

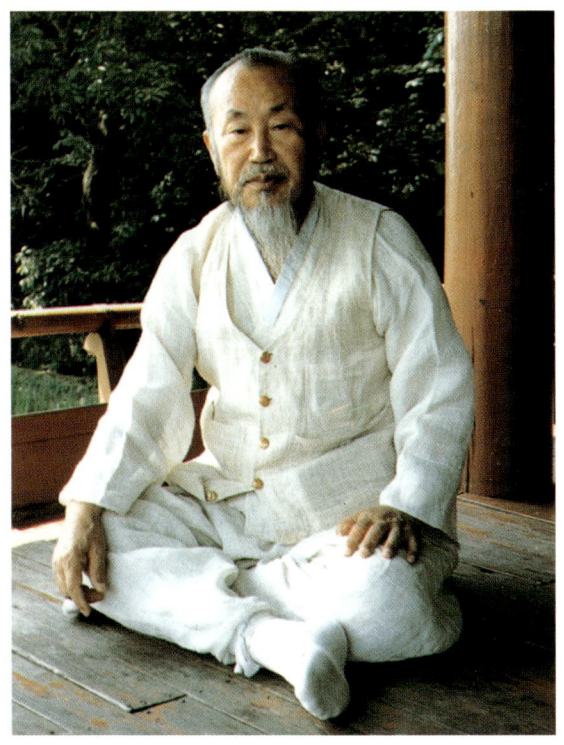

인산 김일훈 선생(1909~1992)

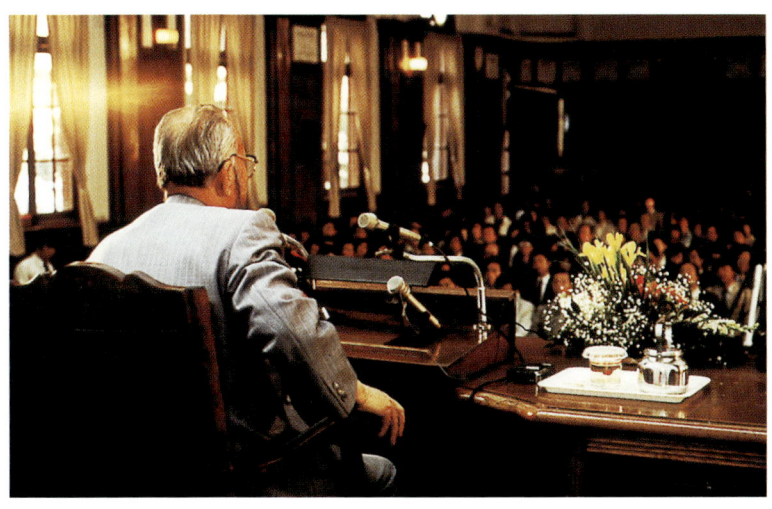

인산 선생의 말씀을 듣기 위해 공개강연회에 많은 사람이 모였다.

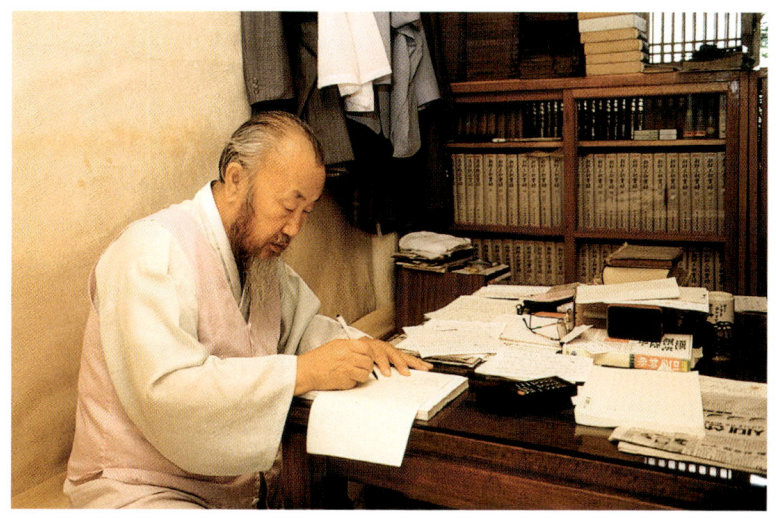

인산(仁山) 김일훈(金一勳) 선생과 《神藥本草》

인산 김일훈 선생은 1909년 함경남도 홍원군 용운면 연흥리 유의(儒醫) 집안에서 태어나 1992년 5월 19일 경남 함양에서 타계하였다. 어려서 비 개인 하늘의 오색 무지개를 보고 '우주의 비오(宇宙의 祕奧)'를 깨친 뒤 구료활동을 시작하여 주변을 놀라게 하였다. 16세 때 만주로 건너가 독립운동에 투신한 선생은 모아산 부대원(대장 변창호)으로 항일전투에 참여하였고, 왜경(倭警)에 체포되어 복역하던 중 탈옥하여 러시아 · 백두산 · 묘향산 등지를 전전하며 20년간을 보냈다. 이 무렵 선생은 각종 약리실험을 통해 이른바 '한국 자연물의 감로정론(甘露精論)'을 확립하고, 곳곳에서 병명도 모른 채 죽어가는 사람들을 구료하여 '신의(神醫)'로 이름을 떨쳤다.

말년에 경남 함양의 선생 자택에는 하루 150여 명의 중증 환자들이 몰려들어 '난치병 환자의 종착역'이라 불렸고, 이 시절 선생은 대가 없이 처방전을 내려 숱한 난치병자들을 구제하는 참 인술을 펼쳤다. 1986년 《神藥》 출간 이후 선생은 '마지막 가는 길'에 자신이 터득한 우주철학(宇宙哲學)과 공해시대의 치병(治病)법을 모두 공개하겠다고 하여 총 30여 차례의 공개강연회를 열었다. 선생은 죽염 · 오핵단 · 삼보주사 등 여러 신약을 개발하였음은 물론, 각종 천연물질들의 약성을 구명(究明)하고 현존하는 모든 질병에 관한 수백여 종의 처방을 남겼다.

선생의 의약론(醫藥論)과 우주철학 등은 《宇宙와 神藥》《神藥》《神藥本草》(전 · 후편) 등 불멸(不滅)의 대저술(大著述)에 기록되어 있다. 이 책은 총 30회, 53시간에 걸쳐 행해진 강연을 그대로 옮긴 어록(語錄)이다.

현재 선생의 유업은 차남인 김윤세(金侖世) 교수가 주식회사 인산가(仁山家)의 경영을 통해 잇고 있다.

神藥本草
前篇

草本藥師

序 – 神人世界로 가는 이정표

1

숲속에 두루미가 있으면 청아한 울음소리가 먼 곳에까지 들리게 되고 구름 속에 龍이 있으면 산천초목이 雨露의 혜택을 입게 마련이다. 하물며 진리에 바탕을 둔 성현의 말씀이 세상 사람들의 삶에 아무런 영향을 미치지 못하겠는가.

神人 檀君이 神域 – 한반도에 나타나 인류 최초의 文明時代 神市를 열었고 통일신라 말엽에는 孤雲 崔致遠 선생이 天符經의 비오를 밝혀 우주 비밀의 端初를 열어 보였다.

老子가 세상에 다녀간 뒤에 사람들은 道德의 의미와 가치를 알게 되었고, 釋尊의 가르침에 힘입어 인류는 慈悲의 소중함과 존재의 實相에 대하여 깨닫게 되었다. 예수의 출현으로 고난의 삶을 영위하던 다수 민중은 靈的 새 삶의 희망을 갖게 되었고, 孔子의 극진한 노력으로 기울어가던 세상의 윤리는 바로 서게 되었다.

아, 아! 뉘라서 알랴. 聖賢의 드러난 모습 이면에 時空을 초월하여 如如히 존재하는 覺靈의 實相을….

覺靈은 이렇듯 인류의 갈망에 부응하여 천백억으로 모습을 나타내며 文明의 端初를 열기도 하고 고통과 재난에 처한 뭇 생명을 구원하기도 하며 빛[電光體]과 더불어 살게 되는 神人세계의 새벽을 열어주기도 하는 主人公이자, 造化翁으로서 존재의 가치를 세상에 드러내 보여준다.

覺靈의 빛이 인류의 심장을 뒤덮은 어둠을 몰아내고 그 福音이 사람들의 온갖 苦難을 물리치는 희망의 소리로 들려올 때 세상은 비로소 어둠보다는 밝음이 더 많은 光明세계를 이룰 수 있으리라.

사람마다 부처가 되고 집집마다 법당이 되는, 다시 말해 사람마다 救世主요, 집집마다 聖堂이며 사는 곳이 바로 질병도 재난도 없는 極樂이자, 天堂인 세상은 覺靈의 化現인 出世 聖賢들의 지혜로운 가르침에 의해 가능할 것이다.

2

인류는 오늘날 핵전쟁의 공포와 환경공해의 증가로 인한 난치성 질병의 위협에 직면한 채 불안한 삶을 영위해 가고 있다. 有史 이래 가장 심각한 인류 전체의 災難을 면키 위해서는 외적으로는 세계평화와 공존을 위한 노력에 일조를 해야 함은 물론이요, 내적으로는 자신과 가족의 건강을 보전하는 일에도 소홀함이 없어야 할 것이다.

역사 깊은 한민족의 혈맥 속에는 神人 – 檀君 이래 대를 이어 내려온 삶의 지혜가 적지 않게 스며 있다. 이러한 지혜를 찾아내 새로운 밝음을 완성하여 위기에 봉착한 인류를 재난으로부터 구할 大悲의 救世 聖者는 분명코 해 뜨는 東方의 나라, 神域 – 한반도에서 출현하리라는 것은 일찍이 東西의 석학들이 예언한 바 있다.

사람들은 자신이 믿고 존경하고 따르는 이의 말과 글을 金言이자 聖書로 존중하게 마련이고 그것의 진정한 가치는 장구한 세월을 거치면서 모든 이에게 靈的 삶의 이정표로서 충분한 역할과 기능을 할 때 제대로 평가받게 되는 법이다.
　이번에 한민족 5천 년의 삶의 지혜와 숨결이 어린 말글을 모아 세상에 공개하는 《神藥本草》는 영원한 미래세상으로 전해지면서 두고두고 세상의 빛과 소금 역할을 할 것으로 기대된다.

3

　《神藥本草》는 지금까지 인류가 삶을 영위해 오면서 쌓아온 학문적 성과와 경험적 지식 중에서 오랜 세월 속에 잘못 전해진 것과 지혜의 부족으로 未完成인 채로 남아 있는 것들을 수정·보완하려는 노력의 결과를 모은 것이다.
　흔한 물질인 천연소금을 질병치료와 건강증진에 유용한 물질[竹鹽]로 재창조하여 그것의 가치와 이용법을 밝힌 것이라든지 공간 色素 중의 약분자 합성[五核丹] 및 이용법, 그 밖에 토종오이, 집오리, 마른 명태, 옻 등 천연물의 숨은 약성 및 효과적 이용법을 밝힌 것은 그 대표적인 예라 하겠다.
　천연소금을 대나무통 속에 다져넣고 한두 번 구워내 양치용 또는 소화제 등으로 사용해 오던 것을, 소금의 毒性 완전제거와 藥性 완전합성을 위해 아홉 번을 구워내는 이유와 구체적 방법을 밝혀 이 소금이 오늘날 유용한 민간 醫方의 하나로 정착되게 한 것은 바로 仁山 선생의 독창적인 竹鹽論이 그 효시다.
　선생은 또 예부터 줄곧 동양 의학계에서 질병치료법의 하나로 이용해 온 쑥뜸법을 개선해 AIDS는 물론 기타 난치성 질병과 불구자, 이름 모를 괴질을 치료 내지 예방하는 데 매우 유용한 새로운 쑥뜸법[靈灸法]을 창조, 제시하였으며, 재래식 간장 담그는 법을 보완, 발전시켜 재료를 바꾸고 메주 빚는 법을 개량하여 특수한 기능의 간장 제조법을 밝혀 주로 調味에 사용하던 일상생활용품의 하나인 간장을 '마시는 靈藥'으로 승화시킨 바 있다.

선생은 이처럼 특이한 내용들을 마치 이웃집 할아버지가 동네 아이들에게 옛날이야기를 들려주듯 구수하고 평범한 조선조 말기 어투로 자상하게 설명하고 있다.

이 책은 1986년 6월《神藥》출간 이후 많은 사람의 요청에 의해 행해진 22차례의 공식 초청강연회 내용과 수시 특강 내용 및 手抄원고를 모아 묶은 것이다.

《神藥本草》는 인류의 건강과 행복을 위해서만 노심초사하였을 뿐 자신의 삶을 돌보지 않아 일생을 비참하게 살다가 92년 5월 19일(乙未 : 陰 4월 17일) 쓸쓸히 세상을 떠난 神醫 김일훈 선생의 경험적 지혜가 책갈피마다 깃들어 있다. 제자들과 주위 사람들에 의해 '仁術의 아버지' '민초들의 醫皇' 등의 별칭으로 불리는 仁山 선생의 말글이 담긴《神藥本草》는 정녕 인류의 영원한 福音이자 '神人세계의 聖書'임을 믿어 의심치 않는다.

삼가 위대한 覺靈 앞에 머리 숙이고 香을 사르며 행여, 세상에서 이 책의 가치와 의미를 제대로 이해하지 못하지나 않을까 하는 노파심에서 몇 글자 덧붙이게 되었음을 매우 송구스럽게 생각한다.

1992. 6. 1 발행인 金侖世

차례

序 – 神人世界로 가는 이정표   7

제1장 萬病 다스릴 神藥 妙方   37

- 神人·神山·神藥의 땅 – 한반도
- 生氣의 비밀 이용해 병든 인류 구제
- 甘露精 흡수해 靈物 되는 원리
- 神人세계 우주촌의 電光體
- 한반도 근해의 물고기가 맛있는 이유
- 전 인류의 멸망을 구원할 방법

- 殺氣의 殺人核과 生氣로 만든 活人核
- 女星精으로 化한 생물의 解毒능력
- 骨折·破骨의 靈藥 – 잇꽃씨의 白金
- 불치 심장병을 쉽게 고치는 법
- 소경·벙어리·꼽추·소아마비 등의 만능요법
- 神世界 이룰 靈泉灸法의 妙理
- 이 나라에 무서운 病 많은 까닭
- 丹田 쑥뜸에서 百折不屈 정신 나온다
- 神藥 외면하고 病에 걸려 죽는 세상
- 누구나 할 수 있는 '난치병 쉽게 고치는 법'
- 암약 옻과 당뇨 神藥 쥐눈이콩
- 폐에 火毒 범하면 조갈증 생겨
- 생강 법제한 복어알은 폐병 妙藥
- 火傷에 神效한 토종오이 생즙
- 약성 뛰어난 토종의 가치를 인식하라

제2장 不具 고칠 妙法과 그 원리 69

- 非命에 가는 사람 못 도와주는 이유
- O형 피 가진 사람, 癌에 잘 걸리는 까닭
- 世尊의 몸에서 舍利가 이뤄지는 원리
- 선배 先覺者들의 救世 참뜻 따를 뿐
- 死後에 공개될 '무서운 세상 구하는 법'
- 우주 비밀 간직한 지구의 腦 – 한반도
- 丹田에 쑥뜸 뜨면 신비세계 열린다

- 쑥뜸은 劇藥毒·公害毒 解毒의 妙法
- 公害시대, 상식 부족은 죽음 재촉한다
- 좋은 암약 – 마늘·오리·민물고둥
- 肝癌藥 – 민물고둥의 靑色 비밀
- 陰氣 병마 퇴치할 陽氣 합성법
- 병든 환자 돕기보다 德을 보려는 세상
- 염소·돼지·닭 이용한 神藥 합성법
- 病院 원망 말고 제 병은 제가 고쳐라
- 서해안 흙탕물 속에 無窮한 癌藥
- 앉은뱅이·꼽추도 깨끗이 낫는 법 있건만
- 움막에 사는 사람 말은 안 듣는 세상
- 不具 고치는 妙法과 그 원리
- 하동 치질과 금산 癩疾 이야기
- 소경 보게 하는 법과 그 원리
- 한반도 곳곳의 甘露水 족보

제3장 미래질병의 원인과 대비책 101

- 가정 행복 이루려면 病魔 제거해야
- 모든 生物色素의 원천 25가지
- 神人 계승하는 甘露의 靈域 – 한반도
- 25색소 始祖 – 파와 종창 神藥 – 마늘
- 乙酉日亡의 원리와 다가올 불교파란
- 增産 노력이 초래할 암·난치병 위협
- 2000년대 怪疾, 대비책 마련 시급하다

- 5,000도 高熱에서 이뤄지는 神藥의 비밀
- 쑥뜸엔 반드시 靈草 – 약쑥만을 쓰라
- 사는 원리 陽神과 죽는 원리 陰鬼
- 全身에 퍼진 암을 수술한다고 사나
- 당파싸움 멈추고 좋은 건강법 개발을
- 일반화된 당뇨병 식이요법의 위험성
- 미래질병 – 傷神病의 원인
- 알고도 못 고치는 불구 치료법
- 中脘·丹田에 쑥뜸을 뜨라

제4장 神人세계 여는 靈泉灸法 *131*

- 靈泉 개발법으로 神人世界 창조
- 2000년대에 나타날 가공할 怪疾
- 靈龜調息法과 쑥뜸의 비밀
- 어린 세대와 수행자를 위한 건강법
- 前聖이 피운 꽃의 結實을 거두리라
- 단전호흡의 폐해와 灸法의 신비
- 백혈병 합병증 – 급성폐렴 대책
- 심장병은 膻中穴에 뜸 뜨면 완치
- 에이즈 – 뜸과 기왓장으로 고치는 법
- 암치료 주사법 일러줘도 개발은 막연
- 金丹과 약쑥 이용하면 神人 된다
- 단전에 뜸 뜨면 眞氣會通

제5장 · 無病長壽의 묘약 - 유황오리 *159*

- 약초의 藥性이 덜한 건 농약재배 때문
- 유황 먹인 오리는 不老長生의 약 된다
- 유황은 산삼보다 나은 補陽劑
- 과학은 거짓이 있어도 자연은 거짓 없어
- 골수염 · 늑막염 · 폐선염의 妙方
- 20살 短命者도 단전쑥뜸이면 無病長壽
- 호랑이가 두려워하는 우주정기 받은 靈力
- 단전에 뜸을 뜨면 지구의 靈物 된다
- 15분짜리 단전쑥뜸으로 에이즈 고친 실화
- 구강암 최고 약물은 유황오리와 죽염
- 위암의 妙方 - 玉池生津法

제6장 · 태양에서 소금이 생성되는 원리 *187*

- 살충제는 필요하고 病苦는 늘어나고
- 공해시대에 살아남기 어려운 징조들
- 《天符經》 자체가 우주창조의 비밀
- 三極圖說 설명이 天符經을 말하는 것
- 우주의 비밀은 三極을 풀면 이해돼
- 水氣가 3억6천만 년 끓으면 소금 생성
- 황 · 백 · 흑 三人種도 三極 원리에서 나와
- 《天符經》 다 풀면 지구에 글 필요 없다
- 치근암 치료에는 竹鹽이 효과적

- 死後의 《神藥本草》엔 인류구원의 길이
- 《천부경》 五七一妙衍의 참뜻
- 건강 유지하는 최고의 비밀은 쑥뜸
- 足三里 쑥뜸은 長壽하는 첩경
- 神鍼은 정신력 없으면 불가능하다
- 뜸의 妙로 慧眼 열리면 三生 본다
- 산골 사람들의 질병 자가요법
- 산마늘 넣고 만든 무엿은 좋은 소화제
- 유황 먹인 오리와 金丹의 신비
- 鼓子가 뜸 뜨고는 마누라 얻어 집 나가
- 뜸 뜨면 온도에 의해 水昇火降 이뤄져
- 현대판 미신 "짜게 먹으면 암 걸립니다"
- 옻나무 잎 먹고 자란 노루 간의 藥性
- 독사구더기 먹인 약닭 – 폐암의 良藥

제7장 公害毒 극성시기의 건강대책 *227*

- 각종 公害毒 향후 20년 안에 극성
- 소금 없이는 살기 어려운 게 뭇 생명
- 우리 조상들 짜게 먹어 무병장수
- 毒液을 津液으로 化하게 하는 妙
- 인류를 병마에서 해방시키려는 所願
- 公害毒 풀어주는 생강, 무엿
- 미래 怪疾과 O형 혈액 보유자의 비극
- 호흡 속에 깃든 人體臟腑 생성의 원리

13

- 과학능력으로 암치료 어려운 까닭
- 竹鹽의 면역력과 오리·마늘의 藥性
- 인간의 혼줄 연속시켜 주는 오리알
- 태백성 辛鐵粉이 죽염 성분의 근원
- 《天符經》을 쉽게 풀어놓은 윷밭
- 《周易》은 《天符經》에서 생겼다
- 析三極無盡本에 담긴 우주의 원리
- 윷밭은 곧 天符三印이다
- 석가모니 절터는 萬代不易之地
- 유교의 孝·悌·忠·信을 숭배하는 이유
- 丹田호흡법에 깃든 神의 비밀
- 요통·폐암에 신비한 기압술
- 난치병은 지혜와 정성으로 고쳐라

제8장 《天符經》에 담긴 우주의 비오 265

- 상고시대 백두산의 명칭은 돌이산
- 순창 금돌이굴에 재림한 단군
- 단군이 崔致遠으로 다시 나온 이유
- 단군 《天符經》 해석한 崔致遠
- 析三極 세계에 신통한 三樂聖
- 萬聲萬音이 化하는 원리
- 愚者 세상에 사는 覺者의 괴로움
- 백두산 기장은 모든 악보의 근원
- 山水芝日鹿과 雲鶴竹龜松에 깃든 소리

- 괴질 치료법 일러줘도 외면하는 사회
- 覺者 말없이 가면 억천만 년 손해
- 이 땅에서 알고 있다는 건 비극
- 대나무 하나에도 비밀은 무궁무진
- 산천에 수북한 신경통·관절염의 영약 － 소나무 뿌리
- 두부·땅콩·현미 속에 감춰진 毒性
- 천 년 묵은 瓦松의 신비
- 단군 35대 孫 神武天皇
- 自卑自虐의 민족성에서 벗어나야
- 昴明人中天地一의 신비세계
- 《天符經》속 정치는 神의 정치
- 날 때부터 세상 글을 다 아는 이유
- 어려서 전국 절터 돌아보고 祖室 만나 훈도
- 자다가도 일어나 怪疾 대처법 생각
- 조상신의 인도 속에 아기가 생기는 원리
- 육신 썩는 33일 동안의 체험

제9장 觀音佛의 活人妙方 －《神藥本草》 *307*

- 前生과 今生의 인연 두 가지
- 今生의 인연은 不知不覺中에 이뤄져
- 유점사 뜰에 올라선 전생의 觀音佛
- 애매한 이들, 비참히 죽인 게 聖者냐
- 五行의 五氣는 단전에서부터 시작
- 肺의 36개 비선은 白血을 조성

- 단전호흡이란 색소를 흡수하는 調息
- 귀신장난도 못 하는 神學박사들
- 척추에 氣壓 넣어 壽骨 · 命骨 바르게 해야
- 모든 骨髓가 정상이면 병 없어
- 계룡산 연천봉 석벽 石文의 비밀
- 앞으로 어려운 시기엔 어떻게 해야 하나

제10장　花郎정신 가져야 나라 富强　*327*

- 만물에 性 부여하는 토성분자의 妙
- 金臟腑인 폐는 서방 白氣로 합성
- 모든 생명은 五氣를 따르기 마련
- 老子가 說한 토성분자 합성론
- 3대 인연설과 生氣 · 肅氣의 비밀
- 冷極發熱 세계와 胞胎의 원리
- 정신통일하면 神이 돕는다
- 위대한 조상들의 정신 계승해야

제11장　인간 못자리가 부를 미래 災難　*345*

- 미물도 靈物 되는 토성분자 세계
- 黃土는 바로 피의 母體
- 黃土의 힘 버리곤 제대로 살 수 없어
- 화공약독에 무용지물인 옛 醫書들

- 新醫學 창조자를 돌팔이로 취급
- 대한민국이란 國號의 결함
- 鹽·竹·土·松·鐵性을 이용한 神藥
- 동쪽으로 뻗은 솔뿌리의 신비
- 산모·태아에 좋은 죽염 복용법
- 짜고 매운 것 기피하면 위험
- 脾胃의 神藥 - 시금초와 느릅나무
- 죽염·黃狗 이용한 위암·폐암 치료법
- 암 치료에 유용한 참옻나무 껍질
- 혈관암을 마늘뜸 7장으로 완치
- 토끼나 오리에 옻 넣고 달여서 쓴다

제12장 농약독 解毒劑 - 토종돼지 창자 *377*

- 농약독에 죽어가는 사람 구할 妙方
- 완전한 무공해 식품이 있는가
- 에어컨의 冷極發熱과 발암물질 생성원리
- 精氣神과 혼백의 비밀
- 三生의 원리와 자연만물의 생성 과정
- 농약의 해독제 - 돼지 창잣국
- 개량돼지 약성, 토종의 20%에 미달
- 농약 解毒을 위한 酒精의 역할
- 앞으로 3년 후면 농약독 극성 시기
- 농촌 구하는 일에 衆智 모을 때
- 죽염은 痰을 삭이고 담이 없으면 염증 소멸

- 고추장 먹은 한국인에 흑사병은 없다
- 뼈를 만드는 소금 속의 백금 성분
- 훌륭한 일 하려면 잡색을 없애라
- 가슴 아픈 역사의 비극을 어찌 잊으랴

제13장 癌에 칼을 대면 더욱 퍼지는 이유 405

- 공해독 解毒의 仙藥 - 돼지 작은창잣국
- 燃指 후유증 - 뇌암엔 단전 숙뜸을 뜨라
- 火傷에는 토종오이 생즙이 良藥
- 석가모니 12계명은 식생활 개선책
- 원효대사의 잘못된 가르침
- 석가모니 舍利는 12만9,600과
- 老子, 伏羲氏 몸에 瑞氣 어리는 이유
- 黃土의 精이 夜光珠가 되는 원리
- 늙어 쇠퇴하면 神의 가호 물러가요
- 핵무기보다 무서운 北風 극약
- 北風 극약 해독제 - 돼지 창잣국
- 정치가 잘못으로 기형아 많아진다
- 척추에 힘주면 舍利 이루어진다
- 두부 속 간수가 肝을 해치는데
- 현미·땅콩에는 비상 기운 있다
- 폐결핵의 자연요법
- 色素 균형 회복되면 폐암 완치
- 폐결핵 고치는 무엇 처방

- 지금 음식으로 肝이 성할 수 없다
- 간암, 간경화에는 민물고둥, 노나무가 良藥
- 신경합선이 암의 원인
- 암에 칼을 대면 온몸으로 확산된다
- 현미, 과연 안전한가
- 현미 기름의 독, 양잿물로 중화
- 두부 · 땅콩에도 살인독

소금 이용한 건강 長壽法　*445*

- 모든 종교의 뿌리는 어디인가
- 모든 종교의 교주는 석가모니
- 석가모니의 舍利는 깨달음의 증거
- 종교의 비밀은 사람 몸에 있다
- 전생의 지혜를 세상 위해 전하려는 마음
- 丹田灸法 – 靈力을 키우는 공부
- 짜게 먹으면 암 걸리는 증거 있나
- 庵子 老長들이 소금 섭취하는 이유
- 귀중한 식품 천대받는 건 지혜 부족
- 연평도엔 歲星精 기운의 광물질이
- 좋은 일은 때가 되면 절로 되는 것
- 돼지는 天上의 虛星精 化生物
- 積善積德 하면서 돈 벌 수 있는 법
- 돼지 작은창자 – 농약毒 해독약

제15장 舍利 이뤄지는 靈脂腺分子의 비밀 *469*

- 70년 전 어느 집안의 슬픈 일
- 경순대왕 30世孫, 어엿한 王孫
- 소금은 水精, 白金을 상생시킨다
- 금생에 할 일은 완전무결한 의학 창조
- 靈脂腺分子 세계란 무엇인가
- 분자합성 비례의 결함에서 암 발생
- 응지선분자는 영지선의 방해물
- 古代 학술이 원자병 고쳐주느냐
- 전생에 대각한 佛, 금생엔 아무도 모르게 살 뿐
- 大覺한 下等 인간이 책임질 일
- 묘향산 生佛의 金剛經 강론
- 석가모니 다음 佛은 十身毘盧遮那
- 纖維分, 땅속의 휘발유 기운 흡수
- 백반에 있는 힘, 암세포 녹이는 선봉장
- 萬能의 인간이나 全能은 이룰 수 없어
- 토종오리 – 유황독을 견뎌내는 힘 간직
- 내게서 배운 박사들 국외로 보내는 까닭
- 장격막에 온도 가해주는 신비의 靈灸法
- 三神이 맡아 하는 일은 영혼 인계
- 인간 臟腑 생성의 비밀
- 氣息法 – 단전호흡의 원리
- 영지선분자는 종말에 舍利로 化해
- 燃指하고 뇌암으로 죽어가는 老長들
- 앞으론 초등학생들도 암을 고친다

- 어떤 聖者가 와도 손댈 것 없는 醫方
- 聖者가 자식을 위해 살 수는 없어
- 화공약독의 세상, 大覺者도 어려워

제16장 甘露精으로 淨化되는 땅 - 한반도 *517*

- 백두산 天池가 생긴 내력
- 천지에는 은하계 별정기 집결
- 지혜와 영화는 만인이 함께 누려야
- 산의 靈·氣·神으로 도읍터 정해져
- 석가모니 前身은 경주의 巴牟尼
- 전생의 觀音佛은 히말라야서 한국으로
- 전생의 觀音佛이 지게꾼 된 이유
- 모든 영화는 중생들을 위한 것
- 중병 걸려서 행복 찾을 수 있나
- 죽염과 색소세계에 대한 비밀
- 석가모니 뿌린 씨, 開花結實 위한 기록
- 天池의 기운으로 甘露水 이뤄진다
- 전생의 觀音佛 사글세 못 내 쫓겨다닌 얘기
- 오골계란과 백반은 活人藥
- 종교의 잘못으로 생긴 국민분열
- 진리의 大道는 영원하다
- 뛰어난 사람 해치는 乙支脈의 實相
- 甘露精으로 淨化되는 땅 - 한국
- 소금의 불순물, 무와 중화되면 신비의 약

- 죽염을 고열 처리하면 불순물 없어진다
- 죽염 무절임은 궤양 · 암 치료약
- 누구나 할 수 있는 쉬운 건강법
- 무절임과 호흡법 이용한 건강비결

제17장 쉽고 간단한 암·난치병 퇴치 妙方　549

- 우리 교포가 우대받을 수 있는 방법
- 백두산 天池의 신비는 甘露水 기운
- 우리 민족, 태양보다 밝은 지혜 갖게 돼
- 가르치면 초등학생도 癌에 全能
- 女星精으로 化한 오이, 火毒에 최고
- 독사독, 연탄독 解毒엔 동해산 명태
- 홍화씨의 신비, 折骨 · 破骨에 神藥
- 공해에 대한 대책은 醫書에 없다
- 당뇨를 고치는 비밀, 죽염 속에 있다
- 5,000도 고열에서 구워낸 소금은 최상의 藥鹽
- 죽염을 침에 녹이면 신비한 癌藥
- 죽염에 무 절여서 먹으면 藥食
- 당뇨에 죽염 많이 먹으면 토해
- 중풍 시초엔 保解湯, 그다음엔 天麻湯
- 구세주란 모든 생명을 구해주는 자
- 쑥뜸으로 花郞道 정신 길러야
- 천하의 福은 강한 정신 속에 열린다
- 지옥이란 靈力 소모 끝에 오는 末路

- 에이즈 神藥은 청색 녹반
- 과부는 다 사는데 유부녀는 어려운 이유
- 치료 중 내외관계는 절대 금물

제18장 壯筋骨 良藥 – 한국 땅의 솔뿌리　585

- 病 못 고치는 醫學이 의학인가
- 靈脂腺分子는 생명체의 근본
- 脾腺의 原腺은 64, 보조선은 12
- 백혈병으로 오는 폐렴엔 호두기름을 쓰라
- 내가 말하는 게 현대 의학
- 女星精으로 화생한 오리의 藥性
- 토종오이 · 홍화씨의 신비
- 복어알 除毒하면 폐암 · 폐결핵 良藥
- 척수암엔 도마뱀이 神藥
- 당뇨 仙藥 – 生津去消湯
- 동쪽으로 뻗은 솔뿌리의 신비
- 어린아이 간질 치료법
- 벙어리는 중완에 3~5분짜리 뜸 떠 고친다
- 수많은 간질 환자 고쳐준 뒤 극비에 부쳐
- 싸워가면서 전염병 고친 일
- 名醫가 名地官도 되고
- '죽었다'는 아이 침으로 살린 일화
- 수천 사람 살렸지만 이름 밝히지 않아
- 하반신 白骨만 남은 아이 쑥뜸으로 고쳐

- 목침을 꿰뚫는 神鍼의 불가사의
- 창자 끊어진 음독자, 쑥뜸으로 소생
- 화공약 사회에선 믿을 만한 약재 적다
- 화공약독 푸는 건 죽염과 쑥뜸
- O형 쑥뜸 부작용엔 石膏와 생강물
- 자궁암은 과부만 소생 가능
- 綠礬 법제하여 에이즈 치료
- 암세포 녹이는 녹반의 신비

 제19장 위궤양·늑막염 치료제 – 무절임 *621*

- 지혜와 담력으로 自尊 지켜라
- 몸속에 독사 생기는 혈관암
- 골수암 · 혈관암 고친 쑥뜸 · 죽염
- 구강암은 난반과 죽염이 良藥
- 惡瘡 다스리는 마늘뜸의 신비
- 앞으로 올 무서운 괴질의 처방
- 강대국은 지혜와 담력으로 이길 수 있다
- 재발 않는 치질 치료법
- 脫肛에는 율모기가 약 된다
- 간암약 – 민물고동 · 웅담
- 담석증 · 담도결석 치료법
- O형 체질의 쑥뜸 火毒 푸는 법
- 죽염은 백설풍에도 神藥
- 피부암과 습진엔 죽염과 난반을 쓰라

- 옳은 말 해도 경고장 보내는 세상
- 정치가 잘못으로 백성만 비참해진다
- 무절임은 위궤양 · 폐암 · 늑막염에 신비
- 자폐증은 죽염과 난반으로 고친다
- 백전풍 · 백납에는 호두기름을 쓴다
- 설궤양증에는 죽염 물고 있으라
- 허리 아프고 손발 찬 데는 익모초가 약
- 성대신경 마비는 중완에 뜸 뜬다
- 요통 · 좌골신경통 · 견비통 · 심장부정맥 처방
- 중풍 후유증에는 솔잎감주 쓰라
- 척추뼈 軟骨이 굳어가는 데는 도마뱀이 좋다

 臘猪油 이용한 나병 치료법 *653*

- 河漢祚의 전설 같은 이야기
- 飛天蜈蚣의 명당 쓰고 發福
- 묏자리 좋은 집안서 큰 인물 나온다
- 나병은 土性分子의 결함으로 생겨
- 불타버린 보광암이 주는 교훈
- 죽은피에 독성이 가해지면 암
- 나병 환자의 發病 징조
- 토성분자의 결함을 보충하는 건 黃土
- 나병 치료는 죽염 · 백반으로
- 지혜 이용하면 세계 강대국 된다
- 일본인의 총칼에 당한 고통

- 臘猪油와 녹반 이용한 나병 치료법
- 자궁암 · 직장암 · 대장암 등에도 신비
- 지구 생긴 이래 처음 온 사람을 돌팔이로 매도
- 습진 · 무좀 · 치질의 神藥
- 여드름 없어지고 얼굴 고와지는 법
- 연탄독 · 독사독 침범 못 하는 毒種 피
- 비상을 먹어도 끄떡 안 하는 원리
- 쑥뜸 뜨는 정신은 百折不屈
- 쑥뜸 뜨면 靈物 되는 원리

제21장 계룡산 시대에는 정신병이 는다 689

- 계룡산 운은 태극기와 함께 시작
- 國運 좌우하는 國旗에 결함 있다
- 계룡산은 완전무결한 지구의 太極山
- 6 · 25전쟁을 막지 못한 사연
- 잘못된 太極旗로 많은 사람 시달려
- 北極星과 南極星의 정기 모은 계룡산
- 소금은 그 속의 독성 제거가 문제
- 죽염을 꼭 아홉 번 구워야 되는 이유
- 독극물 제거된 소금은 水精이요, 神藥
- 두부, 현미, 땅콩이 오히려 건강 해친다
- 홍화씨 잘 이용하면 長生不死의 藥
- 萬古의 聖者가 돌팔이로 고발당한 사연
- 6백 년 弊習에 골 빈 사람들만 득세

- 소나무 숯불로 완전한 죽염 만드는 법
- 좋은 약은 태평양 물속에 가득하건만
- 죽염은 첫째 당뇨, 둘째 나병에 神藥
- 쑥뜸은 핏속 공해물과 염증제거 妙法
- 소아 뇌염엔 少商穴에 침놓고 쑥뜸 뜨라
- 간질 고쳐주고 못 본 체하는 이유
- 죽은 뒤의 마지막 책이 완전한 학술
- 계룡산 운의 최첨단 세상은 神世界
- 백내장을 수술 않고 치료하는 비법

제22장 甘露水 머금은 三大神藥 *721*

- 3대 神藥이란 죽염 · 홍화씨 · 산삼
- 죽염의 甘露精 기운은 1만1천분지 1
- 心不全 · 腎不全 치료하는 神方
- 계분백 이용해 신장병 치료하는 비법
- 죽을 사람 살리고 고발당해 벌금 물고
- 黃土에서 夜光珠 생기는 원리
- 甘露水를 인공합성시킨 것, 죽염
- 홍화씨는 水星精氣로 甘露水 함유
- 에이즈 치료에 죽염과 卵礬을 이용하는 법
- 박사들도 못 하는 걸 철부지 애들이 해
- 완전한 침법, 정신통일로 이뤄져
- 침으로 안 되는 건 쑥뜸으로 해결
- 선생님의 지혜로 안 되는 일 있소?

- 12시간 시한부 환자 9시간 만에 소생
- 돈암동 송장이 되살아난 이야기
- 두부의 간수가 肝을 녹이는 원리
- 甘露精 미달돼 생긴 나병, 감로수로 고친다
- 화공약독 세상에 뜸쑥은 필수품
- 인체의 신경합선으로 癌 발생
- 佛家에 육식 금하는 건 道를 위한 것
- 쌀겨 기름독, 양잿물로 제독
- 뜸을 뜨면 3대 神藥 필요 없어
- 유근피 달인 물에 죽염 섞어서 암 치료
- 凍傷은 火傷, 以熱治熱로 다스려야
- 눈병·습진·무좀에 손쉬운 처방

제23장 萬病 神藥 - 甘露精 합성법 *761*

- 극약 먹고 죽는 사람들에 대한 경험담
- 쑥불의 강자극이 판막신경 소생시켜
- 급사자 살려내곤 姓 바꿔 살아야 해
- 끊어진 창자도 쑥뜸으로 완전회복
- 요도·방광결석에 쓰는 세 가지 主將藥
- 靈灸法 놔두고 왜 인체에 칼질하나
- 불행한 세상에 꼭 남겨놓아야 될 글들
- 지구상의 부족처 메워주고 가리라
- 소금 속의 공해물 제거하면 神藥
- 체질이 다른 건 몸속의 분자세계 차이

- 공해로 뼈 없는 아기, 홍화씨 먹이면 돼
- 甘露精 올라올 땐 공기도 맑아져
- 죽염 마지막 처리는 甘露精 합성법
- 연평도 소금이 좋은 이유는 歲星精 때문
- 痰이 많아지면 癌이 생기는 증거
- 1백 년 후엔 지구에 敎主 없을 것
- 오리의 뇌수로 三寶注射 만드는 법
- 솔잎땀으로 간암 · 간석 · 담낭암 치료해

제24장 토종오이 · 홍화씨 · 밭마늘의 약성 *791*

- 공해독 제거에 단전 쑥뜸이 신비
- 우리나라 식품은 萬病의 良藥
- 조병옥 박사가 비명에 죽은 이유
- 천하의 靈物도 지옥 가나
- 공해로 색소층 파괴될 때 세계대전 온다
- 나라 구할 위인을 陰害하는 세상
- 토종오이 · 홍화씨 · 밭마늘의 약성
- 임파선 · 갑상선 · 골수암 완치법
- 폐병 · 위장병 · 간병의 神藥 – 무엇
- 죽염을 이용한 舌腫癌 치료법
- 결핵과 폐암 쉽게 고치는 법
- 강대국 누를 수 있는 건 오직 지혜의 힘뿐
- 재물이나 감투와 거리 먼 인생 일화

제25장 토종마늘과 죽염의 신비 *827*

- 귀신세계 비밀 표현할 언어 없다
- 나를 버려 세상을 구하고자 하는 마음
- 나병은 五色土 중 黃色土 부족으로 생긴다
- 토종 솔뿌리에는 甘露水 기운 많다
- 나병엔 너삼과 솔뿌리가 효과
- 토종마늘을 구워 죽염에 찍어 먹으면
- 토종의 신비는 감로정의 힘
- 항암제로는 병치료 마무리 어렵다
- 함마로 돌을 치면 뇌세포 강해져
- 앞일 말하면 비웃고 안 하면 원망
- 원자병 약은 죽염과 마늘
- 화랑정신 물러가면 나라 기운다
- 종교의 힘으로 세상 구할 수 없다
- 보이지 않는 귀신세계의 비밀
- 종교의 공포심 조장이 인간의 앞길 막는다
- 강한 자의 길은 있으나 약한 자의 길은 없다
- 화랑정신 앞세우면 武運長久

胃·肺의 良藥 - 무·배추엿 *857*

- 무·배추로 神藥 만드는 법
- 鹽性과 분자세계 생성의 비밀
- 靈脂腺분자의 火神體와 凝脂腺분자의 害毒

- 화공약독으로 인한 괴질의 발생
- 水精성분 – 죽염과 화공약독 – 불의 상극성
- 病厄을 몰아내는 단전 쑥뜸의 妙
- 宗敎의 허구성을 말하자면
- 독립운동했다고 대접받을 생각 없어
- 공해독의 解毒劑 – 유황 먹인 오리
- 외래산은 토종보다 약성이 적다

 核病 靈藥 – 서목태 죽염간장　885

- 大覺할 수 있는 재료 – 광명분자
- 화공약독의 神藥 – 서목태 간장
- 단군할아버지 아들 삼형제의 비밀
- 서목태 죽염간장 만드는 법
- 죽염간장은 核病 고칠 수 있는 靈藥
- 종교인들이 연구해야 할 神의 섭리
- 마늘과 三精水의 비밀
- 공해보다 더 무서운 원자핵독
- 土種의 약성과 甘露精의 힘
- 인체 五臟六腑가 이뤄지는 원리
- 色素 완전 보강하면 無病長壽
- 전생의 靈物이 금생의 大聖者
- 단전 쑥뜸과 靈力의 상관관계
- 광명분자의 접선장소는 靈力
- 고시양 풀 이용한 난치병 치료법

- 서검성 단군족 살육한 漢族의 음모
- 인디언 · 몽고 · 일본족은 모두 단군손

제28장 미륵세계에는 사람마다 名醫 *925*

- 《제왕세기》 이야기를 꺼내는 이유
- 聖靈으로 잉태한 大聖者의 異蹟
- 한반도는 萬古의 大聖者가 계승하는 땅
- 열리는 龍華세계와 그 주인공 미륵
- 미륵세계엔 사람마다 名醫, 집집마다 부처
- 단군할아버지 욕하는 사람 저절로 없어질 것
- 우리나라 七佛이 앞으로 5천 년간 지구 지배
- 신라 시조 혁거세의 탄생 비밀
- 계룡산 시대가 열리게 된다
- 보이지 않는 세계의 비밀
- 龍을 보고 놀란 사람들의 龍이야기
- 가정주부가 만능 의료인 되는 법
- 식도암 · 구강암 · 뇌암 · 골수암과 난반의 힘
- 三火가 一火되어 난치병 고치는 妙
- 소금 속의 독극물 제거하는 법
- 현미 · 두부 · 땅콩이 해로운 이유
- 물에 빠진 사람 건져주고 욕 먹는 세상
- 만고성자 七佛이 잠 깨는 날
- 토종은 모두 지구상 최고의 靈藥
- 우리 농산물로 세계 제패할 수 있다

제29장 쥐눈이콩 분자낭의 藥性 이용법 *959*

- 산후병 처방의 인삼 7돈
- 오랜 전통도 나쁜 것은 바꿔야
- 국민의 不和는 종교에서 온다
- 大孝에는 하늘도 감복하는 법
- 화공약 시대의 건강보전 비결
- 서목태 분자낭에 담긴 신비
- 서목태 죽염간장의 효능과 주사법
- 東西를 막론하고 病 고치는 법은 神聖하다
- 평생 불행으로 일관된 삶의 行路
- 두부 속에 들어 있는 간수의 독성
- 농약 극성 시대에 현미는 위험
- 전 세계인의 질병을 구할 토종의 가치
- 土性分子를 함유한 무엇의 신비

 제30장 人業 중시가 富國의 大道 *987*

- 人業을 중시하는 나라가 잘산다
- 만석꾼 밑에 천석꾼 나는 것은 人業의 힘
- 정주영 씨 월남해서 골탕먹는 건 이북 동포
- 록펠러의 人業으로 천하갑부 된 미국
- 人業을 중시하면 우리도 1백 년 안에 천하갑부
- 孝心은 天心, 우주공간의 공백을 메워주는 것
- 孝心 하나면 지구상의 모든 종교가 통일돼

附錄 難治性 疾病의 自家 治療法　1001

- 地球村 家族의 健康妙方 – 竹鹽 注射法
- 各種 癌 退治 妙方 – 齒孔 注射法
- 塵肺·塵閉·陳肺症 고친 醫方과 逸話
- 石炭鑛 人夫의 塵肺症 處方
- 溺死者의 救急妙方
- 乳房癌 治療法
- 竹鹽 注射法과 열리는 神人世界
- 子宮 및 直腸·大腸·小腸의 諸癌 治療法
- 竹鹽 利用한 灌腸器 注射法
- 萬種癌 退治 妙方 – 血淸 注射法
- 前無後無한 神醫藥學
- 聾啞와 盲人 治療法
- 脾胃系統의 諸癌 治療法
- 急性肺炎 治療法
- 心臟·小腸·心胞絡·三焦·命門의 諸病 治療
- 癩病·惡性 皮膚病 神方
- 백전풍·자전풍·흑전풍 처방
- 子宮外 妊娠 治療
- 惡性 皮膚癌 處方
- 中風 妙方
- 肝膽系 諸癌 退治 妙方
- 腎·膀胱癌, 腦炎·腦膜炎 妙方
- 腦炎·腦膜炎·出血熱·腦性麻痺 治療法
- 血管癌, 넓적다리 오금의 癌腫, 무릎 오금의 癌腫 處方

- 手指癌 神方
- 足趾癌 神方
- 皮膚癌 神方 – 毛孔 注射法
- 竹鹽水 沐浴法 · 松葉取汗
- 偏頭風 治療
- 偏頭痛 處方
- 煉炭中毒 · 毒蛇毒 治療法
- 折骨 · 絕骨 · 破骨 治療法
- 齒骨髓癌 · 齒骨髓炎 治療法
- 腦癌 始初에서 오는 中耳炎 治療法
- 癌 · 에이즈의 發生 原因과 治療法
- 胃癌의 症狀과 發生原理
- 직장암 치료법 – 관장기 주사법
- 神人의 지혜로 창조되는 현대 의학 · 藥學

仁山 김일훈 옹 건강강연회 일람표 **1055**

색인 (병명/약명/처방명/지명/인명/서명) **1057**

/제1장/
萬病 다스릴
神藥妙方

神人·神山·神藥의 땅 – 한반도

 더운 중에도 이렇게 여러분을 만나게 되니 감사할 뿐이고, 이야기란, 내가 생각하는 신약(神藥), 그 신약의 원리가 세상에 알려지지 않은 신약이 있었다면 그건 어디까지나 신약의 비밀은 세상에 전할 수 없다고 나는 보기 때문에, 그 신약의 비밀은 확실히 세상에 알 수 있도록 돼 있어요.
 그 이유는 뭐이냐? 이 모든 지구의 산천정기(山川精氣)가 모이는 고원, 서장고원(西藏高原)이나 네팔고원이 있는데 거기 모이는 지구의 정기(精氣)는 산맥을 따라서 익힐 '숙'(熟)자, 숙기(熟氣)는 서쪽으로 흐르고 그 정기 속에 날 '생'(生)자 생기(生氣)는 동으로 흐른다. 그러면 동방은 생기방(生氣方)이다. 그런데 전체적으로 다 모이게 되면 결국 종말은 화구(火口)에서 대기하고 있는 백두산(白頭山)에 와 모인다. 백두산은 하늘의 별 속에서 문곡성(文曲星)의 정기가 뭇별의 정기를 담아 가지고 오는 곳이라. 그래서 거기에 무에[무엇이] 화(化)하게 되느냐? 지구에서 이뤄지는 산천정기, 땅에서 이뤄지는 정기, 그것이 백두산에 오게 되면 천상(天上)의 정기와 합해 가지고 거기서부터 시작하는 물은 물 자체가 신수(神水)라. 귀신 '신'(神)자, 그걸 왈 감로정(甘露精)이라 하고 그것이 모여서 나오는 걸 감로천(甘露泉)이라 해요. 그래서 난 감로천을 댕기며[돌아다니며] 본 일이 있고, 새벽에 가서 감로천 물 먹어본 일 있고, 맛이 다르다는 건 확실히 알았고, 또 이 땅에 신령 '령'(靈)자 영역(靈域)이 되고 신국(神國)이 되는 이유가 그건데.

그래서 그 정기가 모여 가지고 우리나라의 신인(神人), 단군할아버지가 탄생하셨고 그 이후에 산으로 말하면 삼신산(三神山), 귀신 '신'(神)자 신산(神山)이 있고 사람으로 말하면 신선(神仙)이 있고 신인(神人), 도사(道士) 대선사(大禪師)가 있고. 그래서 이 땅엔 신의 근본이 계승하는 걸 확실히 알 수 있고.

풀로 말하면 감로정으로 화해 가지고 색소(色素) 중의 분자(分子)가 화(化)할 적에 산삼(山蔘)이 되는데 그건 어려서부터 신초(神草)라. 어려서부터 짐승도 잘라 못 먹고 밟지 못해요. 사람이 지나가도 그건 못 밟게 돼 있어요. 그러면 신의 가호를 받는 풀이 있다. 그래도 그 풀이 1백 년이게 되면 동삼(童參), 2백 년 후에부터 완전히 신초라. 그래서 나는 산속에 오래 살며 그 삼 캐는 이들 만나서 하는 것도 보았고.

生氣의 비밀 이용해 병든 인류 구제

내가 아는 것이 과연 거짓이냐? 그렇다면 이 세상에 가장 어려운 문제가 있을 거다. 하늘님은 무심하지 않다. 그 증거를 나는 죽을 때 세상에 전할 거다 그거지. 하늘님이 무심치 않은 이유는 뭐이냐? 어려운 고비에는 가장 무서운 재주를 세상에 보내지 않으면 안 된다. 그러면 그걸 미리 보내 가지고 어려운 고비에 어떤 방법으로 대응하느냐 이거야.

그래서 내가 모든 신(神)과 모든 영(靈), 신령(神靈), 그 근본을 자세히 알기 위해서 어떤 친구들이 처음으로 이 땅의 물리학의 박사들이 된다. 그래서 나하고 만나 가지고 이야기하다가 내가 말하는 것이 좀 지나치는 말이 있으면 이해가 안 되니까 그럼 실지로 보여주마 하는 거이 뭐이냐?

이 땅엔 신수인 감로수(甘露水)가 있고 그 감로의 정(精)으로 화하는 분자가 천공(天空)에서 많은 생물을 화한다. 그러면 첫째 습생(濕生), 둘째 화생(化生), 셋째 난생(卵生), 넷째 태생(胎生)인데, 이 속에서 감로정으로 화한 분자세계를 나는 보았다. 그러면 그 세계를 어떻게 이 세상에다 가르칠 수 있느냐? 그건 극도의 비밀이라. 그건 일러주면 미쳤다는 소린 하기 쉬운데 받아들일 사람은 없다 이거야.

그러면 지구에 혼자 남아 있는 내가 정신병자 노릇 하지 않으면 안 되니 어려서부터 일을 해야 편한 거. 그래 한세상을 일을 하고 늙어 죽어야 되는데, 그렇지만 내가, 무심치 않은 하늘이 배려했는데 그래 말없이 살다 가야 되느냐? 숲속에서 혼자 죽어야 되느냐? 그건 안 된다 이거야.

무지(無知)는 어디 있느냐? 무신론자(無神論者)의 무지라. 왜 무신론자는 무지하다고 봐야 되느냐? 자기가 숨 쉬는 건 보이지 않아. 보이지 않는 그 힘이 없으면 자기는 죽어. 그럼 보이지 않는 색소 중에 뭐이 있느냐? 산소(酸素)라는 건 볼 수 없고 산소 중에 억천만 분자가 있고 분자 중에는 전분(澱粉)이 얼마든지 있는데, 그 무진장으로 흘러댕기는 전분 속에서 살아 있는 인간이 그걸 부인한다? 그러면 얼마나 미련하냐?

또 분자가 도대체 뭐이냐? 내 몸속에 모든 신(神)이 있다. 신은 뭐이냐? 기운(氣運)을 따라서 통하기만 하는 게 아니라, 존재한다. 그렇다면 신은 기운을 따라 존재하게 되어 있는데 모든 분자가 기운이 없으면 다 삭아버려. 그래서 이 우주 공간의 기(氣)라는 건 가장 무서운 거라.

그중에 죽을 '사'(死)자 사기(死氣)가 있고 날 '생'(生)자 생기(生氣)가 있는데 내가 필요로 하는 건 앞으로 그 생기의 비밀을 이용해 가지고 죄없는 인간이 죽어가는 날이 오니[그들을 救療하는 것이다]. 그건 이야기하질 못하는 이야기 중의 하난데, 그건 뭐이냐?

해방된 것이 을유년(乙酉年)이다, 을유년인데. 우리 단군할아버지는 병인생(丙寅生)이다. 왜 병인생이냐? 이 육십사괘(六十四卦)의 팔괘(八卦) 중에 간괘(艮卦)가 있는데 간괘를 응해 가지고 거기에 육효(六爻)에 가서 병인(丙寅)이 나온다.

그러면 단군은 백두산에서 정기를 받아 가지고 천상(天上)에서 내려오신 신인(神人)인데, 그가 왜 병인생이냐? 병인생 사시(巳時)냐? 그 증거는 나는 어려서 머릿속에서 그 양반 내려오는 걸 보고 그 양반 커가는 걸 보고 생애를 다 보았기 때문에 내가 하는 말이오.

그래서 이 땅엔 아초[애초]에 우리 할아버지가 신인(神人)이고 산은 삼신산(三神山)이 있고 인간은 신선, 신인들이 있고 이래서 풀은 신초(神草)가 있고 물은 신수(神水)가 있고 불은 신화(神火)가 있는데 불의 신화는 설명 중에 시간 문제가 너무 많아요. 그러니 다음으로 미루고….

甘露精 흡수해 靈物 되는 원리

이 땅에 신약(神藥)이 있는 이유가 신초뿐이 아니라, 버럭지도 지네 같은 것이 이 땅의 모든 감로와 화(化)한 분자 속에서 호흡을 하게 되면 감로로 화한 분자 속에는 신의 힘과 영력이 앞서기 때문에 그걸 호흡으로 흡수하면 정신 모아 가지고 천 년 이상 가면 구름 속에 살 수 있다.

그러면 지네나 독사나 버럭지도 그 감로정으로 화한 분자 속에서는 천 년 후에 구름 속에서 산다. 그런데 인간이 어떻게 천지간의 영물이 돼 가지고 구름 속에서 살 수 있는 힘이 없느냐? 난 어려서부터 그거이 내게 한 고민이라. 그건 이야기할 데도 없고 그런 이야기해 봤자 이 지구에 사는 사람으로서 충분히 이해하고 나하고 같이 협조할 사람이 없어. 그래서 난 박사를 만난 사람이 내 생애에 수가 많아. 그러면 귀신의 세계를 나보다 더 잘 아느냐? 그렇지도 않아.

  사람은 자기가 영혼분리(靈魂分離)의 심령공부를 해 가지고 자기 몸에 있는 영혼이 2m 이상에 나가면 심장은 굳어버리니 죽어요. 2m 이내에 있으면 심장은 굳지 않으니 다시 회복돼요. 그래서 영혼을 분리시켜 가지고 그 혼을 전 세계가 한꺼번에 볼 수 있다. 그러면 육신을 가지고 있을 때에는 육신은 앉은 그 자리에 하나뿐이지만 그 영이 육신 밖에 나가는 때에는 억천만을 볼 수 있어. 이게 대체 뭐이냐? 신의 세계다.

  그러면 신의 위치에 공자님도 신무방(神無方)이라고 했어. 신은 동방에 청제신(靑帝神), 그게 있을 수 없다 이거야. 신은 어디까지나 우주에 하나인데 우주에 차 있어. 그래 불(佛)은 무소부재(無所不在)라. 부처님은 우주에 꽉 차 있는 양반이라. 그건 사람의 정신이 모이게 되면 그 정신에선 전체를 다 볼 수 있어. 정신 모인 사람은 천억이라도 부처님을 똑같이 한시[同時]에 봐.

  그러기 때문에 부처님의 수는 한군데 절에 모시면 절에 있는 그런 건 없어요. 또 내 몸에 있는 영혼이 내 몸속에 있을 땐 나지만 육신을 두고 밖에 나가 있으면 6척(尺) 이내에서는 전 세계를 한꺼번에 볼 수 있으니, 신의 세계는 그렇게 미묘하다.

  그래서 깊숙할 '유'(幽)자 유명세계(幽冥世界)인데 그 유명세계에 들어가게 되면 그 비밀에 제한이 없기 때문에, 그 비밀에 대한 제한이 신약(神藥)이라, 이건 신의 세계를 창조한 후에는 그 비밀을 알 수 있다. 비밀 속에 살다가 그 비밀이 완성된 후에는 사람이 댕길 적에 비행기 타고 고생 안 하고 구름 타고 마음대로 1초에 지구를 몇 회 돌 수 있는 그런 인간들이 되는 날이 오니까.

  그 인간들이 되게 되면 그 뒤에는 하늘에 우주촌(宇宙村)이 창설되는데 우주촌이 창설되게 되면 전광체(電光體)라는 생물이 있어요. 이 우주에는 번개 '전'(電)자, 빛 '광'(光)자 전광체가 있는데, 전광체라는 건 가스의 핵체(核體)라. 가스의 핵으로 이뤄진 체이기 때문에 그 빛이 번쩍하면 지구는 전부 재가 돼. 그래서 그 전광체는 어느 세계에도 못 살아. 사는 그 별나라 한군데만 살 수 있어.

神人세계 우주촌의 電光體

우리도 신통한 사람이 있다면 어느 무인도에 가 혼자 사는 사람도 있어요. 산에 가 혼자 살고 이러기 때문에 우리는 완전히 우주촌이 창설된 뒤에는 전광체하고도 함께 산다. 그건 왜 그러냐? 신인세계는 귀신이라는 건 불속에 들어가서 데어 죽은 귀신은 없어요. 물속에 들어가 빠져 죽은 귀신도 없고.

그래서 완전한 신세계(神世界)가 창설된 뒤에는 우주촌이라는 세계가 또 열려요. 그 우주촌이란 세계 열리는 날짜는 내가 알고 있지만 그건 세상에서 믿어질 수 없는 거. 단군이 이 세상에 나오신 지 5천 년이 가차운[가까운] 세상에는 단군 후손은 신인세계가 완전히 이뤄질 거고 또 단군 이후에 천 년 만 년이 가게 되면 우주촌이 창설된다. 그땐 신인세계가 완성되고 우주촌이 창설되면 전광체하고 같이 산다 이거라.

그러면 우리가 신약에 대한 개발, 이건 애 장난이야. 여기 모인 양반들도 신약이라 하면 있을 수 있을까 하지. 이러니 신인세계 창조는 하루 이틀에 될 수 없고 우주촌 창설은 참으로 먼 세월이 와야 되는 거다, 이거야.

그래서 전광체와 우리가 같이 이웃에서 같이 살 수 있는 세계가 오는데, 지금은 지구에 번쩍하면 지구가 다 타고 없으니 핵이 폭발하는 거와 다를 바가 없어. 신인촌(神人村)부터 우선 개발하면 그 뒤에 전광체하고 같이 사는 우추촌이 창설된다. 이게 엄청난 거짓말인데 그 사실이 증거가 있어요. 많은 증거가 내겐 있어요.

그런데 내가 하는 말이 그거야. 모든 문헌은 내가 기록할 수 있는 문헌이 없고 모든 어원(語源)이 오늘까지 내려오면서 그 말에 대한 발달이 이렇게 됐는데 왜 내가 할 수 있는 말은 전연 없느냐? 어원의 미달(未達)이 이렇게 큰 불행을 낳느니라. 내가 하는 말이라.

나는 전광체하고 같이 사는 우주촌 창설하러 와도 안 된다. 그럼 나 죽은 후에 오는 거다. 그때까지 살면 어떻게 되느냐? 내 손(孫)들은 몇백 대 손이 늙어 죽을 때까지 내가 산다. 그건 말이 안 되겠지? 육신을 가지고 있으면 육신이라는 건 육신의 윤리(倫理)가 있어. 그 윤리에 벗어나면 안 될 게고 사람들의 신비를 개발해 가지고 그 혜택은 봐야 되는 거, 그 혜택을 보여주는 것이 오늘 시작하는 거라.

오늘 시작하는데 이 오늘이 5천 년 이후엔 우주에 우주촌이 창설되는 거, 전광체하고 같이 사는 거. 신인들이 전광체하고 이웃에서 친구가 되는 날이 오는데, 오늘 오는 건 이거 지금 막연한 소리고, 또 오늘 세계에서는 이야기도 안 돼. 또 그 비밀 속에 들어가면 그 어원이 전부 부족해 가지고 그 비밀을 말할 수 있는 말이 없어요.

내가 그 비밀을 말하게 되면 전광체라고 해서 여기서 예부터 어원이 없는 말을 해 가지고 전광체라면 얼핏 알아듣느냐? 거 안 돼요. 또 우주촌이 창설된다. 그것도 또 안 되고. 신인세계가 개발이 된다. 그건 우리가 귀신이란 말을 하고 신을 믿으니까 그건 할 수 있으나, 우주촌이란 말도 힘들고 전광체하고 이웃하고 산다 그것도 어려워요.

그래서 이 신약이란 이 시작부터 귀신의 세계는 열린다 이거야. 그래서 이 신약을 가지고 먹고사는, 병 고치고 이것만이 문제가 아니야. 앞으로 엄청난 시간이 오기 때문에 그 시간 전에 내가 왔다 가는 건 정신 빠진 사람이 되고 마는 거지. 문헌이 오늘까지 개발이 미달됐고 어원이 부족하고 내가 와서 어찌하느냐 이거야. 다 알고 오면 문헌이 있느냐, 어원이 있느냐? 그 우주의 비밀을 무한히 알고 있어도 말로는 표현되지도 않고 할 수도 없고.

한반도 근해의 물고기가 맛있는 이유

그래서 내가 물리(物理)에 밝은 학자들하고 같이 이 감로정에 대한 비밀을 알려주기 위해서 한 60년 채 안 된 그땐데[1920년대 중반 무렵], 우린 배를 타고 공해상(公海上)에 가 가지고 달밤에 새벽녘에 물에 정어리가 오는, 멀리서 망원경 쓰고 보면, 정어리가 오는 정어리떼를 볼 수 있는데, 그래서 저기 정어리가 오고 있으니 사공들 보고 후리 해라, 후리 쳐 가지고 후리그물 쳐서 저걸 잡아서 우리가 실험 좀 할 일이 있다 했어.

그래 그 실험하는 학자는 두 분, 나까지 셋인데, 그래 그 사람들이 "어떻게 그 멀리서 오는 것이 정어리라고 봅니까?" 이거야. "응, 멸치게 되면 물의 수문(水紋)이 다르다. 물의 흔들리는 파동(波動)이 멸치게 되면 거 군단(群團)을 이루지만 고놈은 원래 약체(弱體)라. 약체의 생물은 어떻게 되느냐? 깊은 물속에 들어가게 되면 수압(水壓)에 견디지 못해서 가질 못한다. 수압에 눌려 가지고 갈 수도 없고 가게 되면 숨차서 못 견디고 그래서 수면(水面)에 올라와 보는 거다. 그래 흔들리게 되면 그 작은 물체가 군단을 이루고 흔드니까 물에 대한 파동은 잔잔하게 흔들리게 되어 있지 않으냐? 그렇지만 저건 그것보다 크다. 멸치보다 크니까 저건 정어리다. 일본에서 넘어오는 정어리 외엔 요새 이 시간에 없다." 그래서 기둘리니까 정어리가 온다는 거지.

고등어는 정어리보다 조금 밑에 있으니 물이 흔들리는 힘이 멀리서 봐도 잘 안 보여요. 그렇지만 정어리까지는 힘이 약해 가지고 수면에 다 오르진 않아도 어지간히 한 자 밑으로 오니까 물이 흔들려요. 그래 온 연안에 그물 쳐서 잡아 가지고 나 술안주 한 일이 있어요. 거 맛있지요.

공해를 지나 가지고, 우리가 먹던 그 정어리떼를 살살 따라서, 그놈들이 배가 뒤에 멀리서 오니까 물속으로 깊이 댕기기 때문에, 내가 "저놈들이 깊이 들어가 가기 때문에 조거 얼마 가게 되면 숨차고 지쳐 가지고 저 아무 데서 쉰다. 우리 그 멀리서 쉬자" 그래 가지고 며칠을 따라온 겁니다.

따라와 가지고 우리 있는 땅[우리나라 땅] 1백 리 안에 들어오니까, 잡아서 맛을 보면 공해상에서 먹던 때는 일본에서 떠난 고대로 우리나라 백 리 안에 들어오니까 벌써 3~4일 동안에 맛이 변했어요. 그건 뭐이냐? 그 몸뗑이에 터러구[털]가 없고 정감성(精感性), 정밀할 '정'(精)자 정감성의 반응이라는 거지. 정감성의 반응이 그렇게 민감하다. 터러구 있는 짐승은 물에 닿으면 터러구가 맥혀 가지구 정감성은 전부 벽에 부딪히고 만다.

그래서 "우리나라 연안 30리 되는 데에 저놈들이 근접하니라. 그때에 지쳐 가지고 며칠 쉴 적에, 쉬고 분산돼 가지고 알 쓸러 댕길 때 우리가 그물 치자" 그래 쳐서 잡으니까 특별히 맛있다. "이 깝데기의 맛을 보라. 이건 참 별미(別味)요" 이거라. 이게 뭐이냐? 이거 감로정으로 화(化)한 모든 분자는 초목이 나와서 신초(神草)고 버럭지도 다 그렇다.

그런데 이 물고기도 왜, "왜 이거 동해엔 용(龍)이 오를 수 있느냐?" 이거다. 그래서 "땅속에 있는 감로수의 감로정이 이 수면으로 이만치 나왔다. 그렇지만 멀리 못 간다. 공해상까지 갈 힘이 없다. 그래서 우리나라에서는 30리 안에 들어온 놈 먹어보고, 그것도 사흘 후 먹은 거지" 이러구. "백 리 안에 들어온 후에 먹어보면 감로정이 물속에 스며드는 힘이 너무도 약해. 그래 가지구 맛이 쪼끔 차이가 있어. 그러나 30리 안에 들어오면 그 무서운 차이를 봐."

그러면 "너 물리학적으로 이거 어떠냐? 가상(假想) 북양(北洋)에서 잡든지 태평양에서 잡은 청어를 먹어보라. 우리나라 바닷가에 와 잡히는 청어하고 맛이 얼마나 틀리느냐? 그러구 태평양에서 들어오는 조기(石首魚)가 영광 바다에 들어오면 사흘 안에 왜 참조기가 그 속에서 생기느냐? 이거는 감로정의 원리다. 우리는 이런 우리 땅에 있는 감로정의 비밀을 오늘까지 왜 세상에 이거 개방해 주지 않느냐? 이것은 넌 물리학에 박사 되는 거이 원(願)이지. 우주 비밀을 아는 데는 원이 없으니 난 이 세상에서 인간이 될 수 없지 않느냐" 하는 거요.

전 인류의 멸망을 구원할 방법

그리고 지구에서 날 알아주는 사람이 없는데 그렇게 아는 사람이 알아달라고 쫓아댕길 순 없는 거 아니오? 또 누구 보고 내가 '영원히 인류의 멸망을 구하기 위해 왔다' 그 소리 하면 미쳤다고 하지. 내가 죽을 적에 일러주고 죽는 건 좋아. 살아서 그런 말 한다는 건 나는 큰 모욕적인 언사라.

그래서 이제는 살 만치 살았고 또 내가 기록한 거이 지금 나온 것도 있지만 오늘에 출판된 거[《神藥》을 지칭] 외에도 내가 기록한 것은 앞으로 죽은 후에도 보물이 되게 돼 있어요. 이러니 내가 기록한 것이 하나하나 세상에서 알려지는 한 내가 죽은 뒤에는 그 기록을 못 봐서 안타까워할 사람도 이 세상에 많아져요. 그리고 이런 모임을 몇 번 가지면 이 땅에 신약이 있을 수 있는 이유는 분명히 밝혀놓고.

버럭지 하나도 신(神)이 된다. 여우 같은 것이 어떻게 약게 굴고, 정신이 모이면 그놈이 우리나라에서 감로정으로 화한 분자의 힘으로 백 년만 지나면 벌써 도습을 해. 송장의 해골을 쓰고 장난질을 해요. 2백 년, 3백 년 올라가다가 도습을 할 때는 그거이 나이 어릴 때고 구름 속에 가 살 때는 나이 든 때고. 구름 속에 가 살다가 모든 대기의 압력을 받으면 다시 인간으로 둔갑해 가지고 제 명에 못 죽어요. 그건 뭐이냐? 사물(邪物)

이다, 이거요.

그런 요물(妖物)들은 반드시 그 기운이 악기(惡氣)라. 악기라는 건, 자연엔 공정(公正)한 기운이 있기 때문에 그건 전류(電流)에 있어서 양전(陽電)이고 그런 놈들한테 음전류(陰電流)가 흐르고 있어. 그래서 충돌이 생기는 때 벼락이라. 그러면 잉어는 그렇지 않아 신룡(神龍)이 되니까. 그건 오색채운(五色彩雲)을 두르고 다녀도 벼락을 안 맞게 돼 있어. 그건 양전의 축적물(蓄積物)이라. 그래서 그건 전광체가 아니고 축전체(蓄電體)야. 전기를 축전(蓄電)한 거야.

전광체는 가스의 핵이기 때문에 전멸(全滅)이 되고 또 축전이라면 전축(電蓄)이래도 그리고 축전이래도 그리고, 광명(光明)은 전(傳)할 수 있지만 그 근처에서 멸하는 건 없어요. 멸하는 건 없으니 우리가 지금부터 알 것은 뭐이냐?

殺氣의 殺人核과 生氣로 만든 活人核

이 해방 후에 변수(變數)에 들어가서는 칠소양(七小陽)이 있는데 간소남(艮少男)이지. 칠소양이 있는데, 그것이 어머니 육노음(六老陰)하고 변수가 오면 음수(陰數)는 변하면 하나가 둘이 되듯이, 그게 음수고 둘이 셋 되니까, 이러니 만물이 화생되는 근본이라. 그러면 변수로 들어가면 육칠이 사십이(6×7=42). 해방 후 42년[1987년]은 폭탄 같은 세례를 많이 받는 시기가 와 가지구 억울하게 죽는 생명이 많아진다.

그러면 정수(定數)에 들어가면 뭐이냐? 정상수에는 뭐이 있느냐? 해방된 후에 45년 구노양지수(九老陽之數)에다가 금목수화토(金木水火土) 오행(五行)정수가 변하게 되면 이것은 뭐이냐? 해방 후 45년, 그 후 6년, 7년, 이맨 뭐이냐? 가장 큰 화약물이 터지니 이게 핵(核)이다, 이거라.

우리는 그 세계에 대한 방법을 하나하나 익혀가야 된다, 이거라. 아무것도 모르고 있다가 죽어가는 걸 누가 살려? 날 따르라고 하지 않아요. 난 어느 편도 아니야. 내가 세상을 구원하러 왔으면 기독교인이 되느냐 뭐이요. 어떤 한편에 가 선다. 그런 사람이 있을 수 없어요. 난 어디까지나 지구를 구하러 왔지 사람만 가지고 싸우고 싶지도 않아요.

지구를 구하는 데 앞장서는 건 사람이라. 모든 지구의 생물을 구할라면 사람이 앞장서야 되는데 사람이 앞장설라면 가르치지 않으면 앞장설 수 없는 거. 그러나 거기서 제일 먼저 나설 사람도 있을 거라. 그건 뭐이냐? 종교인 속에서는 구세주에 대한 한(恨)이 있는 사람도 있어요. 그러면 구세주의 가르침을 외면할 사람은 믿는 사람 속에는 몇 안 된다.

그러기 때문에 이 세상은 어떤 존재고 하나 나타나면 인류를 구원하기 위해서 왔고 지구의 모든 생물을 사랑해서 왔으면 나는 예수님을 사랑을 하는 것이 무어냐? 사랑이란 어디까지나 진정한 사랑은 진정한 슬픔이 있어. 그러면 진정한 사랑은 뭐이냐? 부모처자. 부모, 처자가 세상 떠날 적에 진정하게 사랑하는 양반이 세상 떠나는데 진정하게 슬픈 거다. 그러면 이것은 부처님의 가르침 고대로 대자대비(大慈大悲)라. 주님의 사랑은 일종의 대자대비라.

그래서 그 양반은 인류를 구원하러 오셨지만 부처님은 제도중생(濟度衆生)하러 오셨고, 나는 그와 마찬가지로 인류도 구원하겠지만 지구를 다시 살리지 않으면 지구의 생물은 영원히 한동안 날 수 없다. 모든 핵이 폭발한 후엔 지구에 생물이 날 수 있는 시간, 상당 시간이 오래. 그러면 나는 이 땅에 신인세계를 창조한다는 사람이니, 그런 세상에 잿더미가 되고 끝나면 내가 헛소릴 하고 가고, 헛수고하고 가 허사가 된다면 어찌 되느냐?

그런 데 대해선 대비책이 있을 건 틀림없을 게요. 그래서 내가 아까 하는 말, 하늘님은 무심할 수 없다. 인류를 위해서 반드시 대표적 깨달음이 있는 사람이 왔을 게고, 또 지구를 위해서는 지구를 가장 아끼는 하늘님이 지구를 잿더미로 만들어 가지고 영원히 생물이 못 살게 하겠느냐? 그렇지 않으니라 그 말이야. 그래서 신약이라는 자체가 그렇게 돼 있는데 그 신약 하나하나의 설명은 물론 상당한 시간이 걸리겠지요. 이런데.

女星精으로 化한 생물의 解毒능력

내가 간단한 이야기 하나 하는데 동해의 명태가 북양이나 태평양에서 들어와 가지고 36일이면 왜 그놈이 비상한 약물이 되느냐? 그걸 잡아 가지고 추운 해 겨울에 말리게 되면, 북극이나 남극에서 누적된 영양물이 겨울에도 적도선상에서 자연히 왕래해요. 더운 날엔 명태가 녹고, 녹을 때는 태양열에 적도선에 있던 영양물이 명태에 합성됩니다.

그게 뭐이냐? 간유성(肝油性). 간유성은 명태에 합성되면 거기에 해독성(解毒性)은, 최고의 비밀이 있어요. 그런 해독성을 가지고 있기 때문에, 그 명태 자체는 천상의 28수(宿) 계집 '녀'(女)자 여성정(女性精)으로 화했는데, 그렇게 남북극의 영양원(營養源)에서 왕래하는 적도선에 와서 머물고 있던 게 찬바람이 불어 적도선에서 이동하면 명태에 와서 간유성은 합성된다.

그러면 추운 채 겨울에 말린 명태를 동지(冬至) 전에 잡은 걸 실험해라. 그렇게 신비하다. 독사에 물려 죽는 걸 내가 한 모금 먹여 살린 것은 그것밖에 없고, 또 독사에 물려 죽는 걸 살리는 것만이 아니고, 연탄독을 마셔 죽는 사람 살리는 것도 신비의 하나이지마는 그 후유증으로서 정신이상에 걸린 사람, 마른 명태 거 아주 좋은 동지태(冬至太)를 구해다가 며칠 먹여보시오. 후유증이 하나 남아 있나. 깨끗해 버려요.

그렇지만 해방된 지 40년이 넘은 오늘까지 많은 사람 속에는 내게서 유독히 배운 사람 이외엔 마른 명태의 신비를 이용한 사람이 없어. 일본 땐 미친개나 독사나 이런 데 쓰는 거고, 또 핵독(核毒 : 原子病)에 죽어갈 적에 쓰는 거고, 그다음 해방 후에는 연탄독도 있는데 지금 공해독에 신비한 약이라, 이런데.

전 세계에서 독물[毒蛇 및 毒虫]에 물려 죽는 사건도 많고 한데 우리는 왜 명태를 집어 버리며 동지 전에 잡은 명태를 찬 겨울에 말린 건 따로 뒀다가 인간의 생명을 구하면 좋은데, 내가 말하면 이건 내 마음이 괴로워. 왜 그러냐? 기성세대를 파괴시키진 않아야 돼.

그러면 내가 그런 애길 해 가지고 전 세계에서 우리나라 동지 전 잡은 마른 명태만 이용하면 이 외국 약을 구해다가 쓰는 약국도 문제, 의사도 문제, 또 한약을 파는 양반들도 문제야. 이런 문제점도 생기지, 안 생기는 거 아니에요. 그러면 옛말에 미운 파리 잡으러 댕기던 사람이 고운 파릴 잡았다. 이건 참으로 어려운 말이라. 그게 속담이라. 그건 틀림없는 말이오.

그렇기 때문에 내가 명태가 좋은 줄 알면서, 왜 동지 전에 잡은 명태가 그런 신비가 있는 걸 다 알면서 말하지 않느냐? 그건 후세에 욕먹을 수 있는 말이지만 욕은 달게 먹어도 내 한[다른] 사람에게 해(害) 끼치는 일은 없어야겠다. 내가 죽은 뒤에 세상에서 이용하는 건 무궁해요. 살아서 남한테 해되는 말, 나는 백 사람 살리기 위해서 한 사람을 해쳐도 해치는 것만은 내게 장점은 아니오.

그래서 나는 오늘까지 말하지 않았어도 이《신약(神藥)》이라고 나오면 그전에《우주와 신약(宇宙와 神藥)》속에도 마른 명태가 독사나 연탄독에 좋다고 했는데 그거이 하나하나 나오는데 세상에서 믿어주지 않는걸, 오늘부터는 믿어주느냐? 천고에 처음 오고 내가 간 후에 다시 오지 않아요 이 땅에. 지구엔 다시 오지 않는 인간이 왔다 가는데도 내가 하는 애길 코웃음 쳐봐야 손해야. 이(利)될 건 털끝만치도 없고.

우리나라에 여성정(女星精)으로 생(生)하는 풀이 있어요. 그게 옛날에 우리 토산오이라. 그 오이가, 불에 죽을 적에 화독(火毒)의 [치료에 있어서] 신비는 말할 것도 없거니와, 이 가스의 최고의 핵이 가스불 이런 가스인데, 최고의 핵이 슬쩍 지나가면 그 사람은 몹쓸 병에 걸려서 그게 암(癌)이라. 그것두 그래 감전(感電)이 돼 가지고 모르게 다 타버려요. 거기에도 신비의 약이라.

그래서 내가 그걸 종지[종자] 없애는 게 너무 아까워서 구해볼라고 했어도 다니면서리 곁방살이 월세도 못 내고 보따릴 들고 밀어 던지며 나가지 않는다고 쫓아내는 살림을 살다 보니 내가 그 오이씨를 오늘까지 유지를 하지 못하고 그런 그 비밀을 내가 알고도 후세에 완전히 보관해서 전하지 못하는 걸 나도 내 생애에 미안하게 생각해요.

骨折·破骨의 靈藥 - 잇꽃씨의 白金

그리고 모든 의서(醫書)에 보면 없는 거이 전부인데, 홍화씨가. 홍화(紅花 : 잇꽃. 옛날에는 빨간색 물감 원료로 쓰였음)에 대한 설명은 있어요. 3푼부턴 생혈(生血)이고 5푼 이상은 파혈(破血)이다. 건 사실인데, 그럼 왜 그런 약물에 들어가서 그 약물의 핵심처는 씨, 그거야 핵이니까, 핵은 인(仁)인데 홍화인(紅花仁)인데, 그걸 왜 이용하지 않았더냐? 그래서 내가 어려서 이용하는데 먼저 사람에 쓰는 건 급하고 없으니까 그래서 송아지 다리도 분질르고 맥여보고 개다리도 분질르고 맥여보고, 여섯 시간을 내가 시계를 두고 지키고 봤어. 여섯 시간에 정상회복돼.

그래서 운동대에서 떨어진 친구들 팔 불러진 거, 다리 불러진 거, 고걸 분말해 가지고 고치는데, 곱게 빻은 가루를 볕에 쪼여 가루로 만들면 돼요. 그러지 않으면 기름 때문에 안 돼요. 그래서 고걸 멕이는데 한 숟가락을 멕이고 지키고 있는데 10세 전후에는 열댓 살까지는 6시간 안에 완치되는데도 더디 아물어요.

그러면 그거이 웬일이냐? 홍화씨라는 고놈 자체가 그 몸떼기 중량의

360분지 1이라는 백금(白金)이 들어 있어요. 이런 백금을 우리가 버리고 있다. 그러면 옛날 양반이 알았다는 것이 도대체 뭐이냐? 홍화씨에 이런 백금이 360분지 1이나 들어 있는데 이걸 왜 이용하지 않았느냐? 그래서 내가 이용하고 난 후에 그 홍화씨도 잃어버릴까 봐 애썼는데 보따리도 없이 거지처럼 댕기는 신세에 30~40대까지 그런데, 자식들을 낳기 전까지는 말할 수도 없었고 자식들이 난 후에도 그 자식들이 어디 가서 거지새끼란 욕을 먹게 했으니, 그거 부모는 가장 가슴 아픈 일이야.

이웃에서 자식을 거지새끼 왔다고 내쫓으라고 하는 말을 들어 마누라가 땅을 치고 울어도 나는 변할 수 없다. 그건 뭐이냐? 내가 지구를 구하러 왔지 자식들 때문에 속썩으러 오지 않았다. 또 그러면 내가 친구들한테 가서 좋은 감투 쓰고 잘살 수 있지 않으냐? 그래서 나는 돌아보지 않고 자식들이 이젠 저 힘으로 살아가지만 아버지 덕(德)이 없어요. 아버지 덕을 볼 사람이 누구냐? 지구가 본다 이거라. 지구가 아버지 덕을 보는데 자식들이 볼 수 있느냐? 또 모든 인류가 볼 수 있는데 자식들만 위할 수 있느냐? 누구도 나를 욕해도 좋아. 욕을 안 먹게 산다는 자체는 힘들어요.

그래서 홍화씨의 신비를 세상에 이용을 다하고 나서 그런 거 하나하나 지금 세상에 다 내놓는데 이런 거 있어요. 낳아서 기르는 닭의 알은 계란 깝데기가 석회질이 흰자위 36분지 1이 있어요. 그래서 하루저녁에 그 두꺼운 깝데기 돼요. 그런데 그것이 접착제가 이뤄질라면 뭐이 되느냐? 접착제는 백금이라. 백금 성분은 3,600분지 1이 있어요, 계란 흰자위에. 그러면 계란 흰자위 속에 백금 성분이 3,600분지 1이다. 그런데 이 홍화씨 속엔 360분지 1이다. 10배가 더 많아요. 이런 아까운 신약(神藥)을 어찌 버려두느냐?

그리고 오리란 놈이 또 여성정(女星精)으로 나오는데 그 오리뼈를 고아먹으면 뼈를 자르고 수술한 것도 살아나요. 그리고 뼈가 굳고 그런 걸 다 실험하고 난 후에 앞으로 하나하나 실험을 거쳐 가지고 배우는 사람들이 실험을 다 거치면 나보다가 나은 사람이 될 수도 있는 거요. 꼭 나만이 된다는 건 없어요.

내게서 배운 사람이 나보다 나아지면 그런 세계가 오기를 나는 원하니까. 비행기를 타고 댕기지 말고 쉬운 구름을 타라. 구름이 이뤄지느냐? 이뤄진다. 네 정신이 모이게 되면 코에서 나오는 것도 구름이요, 장심(掌心)에서 나오는 것도 구름이다. 그런데 네가 볼 일이 있으면 네 몸에서 구름 일으켜 가지고 구름배를 타고 댕길 수 있지 않으냐? 그 1초에 지구를 열 번 돌 수도 있지 않으냐?

그렇다면 그런 거이 되느냐 안 되느냐? 내가 묘향산 속에서 소낙비가 오다가 갑자기 갤 적에 도롱뇽이 사람 팔뚝만 한 놈이 그 골짝구를 전부 안개 속에 잡아넣어요. 그걸 내가 가서 지키고 봤어. 그놈이 사람 오는 줄 알고 딱 끊고 물속에 들어가요. 그래서 고놈이 들어가 숨어서 보니 고 조그만 사람 팔뚝만 한 놈이 안개를 품는데 전 골짜구니가 꽉 차 있다.

그러면 인간도 그럴 수 있다. 인간은 그보다 더 훌륭하다. 그러면 온 동네 사람을 구름에 태워 가지고 지구를 1초에 1회전 할 수 있으면 그 세계는 신세계라. 그래서 신인세계는 온다. 버럭지가 그렇게 신술(神術)을 잘 하는데 인간이 해서 못 쓸 거 없어요. 우주는 내니까. 우주는 전부가 내 껀데 우주의 걸 내가 다 가지면 세상에 죄받느냐? 죄, 안 받아요.

불치 심장병을 쉽게 고치는 법

그래서 이 세상에 신약이 얼마나 무궁무진하냐? 그 신약에 대한 비밀은 감로정이라. 감로정의 비밀을 가지고 나는 《신약》에 대한 설명을 시작한 겁니다. 그 책에서는 감로정의 원리라고 못박아 놓지 않아요. 그건 앞으로 한 사람 두 사람 거쳐 가지고 구전심수(口傳心授)해도 되고 지금은 녹음기로 통해도 되니까 시기가 옛날하고는 다르지요, 이런데.

그 속에 또 뭐이 있느냐? 이 난치병 속에 뭐이 있느냐? 심장병이 많다. 어린 애기가 6~7개월 됐을 때 낙태되는 건 전부 협심(狹心)에서 낙태돼요. 그 피가 걸어 가지고 협심이 된다. 그 심장의 모든 판막신경도 정지시키고 척추로 왕래하는 심유혈로 댕기는 경락(經絡)이 완성되지 않아. 그렇게 되면 그 애기가 호흡을 못 해 가지고 더 커 가지고 죽어버려.

그걸 태중에서 사태(死胎)라고 그러는데, 그럴 적에 벌써 애기 엄마가 마음이 불안하고 정신도 명랑치 않고, 괜히 잠도 잘 안 오고 잘 놀래고, 그럴 적엔 바로 좋은 약이 있는데 그 약을 써 가지고 그건 《방약합편(方藥合編)》에 수첩산(手帖散)하고 청심연자음(淸心蓮子飮)이라, 그걸 먹여 가지고 세 첩만 먹이면 즉석에 낫는데, 그런 걸 먹여서 그 애기는 심장병 없이 나서 크면 좋은데 이거이 태중에 죽지 않으면 이 애기가 나오게 되면 1년 살지 못하고 죽어버려.

그런데 그 애기가 가지[갖] 나왔을 때에 가슴에다가 전중(膻中)에 뜸을 뜨는데 1초짜리 뜸이라. 내가 어려서 무척 연구하고 한 건데 1초짜리를 비벼서 살 속에 세워놓는다. 불만 착 닿으면 꺼져. 그만한 기술은 내가 해보니까 이거 아무도 안 되겠구나. 나 같은 무서운 정신 인간도 이렇게 힘이 드는데 이거 세상 사람이 되겠느냐? 그러면 2초래도 돼요. 2초는 애기가 울지요. 애기가 울어도 협심증은 금방 나아요. 또 판막신경 회복도 금방 되고 심방·심실(心房·心室)의 허약증이 금방 낫고 심방이나 심실의 터져나가는 것도 회복돼요.

그래서 나는 그걸 다 실험하고 난 후에 참말로 나는 인간으로 살기 힘들구나. 이건 전부 날 미쳤다고 할 거 아니냐. 그래서 그것도 어려운 문제고. 소경의 치료. 사람이 숨 쉬는데 흡수되는 건 여기에 이 밝은 광명색소(光明色素)가 흡수돼 가지고 그것이 시신경(視神經)을 통해 가지고 안구(眼球)에 나오는데 시신경을 통해 안구에 나오는 광명색소가 안구에서 외부의 광명하고 접선(接線)시키는 것이 보는 거라.

소경·벙어리·꼽추·소아마비 등의 만능요법

그런데 그것이 염증(炎症)으로 맥히면 안구는 자연히 부정물이 차 가지고 전연 버리게 된다. 그래서 관원(關元)에 뜸을 뜨게 되면, 관원에 5분 이상짜리지. 완전히 그 염증은 가시고 안구에 있는 부정물이 해소되고 깨끗이 보게 된다. 그럼 그런 소경을 여럿을 고쳐보고 난 후에 된다는 거요. 그런데 O형 속에는, O형은 화장부(火臟腑)라. 불을 놓게 되면 못 참을 수가 있어요. 심장에 화독이 가면 죽을라고 하니 그런 사람은 스루스루 그 화독이 범하지 않는 범위 내에서 치료하면 돼요.

그래서 내가 소경·벙어리·앉은뱅이·꼽추, 또 지금 소아마비, 이건 만능의 요법을 가지고 있으며, 왜 내가 늙어 죽는 날까지 말을 안 해야 되느냐? 이건 무조건 유구무언(有口無言) 세상이라. 그래서 말을 하는 것보단 말없이 조용히 살다 가는 게 가장 신상에 편해.

그러면 세상에 욕할 사람도 없고 내가 아무것도 모르는 사람인 줄 알면 세상에 아무 욕할 사람이 없고 세상에 좋은 일 싫은 일 할 수 없는데, 기위(旣爲) 내가 세상을 위해서 왔다 가면 죽기 전에 잠깐이라도 욕먹고 살다 가야 된다. 그 욕먹을 수 있는 일이 많이 있어요. 앞으로 계속해 있을 겁니다, 이런데. 그렇지만 지구의 모든 생물은 살려야 된다, 이거야.

사람만 살아야 되느냐? 지구의 생물이 다 살아야 돼. 그래서 그런 묘안(妙案)을 세상에 전해야 되고 그런 묘법을 전해야 되고 병든 사람의 병고(病苦)도 구해줘야 하고, 그러면 그런 어려운 문제는 죽은 후에 기록이 나오지 살아선 그 기록이 안 나오지. 안 나오는데.

그렇다면 내가 살아서 당장 해보는 어려운 여건은 비밀을 털어놓는 겁니다. 그래서 거기에 가장 핵심 비밀은 아주 우리 토산오이, 그거 아니면 핵으로 죽을 때 그거 하고 마른 명태 두 가지를 이용하지 않으면 가장 어려운 시기가 오는 거.

神世界 이룰 靈泉灸法의 妙理

또 영천혈(靈泉穴)에 구법(灸法 : 쑥뜸)을 시행하지 않아도 모든 신경(神經)이 정상으로 회복이 돼 가지고 여간한 핵[核毒 : 劇藥毒보다 더 강력한 독]에 파괴되지 않을 그 정도는 돼야 한다. 그건 날 믿는 사람만이 되는 거지. 미쳤다고 욕하는 사람, 물론 안 할 테지. 안 하면 급한 시기에는 생명은 구할 수 없는 거. 그래서 나는 생명을 구할 수 있는 힘을 일러줘 가지고, 안 듣는 건 세상에서 잘못이지. 나는 일러주고 가는 사람이니, 내겐 잘못이 없이 살면 돼.

그래서 모든 신약에 대해서는 그 이용방법이 다양하나 확실히 감로정으로 화(化)한 신세계는 종말은 이 땅[우리나라 땅, 즉 한반도]에서 이뤄져. 지구상 어느 세계에 감로수가 있다더냐? 없어요. 같은 풀이 있어도 우리나라 산삼은 아니라. 같은 녹용을 써도 우리나라 사슴뿔은 아니라. 그 감로정으로 화한 초목을 뜯어 먹고 산 놈은 그런 신비라. 웅담도 우리나라 웅담은 최고라. 사향도 그러고. 그건 우리나라의 나무 열매, 우리나라의 풀을 뜯어 먹는 거 이거이 전부가 감로정으로 화한 신비라. 그래서 감로정으로 화한 색소 속에 분자가 화할 적에 그건 신(神)으로 변해.

여러분은 신(神)이란 어떤 것이 신이냐. 이 나쁜 기운들 잡기가 많이 모일 때 거기에 수기(水氣)가 들어오면 수정(水精)인데 수기가 들어오면 그것이 나쁜 기운이라. 그걸 귀(鬼)라 그래. 음귀(陰鬼)지. 음귀는 전부 사기(邪氣)라. 맑은 기운이 모여 가지고 맑은 기운으로 화기(火氣)를 접하면 화기는 신(神)이라. 이것은 성신(聖神)이라. 이건 완전히 모든 생물을 도와주는 신이라. 도와줄 수 있는 힘이 있다.

그래서 지구에는 나쁜 기운으로 화(化)하는 거와 좋은 기운으로 화하는 거, 두 가진데 지금 여기에 앉아서 우리가 호흡해도 이 속에 공해(公害)가 더 많고 질소(窒素)하고 합류하는 공해가 더 많지. 여기에 전분하고 합류(合流)하는 산소가 더 많으냐? 산소는 적어요. 그러기 때문에 인간의 체내에는 반드시 병이 있도록 되어 있어요.

이 나라에 무서운 病 많은 까닭

그러면 이 무서운 병(病)들이 왜 이 나라에 많으냐? 나는 좋지 않은 말 한마디가 뭐이냐? 신무왕(神武王 : 文武王의 착오인 것 같다) 때에 되놈[여진족을 낮잡는 말]을 불러들였다. 보물도 빼앗아가고 우리 동족이 그놈들 손에 죽었고 처녀들 다 잡아갔다. 그 후에 공녀법(貢女法)이 나와 가지고 처녀를 공출하는데 애기만 배게 되면 온 가족이 떨고 있다. 만약에 딸을 낳으면 되놈이 빼앗아가는데 그 광경을 볼 수 없고 죽기 전에 다신 만나지를 못하고, 한번 빼앗아간 건 보내는 법이 없어.

그래서 그 집안에서는 평생을 눈물을 흘리며 간(肝)이 타 들어가요. 심장도 말라붙고, 평생을 떨고 있는 인간들 속, 강대국이라면 무서워서 무조건 벌벌 떨고 쫓아가서 굽신거리면 살아날 수 있어요. 그래서 우리는 강대국의 인간을 보게 되면, 개가 잡아먹는 주인이 무서워 벌벌 떨면서도 부르면 따라가는 거 우린 이렇게 살아왔다 이거야.

이 사람들이 간이 콩알만 해지고 심장의 피가 말라 들어가는데 어떻게 우리나라에 심장병이 없으며 이 심장병을 어떻게 고치느냐? 그래서 나는, 간이 튼튼해지고 심장이 튼튼해져 자주성을 확립시키기 위해서, 완전독립이 올라면 자주성을 확립시켜 가지고 백절불굴(百折不屈)해야 돼.

그래서 그 방법은 고통을 좀 치르면서 얻어라. 참선(參禪)으로 얻기는 힘들고 단전에 뜸을 뜨게 되면 약쑥의 비밀은 영(靈)이라. 그러기에 약쑥은 사람이, 고약한 사람이 죽어서 혼백이 초혼(招魂)해도 나가지 않는 집이 있는데 거기에다 약쑥을 태워놓게 되면 싹 없어져 버려요. 녹지 않으면 달아나버려요. 그래서 약쑥의 영력을 시험하려면 그 송장 냄새 나는 데 가서 태워봐도 알고, 또 연탄독 냄새 날 적에 그걸 태워봐도 압니다.

丹田 쑥뜸에서 百折不屈 정신 나온다

그러기 때문에 그런 약물이 이 땅에 있지 없는 거 아닌데 그걸 단전혈(丹田穴)에다가 태우면 그 강작극(强刺戟)에서 오는 신경회복, 그 온도에서 오는 신경정상은 36~37°라. 이걸 내내 유지하면 인간은 늙지 않고 오래 살 수도 있고 또 그 뒤에 굴하고 굽신거리는 그런 성질이 없어져요.

사람은 담력을 키우고 심장이 튼튼하면 강대국에 굴(屈)하고 살겠다는 정신은 싹 없어지는데, 첫째 신인세계를 창조하기 전에 우선 강심장이 있어야 된다. 담력이 있어야 된다. 이것부터 내가 먼저 시작하는 겁니다. 그래서 영천혈의 구법이라. 이 약쑥의 신비를 세상에 이용하라는 거 그거고, 또 약쑥의 신비를 이용하기 싫어서 해(害) 받는 거 내가 책임질 일 아니겠지.

그러고 앞으로 이 땅의 비밀이 뭐이냐? 무신론자(無神論者)의 강대해지는 거라. 무신론자가 강대해지게 되면 유신론(有神論)의 피해는 거 말할 수 없겠지? 그래서 나는 살기를 이젠 거진 살았으니 무신론자를 욕하고 해 받는 거, 난 다 살고 할 말은 하고 가면 그걸로 끝나는 거라.

어차피 육신은 아버지, 어머니 신세를 졌지만 이제는 신세를 다 갚았으면 버리는 거라. 무에고 제값을 하면 아깝지 않아요. 그래서 내가 지금 무신론의 횡포를 싫어하는 거요. 그러나 내 힘으로 되질 않으니 내가 안(案)을 내게 되면 모든 사람이 힘을 모아 가지고 실행하는 것뿐이지 한 사람의 힘으로 된다, 그런 법이 없어요.

공자님이 노(魯)나라에 있어도 노나라는 피폐해 가는 거요. 그 양반이 나가서 모든 사람을 가르쳐서 힘을 모으면 노나라가 주(周)나라를 다시 일으킬 수 있지. 그러나 그렇게 안 되는 건 그 나라 운(運)인데 오늘 우리나라의 운이 없어서 완전히 인류가 멸(滅)한다면 그 몹쓸 사람들 피해를 받고 말겠지. 그렇게는 안 될 게요. 그렇게 되지 않는다는 증거를 얼마든지 보여줄 수 있어요.

그래서 우선 각자가 담력을 키우고 강심장을 가지고 있으면 자주성은 확립된다, 이것이 내가 지금부터 시작하는 일이오. 그래서 이 지구는 신인세계가 되고 신인세계가 된 뒤 5천 년 후에는 반드시 우주촌이 창설되니라. 전광체하고 이웃을 한다. 그래서 나는 그것이 된다는 거요. 날이 오래면 돼요.

神藥 외면하고 癌에 걸려 죽는 세상

석가모니나 예수님이 온 후에 지금 그를 믿는 사람들이 지구상에 수가 얼마요? 그 당시에 무슨 소리 해도 말 안 듣던 사람들이 지금에 와서는 많은 숫자가 있어요. 오늘 내 말 안 들어도 앞으로 천 년 후에도 안 들을까요? 내가 앞으로 비밀을 많이 전해주고 가는데 그러기 때문에 내가 살아서 되리라, 그게 잘못 생각하는 거라.

내라는 자는 비밀을 일러주고 창조하는 데 앞장섰다가 가는 사람일 뿐이지. 언제고 앞장선 사람의 세상은 안 와요. 뒤에 있던 사람의 세상이지. 그러면 늙은이 아무리 악을 써도 늙은이 악을 쓰고 죽으면 그 힘은 젊은 사람들한테 도움이 되지 늙은이 세상에 잘되는 법은 없지 않겠어요?

그래서 이 신약(神藥)의 묘(妙)는 여럿이 있어요. 그러나 가장 요긴한 건 우선 약쑥의 신비, 또 마른 명태, 홍화씨, 우리나라 토종오이의 신비, 오리 뼈가지의 신비, 이런 걸 대략 설명하는 거고. 또 오핵단(五核丹)[註]이란 내가 실험해 가지고 여기에 공기 중에 있는 색소를 합성해 가지고, 못 고치는 당뇨를 고쳐보고, 못 고치는 병들을 고쳐보니 암(癌)에는 신약(神藥)이나 그것을 내가 실험이 끝난 후 오늘까지 유지하지 못하는 건, 어디까지나 내가 수단이 없어. 수단 방법 가리지 않고 광복 후에 오늘까지 날뛰면 벌써 많은 약을 만들었을 게요.

그렇지만 나는 부처님의 말씀대로 절로 된다. 가만둬도 시주하는 사람이 많으면 절을 짓는다. 부처님을 모신다. 나도 가만 있어도 내 뜻을 버리지 않는 사람이 생기게 되는데 그걸 미리 애달아 가지고 애달아 하는 건 내게 있어서 잘하는 것도 아니에요.

세상이 절로 되는 거이 흠이 없이 이루어지는 거. 애달아 하는 건 거기에 결점이 생겨요. 그러기에 전도(傳道)를 잘한다. 전도 잘하는 속엔 좋지 않은 욕도 많이 개재돼 있어요. 또 포교(布敎)를 잘한다. 그것도 많은 욕이 개재돼 있고. 그렇기 때문에 순탄하다는 건 절로 되는 거, 절로 되는 일은 순탄하지 험악한 적이 없어요. 그래서 나는 절로 되는 거 좋게 생각하지 험악하게시리 애를 쓰고 모두 서로 매수되다시피, 현혹되다시피 이런 건 권하지도 않아요.

그렇지만 날 버리지 않고 내게 있는 모든 비밀을 알기 위해서는 만고의 기적의 소유잔데 젊어서 날 쳐다보고 낫는 사람이 얼마나 많았던가요? 그 비밀이 오늘날에 하나도 전해지지 않고 나는 아무도 모르는 데 지나가다 밤에 하루저녁 잘 적에 슬쩍 일러주고 가던지, 이렇게 된 거지. 내가 대접받고 돈 벌기 위해서 젊어서 일러준 일은 없어요. 그래 놓으니 그 기적은 아는 사람만 알지, 세상에선 모르게 돼요.

누구나 할 수 있는 '난치병 쉽게 고치는 법'

지금 공개하는 건 아무나 할 수 있는 비밀을 공개해야지, 내가 손끝에서 나가는 천지정기(天地精氣)가 모든 사람 살린다고 해서 그 법이 내가 죽은 뒤에 계승하느냐? 거 안 됩니다. 이 약쑥의 영력(靈力), 뜨거운 데 자극, 온도의 신경정상, 또 체력의 정상, 담력이 향상되고 강심장 되고 이건 절로 되는 거야. 자기만 결심하면 될 수 있는 일을 해야지 아무리 결심해도 되지 않는 거 내게 있는 신통력은 사람마다 다 되는 게 아니고 인간이 하면 되는 것도 아니오.

그러기 때문에 될 수 있는 것만 일러줘요. 될 수 있는 걸 일러주고 가면 내가 죽은 뒤에는 많은 사람이 덕을 보고 안 될 걸 일러주면 그 기적은 내가 죽은 뒤에는 많은 사람이 도움을 못 받을 거라. 계승할 수도 없고 그래서 신약에 대한 비밀이 첫째다, 그걸 내가 지금 말하는 거고. 그 활용법은 무궁무진하니까 이걸 하나하나 전부 다 가르치면 좋겠으나 그건 책에 기록돼 있는 겁니다. 그 책에 기록되지 않는, 말도 못 하고 글로도 못 표현할 거, 그런 것두 더러 오늘 얘기 중에 있어요, 있는데.

이 감로정의 비밀, 이 비밀은 참으로, 이건 시간이 너무 오래요. 모든 산천정기가 이뤄져 가지고 하늘의 문곡성(文曲星) 정기하고 합류해 가지고 황토(黃土)에, 황토가 제일 신비스러운 나라가 우리나라라. 다른 나라는 황토가 적어요. 내가 소련 땅 일부도 보니 땅이 시커먼 거. 우리 땅과 달라요. 만주도 그래 파보면 시커멓고 샘을 팔 때 봐도 우리나라처럼 새빨간 황토는 드물어. 고령토는 원래 없고. 이래서 내가 우리나라의 가장 신비스러운 약물이 생길 수 있는 감로정의 뒷받침은 우리나라의 황토다. 명산대천이 없는 곳이 없어요.

암약 옻과 당뇨 神藥 쥐눈이콩

그러고 꿀이 사람한테 좋은데 이 꿀은 뭐이냐? 풀뿌리나 나무뿌리 속에 세근(細根)에 접하고 있는 솜 같은 보이지 않는 뿌리가 있어요. 요놈의 뿌리는 황토에서 내왕하는 냄새 중 악취는 안 받아주고 거기서 향내만 받아 가지고 흡수해 물이 오르는 뿌럭지로 접선하는데 올라가는 그 물속에 향내가 합성되면, 요것이 화방 속에 밀방(蜜房)을 이루게 돼 있어요.

그러면 요놈의 꿀이 과일이 익으면 달아요. 단데, 이것이 진짜 꿀이라. 그래서 벌이 캐는 꿀이 진짠데 요즘엔 사람의 지혜가 그 솜 같은 향내를 흡수하는 뿌럭지보다도 더 좋아서 설탕 가지고도 재래종 꿀 만들고, 양봉꿀 만드는 걸 내가 안 봐도 짐작하고 봐도 짐작하는데, 사람이 어떻게 사람을 가지고 그렇게 할 수 있느냐? 이건 돈 주고 사 먹는 거, 돈이라는 건 얼마나 귀한 보물인데 이걸 얻을라면 자기가 그만한 정신과 노력이 필요한데 왜 여기에 거짓이 있느냐?

내가 이 지리산 마천의 옻을 잘 알고 있는데 옻은 왜 거짓이 나오느냐? 건 암약엔 최고인데 사람의 생명을 구하기 위해서는 거짓으로 할 수는 없는데, 이 옻을 처음에 진(津)을 내 가지고 냉수가 조금도 안 들어가면 힘들어요. 냉수만 들어가면 바로 굳어요. 또 냉수만 들어가게 되면 냉수를 거기 적당히 가미하면 단지에 넣어도 단지가 터지지 않아요. 아무것도 안 들어가고 그냥 생옻을 진을 내 가지고 단지 속에 넣어두면 더운 방에 들어가면 폭발해요. 그래서 이거 어느 한도 내에선 있을 수 없어.

그렇지만, 그걸 재미 붙이고 도(度)가 지난다. 이 무슨 도(道)구 그래요. 도라는 건 좋아. 자연인데. 자연은 좋은 건데 자연을 인위적으로 가미(加味)해 놓으면 그건 가짜 자연이지 진짜 자연은 아니라. 그래서 도에두 가미하지 않은 도래야 되는데 나는 내가 말하는 건 가미할 수 없는 도를 말하는 거. 가미할 수 있는 도는 안 돼요.

가미할 수 없는 도는 뭐이냐? 생콩을 어떻게 해먹으면 당뇨가 낫느냐? 이런 데 대한 얘기는 자연 그대로지. 이 콩이라는 건 태백성(太白星) 정기를 응(應)했기 때문에, 사람의 손엔 사람의 몸엔 금(金)기운이 있어요. 철분이 있는데 사람의 손으로 콩을 맨져서 먹으면 생콩이 비려요.

소나무 주걱을 맨들고 소나무 절구통에다 소나무 바가지에다가 불궈 가지고[불려 가지고] 물도 수돗물 안 하고 약수를 떠다가 해 가지고 그걸 나무절구에 빻아 가지고 쇠가 안 가고 손이 안 가고 돌맹이가 가면 안 돼요. 돌도 그 속엔 금 성분(金成分 : 금속 성분)이 많아 가지고 비립니다. 그래서 이런 거 전연 없이 해 가지고 먹어보시오. 얼마나 구수한가? 이걸 아침저녁으로 공복에 먹으면 건강에도 유익하고.

폐에 火毒 범하면 조갈증 생겨

당뇨란 건 도대체 뭐이냐? 콩 속에 있는, 여기에 지금 말하는 콩 속에 뭐 단백질이라고 하지? 그것 말고 콩 속에 있는 약 성분이 뭐이냐? 이 서목태(鼠目太)라는 쥐눈이콩 새카만 거 있어요. 그놈은 상당한 무서운 해독제(解毒劑)입니다. 이 당뇨가 뭐이냐? 어떤 독성(毒性)이 폐에 들어오면 어찌되느냐? 조갈(燥渴)이 생긴다. 어떤 독성이 비장(脾臟)에 들어올 때에는 허기증이 들어온다. 콩팥에 갈 때엔 그땐 전신이 부었다 내렸다 한다. 거 마지막 하소(下消)지, 이런데.

여기에 치료가 가능한 거 서목태라. 일반 콩도 좋아요. 아침저녁으로 그걸 처음에 조금씩이 먹다가 설사가 안 날 정도면 한 사발씩 먹어두면 아침저녁 공복에 그렇게 신약(神藥)인데, 이 당뇨를 고칠 수 있는 약물을 두고 왜 앓느냐? 인슐린 맞고 세월 보내다가 죽어야 되느냐? 합병증에 걸리고 마느냐? 콩을 가지고 이렇게 하면 원기가 왕성한데 합병증은 왜 얻느냐?

그러나 이것은 공공연하게 세상에 댕기며 내가 떠들 순 없어. 거 어디 전부 역전에 나가 떠들고 뭐 공원에 나가 떠들고 난 그건 못 해. 죽을 때 조용히 자식들한테나 내게서 배운 제자들한테 전해줄 순 있어도 돌아댕기면서리 떠들진 않아. 아무리 사람의 생명을 귀중하게 여기며 사람의 생명을 아끼는 덴 지구엔 하나이지마는 한 사람이 죽는 것이 내 생명과 바꿀 수 있으면 바꾸라고 하는 사람이래도 외면해.

왜 외면하느냐? 인간이라는 건 도의 문제가 있고 법의 질서가 있어. 도의 문제도 미친 사람 본내게 그럴 순 없고 자식들 체모가 있고 친구나 제자들 체모가 있어. 그러기에 미친 사람처럼 못 그러고 법에도 질서가 있어. 조문이 있어. 법조문에 위배되는 일 해서도 안 되고.

그럼 어떻게 살아야 되느냐? 말없이 혼자 조용히 있다 가는 것밖엔 없는데. 그럼 앞으로 내가 온 목적은 말하지 못한다. 그래서 오늘 이런 욕 먹을 소리도 하는 겁니다, 하는 거니, 거 콩에 대한 비밀은 태백성정(太白星精)이기 때문에 당뇨는 꼭 나아요. 조갈이란 건 폐에서 이뤄지는 건데, 폐에 화독(火毒)이 범하면 거 조갈증인데 당뇨 시초라.

생강 법제한 복어 알은 폐병 妙藥

그래서 모든 인간은 좋은 약물을 먹고 살면서 그걸 왜 그렇게 허술히 생각하느냐? 여기에도 복어라고, 보가지라고 있어요. 복어알로 나는 일본 때에 여러 사람을 살렸어요. 그걸 폐병 4기다, 이제는 며칠 안 산다. 그럴 적에는 생강을 아주 두 치 세 치 두께로 솥에다가 넣고, 옛날 솥은 두꺼워요. 거기에다가 장작불 때 가지고 복어 알을 그 속에 넣고 흠씬 찝니다. 흠씬 쪄 가지고 말려서 한 번 쪄서 분말해 가지고 이거 좋은 약이니 부지런히 생강차에다 먹어라.

우리 할아버지가 대학자고 약(藥)에 밝고 그러니까 그 할아버지한테서 배웠을 거다 하는 거라. 전통적인 관념이 있어요, 우리나라는. 그래서 내 말을 듣는 사람 혹여 있어요. 저놈 미쳤다는 사람도 있고. 그래 먹어보면 아무 이상이 없이 산다.

그런데 거기에다가 다섯 번 이상을 생강에다 찌게 되면 약이 잘 안 돼요. 먹긴 좋아도. 다섯 번 이상 쪄 가지고 성한 사람이 먹으면 새벽에 배가 조금 아파요. 안 아픈 사람이 개중에 있는 건 대장염(大腸炎)이라. 대장염이 있는 사람은 안 아파요. 그래서 아홉 번을 찌게 되면 먹을수록 사람이 좋아져요. 위장도 튼튼하고 다 좋아지는데, 그래서 내가 생강에 법제(法製)할 때 무얼 먼저 했느냐?

생강의 비밀을 알기 위해서, 그건 우리 옛날 토산(土産)이지. 지금은 전부 개량종인데. 계란을 옛날엔 이 부란기(孵卵器)가 없을 때엔 닭에 안 기면 잘못 안아 가지고 이거 썩어버려요. 그걸 테[터지게 해]놓으면 무서운 냄새가 나요. 터질 때 폭발하는 소리도 요란하고. 그래서 그놈을 생강을 두껍게 깔고 그 위에다 푹 찌는 걸 두 번 쪄 가지고 까서 먹어보니까 오히려 생것을 찐 것보다 맛있어.

그래 내가 이렇게 좋은 비밀을 옛 양반이 일러줬는데, 왜 이걸 버리고 오늘 개량종을 좋아하느냐? 또 오이도 왜 버리고 개량종이 필요하냐? 우리나라 옛날 호박은 10년 묵히면 산후부증엔 백발백중인데, 왜 그런 좋은 종자는 싹 버려야 되느냐? 내 마음이 괴로워도 전 인류에 대해서 한 마디로 될 순 없어요.

火傷에 神效한 토종오이 생즙

그래서 앞으론 저 어느 강원도나 어느 심산에 사는 사람들 속엔 개량 못 한 토산오이도 있을 게고 토종오이는 아니지만 약간 번진 것도 돼요. 또 호박도 토종 비슷한 것이 있을 게요. 그러니 토종오이 아닌 개량종을 가지고 내가 급해서 아는 사람들이 여러 사람이 지내온 일인데. 불에 데요, 불에 델 적엔 토종은 틀림없는 걸 알지만 저 개량종도 될 거냐? 그러나 워낙 급하니까 개량종 오이를 생즙 내 멕이라고 하지. 할 수 없거든. 그걸 생즙 내 멕여도 그 자리에서 아픈 통증이 줄어요.

완전하진 않아도 우리 토산오이는 한 사발 먹으면 즉석에서 아프지 않아요. 얼마 안 가서 딱지 떨어지고 이래서 내가 신비의 하나를 알고 있어도 이거이 내 마음대로 못 하는 거이 현실이라. 불에 덴 사람을 개량종 오이 가지고 구해준 사람이 세상에 하나가 아니고 많은 수에 있어요. 개량종 오이도 약간은 효(效) 나.

약성 뛰어난 토종의 가치를 인식하라

또 홍화씨도 홍콩에서 주문해다가 다리 부러지고 뭐 뼈가 부서진 걸 약을 하면 되긴 돼요. 시간이 오래. 여섯 시간에 끝나는 걸 3, 4~5일까지 가요. 늙은이는 5일까지 가서 깨끗하게 나아요.

그런 좋은 약종(藥種)들, 우리나라에 하나가 아닙니다. 그러니 앞으로 내가 하는 말을 더 들을 수 있는 시간도 있겠지. 그렇지만 오늘은 뭐 길게 이야기하긴 시간적으로 좀 어려워요. 어려우니, 만일 서로, 나도 서운하지만 좀 서운함 감이 있을 적에 헤어지는 것이 좋지 않겠어요? 그래서 여러분은 아쉬운 작별하는 게 좋을 겁니다.

나는 다 가르쳐주고 싶어도 《본초강목(本草綱目)》을 놓고 잘못된 것을 전부 고쳐야 되는데 그 시간이 없어요. 하나하나 이 녹음을 통해서 확대시켜 가지고 서로 알도록 합시다. 다음에 또 녹음하는 건 다음의 일이고. 그래 오늘은 이만 이걸로 끝내려 하니 그리 아시오.

〈제1회 강연회 녹음 全文 : 1986. 6. 20〉

※편자註 : 오핵단(五核丹)은 공간색소(色素) 중에 충만해 있는 산삼분자·부자분자 등 각종 약분자들을 합성해 만든 신비의 암 치료약이다.

발명자인 인산 김일훈 옹에 따르면 한반도 상공에는 산삼분자를 비롯, 공간색소 중에 미세한 입자(粒子)로 이루어진 각종 약분자들이 널리 분포되어 있다고 한다.

　그러나 현재 공간색소 중의 약분자를 합성할 수 있는 기계는 없기 때문에 자연적인 초정밀 기계라고 할 수 있는 다섯 가지 동물인 토종 흑염소·개·돼지·닭·오리에게 인삼·부자·옻 등의 약재를 먹여서 동물의 조직, 특히 폐의 기능을 최대로 강화시켜 강한 흡인력으로 호흡을 통해 공간색소 중의 약분자들을 끌어들이게 만든다. 그런 후에 이 동물들의 간 등을 원료로 오핵단을 제조한다. 초기나 말기에 처한 각종 암과 난치병, 괴질 등의 치료에 불가사의한 효능을 지닌 것으로 알려진다[오핵단의 상세한 제조방법과 병증에 따른 사용방법은 《神藥》 참조].

/제2장\
不具 고칠 妙法과
그 원리

非命에 가는 사람 못 도와주는 이유

 바쁘신 중에도 이렇게 여러분이 왕림하시니 그 감사한 얘기 이루 다 못하겠어요. 천견(淺見)이나 잠깐 여러분에게 이야기를 통해서 소개하겠어요.
 다름이 아니라 사람이란 한 가지 아는 것이 문제가 아니라, 한 가지 실천이 중(重)한데 한세상을 실천을 못 하고 안다는 거 가지고 자랑거리 될 수는 없을 거요. 그건 뭐이야? 실천할 수 있는 힘이 없는 관계고, 또는 백성은 나라의 힘을 따라서 나라하고 멀리 할 수 없는 건 백성이고, 대중은 대중의 힘을 떠나곤 살 수 없는 거. 한 사람이란 개인이라, 개인의 힘은 전체에 큰 도움이 될 수 있으면 좋은데, 그건 어려운 일이고.
 내가 지금 이야기하는 건 한반도에는 누구든지 뛰어난 재주가 계속할 건 사실이나, 그 실천에 있어서 얼마나 위대하냐? 그것만은 단순하게 이야기론 어려워요. 그러면 그게 뭐이냐? 지금 많은 분들이 비명(非命)에 간다, 그건 아는 사람의 힘이 및지[미치지] 못하고 대중의 도움도 부족한 탓이라고 봐야겠지요. 그건 왜 그러냐? 난 광복 후에 아는 선배들이 있었어요. 그러나 그 양반들은 훌륭한 강대국들이 있고 선진국이 있는데 선진국의 힘을 많이 의지하고 있어.

그러면 옛날이나 오늘이나 우리는 선진국을 의지하고 있었다. 또 의지하고 살고 있다. 그건 어디까지나 우리나라에 힘이 없어서 그런 건 아니라 그 힘이 모이질 못했고, 그 힘을 모아 가지고 일을 할 수 없는 관계인데, 옛날 양반들 하듯이 아무리 재주 있어도 실천에 나가서는 장벽 속에서 헤어나질 못해. 그러면 오늘도 그럴 거요.

그래서 내가 광복 후에 마음이 편치 못한 이유는 뭐이냐? 힘은, 대중의 도움이 안 되고 현실을 타개할 수도 없고 극복이 되지를 않으니, 그 이유가 어디 있느냐? 아는 것이 문제가 아니라 실천이 부족한 탓이라. 그러면 광복된 날에는 외국에서 고생하던 분들이 많이 돌아오는데, 징병·징용 이런 분도 있고 살 수 없어 가지고 만주나 이 지대에서 나오는 분들도 있고, 또 삼팔선이 맥혀 가지고 견뎌낼 수 없어서 넘어오는 분들도 있는데, 이렇게 많은 분들이 모이게 되면 여기엔 모든 어려운 난관이 있어요. 어려운 문제가 있고.

O형 피 가진 사람, 癌에 잘 걸리는 까닭

그러면 농사의 증산(增産)은 뭐이냐? 화공약(化工藥 : 비료·농약 등을 총칭한 말)에 의지하지 않고는 안 되고, 또 국민은 수가 많은데, 공장을 차려도 화공약의 힘을 멀리하곤 안 되고, 외면 못 하는 관계로, 우리는 화공약독의 피해를 피할 수 없다. 그것을 우선 미연에 대책을 세우면 좋으나 대책을 세울 수도 없고 되도 않으니 그건 무슨 대책을 세워야겠느냐?

우선 해방된 40년 후에는 O형이 이 땅에 많은데, O형에 100% O형 피 가진 분들이 있는 걸 나는 눈으로 봤고, 알고 있는데, 페니실린 따위 이 물질이 들어가면 피가 심장부에서 정지되는 건 사실인데, 감기약 먹고도 죽을 수 있고 페니실린 맞고도 죽을 수 있다. 그러면 그분들이 지금까지 살고 있느냐? 없다. 이거라.

나는 광복 후에 그것만을 명심하고 살아왔기 때문에, 또 90% O형은 어떤 사람이냐? 인삼차를 먹었는데 가슴이 답답해 숨이 고여[차서] 죽을라고 하는, 또 혀가 오그라들어 말을 못 하고, 골이 터지게 아파서 눈이 캄캄해 뵈지 않는 사람들인데, 거 하루 지난 후에 제정신 차리는 수도 있지만 며칠을 고생하고 못 차리는 사람도 개중에 있어요.

그러면 그건 O형 피가 90%다 이거야. 그래서 나는 O형 피 90% 가진 사람으로서 간암(肝癌)에 걸리는 걸 늘 조사해 보는데, 내게 와서 애원하면 그 우선 혈액형부터 자세히 알고 오라, 그럼 대체로 O형이라. 그럼 인삼차 먹으면 어떤 반응이 있더냐? 가슴이 답답해서 숨이 고여 가지고 죽을 듯합니다, 이런 사람. 혀가 오그라들어 말을 며칠 못했습니다. 또 골이 터지게 아파 가지고 며칠 눈이 뵈지 않습니다.

그런 분들은 내 힘이 미치지 못해서 많은 사람이 가는데, 비명에 가는 걸 눈으로 보고 왜 구할 힘이 없느냐? 그건 내라는 사람의 모든 능력 부족이라. 그런데 지금 90% O형 피 가진 사람을 한국에서 찾으면 수는 얼마 안 될 게요.

이러면 이것을 광복 후에도 안전하게 편케 살다 가게 할 수 있는데도 왜 못 하느냐? 그건 참으로 혼자만 답답할 뿐이지 누구에게 이야기할 곳이 없어요. 없고. 이 땅에 비밀과 신비가 무한히 매장되어 있는데도 개발할 수 없고. 또 능력이 없는 거 아닌데 그 능력을 충분히 이용 못 하는 거고.

거기에서 얻은 결론은 뭐이냐? 오늘까지 많은 O형에 비명으로 간 이도 있겠지만 다른 형에 비명으로 간 이도 많은데, 내가 볼 적에 O형이 1년에 간암으로 90%가 죽는데 그 이외의 형은 10%도 안 된다, 이거라. 그걸 눈으로 보면서 앞으로 그러면 어찌되느냐? 앞으로 2000년대에 가게 되면 한 15년 후에는 길을 가다가도 피를 토하고 죽는 거는 O형이다. 자다가 피를 토하고 죽는 것도 O형이다. 다른 형도 있는데 수가 적다.

그러면 왜 이 땅의 O형은 그렇게 비참히 가야 되느냐? 그걸 방지할 수 없어서 못 하는 것과 알고도 못 하는 것이 다름이 없다 이거라. 몰라서 못 하는 사람을 나쁘다고 할 수도 없고, 알고 못 하는 사람을 좋다고 할 수도 없다. 이런 이유로 내가 이 세상에 좋다는 말 들을 수 없다. 그 이유가 알고도 못 하니 그게 사람의 힘이란 그렇게 운수(運數)에 걸려도 안 되고, 또 여러 가지 법망(法網)에 걸려도 안 되고, 많은 사람의 인식 부족을 일조(一朝)에 해결할 수도 없어요.

世尊의 몸에서 숨利가 이뤄지는 원리

그래서 내가 답답한 생각을 하는 때가 있는데 뭐이냐? 부처님 머릿속의 그 뇌(腦)신경 조직을 어려서부터 머릿속으로 늘 보아 오는데, 건 어떤 조직을 가지고 있느냐? 이 초목으로 보게 되면 내가 젊어서 천태산(天台山)에 진란(眞蘭)을 가지고 있는 사람이 있었어. 거기에 가서 제일 작은 놈을 하나 "그거 우리가 알아볼 일 있으니 그 뿌리의 비밀을 좀 알겠습니다" 해 가지고, 그 뿌리의 비밀이 뭐이냐? 눈에 보이지 않는 솜 같은 터러구[털]가 있는데 그 터러구는 황토(黃土)의 많은 냄새를 다 흡수하지 않고 오직 향내만 흡수한다. 그래서 천태산의 진란이 가장 향내가 진동한다.

그러면 일체 다 그런데 부처님의 머리는 뭐이냐? 제일 복판에 소뇌(小腦)가 있는데 그것이 콩팥으로 이뤄지는 수정궁(水晶宮), 그다음이 방광

(膀胱)으로 이뤄지는 뇌막(腦膜)이 있는데 또 수정궁 뇌막이라.

그다음에는 수생목(水生木)의 원리로 간(肝)의 뇌가 이뤄지면 담(膽)의 막(膜)을 이루고, 목생화(木生火)로 심장(心臟)의 뇌가 이뤄지면 소장(小腸)의 막을 이루고, 또 화생토(火生土)의 원리로 비장(脾臟)의 뇌가 이뤄지면 위(胃)에서 막을 이루고, 또 다음에 토생금(土生金)으로 폐(肺)의 뇌가 이뤄지면 대장(大腸)의 막을 이루는데.

그러면 대장막을 이루는 머리는 여간 다쳐서 죽지 않아요. 그러나 간뇌(肝腦)까지 들어가면 사는 사람이 없어요. 뇌진탕(腦震蕩)도 간뇌까지 들어가면 다 죽게 돼 있어요.

그래서 담막(膽膜)이 터져 가지고 완전히 혼수(昏睡)가, 완전히 혼수로 들어가 가지고 몇 개월 동안 식물인간인데 그걸 어떻게 고치느냐? 그걸 고치는 약물도 있고 여러 가지 방법이 있는데 그러면 소장뇌(小腸腦)는 천곡궁(天谷宮 : 陰腦)인데 소장뇌가 만일 손상을 보았을 때 살 수 있더냐? 그건 내 힘으론 도저히 안 돼. 그러면 신(神)은 되느냐? 신의 힘으로도 어렵다고 난 봐. 내가 못 하는 건 신도 못 한다고 철없는 생각을 많이 해보았어요.

그래서 아주 무서운 양반의 뇌에는 그 비지 같은 거이 그게 아니고 솜 같은 선(線)이 이뤄져 있어요. 그건 사진에도 안 보이고 현미경에도 안 보이고 오직 신이 알고 있는 조직인데 그 조직은, 가장 맑은 수정(水晶) 같은 조직은, 우주에 집결돼 가지고 우주의 비밀이 빠지질 않고 다 비치고 있고 연결이 돼 있어요.

그걸 왈 부처라고 하고. 그 양반은 육신 전체가 구슬[靈珠]로 돼 있어요. 태우면 전부 사리(舍利)고 태우지 않으면 그 몸은 하늘에서 서기하는 이상한 연꽃 같은 그런 몸이라. 그래서 그 양반은 자체가 연화대(蓮花臺), 연화 같은 양반이고, 그래서 그 양반의 자비(慈悲)는 반드시 인류의 누구냐? 중생(衆生)을 제도(濟度)하러 오신 분이다.

선배 先覺者들의 救世 참뜻 따를 뿐

　그러면 그 자비에 같은 분이 누구냐? 그건 예수님이시다. 왜 그러냐? 예수님은 인류를 구원하러 오신 분인데 하루라도 빨리 인류를 구원하기 위해 당신의 젊은 생명을 돌아볼 시간을 갖지도 돌아볼 생각도 안 하고 돌아보지도 않았다. 그러면 그거이 사실이라는 것을 어떻게 아느냐?
　나는 나이 어렸을 때와 젊어서, 30 전, 세 번 그 양반이 찾아오셔서 친히 알고 있는데, 마지막은 어느 때냐? 십자가에 가실 때에 나하고 같이 가서, 나는 십자가에서 그 양반이 승하(昇遐)하는 걸 눈으로 보았는데, 그래서 잘 알고 있다. 그것이 사람으로서 어디 가서 이야기할 곳이 없으며 또 사리에 합당하냐? 사리에 부당하다 이거야. 세상은 사리에 부합되는 이야기는 통하나 사리에 부합되지 않는 이야기는 통하지 않아. 그래서 나는 그 양반을 세 번 만나서 그 양반의 전체를 다 알고 있고 보아서도 아는데 말은 못 한다.
　그러나 공공연히 세상에 공개할 힘은 있다. 그건 뭐이냐? 부처님은 자비심을 세상에 알렸고 그 양반은 진정한 사랑을 세상에 알렸다. 그러면 인류는 부처님의 자비심과 주님의 진정한 사랑으로 통일(統一)도 되고 평화(平和)도 이루면 이건 참말로 억천만 년 천추(千秋)의 한(恨)이 남지 않는 진정한 평화일 것이다. 통일도 그런 통일이 진정한 통일이다.
　그래서 나는 예수님이 나의 선배 될 수는 없으나 나는 2천 년이 가까운 후에 나도, 나는 그 양반이 친히 와서 나하고 한 얘기도 있고, 그래서 나는 그 양반을 선배로 대우하는데, 그 양반은 부처님을 선배로 대우할 거다. 그러면 어디까지나 후배는 선배의 뜻을 받들고 따르는 것이 후배다. 그래서 나는 부처님을 앞세우는 거 아니고 나는 예수님을 앞세우고, 예수님의 뜻을 항시 나는 잊어본 일이 없어요.
　그렇다고 해서 예수교인도 아니라. 그렇다고 해서 절에 중하고 거리가 가차우냐 하면 가찹지 않아요. 부처님은 절에서 공부한 이가 아니고 예수님은 성당이나 교회당, 예배당에서 공부한 이 아니고 나도 그런 사람이 아니에요. 나는 그 선각자(先覺者)의 뒤를 따를 뿐이지 세태에 흘러 가지고 어떤 데고 편(偏)에 가질 않고 나는 세태를 멀리하고 살았는데….

死後에 공개될 '무서운 세상 구하는 법'

지금 와선 뭐이냐? 가장 무서운 거이 2천 년[서기 2000년] 이내에 피를 토하고 죽을 사람의 수가 얼마냐? 거 상당수다. 그러면 이것이 하루가 급한데 내가 무능한 인간이기 때문에, 원고를 약간 썼지만 살아서 내놓지 못하는 원고는… 예수님하고 만나 한 얘기도 내놓을 수 없고. 나는 진정한 사랑을 원하면서도 거기에 대한 비밀은 공개하지 않는다. 그건 뭐이냐?

사후(死後)에 공개하면 어떤 부작용도 없고 어떤 반응도 없어. 왜 그러냐? 부처님은 절로 된다고 했다. 절로 되는 것이 자연의 원리라. 만약에 숲속에 시주하는 사람이 있으면 절을 짓는 거고 집에서 절에 가 살고 싶은 사람은 절에 가 사는데, 누가 소개해서 가는 것도 아니고 권해서 가는 것도 아니야. 이러니 나는 그 선각자의 뜻을 받들 뿐이지.

나는 오늘까지 육신(肉身)에 대한 관심이 어려서부터 없는 이유는 뭐이냐? 나는 어디까지나 영물(靈物)이지, 고깃덩어리만 가지고 내라고 한 일이 없어요. 그러면 그건 뭐이냐? 가상(假想) 쬐끄만 술잔에다가 흙을 담아놓고 그 흙에다가 물을 한 방울 떨구면 그 물은 자취를 감추고 만다. 그러면 물도 한 고뿌[컵]요, 흙도 한 고뿌면 그 흙은 물속에 잠겨 있다. 내라는 영(靈)은 육신 속에 잠겨 있을 수는 없다[육신은 흙, 영은 물에 비유한 말].

육신은 영(靈) 속에서 존재하게 돼 있지, 어떻게 영(靈)이 그 아무것도 아닌 살코기 속에서 헤어나지 못하고 있겠느냐? 살코기 속에 있다는 말이 말이 안 돼요. 육신이 없어지는 건 헌신짝이 없어지는 거와 다를 바가 없어. 그것이 내 생애인데, 지금은 걸어댕기기도 지치고 힘이 들어서 날 아는 이들이 도와줘서 차(車)라도 있으면 타고 댕겨요. 오늘날의 내 부족에 대한 고백을 하는 거요.

나의 부족 현상은 지금 점점 드러나고 있어요. 하루를 굶게 되면 도저히 못 견디고, 젊어서 30일, 40일 굶어서 돌아댕겨도 별일 없던 사람이, 어떻게 그렇게 무서운 영(靈)덩어리가 지금 육신을 가지고 그렇게 애를 먹고 사느냐? 이것이 노쇠 현상이라, 부처님도 80이 되면 노쇠현상이 와. 그래서 망령도 오고 노망을 안 부릴 수가 없어요.

그래서 한반도의 그 억천만의 비밀을 부분적으로라도 사후엔 완전히 공개하고, 내가 간 후에도 살아서 못 볼 거, 볼 거, 안 고생 할 것도 고생하고, 안 당할 것도 당하고, 이런 세상은 완전히 물러가길 원하는 거지. 내가 살아서 행복하게 살고 싶은 생각은 난 날부터 오늘까지 없어요. 죽지 않고 산 것만도 하늘님에 감사할 뿐이야.

모든 어려운 일이 있는 줄 알면서 왜 말이 없이 늙어 죽어야 되느냐? 육신이란 어디까지나 운명(運命)에 걸려 있어요. 풀씨가 땅속에 있을 땐 삼재팔란(三災八難)이 없고 땅 위에 싹이 터 올라오면 삼재팔란을 겪어야 해. 그러면 나도 육신을 가지고 있는 동안엔 그 파란곡절(波瀾曲折)이 한(限)이 없어요.

그러나 육신을 버리게 되면 인간의 어떤 방해도 없을 게고, 인간의 어떤 마(魔)도 없을 게고 장벽도 없어요. 장벽이 어디 있느냐? 그 살코기에 있는 거라. 나는 그걸 멀리하고 싶으나 육신을 버리게 되면 도저히 앞으로 10년, 15년 후에 오는 걸 나보다 나은 인물이 있어서 도와주면 좋지만, 없다면 내가 육신을 함부로 하는 것이 오히려 죄(罪)의 하나라.

그래서 지금은 육신을 함부로 하지 않아요. 까딱하면 아파서 괴로움을 당하게 되니까. 괴로움 없이 살기 위해 주의하고 있지요. 그래서 내가 건강을 필요로 하는 오늘 전 인류의 건강을 필요로 하지 않으면 어떡하느냐? 그래서 이렇게 건강에 대한 비밀을 하나하나 세상에 전하는 것이 내가 할 일이라.

우주 비밀 간직한 지구의 腦 - 한반도

그런데 이 땅은 어떤 곳이냐? 한반도는 지구에 있는 핵심분자에 들어가게 되면 지구의 머리가 한국이고, 지구 머릿속의 뇌(腦)가 한국이다. 그러면 머리는 뇌가 없는 머리는 머리가 아니라. 그건 해골에 불과하지. 지구에 한국이 없으면 지구의 신비는 있을 수가 없어. 왜 그러냐? 그건 내가 감로수(甘露水)의 얘기를 전번에 했으니까, 그건 녹음을 복사하면 다 들을 수 있는 거고.

내가 어떻게 우주의 비밀이, 억천만의 비밀을 또 되풀이하고 되풀이하고, 그건 난 할 수도 없거니와, 한번만 얘기하면 그건 끝나요. 지금 앞으로 계속할 것은 뭐이냐? 우주의 비밀과 한반도의 비밀이다. 지구의 비밀은 한반도에서 새어 나가지, 한반도에서 새어 나가지 않으면 지구의 비밀은 이뤄지지 않게 돼 있어요. 그건 뭐이냐? 한반도는 지구의 머리다. 또 머릿속에 한국 사람은 뇌다.

그러면 한국 사람은 신인(神人)이 분명하다. 신국(神國)이라고 하는 건 영력(靈力)이라. 지구의 영(靈)은 한국에 다 모여 있고 한국의 영력에서 이뤄지는 인물은 뭐이냐? 건 전부 신인이다.

지금 욕심에 가리워 가지고 자기를 잊어버리고 살아 그러지, 자기를 망치는 건 욕심이지. 자기가 아초[애초]에 등신으로 난 것도 아니고 아초에 부족한 건 아니라. 그러나 그 욕심에 매워[매여] 가지고 욕심이 일생을 가리고 있다면 뭐이 되느냐? 그건 번뇌(煩惱)도 오고, 망상(妄想)에서 번뇌가 안 올 수 없어요. 그래서 욕심에는 망상이 생기지 않을 수 없고 망상에는 번뇌가 물러갈 수 없어요.

그래서 이렇게 좋은, 우주의 최고의 비밀을 간직한 한국에서 신약(神藥)이 나오는 것이 대단한 것도 아니야. 그건 나와야 되게 돼 있고, 오늘은 원래, 복잡한 시기가 오는 건 내가 40년 전에 완전히 알고 있었어도 그 대책이 오늘까지 없어요. 그래서 오늘부터래도 우선 신약(神藥)으로 세상을 하나하나 열어주고 싶은데, 그건 뭐이냐?

丹田에 쑥뜸 뜨면 신비세계 열린다

우주의 영(靈)이 한국으로 통하고 모여 있고, 한국의 영(靈)은 한국 사람의 전신에서 머릿속으로 다 통해 가지고 왕래하는 곳은 단전(丹田)이라. 그래서 신령 '령'(靈)자, 샘 '천'(泉)자 영천혈(靈泉穴)이다. 그건 왜 그러냐? 우주의 영하고 직통되고 왕래하게 돼 있으니 영천이다.

그러면 거기에 개발이 뭐이냐? 신령 '령'자 영초(靈草)가 약쑥인데 그 약쑥의 비밀을 이용해 가지고 영천을 개발하는 데서는 인간이 영물(靈物)이 되고, 그 영물이 되는 덴 전번에도 말한 것과 같이 약쑥이라는 건 불이다. 불의 힘에 다른 불을 놓게 되면 화독(火毒)에 죽어가는데 약쑥의 불은 화독이 없어요.

그리고 그 마음이 얼마나 강해지느냐? 정신이 얼마나 강해지느냐? 자주성(自主性)을 버릴 수가 없어요. 그게 독립정신(獨立精神)이라. 오늘까지 사대정신(事大精神)을 멀리할 수 있는 비법이 뭐이냐? 첫째, 심장은 가장 강철 같아야 되고, 정신도 강철같이 돼 가지고 백절불굴(百折不屈)하는 인간이 될 수 있는 법[靈泉灸法]을 우선 세상에 전하고, 그 법에 정통한 사람들이 나오면 하나하나 그런 사람을 따르게 돼 있어요.

그래서 나는 그런 사람이 많이 나기를 원하고, 노력하고 있는 건데, 여기에 지금 핏속에 조직이, 그 세포가 암으로 앞으로 발견되는 시간까지 얼마나 이뤄졌느냐? 100%에서, 10~20% 이뤄졌는데, 이젠 해방 후 40년이면 그 모든 화공약독의 피해가 얼마나 크냐? 수질오염도 무섭고 폐수에서 오는 것, 또 모든 공해에 오염이 커 가지고 우리 공기 중에도 호흡을 하면 당장 약한 사람들은 해(害) 받을 수 있어요. 그래서 음식물이 뭐이냐? 살인약(殺人藥)이다, 이거야.

쑥뜸은 劇藥毒·公害毒 解毒의 妙法

지금 농약은 살인하는 약인데 그거 먹고 자살하는 사람도 있겠지만 그걸 맡아 가지고 몹쓸 병에 걸리고 죽는 예도 많이 있으니, 이런 살인약을 과일에 다 쳤으면 그것을 깨끗이 씻어 가지고 인체에 피해가 없도록 해서 내다 시중에 파는 게 아니고, 내가 늘 지키고 보는데 그대로 싣고 가 팔면, 장사하는 양반들도 그걸 깨끗이 씻어 가지고 더운 물에다 며칠 담가 가지고 완전소독하고 인체에 피해 없도록 해서 파는 게 아니고 내다 놓고 애들 뜯어 먹어도 쫓아가 빼앗지 않고 말리지 않는다.

그걸 볼 때 얼마나 무지(無知)한지, 그건 어디서 무지하단 말 나오게 되느냐? 이건 가르쳐주지 않은 원인이다. 미개한 사람은 없다. 가르치면 미개할 수 없다 이겁니다.

농약의 피해가 그렇게 큰데도 그 쌀을 수확할 때까지 농약을 안 치고 먹을 수 없고, 과일도 그렇고 채소도 그러면 어떻게 되느냐? 우리가 지금 과일즙을 안 먹을 수 없는데 그걸 완전검사 해 가지고 인체에 터럭끝만큼이라도 피해가 있어선 안 될 건데 그런 정밀한 검사는 할 수 없도록 돼 있어요. 우린 첨단기술이 최고에 가지도 않았으니까. 이러고 거기에 수반되는 얘기는 한이 없으나, 거 한이 없도록 하고 싶지는 않고 뭐이냐? 거기에서 살아날 수 있는 법이 제일 쉬운 것이 뭐이냐? 약쑥으로 중완(中

脘)하고 단전에 뜸을 뜨는 것밖엔 없다. 내가 평생에 극약(劇藥) 먹고 죽는 사람을 다 해독(解毒)시켜 살려본 것이 뜸이 최고라.

公害시대, 상식 부족은 죽음 재촉한다

그런데 내가 침을 놓을 줄을 젊어서는 알았는데 내 정신 속에서 이뤄지는 신비를 전한다? 그건 전해지지 않아요. 전번에도 말한 거요. 내가 죽은 후에 사람마다 되느냐? 안 돼. 약쑥으로 뜨는 것이 좀 보기에 습성(習性)이 그렇게 익혀지지 않았고, 습관이 되지 않고 사회에서 완전무결한 비법을 전개한 일도 교육한 일도 설명한 일도 없으면, 누구도 의심도 많아지고 너무 힘든다는데 마음에 겁이 앞서고 세상 사람이 공해로 어느 날이면 내 몸에 지금 암세포가 이뤄져 나가는 것이 아무 해쯤은 나는 암(癌)으로 죽을 거다.

이걸 알고 사는 사람들 같으면 거기에 대한 대책이 뭐냐? 우선 우리가 신비한 약물을 제조해 놓은 일이 없으니 약쑥이라도 이용해 가지고 그것을 해독시키는 수밖에 더 있느냐? 그러면 그 공해독을 풀고 정신력이나 모든 마음의 능력이 강해 가지고 일생을 병 없이 장수할 수 있는데, 그것이 왜 오늘까지 겁을 먹고 못 하느냐 하는 건 그만한 부족에서 오는 거라.

상식이 부족한 건 교육 부족에서 오는 거라. 그리고 사회에서 아직 경험이 없기 때문에 서로 권하고 서로 따르질 않는다, 이거야. 나는 젊어서부터 많이 경험해 오고 많은 사람을 살려오는 관계가 있어서 뜸을 아무도 되는 거라.

내가 놓는 침은 사람마다 된다, 그건 있을 수 없어요. 그래서 앞으로 뜸에 대한 비밀이 참으로 좋으니 권하고 싶고.

좋은 암약 – 마늘·오리·민물고둥

그다음에 약물은 뭐이냐? 우리나라에 마늘이 있는데 옛날에《본초강목(本草綱目)》에도 있는 거요. 마늘은 독(毒)이 있으나 옹(癰)의 독을 다스릴 수 있느니라 했는데, 대산유독(大蒜有毒)이나 공옹독(攻癰毒)이라 이랬는데, 마늘은 독은 있어도 암을 다스릴 수 있는, 암독(癌毒)을 풀어 놓아요.

그래서 그 마늘을 내가 많이 이용해 가지고 암에 대한 퇴치를 마늘을 앞세우고 또 옛날 양반 말씀하는 오리의 비밀은 내가 잘 알고 있기 때문에 삼보주사(三寶注射)주도 그러거니와 오핵단(五核丹)도 그러고, 오리의 신비를 내가 지금도 많이 이용해요.

그러나 이건 사육(飼育)을 잘못한 거라. 촌에서 놔 기른 것 가지고는 많은 사람이 살아 있으나 열에 세 사람을 살리는 게 살리는 거 아니라. 일곱이 죽어가는데 세 사람 살린 걸 살렸다고 할 수 없어요. 거 약물을 구비하면 열이 살 수 있는데….

그래서 나는 거기에 뒷받침이 뭐이냐? 첫째, 오리가 필요하고, 둘째 마늘이 필요하고, 그러나 논의 마늘은 쓰지 마라. 그건 왜 그러냐? 우선 위험하다. 논은 지금 파라티온(Parathion)독이 극에 갈 수 있는 시기가 이젠 가차워 오는데, 그건 전부 논이 아니라, 수은독(水銀毒)이라. 이래서 거기다 고추 심은 것을 우리가 모르고 김장을 한다? 거기에 위험이 참으로 무서우나 거 많은 사람의 피해 될 말을 오늘까지도 안 해, 안 하는데.

그러나 앞으로 점점 혈관에 암(癌)세포는 완성돼 가는 오늘에 그런 걸 먹으라고 가만둘 순 없고, 그런 건 될 수 있으면 주의해라. 생산한 사람한테 피해가 좀 있는 건 좋아. 그러나 물건[재물]의 피해는 크지 않으나 사람의 생명은 한번 간 뒤에 내 힘으론 돌릴 수 없어. 난 죽은 사람 살릴 힘이 없으니, 안 죽게 하는 방법만이 최상이다. 내가 하는 말이 그래요.

그러니 논에다가 마늘을 심어, 저 고추를 심어 가지고 그 시커멓게 독이 오를 적에 그걸 짜 가지고 어떤 짐승들 멕여봐요. 얼마나 무서운가. 그걸 사람이 먹는다? 오늘에 암세포가 완전히 체내에 조직을 이루고 있는데 거기에다가 완전 암이 발생하도록 독촉할 것까진 없지 않으냐 이거고. 마늘도, 논에 심은 건 위험하다.

수은은 매워요. 매운 수은독을 마늘에다가 합성시킬 수도 없고 마늘은 독이 있는 놈인데 거기에다가 독을 가해주면 어떻게 죽어가는 사람에 약을 쓸 수 있느냐? 그래서 나는 일체 논마늘은 약을 하지 않는데, 이것이 우리 농가에 피해가 크기 때문에 먹는 건 조금씩 먹으니 되는데, 여기 암을 고치는 데, 숨 넘어갈 때에는 그 마늘을 200~300개 이상 200통이나 300통을 쓰니, 오리하고.

肝癌藥 - 민물고둥의 靑色 비밀

거기에다가 또 우리 민물고둥이라고, 다슬기라고 있어요. 그거이 심산(深山)에서 나오는 건 상당히 비밀이 있어요. 그 새파란 것은 달이게 되면 파란 물이 나오는데 어머니가 흡수한, 호흡에서 흡수한 간(肝)을 이루는 세포 조직이 그 청색(靑色)인데 그 새파란 물이 인간의 간을 이루는 원료라.

그래서 간암(肝癌)에는 그거 없이는 간암을 고칠 수가 현실에 없고, 웅담하고 같은데 그것을 멀리할 수도 없고, 또 오리의 비밀을 멀리할 수도 없고. 그래서 나는 많은 비밀을 이용해서 살렸으나 시간이 용서치 않아서 못 살리는 사람도 많으니, 나는 그것을 완전무결한 비법을 세상에 이용 못 하고 있는 게 뭐이냐? 무능하다 이거라.

내가 무능하다고 해서 유능한 사람들 찾아댕기며 사정할 수 없는 것이 뭐이냐? 그분들이 거기에 대한 이해를 하게 할 수 있겠느냐 해서 "어디까지나 비밀은 비밀이다. 나 죽을 때까지 혼자 아는 거지 호소할 곳이 있느냐?" 그래서 "이렇게 어려운 비밀을 인간이 왜 이용해야 되는 걸 말을 안 해줘야 되느냐?" 그건 나도 머리가 복잡한 생각이라.

그래서 그런 음식물들에 대한 피해를 어느 한도 내에선 주의하라. 그것이 일부에 욕은 되나 그 욕은 먹을 수 있어도 죽은 사람 살릴 수는 없으니 나는 그런 욕먹을 소릴 하고 있는데, 그렇다면 오늘에 많은 생명에 위협을 주고 있는 공해를 공해독을 어떻게 하면 피할 수 있느냐? 어떻게 하면 해독되느냐?

여기에는 《신약(神藥)》에 있는 것도 있겠지만 《신약》에 없는 건 지금 말하는 말 속에 오리가 얼마가 들어가야 사람 하나 구할 수 있다, 또 마늘은 얼마 들어가야 된다, 민물고둥은 얼마 들어가야 된다, 그러면 거기에 협조하는 건, 간암이라면 내가 원시호(元柴胡)를 서 근에서 너 근, 다섯 근씩 넣는다, 한 번 먹는데. 그런데 그 뒷받침이 뭐이냐? 오리하고 마늘하고 민물고둥의 힘이 있다 이거요.

陰氣 병마 퇴치할 陽氣합성법

그리고 또 황달(黃疸) 같은 거 오게 되면 인진쑥[茵蔯蒿]을 서 근씩 넣는다. 이건 있을 수 없어, 없는데. 그리고 호황련(胡黃連)을 한 근, 한 근 반을 넣는다. 이건 있을 수 없는데, 나는 왜 그걸 이용하느냐? 병이라는 건 어디까지나 음기(陰氣)에서 생기는 게 병이고 양기(陽氣)에서 생기는 병은 없어요.

그러면 음기에서 생기는 병은 강해 가지고 마지막에 인간이 양기가 다 끝나고 갈 적에 그것이 병마(病魔)인데 병마는 뭐이냐? 음귀(陰鬼)다. 음귀는, 즉 사자(使者)다. 사자는 그 사람의 영혼을 데리고 가는 거 된다, 결론이. 그래서 음기가 강해서 음귀가 사자가 되는데 어떻게 해야 되느냐? 그 모든 약물은 양기를 도와 가지고 양기의 합성 비밀이 강하게 되면 거기서 신(神)으로 화(化)한다.

이 신이 화하면 귀는 멸(滅)한다. 그래서 나는 인간에 필요한 양기를 돕고 인간을 살려주는 신을 화하도록 만든다. 이 비밀을 이용해 가지고 나는 여러 해 동안에 많은 사람에 도움을 줬는데, 그걸 결론을 지으면 열에 세 사람이 도움을 못 받아. 죽는 건 일곱이 더 죽어. 이거이 얼마나 어려운 문제냐?

그러면 대중의 도움이 없어도, 내가 외면하지 않을 수 없다. 난 인간을 인간으로 대우 안 했어. 지금도 푸대접한다고 상당히 비난을 들어요. 그러고 사람을 사람같이 안 본다. 사람을 사람같이 볼 수 있는 시기는 아니다 이거라.

병든 환자 돕기보다 德을 보려는 세상

대중의 힘이 있어 가지고, 나도 대중을 구할 수 있는 모든 능력을 갖추면, 나도 충분히 사람을 대우할 줄도 알고, 사람이 귀한 줄도 알고, 존대할 줄도 알아요. 그런데 왜 안 하느냐? 이건 어디까지나 전생(前生)을 알아서 그런 것도 아니고, 지금 모든 대중의 힘이 나하고 외면하고 있어. 그런데 나 혼자서 대중을 가차이할 수 있느냐? 못 한다 이거라.

그래서 대중 죽어가는 건 대중세계에서 나 혼자 책임이 아니니까. 대중의 책임이다. 그럼 넌 내 앞에 오지 말아라 하고 쫓아도 돼요. 그러나 아침 다섯 시부터 저녁 열한 시까지 오는데 이건 있을 수 없다, 이거라. 내가 죄가 많아서 그런 고통을 겪는 건 좋으나 현실에 내가 고통을 겪으면서 다 구원할 순 없다. 이건 어디까지나 대중의 할 일이지 내가 할 일이 아니다.

그러면 내가 쓴 책이래도 보고, 나하고 인연이 맺어지는 사람은 한 사람이래도 도움을 받는 게 좋겠다 해서 책을 사가라 그거라. 어디서 남이 죽어가는 생명을 화제(和劑 : 처방)를 해준다, 약방문을 일러준다, 그거 가지고 돈을 내라, 난 오늘까지 그런 짓을 할 순 없고 그 돈으로 먹고살고 싶지도 않아. 남이, 내가 일러준 걸 가지고 못 살고 죽었으면 남의 죽어가는 생명을, 그 덕에 내가 먹고살아? 그건 절대 죽어도 난 못 해.

그래서 많은 사람이 와서 무료로 암[처방]을 일러주어서 나았다는 사람이 이렇게 많으니 이건 어디까지나 사기(詐欺)의 하나일 게다. 그러고 와서 보고서는 자기가 자백을 해요. 난 사기라고 믿었더니 참으로 와보니까 사기 아닙니다.

죽어가는 사람의 생명을 도와주도 못 하고 그 사람의 덕(德)을 본다. 죽은 사람 덕을 내가 어떻게 보겠느냐? 나도 인간인데 인간이 어떻게 살기 위해서 살릴 수 없는 사람한테 약을 일러주고 대가를 받느냐? 그건 내가 할 일이 아니야. 난 개천에 나가서 굶어 죽어도 그런 세상은 안 살아.

그러나 젊어서 자식들도 배고파 울고 할 때에는 무례한 일이 많이 있었을 거요. 그건 내가 인간에서 욕먹을 때엔 먹어야 된다고 하는 일이오. 나는 만주(滿洲)서 먹을 거 안 주면 총 빼들고 했어요. 그게 도둑놈이냐 하면, 강도도 아니고 도둑놈도 아닌데도 살아갈 수 없는 시기엔 그런 짓도 했어요. 그래서 나는 만주위 소장파(小將派 : 독립군 만주파 중에서도 소장파)에 아주 나쁜 종(種)의 하나라. 그래서 지금도 상당히 심보가 고약할 적엔 대단히 고약해요. 다 죽여도 조금도 불쌍하다고 생각 안 해요.

염소·돼지·닭 이용한 神藥 합성법

그러나 한 사람의 힘으로 세상을 도울 수 있다면 백 번 죽어도 아깝지 않아요. 폐암 환자 살리고, 이런 걸 경험해 보고, 개라는 건 사람이 어려운 병에 잡아먹어선 안 된다. 이래서 나는 그 어려운 병에 개를 잡아먹는 걸 내가 마음으로 꺼리기 때문에 개 키워 약(藥)하는 건 실험은 해도 잘 일러주진 않아요.

염소는 잡아먹을 수 있다. 돼지도 잡아먹을 수 있다. 그런데 왜 지금 부자(附子)가 없느냐? 부자는 많이 있는데 섬서성(陝西省)에서 나온 부자가 아니고 홍콩이나 대만에서 기른 부자라. 이것을 여러 사람이 돼지에게 먹여 가지고 실패했어요. 조금 효(效)는 있는데, 과거에 돼지가 먹고서 눈이 빠지거나 혓바닥 빼들고 죽어버리는 그런 예가 없어요.

그렇다면 이건 완전한 부자가 아니다, 이거라. 부자는 독이 없어요. 그래서 그 부자의 약성 부족을 내가 완전히 알고서는 돼지를 기르라고 권하질 않아요. 많은 사람이 실패했어요. 거 신경통이나 겨우 낫지, 위암 같은 데 약이 안 돼요.

그래서 닭에다가 독사 구더기와 구렁이 구더기를 먹여 가지고, 거 먹이기 전에는 인삼분말을 해서 밥에다 섞어 먹이는데, 그것은 굉장히 좋은 약이 되는 건 내가 다 실험 끝낸 거인데, 지금은 독사(毒蛇)가 귀해요. 광복 후에 내가 독사를 살 적엔 지금 돈으로 1백 원 정도도 안 줘도 사요. 이런데 지금은 너무 귀해. 없는 사람의 형편으론 안 된다 이거요. 그리고 또 수량이 얼마 안 되고.

그래서 연평도 앞바다 소금으로 죽염(竹鹽)을 만들어 이용하는 걸 제일 많이 하고 있어요. 그래서 앞으로도 그걸 맨들어서 많은 사람들이 이용하는 거이 좋을 거요. 그리고 그 죽염에 대한 비밀을 얘기할라면 거 상당 시간이 필요해요.

그러니 그 책[《신약(神藥)》]에 나온 걸 약간 설명이 있으니 보고 그다음에 이용해 보면서 자신이 자신의 건강을 경험하고 또 자신의 병을 경험하고 이래 가지고 자신이 자신을 살릴 수 있는 의사가 되고, 또 부모나 자손을 살릴 수 있는 의사가 되면 이것이 살 수 있는 인간세상이라.

病院 원망 말고 제 病은 제가 고쳐라

　대중병원에 가서 원망할 것도 없고, 내가 나를 고치면 누굴 원망하겠어요. 못 고쳐도 원망이 없지. 그런데 대중을 구하는 병원도 힘이 모자라는 일이 많이 있을 거요. 그건 왜 그러냐? 그 의서(醫書)가 오늘을 살리도록 설명한 의서는 없어요.
　옛날 의서를 내가 잘 아는데, 옛날 의서가 앞으로 화공약 피해가 들어올 적엔 어떤 처방해라 그거 없어요. 그래서 나는 오늘 사람이라, 오늘에 대한 병을 오늘에 설명해서 고치도록 해야지, 옛 양반의 말씀을 듣고 원망할 건 없어요.
　그리고 그다음에 모든 약물이 있는데 이 한반도는 어디까지나 감로수(甘露水)가 지구상에 한반도밖에 없어요. 또 감로수의 수정분자(水精分子)로 생물세계를 이룬 곳이 한반도 밖엔 없어요. 그래서 여우도 둔갑하고 구름 타고 댕기고, 지네, 독사, 구렁이, 메기, 잉어도 용 되고, 이런 일이 이 땅엔 계승해요.
　내가 지금 둔갑을 하는 여우가 한국에 몇 마리 있는 걸 알아요. 그건 왜 그러냐? 강릉에 있는 것도 알고 또 마곡사에 있는 것도 알고, 저 예산에 있는 것도 아는데, 그러면 한반도에 지금 여우가 둔갑하는 수가 상당수가 있는데, 사람으로 변신해 가지고 장 보러 댕기고, 사람으로 변신해 가지고 도박판에 들어가 돈 따 가지고 달아나고, 돈을 따 가지고 갈 적에 보게 되면 여우가 돼서 돈을 물고 간다, 이거라.
　그럼 그걸 어디로 가져가느냐? 그거 횡재수(橫財數) 있는 집 근처에 갖다버려요. 그런 걸 본 사람이 있고 나는 마곡에 오래 살아서 실지 아는 거고, 강릉 친구한테 보구서 얘길 해서 그건 들었고.

그러면 이 땅에 감로수가 얼마나 보물이냐. 지구의 정기(精氣)를 모아 가지고 나오는 물, 신수(神水)가 감로수라. 그래서 지구의 전체가 수정분자로 화생한 생물세계인데, 저 아프리카 저쪽에 가면 지네 같은 거 구름 타고 댕기지 못해요. 일본에도 안 돼요. 우리 한반도만 그리돼 있어요. 그건 감로수의 감로정(甘露精)으로 화(化)한 분자세계에서만 있을 수 있어요.

서해안 흙탕물 속에 無窮한 癌藥

그런데 지금 태평양, 대서양에서 염분(鹽分)으로 화한 공기 중에 염분 기운이 많으면 어떻게 되느냐? 이 공해에 많은 약(藥)이 돼요. 일본도 우리보다 공해의 피해가 많아도 인체에 해는 적고, 대만도 홍콩도 다 그래요. 우리보다가 공해의 피해는 적어요. 그건 뭐이냐? 태평양에서 오는 염분의 힘이라.

그리고 우리는 대륙에서 밀려드는 공해가 우리나라에 전부 오게 되면, 태양에서 우주진(宇宙塵)에서 오는 공해도 우리나라에 모이고, 땅속에서 화구(火口)에서 이는 공해도 가스가 우리나라를 제일 많이 찾아오니 이걸 어떻게 하느냐? 우리 인간의 지혜(智慧)로 개척하는 수밖에 없다. 우리는 태평양에서 밀려드는 염분의 힘을 못 얻으니까.

핵(核)의 낙진(落塵)이 소련, 중공에서 우릴 침범하고 또 모든 공해가 우릴 침범하고 대륙의 공해는 마지막에 우리한테 다 오니, 오직 피해를 받을 인간은 우리나라 사람들이야. 그런데 여기에 어떻게 정신을 차리고 살아야 되지 않겠느냐, 이거야.

앞으로 2천 년[서기 2000년]이 가차운데, 지금 체내에 있는 모든 암(癌)세포가 조직돼 오는 것이 70%도 있을 게고 50%도 있을 게니, 90%는 당장에 간암이나 폐암에 걸릴 거고. 만약에 80%나 70%면 10년 안에 다 걸릴거다, 이거라. 그러면 50%래도 앞으로 15년, 20년 안에 다 걸리면 어떻게 되느냐? 약이 있느냐? 무슨 대책이 있느냐? 그런 세상을 우리가 어떤 대책을 세우지 않고 되느냐? 그래서 염소에 대해서도 빨리 서둘고 집오리에 대해서도 빨리 서둘러 가지고 많은 생명에 도움을 받지 않으면 안 될 거요.

그리고 서해안에 그 흙탕물 속에 비밀약이 있는데 그게 암약(癌藥)이라. 그런데 그걸 이용할 수는 없다. 왜 그러냐? 거기에다가 오리를 기르면, 사료를 주게 되면 이놈이 그 감탕흙을 먹어요. 먹으면 그놈은 먹어서 소화시킨 후에 그 기운에 신비한 약물은 그놈의 몸에 합성돼요. 체내에 합성되는데, 그걸 내가 이용해 봐도 그것이 하루 이틀 멕여 되는 것도 아니고, 제대로 길러 가지고 이용해야 되는데, 거기에 멕일 약물도 문제고 또 그것을 다량으로 할 일도 문젠데….

내가 광복 후에 서해안에 좋은 약물을 이용해 가지고 오리를 수천억의 수(首)를 키워 가지고 오리 간스메[통조림] 해 가지고 세상에서 골수암이다, 골수염이다, 늑막염이다, 폐암이다, 이런 걸 그 신비스러운 약물로 고쳐주는 게 좋겠구나, 생각했는데 돈이 있는 친구들하고 상의하면 외면한다 이거라. 당장 떼돈을 벌 수 있는 돈을 두고 그런 미친 짓을 하겠느냐 하는 거라.

앉은뱅이·꼽추도 깨끗이 낫는 법 있건만

그래서 그때부터 나는 세상을 잊어버리고, 세상이 나를 가차이하지 않는데 개인이 세상을 가차이할 수 있느냐 하면 없어요. 그래서 그 오리가 그렇게 내 마음에 없어서 안 된다고 생각하면서 오늘까지도 내가 한 마리도 기르지 못해. 그 하나 길러 뭐하느냐? 거 몇 사람을 도와주는 거 그것 가지곤 안 되고, 한국에 지금 어려운 문제는 한 사람의 힘으로 능히 감당할 순 없어요.

그러니 앞으로, 지금 살아 있는 걸 자신이 죽지 않았다는 것만 생각하고 살겠다고 애쓰다가 암이라고 발견되면 그때부터 펄펄 뛰고 있으니, 내게 와서 울고불고 한두 사람이 아니고….

하루에 많이 오는 사람은, 많이 올 적엔 100명, 100~150명이 오는데 골 아프고 살 수 없어서 외면하고 저 멀리 놀러 가서 일주일 이상 놀다 오는 수도 있는데, 이것이 내가 못 할 일이라. 그런데 왜 하느냐? 나로서는 도저히 견딜 수가 없어. 그런 세상을 내가 살아야 되느냐? 대중을 위해서는 대중세계에서 대중의 힘이 필요하다. 국민을 위해선 나라의 힘이 필요하다. 내 힘이 꼭 필요한 건 아니니까.

그러나 몰라서 못 한다면 내가 오늘처럼 말을 한다, 이거라. 말을 할 수는 있으나 내 힘으로써 도와낼 순 없는 거요. 난 또 그런 재목이 못 되고. 그러니까 내가 지금 불구를 많이 고친 것이 뭐이냐? 불구자가 이 땅에 왜 있느냐? 내가 고칠 수 있는 능력을 가지면서 왜 못 고치느냐? 지금도 많은 사람이 살아 있어요.

앉은뱅이다, 모두 꼽추다 깨끗하게 나아 가지고 아무가 봐도 몰라요. 그리고 뼈가 전부 말라붙어 가지고서 숨넘어가기 전에 다 살려놓은 사람이 이 땅에서 찾아가면 다 볼 수 있어요. 그러나 그 남은 싫어하는 일을 내가 일러줄 수는 없고 앞으로 누구든지 할 수 있는 비밀이 있으니 그것은 자기 집에서 자기 혼자 해도 돼요.

불구자는 이 땅에 있어서는 안 된다고 내가 광복 후에 맹서를 하고도 오늘까지 내가 살려준 불구자는 수십 명에 불과해요. 수천도, 수백도 못 돼요. 이거 있을 수 있느냐 이거요. 왜 그렇게 만능의 능력을 가진 자가 그렇게 무능하냐?

무능할 수 있는 이유가 뭐이냐? 대중이 나를 외면해. 나도 대중을 외면해. 어디 조용한 데 가 혼자 살고 있지. 대중을 외면하는 건 내가 잘못인 줄 알아요.

움막에 사는 사람 말은 안 듣는 세상

그러나 설득이 안 돼. 또 미개한 인간들은 고대광실(高臺廣室)에 사는 사람만 훌륭하고, 움막에 사는 사람 인간대우 안 해줘요. 그러니 앞으로 그런 일이 없도록 살면 어떠냐 하는 얘기뿐인데 그건 여러분이 알아서 할 일이지 내가 권하고 싶진 않아요. 자기 집에 병자(病者)가 있으면 자기가 애쓸 거고, 자기 집에 불구가 있으면 애쓸 거지, 나라를 원망할 것도 없고, 대중을 원망할 것도 없고, 나를 원망할 것도 없고….

나는 일러주는 거, 가르쳐주는 거 그 외엔 내게 없어요. 무슨 힘이 있어서 내가 다 전담하게 되겠느냐 하면 거의 안 될 거요. 그래서 내가 아까 뇌에 대한 이야기를 간단히 했는데 그 뇌의 조직이 자연하고 연결된 거와, 또 거기에 기억력이 강해 가지고 한 번 들으면 알아내는 조직이 있어요.

거기에 대한 세밀을 말하면 시간이 너무 오래고 또 기억력은 있으면서 연구가 부족하고 연구는 충분해도 기억력이 부족하고, 이런 건 뇌에 세포의 정상이 있어요. 비정상으로는 해결이 안 돼요. 그 세포의 정상을 죄다 설명하는 시간은 상당히 시일이 걸리고.

그래서 자신들이 내가 쓴 책을 외면하지 않는 게 좋으니까, 나하곤 가차이할 수 없는 거이 내가 본야 인간을 냉대하고 살았어요. 나보다 나은 인간이 있는데 왜 인간을 내가 존대 안 해. 나보다 못할수록 내가 존대해야 하는데, 나를 불신해. 나를 불신하는 사람한텐 내가 존대해 봐야 천(賤)을 면할 수 없어. 천이 뭐이냐? 아무 대가(代價) 없는, 남한테 비굴한 짓이라. 내가 얻어먹고 살자고 비굴할 거냐, 또 누구한테 가 아쉬운 게 있어서 비굴하느냐?

글은 천하의 문장이 못 되더라도 글은 알고, 부처님만은 못해도 부처님만 한 지혜는 나도 있고, 예수님만 못하더라도 예수님만 한 위대한 정신은 나도 어려서 가졌어. 그래서 오늘에 내게 부족이 뭐냐, 자부하는 거라. 집에 혼자 앉아서 나도 성자(聖者)에 미안한 일이 없었다 하고 살아요. 그러니 모든 것은 자신들이 알아 가지고 자신의 세계를 열기를 바랄 뿐이지.

긴 얘기를 해야, 여기에 내가 많은 비밀을 말하고 싶으나 그건 시간이 너무 오래요. 그래서 앞으로 살아가는 데 대해서는 대중은 대중의 힘으로 살아라 이겁니다.

자 이거, 시간 때문에도 그러고 내가 기운이 없어요. 기운이 없어서 더 이상 얘기할 순 있어도 좀 지치니까 이만 간략히 실례하겠어요.
(강연이 끝나고 방청객의 요청에 따라 잠깐 질의응답 시간을 가졌다.)

不具 고치는 妙法과 그 원리

사회자 : 많은 분들이 질문을 가지고 계시리라 믿습니다. 저희가 기꺼이 교량이 되어서 여러분의 의문들을 수시로 선생님의 해답과 연결짓도록 하겠습니다. 오늘 예닐곱 분 질문하신 분들의 질문을 통틀어서 선생님께 해답을 청해 듣도록 하겠습니다.

질문 내용은 소아마비·맹인·꼽추 등 불구자의 치료법, 뜸 뜨는 방법, O형의 질병, 오리와 마늘의 효능, 마곡사(麻谷寺) 감로수(甘露水)에 대한 것 등등입니다.

선생님 : 질문에 대한 대답인데요. 불구라는 것은 어디까지나 소아마비나 맹인이나, 불구가 아니고 다 불구가 있는데 누구냐? 병석에서 한세상을 식물인간 생활하는 사람도 있어요. 그런 불구는 더욱 무서운 불구라. 그리고 또 맹인만이 불구가 아니고 농아도 불구요, 말 못 하는 귀머거리

다 불구인데 어떻게 하면 되느냐?

 그건 약쑥에 대한 비밀, 뜸에 대한 비밀인데, 뜸을 뜨는데 만약에 꼽추가 있다? 꼽추는 중완에다가 뜸을 뜨되 절후(節候)를 따라 가지고 봄, 가을을 뜨는데 처음에 떠 가지고 모든 피를 맑히고 그 피가 맑아지게 되면, 피가 맑아지는 대로 척추의 물렁뼈가 제자리 제 위치를 찾는데, 꼽추가 구흉구배(鳩胸鳩背)가 있다. 잔등이 나간 게 있고 가슴이 나온 사람이 있다. 그러면 골수(骨髓)가 완전히 이뤄지고 물렁뼈가 힘을 얻으면 뼈는 제자리로 다시 찾아오게 돼 있어요.

 그것이 뭐이냐? 온도의 정상, 자극의 정상, 거기에서부터 사람은 누구든지 중완하고 관원을 뜨게 되면 척추가, 물렁뼈가 힘을 얻어 가지고 조금씩 늘어요. 느는데 스물한 마디에서 조금씩만 늘어도 5cm 이상 크는 건 누구도 큽니다. 아무리 성한 사람도 물렁뼈가 약해 들어오는 건 사실이오. 중완과 관원에 뜸을 뜨게 되면 물렁뼈의 정상으로 말미암아서 키가 커지는 건 누구도 실험하면 아는 거고, 백 살 난 사람도 되는 거니까….

 그런데 소아마비다, 이것은 얼마든지 신경이 강해지면 강해지느니 만치 힘줄은 힘을 얻어요. 힘줄이 강해져요. 힘줄이 강해지면 뼈는 자동적으로 강해져요. 뼈가 강해지면 그 뼈에 골수는 완전히 차고 또 척추를 연결한 물렁뼈는 완전히 힘을 얻어 가지고, 척추는 곧아지면서 굽어가는 것은 전부 펴져요. 이래서 꼽추는 등이 펴지고, 가슴 펴지고, 앉은뱅이는 관원하고 족삼리에 뜸을 뜨게 되면 모든 신경과 힘줄과 뼈가 힘을 얻어 가지고 정상을 찾아요.

하동 치질과 금산 痼疾 이야기

 정상을 찾는데, 정상을 찾으면 뭐이 되느냐? 다리의 힘이 완전무결해요. 완전무결하면 성한 사람이고 완전무결할 때까지 치료를 안 하면 안 돼요. 그것은 뭐이냐? 내가 광복 후에 이 땅에 간질병이 있다, 내가 한 사람도 없이 싹 고쳐줄라고 생각했어. 했는데, 전라도 금산에 간질이 그렇게도 많아. 그 비밀을 아무도 몰라 그러지.

치질을 한번 고쳐볼라고 했더니 우리나라에 하동[경남 하동군]에 치질이 그렇게도 많아. 그 부인들이나 처녀들이 치질 설명을 안 하고 어디 자랑을 안 해 그러지. 수가 우리나라에 제일 많은 건 수토(水土)의 관계로 하동 치질이고, 내가 광복 후에 그 통계를 본 겁니다. 내게 많이 찾아와.

또 간질이 금산이 최고 많아. 것도 수토(水土)라. 경북에 가면 나병 많은 데도 있어요. 간질은 적게는 다섯 가진데, 새카만 건 돼지 간질이고, 얼굴이나 입술이 새카매지며 하는 거, 또 하얘지는 건 거 소간질이 있어요. 얼굴이 뻘게지는 건 말간질이고. 그래 얼굴이 뻘게지는 거이 둘째고, 하얘지는 게 셋째고, 그다음에 얼굴이 노래지는 사람이 있어요. 그건 염소간질이고, 얼굴이 파래지는 건 닭간질인데, 내가 이 사람들 치료를 1천 명 이상을 했으니, 여기의 비밀을 잘 알지요.

이런데, 전신이 새카매 가지고 며칠씩에 한번 시작하면 발작하는 돼지간질은 5년까지 고쳐요. 5년 안에 완치된 사람은 별로 없어요. 그러나 입술이 새카말 정도로 하는 건 그렇게 오래 안 가는데 전신이 먹장 같아지면서 며칠을 계속하는 그런 간질은 5년에 완치시킨 건 확실해요.

나는 통계를 다 내놓고, 그 후엔 종적이 없이 멀리 이사가 버렸어요. 이렇게 많은 사람을 고쳐주는데 지금 얼마든지 찾아가 볼 수 있는 사람들이 불구가 깨끗하게 나은 사람들이오. 이런데, 거기에는 상당히 어려움이 있어요.

나는 일러주고 말았지. 내가 가서 고쳐준 일은 없어요. 그러니 이런 것은 어느 장소 정해 가지고 거기에 기술자를 초빙해다 놓고 내가 그 비밀을 일러줘 가지고 고칠 수밖에 없는데, 일러줘 가지고 낫는 사람은 많으나 그건 어디까지나 막다른 사람. 자긴 어차피 죽는데 세상에서 살릴 수 없다. 그건 미국이나 일본까지 갔다 와서 돈 다 없애고 죽는 사람, 그런 사람은 지금 깨끗이 나아 가지고 행복하게 살아요.

그러면 이런 걸 볼 때에 불구는 된다는 걸, 많은 경험이요, 일본 때부터 어려서부터 나는 경험인데, 그래서 불구에 대해서는 치료법이 얼마든지 있어요. 거기에 대해서 그 비밀을 이야길 한다면 그 언제까지 이야기 되겠어요.

소경 보게 하는 법과 그 원리

맹인의 치료법, 이거 참으로 시간이 오래요. 그 약쑥이란 뜸 뜨게 되면 불[火]이에요. 그 시신경(視神經)하고 연락이 되는 직통 혈에다가 뜸을 뜨면 그건 관원(關元)이야. 뜸을 뜨게 되면 호흡으로 들어오는 것은 뭐이냐? 우리가 여기에서 흡수하는 게 광명색소(光明色素)가 이 속에 있어요.

광명색소가 흡수되면 시신경을 통하는데 시신경을 통해서 안구(眼球)에 가면 안구의 모든 조직이 외부의 광(光)하고 접선시켜 주는 건데, 그것이 연결이 되지 않으면, 그것은 모든 염증으로 중단돼 있으면, 못 보게 돼 있어. 이것을 내가 고쳐서 많은 사람이 지금 눈을 보고 있는데 그래서 맹인이 눈 뜬다 그거고. 또 앉은뱅이는 많은 사람이, 꼽추, 앉은뱅이는 나았으니 그것도 되는 거고. 뭐이 있느냐?

또 뜸 뜨는 데 방법이 있는데 이건 뭐이냐? 가상, 몇 초짜리를 뜨다가 몇 분짜릴 뜨다가 5분까지 와야 된다. 그건 왜 그러냐? 단전에다가 5분짜리를 뜨게 되면 몇백 장에 올라가다가 자기가 전생(前生)에 육신을 떠나 가지고 된다 이거야. 그런 신비가 오는데 3분이나 4분짜리 가지고는 오는 일이 없어. 평생을 떠도 건강에 도움은 되나 전생을 보고 알게 돼 있지 않아요.

그러면 이건 왜 그러냐? 5분이라면 오장(五臟)에, 완전히 뇌(腦)에 올라가서 조직된 것을 깨끗이 회복시켜 준다. 그러면 뇌에서 정상회복이 되고 오장이 정상회복이 되면 이 사람은 완전무결하게 전생을 보더라 이거야. 그런 예가 수천, 수만에 달했으니 이런 건 깨끗하게 대답할 수 있는 법이 얼마든지 있어요.

그 비밀은 한이 없어요. 사람이 세상에 태어날 적에 피가 먼저 돼요. 그 피가 되는데 핏속에 뭐이냐? 영선(靈線)이 있다. 영의 선이 있는데 이건 뭐이냐? 전생에, 오늘 이 자리에 내가 앉았으면 다음 세대에 가게 되면 핏속에 이 자리에 앉은 그것이 완전무결하게 핏속에서 선을 이루고, 말하게 되면 청사진이 쳐진다 이거라.

그러면 그 청사진이 완전무결하게 쳐진 후에 피가 스루스루 살이 되는데, 그러면 이쪽의 청사진이 살 속으로 이뤄지는 걸, 신경, 그거이 신경 되는데 그때엔 이쪽의 영선이 살 속으로 신경, 피에는 영선이요, 살에는 신경, 그래 가지고 신경 조직이 이뤄지면 세포가 이뤄지는 건데 거기에 보이지 않는 고운 핏줄도 이뤄지고 그때에는 힘줄도 이뤄지고 힘줄이 이뤄진 뒤엔 뼈가 이뤄지고 그래서 이 순서가 정확해.

그러면 5분짜리 아닌 뜸으로 그런 일이 확실하냐? 안 된다 이거라. 그래서 나는 그 비밀을 거울같이 젊어서는 보았기 때문에 그 정상은 확실히 알고 있고. 그래서 5분 이하짜리 뜸을 뜨라, 그건 내가 권하지 않아요. 그건 비밀에 속하지도 않는 거요, 이러고.

O형이 지금 위험하다. 그건 왜 모르고 하는 소리냐? O형은 일반 사람의 신경통 고치는 초오(草烏)가 있는데, 초오를 아무리 법제를 잘해도 만령단이라고 거창서 만든 약이 있어요. 그 초오를 아무리 법제를 잘해도 진짜 O형은 먹으면 그 자리에서 죽어버려. 숨도 쉴 새 없이 죽는데….

그러면 이 공해독의 피해자가 제일 빠른 사람이 누구냐? 그렇게 위험한 약물에 대한 피해를 먼저 받는 O형한테는 아주 위험하다. 나는 광복 후 오늘까지 그것만 지켜보는데 그래서 O형의 병은 어디까지나 위험한 병인데 이걸 막는 방법은 뭐이냐? 마늘, 민물고둥, 오리 이렇게 내가 말했었다. 그런데 이 오리나 마늘이나 민물고둥 파란 것은 간(肝)이 되는 원료고 속의 알맹이는 콩팥을 돕는 원료인데 그렇게 좋은 거고. 오리라도 건 뇌가[解毒性이 있어서] 청강수(靑剛水 : 염산)를 멕이든지 양잿물을 멕여도 안 죽는다. 이거이 뭐이냐? 뇌에 사람으로서 상상 못 하는 해독제가 있다 이거라. 그러면 그 뇌의 해독제가 전신을 통해 가지고, 살도, 극약을 먹고 얼른 안 죽어요. 창자가 끊어지지 않고, 그래서 오리는 전염병 걸리질 않고 독한 거 먹고 죽는 법이 없어요. 그래서 내가 그걸 많이 이용해 본 거고, 사실이었고.

한반도 곳곳의 甘露水 족보

그리고 마곡사에 감로수가 있느냐 하면 없어요. 내가 마곡에 하루 이틀 산 사람이 아닌데. 백두산서 내려오다가 소백산이 있는데 소백산 내려오다가 옥녀봉이 있어요. 거기에 옥련대가 있는데 연꽃 '련'자, 옥녀봉하의 옥련대에 감로천이 있어요, 여기에 신비.

또 향파암이 있어요. 영기봉하에 향파암, 향파암에 옛날 좌의정 민노봉(閔老峰 : 閔鼎重 1628~1692), 노봉 선생이 거기서 감로각을 짓고 감로정(甘露井)에 현판을 붙이고 그러고 그 샘의 이름이 감로수라, 감로천이라 이거야. 감로천의 현판을 민노봉, 노봉 선생이 썼어요. 민 정승이든가 이 양반인데.

그러면 거기서 나는 가보았고 그걸 죄다 댕기며 보았어요. 보고. 또 장항(獐項)이라는 데 칠성(七星) 검산(劍山) 밑에 삼정수(三井水)가 있는데 그게 감로천이고, 또 삼정사라는 절이 있는데 절 앞에 감로천이 있어요.

이런 물들이 있고 금강산에 마하연에 가게 되면 그 마하연에 감로천이 있어요. 금강천이라고 불렀어요. 금강산·마하연·금강천을 옛 양반이 감로천이라고 했어요. 그거 감로수가 나온 일이 있다고 해서 천 년에 한 번 나오니까 자주 볼 수 없어서 봉래산 신선 안기생이 말한 데 있어요.

그러면 이런 건 내가 댕기며 보아서 알고 있으나 마곡사에서는 본 일이 없어요. 나는 마곡사 일일이 다 알지요. 그래도 거기서는 감로천을 본 일은 없어요.

그리고 이 감로천에 대한 설명을 다 해봐야 너무도 시간적으로 복잡해요. 그러니 마곡사에는 없다 그저 이거고. 감로천은 어디어디에서 난 보았다.

그리고 그 증거는 향파암에는 노봉 좌의정 민 정승이 가서 감로각을 지은 일이 있어요. 그걸 난 현판을 보았어요. 그러니 이렇게 대답으로 끝냅니다.

〈제2회 강연회 녹음 全文 : 1986. 10. 17〉

※편자註 : 삼보주사(三寶注射)란 집오리 뇌 3개의 3차 증류수(蒸溜水)인 삼보수(三寶水)에 웅담(熊膽), 사향(麝香), 우황(牛黃)을 적당량 타서 제조한 주사약이다.

이 삼보주사약은 인산 김일훈 옹이 개발한 죽염·오핵단 등의 내복 합성신약과 비교해 가장 암치료 효과가 빠르고 치료 작용이 강한 특장(特長)을 가졌다.

삼보주사액은 위암·간암·폐암·신장암·심장병 등 인체 오장육부의 각종 암과 난치병 치료에 있어서 실로 눈부신 효능을 보여준다. 특히 질병의 악화로 인하여 극도로 쇠약해진 환자에게 최고의 영양제 겸 치료제가 되므로 암치료에 없어서는 안 될 중요한 신약으로 알려진다[상세한 제조법과 병중에 따른 사용법은 《神藥》 참조].

/제3장/
미래질병의 원인과 대비책

가정 행복 이루려면 病魔 제거해야

　여러분을 모신 이 영광된 자리에서 불초가 알고도 모르는 일이 많고, 또 알고도 모른다는 거와 같이 할 수 있는 말도 그 자리에서 자꾸 잊어버리니까, 그걸 세상에서 건망증, 건망증이 심하면 노망이라고 하는데, 그 망령에 가차운 나[나이]에 여러분 앞에서 단순한 이야기는 어렵고 또 장황한 이야기는 자꾸 잊어버려서 순서가 바뀌고 질서는 맞질 않을 겁니다.
　그러나 개중에 필요한 말이 한마디 있으면, 그걸 얻는 걸 족하게 생각해 주시면 다행한 일일 겁니다. 그런데 내가 이야기하고자 하는 것은 그 아픈 중에 하루라도 이 세상을 더 살지 않으면, 그 어린 자녀를 데리고 한 사람으로서 행복하게 유지할 거냐? 교육시킬 거냐? 가정을 꾸며 나갈 거냐? 오늘까지 나는 보면서 그 불행은 어디서 오느냐? 오직 병마(病魔)에서 오더라.
　그 병마를 극복할 수 없는 이 세상에서 그런 불행이 없도록 한다. 그건 참 어렵구나 하는 생각해요. 그래서 나는 조용하게 밤낮 일을 하면서도 생각은 그렇게 가지고 있었어요. 그래서 오늘은 간단한 이야기를 1~2차에 한 이야기 외에 또 하나는 뭐이냐? 이 공해독(公害毒)에 걸리지 않을 수 없는 우리나라 사람, 공해독은 어떻게 하면 해결할 수 있을까, 그런 데 대한 이야기지요.

그런데, 그전에 무슨 얘기냐? 우주의 모든 색소(色素)에 분자(分子)가 있는데 그 색소의 분자가 다른 데에는 수정체(水精體)로 되는데, 우리나라는 감로정체(甘露精體)로 됐다는 걸 누누이 말했고, 또 그런 분자가 우리 인류를 완성하는 데는 어떤 힘이 필요하더냐? 쌀 '포'(包)자, 아들 '자'(子), 색소에서는 나눌 '분'(分)자, 아들 '자'(子), 분자(分子)가 이뤄지고, 그 분자가 확장되는 시절에는 세계에서는 반드시 쌀 '포'자, 아들 '자'자, 포자(包子)가 완성된다. 포자가 완성물이 뭐이냐? 인류다 이거야.

그러면 그 포자의 정체가 얼마나 어려우냐? 요새 말로 미립자(微粒子)라고 하는데, 보이지 않는 그런 포자 속에 수억의 비밀이 들어 있다. 그래서 그걸 말로 완성할 수 있느냐? 그 말이 없다, 이거라. 그래서 그 포자의 정체가 뭐이냐? 그건 모든 25라는 숫자에서 나오는데 그 숫자는 어디 있느냐? 《주역(周易)》의 〈계사(繫辭)〉에 공자도 말씀한 거고, 천수(天數)는 이십유오(二十有五)라고 했고, 노자(老子)도 말씀한 거고, 그러면 부처님도 그런 말씀을 했고….

모든 生物色素의 원천 25가지

대성(大聖)에는 반드시 있는 말씀인데 그건 뭐이냐? 가상(假想) 흙이다. 금목수화토(金木水火土)의 오행(五行)인데, 흙이다 하면 흙의 황토(黃土)가 흙인데 그렇지도 않다 이거야. 흑토(黑土)도, 백토(白土)도, 청토(靑土)도 다 있는데 그러면 5색토(五色土)가 있다. 쇠[金]도 그렇다. 서방금

(西方金)이라 하면 백금(白金)이 위주냐? 황금도 오금(烏金)도 다 있다.

나무도 물도 다 그런데, 이것이 원소가 어디 있느냐? 스물다섯(25)이다. 그럼 스물다섯은 모든 생물의 색소의 원천이고 근원인데, 그 스물다섯 (25)을 가지고 분해해 나가다가 보니 그래서 생기는 분자(分子)가 생기고, 분자가 확장돼 나가다가 보니 하나하나 개체(個體)인 세계가 이루어지는 데 포자가 되더라. 그 쌀 '포'(包)자, 포자가 되는데, 그 포자의 능력이 즉 인류를 탄생시켰다.

그래서 그 인류를 탄생시킨 포자가 어찌 모르게 소멸이 돼가느냐? 그 건 화공약(化工藥)의 피해가 크다 이거야. 그래서 화공약의 피해를 막을 수 있느냐? 막을 수 있다 이거라. 좋은 약물로 할려면 나는 돈이 없어. 그래서 누구도 할 수 있는 거, 약쑥으로 뜨라. 그러면 모든 분자세계(分子世界)는 포자를 따라서 이뤄지도록 돼 있고 또 분자를 따라서 확장하는 포자가 이뤄지게 돼 있고, 그 포자가 소멸되는데 뜸을 뜨게 되면 다시 포자의 정체는 완전하게 된다.

그러면 완전무결한 후에는 무에 되느냐? 그건 피가 맑아야 된다 그거야. 피가 맑아야 포자의 정체가 나타나고 피가 맑으면 살결이 고와진다. 그건 병들어 죽어가는 사람은 그럴 수 없는 거요. 그래서 이 포자의 정체를 완전히 밝힐 수 있는데 그건 뭐이냐? 문학으론 도저히 그 속에 들어간 비밀을 설명할 수 없고 쓸 수도 없고.

그래서 이건 뭐이냐? 약쑥으로 중완(中脘)이나 관원(關元)을 뜨게 되면 단전(丹田)인데, 관원은 뜨게 되면 전신의 피가 맑아지게 되고, 모든 피가 맑아지면 살결이 옥(玉)같이 고와지고 살결이 고와진 후에는 피는 맑아서 청혈(靑血)이 되고, 살결이 고와 가지고 무한한 영채(靈彩)를 얻게 되는데 이것이 옛적 대성들은 서기(瑞氣)하는 거라.

그래서 중국의 되놈들은 우리 동방 오랑캐가 미워서 동방의 위대한 인물을 전부 깎아내립니다. 그런 일이 많이 있어요. 대련(大連) 소련(少連)

도 그러겠지만 최고운(崔孤雲 : 崔致遠) 선생님도 거기에 가서 절도사(節度使)라고, 일개의 절도사 한 사람의 부하생활 한 적이 있어요. 그건 모든 문헌에 입증되는 거. 이러니 우리나라의 동방의 성자(聖者) 최고운도 되놈들이 저희 부하로 이용한다.

그러면 어찌되느냐? 거슬러 올라가면 순(舜)임금이 동방 사람인데 문헌에는 상당히 부족하게 설명한 곳이 많아요. 그건 학자가 다 아는 거고. 또 올라가면 삼황(三皇)이 있는데, 삼황에 복희(伏羲)가 계신데 복희씨가 동해(東海) 사람이라고 해 가지고 복희씨의 자당(慈堂) 화서(華胥)는 용궁(龍宮)에서 나오는 용녀(龍女)라.

이래 가지고 화서는 남편이 없어. 처녀가 애기 뱄다고 해서 그 집에서 몰래 보낸 것이 중국 가서 아들을 낳았는데 복희씨라.

그래 동방 오랑캐가 중국에 와 났다고 해 가지고 사신인수(蛇身人首)라. 인물은 만고에 없는 성자니까 주인공이 되나, 배암[뱀]의 몸에 사람의 머리라고 깎아서 말씀한 것이 중국 사관(史官)들인데, 누가 쓴 글이라고 할 순 없고 《사략(史略)》초권도 다 그렇게 썼어요.

그런데 배암이가 어떻게 오색 구름을 맨날 두르고 있느냐? 그건 뺄 수가 없다. 유용서(有龍瑞)어늘 이룡(以龍)으로 기관(杞官)이라.

그 용이 오색 채운을 늘 두르고 있으니 그걸 따라 가지고 용으로 벼슬에 대한 모든 질서를 설명해 나간 거 있어요. 그런 책은 세상이 다 아는 거니까.

되놈이 우리를 해치기 위해서 모든 문헌도 중국보다 앞선 것은 싹 깎아 버렸어요. 그래서 옛날에 황제가 반목국(蟠木國)에 왔는데, 반목국토는 철원이라고 했어요. 이런데.

또 그 후에 고양씨(高陽氏)가 동지반목(東至蟠木)이라, 동쪽에는 반목국에 왔더라. 반목국에 와서 혹(或)이 문어개골산(問於皆骨山)이라고 하는 글이 있습디다.

나도 그걸 다 보았고….

神人 계승하는 甘露의 靈域 – 한반도

근데 우리나라에는 적어도 저 되땅[중국 땅]의 그런 옛날의 헌책이 남아 있어요. 그래서 개골산이라는 걸, 그걸 황제(黃帝)도 와 보고 간 일이 있고 전욱(顓頊) 고양씨도 와 보고 간 일이 있는데. 북지유도(北至幽都)요, 서지우하(西至牛賀)요, 남지교지(南至交趾)라고 거기다 동지반목(東至蟠木)이오. 거기다 다 밝혀놓은 거. 그리고 개골산을 묻고 단발령에 올라가서 개골산을 보고 천하의 명승지라고 말씀한 사실이 분명한데, 되놈들은 그런 걸 전부 깎아내리고 반목국에 대한 역사는 싹 지워버리고 반목국 이전의 역사도 싹 지워버리고. 그런 게 없는 건 사실이오.

그러니 우리 땅은 그런 훌륭한 인물이 왜 나느냐? 내가 전번에 신인(神人) 단군할아버지가 탄생하신 이유가, 그 모든 이야기를 다 했지만, 거기에 감로수(甘露水)가 지구엔 우리나라뿐이야. 감로수가 있고 감로정(甘露精)이 천공(天空)에서 다른 지역은 전부 수정분자(水精分子), 우리나라는 감로정 분자로 화(化)하기 때문에 인간이 신선(神仙)이 된다. 또 풀도 산삼(山參)이 있다. 버럭지[벌레]도 천 년 후에 구름을 타고 댕기고 구름 속에서 산다.

그러니 이 땅에 사는 인간은 신선·선인·선사·도사가 되는 건 사실인데, 그렇지만 되놈은 그걸 아주 문헌으로 싹 깎아버렸어요. 그래서 나는 얼핏 댕기다가 본 일 있어도 그런 문헌이 완전무결한 증거가 없는 말 하면 그건 남 웃을거리라. 그래서 있는 건 있다고 할 뿐이지, 그 어디 가보라고 할 순 없어요.

그러나《사략》초권에 복희씨가 팔괘(八卦)를 냈는데 팔괘는 뭐이냐? 그 동해의 용마(龍馬)가 얼룩말이 나왔는데 팔괘가 찍혀 있다? 그러면 우리나라의 태극나비와 같이 버러지도 태극나비가 있고, 용궁에서 용마가 팔괘를 지고 나왔다는 게 지고 나온 게 아니라 얼룩말이었더라 이거야. 그래서 복희씨는 그걸 보고《주역(周易)》을 후세에 전했는데, 그래《주역》을 전해 가지고 신농씨가 그《주역》을 받아 가지고 연산(連山) 주역, 또 그 후에 황제가 거북 구(龜)자 구장(龜藏) 주역, 문왕께서 그 강물에서 올라오는 거북을 보고 다시 후천(後天) 주역으로 설했는데….

그래 그땐 주나라의《주역》이라고 했다고 말은 그러는데 그건 난 글을 보고 하는 말이고,《주역》은 복희씨가 설한 거고 신농씨가 설한 건데, 그걸 공자님이 마지막으로 다 풀어 나갔어요.

25색소 始祖 - 파와 종창 神藥 - 마늘

그래서 공자님의 말씀이 이 색소(色素)의 시조는 숫자가 25, 그 조상은 누구냐? 백두산에 가보신 이들은 아는데, 백두산 어느 지역에 가게 되면 그게 동장진이라고 하는 소백산인데 소백산 남맥(南脈)에 하늘에서 내려왔다는 파가 있고, 그걸 천총(天葱)이라고 천파라고 그래요.

또 그리고 하늘에서 내려온 마늘이 있어요. 이래서 그 마늘밭은 얼마나 되느냐? 기럭지[길이]나 넓이가 30리 되는 데 있어요. 그 심산 속에. 거기에 소백산도 2,300m인데 그렇게 높은 산이오. 그래서 나는 그걸 직접 가봤고 왜놈의 시절에. 거기서 젊어서 금점(金店 : 금광) 하며 사점(沙店 : 沙金鑛) 하며 구경한 거고. 그 파나 마늘을 먹어본 건데.

그러면 그 파가 상고에 그 파밭이 생겨 가지고 거기엔 풀뿌리, 나무뿌리 아무것도 없어요. 우리가 그 30리 되는 넓은 데서 파를 다 밟고 댕기며 구경해 보고, 나는 참으로 하늘이 파를 내 가지고 이렇게 신비하구나…. 그러면 파는 하늘이 모든 생물을 낼 때에 스물다섯 색소 속에서 파가 시조라. 그래서 나는 공자님이 말씀한 그대로, 노자·부처님이 말씀한 그대로 하늘의 천수(天數)는 이십유오(二十有五)를, 나는 그대로 지금도 이용해요.

파는 스물다섯 뿌리를 넣어라! 아무렇게 죽더라도 이용가치가 있느니라, 하는데. 마늘도 암(癌)을 고치는 원료가 있다. 옛날에 옹(癰)을 고치는 덴 그 이시진(李時珍)이도 《본초강목(本草綱目)》에 설명한 그대로 옹을 고치는 덴 가장 좋은 약이 마늘이니라. 하늘이 암을 고치는 약으로 세상에 먼저 나온 놈들인데 파하고 마늘이오.

그러면 그 파가 왜 스물다섯 색소 속의 시조냐? 그런 것은 거기에 설명이 다 있고 마늘도 그렇고. 그래서 이시진이는 그 후에 모든 문헌을 보고 마늘은 치제옹지약(治諸癰之藥)이라 했어요. 모든 옹을 다스리는 약이다 했으니.

그래서 나는 이시진이 아시는 것도 문헌을 참고해 가지고 알았지마는 그 문헌이 옳다고 믿어야 되지 않느냐 이겁니다. 그래서 내가 그걸 많이 이용해요. 그걸 이용한 지 오랬어요.

乙酉日亡의 원리와 다가올 불교파란

그런데 이 공해독이 화공약독인데, 나는 광복 전에 알고 있은 건 뭐이냐? 왜놈은 을유년(乙酉年)에 꼭 망한다. 그 《주역》을 보면 을경금(乙庚金)이라는 글이 있어요. 그 을경금인데, 을경금이라고 있으면 을(乙)은 목(木)이래도, 음목(陰木)이래도 강금(剛金)하고 배합이 되니까 강금이 된다 이거야. 유는 사유축금국(巳酉丑金局)이오. 유시(酉時)는 해가 떨어지는 시간이라. 일본은 국기가 해니까. 유시에 떨어지니 을유년에는 일본이 망한다 이거야. 그리고 또 을은 강금이기 때문에 일본은 진동분야(震東分野)에, 그게 목국(木國)인데.

우리나라하고 일본은 진동분야에 들어가서 일본은 목국이기 때문에,

일본은 묘(卯)라는 진(震)이고 우리나라는 간(艮)이라 하는 간위산(艮爲山)인데, 이래서 일본은 피할 길이 없이 강금을 만나는 때에 망하는 건 확정됐고, 또 유시에 해는 넘어가는 것도 확실한 거요. 그래서 일본이 망하는데 칠월(七月 : 음력 7월에 양력 8월, 즉 光復된 달)은 가장 강한 금왕지월(金旺之月)이라. 일본이 망하는 건 확실한 거요.

난 그래서 선배들이 글로는 학자래도 그런 건, 《주역》을 글로는 나보다 더 알면서 그런 데에는 나보다 못한 것을 많이 겪어봤어요. 그래서 을유년에 꼭 망한다, 그거고.

또 어떤 노장님들 나하고 잘 아는 이가 있는데 "일본놈은 틀림없이 을유년에 망하니, 7월이 망하는 달이니 그 홀애비 중하고 싸울 걸 대비했습니까" 하면 "일본이 천하강국인데 그럴 리가 있느냐?" 그래서 그건 내가 웃고 만 거고 그 후에 "홀애비 중하고 싸우니라" 한 것도 그 백성욱 박사하고 만나자고 해서 만나서 묻는 데에도 그런 얘기는 많이 있어요.

그리고 퇴경당(退耕堂) 권상로(權相老)도 나하고 아는 선배기 때문에 혹 만나면 나 우스갯소리 했어요, 했는데, 그게 뭐이냐? 일본놈이 망한 뒤에 복잡한 일은 가장 신라 때부터 이 땅에 뿌리 깊은 종교 불교인데, 대자대비한 부처님의 아들 불자(佛子)인데, 불자가 왜 이런 불미스러운 일이 올 거냐 하는 것도 알지만 그건 내가 아는 것 가지고 통하지 않아요.

增産 노력이 초래할 암·난치병 위협

그래서 광복 전에 앞으로 이북이 좋지 않은 증거가 있어요. 그걸 다 설명하면 상당 시간이고 또 이남은 상투를 틀고도 의병으로부터 독립운동 했어요. 그러니 이 나라는 독립국가 된다는 증거고, 이북은 평양에서부터 원산 노동조합·농민조합 사건이 청진까지 쭉 연달아 있어요. 그러면 그쪽에 씨를 뿌리고 열매가 여는 건 틀림없지요. 이쪽에 씨를 뿌리고 열매가 여는 것도 틀림없고. 그래서 나는 반드시 이쪽[남한]에 살아야 된다고 생각한 거요.

그런데 이쪽에 살아야 된다고 생각하면 광복 후에 이북서 견뎌낼 수 없어서 넘어오고, 전 세계에 나갔던 우리 민족이 들어오면 좁은 땅 속에서 어떻게 살아야 되느냐? 내일은 죽더라도 화공약 없이는 못 산다. 농약이라도 만들어 가지고 증산(增産)해야 되고 또 물건 하나라도 만들어서 외국에 수출해야 되니….

그러면 이 땅의 물은 수질오염이 어떻게 되느냐? 우리가 먹어선 안 되는 거. 공기오염은 어떻게 되느냐? 우리가 이 땅에 살아서는 안 될 것. 또 모든 음식물의 오염은 뭐이냐? 그건 화공약독인데, 그런 화공약독에 무서운, 우리는 살인약(殺人藥)을 쳐놓고 그걸 먹어야 된다.

그걸 먹으면 어떤 현상이 오느냐? 그 살 속에 보이지 않는 세포가 있는데, 그 피가 자꾸 독을 먹게 되면 죽어 들어가는데, 뼈하고 붙은 뼈 짬에 들어가서 그놈이 뭉쳐 있는데, 그러면 그 보이지 않는 세포 다 녹아버린다. 녹아버리면 그걸 무어라 하느냐? 암(癌)이라 한다 이거야. 이름은 그것밖에 없으니까.

그 옛날 양반 문헌엔 괴질(怪疾)이라고 하는데, 무명괴질(無名怪疾)인데, 이름 없는 괴질인데, 이것을 암이라고 붙였으나 암이라는 건 어느 일정한 부위에 있는 거지, 전신 피에 멱까지[목까지] 전부 암이 되는 암은 없어요. 그래서 이건 어디까지나 괴질이다 이거야.

이런 괴질을 전 국민이 다 가지고 있는데 내 힘으로는 어떻게 할 수 없다. 거기에 대한 약을 내가 실험해서, 오핵단(五核丹)이나 삼보주사(三寶注射)가 좋으나 그건 내 힘으로 할 수 없고, 여기에 있는 걸 대용으로 무얼 해야 되느냐? 약쑥으로 떠서 그 포자(包子)의 비밀을 파괴시키는, 그 분자(分子)가 포자로 이루어진 후에 그 비밀이 어디서 파괴되느냐? 화공약독으로 공해에서 싹 소멸이 되는데, 포자가 완전소멸된 날은 죽어버리는데, 그 소멸돼 들어가는 걸 암이라고 한다? 그건 암이 아니고 괴질이라.

그걸 어찌 괴질이라 해야 되느냐? 그전에, 얼마 전에 출혈열(出血熱)이라고 있는데, 그걸 못 고치고 죽는다, 그걸 고쳐보니 쉽다? 그러니 이게 뭐이냐? 이게 앞으로 털구멍 모공(毛孔)에서 출혈(出血)이다. 땀구멍에서 땀이 나오지 않고 피만 나온다. 지금 그런 사람들이 있다. 그래서 나는 그 사람이 와서 묻기에 하루 옷을 두 번씩 갈아입어도 겨울에 솜[핫옷 속의 솜]까지 뻘게집니다. 그런데 그 사람이 어떻게 해야 사느냐? 약쑥으로 뜨고 살아야 된다, 나는 그걸 일러주는데.

그것만이면 좋은데 완전 피가 썩어 가지고 전체 굳어 들어가고 심장에 가면 죽어버리는데, 그걸 난 그 사람이 묻는데 이런 병이 있습니까? 네가 지금 앓고 있는데 없다니 무슨 소리냐? 이름이 뭐입니까? 굳을 '경'(硬)자, 피 '혈'(血)자, 그 피가 다 썩어서 돌멩이 됐으니 경혈증(硬血症) 아니냐? 이런 거고. 또 지금 여러 종합병원에서 가만히 말라 죽는 병, 이름이 없어요. 그건 뭐이냐? 근골육(筋骨肉), 힘줄과 뼈와 이거 살이 싹 말라 한데 붙어서 하얀 백골(白骨)이 돼 죽어가는데 아프지 않다 이거라. 밥맛은 제대로 있다. 그래도 다 말라 들어가니까 창자가 붙어서 못 먹는다 이거야.

그런 사람들이 지금 서울대학병원에 가도 입원환자들 중엔 뭐 여럿이라고 하면 안 되겠지. 내가 몇 사람 있는 건 아는데. 그래도 그 싣고 왔는데 보니까 하얗게 말라 없어지는데, 그거이 오랜 시일을 두고 죽는데 대책은 없다 이거야. 그래 내가 볼 적에 너만 한 정도라면 혹여 살 수 있다. 암이라면 시한부다. 아무 날까지 살고 죽으니 그전에 못 고치면 못 고친다. 약효(藥效)가, 죽기 전에 나야 되는데 그렇게 급박한 상황에 그런 약이 없다. 그러면 내가 안타까운 건 죽는 거다 하면서 그걸 못 고치고 있다.

그러면 약효 나는 시간 내에 사는 건 완전무결하게 산다. 그래서 내가 그런 사람들을 완전하게 살릴 수 있는 법을 알면서 왜 살리지 못하느냐? 내가 전번에도 말한 거, 나는 참말로 무능한 인간이다. 수완이 없다. 또 머리, 그런데 돈 버는 머린 부족하다. 이래서 좋은 약물을 만들어 가지고 많은 사람에 도움을 못 주는데, 그러고 살아 있다. 난 방구석에서 마음은 편안치 않아도 내가 모자라는 걸 어찌 해볼 수 없어.

그렇다고 해서 아무도 아닌 사람들한테 가 구구한 소리도 못 하고. 책으로 금년에 인쇄하는 건 앞으로 2000년 안에 기맥힌 죽음이 이르는데 그 죽음이 오는 걸 알면서 책 하나라도 우선 내야 되지 않느냐? 그 우주 비밀을 세밀히 내는 건 살아서는 힘들고, 살아서 그런 글이 나오면 누구도 웃을 수는 있어도 못 보게 되어 있어요.

2000년대 怪疾, 대비책 마련 시급하다

그래서 우선 보긴 봐도 이해 안 가는 것도 있고 가는 것도 있는 말이래도, 《신약》이라고 지금 나왔지요, 나왔는데. 그러면 그 《신약》 속에 모든 병명을 다 쓰느냐? 왜 안 쓰느냐? 오기 전 병을 이야기해 놓았다면 그거이 참으로 남 볼 적에 이거 대중에 겁을 주느냐, 공갈치는 거냐 하면 대답하기 곤란해. 그래서 내가 죽기 전에 그런 병들이 쭉 나오는 걸 알고 세상 사람이 다 아는 걸 경험담을 후세에 전하는 거이 꼭 필요하긴 해도.

가장 어려운 비밀, 좋은 약, 내 사후(死後)엔 기록이 된다. 그것이 앞으로 2000년 넘은 후래야 되니까 2000년 전에 기맥힌 병들이 나와 가지고 이 땅에 많은 죽음이 이르는데, 그걸 지금 어떤 방법이 있느냐 하면 내겐 없어. 그래서 책에다가 '뜨라', 이건 큰돈이 안 들고 있는 약이니까 약쑥을 잘 해서 살 수 있느니라. 그렇지만 날 모르는 사람들 속에서 내 말을 다 듣느냐 하면 그건 아니야. 혹여 살 수도 있다 이겁니다.

그래서 내가 그 포자(包子)의 정체를 알면서도, 모든 학설 속에 없는 걸 알면서도 말하지 않는다, 지금 말하는 건 그렇다는 것뿐이지, 그 정체를 세밀한 분석을 안 해줘요. 그건 말할 수도 없고. 아무도 듣고 모르는 소리, 귀신이 코가 없느니라 해도 아무도 모르는 소리, 그러기 때문에 죽기 전에 말하지 못하는 말이 상당히 많아요.

그리고 죽기 전에 가르치면 안 될 말이 또 많고. 그래서 이 병명이, 너무도 어려운 병명이 많이 나와요. 가다 오다 피를 토하고 쓰러지면 죽어 버리는데, 그런 병명을 뭐라 하느냐? 그걸 상할 '상'(傷)자, 피 '혈'(血)자, 그건 상혈증(傷血症)이야. 또 피가 말라붙는 건 경혈증(硬血症)이고.

또 뼈가 만나 근골육이 하얗게 말라 죽는 거, 그건 무어라 해야 되느냐? 그거이 죽을 '폐'(斃)자, 몸 '신'(身)자, 폐신(斃身)이라고 했다가 또 상체(傷體), 상할 '상'(傷)자, 몸 '체'(體)자 상체라고까지 또 해보고. 아직도 나도 옥신각신해요. 죽는 건 알면서도 그 병 이름까지도 판단 못 하고 있어요 지금.

그리고 그 모공에서 피 나오는 건 모공출혈(毛孔出血)이라고만 했고. 또 전신의 피가 다 굳어 가지고, 심장에 고동하지 못하고 고대로 죽어가는 걸 그걸 경혈(硬血)이라고 했고. 그래서 앞으로 그 피를 토하고 죽는 일이 오는 걸 알면 이런 세상을 보구 있을 수 있느냐 하는 건 나 혼자 생각이고. 당장 먹고살기 힘들어서 정신 못 차리는데 그런 얘기가 귀에 들어올 리가 없고, 눈에 보아도 살릴 법이 없으니 못 살리는 거고.

5,000도 高熱에서 이뤄지는 神藥의 비밀

그래서 내가 약(藥)으론, 거기에 약이 있는데 우선 많은 사람이 이용하는 가치가 어디 있느냐? 연평도 천일염(天日鹽)인데, 연평도 바다의 물로 만든 천일염. 이걸 가지고 우리나라 왕대[王竹]에다 구워 나가는데, 마지막에 5,000도 이상 고열(高熱)로 처리하면 그 5,000도의 고열에서 따라오는 우주의 모든 색소(色素)가 그놈이 다 색소가 들어오는데, 들어오게 되면 그 고열에서 이루어지는 게 뭐이냐? 그 분자라는 건 고열에서 다 녹아서 파괴돼요.

그런데 불속에서 생기는 분자가 있다? 그게 뭐이냐? 암치료 약이다 이거야. 또 포자가 있다. 그게 뭐이냐? 인간 생명을 다시 존속시킬 수 있는 힘이 있다. 그래서 그 5,000도 고열 속에서 생기는 분자와 포자는 상상도 못 하는 비밀이라. 그러면 이 색소하고 분자하고 포자하고, 이 세상에서 하늘엔 색소, 또 중간엔 분자, 생체를 하나 만들어 놓으면 포자. 이 세 가지 중에 어느 거고 고열에서 이루어지게 되면 암을 치료하는 거라.

그래서 암약(癌藥)은 거기서 나와야지 나올 데가 없다. 그러면 오핵단(五核丹)은 어디서 나오느냐? 호흡에서 이루어진다. 우주의 색소를 흡수해 가지고 간(肝)에 들어가 이루어지는 건데. 그러면 그것보다 간단한 게 뭐이냐? 우주의 색소를 완전분해시켜 가지고 다시 변화시키는 분자·포자 세계가 온다. 그래서 나는 그거로라도 임시 급한 환란(患亂)을 구하면 얼마나 좋을까, 그런 생각을 하나 그것도 내 힘으로 힘들어요. 나는 힘이 없는 사람이라. 안다는 거 가지고 통한다? 그건 힘들어요. 그래서 약쑥으로 뜨라. 그저 주먹구구가 제일이니까. 무식한 상(常)사람이 돈을 벌지, 갓을 쓰고 다니는 학자는 돈을 못 벌어요. 그래서 나는 덮어놓고 사람 살릴 수 있는 법은 그 육두문자(肉頭文字)로, 불로 막 지져라! 그 약쑥으로 뜨는 거야. 이건 육두문자야. 불로 막 지져 붙이는 거이 오늘 현실엔 좋은 묘법이라고 해도 돼요.

쑥뜸엔 반드시 靈草 - 약쑥만을 쓰라

그래서 내가 답답하면서도 무지하게 놀아야만 되겠구나 하는 거이 그 책에다가 뜸법을 내는 거라. 그렇게 무지하게 놀지 않고 좋은 선약(仙藥)을 만들면 좋은 줄 알아요. 나도 인간인데 그저 남이 힘들어서 죽어가는 거, 그걸 눈으로 어떻게 보느냐? 그렇지만 그 생명을 구하고 봐야 한다 해서 그런 걸 책으로 써요.

구법(灸法)을 쓰는데, 그 약쑥의 비밀은 한이 없어요. 여기 지금 지방에 살아 있는 사람 중에 약쑥을 사용하면 뭐하느냐? 그저 떡 해 먹는 떡쑥이 있는데, 그놈을 말리어서 뽕아[빻아] 가지고 팔에다 뜨고서 지금 30대 청년이 팔을 못 써요. 힘줄이 굳어지고 신경은 마비돼 버리고 그래서 팔을 못 쓰고 한쪽 팔이 아주 굳어 있는데, 그거이 저 전라남도에 있어요.

그것도 봤고, 우리 자식놈하고 아는 사람인데, 그래서 그걸 어떻게 했으면 좋겠습니까 하기에 그건 진짜 약쑥으로 고치는데 그건 속하게는[속히] 못 고친다, 이거고. 또 인진쑥(茵蔯蒿)이라고 있는데 인진쑥도 쑥이 아니냐? 그걸로 중완(中脘)에 뜨고서, 화독(火毒)이 심장에 들어가 죽어버렸으니 그건 병신 될 시간도 없어. 그걸 나는 보고 인간의 미련이 이렇구나, 내 약쑥은 신령 '령'(靈)자 영초(靈草)인데 그렇게 사람을 죽이진 않아요. 만병(萬病)을 치료해도 안 죽여요.

그래서 세상엔, 이렇게 모르는 사람세계엔 저렇게 죽어가는 사람도 있구나 하는 걸 내가 눈으로 보고, 지금 병신 되어 산 사람, 또 중완에 뜨다 죽은 사람, 그럼 이건 반드시 세상은 가르쳐야겠구나 하는 거이 절실해요.

여러분이 아무리 훌륭해도 배우지 않으면 안 된다, 전생(前生)에 각(覺)을 하고 오면 금생(今生)에 날 바람에 환히 아니까, 그 사람의 머리엔 글도 있고 우주의 비밀도 있고, 다 있는데 그걸 이용할 수 있느냐? 그건 세상에 가게 되면 스루스루 되는 거인데.

그래서 옛날에 석가모니불은 억천만사(億千萬事)가 절로 되니라. 그 심산(深山) 속에 돈이 있는 양반이 절을 지어준다? 그러면 집에서 몰래 나가서 중 되는 사람이 있다. 중 되는 사람을 누가 끌고 가서 가둬놓고 중 만들 수는 없어요. 이북처럼 간첩을 만드는 재주 있으면 몰라도.

세뇌공작이 그렇게 빨리 안 되는 것이 불자(佛子)라. 그것도 고집이 세서 말을 안 들어요, 이런데. 그 불자가 절로 부처님하고 인연이 깊어서 부모가 말려도 말 안 듣고 가요. 그래서 시주해 가지고 절을 지어 놓으면 거기 가서 절을 지키고 부처님을 모시고 한세상을 사는데, 이건 누가 시키지 않는다 이거라.

이것이 모두 절로 되는 일이라. 그래서 나는 그 절로 된다는 말씀을 그대로 따르는 사람인데. 그런데 오늘까지 아는 것을 왜 내놓지 않느냐? 앞으로 절로 되는 시간이 온다 이거라. 그건 뭐이냐? 2000년대엔 곁에서 막 죽어가는 것을 보니까 내게 와서 묻지 않을 수도 없고, 내가 그때 늙어 죽는 시간에도 내가 써놓은 글 못 봐서 애쓸 수 있는 시간이 오니 그때에 전하는 것이 완전무결한 거라.

그럼 많은 사람이 이상한 병으로, 괴질로 죽어가는 것을 모두 보고 그 책에다가 그런 괴질은 어떤 약 쓰니 낫더라 하는 걸 전부 일러주면 그 책은 그때 가서 보물인데, 오늘 그런 책을 써놓으면 어떤 병으로 죽는데 무슨 약이 좋다? 그런 병이 지금 세상에 없는데 누가 곧이들어. 그러게 내가 광복 후에도 하는 말이 나 죽을 적에 나오는 글은 그게 좋은 글일 겝니다.

여자가 남자 되고 무식한 사람도 부처가 되고 이런 세상이 온다. 그래서 나는, 살아서는 인간의 존대받을 수 없다고 나는 늘 생각했고, 죽은 후엔 날 괄시할 수 없을 게다. 그건 후세에 기적이 나오니까. 이래서 내가 머리에 든 것을 세상에 왜 숨겨두느냐? 많은 사람을 죽이고 있느냐? 이거이 할 수 없지 않으냐 이거야. 매사가 절로 되는데 발버둥쳐서 될 수는 없는 일이고.

사는 원리 陽神과 죽는 원리 陰鬼

그래서 아무것도 아닌 뜸쑥으로 떠라. 이런 무지한 말을 해요, 하고. 여기에 뭐가 있느냐? 죽을 적에 인간이 병드는 건 기약즉병상인(氣弱則病相因)이라 했고 또 음기여강필폐상(陰氣如强必敗傷)으로, 옛날 양반들 말씀대로 음기(陰氣)가 성(盛)하게 되면 꼭 죽느니라, 반드시 죽는다는 건 꼭 죽는다는 말이오. 이러니, 그러면 어떻게 되느냐? 내가 그걸 많이 실험해 보니 사실이다 이거요.

음기가 성하면 병이 나는데 병이 나면 모든 조직이 파괴되고 살은 변질이 된다, 이거야. 살이 변질이 되면 상(傷)하는 거라. 그래 살이 변질되면 나를 도와주는 신(神)이 있을 곳이 없어. 그래서 그 신은, 양(陽)이 신이고 음(陰)은 귀(鬼)인데, 그 신이 양기가 다 떨어져 가고 생신력(生新力)이 부족해 가지고 생기(生氣)가 말라붙으면 전부 상한다. 다 상하게 되면 어찌되느냐? 그 신은 귀(鬼)로 돌아간다. 귀로 변해. 변하는데, 그럼 귀로 변하게 되면 귀가 뭐이냐? 사자(使者)야. 살이 다 썩어서 갈 곳이 없으면 영혼은 귀를 따라 나가버려. 그걸 죽었다고 그래요.

그럼 어떡해야 되느냐? 이 양기에 가장 좋은 약, 이걸 앞세우면서 병약(病藥)을 쓴다. 가상 간병(肝病)이면 원시호(元柴胡)를 써라! 황달(黃疸) 같은 거 오게 되면 인진쑥을 가미하라! 그러고, 두 가지를 돕는 호황련(胡黃連)을 가미해라, 이런 짓을 하지, 하는데.

그러면 이 신을 모르게 귀로 변환시키는 건 뭐이냐? 음기였다 이거야. 음기가 강하게 되면 살이 다 변질이 돼 죽어가는데, 이 살을 새로 생기를 도와줘야 살이 살아난다. 그래 이건 뭐이냐? 고인의 말씀, 고약(膏藥)을 만들되 거악생신(去惡生新)해야 된다. 그 나쁜 것은 싹 쫓아내고 새로운 살을 회복시켜 줘라. 그래서 고약에도 거약생신이 위주(爲主)인데 내가 약 쓰는 것도 그거요.

모든 생기를 앞세워 가지고 인간의 생명도 귀중하지만 그 육신의 생기가 제일 귀중해요. 생기가 없으면 생명은 끊어지니까. 그래서 죽어가는데 음기(陰氣)가 뭘로 변하느냐? 귀(鬼)로 변한다! 귀가 뭐이냐? 사자(使者)다. 이 귀로 변하는 이 귀를 뭘로 다시 신(神)으로 환원시키느냐? 첫째, 양기(陽氣)다. 둘째, 양기가 성(盛)하면 귀는 신으로 변한다.

그럼 병은 어떻게 낫느냐? 해독성(解毒性)을 이용해라. 거기 집오리요. 지금 세상에서는 우습게 알아도, 집에서 기르는 오린데, 이 오리 뇌는 내가 몇 번 말한 건데 오리 뇌엔 그 해독약이 강해요. 청강수(靑剛水 : 염산)를 멕이면 궁글다가[뒹굴다가] 바로 일어나 또 먹어요. 이런 비밀을 간직한 놈이라. 그래서 그 오리를 이용하는 거와, 또 오리 창자가 제일 유리하니까.

또 밭에 심은 마늘. 논에 심은 마늘은 조금씩 먹는 건 좋아도 한꺼번에 200이나 약으로 쓴다면 그 마늘은 매운데, 매운 건 수은(水銀)이 매워요. 그러면 그 마늘을 논에 심으면 농약을 40년 이상을 치고 보면 그 논은 전부 화공약으로 변화해 있어. 흙이 아니라. 그 흙은 화공약(化工藥)이라. 그 흙의 화공약을 한데다가 모아서 그 화공약만 뽑아내 가지고 무엇도 죽일 수 있는데, 버럭지만 죽는 게 아니라 사람도 버럭지의 하나라.

우주 넓은 공간에서 볼 적에 사람도 한 버럭지에 불과한데, 큰 버럭지는 안 죽느냐 이거라. 그건 시간이 오래면 결국 죽는데, 그래서 오리가 필요한 것은 그거고, 밭마늘을 쓰는 건 화공약독의 양이 적다. 그래서 암을 고치는 약은 되나 암을 고칠 수 없는 화공약독을 많이 함유한 놈은 쓰지 말아라 이거고.

또 산도랑에 나는 고둥, 그 깝데기[껍데기]의 새파란 물은 어머니 숨 쉴 때 그 피가 사람 될 적에 간(肝)이 이루어지는 원료가 고놈인데, 간암(肝癌)에 그거 안 쓸 수 없고 또 모든 생기(生氣)를 도와주는 데 그거 안 쓸 수 없는데.

그래서 나는 그 비밀을 몇 가지 이용하는 것도, 오리 죽이는 걸 내 마음에 살생(殺生)이라고 생각해서 사람이 그걸 많이 죽이고 산다, 그것도 항시 내가 일러주지 않을라 하는데 지금엔 너무 많으니 할 수 없이 최후로 한번씩 써보라 했어. 죽을 수 있는 시간 내에는 효(效)를 못 보는 일이 많아도 그 울고불고 하는데 안 보면 몰라도 보고서 일러주지 않을 수 없어서 나도 요행을 생각하고 일러주는 거라. 그럼 그중에 요행을 따라서 사는 수도 있어요.

全身에 퍼진 암을 수술한다고 사나

그러나 간암은 많이 죽는다 이거야. 열이면 일곱 이상이 죽으니, 내가 이건 살지 못할 걸 왜 일러주느냐? 오리 생명만 버리는 거 아니냐? 그러나 내가 죄를 더 지을 수밖에 없다. 그래서 산토끼는 어렵고 집토끼래도 토끼 간을 다섯 개씩 더 넣어라. 그런 후에 간암이[간암 환자가] 사는 숫자가 지금부터 많아.

그러면 그 사람이 토끼 간을 다섯 개씩 넣는 걸 10번 먹으면 토끼는 쉰(50)마릴 죽여야 돼. 오리는 2마리씩 열 번이면 20마리 죽고. 그러면 이런 생명 70마리 이상을 죽여야 되니 인간이 나와서 그런 살생만 세상에다 전하고 간다. 그건 내가 안 할려고 했는데 모든 약물을 구비하게 제조해 놓을 수 없는 형편에 죽는다고 울고불고 할 적에는 나는 지옥 구석방에 가서 살다 죽을망정, 할 수 없이 일러주는 거라.

그래서 예수를 믿을래도 나는 지옥 구석방에 들어가서 못 믿을 거고, 불교를 믿을래도 지옥 구석방에 가는 걸 아니 극락엔 어차피 못 갈 거, 그래서 내가 지금 마음에 안 해야 될 짓을 하고 살아요.

폐암은 그렇지 않아. 그런 걸 죽이지 않아도 폐암은 살 수 있는데. 자궁암이 그리고 뇌암, 유방암은 쉽게 나으니까, 그건 다 되는데. 아 이거 간암은, 직장암·간암 이건 참으로 마음이 괴로워. 신장암도 그렇게 많은 생명을 안 죽이고 구할 수 있는데. 그래서 내가 간암[간암 환자]이라고 들어오면[찾아오면] 많이 들어오는 날, 간암이 30명이나 들어오는 날이 있어. 그날 저녁에는 내가 잠이 안 와.

인간이 어찌 이런 못할 짓을 하며 살고 있느냐? 그렇다고 역부러[일부러] 죽여버릴 수도 없고. 간암이 안 오면 좋겠다고 부처님에 빌어도 보고 예수님에 빌어도 봐. 이걸 어떻게 하느냐? 나만 괴로울 뿐이라.

그래서 이렇게 어려운 시기에 누구도 자기가 살 수 있는 법은 자기가 알아 해라. 오핵단(五核丹)을 만드나[만들거나], 삼보주사(三寶注射)는 어렵고, 오핵단은 만들 수 있고. 그래 만들어 두었다가 지금은 핏속에, 전부 공해로, 세포가 전부 암으로 다 되어 있으니 그것이 어느 허약 시절에 발견되면, 째보면 수술할 곳이 없어. 전신에 퍼져 있는데 어딜 잘라버릴고? 잘라버려야 또 모아들어 죽어버리니.

그래서 의사의 괴로움이 뭐이냐? 화공약독으로 암(癌)이 오는 거. 그걸 수술하면 될까 하고 째보면 전신에 퍼져 있는데 그걸 이름하기를 전이(轉移)됐다고 한다? 다른 데에 전이됐다, 전이된 거 아니야. 전신에 조직이 되어 있는데 전이가 그럴 수가 없다는 겁니다. 옛날의 암이 아니라.

그래서 그걸 내가 못할 짓을 하면 일러준다. 또 그 무지막지한 살을 태우라, 이러면서 내가 지금 죽지 않고 살아 있다는 걸, 나도 나를 거울을 보며 네가 지금 살고 있느냐, 지옥에서 죽어 있느냐? 이러며 살아 있어요.

그런 세상을 산다는 게 얼마나 괴로우냐, 찾아오는 사람을 내쫓질 못하고, 많이 오는 날엔 일요일에 170명이 더 와요. 그럼 밤 12시까지 못 살게 굴어. 마누라는 미쳐 가지고 고함을 치고 돌아가고. 이게 이러고 사느냐? 그래서 모두 우리 마누라는 고약하다는 거이 아마 전국에 소문났을 거요. 그 미쳤으니까 뭐 고약할 밖에.

나도 또 욕쟁이라는 건 전국에서 알게 될 거요. 막해 퍼부어. 시퍼런 젊은 녀석들이 늙은이 죽어가는 걸 와 이렇게 들볶아 주니 좋으냐? 개 같은 놈들이라고 욕해요. 이러고 지금 살고 있어. 그래서 이거 생(生)의 애(哀)냐 뭐이냐 하는 말을 해요.

당파싸움 멈추고 좋은 건강법 개발을

그래서 모든 세상에서 같이 합심해 가지고 좋은 일이 있으면 힘을 모아 가지고 좋은 일을 해나가면 좋은데 오늘까진 안 해요. 안 하니까, 이걸 내가 알았다고 해서 되는 것도 아니고 그래서 이런 일이 있으면 이거 호소하는 거요. 호소 안 할 곳이 없어요 다 해야 돼요.

그런데 지금 우리나라 국력이 쇠(衰)해 갈까 봐 걱정이 뭐이냐? 당(黨)은 싸우지 말고, 싸우면 나라의 힘이 줄어들어. 사람은 건강해야 된다! 병들면, 병들어 죽어가는 사람이 많은 나라가 어떻게 훌륭한 나라가 될 수 있느냐? 나라의 힘이 사람의 힘인데 백성의 힘이 나라의 힘인데 백성이 전부 병들어 죽는데 나라의 힘이 어떻게 약화되지 않느냐? 정당 싸우는 것보담도 나는 빨리 모든 민족이 건강했으면 좋겠다.

그러나 이거 건강법은 있는데, 누구도 날 돕지 않으면, 혼자서 빈방에서 12시까지 잠을 못 자고 싸우며 쫓아 보낼라고 애쓰니, 남의 죽어가는 사람을 쫓아 보낼라고 애쓰는 나의 심정이 어떠냐? 이건 있을 수 없는 일이 지금 있어요.

그러면 2000년대까지 이러고 어떻게 사느냐? 2000년대 전에 어떤 대책을 세우면 좋겠다, 높은 자리에서는 지금 당장 바쁘니 내 말 들을 수 없다는 걸 나는 알고, 어쨌든 우리끼리 힘을 모아서 우리 세상을 좀 슬기롭게 극복해 주면 어떠냐 하는 건데.

오늘날의 화공약의 피해를 막기 위해서는, 치료법을 일러주는 것보다 그 치료법을 같이 합심해서 좋은 생산을 해 가지고 치료를 합시다 이건데, 오리도 이 나라에는 지금 별로 없어요. 앞으로 얼마 더 가보시오. 빨리 부화시켜 가지고 많이 기르면 몰라도. 오리는 서해안 감탕물에서 기르는 오리 더 좋으나, 그건 지금 제대로 아직 못 하고 있고.

그래서 오리가 우선 급하고, 또 그다음에 산도랑의 고동도, 다슬기라고, 다슬기가 지금 수효가 적어. 다 잡아 치운 다음엔 어떻게 하느냐? 그래서 우리는 무에든지 많이 양식(養殖)해 가지고 산에는 곰을 기를 수 없으니 웅담은 안 되고, 사슴을 산에다가 많이 길러 가지고 몇억 마리 생산되면 되지 않느냐? 그것도 어렵고.

옻나무가 가장 좋은데 옻나무는 옻을 가지고 내가 암을 원래 많이 고쳐본 사람이라. 그런데 이놈의 옻은 오르는 사람 때문에 안 되고. 오르지 않게 할 수는 있으나 또 안 맞는 사람이 있어요. O형 속에도 옻이 안 맞는 사람이 있고 A형 속에도 안 맞는 사람이 있고. 이래서 그걸 염소에다가 멕여 가지고 약을 만들어봐도 당뇨에 천하의 신비약이지만 A형은 좀 더디고 O형도 더디고 이러니. AB형하고 B형은 빠르고.

그래서 평생의 경험을 다 하고도 눈이 어두워 가는 늙은이들은 노루를 갖다가 어느 골짜구니[골짜기]에 놓고 옻나무순을 뜯어 먹고 겨울에는 옻나무 깝데기를 벗겨서 사료로 주고. 토끼도 그래요. 토끼도 옻나무 깝데기, 옻나무순을 먹게 되면 1년 이상을 멕이면 토끼 간이 2개만 가져도 눈이 어두워 가는 사람, 눈 밝힐 수 있고, 노루 간은 말할 수 없이 좋아요. 그 옻나무순 먹은 놈이라.

지금 병아리새끼 하나 제대로 키울 힘이 없이 산다, 이건 참으로 인간이 부끄럽게 사는 세계라 내게는, 그래서 이런 걸 내가 안타까이 생각하면서 여기에 모인 여러분 앞에 호소하는 건데 다 각자가 자기 살 수 있는 것, 자손을 살게 할 수 있는 거, 이웃도 살게 할 수 있는 거, 이런 힘이 필요하다 이거요.

옻나무의 신비도 얼마든지 이용할 수 있는 건데 왜 못 하며 그걸 많이 이식(移植)하면 되는데 옻나무씨를 지금 발아(發芽)시키는 법을 식물학자는 안다고 하는데 내가 다 알아봤고, 이러면서도 우리나라에서는 그거 아주 옻이 오르는 거 싫어서 근접을 안 할려고 해. 그것도 어려운 일이고 또 민물고둥 그걸 양식하는 이들이 별로 적어. 오리 같은 신비한 해독성을 가진 놈도 제대로 지금 세상에서 이용가치 있도록 길러 가지고 써먹질 않아요.

그래서 내가 하는 얘기는 이 화공약은 어차피 우릴 죽이는 건 기정사실이니 지금까지 몸의 조직을 가지고 있는 화공약독은 2000년 안에 얼추 죽여가니 그걸 이기는 수밖에 없다, 내 말은 그거요. 그걸 이기는 법은 뭐이냐? 모든 약물을 합성하고 배양하고 또 모든, 그 억지로 고치는 거, 뜸 뜨는 거 무지막지한 뜸이라도 우선 건강을 회복하고 봐야 한다.

또 앞으로 화공약독의 피해를 하나라도 피해가며 살아보자. 그걸 전부 없이 하고 살 수 있는데, 그래서 내가 하는 말은 한마디로 뭐이냐? 좋은 비법(祕法)을 이용해라, 이거고. 또 좋은 약은 좀 재배해 다오 이거고. 좋은, 거기에 해당되는 짐승들 길러 가지고….

일반화된 당뇨병 식이요법의 위험성

내가 광복 후에 어떤 친구가 아주 거부(巨富)인데 당뇨를 20년 앓는데 식이요법(食餌療法)을 한다 이거라. 식이요법 뭐이냐? 박사한테 치료를 받는데 땅콩을 즙을 내어 먹는다. 어 그거 소경 돼라. 거 왜 그러냐? 땅콩은 비상(砒霜) 기운이 얼마 들어 있어, 비상 기운이 있어서 시신경(視神經)을 전부 녹여주니 소경 될 밖에 더 있느냐? 소경 당뇨를 앓고 있으면 어찌되느냐? 그거 난 권하지 않는다. 아, 그래도 다 그렇게 하고 있는데요? 아, 글쎄 난 그걸 권하지 않아.

또 "순두부를 먹고 있습니다" "어, 두부 속의 간수가 핏속에서 어떤 역할을 하느냐? 동맥을 경화시키지 않으면 그 말하는 성대신경(聲帶神經)을 마비시키니, 넌 벙어리 되면 좋을 거구나" 난 이런 말 해요. 벙어리 되고 싶어 하는 사람, 벙어리 돼라! 소경 되고 싶은 사람 소경 돼라! 그러고 음식을 너무 가리지 말아라. 영양실조에서 오는 건 도대체 뭐냐? 그것도 병이다. 수명을 단축시키는 영양실조를 그거이 식이요법이라 하느냐? 나 그런 거 원치 않는다 이거고.

또 채식이 좋다? 거 화공약 많이 치고 먹으니 그 빨리 죽어야 되지 않겠느냐 이거고. 또 무에 있느냐? 채식이 좋다 하고 현미(玄米)쌀을 가지고 먹는다? "어, 그거 좋다? 현미쌀은 현미 중에, 그 겉에 고운 겨가 있는데 그것 살인약이니라! 그것 먹고 빨리 죽어야지, 그거 아픈데 괴로울 게 뭐냐? 안정사(安靜死 : 안락사)라고도 있는데 그 빨리 먹고 죽는 거 좋지. 오래 앓고 고생할 거 있니?" 내가 친구들 보고 그러며, 농담하며 욕 반 농담 반 말을 해요.

건 뭐이냐? 난 아무것도 아닌 사람이라. 아는 건 다 알아도 세상에서 나를 알 필요 없어. 그래서 땅콩 먹고 죽는 당뇨, 또 순두부 먹고 간수의 해(害)를 보는 당뇨, 또 채식을 하다가 해를 보는 당뇨, 또 현미밥을 먹고 현미쌀을 가지고 먹는 당뇨, 그건 난 "전부 일찍 죽으면 좋으니라, 고생 하루 더 할 게 뭐냐" 이러니, 그 사람들이 내 말을 듣고 그 현미를 다시 갈아 가지고 고운 겨를 기름 짜보면 그 기름, 사람 못 먹어요.

거기다 양잿물 넣게 되면 중화(中和)되는 걸 눈으로 보고 난 후에 그래 대전(大田)서 그전에 그 기름 짜 가지고 양잿물로 중화시키는 걸 여러 사람이 해보구. 그게 지금 식용유(食用油)로 나와요. 그 겨의 독이 양잿물하고 함유해서 가라앉은 후에, 위에서 건져서 그것을 식용유로 먹는데.

그러면 그 사람들이 내 말을 들어보구 난 후에 날 믿는 사람이 상당수가 있어요. 안 해 보고는 믿지 않아요. 땅콩 속의 비상(砒霜)을 완전히 알아낸 후에 내 말을 믿을 거구. 이 간수에, 두부에 간수 기운이 있는 건 사람마다 아는 거고. 음식물이라 말하면 안 되는 그런 음식물이 많아요. 그거 왜 그러냐? 논에 심은 고추, 시커멓게 독이 오를 때 짜서 누구도 마셔봐요. 코에서 피가 터지고 직사(直死)해요.

그걸 김치를 담그든지 고추장을 담그든지 조금씩 먹어서는 좋으나, 거 한꺼번에 한 사발 쭉 마시면 직사하는데, 이런 걸 내가 눈으로 보고도 왜 말을 못 하느냐? 그건 많은 사람에 해 될 말이니까 안 하는 건데, 지금에 와서는 앞으로 그런 걸 논에 심어 가지고 점점 무서운 죽엄[죽음]을 죽어야 되느냐? 그래 나도 이제는 참는 데도 한도가 있다고 했잖아요. 한도가 있어.

미래질병 – 傷神病의 원인

그래서 앞으로 그 논에 토질이 오염된 오염도가 너무도 팽창해 있는데 그 땅에다가 고추를 심어 먹는다? 고추의 매운 것이 그거 수은독(水銀毒)이에요. 고추는 언제든지 수은독을 흡수하고 비상독을 흡수하는데 아주 그놈이 묘한 놈인데, 우린 그걸 정당한 분석을 해 가지고 완전무결한 식품을 못 만들어요.

그래서 나는 고춧가루를, 사온 고춧가루를 잘 안 먹지요. 안 먹는데, 마누라는 그걸 먹고 오늘 죽네 내일 죽네 하게 되면 또 좋은 약을 일러서 그 수은독을 제거합니다. 제거하면 좀 살아나요. 고추를 원래 좋아해. 그래서 난 고추를 일절 안 먹고 그러니깐 내외간에도 서로 달라요. 또 난 종교도 일절 안 믿고, 마누라는 천당 가겠다고 밤낮 믿고. 그래서 우린 내외간이 서로 달라요. 영감은 고추를 싫어하는데 마누라는 좋아하고, 또 먹다가서리 죽는다고 코에서 피가 나오고 별짓 다하면, 그땐 또 수은독을 제거하면 한동안 살아요. 수은독이 또 팽창하면, 또 제거시키고, 이

거이 살아가는 오늘입니다.

그래서 여러분도 거기에 대해서 유의해 주면 얼마나 좋으냐 이거지요. 난 집에서 그렇게 고통 치르면서도 늙은이라 싸우지도 못하고 우물우물 넘어가는 겁니다. 그러니 앞으로 모든 음식물도 주의해야 되고 이제는 가장 무서운 시기가 왔어요. 2000년대에는 절대 넘어가는 데 어려워요.

그러니 미리미리 주의하고 약물도 많이 준비해 놓고 서로 이웃이 같이 살아야 되는데, 그런 시기는 지금입니다. 앞으로 10년이 넘는다면 어떻게 되겠어요. 구원할 수도 없어요. 그때 책을 내가 쓸 수도 없고.

죽은 후에 나오는 책에는 2000년대에 지나가게 되면 말 못 할 병이 있어요. 그땐 아무가 봐도 멀쩡한 사람이 눈 뜨고 정신이 빠져서 '멍'하는데 뇌(腦)가 다 녹았어요. 약독(藥毒)으로 뇌가 녹아서 모르게 모르게 서서, 앉아서 죽어버려요. 그걸 무슨 병이라고 하느냐? 그걸 병이라고 하는 게 아니라 상할 '상'(傷)자, 귀신 '신'(神)자 상신병(傷神病). 귀신이 녹아버렸어요. 화공약독은 귀신도 녹아요. 그러니 이런 세상을 우리가 슬기롭게 넘기자 그거 호소할 뿐입니다.

알고도 못 고치는 불구 치료법

이 인간의 불구가 많은데 내가 살아 있는 동안에 80년간 불구를 눈으로 봐. 내가 불구를, 못 고치는 불구자가 없는데 어찌 내가 있으면서 저걸, 불구자를, 저대로 두고 있느냐? 그거이 무능하다는 겁니다. 인간이 못나면, 그런 게 못난 거야. 그렇게 귀신도 못 하는 재주를 가지고 그렇게 무능하냐? 내가 나를 생각하는 거, 또 그렇게 못생긴 짓을 하느냐? 그렇게 무능하고 못생긴 짓을 하는 인간이 나라.

암(癌)이라는 거 어디까지나 시한부 인생이라. 이건 치료법에 약물의 치료기간이 합일점에 달하지 못하면 약 쓰는 도중에 죽어버려. 약 효과

나기 전에 죽는 사람 살리는 법은 없으니 안 되고. 이 불구라는 건 80이 되도록 불구가 사는데, 그러면 그동안 의학의 미달(未達)이 그렇게 큰 무서움을 가져와. 얼마든지 고칠 수 있어. 그런데 왜 못 고치느냐? 내가 못났다, 내가 무능하다, 날, 늘 내가 원망해요.

그 불구가 사는, 그 불구를 원망 안 해. 나라에서 무능하다고 원망도 안 해. 내가 그런 능력이 있었으면 그걸 왜 못 고치겠어요? 그래서 완전 무결한 치료법이 있는데 불구가 왜 저러고 댕기느냐? 내게서 불구가 나은 사람이 지금 이 나라에 뭐하나요?

앉은뱅이는 관원(關元)하고 족삼리(足三里)요, O형은 춘추(春秋)로 뜸을 뜨되 심장부에 화독(火毒)이 범하지 않을 정도로 뜨고, 사상의학(四象醫學)에 심장 기운이 강한 자를 소양인(少陽人)이라고 안 하고 비대신소왈소양(脾大腎小曰少陽), 이건 잘못된 거라. 비장(脾臟)을 내세우는 게 아니라 나는 심장(心臟)을 내세워. 심장에 화기(火氣)가 콩팥의 수기(水氣)가 제거되지 않으면 반드시 이거는 위험한 인간이라. 그래서 모든 공해독에 가장 감염(感染)이 강해. 그런데 이런 사람은 뜸을 뜨게 되면 화독이 심장부에 빨리 오기 때문에 아침에 자고 일어나면 골 아프고, 숨이 차고 이럴 적엔 족삼리를 떠서 빨리 풀어라. 그리고 쉬었다가 봄에 그러면, 가을에 조금 뜨고 또 그러면, 쉬었다가 그 이듬해 봄에 뜨고. 스르스루 오래 뜨면 된다 이거야.

그러나 B형·AB형·A형은 그런 일이 적으니, 화독이 심장부에 빨리 오지 않으니 조금 빨리 고쳐도 된다 이거라. 내가 5년에 고친 사람도 있지마는 일러주어 가지고, 10년까지 걸린 사람도 있는데 그건 O형이라. 그 사람이, 90% O형 피 가진 사람은 다 죽었는데 그 사람은 지금도 건강해. 그건 무슨 이유냐? 뜸의 효과다 이거라.

中脘·丹田에 쑥뜸을 뜨라

그래서 불구의 신세가 그리 안 될라면 가장 무서운 결심을 해야 되는데, 그건 치료법이 뜸이라. 그건 약으로 못 고치고 침으로 못 고쳐요. 침은 염라국에 갔다와도 그건 못 고쳐요. 그래서 앉은뱅이는 관원, 족삼리로 고쳐야 되고, 꼽추는 중완, 관원을 떠야 고치고. 구흉구배지. 잔등이 구부러들고 가슴이 나오고 이런 거, 그건 중완하고 관원을 뜨는데 모르게 모르게 우그러들어 가요.

누구도 실험해 볼라면 어느 사람 막론하고 물렁뼈가 전부 염증 기운이 전혀 없는 사람은 없어요. 그래서 물렁뼈에 염증 기운이 있기 때문에 물렁뼈가 고임돌에 한 가진데, 고임뼈인데, 그거이 다 적어져 가지고 허리가 내려앉지는 않아도 약간 구부러들어요.

그런데 중완하고 관원에다가 5분 이상짜리 뜸을 떠 가지고 500장이고 1,000장이고 뜬 후에 키를 자에 놓고, 떠 가지고 그때 가서 그 자 있는 데 가 서면 5cm 큰 건 전부가 커져요. 그리고 또 6cm 이상 커지는 것도 많은데 늙은인 많이 커져요. 이런데, 그게 3cm도 안 큰다? 이건 뜸을 잘게 뜬 거. 5분 이상짜리 뜨면 다 커져. 그건 고임뼈가 그 물렁뼈인데 그 물렁뼈가 완전무결하게 제자리를 지키고 있으면 절대 구부러들지도 않고 키가 줄어들지도 않아요.

그래서 나는 그런 일을 여러 사람을 보았기에 완전무결하게 세상에 공개하고 싶은 거, 이런 계제에 한다 이거야. 그건 뭐이냐? 어차피 우리는 화공약독으로 죽어가는 오늘이니까. 그런 세상을 위해서 하는 말 속에는 그 꼽추도 살리고 앉은뱅이도 살리고, 또 병신, 지팡이 짚고 댕기는 병신도 살리고 다 살리니라 이겁니다. 그러면 화공약독만 제거하느냐? 그런 불구도 회복된다. 그러니 말하는 거지.

내가 2000년대 가게 되면 오늘하고 말이 또 완전히 다를 거요. 그땐 그때에 필요한 말을 해야 되고, 곧 후에 닥쳐오는 건 또 달라. 오늘은, 지금 암을 모두 무서워하지만 암이 아니야. 화공약독이야. 그러면 더 이야길 해야, 긴 이야기를 시작하면 맺지를 못하고…. 이젠 육두문자(肉頭文字)가 제일 필요해요. 막 지져 붙여라 이겁니다. 그저 그렇게만 알고 이 자리에서 실례합니다.

〈제3회 강연회 녹음 全文 : 1986. 11. 28〉

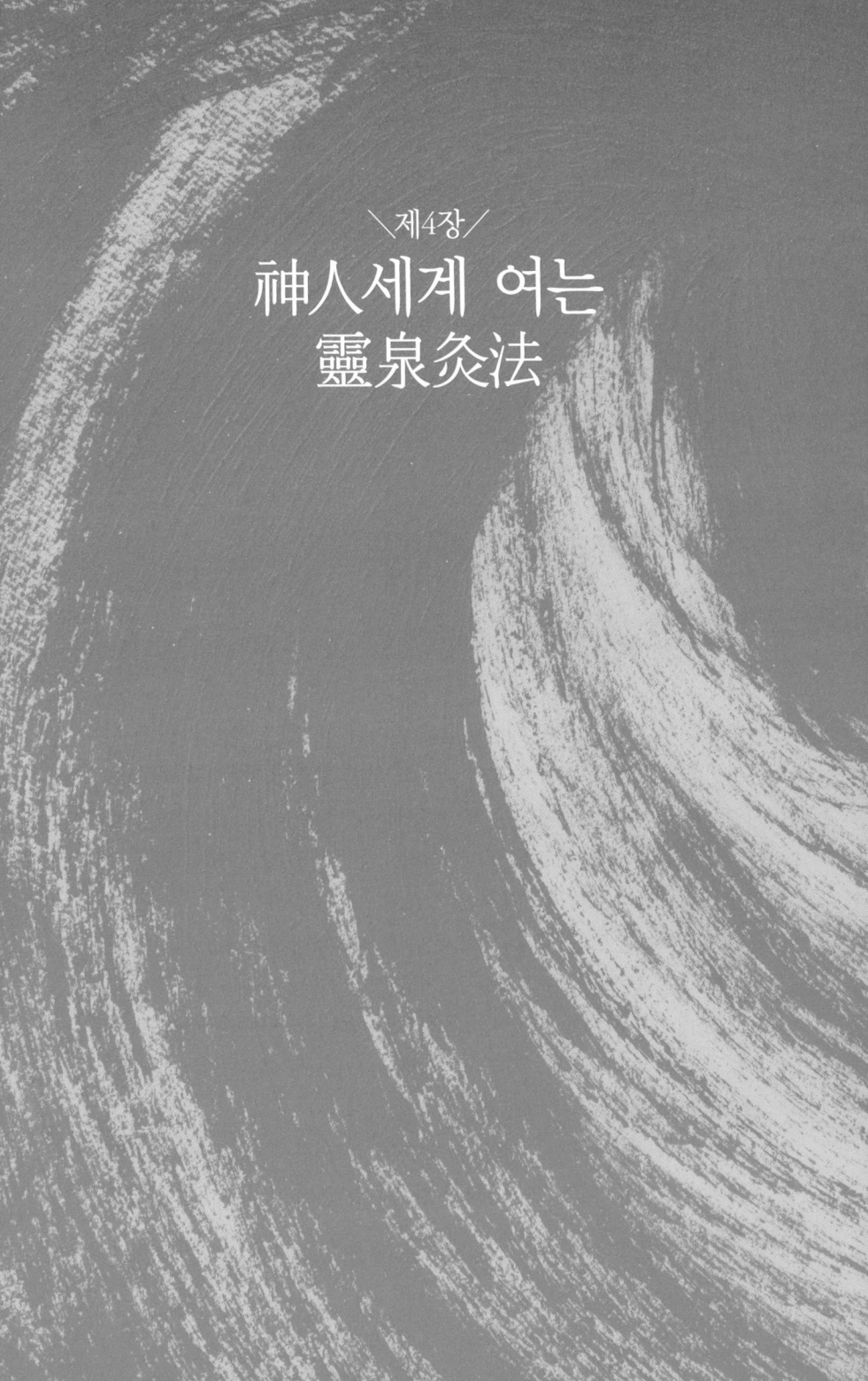

제4장

神人세계 여는
靈泉灸法

靈泉 개발법으로 神人世界 창조

　여러분 앞에 이 사람이 머리를 들고 앉아서 미안한 말을 드리는 건 뭐이냐? 저도 이제는 잊음이 많아 가지고 하던 말도 잊어버리고 못 하는 사람으로서, 여러분을 대한다. 또 이렇게 어려운 걸음을 하신 양반들 앞에 나로서는 미안하기 그지없으나 초대는 받았고 또 할 수 있는 말은 부분적으로 있어서 여러분을 대하는데, 이렇게 오셔서 감사해요.
　지금 이야기할 말은 뭐이냐? 이 우주에 모든 약분자(藥分子)라고 말은 하는데 그건 왜 그러냐? 그 모든 과거를 죄다 이야기하기는 너무 시간적으로 오래고, 우리나라는 지역은 영역(靈域)이다. 그 영역이란 말을 할 수 있는 이유는 뭐이냐? 과거에두 몇 차례 이야기한 바지만 영역이요, 신국(神國)이다.
　신국은 단군할아버지가 신인(神人)이시라. 그러면 우리 국조(國祖) 할아버지가 신인이시니까. 또 이 땅엔 감로수(甘露水)가 있기 때문에 감로정(甘露精)분자로 모든 생물이 화생(化生)했기 때문에, 이 땅엔 풀이 나게 되면 산삼(山蔘)이 있다, 그건 신초(神草)라. 또 버럭지, 지네나 독사나 간에 구름 타고 댕길 수 있는 능력은 감로정의 분자세계(分子世界)에선 이뤄질 수 있다 이거야. 그러면 풀도 신초가 있고 나무도 신목(神木)이 있고 할아버지 국조는 신인이시다.

그러면 산(山)은 신산(神山)이다, 삼신산(三神山). 그런데 옛날에 조끔 어두운 얘기이나, 그건 뭐이냐? 강릉은 상고(上古)에 반목국(蟠木國) 수도다. 그때에 고을 이름은 청해군(靑海郡)이다. 이런 이야길 보았고 또 그 후에 수도가 몇천 년 후인지는 모르나 철원으로 옮겨 가지고 반목국이 철원에 옮겼을 때엔 소호금천씨(少昊金天氏)나, 전욱고양씨(顓頊高陽氏)나, 소호금천씨가 동지반목(東至蟠木)이란 순수(巡狩)에 대한 역사가 《공자가어(孔子家語)》에 약간 비친 점이 있구. 다른 양반 쓰신 덴 황제(黃帝)두 동지반목이라 하셨는데 그때에 금강산을 개골산(皆骨山)이라고 했어.

그리고 우리나라에 신선이 있는데, 신인 신선이 있는데 그 양반이 동해양반이라, 이런데. 그 양반을 만나본 사람 이름이 안기생(安期生)이라. 안기생은 동해상의 신선인데 그 양반이 신선을 만났다고 해서 동해 신선은 안기생이라고 하겠다. 그러면 안기생 뒤에 적송자(赤松子), 다 그 뒤의 같은 양반들이신데 이조에 양봉래(楊蓬萊)두 있어요, 이런데. 그리고 신라에 고운(孤雲) 선생님두 신선이라고 말씀하시지. 그러면 이 땅에 신산(神山)이 있음으로 해서 신선(神仙)이 있다.

그 신선은, 신산에서 나오는 감로수, 감로정의 힘으로 모든 생물이 화생하기 때문에 지구 전체에는 수정분자(水精分子)루 생물이 화생하는데, 우리나라는 지구의 제일 머리가 돼 있기 때문에 그 머리에 감로수라는 것이 그 머리에서 나오는 거라. 그래서 감로정 분자로 화(化)한 생물 속에는 그런 양반들이 역대 계승했다 이거야. 그래서 신초이기 때문에 그 감로정으로 화하는 분자세계에서는 그 약분자(藥分子)라고 하는 이유가 그거인데, 풀이 나면 산삼이다. 웅담, 사향, 녹용이 다 전부 좋은 이유는 그런 감로정으로 화생(化生)한 초목을 뜯어 먹는 관계로 그렇게 신비스럽다.

그러면 그 세계를 어떻게 개발하느냐? 완전히 신인세계(神人世界)로 화(化)할 수 있는 증거는 분명하니까. 그래서 나는 한 개체이기 때문에 한 개라는 인간이 지구에 영원한 광명(光明)을 전할 수는 없는데, 사후(死後)에는 사람은 생전에 영화를 누릴라면 어떤 명성을 날려야 된다 이거야. 젊어서 명성을 날리면 나도 젊어서 잘살 수가 있었다. 개체가 잘살 수 있는 마음을 가졌으면 죽은 후에 천고(千古)에 광명을 전할 수 없을 게다.

그래서 나는 죽은 뒤에 완전한 광명세계를 이루기 위해서는, 이 세계는 신인세계로 돼야 광명세계가 이뤄지는데 신(神)의 명(明)과 광(光)과 영(靈)을 이룰 수 있는 신(神)과 영(靈)의 힘을 사람마다 개발하면 된다 이거야. 그래서 영천개발법(靈泉開發法)이라구 내가 처음에 쓰고, 다음에는 전광체(電光體)라는 인간사회를 내가 완전히 창조할 수 있는 그건 신인(神人)세계다 이건데, 그건 다음에 죽은 후에 모든 학설에 있는 명사(名辭)인데 지금 거게 일부를 자꾸 내가 이야기하면 지금은 너무 일러요.

2000년대에 나타날 가공할 怪疾

그러나 지금에 와서 말하지 않으면 안 되는 문제가 있다. 그건 뭐이냐? 지금 핵가족을 장려하고 있는데 국가에서 하는 시책이라 도와줄 힘은 내겐 없구, 반대할 힘은 있으면 반대했어야 되느냐? 모든 사람이 애쓰구 가꾸는 걸 북을 돋워주는 것이 한 살 더 먹은 사람이 할 일이다. 또 아는 사람이라면 도와주는 것이 근본이 아니냐.

그래서 나는 말은 하고 싶진 않고 도와줄라고 하니 어떻게 도와야 되느냐? 우리가 해방 후에 좁은 땅덩어리에 많은 인구가 살자면, 화공약(化

工藥)에 대한 발달이 없이는 안 되고 이용하지 않으면 안 되고, 화공약을 사용하고 그 속에서 살고 있다. 그걸 먹어야 된다.

그럼 수질오염이나 공기의 오염도가 점점 짙어가니 그럼 2000년도에는 어찌되느냐? 2000년대 가게 되면 길바닥에서 어떤 혈액형 어떤 %에 해당하는 사람은 가다가두 오다가두 죽게 된다. 그럼 이런 시기엔 어찌되느냐?

화공약 속에서 생장한 어린 세대가 더욱 무섭다. 그러면 하날 낳아서 기르는데 하나가 그 속에서 희생되면 우리나란 어찌되느냐? 삼팔선이 절루 열리게 된다. 집집이 문을 닫고 자손이 없으면 이런 위험한 일이 올 수 있는 걸 알면서 그것이 2000년 후에는 오는데, 그러면 2000년 후에 오는 걸 지금부터 예방하는 것이 잘못이 아닐 거다. 2000년 전에 지금부터 서두는 것도 좋은 거 아니냐?

그런데 지금 핵독(核毒)에서 이뤄지는 병, 얼마나 무서운 병이 있느냐? 뼛속에 빨간 지네가 생기면 죽고 하얀 지네 생겨도 죽는데 뼈를 자르면 빨간 놈 있구, 흰 놈 있는데 내게 와 묻는다. 그것을 물은 지도 이제는 한 4~5개월 됩니다. 그래서 나는 그게 오느니라, 그런 병(病) 있다. 만일 지금 화공약독 속에 피가 스며들면 벌건 지네로 화(化)하고 지네는 독극물(毒劇物)이다. 독극물로 변하는 거 아니냐? 또 피가 스며들지 않으면 골수(骨髓)가 희니까 흰 지네로 변하고 마는 거다. 그렇게만 대답하구 말았구….

치료법을 물을 때에 약물에 대한 설명을 못 하고 말았어요. 그건 왜 그러냐? 뼛속에 스머 들어와 가지고 그 독기를 제거할 수 있는 힘을 내가 지금 모든 약물에서 찾아낼 수 있는 형편이 되지 않았어요. 그걸 알고 있어두 제조하는 시간이 오래고 숨넘어가는 사람들한테 그걸 이용할 수 없구. 지금 진주에 내게 여러 번 온 사람인데 핏속에서 독사가 이뤄지는데, 독사(毒蛇)가 생길 적엔 뼈근하고 아프기만 하고, 독사가 돼 가지고 핏줄을 타고 나갈 적에는 팔다릴 안고서리 고함을 치고 궁구는데[뒹구는데],

그때에 칼 들구 살을 자르면 독사가 끊어져서 떨어지는 걸 눈으루 동네 사람이 본다 이거라.

그래 내게 와서 그걸 묻는 거라. 그건 화공약독의 피해지 다른 독으로 그런 병이 이뤄질 수 없다. 그래서 내가 거게 대해서는 단전에 뜨고 족삼리에 떠봐라. 그래 다리는 좀 나은데 팔에 가 생깁니다, 이거라. 그러면 견우(肩髃), 곡지(曲池)에 또 떠봐라. 그래 가지고 뜨고 있어요. 그건 아직 완치 못 하고 있어요.

그러면 이건 있을 수 있느냐 이거야. 옛 양반이 괴질(怪疾)이라고 했어요. 이런 괴질이 우리한테 지금 많이 발생되는데, 그러면 현대 의학에 이런 괴질에 대한 설명 있느냐 하면 없어요. 그 의약은 옛날에 쓴 거라. 오늘에 쓴 의학이 어찌 그런 괴질을 말하지 않을까?

나는 그래서 그 괴질에 대한 설명이 없는 의학을 가지고 그런 병 고칠 순 없을 게니, 그러면 여게 대해서 어떤 방법이 투철히 있어야 하지 않을까 해서 나두 고심하고 있으나 나는 본야[본래] 무능한 사람. 팔십이 다 되도록 아무 능력이 없이 살아온 사람이 지금 이제는 말년인데 지금 와서 내가 능력이 있다곤 말할 수 없는 거요.

그러나 세상에서 노력할 양반도 많이 있을 게고 알구서 그대로 넘어가면 우리나라에 큰 피해가 오는 건 병고(病苦)의 피해라. 지금 모든 정치적인 문란(紊亂)이 온다 해도 병고와 같진 않을 겁니다. 병고라는 건 생명을 전부 잃고 마니, 그 어린 것들 생명을 잃으면 어찌되느냐? 늙은 사람들 의지할 곳이 없고, 그렇다고 양로원이 제대로 돼 있느냐? 그렇지도 않다.

그러면 어린 것들 건강을 확실하게 해 가지고 늙은 사람들 죽을 때 의지가 돼야 하는데. 나는 친구들이 후손을 두고 의지하고 살다 가야 되는데, 손(孫)이 없이 혼자 앉아서 눈물 흘리다 가는 건 그런 비참한 광경은 있어선 안 된다 이거야.

그래서 약분자(藥分子)에 대해서 감로수에 감로정으로 화(化)한 약분자에 대해서는 일반에 설명하는데, 거긴 상당히 어려운 말이 많이 있기 때문에 그건 이해할 수 있어야 합니다. 왜 그러냐? 그건 내가 말하는 것이 전번에도 어원(語源)이 없구, 모든 문헌에 없구, 어원에 없는 말인데 그건 참으로 어려워요. 사실인데도 불구하고.

靈龜調息法과 쑥뜸의 비밀

그건 뭐이냐? 요즘에 많이 나오는 이야기 중에서 단전호흡법이 있는데, 예로부터 있어요. 그런데 우리 국조(國祖) 단군께서 삼일신고(三一神誥)도 있고 《천부경(天符經)》도 있는데, 거게 대해서 세밀한 해석을 해달라는 간청도 여러 번 있었어요. 그러나 내겐 그것이 그렇게 급하지 않다. 그건 당장 사람 죽는 문제가 아니라. 단전호흡을 잘못하면 사람을 해친다. 그래서 오늘은 그 약분자에 대한 설명 속엔 단전호흡두 내가 곁들여 이야기하고자 합니다.

그 단전호흡은 뭐이냐? 숨을 쉬는 건 사람이 다 동일한데, 거기서 어떻게 숨을 쉬면 건강하구 병도 고치구 오래 살 수 있느냐? 이걸 지금 이야기하는데는 구체적인 설명은 참으로 힘들어요. 모든 말로서 형언이 안 되는 말을 해야 됩니다.

그건 뭐이냐? 어머니 배 속에서 태아가 숨을 쉬고 있어요. 그 숨을 쉬는 숨을 뭐라고 했느냐? 옛날 양반이 신령 '령'(靈)자, 거북 '구'(龜)자, 영구조식법(靈龜調息法)이라고 했겠다. 영구조식법으로 애기가 커간다. 배 속에서 숨을 쉬는데 그럼 호흡이란 언제고 수분이기 때문에 소변이 생긴다. 그런데 애기의 이 소변이 태중(胎中)에서 나올 수 있느냐? 육신이 커 가기 때문에, 육신 속에서 모든 그 수분을 가지고 염반수(鹽飯水)라고 해요. 소금 '염'(鹽)자 염반수인데, 염반수라는 건 소금으로 화(化)하는 기름이 돼 있어요. 그래서 염반수가 축적되게 되면 애기는 다 커져 가면 나오게 매련[마련]이오.

그래서 거기서 숨을 쉬는 걸 영구조식법으로 진기회통(眞氣會通)이라 합니다. 그 우주에 있는 길기(吉氣)와 서기(瑞氣), 그런 진기(眞氣)를 모아 가지고 이뤄지는 거, 그래 영구조식법으로 진기회통이라 하는 그런 문자가 있어요. 그 옛날에 신선들이 한 말씀인데, 배 속에서 애기가 그런 조식법을 하고 있어요.

그건 참다운 조식법이라, 누가 가르쳐서 그걸 하는 거요? 태아가 태중에서. 그것이 자연이라. 아무도 가르친 일이 없구, 아무도 모르는 걸 태아는 알고 있다 이거라. 태아는 알고 있기 때문에 실행하고 있어. 그런데 그것이 하자(瑕疵)가 있으면, 낙태가 되지 않으면, 배 안에서 나와 가지고 옳게 크질 못해. 거겐 하자가 있어선 안 돼요.

그러면 그 어머니가 태중에 태아가 생길 때 좋은 조식법을 해야 되고 좋은 약물을 복용하면 더 좋을 건데 우리나라엔 아직 그런 법이 없어요. 태교법(胎敎法)은 있는데 내가 아는 친구 태교법을 세상에 발간(發刊)한 일이 있어도 거게 대한 구체적인 설명은 없어요. 그래서 나는 그 태아가 조식법을 하는 걸 우리가 그걸 단전호흡으로, 배 밖에 나면 단전호흡이요, 배 속에 있으면 그게 조식법이에요.

그래서 그걸 얘기하는데 그 애기가 흡수하는 건 자연의 흡기법(吸氣法)인데 그 자연의 진기를 회통(會通)시켜 가지구 애기가 커지면 그 애기는 세상에 나와 가지구 자연히 이제 커가는데 거게 뭐가 있느냐? 대기(大氣)의 보조가 있는데 애기가 배 밖에 나와 가지고 열 살이 되는 동안에는 배 속에서 나오는 모든 공해물이 걸러서 나올 적에 거게서 숨을 내쉬는 기운이 70%요, 70%가 나오고….

체내에 있는 기(氣)가 그 공해물질을 싹 청소해 가지고 나올 적에 그 환기법(換氣法)이겠지? 질소와 산소 교체하는 환기법에 70%가 체기(體氣)

가 소모되면 대기권(大氣圈)에서 보조하는 대기는 얼마냐? 100%를 흡수한다 이거야. 그래 가지고 어려서부터 10살이 나도록 무럭무럭 커가는데 10살에서부터 줄어들어요.

20살 나는 동안엔 80% 체기가 소모되구 대기권에서 보조는 100%다. 그러면 20살에서 30살 갈 때면 대기권에서 보조는 100%고, 체기는 90% 소모다. 또 40대하고 50대 사이에는 비슷하게 소모와 보조가 같아요.

40대가 지나면 자연의 힘이 항시 보조가 약하구 내 몸에 있는 체기가 소모가 강해지면 그때부터는 대기의 보조가 90%라면 사람의 체내에 있는 기운은 100%가 소모된다. 그것이 점차 60~70대 가는 동안에 70대가 지나면, 나는 지금 그걸 경험한 사람이라. 70대 후부터는 완전히 체기가 100% 소모되면 대기의 협조는 70%밖엔 안 된다.

이땐 어떻게 하면 좋으냐? 이때엔 대기의 보조가 뭐이냐? 그것이 전류(電流)라. 그러면 내 몸에 있는 전류가 부족해 들어올 적에 단전에 뜸을 떠본 거거든. 그래 40대부터 시작해 본 겁니다.

단전에 뜸을 떠 가지구, 약쑥의 비밀이 그게 뭐이냐? 약분자라. 약분자의 비밀이 그 속에 말할 수 없는 힘이 있어요. 그래서 약쑥으로 뜸을 떠 가지고, 단전혈에 떠 가지고 조식법은 아니나 조식법이 이뤄진다.

그건 왜 그러냐? 숨을 들이쉬구 내쉴 수 없도록 크게 뜨면, 숨을 한참, 고 뜨거운 기간이 물러갈 동안에, 너무 힘드니까 숨을 못 쉬도록 견뎌야 됩니다. 그것을 5분 가지고 타는데 그럴 수도 있구. 많이 참는 사람은, 우리는 이 관동군에서도 걸리믄 죽지 않으면 병신 되는 거. 그래서 나는 국내에서 걸렸지만 뼈는 가루가 되게 맞은 사람이니까….

그것을 죽은피를 뽑아내는 방법은 수술보다가 가장 신비스러운 것이 단전에 떠 가지고 뽑아내는 건데, 늙어 가지구 모든 체내에 온도가 부족해 가지구 신경은 허약해지구 마비돼 들어오고, 힘줄은 굳어지구 말라서 굳어가고.

뼈는 삭아서 석회질이 삭아 들어가면서 그 백금 기운이 완전 소모되면 뼈도 맥을 못 추고 불러지니[부러지니] 다시 이어지지도 않구. 그러나 단전의 뜸으로 정상으로 회복시켜 놓으면 그런 일은 완전히 해소된다, 이거야.

어린 세대와 수행자를 위한 건강법

그래서 어린 세대는 무엇을 필요로 하느냐? 어린 세대엔 약물을 좋은 걸 가끔 멕이도록 해라 이건데, 그게 뭐이냐? 약분자다 이거야. 약분자가 어디 가 있느냐? 찾을 수 없는 거 아니다. 좋은 오리가 있다 이거야.

그래서 그 오릴 내가 지금두 실험해 봐요. 외래종이 들어온 게 있는데 재래종하고 외래종하고 한데 두고 며칠 굶겼다가 보리밥을 식혀서 유황가루를 많이 섞어 가지고 주면, 재래종은 피를 싸지 않는데 외래종은 피를 싸면서 뼈밖엔 남질 않아요. 근데 재래종은 잘 마르질 않구 피도 싸지 않는데, 그러면 인간에 해독성이 이렇게 강한 놈이 있는데, 이것을 약분자라고 보는 이유가 뭐이냐?

오리뼈를 고아놓고 먹어봐요, 상당히 짭니다. 공간에 있는 염분, 그런 자연 염분의 합성물이라. 그래서 모든 병고에 단련도 안 받구 수명은 제한이 없어요. 그놈은 죽이지 않고 가만히 잘 키워두면 천 년 살아두 끄떡없는 놈이라, 이런데. 환경만 적응되면 천 년 이상을 사는 놈이다. 그래서 그런 놈의 모든 조직 방법이 우리가 이용가치 있다 이거야.

그러면 어린 세대에 화공약 속에서 태어나고 화공약 속에서 살아가니 이 애기들 수명이 단축되는 걸 어떻게 하면 이거이 막느냐? 오리에서 첫째 얻어내지 않으면 안 된다. 또 염소에다가 약을 멕여서 기르면 그 염소고기는 확실히 좋다는 건 사실이니, 그건 당뇨병에 신약(神藥)보다 그 지금 애기들을 병 없이 키우는 데 그거 없어서는 안 됩니다.

그 모든 공해독을 제거하는 데는 오리가 첫 가락이구, 마른 명태는 모든 독성을 푸는 데 응급치료는 되나, 그렇게 모르게 모르게 보양(補陽)하면서, 보음보양(補陰補陽)하면서 해독시키는 건 오리 하나가 제일이다.

나는 모든 실험을 왜 하느냐? 오늘날에 핵가족 제도에는 삼팔선이 열리고 만다 이거라. 그때 여기 사는 늙은이는 어디 가 죽느냐 이거야. 그때 오기 전에 일러주지 않으면 안 된다는 것이 내가 생각하고 생각한 바인데, 아무리 생각해도 나도 손(孫)이 없으면 어디 가서 죽느냐 이거야. 그리고 그놈들이 나를 양로원에 모시느냐 이거야.

그렇다면 우리는 자력(自力)의 힘을 얻어야 된다 이거야. 어린 세대를 잘 키워 가지고 어린 세대의 능력에 의지할 수밖에 없다. 그리고 젊은 사람들이 모든 구법(灸法)을 실행해 가지구 그 구법에서 정신력이 강해지구 마음이 튼튼해지구 백절불굴(百折不屈)하는 인간이 된 연후에는 우리는 외국에 굴(屈)하고 살지 않을 날이 올 거다, 이거라.

그리고 공부하는데, 산간에 있는 승려는 참선(參禪)을 해도 참선을 할 수 있는 여건이 갖춰져야 한다 이거라. 몸이 튼튼하고 밥을 잘 먹고 참선해서 성불(成佛)할 때까지 200이고 300년을 살아야 된다 이거야. 그러면 수한(壽限)을 연장시키고 건강을 확실하게 해논 연후에 공부도 있다 이거고.

前聖이 피운 꽃의 結實을 거두리라

기독교 믿는 사람들이 그렇게 하면 천사나 구세주가 안 될 수 있겠느냐? 꼭 되는 방법을 전해주는 건 뭐이냐? 역대 성자(聖者)들이 그 많은 꽃을 피워 가지고 문화가 지금 꽃이 만발하고 있는데, 거기에 좋은 열매를 맺지 않고서야 되겠느냐? 나는 일생을, 그 열매를 맺어놓은 후에 이 세상을 떠나면 백 번 죽어 저세상에 간들 한(恨)이 있을 거냐? 나의 전한 열매는 억천만 년을 지구상에 단 하나인 결실이 될 거다. 그러면 지구는 그 열매 속에서 무르익어 갈 수 있다.

그러면 이 땅은 신인세계가 되구 인간의 몸은 전광체(電光體)가 돼 가지구 우주의 전광체하고 하나가 된다, 이거라. 그럼 별나라도 우리나라 되고 우리나라두 별세계가 될 수 있다 이거야. 그런 신인세계를 창조한 후에 내가 이 세상을 떠나면, 난 이 세상에 와서 할 일을 하고 가는 건데….

오늘에 급한 것이 뭐이냐? 집집이 문을 닫는 시간이 와선 안 된다 이거라. 그래서 어린 애기들을, 토종오리래야 꼭 되지만 개량오리래두, 그건 유황을 강하게 멕이면 안 돼요. 가상(假想), 유황 한 냥쭝(兩重 : 37.5g)에다가 인삼을 절반을 넣어. 그러면 닷 돈이다. 인삼을 절반을 넣어 가지구 그건 다른 덴 섞지 말구, 사료엔 섞으면 재미없어요.

보리밥을 식혀 가지고 아주 식혀서 찬 보리밥에다가 고걸 조금씩 섞어 멕여요. 그래 섞어 멕여 가지고, 그 오릴 고아 가지고 애기들 멕이면, 그 애기들 몸은 이 공해 속에서 생긴 몸이라, 전부 화공약독으로 반죽한 몸이라. 화공약독으로 반죽이 된 몸이래두 화공약독은 모르게 모르게 풀려 나가구.

그리고 홍화(紅花)를 장려해 가지구 홍화씨[紅花仁]를 모르게 모르게 갈아 멕이면 애기들 튼튼한 건 옛날에 항우만은 못해두 요새 이만기보단 나을 수 있을 겁니다. 그런 자손들 데리고 있으면 얼마나 든든하고 좋을 거요. 의지되고 믿음직한 의지가 있어야 살지 인간이 어떻게 이렇게 황망하게 살아야 되느냐? 또 이 무지(無知) 속에 공포에 떨다가 죽으면 어떻게 되느냐? 나는 이런 일을 막아놓구 앞으로 좋은 세대가 이뤄질 수 있도록 노력하고 싶은 생각인데….

단전호흡의 폐해와 灸法의 신비

지금 내가 이 약분자에 대해서 분명한 이야기는 그 단전호흡법인데, 단전호흡법이 약분자가 흡수돼요. 흡수되는데. 거게서 내가 단전에다가 참기 어려운 사람은 5분짜릴 참는 동안에두 뜨거워 들어올 적엔 숨을 못 쉬게 돼 있어요. 그때에 그 뜨거운 힘이 배 속에 들어가 가지구 모든 털구녕[털구멍]에서 우주에 있는 진기(眞氣)가 흡수돼. 그걸 왈 단전호흡이라 한다. 이거라.

자연의 묘(妙)로 흡수돼야지 인간이 억지로 뭐 돌린다 어쩐다, 뭐 참는다, 이런 것은 어려운 문제고, 그건 위험한 문제라. 또 단전에 도태(道胎)가 이뤄지기 전에 냉적(冷積)이다, 담적(痰積)이다, 혈적(血積)이다, 기적(氣積)이다, 습적(濕積)이다, 이런 오적(五積)을 이루고 산다? 이거 있을 수 있느냐 이거야. 난 많이 보아서 알구 있어요.

묘향산 속에 신선(神仙)이 된다고 도가(道家)에서 고생하는 분들 보았고, 또 이 단군교(檀君敎)는 대종교(大倧敎)인데 대종교에 윤단애(尹檀涯) 선생님을 자주 뵙곤 하니까, 그 전범(典範)을 다 쳐다보고 앞으로 참으로 곤란한 문제구나 하는 걸 알았는데, 그렇지만 나보다 선배들이요, 선배들 앞에 불공한 언사(言辭)를 쓰기는 참으로 곤란하고 그분들이 평생을 쌓은 공적을 그 적병(積病)으로 죽으면 어쩌냐 할 순 없다 이거야.

그래서 오늘두 많은 사람들이 단전호흡하는데 나는 모든 진리가 회통되는 법이 있는데도 불구하고 그런 일을 하라고 권하진 않아[차라리 뜸을 떠라]. 그러면 강자극으로 신경회복 되구 신경에 뜨거운 온도가 그렇게 정상 37℃를 유지하게 해주고 거게 힘줄은 가장 강해지고 **뼈는** 강철같아지구 마음도 강철같이 굳어서 백절불굴(百折不屈)하니 우리나라에 앞으로 영광이 오지 않을 수 있느냐 그거야. 오고야 만다 이거야. 무에고 아길 배게 되면 열 달이면 낳는 것처럼. 사람은, 그렇게 강철 같은 인간사회에선 좋은 영화(榮華)는 이뤄지기로 매련이오.

그래서 삼국통일 할 적에 화랑정신 가지구 한 거라. 그런데 삼국통일의 화랑정신은 그 후에 없어져서 좋은 건 없어요. 그러나 나는 그 이상의 정신을 가지도록 일러주고 싶다 이거고, 그래서 단전구법(丹田灸法)을 말하는 거고, 약쑥의 비밀이란 다 이야길 하면 너무도 어려운 문제가 많아요. 그래서 뜸을 뜨면 좋다, 이건 누구도 돼요, 육두문자(肉頭文字)에 하자(瑕疵)는 없어요.

그 좋은 문법에 들어가면 하자가 왜 있느냐? 이해를 못 해 가지고 횡설수설이라. 갑이 설명한 걸 을이 또 달리 설명해. 이렇게 나가면 결국에 거기서 생기는 것이 하자라. 육두문자는 주먹을 단련하게 되면 격파술이래두 된다 이거야. 돌멩이라두 깨져, 이런 건 하자가 없어요 하면 돼….

내가 약쑥으로 단전에 떠라, 5분 이상짜리가 정상이니라 하는 건 모든 사람이 떠서 경험하면 돼요. 우주의 신비가 거게서 와요. 그 이하짜리는 오질 않아요. 그러고 단전에 15분짜리는 뜨기 힘들구, 40~50대에 뜨더라도 그건 어려워요. 그런데 내가 죽을 걸 세상에 전하면 어떻게 되느냐 했어.

내가 단전에 35분짜리를 하루에 5장을 떠본 일이 있어. 그렇다고 해서 창자가 증발이 돼 가지고 터지거나 창자가 익어 가지고 끊어지거나 이런 거 없어요. 그래서 5분짜리는 안전하고 죽지 않을 거다. 난 내 육신으로 다 경험하구, 왜놈의 손에 뼈가 가루 되게 맞아 가지구 한여름에도 뼛속에서 얼음이 이뤄져. 뼛속이 얼어. 골수가 막 얼음덩어리야. 그런 것도 광복된 해에 5,000장을 뜨니까 9분 이상 15분짜리, 15분짜리 5,000장을 뜨니까 그 전신(全身)의 죽은피가 다 흘러내리구 뼈가 쇠처럼 야물어지는 걸 내가 봤어.

그런데 동지(同志 : 독립운동할 적의 동지) 중에 선배 양반들이 많은데 같이 뜨자고 하니까 무서워서 못 뜨고 말아. 그분들은 몇 해 안 가서 돌아가는데 아주 형무소에 오래 있다 나온 양반, 쇳덩어리 같은 체질, 박열(朴烈)이라고 있어요. 다 알겠지만 그분은 이북에 갔다 그만 좋은 세상을 못 마치고 말았을 거고, 잘 알고 있는 선배 정희영씨 있는데 그분은 몇 해 안 가고 세상 떠나고 형무소에서 열아홉 해 만에 나왔어요.
 그래서 해방 후에 형무소에서 나온 선배들과 나는 같이 뜨고 싶어 하나 도저히 무서워서 못 해. 나하구 같이 뜬 친구는 지금두 다 건강하게 살구 있어요. 그래서 내가 뜸에 하자없다 하는 거고. 약(藥)은 하자 있다. 약은 조제를 잘못해도 안 돼. 약을 지금 화공약(化工藥) 속에서 키우는데 비료를 치고 키운다. 버럭지 먹으면 또 화공약을, 파라티온(Parathion)을 친다.
 이 약으로 조제를 제대로 할 수 있느냐? 그것두 어려운 문젠데, 약쑥은 그런 거 없어요. 화공약을 뿌리구 키우질 않아요. 그러구 그건 해풍(海風) 쎈 데 약쑥이래야 좋아요. 제주도 같은 데나 그렇지 않으면 우리나라엔 지금 제주도 아니면 강화, 이런 데 약쑥은 최고 좋아요. 남양쑥도 좋지만. 그래서 내가 많은 실험을 하고 난 뒤에 여기 모인 여러분이 다 듣구 가면 여러분을 통해도 여러분이 통하게 돼 있구, 알게 돼 있어요.
 그러면 하나에서 열이 이뤄질 수 있으니 전해질 수 있는 거고. 내가 또 어린 생명들을 구하지 않구 늙은이 다 살았으니 그까짓 거야 필요 있느냐 하고 죽어버리면, 그 세대가 없어지는 게 우리한테 행복할 리는 없을 거고. 모든 사람들은 어린 세대를, 핵가족 제도는 완전무결하게 어린 세대가 100살 이상 살도록 노력하면, 나도 그 세상 오기를 바라는 거고….
 그래서 이 핵분자가 뭐이냐? 약분자다 이거라. 그 약분자의 신비를 약쑥에서 얻는 것이 제일 신비다! 털구녕이나 호흡이나 우주에 있는 색소 중에 길기(吉氣)가 있구 서기(瑞氣)가 있구 그런데. 길한 기운과 상서(祥瑞)한 기운과 이런 것은 이것이 뜨거운 걸 참는 그 온도가 전신에 퍼졌을 때 들어오는 것이 얼마나 약분자의 신비였더냐 하는 걸 나는 알구 있으나, 일반은 다 알기 어려운 문제니까, 나는 한마디씩 이런 이야기를 하는데.
 내가 죽은 뒤에 나오는 원고 속엔 이것이 강해요. 이런 설명이 아주 강하게 나가요. 후세대에, 우리나라에 대광명세계를 이루기 위해서, 그것이 신인세계라, 신인세계 창조하러 온 인간이 막연한 소리만 하고 갈 순 없을 게요.

백혈병 합병증 – 급성폐렴 대책

그러구 그다음에는 또 뭐이냐? 이 화공약으로의 피해, 아까 그 독사다 뭐 지네다 이뤄지는 거 있구, 또 뭐이냐? 백혈병을 내가 지금, 내 평생에 못 고친 일이 없었는데, 지금 와서 왜 겁이 나느냐? 한마디 잘못하면 늙은이가 미쳤다고 하지 않으면 망령이라구 한다. 이건 늙은 사람한테는 문자가 붙어 있는 거라. 그도 이젠 늙더니 망령 부리더라. 술을 많이 먹으면 주정한다는 건, 점잖으면 몰라두 술 먹고 잔소리만 하면 주정이라고 한다.

늙은 사람이 일러주는 건 까딱하면 망령, 그렇지 않으면 미쳤다고 한다. 그래서 지금은 젊은 세대가 아니구 머리가 흐려가는 이때에 함부로 말하긴 힘드나 내가 오늘까지 심장병, 내게 와 죽은 사람 하나두 없구, 백혈병, 죽은 사람 오늘까지 죽은 사람 없어, 이런데. 지금 어려운 여건이 많이 있다. 뭐이냐?

나이 많은 양반, 나이 80살이 돼 오는 분들이 백혈병으로 합병증이 옵니다. 그건 반드시 급성폐렴이 와요. 그래 가지구 급성폐렴으로 가구 마는데, 그러면 나는 아초[애초]에 백혈병을 고칠 때에 급성폐렴에 대한 예방을 귀신같이 안 하면 안 된다.

그래서 그 예방은 충분할 거요. 그래서 지금두 어린 애기들 급성폐렴으로 죽을 땐 만능의 요법을 알구 있지만, 요 일전에두 여러 사람이 백혈병으로 죽어가는, 애기가 이 유명한 종합병원에서 모두 죽어가는 거요.

그 부모들이 어디서 알구 쫓아와서 울고불고 사정하는 사람 여럿 중에, 그중에 시간을 다투는 급성폐렴이 있어. 병원에선 "오늘 넘기지 못하는 데 왜 빨리 퇴원 안 하느냐?" 하니 퇴원이 문제 아니라 우선 생명을 구할 욕심으루 밤중에 내게 달려와서 문을 밤새 뚜드리기 매련이라. 그래 "이거 웬일이냐?" 하니까 "나도 이제는 말년이다. 아무리 상사람이래두 늙으면 별 수 없다. 근데 왜 이렇게 못살게 구느냐" 하니까 그 사정 이야길 해.

그래 들어오라고 해서 지금 그럼 빨리 쫓아 올라가서 이렇게 해라. 여기 지금 위생병원 앞에 휘경동에 기름 짜는 집이 있어요. 그 기름집만 내가 그 급성백혈을 고치는 기름 짜는 법을 알아요. 그래서 거게 가서 그렇게 빨리 짜 가지고 가 멕여라 하니 새벽에 그 애가 나았어요. 그래서 그 후에 내려와서 "깨끗이 나았습니다" 하는 얘길 해요.

그러면 이렇게 급성백혈에 급성폐렴에 급성결핵에 세 가지다 이거라. 어린 애가 그런 세 가지에 걸려 가지고 숨넘어가는데, 이것이 급성폐렴을 고치면 급성백혈은 좋은 약을 먹었으니 머리가 숙이지만, 급성결핵은 급성폐렴 고치는 약은 백발백중이라.

이래 가지고 애기를 셋을 살린 것이 이 근자(近者)의 일인데, 그래서 "너 주소, 성명을 적어둬라. 내게 와서 전화로래도 어디서 전화 걸려오면 서울 아무 데 가면 이런 애들 있구 이런 애들 고친 부모 있으니 여게 가서 물어보면 잘 알려주니라. 그거 내게 와서 신세를 볶아주면 어떻게 되느냐?" 그래서 주소를 좀 적어둔 거 있어요.

그래서 이런 일이 계속되면 그런 사람들이 많이 알아 가지고 거게 가서 물어라, 나보다가 직접 경험자 아니냐, 그런 말을 해 가지구 앞으로 나도 좀 편하게 살아야겠다 이거야. 또 각종 암(癌)도 잘 나은 사람들, 완쾌한 사람들이 같은 혈액형이면 쫓아가서 물으면 잘 일러주니라.

전화가 밤을 자지 않구 와요. 그러니 그런 데다 일러줘야 하는데, 그런 데다 연결시키지 않으면 결국엔 내게 와서 괴롭혀. 내가 지금 그런 괴로움을 받구서 신세가 편하게 살 수 있느냐 하면 뭐인가 조금 불편한 점이 아직은 없다고 한다는 건 나두 과한 이야기겠지. 조금 괴로움이 있어요.

그래서 앞으론 많은 사람이 죽어가면서 그중에 기적으로 또 많은 사람이 살았는데, 그 사람들 주소, 성명, 전화번호를 알아 가지구 그쪽으로 이제는 연결해 줄까 하니까….

나두 꾀가 나는 거라. 꾀라는 건 뭐이냐? 약(弱)한 데서 오는 거라. 나두 젊어서 튼튼하면 밤을 새워가면서 자신 있는데, 약해 들어오니까 꾀가 있어. 꾀를 앞세우지 않고는 어떻게 하겠느냐 하는 거라. 그래 여러분 앞에두 그 꾀를 부린다는 말이 지금 나와요.

심장병은 膻中穴에 뜸 뜨면 완치

그리고 심장병은 만에 하나 실수 없어요. 그 책에 있는 건 AB형이나 B형의 약처방이지 전중혈(膻中穴)에 뜨는 건 그건 누구도 돼요. 그런데 심방(心房)이나 심실(心室)이 녹아 가지고 피가 스며 나가서 금방 숨넘어가는 그런 급성심부전(急性心不全)은 양팔에다가 피주사를 놓고 전중에 40초짜리 30초, 요건 쌀알갱이만 해요. 그런 뜸을 계속 뜨게 되면 피를 놓지 않구 나아요. 그건 자신 있게 모두 듣고 그렇게 실험하면 돼요.

양코쟁이는 내가 욕하는 게 뭐이냐? 그 양키들은, 양코들이 심장 이식 수술 하는데, 인공심장(人工心臟) 이식수술에 성공했다고 큰소리하는데 그 얼마 지나가면 또 죽었다고 하네. 나는 그런 말을 잘한다구 안 해요. 완전무결하게 치료해 가지구 죽기 생전에 도지지 않아야 된다 이거야. 그래서 세상 사람은 날 나쁘다고 욕하나, 욕먹어도 난 내 할 일 더러 해요. 다 하진 못해도.

얼마 전에 모든 화공약독이 종말을 짓기 위해서 어느 부분적으로 암종(癌腫)이 터지는데 병원에선 아무리 찍어봐도 금방 죽게 되는 급성이라.

그래 안 된다고 보낸 거, 그것도 어디서 알고 내게 쫓아왔는데 그걸 데리구 온 사람이 있는데, 그 사람이 선생님 찾아가면 꼭 산다, 데리고 왔는데 내가 마늘을 얼마를 찌끄뜨려[짓찧어]놓구, 그 위에다가 15분 이상 타는 뜸장을 놓고 그 약쑥불에 마늘이 끓어서 끓는 물이 내려가면 아무리 암종이래두 그 약쑥의 화독(火毒)이 무섭다. 또 약쑥에 신비한 약 있다. 암을 고치는 약 있다. 그러니 화독 이용하고 약쑥의 약 이용하고.

그러고 온도에 대한 비밀, 자극에 대한 비밀이 그 사람을 살릴 수 있는데, 마늘은 본초(本草)에두 있는 거. 그거이 옹종(癰腫)을 고치는 데 유익하다고 했다. 그러면 그거 그렇게 좋은 약이 약쑥불에 끓는 물이 내려가면, 그 종창(腫瘡)에 새살이 빨리 나온다. 그렇게 떠라. 그래 뜨니까 피가 쏟아진다 이거라.

아주 뜨겁게 해놓으니까 피가 막 쏟아져 나오는데 너무 무서워서 병원에 가니까, 그 째보던 사람들이 "이런 미친놈이 이 나라에 살고 있구나. 빨리 우리가 보증할 테니 고소해라. 고소해 잡아넣으면 우리가 들어가 보증해 주마" 그래서 자기들이 입증한다는 책임하에 고소하라고 해서, 그 소개한 사람이 너무도 말이 아닌 말이 세상에 있다, 이거라.

그래 내게 와서 선생님 미안하다고 해. 거 미안할 거 없다. 그게 인간이 사는 사회. 너는 인간 살 속의 영(靈)이 무슨 영인지 모르고 인간 핏속에 어떤 영으로 화(化)한 피인지도 너는 모르고 있지 않으냐? 그러니 그건 미안하게 생각할 게 없다 그랬는데 그게 세 사람인데, 한 사람도 고소는 안 했어요.

내가 고소하면 그 의사를 갖다놓구 너는 귀신 할아버지래두 내 앞에 와서는 답변이 모호할 건데, 거기 비밀을 죄다 설명해 봐라, 내가 나쁘냐 네가 나쁘냐? 그거 한번 검사나 판사나 입회하구 좀 들어볼라고 했더니 그게 오늘까지 안 되고 있어요. 되기만 했으면 그 사람들 무슨 대답하는 걸 좀 들어볼 수도 있는데. 아무리 몰르고[모르고] 미개한 자두 그렇게 미련하게 굴면 인간대우 받을 수 있느냐 이거요.

에이즈 – 뜸과 기왓장으로 고치는 법

그러구 내가 요새 후천성면역결핍[AIDS]이라구 말은 그러는데, 나는 옛날에 책에도 그랬지만 음저창(陰疽瘡)이라고 합니다. 이 부인들이 동성연애해 녹아 가지고 자궁암으로 수술하니까 수술할 수 없다. 전부 다 직장까지 암이다. 그럼 자궁암에 직장암이다, 이럴 순 없는 건데….

그래서 그걸 고치는 걸, 내가 최고에 관원(關元)에다 9분짜리 뜸을 뜨라고 해 가지고 그건 창자가 모두 썩어 들어가니까 뜨거운 걸 몰라요. 뜨라고 사람을 시켜서 일러주니까 그걸 침놓는 양반이 와서 돈 받고 뜸을 떠주는데 하루에 그것을 숨넘어가지 않을 정도로 떠주곤 아픔이 없으면 통증이 멎어요, 피가 멎고. 그럴 적엔 쉬어 가지구 또 좋은 고깃국이나 끓여서 떠 넣으면서 좋은 산삼, 녹용 고아 멕이며 숨이 안 떨어지구 기탈(氣脫)이 안 되도록 그렇게 하면서 사흘을 뜨니까 깨끗하게 나아버려요.

그런데 유근피(榆根皮)를 생걸 벳겨[벗겨] 가지구 찌끄뜨려 가지고 천년 묵은 절 기왓장에 그것을 뜨끈하게 얹어놓고서 앉어 있는데, 그것은 좀 힘들여 고쳐져요. 그렇게 뜸처럼 빨리 낫질 않아요.

그런데 그들이 날 보고 왜 같은 기왓장이면 오래 묵으면 다 되는데, 절 기왓장이 왜 필요합니까 이거라. 그거 필요하다. 왜 그러냐? 산속에 있는 절이기 때문에 그 산에는 초목이 있다. 그 초목 중에는 약초(藥草), 약목(藥木)이 있다. 거게서 나오는 산소, 또 산속에 좋은 샘엔 약수(藥水)도 있구 감로정(甘露精)도 풍부하다, 공해가 적은 데라.

그래서 비고['눈이고'가 생략된 것] 오게 되면 증발될 때에 그 좋은 색소가 따라 올라가구, 또 감로정이 합류되고, 그럼 약분자가 기왓장에 내려오면 그건 중량을 가지고 있기 때문에 일반 물은 빗물이 먼저 새가고 그 중량을 가진 그런 분자는 기와에 스며드는 게 무슨 이유냐? 날이 개고 태양이 쪼이면 그건 900℃의 온도로 구워낸 흙이다 이거야. 그러면 900℃ 온도 속에는 불이 있다 이거야. 그 불은 태양열이 내려올 때에는 합류한다 이거야. 그래서 거게 분자는 그 속에 합성되기루 돼 있어.

그건 내가 그전에도 말하듯이 옛날에 신검(神劍) 있는데 신검을 벼리는 대장[대장장이]은 가장 명공(名工)이다. 명대장이야. 그런 명공을 불러 가지고 명산(名山), 좋은 명수(名水)에 천 일(千日)간을 그걸 벼러 놓으면, 천 일을 아침저녁으로 달궈서 다루면 그 쇠똥[鐵屑·鐵梢]은 다 빠지고 마지막 남은 쇠가 그것이 신철(神鐵)이 되고 말아요. 쇠도 그렇게 되면 신(神)이 돼요.

그런데 그 쇠를 가지고 천자나 왕은, 대전(大殿)부시라고 있어요, 담뱃불 붙이는. 상궁들이 들어가 대전 상궁이 들어가 붙이는, 담뱃불 붙이는 부시가 있는데, 부시·불수라 그래야 되겠지요. 그런 부시가 있는데 그건 손톱에 그어도 불이 나와요. 돌에다가 긋지 않아도 쇠에 그으나 손톱에 그으나 아무 데나 그으면 불이 나오는데, 내가 하는 말은 그 부시가 가상 쬐끄만 거 몇g짜리가 그걸 100개를 녹일 수 있는 불이 있다 이거야. 그 안의 불을 다 끌어내면 그 부시 100개도 녹아난다 이거야.

그런데 왜 그 부시는 여름에도 맨지면 차냐? 그런 무서운 고열을 가지고 있는데 그걸 왈(日) 신화라고 한다. 신화, 귀신 '신'(神)자, 불 '화'(火)자. 그것이 신화(神火)라. 이럼 이거 어디서 이뤄지느냐? 불하고 물에서 이뤄진 거다, 이거라. 불에 달궈서 물에 집어넣으니까 쇠 속에도 그런 신화가 이뤄지게 돼 있어요. 그래서 신검이라. 그런 걸 내가 보았는데 지금도 있어요. 나[나이] 많은 노인들은 부시 쳐요.

그다음에는, 대전 부시 다음에는 아주 옛날의 명포수, 백두산 호랭이 잡으러 들어가는 명포수는 사슴도 잡구 그런 부시 가지고 가요. 그런 부시 아니고는 화승(火繩)에 미처 불 댕길 시간 없이 죽으니까. 숲속에서 가다가 맹수를 만나면 고 화승에 손톱에도 긋게 되면 불이 있는 부시 가지고 화승에 불 달아야 삽니다.

이러니 그것이 비과학적이나 사실은 과학이다 이거라. 천 년 묵은 기왓장에 있는 신비두 비과학이라고 하나 그저 과학이라. 과학이라는 건 어디까지나 자연의 비밀을 하나하나 알아내기 위해서 과학인데, 그 비밀을 무시하고서리 무얼 이야기할 거 있느냐 이거야. 그 비밀 속에 파고 들어가면 그것이 과학이라.

암치료 주사법 일러줘도 개발은 막연

그래서 내가 광복 후에 과학을 이용할라고 해도 오늘까지 안 된 게 뭐이냐? 암을 조기 발견하면 좋겠다, 암협회에서 청 있었어요. 글쎄 그게 될 수 있느냐? 나는 지금은 안 되지만 어려서는 100m 밖에 가는 사람 숨을 내쉬는 걸 보구, 그 숨 속에 어느 장부에 무슨 균이 있구나, 균이 저만한 수효에 달하면 저 사람 체질 가지고는 아무 날 몇 시에 죽을 게다, 난 그런 걸 충분히 알고 있으니 그 사람 몸의 진찰은 끝난 거다.

그렇지만 지금 사진 찍어 가지고 확대해서 알믄 좋구 그렇지 않으면 확대경을 쓰고 보고 알면 좋은데, 그것이 안 된다면 당신들 머리로 알기는 어려운 거다. 그걸 한번 첨단과학이 나올 때까지 그런 사진술이나 사진기나 확대경이 나오면 될 거 아니냐? 현미경이 그렇게 모든 장부에서 나오는 숨 속의 세균을 정밀히 다 파고 헤쳐야 될 거니, 그 시간까지 보류해라. 그러면 내가 거게 대한 비밀은 다 일러주마 그랬구.

치료에 주삿바늘이 어찌돼야 하느냐? 주사약은 내가 알고 있다. 그러나 주삿바늘은 어떻게 만드느냐? 사람의 털구녕에서 땀이 나올 적에 땀 한 방울이 나오게 되면 3~5배의 공해가 들어간다. 그럼 3배가 들어가게 되면 감기몸살이 오고, 4배가 들어가게 되면 독감이 되고, 5배가 들어가게 되면 열병(熱病)이 온다.

그러면 털구녕에서 나오는 힘이 그렇게 무서운데 우린 주삿바늘을 그거와 똑같이 맨들어 가지구 자연을 능가해야 되지 않겠느냐? 주삿바늘로 들어가는 약물이 가상 한 방울이 들어가면 체내에 있는 병균은 10배가 나오면 얼마나 좋겠느냐? 그런 주사를, 주사기를 한번 발명해라. 내가 부탁한 일 있어요 광복 후에. 그것이 오늘까지 막연하고 있어요.

그러면 나는 지금, 앞으로 자꾸 늙어서 죽게 되는데 내가 죽기 전에 그걸 그런 주사기도 못 보고 죽는 거고, 그런 확대경도 못 보고 죽는다면 모든 과학이 첨단에 왔다고 하면서 오늘까지도 그런 건 개발이 안 돼요. 그럼 난 어려서 다 보고 있는데 그것이 미신이야. 우주의 별을 보고 어디 무슨 풀이 있는 걸 아는 사람은 미신이고 그걸 모르는 사람들이 최고의 인물들이라.

이건 잘못된 거 아니냐 이거야. 과학은 어디까지나 미신이 없어야 된다 이거야. 미신이라고 하는 과학은, 있어선 안 돼. 과학은 첨단에 들어가면 우주의 비밀을 다 알게 되는데 우주의 비밀이 끝나는 한 미신이 있을 수 있느냐 이거요. 그래서 나는 언제고 신(神)이 내게 와 배우면 얼마나 좋으냐, 젊어서 그런 생각을 했어요.

金丹과 약쑥 이용하면 神人 된다

옛날에 동해용왕이 관세음보살님한테 와서 배운 일이 있어요. 남순동자(南巡童子)는 좌보처(左輔處)요, 동해용왕은 우보처(右輔處)인데. 원통교주(圓通敎主)에는, 그러면 동해용왕이 관세음보살님한테 배우는 건 뭐이냐? 신룡(神龍)은 신통술(神通術)은 있어도 영명(靈明)할 순 없어. 관세음보살은 영명한 불(佛)이라. 대각자(大覺者)라, 그러면 대각이라는 데와서 대각을 이루기 위해서 애를 쓰나 그렇게 쉽게 되는 건 아니니까. 그런 대각(大覺)을 이루기 위해서는 무슨 수모도 달게 받아야 돼.

그런데 그러면 동해용궁에서 용왕이 와서 관세음을 모시고 대각을 이루기 위해서 영(靈)의 명(明)을 찾는데, 영명인데, 영이 이뤄져야 우주의 최고 영물(靈物)이 돼야 그 대명(大明)을 이루게 되는데 대명을 이룬 후에 대각이 오는데 그러면 수미산(須彌山)이라고 한다.

인도에 수미산이 있다면 동해용왕이 용궁에서 거기까지 어떻게 출입하느냐? 부지런히 댕기니까 된 되겠지. 그렇지만 수미산은 금강산이다 이거야. 금강산엔 안기생(安期生)이 배우던 신선도 있고 적송자(赤松子)도 있고, 최고운(崔孤雲)·양봉래(楊蓬萊) 다 금강산 이야긴데, 상산(商山)에 사호(四皓)가 있어요. 거게 신선 넷이 있는데 두 분은 안기생·적송자, 한 분은 이 지리산에 뇌진자. 지리산은 방장산인데 또 영주산에는 광성자(廣成子) 흰 사슴만 타고 댕기며 백록담에 사슴 매고 물 멕이더라고 해 가지고 후세에서 본 사람이 그걸 광성자가 타고 댕기던 백록(白鹿)이라고 해 가지고 그 지명을 오늘날에 백록담이라, 이러니.

지리산에 뇌진자, 한라산에 광성자, 금강산에 안기생·적송자, 그거이 구룡연이라고 있어요. 금강산 폭포에. 그래 상팔담이 있는데 구룡연 사선대(四仙臺)가 있어요. 신선 넷이 바둑 두는 사선대가 있는데 그러면 우리나라에 이런 분이 생기는 이유가 뭐이냐? 감로정(甘露精)으로 분자가 화(化)해서 모든 생물이 생(生)하기 때문에 거게서 좋은 약을 먹는데 금단(金丹)註)이 있다 이거라.

또 약쑥이 있다 이거라. 그래서 옛날에두 약쑥을 겸하고 금단을 복용하면 구름 속에서 살 수 있다, 그래서 나는 그런 비밀을 다 이용하면 이 나라는 신국(神國)이 되구두 남는다 이거라. 신국이 되구두 남구, 우린 신인(神人) 되고도 남고 육신(肉身)은 전광체가 되고도 남는다 이거라.

그래서 이런 세계를 여러분이 합심하기보다 자기를 위해서도 필요하다. 자기가 각자 자기를 위하면 그땐 하나가 되고 말 터이니 자기가 각자 자기를 완전하게 해놓으면 이 나라는 완전한 나라가 될 겁니다. 나라도 완전하게 하나하나 완전하면 나라도 완전해요.

단전에 뜸 뜨면 眞氣會通

그래도 만주, 중국, 미국 가서 독립운동하는 양반들이 정신만은 하나야. 나라 위하는 애국심은 하나고 마음과 정신은 애국정신, 애국심은 하나인데 육신이 혹 끌리는 데 있어요. 누구라고 부르진 않지만 소련에 끌린 양반 있구, 중공에 끌린 양반 있구, 중화민국에 끌린 양반 있구, 또 미국에 끌린 양반이 있구.

그래서 이 국내파가 있구 만주파가 있는데 국내파는 고전하는 거, 만주파는 악전고투, 그건 참 불량배라고 해야 좋겠지. 나는 그런 소장파라. 소장파는 극악(極惡)해. 어차피 관동군 총에 맞아 죽을 거. 관동군 칼에 맞아 죽을 거. 그걸 각오하고 사는 사람들인데 그거 어떻게 순하냐 이거야. 그래서 나는 국내에 와서 선배들 앞에 낯을 들구 나갈 수가 없었던 거야. 크게 해논 것도 없고, 소문은 나쁜 인간이고, 또 그러구 못되게 군 일두 있어. 얼굴 아는 사람도 여기 나와 있으니 소장파에 극악무도한 건 알구 있으니까….

그래서 선배 양반들한테 자주 나타나지도 않고 나는 세상에 나오지도 못하는 거라. 해놓은 건 없어. 해놓은 일은 없구 인간은 고약하고, 거게서 남은 건 '고약'이라는 이름 하나가 남았어. 그것이 나의 생애야. 그랬으니 그걸 씻어야 하는데 뭐이냐? 이제는 후세의 좋은 영광을 누리는 세계를 만들어 놓고 죽으면 얼마나 좋으냐.

그러면 과거의 '고약'을 후세에는 좋은 인간으로 대해줄 수 있을 게니 나는 거 만주 소장파를 좋은 후세에 대우받도록 노력을 해보겠다, 그게 내 일생이라. 과거에 한 건 전부 아무 공로도 없는 고약을 부렸고 광복 후에는 완전무결한 공을 세울라고 애쓰는 거. 그래서 나는 죽은 뒤엔 반드시 나쁜 욕을 씻어야 된다는 거지.

그래서 오늘까지 내가 사후에 좋은 후세들 영광을 위해서 살다 간다 그건 난 백 번 죽어도 소신이 변하지 않을 거요. 그리고 지금 깨끗하게 살고 간다 그건 마음하고 정신, 다 깨끗해야지. 고대광실(高臺廣室)에 잘 사는 건 내 힘으론 어렵구 마음에두 없구.

우리 집에 와서 변소에 들어갔다 나와 가지고 위장 버렸다, 비위가 뒤집혀서 거기서 토악질하더니 내내 밥맛이 떨어진다, 내게 그런 소리 전하는 사람이 있어요. "선생님 저 변소를 좀 고쳐야지 저 손님들 많이 오는데, 저 사람이 저렇게 모두 탈을 만나 됩니까?" 해요. 난 그걸루 늙었어. 거기서 늙었는데, 그거 한번 왔다 가는 것도 못 참으니 이 민족성을 어떻게 앞을 기대하느냐?

이건 아주 벌을 받아야 된다! 불침 좀 떠라. 그 말을 지금도 하는 거야. 그렇게 조그만 걸 참지 못하고 내가 광복 후에도 버스를 많이 타는데 거 조금만 서서 가면 나이 먹은 사람들 앉아 갈 수 있는데, 부인들이나 젊은 사람들이 조금 서서 가는 걸 참기 힘들어서 고로케[그렇게] 괴로운 것을 못 견디고, 나이 먹은 사람들이 힘들여 가는데, 그 세상을 나는 오늘까지 보고 있으니 그것은 반드시 내 마음에 원하는 바는 아니라.

그래서 강철 같은 인간이 돼 달라는 겁니다. 그러구 200, 300을 살아야 돼요. 그렇게 상수(上壽)하노라면 뭐인가 다 이뤄져요. 그것은 단전의 구법(灸法), 또 단전구법으로서 모든 털구녕 호흡으로 들어오는 우주의 진기(眞氣), 진기가 회통(會通)하는 거니까. 그래서 영구조식법(靈龜調息法)으로 진기회통하는 배 속의 애기보다 더 훌륭한 진기를 회통해 달라.

가만히, 그러면 조금 힘이 든데 이야길 더 할 얘기는 수북해두 이만하고, 또 이다음 기회에 내가 좀 더 건강을 찾아 가지구 그건 내가 자유니까. 건강을 좀 더 찾아 가지구 그때에 비밀 속에는 단전구법과 단전호흡법을 떠나서 다른 좋은 것두 많을 게요. 그러구 언제래두 나는 단군의 《천부경(天符經)》을 꼭 세상에 밝혀놓구 갈라구 생각하나 나보다가 먼저 애쓰는 선배 양반들이 많아요.

그러니 그 애쓰는 양반들이 내가 원하는 바하구 일치하는 걸 원하고 있으니까, 그렇게 된다면 그땐 내가 애쓸 노력을 덜어주는 거니까, 그날이 올 때까지 기둘루다가[기다리다가] 내가 볼 적에 신인세계는 모자란다 하는 거면 내가 아마 이런 데서래두 말하게 될 거요. 그럼 오늘은 이걸루 끝낼라구 합니다.

〈제4회 강연회 녹음 全文 : 1987. 3. 7〉

※편자註 : 금단(金丹)은 인체 내 생명의 원천이랄 수 있는 종균(種菌)이 약화 내지 소멸되어 가는 것을 막는 영약(靈藥)이다. 남녀 모두에게 최고의 보양제(補陽劑)가 되며 자궁암, 신·방광병, 비위병, 간담병, 고질 신경통 등의 질병 치료에도 활용한다.

제조법은 깊은 산중의 거름기 없는 황토 200근을 갖다가 절반으로 나누어 반죽한 다음 둥근 구멍 두 곳을 파서 사발 모양의 토기(土器)를 만든다. 그리고 유황 30근을 녹여 홈 한 곳에 15근씩 붓고 그것이 녹을 무렵 진흙으로 홈을 덮는다.

이때 유황을 녹여 붓는 시간은 반드시 자시(子時)에 하고 반나절 뒤인 오시(午時) 직전에, 묻었던 유황을 파내어 다시 녹여서 오시 정각에 홈에 붓는다. 이런 식으로 9번을 반복해야 한다.

이렇게 한 뒤 생강 3근을 깨끗이 씻어 가늘게 썬 다음 솥 안에 골고루 펴서 9번 구워낸 유황을 삼베자루에 넣어 생강 위에 얹은 후 생강이 타서 연기가 날 때까지 불을 지펴 푹 찐다. 또 유황 속에 내재한 독성(毒性)을 완전히 제거하고 새로운 약성을 합성시키기 위한 방법으로 삼베자루의 유황을 꺼내 햇볕에 말린 다음 다시 삼베자루에 넣고 같은 방법으로 7번 반복하여 찐다. 그런 후에 유황을 곱게 분말하여 그것 10근과 시루에 찐 찹쌀밥 적당량, 또 죽염(竹鹽) 1근 반을 혼합하여 오동나무씨 크기[梧子大]로 알약을 만든다.

이것을 약간 변용시켜, 법제한 유황가루 1근, 죽염 1근과 찰밥으로 알약을 빚고 옻과 집오리를 달인 국물에 아침저녁으로 식전에 50알씩 복용하되 재정 형편에 따라 효과를 높이기 위해 사향 또는 웅담 반 푼(半分)을 가미하여 쓰기도 한다[질병 치료를 위한 상세한 복용법은 《신약》 참조].

\제5장/
無病長壽의 묘약
유황오리

약초의 藥性이 덜한 건 농약재배 때문

 바쁘신 중에도 이렇게 오시니 감사할 뿐이고, 나는 망령은 들어도 아직도 인간은 인간이라, 그래서 나이 먹고 망령든 걸 떠나서 인간에서 할 수 있는 일, 아직도 어느 정도 생각하면 생각이 나요. 그래서 여러분 앞에 건강에 대한 이야기 한마디 해야 되는데, 그 반면에 우리 인체에 대한 건강만이 건강 아니고 내가 나라 없는 설움 속에 피맺힌 한(恨)이 많아요.

 그러면 그때엔 내가 나이 어렸기 때문에 이 강산의 땅과 산천(山川)의 영(靈)이 흐르는 걸 눈으로 보았어요. 그러면 어찌되느냐? 임란(壬亂) 때에도 이 산천의 영이 일본으로 흘러갔기 때문에 일본 사람의 손에 우리, 혼(魂) 빠진 우리 인간들은 참변(慘變)을 당했어. 그런 일이 한두 번이 아닌 것은, 6·25 때도 보는데, 나는 보았으나 말할 수는 없었고 말해야 되도 않고.

그래서 백성욱 박사는 가장 철학에 밝은 이라. 수학상(數學上) 남북이 교전(交戰)하는 걸 알아냈고, 남침이 위험하다는 걸 알고 370만 이상의 생명이 죽어가는 걸 알고서 나하고 만나자고 해 만났더니 그런 말씀을 하시기에 우리 힘이 밎지[미치지] 못하는 한계선에 가서는 장벽이 크니 그렇게만 알아주십시오 하고 모든 진행방법을 얘기했으나 결국 수포로 돌아갔어요.

그러면, 오늘은 어쩐지 내가 정신이 흐리고 인간이 이제는 완전히 노쇠해 들어가서 이 산천의 영이 흘러가는 걸 못 봐요. 그러나 인간들 하는 거 보면 혼 빠진 건 사실이라. 그러면 이 영이 어디로 흘렀을 거냐? 이것도 내가 모르고 사는 건 아니오. 그랬다고 해서 이 사실을 세상에 공개할 수는 없어요. 그 대신 행정상 잘못을 말하는 건 절대 안 되는 일이니 잘못은 없으나 그중에 산아제한(産兒制限)이 있어요.

거 어린 애기가 생기는데 그 태모(胎母)의, 공해 속에서 그 피가 사혈(死血)인데, 그 죽은 핏속에 뭐이 있느냐? 그 뼈하고 붙은 살하고 짬[사이]에 내피(內皮)라고 있어요. 내피의 염증은 악성염(惡性炎)이 있으면 내피종(內皮腫)이오. 만성염(慢性炎)도 있고 악성염도 있는데 내피종이 강하면 어찌되느냐? 내피염증 속에 모든 악성염증은 암(癌)을 유발(誘發)하는데 이 암을 유발하게 되면 어떻게 하면 고칠 수 있느냐? 내 힘으론 도저히 안 돼.

그러나 지금 쓰지 못할 약을 쓰는데 그걸로래도 다소간 열에 하나라도 살려보겠다는 생각으로 이야기를 하면, 욕하는 사람은 열이면 아홉이 될 거라고 나도 생각해요. 건 왜 그러냐? 화공약 속에서 약초(藥草)를 키우는데 나도 실험해 보고 위험성을 느껴요. 왜 그러냐?

그 약초에 1년 내내 농약을 쳐 가지고 그 약초를 우리가 약국에서 써야 하는데, 그 약초를 약국에서 쓴다면 그 약초의 독(毒)은 끓는 물에 여간해서 용해(溶解)되지 않아요. 독이라는 건 화공약독은 가장 강한 놈이

라. 만일 그 독이 풀려 나온다면 더욱 위험한데 그 약을 쪼끔 달여 가지고 꼭꼭 짜서 주면 그 독을 어느 정도까지 용해시키니 그걸 먹고 그 독으로 화(化)한 병을, 지금 괴질(怪疾)이오. 고칠 수 있느냐? 난 고칠 수 없다고 보기 때문에 거기에 대해서 모든 제조방법과 모든 약성의 이용방법을 생각해서 일러주면 그것이 결국에 시비에 불과(不過)라, 한 시빗거리가 돼.

병원에 가서 돈을 많이 쓰고도 잘라 던지고 사방에 째서 조직검사하고 난 뒤에 죽게 돼서 퇴원한 사람이 사는 날짜는 약 써서 효과 보는 시간보다 빠르니, 나도 못 고치는 줄을 알고 못 고친다고 말하면 마지막으로 원이 없도록 일러달라, 기히 일러주는 건 나도 미련이 남아 가지고 정신부족자가, 혹여 기적이라도 있으면 얼마나 좋을까 하고 그 양을 맞춰서 일러주는 일이 많아요.

거, 맞춰서 일러준 것이 결국에 안 낫는 수가 혹여 있어요. 그럼 그 약을 먹다가 죽는다? 허, 그놈의 영감, 아무것도 모르면서 약을 지어줘 가지고 하면서 욕을 해. 난 그런 욕먹어도 좋아요. 그 가족이 울고불며 사정을 하는데 약이 없다고 하면 어떡해. 혹 만에 하나라도 기적이 있을까 해서 일러주는데 결국 원망이 돌아오고 시비가 돼.

유황 먹인 오리는 不老長生의 약 된다

알고 있는 이야기를 다소나마 한 가지씩 한 가지씩 이야기하는데, 가끔 나와서 하는 이야기 중에는 사후(死後)에 편찬될 수 있는 원고 중의 이야기가 가끔 있어요. 그건 뭐이냐?

사람은 불로장생술(不老長生術)이 있긴 있어요, 없는 거 아니오. 또 약물도 있어요, 있는데. 산삼을 오랫동안을 먹어 가지고 불로장생한 사람이 없어요.

그럼 아무것도 아닌 광석물 속에 유황(硫黃)이 있어요. 유황을 잘하면 장생술이 되는데, 그거 장생약이 될 수 있는 법은 너무 어려워요. 그래서 일반에 통용은 잘 안 돼요. 그러면 꼭 학설(學說)만이, 글 아는 사람 세상이냐 하면, 전부가 아닙니다. 전부가 글 알아야 되는 건 아니고, 글을 몰라야만 되는 것도 아니고 몰라도 되는 것도 알아야 되는 것도 있습니다. 그건 뭐이냐?

  옛날에 공자님의 도(道)는 무식하면 안 돼요. 그러나 노자님의 도는 무식하다고 해서 안 되는 법은 없어요. 건 왜 그러냐? 여우가 '가'자도 몰라도 오래 사는 동안에 그 보이지 않는 힘, 영력(靈力)이 강해지면 그 놈도 구름 속에 댕기며 도습을 할 때 천하의 인간이 다 두려워할 수도 있어요. 아무것도 아닌 미물, 지네·독사도 천 년 후에 구름 속으로 댕기며 조화를 부리면 인간의 마음이 편안치 않아요. 자연히 떨고 있지.

  그러면 '가'자를 모르는 미물은 조화가 없느냐? 그거 아니에요. 그러나 성불(成佛)은 못 한다. 성불하는 이유는 자비(慈悲)라는 데 있어요. 선심(善心)을 가지면 용이 되고, 버럭지도 무자비하게 되면 이무기가 되고 마는데, 그 이야기는 너무 오래니까 생략해 두고.

  내가 유황을 말하는 이유는 현실을 구하는 데 유황을 꼭 필요로 해야 돼요. 왜 그러냐? 유황은 불덩어리인데, 그놈은 천연적인 불로 이뤄진 광석물이라. 돌은 돌인데 불 곁에 가면 불이 붙어버려요. 그건 전체 불덩어리나 돌멩이라. 그러나 가스하고도 달라요. 가스는 인간이 법제(法製)해 먹고 장생술을 얻기는 힘들어도 유황은 돼요. 힘들어 그러지 안 되는 건 아니라.

  그럼 뭐이 있느냐? 내가 많은 경험을 하는데 이제부터 화공약 피해자들이 많이 생겨나면 말 못 할 괴질 속에서 못 고치고 죽으니, 이런 데 대한 실험을 나는 일본 때도 했고 광복 후에도 했고, 지금도 짬이 나면 해보는데 왜 그러냐? 우리 재래종 집오리만 있으면 되는데, 개량종도 있다,

그러면 그놈의 성분을 내가 완전무결하게 알고서 세상에 일러줘야겠는데 그걸 내가 어려서는, 개량종이 우리나라에 없었어요. 그래서 완전무결한 실험 한 일 없어요.

그래서 근자에도 해봐요 토종을 좀 구해다가 개량종하고 반반이[반반씩] 하루를 아주 오리장에서 굶겨 가지고 보리밥을 식혀 가지고, 유황을 많이 타 가지고 굶어서 애쓸 때에 멕여보면 잘 먹어요. 그놈이 양껏 먹었는데, 개량종은 허약한 놈은 죽어버려요. 또 피똥을 싸고 며칠을 그러다가 살아나요. 재래종은 끄떡없어요.

그렇게 재래종이 이렇게 해독성(解毒性)이 강하구나 하는 걸 완전히 알아냈어요. 그래서 그런 것을 이런 단체[건강문제연구시민모임]가 생기면 회보(會報)로, 지금 인류의 어려운 시기를 구원할 수도 있다 이거야. 뜸법이 그보다는 더 좋으나 너무 어려워. 어렵지 않고도 큰돈이 안 들고, 우리 민족은 예로부터 가장 못사는 민족이고 지역이 좁아 가지고 미국 같은 생산이나 소련 같은 생산이 없는 데라.

이래서 나는 돈 안 들고 살 수 있는 법, 이 땅에서 돈 안 들고 장생할 수 있는 무병장수(無病長壽)하지 않으면 불로장생, 이 법을 전하고 싶으나 완전히 알고 말해야 되겠기에 오리 가지고 실험한 것이 끝장[결국] 개량오리는 재래종만 못하다, 외래종 곰의 쓸개도 못하다 하는 건 다 내가 이야기한 바이고, 책에도 나온 거지마는, 이 개량종하고 재래종을 실험한 이야기는 아무 책에도 쓴 일이 없어요. 이건 죽은 후에 나오는, 원고 중에 있는 비밀이라.

유황은 산삼보다 나은 補陽劑

그러나 이런 회석(會席)에는 그걸 다 한 가지 한 가지 공개합니다. 유황은 모든 의서(醫書)에, 본초(本草)에 있는 성(性)은 더운 거고 그놈이 맛은 담담하나 내용물은 조금 짜요. 짠 중에 제일 짠 것은 풀 중에 민들레라고, 포공영(蒲公英)이 있어요. 그놈이 짜고, 또 짐승 중 버러지 중 제일 짠 것은 오리인데.

그래서 이 짠 것은 어떻게 되느냐? 민들레를 내가 지키고 봐요. 버러지가 제일 안 먹어. 오리는 전염병이 없어. 그러면 이 짠놈한테 있는 거와 짠놈의 성분을 따라 가지고 피해가 적은 걸 봐서 인간에 이용가치가 있구나, 난 그래서 그런 실험을 다 하고, 나도 세상을 죽을 때 일러주는 건 좋아도 미리미리 이야기는 할 수 없는 거.

미리 이야기를 하는 건 내가 살기 위해서 하는 것같이 보여. 그것을 내가 피하는 건 아니나, 이 어려운 시기에 가르쳐주면 많은 사람들이 이용하게 돼 있어요. 모르는 걸 하나 알면 이용해 보는 거이 인간이라. 죽어가는데 거 안 써볼 리가 없고. 그래서 재래종 아닌 개량종의 피해를 내가 보았기 때문에 어디까지나 재래종이 좋다는 건 사실이고, 실험이 다 끝났고.

그래서 작년도에 개량종에다가 유황을 오래 멕여 가지고 6개월 이상 된 놈은 약으로 실험하니 많은 기적이 오는데 그렇지 않은 건 기적이 잘 오질 않아요. 그래서 유황에 대한 간단한 이야기는, 유황은 화공약품에 많은 거라. 돈도 안 주고 살 순 없으나 돈이 적어도 살 수 있는 건 유황이라.

산삼·녹용은 돈 주고도 구하기 힘드니까. 산삼 같은 건 유황만 못하면서도 그렇게 힘들어. 그래 산삼보다 나은 유황은 돈을 그렇게 많이 안 주고도 구할 수 있고 사용할 수 있어요. 그래서 그 유황에, 유황은 순 보양제(補陽劑)인데 보양제이나 보양제이면서 보기(補氣)엔 약해. 기운 돋우는 기(氣)는 약해요. 보양은 빨라도 기는 약해요. 그래서 그 기의 보조를 뭘로 하느냐? 녹용은 보혈(補血)·보기(補氣)하지만 너무 비싸고. 우리 어려운 동족에는 이용가치는 있어도 재정상 어렵고. 인삼은 많이 우리 땅에서 지금 생산되니까 얼마든지 사용할 수 있어요. 그래서 인삼으로 보음(補陰)·보기(補氣)시키고 유황으로 순보양(純補陽)을 시키는데, 이걸 내가 실험해서 기적이 많이 오니까 내 힘으론, 작년도에 힘, 모자라는 힘으로 유황을 인삼에다 멕일라니 내가 힘이 모자라.

그런데 보리쌀로 밥을 해 가지고 식혀야 됩니다. 더운 데다 타 멕이면 재래종도 죽어요. 오래 못 먹고 죽어요. 그래서 아주 찬물처럼 식혀 가지고 거기다가 유황을 조금씩 조금씩 섞어 멕이면 개량종도 아무 일 없이 잘 먹고 커요. 그래도 살은 잘 안 쪄요. 알도 제대로 못 낳고. 내가 시중 값 5천 원을 받으면 그거이 6개월에 보리쌀 두 포를 더 먹어. 보리쌀 한 포에 2만 원이오. 두 포를 더 먹이고 유황, 인삼 먹는다면 가량 닿지 않아.

이러니 내 힘으로 죽는 사람 하나 구하는 것도 상당히 어려운 문제지만, 재정상의 힘으로도 못 해. 그래서 인삼을 빼고 유황만 6개월을 멕여도 기적은 많이 와. 다 째고 자르고 죽는다는 사람들이 그걸 먹이면 금방 2개월 안에 조금 돌아서고, 2개월 안에 완전회복된 사람이 지금 국내 상당수라.

그런데 살아나는 것은 기적적으로 내게도 반가운 소식이나, 나는 주머니에 돈이 없는 건 둘째고 집안에 불화가 잦아. 마누라가 생명을 바치고 세상을 구원하는 예수님이 아니고 나도 그런 사람을 간여할 수 없고. 그러면서 어려운 살림을 살고 있는데 그건 못살게 되는 걸 싫어하는 건 누구도 같을 게요. 아무리 현숙한 사람도 속으로는 싫어할 거요. 그러나 내가 이 땅에 와서 모르는 사람들을 나도 모른 척하고 불행으로 살다 가야 되느냐? 앞으로 오는 비참을 모른 척하고 넘기느냐? 건 나로서는 좀 힘들어. 알고 왔으면 아는 짓을 해야 되는데 모르는 사람들 앞에 아는 짓 한다는 건 가장 욕된 행세라.

과학은 거짓이 있어도 자연은 거짓 없어

그래서 내가 지금 유황에 인삼을 제대로 못 멕이며 오리를 길러요. 기르면, 시중 값 5천 원이나 4천 원을 받으면 어떻게 돼요? 보리쌀 값이 6만 원 멕혀요. 2개월이나 3개월을 멕이면 그렇게 많이 멕히는데, 6개월 이상 멕이면 그런 많은 돈을 쓰고 내가 그렇게 살아갈 힘이 없어. 지금은 인삼을 아주 흔적도 안 하고 유황가루만 멕이니 거, 어떻게 내 마음에 잘하는 일이 아닌 걸 좋게 생각하겠소.

그래서 이런 단체가 생기는 것을 나도 바라고 있었던 건 사실이오. 내 힘으로 되지 않는 일. 난 또 이런 단체를 모아 낼 힘도 없고 통솔할 수 있는 경험도 없어요. 이런 덴 전혀 백지라. 회원도 모집할 실력이 없고 방법도 없고.

그러나 내가 많은 생명을 위해서는 체모(體貌)가 있을 수 없어. 그래서 이런 단체라도 있으면, 나는 환영하는 사람이지. 도움이 되니까. 내게 도움이 안 된다면 환영하지 않을 거니까. 나도 사람 마음이라 그래서 혼자 힘으로 지금 못 하고 있는 거. 어떻게 하든지 하고 있으면 좋고, 많은 사람에 일러서 가정에서라도 그렇게 해 가지고 약을 해먹으면 좋은 건 사실인데….

앞으로 어린 애기를 구하는 데 가장 필요해요. 어린 애기들이 지금 수명을 연장시키지 않고 30세 이내에 다 끝나면 이 땅에 늙은이는 결국 의지할 곳이 다 물러가게 된다. 나라가 없어지는 건 둘째고 늙은이들 의지할 곳이 없어. 그러면 나도 지금 나이가 80이 돼 가지고 그런 세상이 오는 걸 모르는 척할 수 지금은 없어. 젊어서는 앞날이 있으니 되거니와 지금은 앞을 오래 두고 바랄 수가 없어서 지금부터래도 서두르는 걸 내가 좋아해요.

그러면 유황의 성분은 뭐이냐? 불[火]이기 때문에, 지금 인체의 불기운이 물러가느냐, 물기운이 물러가느냐? 수화(水火)의 힘으로 인간은 생기고 사는데, 이건 두 가지가 다 멸(滅)해. 왜 그러냐? 불은 물을 의지하고 존속하는데, 물에 의지를 못 하게 되어 있어요.

　물은 불이 없으면 모든 생물이 존재하지를 못해. 다 식어서 얼어버리면 죽어버려요. 불도 물기운이 없으면 불이란 있질 않아요. 지중(地中)에도 불 혼자 있느냐? 모든 물기운을 얻어서 있는 거.

　물은 불의 아들이라고 내가 책에 쓴 거, 불은 물의 아들이고 서로 낳는다. 건 왜 그러냐? 우주가 창조 시에 찬 기운이 결국 더운 기운하고 화(和)하는 시기에 생물이 생겨요. 그걸 내가 말하듯이, 지금 과학으로, 아무리 찬물이래도 강철관으로 총알 몇 배 빨리 가게 해놓으면 그 얼마 가는 동안에 고열(高熱)이 생겨요.

　고열이 생기면 그 열이 결국 불이 되고 말지 물이 되지는 않아요. 들어갈 적에는 냉수지만 끝에 나가서는 고열로 불이 나가. 그건 강철이 100만 도의 열을 올릴 수 있다면, 물은 거짓이 없어요. 끝장 나가면 100만 도의 열을 올려요. 과학의 힘으로는 그렇게 할 수 없어. 자연은 거짓이 없어요. 과학의 힘이 모자라 거짓이 있는 거.

골수염·늑막염·폐선염의 *妙方*

　그렇다면 이 유황은 뭐이냐? 순 불덩어리이면서 거기에 가장 무서운 양기(陽氣)가 있어. 양기라는 건 정력(精力)이야. 이거이 불로장생시키는 묘법(妙法)이 있는데, 이걸 모르는 사람들이 해먹을라니 어렵고, 이것을 오리에다가 이용하니까 누구도 먹을 수 있어. 6개월이면 그렇게 효(效) 나는데, 그러면 알을 못 낳아 그렇지, 알을 낳게 되면 정력제(精力劑)라. 알을 낳게 해서 알을 내어 먹으면 아주 좋아요.

　내가 많은 실험 중에, 허한(虛汗)이 있어 가지고 양기(陽氣)가 물러가서 허한이 심한 사람, 그런 오리알을 먹으면 효(效) 나는 건 확실하고, 많은 사람이 효 나고, 또 요통(腰痛) 중에 고생하는 사람, 이거 신허요통(腎虛腰痛)이야. 그런 사람들 그렇게 해먹고 낫지 않는 사람이 세상에는 없어.

그러면 나는 다 실험하고도 현재 죽어가는 사람을 구할 힘이 내게는 없어. 내게 없으면 남의 힘이래두, 서로 도와서 살아야 되는 거. 그럼 나는, 서로 도와서 살게 하기 위해서는 내가 충분히 알아야 된다 이거야. 터럭끝만이라도 하자가 있으면 안 되는 거. 그래서 나는 거기 하자 없이 알고 보니 한평생을 조용히 넘어가고 말았어. 그런 것이 내게는 수천 가지, 수만 가지라. 그 세상에 왔다 가는 것뿐이지, 내가 살기 위해서 온 일은 없다고 내가 늘 말해요.

그렇다면 행복이 얼마나 좋으냐? 후손에 비참하지 않으면 자기가 저세상에 비참해도 비참해. 행복 속에 있는 비참을, 불행을 완전히 알고 행복을 누린 사람은 없어. 완전히 알면 인간은 거지같이 살아야 될 거. 그건 세상의 웃음거리라. 그래서 인간이 한때에 불행하다고 해서 그 한때의 불행이 가장 좋은 영원한 행복이 될 건, 아무도 모른다고 봐야 돼. 그건 왜 그러냐? 뜸 뜨는 법을 내가 많이 이야기하는데, 나는 알고 하는 말이라.

이 유황의 신비는 다 설명하면, 오리에 대해서 약성을 시시콜콜히 말하면 그 상당한 어려운 시간이 있어요. 그러니까 이건 모든 암을 고칠 수 있는 힘이 있고 화공약독으로 고생하고 있는 걸 제[除毒]할 수 있는 힘이 있고. 또 오리만 해서 아무것도 넣지 말고 골수염에 멕여보시오. 삶아 가지고 늘 먹여봐요. 깨끗이 낫는가?

또 늑막염에 멕여보시오. 거기에 폐선(肺腺)이 있는데 호흡을 좌우하는 선(腺)이 있어요. 기관지의 선(腺)이 있는데 그 선(腺)을 따라서 염증이 생겨 가지고 악성(惡性)으로 변할 때 선염(腺炎)이 있어요. 그게 폐선염(肺腺炎)이라. 그리고 폐선암이 있는데 거기에는 늑막염으로 알고 물만 뽑아서는 살지 못해요. 암치료로도 살지 못해요. 오리만 고아 먹여봐요. 얼마나 좋아지나?

내가 한평생 오릴 삶아 먹으라고 하면 날 보고 미쳤다고 해. 좋은 약물로도 못 고치는데 오리를 삶아 먹으라? 저 미친놈이 있다고. 난 한평생 그렇게 넘어왔어. 그런데 앞으론 어려운 시기라. 날 미친놈이라고 욕만 하고 있을 수는 없어. 젊어서는 앞날이 있으니까 무슨 소리도 우습게 생각하나, 이제는 우습게 생각할 시간이 없어요.

앞으로 10년 후엔 국민학교가 문을 닫게 돼. 20년 후엔 38선에 군인이 하나도 없게 돼. 그럼 우리만 그렇게 살아야 되느냐? 화공약에 의지하는 나라, 우리나라도 세계에서 몇째 안 갈 거요. 그러나 거기에 대한 대비책이 전혀 없으면 우리 조상들은 고혼(孤魂)이 되고 마는 거라.

그래서 유황하고 인삼 3:1이요, 유황 서 근에 인삼 한 근을 넣고 그걸 보리밥에다 섞어서 오리를 멕인 후에 그걸 다 멕여서 잡아서 어린애들을 멕여보시오. 거 얼마나 신비한 약물인가? 그건 큰돈도 안 들어. 집오리를 구할 수 없으면 닭을 사다가, 오리알을 사다가 깨우면 되는 거. 10년을 앓는 사람이 3년 묵은 약쑥을 구할 수 없어 죽는다는 거나 같아. 노력하면 돼.

지금도 내게 와서 병원에서는 돈 다 쓰고 죽는다고 나가라 하고, 내게 와서는 돈 안 쓰고도 눈 깜빡하면 낫게 하는 법을 죽는 사람이 일러달라, 어떻게 눈 깜빡하면 낫게 되나? 내게는 그런 요술이 없어. 그래서 나는 막 욕을 해 퍼부어요. 그런 사람 안 오도록 욕해요, 이런데.

20살 短命者도 단전쑥뜸이면 無病長壽

우리가 어린 생명을 귀중하게 생각하는 건 똑같을 거요. 나만이 손자가 귀한 게 아니야. 다른 사람들도 다 그럴 거요. 그러면 집오리에다가 유황을 멕이는데 개량오리는 조금씩 좀 시일을 더 멕여야 돼요. 재래종은 많이씩 먹어도 안 죽어요. 그렇게 노력해 가지고 어린 생명을 영원히 장수하게 하고 무병하게 하면 그건 내가 평생을 생각하는 거고, 세상 사람들이 다 생각하는 일이라. 나만 좋아하는 일 아닐 거요.

어린 것들은 뜸을 뜰 수 없어. 뜸이 좋다? 그건 성년 된 후에도 힘든데 젖 먹는 어린 것이 지금 화공약독으로 금방 죽는 거이 많은데, 그걸 어떻게 뜸을 떠서 살리라 하겠소. 그건 내가 완전한 사람이 못 되는 증거라. 완전한 사람이라면 신(神)의 비밀을 다 아는데 어찌 그런 허무한 소리만 할까?

오늘에 여기서 알아 갈 건, 이 세상에 지금 우리나라가 먼저지, 대만이 먼저는 아니야. 일본도 먼저 아니고. 우리나라 동족 간에 앞으로 문을 닫게 되는 집이 하나가 아닌데 이걸 구할 수 있어. 그러면 그것이 여기 회원이라고 한다면 그 일을 앞장서는 건 당연한 일이니, 이렇게 비참한 일이 없도록 하기 위해서는 욕먹고 웃는 걸 가리면 안 될 겁니다.

누구든 욕해도 좋아. 그 어린 생명을 구하는데 따귀를 좀 맞는다고 해서 서운할 것은 없어요. 앞장서서 구해야 될 일이니까. 내가 부탁하는 건 앞장서 달라는 거요. 그래 80 먹은 늙은이가 앞장서야 되나? 그러니까 일러주는 것뿐이라.

그래서 오늘 이 자리에서는 오리가 가장 급선무인데 오리에 대한 세밀한 내용은 시간적으로 너무 오래고, 뜸법에 대해서 또 간략하게 한마디 하고, 다음에 묻고 싶은 이한텐 또 대답도 해줘야 하는데 내가 기력이 부쳐요. 묻는 것도 한마디씩 물으면 몰라.

그러니까 뜸에 대한 간단한 설명은 내가 많이 지금 이야기한 거지마는, 꼭 20살에 죽을 사람이다, 그건 자궁 온도에서 그런 변화가 생겨요. 아버지가 정력이 모자라 그런 거 아니야. 어머니 자궁 안의 온도가 미달(未達)에 애기 생기면 그 온도의 힘이 모든 신경(神經)의 정상이라, 신경의 정상을 이루지 못한 애기가 20년이면 그 신경은 다 끝나.

그러면 이 애기를 어떻게 구하느냐? 조금 더 가면 30년이라. 이걸 5년 전에, 그 애기를 열댓 시절부터 조금씩 뜨는 공부를 시켜. 그래 가지고 자궁의 온도가 미달이 되는 걸 후천적으로 애기 몸의 신경의 온도의 변화를 서서히 일으키면, 한 5년쯤 그렇게 나가면 그 애기는 성년이 돼 가지고 죽지 않을 만치 신경을 완성시켜. 뼈도 튼튼하고 힘줄도 튼튼하고 신경 완성되고 그리돼.

그리고 죽을 리는 없어. 죽는다는 건 허약(虛弱)에서 몰고 오는 병이 병마(病魔)라. 허약이 아니면 허약에서 몰고 오는 병마에 사람 죽는 거라. 나는 그걸 막아주기 위해서 이 세상에 필요로 내가 왔다 가는 거라.

지금 어린 생명에 가장 어려운 법이 유황 문제이고, 유황 문제는 앞장서 달라고 내가 부탁했고. 이 뜸은 20 전후에 죽는 거, 30 전후에 죽은 거. 이건 어머니 자궁에서 온도가 미달이라. 그러고 온도가 정상에 가도 36도에 3부가 모자라도 안 돼요. 60[예순 살]을 겨우 넘기고 가요. 못 넘기고도 가고. 이 사람들은 서서히 체질의 허약을 따라 가지고 뜨되, 과(過)히 뜨면 안 돼요.

이 젊은 사람의 부족처를 완전 보완하면 되는 거지. 37도 건강체가 좋다고 한다고, 화력(火力)이 강해지면, 38도에 올라가서 40도에 이르면 열병(熱病)이 나. 이건 죽지 않으면 고생하는 거라. 이런 고생을 자초할 필요 없다 이거요. 그래서 아까 부회장 말씀대로 고생하는 사람이 지금 우리나라에도 있지 없는 건 아니오. 뜸이 좋다고 너무 많이 뜨는 사람도 있어요. 그건 해로운 거니까….

이 오리에다 유황을 넣은 건 많이 먹어도 좋아요. 먹을수록 좋아요. 그래서 이 뜸은 내가 시간이 있으면 세밀히 이야기하고 싶은데, 지금도 세밀히 이야기하는 시간이 너무 오래요. 그래서 뜸을 뜨는데 누워서 참선하는 건 뜸이라 번뇌망상(煩惱妄想)이 있을 수도 없고, 정신이 통일 안 될래야 안 될 수 없어요, 이러고.

또 전생(前生)에 초식동물이다, 영혼이 허약해 가지고, 이 사람들은 호랭이만 보면 오줌똥 쌀 정도라, 기절해. 그럼 이 단전에 뜸을 오래 뜨면 영물(靈物)이 돼 가는데 선천적인 허약한 영(靈)은 자연히 물러가 보강하질 않아요. 그건 삭아져요. 이 영도가 우주의 영력이 자꾸 합성돼 가면 전생의 허약한 영은 모르게 모르게 삭아서 없어져요. 여기서 삭아져요. 난 많은 사람을 가지고 실험하고, 참 틀림없구나 하는 걸 알아요.

호랑이가 두려워하는 우주정기 받은 靈力

그런데 이것이 자꾸 점차 몇십 년을 가서 강해지면, 호랭이를 보는 것이 어린 애기들 강아지 가지고 노는 거라. 이렇게 보게 되면 호랭이란 놈은 영물인데 그 사람의 영력은 우주의 정기를 받아 가지고 우주의 무서운 영력이 그 사람 몸에 합성되었으니 호랭이 같은 건 산천정기를 받은 영물이라 거기 꼼짝 못 해요. 우주의 정기를 받은 영물하고 산천의 정기를 받은 영물하고는 차이점이 그것이 달라요. 만약 부처님이 인간인데 인간에 있으면 호랑이가 그 앞에서 '아웅' 소리지르고 댕길까?

그건 내가 경험한 거라. 내가 이북 망안산(望眼山)에, 이때가 되면 호랭이 새끼가 다 커요. 그래서 나물 캐기 전에 호랭이 새끼가 기어 댕겨요. 그러면 내가 산신(山神)을 너무 우습게 봤어, 그전에. 건 자신이 좀 잘못된 거이지 잘된 건 아니에요. 산신이나 부처님이 내 앞에서 영(靈) 노릇할 수 있을까? 나도 천지(天地)의 종기(鍾氣)한 영물인데. 산의 영이 어떤 영이냐? 그 힘을 가지고 내 앞에 영 노릇 못 할 거다 했거든.

그러고 부처님의 영은 이미 살아서는 몰라도 세상 떠난 후에 그 영이 내 앞에서 영 노릇 할 거냐? 이렇게 내가 어리석었어요, 어려서는. 그래서 많이 실험했어요. 산신도(山神圖)를 뜯어서 똥간[변소]에 집어넣은 일

173

도 많아요. 이 영감이 내게 어쩌나 한번 보자. 그래서 현몽을 해요. 나쁜 놈이라고 그러면서도 내게는 근접을 못 해, 이러고.

 망안산 대호(大虎) 있는 데 가서, 새끼 칠 때 찾아가니 새끼 있어요. 그때에 새끼 세 마리인가 낳아서 키우는데, 그 앞에 들어갈 적에, 그 굴속으로 들어갈 적에, 내가 몸이 으스스하든지[그러지 않고], 굴속에 가 서니까 방문 앞에 선 거와 같고, 들어가는데 방안에 들어가는 거와 같고, 호랭이 새끼는 잠을 재워놓고 호랭이는 나갔어.

 호랭이란 놈이 그 잡신(雜神)의 도움을 받아 가지고 천지간에 이런 영물이 오니 멀리 도피해라, 보이지 않는 데 가 피해 있는 걸 알고 있었어요, 내가. 그래서 사흘을 거기서 새워 보니 호랭이 새끼를 죽일 수는 없어. 그래 나도 미숫가루를 그 아래에 가서 타 먹으며 지키고 보았는데 내 앞에 왜 보이지 않느냐?

 내 앞에 보이면 그놈의 영력이 압기(壓氣)돼 가지고 영력이 소모되는 거이 아니라 탈진(脫盡)해. 나하고 호랭이하고, 내가 30대에, 호랭이하고 나하고 만나면 호랭이 영력은 완전히 탈진해. 기압에 당해 가지고 죽게 될 겁니다. 그래서 내 생각도 저놈이 내 앞에서 죽느냐? 마주설[맞서다 : 대항하다] 수 있느냐 없느냐? 내가 그걸 실험 다 해봤어요, 해보고….

 결국 그 불쌍한 새끼들 고생시키기보다 내가 나간 뒤에는 와 젖 멕이고 내가 오기 전에 도망질해요. 그래 들어가면 못 보게 돼요. 그래서 나는 묘향산에 다시 들어갔어요, 망안산을 떠나서.

 이런 일이 있는데, 그렇다면 내가 산의 영력하고 그 조그마한 호랭이 영력하고 나하고 마주선 경험을 해보고 내가 천지간에 이런 드문 영물이구나, 그러면 내가 죽을 때에 쓴 글은 만고(萬古)에 없는 글 쓸 수 있구나, 그래서 내가 아는 걸 후세에 전하려고 하는데, 만약에 내가 미물이라면 호랭이 보고도 무서워할 거라. 그런 인간이 썼다 하면 그 글은 만고에 대우받을 글이 못 돼요. 또 만고에 인류를 구원할 수도 없고.

그래서 죽은 후에 나오는 글은 참말로 무서운 글이 나올 거다 하는 거이 나 자신이 알고 있는 거. 유황에 대한 이야기가 그 죽은 뒤에 나올 학설(學說) 중의 하나요.

단전에 뜸을 뜨면 지구의 靈物 된다

초식동물이 인간으로 와도 단전에 뜸을 몇십 년 뜨게 되면 우주의 영력이 합성돼서 천지간에 영물이 될 수 있는데, 어떻게 소나 말이, 죽은 영물이 인간 됐다고 해 고대로 있느냐? 건강만 회복되고 수명만 연장되느냐? 그런 법은 절대 없어요. 수명을 연장시킬 수 있다면 벌써 영력이 그만치 앞서고 있어요. 그럼 그런 영물이 어떻게 막연하게 바보 노릇 하느냐?

내가 무얼 바라고 있느냐? 신라 삼국통일이, 화랑정신 속에서는 신라의 산천정기가 강해지니까 사람의 정신 속에서 강해져요. 강해지니까 백제의 산천정기는 자연히 흘러서 신라로 넘어간다? 그 뒤엔 신라에 패망해. 그러면 우리나라 산천정기가 일본으로 스며서 흘러갈 적에 우리는 왜놈의 손에 비참하게 죽어야 돼. 혼이 다 빠졌으니, 또 이북으로 넘어갈 적에 우리도 비참하게 다 죽어야 돼. 그러니 병자호란, 임진왜란 다 그래요. 어느 때, 어느 나라고 다 그래요.

그러면, 나는 그런 기운(氣運)을 본다. 만일 이걸 말을 하면 나는 미친놈이다? 나 하나만이 보는 걸, 천지간에 누가 본다고 내가 미친 소릴 할 수 있느냐? 지금은 내 정신이 흐려서 아무것도 모르니까 과거를 말할 수 있으나, 과거에 알 적엔 남이 웃고 욕하는 말을 안 했어요. 나하고 아는 이들이, 50년 되는 이도 여기에 많이 있어요. 그러나 내게서 그런 말을 들은 일은 없어요.

그 단전의 구법(灸法)이라는 건 건강을 위해서만 필요한 게 아니고, 모든 해독(解毒)에만 필요한 게 아니고, 전생의 영력을 금생에 완전히 바꾼다. 완전히 바꿔놓으면 산천정기도 완전히 그 영역을 따라서 바뀐다. 우리 국민 전체가 그런 영력을 지니면 산천정기도 그렇게 강해진다. 그러면 천지간에 우리 앞에 칼 들고 덤빌 사람이 없어지는 이유는, 우리가 최고의 정신력을 가질 때뿐이다. 이거야.

그래서 화랑정신으로 삼국통일 했는데, 우리는 삼일정신, 남북통일을 하고도 남는다 이거라. 건 왜 그러냐? 그건 삼일정신 이어받은 우리 선배 양반들의 애국동지애, 애국동지애로 만주에서 관동군 총칼에 피 흘리고 죽어가도 그 고혼(孤魂)이 오늘까지 위로받을 곳이 없어. 이 민족이 어떻게 됐더냐? 너무 허망해.

나는 오늘까지 그 피 흘리는 광경을 보고 오늘까지 살아 있으면, 나는 고대광실에서 편하게 잘 수는 없다. 숲속에서 하루하루 살다가 죽어도 내게는 족하다 하는 겁니다. 내가 그런 양반들 정신을 한 시간도 나는 버리지 않아.

우리 민족은 앞으로 그 정신을 이어받으면 남북은 말할 수 없이 절로 통일이 되고, 우리나라는 말할 수 없이 세계에서 강대국이 되고, 세계는 우리 앞에 머리 숙이지 않으면 안 될 게요. 그렇게 하기 위해서 오늘부터라도 여러분은 우리의 삼일정신이 얼마나 위대하냐 하는 걸 염두에 둬야 하고 또 실천해야 한다고 생각해요.

그런데 광복 후에 나는 애국동지 합동위령탑이 원(願)이었지만 안 됐고, 내가 죽은 뒤에 내가 쓴 책을 보는 사람들은 많은 사람의 힘이 돼 가지고 세울 수 있으리라고 믿어요. 그러고 독립된 나라에 독립기념관이 없어. 그러다가 지금 독립기념관을 자청하는 양반도 있어요. 여기에도 있어요. 이 자리에도 앉아 있어요. 김춘삼이라고 다 알 거요. 거지의 왕자 김춘삼이야.

지네 같은 건 미물의 버럭지[벌레]라도 '가'자를 몰라도 구름 속에 댕길 때에 인간이 다 떨고 있어. 무식하다는 말이 꼭 인간에 필요하냐 이거라.

무식하더라도 인간의 영물이면, 인간의 남 못 하는 일을 해. 인간은 영물이 되는 것이 문제지 글 아는 것만이 문제는 아니라. 나는 어려서 글 다 알고 왔어도 그 글이 내게 꼭 조화(造化) 있는 건 아니야. 나의 영력이, 거, 천지간에 조화지. 그 글은 내게는 아무 쓸모가 없어.

15분짜리 단전쑥뜸으로 에이즈 고친 실화

나는 판무식이래두 천지간에 못 고치는 병 없고, 지금 저 코쟁이놈들이 얼간이 행세 하는데, 심장병 클라크 박사가 죽는 거 봐요. 내가 어려서부터 심장병을 애들 장난 삼아 고치는데, 한평생 도지지 않고 그걸 겁내는 놈들, 백혈병 겁내고 요새 또 에이즈를 겁내?

그것은 원숭이한테서 시작된 거. 옛날에 우리나라에 용창(龍瘡)이 있어요. 용창. 용창에 악성용창은 못 고쳐요. 훈(燻)을 암만 해도 죽어요. 만성용창은 훈을 오래 하게 되면, 옛날엔 코이[코가] 없는 사람이 있어요. 코이 없는 사람은 남자는 아래가 없어요. 여자도 아래가 없어요. 코가 다 썩어 떨어지고 목젖도 썩어 떨어지고 아래도 다 썩어 빠지고, 그러고도 수은독(水銀毒)이 결국 살려요. 거 사는데, 참 말이 아니지마는, 내가 어려서 지금 한 80년 전까진 많았어요.

내가 어려서 여남은 살 시절에[열 살 남짓할 시절에], 70년 전인데 그때도 더러 있어요. 그래서 내가 실험했는데, 용창은 만성·급성 두 가진데 악성용창은 일주일 내에 죽어요. 전부가. 그래서 내가 일주일 내에 죽는 악성용창에 실험했어요. 그건, 아무리 유근피가 좋아도 그건 안 돼요. 그러고 아무리 유황이 좋아도 그건 안 되고. 유황을 오리에 멕인 걸 가지고도 그건 못 고쳐요. 만성 에이즈는 고쳐요.

그래서 이 악성용창에 들어가서 내가, 창자가 썩어서 지금 죽느라고 궁그는데[뒹구는데] 여러 친구에게 붙들라고 하고, 그것도 의학에 유명한 사람들인데, 한번 구경하라 하고, 15분짜릴 단전에 뜸을 뜨는 걸 하루에 15장까지 떴어요. 숨 떨어질 때까지.

그래도 단전은 기운을 돋우는 데라, 숨은 얼른 안 떨어져요. 그런데 창자가 썩어서 끊어져 오는 사람이 그때부터 통증은 멎어요. 그 이튿날 가니까 깨끗이 멎어요. 그래서 그다음에는 고약을 붙이라고 하고 두어 보니 깨끗이 낫고. 그 사람은 나보다 나이가 위니까 지금 죽었을 거 아니겠어요?

그런데 지금도 많은 사람이, 광복돼서 내게 와서 음저창(陰疽瘡)이라고 해요. 난 에이즈라고 안 하고, 음저창인데, 남녀가 동성연애할 적에, 밑에 있는 여자는 음수(陰水)가 전부 상(傷)해 가지고 앞뒤 다 썩어요. 이런 걸 내가 고쳐본 경험자라. 하나가 아니고 많아요. 남녀 간에 여러 사람을 고쳤는데, 지금 에이즈라고 하는데, 그거이 그건데.

그러면 용창이라는 건 악성 전염병이라. 이건 옮으면 죽어. 악성은 일주일 안에 죽으니까, 요새 미국놈 말하는 건 악성이 아니고 만성. 오래 고생하다 죽어요. 그걸 단전에다가 뜸 뜨고 죽는다? 기해(氣海), 관원(關元)에 뜸 뜨고 죽은 일은 없어요.

그래서 내가 코쟁이를 알기를 돼지새끼로 알아요. 그건 우릿간에서 키운 돼지새끼, 몰라도 그렇게 모를까? 그런데 우리나라에 지금 선진 인물이 그런 돼지새끼를 따라댕기며 공부하는 걸 선진 인물이라고 해. 난 이 나라의 후진이 되고 말고 있어도 그 선진을 알기를 돼지로 아니, 이게 무엇이냐?

그래서 뜸법이 좋다. 이건 간단하게 좋은 거 아니야. 배 안의 소경 눈 뜨는 거이 뜸법 이외에는 없어요. 산삼, 녹용이 좋아도 못 고쳐. 그리고 불로장생에도 뜸법이 최고고. 유황보다, 내가 실험이 월등 앞서. 지금 많은 사람이 오래 살고 있어요. 그런데 나도 앞으로 늙었다가도 이만하고 조금 더 젊어서 내가 살고 싶은 날까지 살고 갈 수 있어요. 보면 알 거고.

이러면 뜸이 왜 좋지 않으냐? 뜸은 이 산천의 정기를 바꾼다. 자신의 영력을 바꾼다. 우주의 정기를 모아서 산천의 정기를 바꿀 수 있는 힘이 오는데 왜 이것을 실현에 옮기지 않겠느냐? 그러나 온도(溫度)에 과불급(過不及)이 생겨서는 안 돼. 모자라는 건 효(效)를 못 보는 거고 지나치는 건 몹쓸 병이 오고, 열병(熱病)과 한가지요. 이러니, 이걸 맞도록만 해달라, 난 그거고. 책에도 지나치게는 하지 말라고 했지.

이래서 이 음저창, 지금의 에이즈거든, 만성 에이즈, 악성 에이즈는 일주일 안에 죽지, 일주일 넘고 산 사람이 없어. 내가 고친 건 일주일 안에 죽는 걸 고쳐보았어. 만성은 문제도 안 되고. 이래서 만성은 유근피(楡根皮 : 느릅나무 껍질), 천 년 묵은 기왓장에 찜질하고 앉아서 고치는 거. 그거 다 나아요. 그 진물이 흐르는 건 또 버리고 또 찧어서 찜질하고 하는데 그러면 만성은 다 나아요. 악성 에이즈는 절대 안 나아요. 죽어요. 그래서 그건 기해, 관원에 뜸을 뜨면 만능의 요법이라.

그러면 여기에 모인 양반들은 도대체 할 일이 뭐이냐? 내가 아는 걸 하나하나 실험에 옮겨서 경험을 해야 하지 않느냐 이거라. 많은 경험을, 다른 사람을 자꾸 경험시켜서 세상에서 이 사실을 이용해야 되는 거 아니오? 이용해야 가치가 있는 말이지.

내 말이, 아무 가치 없는 말을 내가 하고 간다면, 그건 나도 헛소리에 불과한 말을 하면, 나도 내가 싱겁다고 할 거요. 그러니 그렇게 아시고 앞으로 여기에 대해서 세밀한 이야길 한다면 상당히 묘(妙)가 있어요. 이 구법(灸法)에 대한 묘는 천지정기(天地精氣)를 바꾸는데, 한이 없는 묘가 있을 게요.

그러니 이 여름에는 내가 날이 더워서 몸의 건강을 해칠까 봐, 여름엔 안 댕기니까, 앞으로 날이 좀 서늘한 시기가 또 올거니, 몇 달만 지나면 또 오니까, 그땐 시간을 좀 더 두고 모든 비밀을 묻는 대로 내가 그땐 설명을 할 거요. 그럼 오늘은, 나도 나 자신이 허약하니까, 그러면 질문에 한마디 한마디 몇 사람 대답하고 그만두겠습니다.

구강암 최고 약물은 유황오리와 죽염

질문자 : 지금 제가 말씀드리는 것은 요새 저희 동네에 57세 된 남자분인데요, 구강암(口腔癌)이라고 해서 병원에 가서 두 번을 수술을 받았다고 합니다.

그 수술을 어떻게 받았는가 물었더니 그 수술실에는 가족도 못 들어가게 하니 가족도 모르고, 또 본인은 전신마취 상태에서 수술을 받았기 때문에 어떻게 했는지 모르겠다, 수술받고 나와 가지고도 정신 깨어난 다음에 수술받았다고 그렇게 안다, 그렇게 얘길 하는데요.

제가 보니까요, 입안 잇몸 위가 시뻘건 것이 입천장까지 전부 번져 있어요. 색깔이 아주 시뻘게요. 그런데 병원에서 수술한 게 그게 긁어내지 않았나 이런 감이 듭니다. 그런데 그다음에, 이제 또 수술을 세 번째 받으려고 하였더니 병원에서 하는 말이, 이제는 수술을 받을 수가 없다, 그냥 집에 가 있어라, 그런 정도로 사형선고를 받은 거지요.

그렇게 고생하고 있는 사람이 있습니다. 여기 대해서 좋은 치료방법을 말씀해 주시면 감사하겠습니다.

선생님 : 거기에 대한 치료법은, 지금 구강암인데, 구강암이라는 것은 대체로 어디서 오느냐? 혀는 심장부(心臟腑)에 관계되지만 심장부에 직계관계가 아니고 비장에 직계관계가 있어요. 화생토(火生土)의 원리로, 이러구. 구강에 암이 오는 정도는 식도에 오는 사람이 있고 구강에 오는 사람이 있으니 그것이 대체로 독립적이라.

많은 사람이 식도암(食道癌)으로 고생하고 구강암으로 고생하는데 치근암(齒根癌)은 달라요. 콩팥에서 와요. 그러구 또 이틀에서 오는 것도 비장(脾臟)에서 많이 와요. 이런데, 구강은 천장에, 입천장에서 시작하는 사람, 혓바닥에서 시작하는 사람, 이틀에서 시작하는 사람, 구강암이 여러 종류가 생기는데, 그중에 대개 입천장에 오는 구강암은 만성구강암이라. 이틀에서 오는 건 치근암인데 악성구강암이라. 치근암은 최고의 어려운 암인데 암 중에도 암 중의 암이라. 그것도 잘 낫게 하는 법이 있어요, 그런데.

구강암에 약물은 뭐이냐? 이제 그 유황을 멕인 오리 없다면 오리를 삶아서 지름[기름]을 싹 거둬요. 식혀서 지름 거두고 백지를 가지고 마저 거두고 그리고 오리 곤 국물을 따끈하게 해서 늘 물고 있을 거. 또 고 짬에는 죽염(竹鹽)이 있어요, 죽염. 죽염을 구할 수 있는 대로 구해 가지고 그 죽염을 입에다가 항시 물고 있어야 돼요.

물고 있으면 그 구강암에 대한 진물이 흐르는데 그게 침이라. 그 진물이 뭐이냐? 모든 균(菌)이라. 그 악성 병원균인데 그 악성 병균이 죽염 속에 들어가면 아주 악성암을 고치는 암약(癌藥)이 돼요. 그게 뭐이냐? 이 결핵 환자의 침을 받아 가지고 단지에 넣어서 땅속 여섯 자 아래로, 땅에 지름이 통하는 데다가 1년을 묻었다가, 그 침을 꺼내면 노랗게 되는 것도 있고 하얗게 되는 것도 있어요.

그걸 폐암에 좋은 약을 구해 왔다고 해서 구해 멕이면 맛이 습습하고 별로 독한 건 없어요. 그걸 한 세 홉만 먹어도 호흡이 편해요. 그건 며칠 멕이면 죽는 사람이 없어요. 다 살아요. 그러니 이 암약을 제조하는데 어떤 신비도 다 돼요. 거게 구강에서 흐르는 그 염증, 그것이 타액(唾液)하고 합류해 가지고 있는데 거게 죽염이 들어가면 그게 기막힌 암약이라.

그걸 다른 사람이 먹어도 암약이요, 본인이 그걸 자꾸 삼키고 배 속에서부터 암에 대한 세포가 녹아나고, 또 그게 입안에서 자연히 나아 들어가면 낫는데 이게 3주일이 되면 완전히 좋아지는 걸 눈으로 보니까, 부지런하게 물고 있고, 마시기는 오리 곤 국을 마시는데 이 유황을 멕인 거는 확실히 신비해요.

그렇지 않아도 오리는 소염제(消炎劑)라. 염증을 소멸시키는 거. 오리, 소염제만 아니고 창(瘡)에도 멕이면 좋아요. 소염치창(消炎治瘡)에 좋은 약이라. 또 보음보양(補陰補陽)도 조금 하고, 전혀 안 하는 건 아니고, 이러니까 이렇게 치료하면 모르게 모르게 나아가요. 구강암 고치는 덴 완전무결해요. 해보면 알 거고. 한 뒤에는 판명이 날 거니까.

이건 내가 많은 경험 속에 혹중(或中) 혹부중(或不中)이라 혹 낫기도 하고 안 낫기도 한다고 했지만 다 나았어요. 그렇게 알고 시험해요.

위암의 妙方 – 玉池生津法

질문자 : 제 주변에 인척관계로 계신 분이 위암(胃癌)으로 편찮으시다가 3개월 동안 병원에 있다가 사형선고를 받았습니다.

선생님 : 혈액형, 무슨 형이야?

질문자 : 혈액형은 제가 확인을 안 했습니다. 그래서 죽염하고 죽염 김치를 우선 복용하게 했습니다. 제가 한 지는 이틀밖에 안 됐는데, 더 좋은 방법이 있으면 하교(下敎)해 주시면 감사하겠습니다.

선생님 : 혈액형은 왜 묻느냐? 가상 O형에다가 B형 약을 써서는 절대 안 되니까 하는 말이고. B형에다가 O형 약을 쓰게 되면 또 안 되고. 그러니 아까 오리 가지고 먹어라. 오린 B형이나 O형이나 먹고 해롭지 않아요. 죽염도 해롭지 않고. 그 오리국물을 먹으면, 죽염 먹으면, 부작용이 별로 없어요. 이런데 위암은 또 달라, 위암은 또 다른데….

위에 대해서, 위벽이 상해 들어가는 위암, 또 위의 산성으로 위가 차 가지고 담(痰)이 성(盛)하다 보니까 위가 무력해 가지고, 무력증으로 위가 처져서 위하수(胃下垂)라 한다. 위가 무력하게 되면 위신경마비라. 그래서 위하수로 오는 암이 있고, 또 음식물을 부주의해서 위확장(胃擴張)으로 오는 암이 있고, 또 술이나 이런 걸 과히 먹다가 상처가 심해서 위궤양(胃潰瘍)으로 오는 사람, 또 위가 완전히 상해서 위염(胃炎)으로 앓는 암이 있어요.

그런 암 중에, 혈액형을 모르곤 얘기가 어려우니, 그 혈액형 모르는 데는 간단하게 석고(石膏)를 안 넣고 일반이 통할 수 있는 약을 일러줘도 됩니다. 오리를 내가 말하는데 집오리 두 마리를 터러구[털]만 뽑구, 창자의 똥을 깨끗이 씻구 그러구서는 쓸개도 버리지 말구 오리발톱에 있는 비밀이 상당히 커요. 오리란 놈이 물에서 살기 위해서 발톱에 정신과 힘을 모아. 또 무얼 먹기 위해서 머리에 힘을 모을 적에 그 오리 주둥이에 가. 그 오리 끝, 부리 그 끝이 아주 묘한 약이 돼요.

내가 고것만 따로 실험한 적이 있어요. 그러니 다 버리지 말고 터러구하고 똥만 싹 씻고서, 그러구 그걸 두 마리를 흠씬 고아서 기름은 짜 버리고, 저 기름 식혀서 걷어버리고, 그러고는 거기에다가 금은화(金銀花) 서 근 반을 넣고 포공영(蒲公英)을 너 근 반을 넣어요. 하고초(夏枯草) 두 근 반을 넣고 그리고 백개자(白芥子) 서 근 반에, 행인(杏仁) 서 근 반, 그렇게 넣구서 그걸 흠씬 고아 가지고 짜질 말아요.

왜 짜질 말아야 되느냐? 금은화 같은 건 산천에서 채취하니까 화공약 피해가 없지만 하고초 같은 것도 산천에서 키우는 게 있구, 댑싸리 하고초는 집에서 키우는 거 있어요. 그런 건, 농약을 일 년 내내 치고 키운 걸 어떻게 짜 먹겠어요.

포공영도 지금 원래 귀하니까, 재배하는 거 있어요. 그러나 포공영은 버럭지 덜 먹어요. 화공약을 덜 치는데, 이 하고초만 주의해야 되고 또 백개자 같은 것도 겨자인데 그건 농약이 심하게 가요. 행인은 살구씨인데 그것도 나무에 농약을 안 치고 키우긴 어려울 거요, 지금엔. 난 그거 키우지 않아서 모르거니와 다른 건 키워보니 농약 안 치곤 다 먹어버려요, 버럭지가.

그러니 그 농약이란 파라티온 독이 원래 강하기 때문에 끓는데 얼른 녹아 나오지 않아요. 그러니까 그걸 끓이되 오래 두고 끓여요. 오래 두고 끓이면서 짜진 말아요. 짜게 되면 찧어 가지고 그 파라티온 독이 나와요. 그건 수은이라. 수은을 짜 먹을 거까진 없어요. 인체에 원래 해로우니까.

그래서 내가 일러주는 건 이 많은 약을 왜 합성시키느냐? 이 물도 얼마를 두게 되면, 물도 오래 끓여야 되는데 오래 끓이면 물속에서 이는 정기(精氣), 불속에서 오는 정기, 수화(水火)의 정기를 모아 가지고 그 약물의 힘을 보조하고 인간의 모자라는 생명을 구해요.

모르고 듣는 사람들은 오해도 많아. 그러나 난 그 오해와 욕을 평생에 우습게 알아. 내가 아는 대로 가르쳐서 안 되면 말구, 욕하면 욕하고, 그건 왜 그러냐? 여기 모든 비밀을 동원해도 생명을 구하기 힘든데 막연하게 책을 보고 그대로 할 수 없으니. 막 짜 먹어라? 그 속에서 생명을 구한다는 건 난 안 믿어. 그러기 때문에 내가 아는 방식대로만 하니까 자연히 인간에 이해 안 가요. 일반은 아무리 오해해도 난 그걸 무관심하게 생각해.

그러니 그렇게 알고서 위암에 대해서 그렇게 약을 쓰되 거기에 죽염을, 반드시 죽염은 조금씩 조금씩 실험해 가지고 침이 모든 액물로 변해서 그게 옛날에 옥지생진법(玉池生津法)이 있어요. 구슬 '옥'(玉)자, 못 '지'(池)자. 침을 옥지(玉池)라고 해요. 또 입에 오래 물고 있으면 호흡을 하게 되면 그 침이 진액으로 변해. 좋은 진액이 돼. 이를 '성'(成)자 성진(成津)도 있고, 옥지생진도 있어요.

옛날에 신선들이 쓴 책엔 여러 가지로 말씀했는데. 그래서 옥지생진법(玉池生津法)이 거기서 쉽게 화(化)해요. 호흡을 가지고 이뤄지기 전의 타액(唾液)이 옥지생진이라. 그 묘한 약물로 변하니까. 그걸 약물로 마시고 난 뒤에 죽염을 조금씩 물고 그 침을 무시(無時)로 멕여요. 그래서 하루 천 번이고 만 번이고 생명을 구할 수 있다면 구할 수 있도록 노력해요.

그 약을 실험하면 실험 도중에 죽은 뒤엔 실험 못 해요. 살도록만 노력하라, 이겁니다. 나는 단순하게 말해요. 말 안 들으면 죽어라 이것뿐이야. 그러니 누구도 약물이라는 건 실험하지 말구 악착같이 멕여야 돼. 조금씩 조금씩 자주 침으로 화(化)해서 신비한 약물을 먹으면 나아요. 그러고도 신비한 약물을 계속 먹으면 오리 곤 물이겠다? 그렇게 하면 돼요.

그 위암에 가장 비법이나 그건 형을 따라서 일러주는 게 월등 신비한데, 형을 따르지 않으면 그렇게 대체로 일러주는 거요. 그건 부작용이 별로 없어요.

〈제5회 강연회 녹음 全文 : 1987. 5. 23〉

\제6장/
태양에서
소금이 생성되는 원리

살충제는 필요하고 病害는 늘어나고

 여러분을 이 자리까지 괴롭힌 걸 대단히 송구하게 생각하고 있어요. 먼저 건강에 대한 비법도 좋거니와 현실에 안 들어보던 이야기, 들어보던 이야기 조금 하고, 건강 이야기를 시작할까 해요.
 그건 뭐이냐? 광복 후에 이 땅에선 모든 생산에 몰두하다가 보니 비료가 필요하고 비료의 힘이 모든 병해충(病害蟲)을 몰고 오니까 자연히 살충제가 또 필요한데. 그 살충제에 파라티온이란 약물에 대해서는, 최고의 독(毒)을 가지고 있기 때문에 그 독은 수은(水銀)이 원료라.
 그것이 한두 해를 지나가면서 이 땅속의 전부가 수은이 매장되고 있다. 그러면 그 농도가 깊어가면 깊어갈수록 거기서 성장하는 오곡(五穀)은 점점 병해충이 강해지니까 그 강해지는 원리까지 죄다 이야기는, 거 상당한 어려움이 있어요. 그리고 시간이 너무 오래요. 또 내 머리가 그렇게까지 현명하게, 그런 걸 밝힐 만한 이야기의 재료 있더래도 제대로 설명을 못 해요.

그래서 대략 적어 가지고도 오고, 적지 않은 이야기도 하게 되는데, 그 병해충이 심하고 농약도 심하고 자꾸 심해가니까 우리한테 호흡할 수 있는 재료가 점점 희박해 간다. 그건 뭐이냐? 그 재료는 공기인데, 공기 중에는 산소가 모체인데 그 모체인 산소는 반대하는 질소의 힘이 강해지면 인체엔, 배 속에 있는 모든 공해물이 또 뭐이냐?

음식을 먹으면 소화시키는 데 질소에서 가스가 성하게 돼 있는데, 그럼 외부의 가스가 들어와서 더 협조하기로 되어 있으면 그 호흡이 도리어 교체한다는 건커녕 조장(助長)하고 말게 되니 점점 인신(人身)의 병고는 심해갈 수밖에 없는데, 그것은 해방되기 전부터 알고 있었으나 개인의 능력은 도저히 안 되고 또 그런 걸 아는 사람한텐 어떤 좋은 수단도 가진 일이 없기 때문에 자연히 세상엔 아무 빛을 못 보게 돼 있는데, 지금 와서 점점 더 심해가고 여기에서 더 심하게 되면 뭐이냐?

방사능이 누출하는 거와 똑같은 현상이 오는 시간이 오는데 그건 앞으로 20년 후겠지만. 지금도 아주 위험한 지역에서는 살기에 나[나이] 먹은 사람은 힘들어요. 여기 서울에 들어서면 벌써 머리가 어두워지고 숨이 가빠지는 걸 봐서 나 먹은 사람의 피해가 그렇게 무섭다는 걸 알게 돼 있어요. 그래서 앞으로는 내가 농약에 중독이 되어 가지고 약을 뿌리다 쓰러지든지 약을 치다가 병난 사람, 많은 사람을 접하고 있는데, 그거이 백 가지 병 아니라 만 가지 병을 앓는데···.

공해시대에 살아남기 어려운 징조들

내가 지금까지 경험에, 뼛속에 골수(骨髓)라고 하는 골수가 지네가 된다. 이건 상상 이외고 그건 나도 고친 일이 없고, 진주의 한 사람은 핏줄에서 독사가 생겨 가지고 독사가 다 크게 되면 이동할 때 죽어지는데, 그럴 적에 칼 들고 그 살을 모두 잘라놓으면 독사가 빠져나오는 거, 빠져 죽어 나오는데 그걸 내가 단전(丹田)·중완(中脘)·족삼리(足三里)를 여하간 숨 떨어지기 전에 떠보라 한 거, 그걸 떠 가지고 재작년에 그 사람이 완전히 살아서 이제는 완인(完人)이 됐어요. 그런데 뼛속에 지네가 생겨 죽는 건 내 힘으론 도저히 경험이 없어요.

그러면 그게 어디서 오느냐? 우린 모르게 공해독(公害毒)으로써 그런 피해를 당하고 있다! 그러면 이걸 오기 전에 예방할 순 있겠으나 내 힘으론 안 되고, 온 연후에 치료할 수 있는 것도 내 힘으론 안 되고. 내가 약을 일러주면, 지금 농약을 1~3년까지 농약을 쳐 가지고 그걸 달여 먹어라? 그걸 달여 먹고 살 수 없는 건 난 알지만 그랬다고 해서 그런 약을 제외하고 산에서 자연생을 캐다가 쓸 수 있느냐 하면, 앓는 사람 수효는 많고 그런 약은 수효가 얼마 되질 않으니 도저히 불가항력(不可抗力)이고 불가능이라.

그래서 나로서는 죽는 날하고 약 써서 효과 나는 날하고 차이가 너무 머니까 그런 분들이 날 찾게 돼 있어. 뭐 한 달 못 간다, 두 달 못 간다, 얼마 못 간다는 소릴 듣고 찾아오니. 거기에다가 농약을 3년까지 치는, 황기(黃芪) 같은 건 5년 친 약도 있어요. 당귀(當歸)는 3년 치고 황기는 5년 치는데, 거 1년 쳐서 키우는 건 많지만, 그런 걸 가지고 일러준다? 나는 그거 먹고 해롭지, 이롭지 않다는 걸 알면서 더 없으니까 그 이상의 이야기를 할 재료가 없어요.

그러면 그 약은 아무리 기술적으로 그걸 약성을 뽑아내도 그 사람한테 효(效) 나는 시간을 비례해서 못 고치는 건 사실인데, 하도 많은 사람 속에 어떤 기적이 온다는 건 요행이지, 그것이 전부는 아니라.

집에 찾아오는 사람들보다 이런 장소에서 미리 예방하는 방법도 많은데 죽게 된 연후에 찾아온다? 그러면 병원에서 치료하든지 약방에서 치료하는 건 어렵다는 증거가 모든 약물에 본성을 가진 약물이 없고 전부 과학적으로 키워 나오니 그게 어렵지 않으냐?

옛날 사람 토담집에서는, 인간은 육신이 흙이라, 흙에서 생긴 거이지 하늘에서 온 건 아니라. 어머니도 흙에서 생긴 곡식을 가지고 아들을 낳고 딸을 낳는 거지 어디 하늘에서 생겨 나온 건 아닌데. 그러면 흙에서 생긴 거나 똑같이, 간접적으로 생겨도 흙에서 생긴 거라.

그래서 그 흙을 가지고 토담집에서 사는 건 오히려 많은 도움이 되나, 그 옛날에 너무 방을 작게 하고 낮추니까 거기서 공해가 또 생기지요. 사람 몸에서나 그 집이 좁아 가지고 공기가 상해 가지고 어떤 흙담집은 썩어 가지고 아주 추한 내[냄새] 나지요. 거기 이롭지는 않으나 대체로 좋은 면이 많아요.

《天符經》 자체가 우주창조의 비밀

그런데 오늘 과학의 힘으로 사는 오늘에는 영양관계로 건강은 회복하나 병마에 걸린다는 건 고정적이고. 건 병마를 피해낼 수가 없는 시간을 만났으니, 내가 볼 적에 이 과학으로 산다면 그 화학물질이 전부 털구멍으로 범하거나, 살에 피부에 닿거나 모든 감촉이 병마가 따라올 수밖에 없어요. 우린 그런 세상을 지금 살고 있는데 그 화학의 세상을 피하든지 과학문명을 피하든지 할 수는 없는 거고, 그 문명 속에서 무사하기를 바라는 수밖에 없는데, 그건 어디까지나 거기에 대한 비밀을 아는 사람만이 건강할 수 있다. 그 비밀은 여러 가지 중에 좀 우수한 비밀도 있겠지요.

그래서 그 비밀을 캐는 근본은 우주창조 하는 이야기까지 하기는 어렵고 그 대략은 해야 되는데, 여기에 오신 양반들 중에 혹여 경전(經典)을 많이 본 이도 있을 게고 모든 학설에 이학(理學)이나 물리학을 밝게 하는 이도 있을 게니, 거기에 대해서 들어서 참고되는 양반도 있을 거고, 일체 참고 안 되는 분도 있으나 거 혹여 만에 하나라도 도움이 되면 다행한 일인데, 그건 무얼 이야기 삼아 할 말 있느냐?

우리나라에, 《주역(周易)》이라는 책은 동양에 있으나 《천부경(天符經)》은 오늘까지 세상에 제대로 번역하고 나오는 책이 별로 없어요, 없는데. 그것이 우리가 지금 세상에 생기는 원리, 또 살다가 가는 원리가 있는데, 그건 왜 그러냐?

《주역》은 여덟 괘(卦)가 있는데 그 수가 서른여섯이라. 그래서 소강절(邵康節)도 '삼십육궁도시춘(三十六宮都是春)'이라고 했는데, 건 하나에서 여덟까지 합하면 서른여섯이라. 그거이 64괘의 첫끝이라고 해서 봄 '춘'(春)자를 놓았는데, 1년의 봄이 첫끝이니까.

그러면 그 8괘엔 뭐이 있느냐? 팔팔이 육십사(8×8=64) 64괘가 있고, 그 연괘라고 하는데, 그건 《주역》인데, 그 《주역》을 한 걸음 앞서가게 되면 《천부경》이 있는데, 건 단군할아버지가 전한 건데, 고운(孤雲) 선생님이 번역해서 우리가 볼 수 있도록 만들어 놓은 거. 그전엔 우린 과두문자(蝌蚪文字)를 몰라서 그걸 몰랐는데, 지금 우리 세대에 와서는 아무나 볼 수 있도록 고운 선생님이 번역을 해놓은 건데, 그걸 그 양반은 알고 했어도 주(註)를 내지 않으니까 주가 없으니 만치 지금까지도 분명치 않은데, 만약 완전 주(註) 낸 양반들이 있었으면 좋겠는데, 내가 한평생을 두고 보는데 완전 주가 없어요.

三極圖說 설명이 《天符經》을 말하는 것

그래서 내가 그전부터 책을 몇 번 쓰는 동안에 그 대략은 거기에다가 설명했어도 《천부경》 해석이란 말은 안 했기 때문에 오늘까지 내게 그걸 와서 질문하는 사람이 없었어요. 《천부경》을 다 아는 분들이, 《천부경》 해석도 하고 그러는 분들이 거기에 대한 설명을 당신이 알고 있는 《천부경》의 내용하고 다르지 않으냐 하든지, 틀림없다고 하든지, 질문하는 사람을 못 보았기 때문에 거기에 대해서 건강의 원리와 같은 신비를 알기 위해서는 간단하게 하나 이야기해 두는 거.

《천부경》해설은 그 며칠 두고 하는 거. 뭐 이렇게 단시간에 할 수는 없는 거고. 거 한 절구(絕句)만이라도 거기에 대한 이야기를 하는데, 책에 나온 것은 뭐 있느냐?

우주에 대한 우주론에 태공(太空)·태허(太虛)·태극(太極)이란 말이 있는데, 그거 공허극(空虛極)이라. 그걸 왈 삼극(三極)이라고 해. 석삼극무진본(析三極無盡本)이야. 이런데, 그게 삼극인데 그 삼극도설(三極圖說)에 들어가게 되면 그게 《천부경》이라. 그런데 첫끝은 일시무시일(一始無始一)이요. 석삼극무진본인데 이걸 내가 많은 설명을 하다시피 책에 나와 있어도 그걸 보고 《천부경》이라고 하는 이는 없어요.

그러면 그 《천부경》을 왜 내가 세상에 남겨놓지 않으면 안 되냐 하는 거, 고운 선생님은 그런 비밀을 알려주지 않아선 안 된다는 걸 알으셔서 그런 거고. 그 비밀을 알려준 고운 선생님이 오늘의 한글이 있는 시절이 아니기 때문에 그걸 완전히 해석해서 세상에 알도록 해주지 못한 건, 그 당시는 우리 한글이 없어요.

그래서 지금은 한글이 있으니까 나로서는 고운 선생님의 노력을 헛되게 하지 않기 위해서 죽은 후에는 완전 해석을 하고 간다, 그렇게 생각했으나 그런 생각은 결국 다음에 내가 이 세상 떠난 후에 발간(發刊)이 되는 책 원고 속에, 지금도 일부 거기에 있어요, 있는데.

그러면 왜 살아서는 좋은 얘기는 싹 빼느냐? 그거이 언제고 해를 덮은 구름 속에는 비가 오지만 해를 덮지 않는 구름 속엔 비가 안 와요. 그 비밀이라 건 보이지 않는 세계에서 밝혀지는 거요, 내가 없는 세계.

그래서 불경 《금강경(金剛經)》에도 '범소유상(凡所有相)이 개시허망(皆是虛妄)' 했는데 난 그걸 좀 달리 알고 있고. 유상세계(有相世界)가 전부가 아니고 유상세계는 무상(無相)에서 온 거니까. 그런 유상·무상은 다 허망한 거이지마는 그 뒤에 가다가 '약견제상비상(若見諸相非相)이면 즉 견여래(卽見如來)'라 했겠다.

이 형체만 보는 것도 아니고 형체 아닌 것도 잘 볼 수 있다면 자기가 어디서 온 것도 알고 어디로 갈 것도 아니까 당신이 즉 여래(如來)이니라 하는 거라. 자신이 여래라, 그럼 곧 자신을 보게 되니라. 자신은 거울에 있는 자신이 아니라 거울 속에 나타나지 않은 자신이 있다, 이거라. 그러면 전생(前生)에 누구라, 내생(來生)엔 또 누구라, 무얼하고 있다, 무얼 한다, 그런 걸 세밀히 알게 되는데, 그래서 불가(佛家)의 양반들도 전생(前生)을 알자면 금생에 사는 걸 보면 아니라.

우주의 비밀은 三極을 풀면 이해돼

그건, 전생을 아는 건 전생에 복(福)을 지었느냐? 그걸 알기 위해서는 금생에 복 받는 걸 보면 아는 거라. 그거 마찬가지야. 내생에 복 받을 거냐? 금생에 복 지은 걸 보면 아는 거다. 그런 말을 했어요, 했는데. 그게 사실이라.

그러면 이 보이지 않는 힘이 얼마나 크냐? 그걸 내가, 정신이 지금 흐려서 세밀한 이야길 못 하는데. 인간이 아침에 길(吉)한 일이 있는데 점심때에는 불길한 일이 있다, 저녁땐 죽어버려서 흉(凶)하고 만다. 그럼 아침에 길한 사람이 점심엔 불길하고 저녁엔 흉하고. 그러면 사람은 그 시간이 얼마나 생각 밖의 어려움이 있더냐? 그래서 안 보이는 걸 없다고만 생각하고, 모르는 걸 미신(迷信)이라고만 생각하고, 그게 전부는 아니라.

그래서 내가 《천부경》에 대해서 일시무시일(一始無始一)이라고 한 건 별것도 아니고 하나란 시작이 없는 데서 시작한 것이지, 없는 데서 시작한 하나라. 그럼 석삼극무진본(析三極無盡本)이라. 셋이라는 건 천(天)·

지(地)·인(人), 삼재(三才)도 셋이지만, 공허극(空虛極), 진공 상태에 들어가서 진공(眞空)이 끝나는 땐 허공(虛空), 허공이 끝나는 때엔 태극(太極)이 와요. 그땐 하나로 뭉쳐져 버려. 이런데, 거기엔 뭐이 있느냐? 진공이 허공되는 시간은 거기에도 요소가 있어. 거기에도 요소가 있는데. 그 요소는 뭐이냐? 보이지 않는 힘이 보여[보이기] 시작하는 거라. 그건 진공을 떠난 거고, 보이지 않는 힘이 보여 시작하는 거. 그것이 날로 커지게 되면 허극(虛極)이 돼 가지고, 허가 끝나 가지고 완전히 보이게 된다. 그건 태극(太極)이라.

그래서 옛날 양반도 거기에 대한 일부 해석이 혼돈(混沌)이라고 해놨다! 하나로 뭉쳐 가지고 분간이 없는 때라. 그래서 양의(兩儀)가 분단되기 전에 음양(陰陽)이니까, 음양이 분단되기 전에 하나로 뭉쳤을 때가 태극인데. 그러면 그 삼극(三極)을 말하면, 우주의 비밀 전체가 그거고, 그 비밀 전체가 하나로 뭉쳐 가지고 둘이 된 연후에는 음양인데, 음양으로 돌아가면 뭐이냐? 음(陰)이라는 건 자식을 가지고 있다. 여자 애기가 나오면, 건 아들 8형제고 7형제고 가지고 온 거다 이거라. 그래서 거기에는 하자(瑕疵)도 없고 거짓도 없는 사실이라.

그래서 이 물 하나가 생기는데, 이름이 물인데. 그 수소 둘[H$_2$]이라고 하지만 그게 아니고 물이 생기는 덴 뭐이냐? 그 물이 생길 적에 이제 태양에서 그 고열(高熱)에서 용액(溶液)이, 용액이란 우주진(宇宙塵)인데, 우주의 억천만 별 속에서 스며 나오는 그 티끌이 모여 가지고 녹아서, 태양 속에선 용액이란 액(液)물이 이뤄지는데.

사람 몸에 담즙(膽汁)이 있듯이 그 액물이 이뤄지면 태양은 병드는 거라. 사람이 담석증(膽石症) 생기면 죽듯이 태양도 병들면 죽어요.

그러기 때문에 그 액물이 커지면 분열이 돼버려. 분열이 되게 되면 한 세계가 나오는데 그게 지금 별나라라. 우리가 거게 살고 있어. 그런 별이 우주보다 만 배, 몇만 배, 큰 별이 수없이 많아요. 그런데.

水氣가 3억6천만 년 끓으면 소금 생성

그 용액이 분류돼 가지고 나가는데 이 공극(空極)은 원래 냉극(冷極)이라. 찬 데 나가면서 불이 식어 가지고, 불이 식으면 용액이라는 건 쇳물이 녹은 거니까 이것이 쇳물이 우주진이기 때문에 여기에 흙도 있고 쇠도 있고 돌도 있어. 이것이 굳어지면 외부의 껍데기를 쓰고 있는데 그게 뭐이냐? 이 지구가 되는 껍데기로 쓰는 거라. 흙이 생기기 전의 이야기겠다.

그러면 그 돌이 내부의 고열(高熱)과 외부의 극냉(極冷)으로 해서 습도가 수기(水氣)로 변하면서 그게 끓는 것이 3억6천만 년을 끓으면 소금이라는 게 생겨요. 그 소금이 생기는데, 거 어디서 생기느냐? 거 내부의 화구(火口)에서 고열이, 불은 쓴맛이 있는데 그 쓴맛이 자꾸 스며 나와 가지고 물속에 스며 들어오면 그 쓴맛이 모든 철분을 함유하게 돼 있어요.

그래 가지고 거기서 백금(白金) 성분이 다량으로 생길 때에 소금이라는 게 생겨. 그래서 거 염분이 생기는데. 염분이 생긴 연후에 그놈이 나오는, 그 변질이 돼 나오는 변화가 산소(酸素)라는 거이 거기서부터 생기기 시작해. 산소라는 색소가 생겨 가지고, 건 청색소(靑色素)인데 생겨 가지고 거기서 분자(分子)가 화(化)하는데 그것을 색소에서 화하는 모든 만물(萬物)이 화생(化生)하는 원소에서 생기는 분자, 그걸 뭐라고 해야 되느냐? 그걸 핵(核)으로 된 분자라고 할 밖에 없는 놈이 있어요, 그런데.

그러면 물은 증발돼 가지고 비가 오게 되면 그 빗물이 땅속으로 스며 나오는 건 샘이니까, 맑은 '담'(淡)자 담수(淡水), 거기에도 모든 초목이 나올 수 있는 청색소가 있기 때문에 건 담수소(淡水素). 또 소금물이 강한 덴 염수(鹽水)가 돼 있는데 그게 함수(鹹水)라, 짤 '함'자 함수소(鹹水素). 그럼 함수소라는 원료가 먼저 생기는 건 대장간에서 거 쇠를 담그는 물이 오래게 되면 그것이 맛을 보면 처음엔 매워요. 매우면서 짜고 쓰고, 거기에 필경엔 단맛까지 있어요 종말엔, 이런데.

그건 내가, 우주의 진리가 그렇기 때문에 어려서 그걸 다 맛을 보고 옛날 대장간은 물을 멀리서 질어[길어]오기 때문에 멧장도막[몇 장 동안, 여러 차례의 장이 서는 동안]을 쓰는 물도 있어요. 그래서 그걸 실험해 보고 우주의 비밀은 이런 사실이었구나 하는 걸 나도 알고 있는 거지요, 이런데.

그래서 소금이라는 거이 생기기를 아초[애초]에 지중고열(地中高熱)에서 불의 맛이 들어오다가 그것이 백금(白金)으로 화(化)한 연후에, 백금분자가 우주에 들어오는 철분이 있어요. 그건 백색소(白色素)라. 그놈이 들어와 가지고야 소금이 화하는 건 완전무결한 사실이지마는 이건 과학의 능력이 아직 미달(未達)이기 때문에 비과학적이지.

과학의 능력이 모자라는 건 비과학적이다. 이 안에 있는 모든 분자가 몇 종류로 돼 있느냐? 제일 먼저 오행(五行)으로 다섯 종류, 고거이 분류돼 가지고 그다음에 자꾸 단위가 높아져서 360종까지 올라가면 이 안에 있는 분자세계가 대체로 해석되는 거라. 그렇지만 여기에서 현미경에 안 보이면, 포착되지 않는 건 없다고 할 수 있지.

자기 머리로 모르는 건 모른다고 하는 거라. 그러면 아는 사람이 모르는 사람하고 이야기가 통하지 않아. 한평생이라도 아는 사람은 후세에 아는 사람을 통해서 필요하다고 기록을 남기는 거라. 기록을 남기는 이유가 그거라. 거기에 정체를 분명히 파헤쳐 놓으면 한정없는 비밀의 용어(用語)가 아주 알아듣기도 힘들고 알아낼 수도 없고, 이것이 날이 오래면 그걸 볼 수 있는 사람이 생기게 돼 있어요. 나보다 나은 사람이 계승하는 건 인류사회에 피할 수 없는 거요.

황·백·흑 三人種도 三極 원리에서 나와

그런데 오늘은 왜 내가 써놓은 책을 가지고 와서 질문을 안 하느냐?

《주역(周易)》을 가지고 질문을 해도, 《천부경》을 가지고 《천부경》의 석삼극무진본에 대해서 삼극론(三極論)이 여기서 나와 시작하는데, 그래 왜 이걸 우리도 알게 쓰지 않았느냐 하는 사람도 없어요.

그럼 거기에 3종류로 나눠놓구서 뭐이 나오느냐? 거 많은 3종류인데 천지인삼재지도(天地人三才之道)에 들어가 3종류는 삼생만물(三生萬物)까지 천개어자(天開於子), 지벽어축(地闢於丑), 인생어인(人生於寅). 그래 그 3종류를 내내 따져 나가면 수천 억이 나와요. 거기 뭐이 있느냐?

사람은 흙에서 생긴 물체이기 때문에 황색이 제일 먼저 주인공이라. 황색이 주인공인데. 황색에서 따라서 변하는 건 토생금(土生金)의 원리로 백색이 나오기로 돼 있어. 백색은 금기(金氣)라. 황색은 토기(土氣)이고. 토색 왈 황(黃)이요, 금색 왈 백(白)인데. 그래 토생금은 자연의 원리기 때문에 백인종이 나오기로 돼 있고.

황인종은 인의(仁義)도덕이 근본이고 백인종은 의리는 있어도 그 사람들은 용맹을 앞세워. 그래서 무기까지 개발해, 선구자야. 그러면 금생수 하는 원리로 백색에서 변해서 흑색이 또 나와, 그럼 흑인종이라. 흑인종은 뭐이냐? 이건 힘이 있는 걸 자랑으로 여기고, 우리도 상고(上古)엔 그랬지요. 흑인종은 오늘까지 힘이 앞서는 걸 자랑으로 여긴다. 그런가 하면 욕심이 또 많아. 그래 강욕자 왈(强慾子曰) 흑인(黑人)이라 하는 거거든, 이런데.

이건 인간의 삼종(三種)도 사실에서 벗어날 수 없는 거. 그러면 초목(草木)의 삼종도 마찬가지라. 초목의 조상은 버들나무[버드나무]인데, 거 물에 이끼 끼는 거 있어요, 청태(靑苔)라고. 이끼 끼는 이끼, 버들이 돼요. 건 내가 눈으로 본 일도 있고 건 사실이고, 이런데.

이치만 가지고 확실하다는 건 자연에 있어서는 사실이나 그건 과학적으로 증명자료가 돼야. 그래서 나는 본 일이 있어요. 금강산, 묘향산에 오래 살았기 때문에, 이런데. 거기에 버들나무도 세 종류라, 삼형제라. 소낙비가 오는 것도 하루 세 번 오는데, 걸 삼형제라고 그러지? 이런데.

버들나무가 있고, 고 다음번에 생긴 놈이 수양버들, 고 다음번에 생긴 놈이 백양(白楊), 거기서 생긴 소나무가 있는데, 소나무도 소나무에 잣나무 있고 전나무가 있다. 그럼 그다음에 생기는 향나무가 있어. 향나무엔 참향나무가 있는데, 고다음엔 넉줄이 뻗는 묘향나무가 있고 고다음에 노가지 향나무(노간주향나무), 두향나무라고 해요. 그것도 삼형제라.

그래서 거기 쪽 가면서 삼형제에서 삼형제를 두게 되면 몇만으로 변할 수 있어요. 그래서 복숭아도 몇백 종류가 될 수 있고, 포도나 이런 것도 그래요. 머루까지 나가면 상당한 종류가 있어요. 그러기 때문에 이 삼극에 가게 되면 무진본(無盡本)이야. 그 근본이 끝날 수가 없어.

《天符經》 다 풀면 지구에 글 필요 없다

이래서 내가 《천부경》에, 왜 젊어서 머리 좋을 적에 붓을 안 들었냐? 《천부경》을 써놓게 되면 세상에 글이 없어져. 어떤 경전이고 다 없어져. 《천부경》은 천지가 생긴 이후에 그 이상의 글이 나올 수가 없어. 석삼극무진본 하나 끝나는 데 《주역》 같은 책이 천 권이 넘을 거요. 내가 그걸 죄다 밝히면 《천부경》을, 여든하나 《천부경》을 다 끝내는 날이면 지구엔 글이 없어져 버려. 그래서 죽은 후에 후세에 참고자료로 전할 순 있어도 살아서 그걸 글이라고 세상에 자랑할 거리는 못 돼요. 너무 좋아요, 너무 좋은데.

내가 이야기하는 건, 그게 지금 삼극론에 들어가서 무진본이기 때문에 우리의 가장 필요한 얘기가 거기 전부가 있다 이거요. 그럼 오늘에 강증산(姜甑山) 양반을 미륵이라고 합니다. 그래서 대순종교(大巡宗敎) 있는데 누가 날 보고 물어보기에 난 그런 걸 모른다 했는데. 모르는 거 아니라 알 필요 없다고 하는 거요. 또 일부(一夫) 선생님의 《정역(正易)》이 있어. 난 그거 알 필요 없다, 모른다 하는 거고. 걸 옳고 그른 걸 말하면 욕

되는 거. 좋은 소린 들을 수 없어요, 이런데.

여덟을 가지고 8괘를 연해서 64괘가 나오고, 9궁 있는데 그것을 연해 가지고 81자 《천부경》이 나왔는데, 그럼 여덟을 연해서 64괘 속에 있는 것보다 아홉을 연해서 《천부경》 속에 있는 건 더욱 세밀하다고 볼 수밖에 없어요. 없는데.

그건 뭐이냐? 여덟은 가상(假想) 날을 받든지 하게 되면 뭐 일상생기(一上生氣)·이중천의(二中天宜)·삼하절체(三下絶體)·사중유혼(四中遊魂)·오상화해(五上禍害)·육중복덕(六中福德)·칠하절명(七下絶命)·팔중본궁(八中本宮), 자(子)에 감중련(坎中連 ☵)·축인(丑寅)에 간상련(艮上連 ☶)·묘(卯)에 진하련(震下連 ☳)·진사(辰巳)에 손하절(巽下絶 ☴)·오(午)에 이허중(离虛中 ☲)·미신(未申)에 곤삼절(坤三絶 ☷)·유(酉)에 태상절(兌上絶 ☱)·술해(戌亥)에 건삼련(乾三連 ☰)이라 한다. 그래서 그게 여덟이고.

구궁(九宮)은 뭐이냐? 이사방수(移徙方數)랑 댕기는 걸[다니는 것을] 모두 보는, 방수에 있어요, 곧 일천록(一天祿)·이안손(二眼損)·삼식신(三食神)·사증파(四甑破)·오귀귀(五鬼歸)·육합식(六合食)·칠친귀(七親歸)·팔관인(八冠印 : 八冠紉)·구퇴식(九退食)이거든. 그러면 이걸 정당한 풀이를 한다면 이건 귀신만이 아는 소리를 할 수도 없는 거이 현실이라. 현실은 어디까지나 당장 알고 있는 과학에 의거해야지 순진(純眞)한 자연만 가지고 현실이 아주 복잡해지면 안 되겠지요.

그래서 선거가 필요 없다. 아는 사람한테 물으면 다 끝나는 거 아니냐. 그게 원리겠지. 그렇지만 모르는 사람들끼린 해봐야 승부를 알게 된다. 그래서 그걸 옳다고 보는 겁니다. 대결하기 전에 승부를 다 아는 사람한테 물어서 가릴 순 없어요. 대결해 가지고 승부를 판단하는 거이 제일 현명한 일이라. 그래서 선거는 아는 사람들은 누가 몇 표 얻어 된다는 걸 다 알겠지. 그거이 아는 거이 필요한 거 아니라 대결해 가지고 표를 얻어 놓구서 말하는 거이, 그게 옳을 거요.

그와 같이 이 모든 학설도 비밀을 덮어놓고 훔쳐 내 가지고 되느냐? 그걸 모르게 모르게 아는 시간이 오니까. 그래서 옛날에 부처는 절로 된다고 했어요. 그래 부처님이 절로 된다는 게 그건데.

산속에 절을 짓고 싶은 사람이 자기 돈을 아끼지 않고 가 절을 짓고 부모·형제를 마다하고 혼자 도망해 가서 그 절 속에 살게 돼 있고. 그건 누가 시키지 않아도 되는 거. 그래서 내가 앞으로 써놓으면 누가 시키지 않고 가르치지 않아도 오래 보면 알게 돼 있어요. 그게 자연의 비밀을 공개하는 거인데. 성급하게 공개하는 건 욕속부달(欲速不達)로 부작용이 많고 잡음이 많아요.

그래서 잡음도 부작용도 없는 시간이 뭐이냐? 육신이 없어진 후라. 육신은 상대가 있어요. 상대가 있어 가지고 어디서 트집 걸어도 걸 수 있어요. 육신이 없는 세상에 트집을 거느냐? 건 걸 수 없어요. 그래서 나는 육신이 이 세상을 떠난 후에 완전무결할 거다 하는 거고, 그래서 죽은 후에 나오는 책이 분명히 좋으니라, 이거고.

치근암 치료에는 竹鹽이 효과적

지금 오늘 이야기는 소금이라는 건 그렇게 신비스러운데, 그것을 내가 실험을 안 할 순 없다? 그건 왜 그러냐? 백금이 분명하냐 안 하냐 이거야. 그래서 소금을 1,000도에 녹이면 전부 소금 속에 잡철이요, 1,000도에 용해시켜 가지고 그 소금 분말하면 좋은 지남철(指南鐵) 갖다가 대보시오. 전부 잡철(雜鐵)이 새카맣게 붙지 않나, 이러고.

2,500도 이상 고열로 나오면 잡철은 싹 용해돼 가지고 일절 붙지 않아요. 잡철이 붙지 않는 건 순 백금이라. 그것이 가장 좋은 진품(眞品)이라. 진품을 고를 적에 소금가루에 고도의 지남철이 있는 데 갖다 대보면 잡철이 약간 붙으면 그건 진품에 조금 모자라고 잡철이 전연 없는 건 진품인

데, 이 소금을 그대로 분말해도 소금 속에 잡철이 약간 있어요. 영 없는 거 아니에요.

그러면 그 소금의 용도는 그렇게 되면 뭐이냐? 첫째, 인간의 제일 어려운 문제가 위장(胃臟) 문제라. 위장은 튼튼해야 되니까, 위장 문제인데. 그 소금 속에 뭐이 있느냐? 가장 고열에서 시작된 불속에서 나온 힘인데, 그 불속에서 나온 힘은 화생토(火生土)의 원리로 위장에 최고의 약이 되고.

고다음은 뭐이냐? 백금의 힘은 폐(肺)에 가장 좋은 약이라. 그래서 내가 한생 전에 인간의 힘으로 고칠 수 없고, 모든 약으로 해결 지을 수 없는 병, 그게 어디 있느냐? 치근암(齒根癌)이라. 이틀이, 이틀뼈가 전부 썩어 가지고 몽땅 녹아 나가면 육신이 재 돼버려요. 죽기 전에 새까맣게 숯이 돼 가지고 재로 변해요. 그런 치근암이 있는데, 그 치근암을 고치는 데는 그것밖에 없어.

내가 몇 사람을 살리는 데 내가 지키고 있어야지. 그건 요강을 앞에 놓고 한 숟가락을 퍼서 입에다 물고 있으면, 그 원래 많이 물고 있으면 독해요. 독해서 견딜 수 없는 걸 내 곁에 앉아선 참고 있는 거라. 그래서 침이 나오면 침을 뱉지 않고는 견딜 수 없이 많을 적엔 요강에다 침을 뱉어놓고 또 물고 있는데, 그걸 일주일을 물고 있으면 숨소리는 조금 순해지고 2주일이게 되면 쪼끔 나아지고 3주일이면 살색이 생겨요. 그래서 내가 살린 예가 있는데. 지구상에 구할 수 있는 약은 아니다 하는 증거라.

그리고 지키고 앉아 있지 않으면 그걸 주면서 이렇게 하면 낫니라, 그 사람은 죽고 말지 나을 수가 없어요. 그래 약을 물고 있으면 하도 힘드니까 쉬어서 물고 있거나 하면 병은 커지고 생명은 끝나는 거. 병을 없애는 시간까지 그 사람의 고통이 그렇게 무서워.

그런데 내가 약을 일러주는 걸 별로 즐기지 않는 것, 내가 일러줄 때엔 그 병을 고치라고 일러주는데 그 약을 복용하는 사람은 귀찮으면 시간을 좀 늦궈[늦춰] 가지고 천천히 정 피치 못해서 먹고 나면 병은 그 사이 다 커가. 병은 다 커가면 그 약은 헛일이야. 약보다 병이 앞서는데 사람이 산다? 그건 말이 안 되지.

死後의 《神藥本草》엔 인류구원의 길이

나는 현실을 볼 때 그렇게 보기 때문에 도저히 불가능하다. 그러니 이거이 지금 수은 농도가 극에 달하는 현 시점에서 우리가 모든 화공약품이 전부라. 여기 이 속이 화공약품이라. 시멘트도 그런 거고. 무슨 물체고 다 그런 건데. 그 물체에서 풍기는 냄새가 우리 몸에 접하게 돼 있어. 그럼 우리가 무사하게 살고 죽느냐? 건 절대 어려워, 어려운데.

내가 이제는 팔십이 왔는데, 오늘까지도 말하기 싫은 건 뭐이냐? 대중에 직통은 안 돼요. 간접으로도 안 돼. 그러면 혼자 안다는 거이 세상에 도움이 되느냐? 안 돼요. 그래서 죽은 후에 완전무결한 책을 전해주는 거 내 일이라.

그래서 광복 후에 선배들을 혹 만나면, "김동지(金同志)는 왜 세상을 그렇게 피하고 사느냐?" "거, 피하는 거 아니오. 나는 내 원(願)이 끝났습니다" "무슨 원이냐?" "나는 조국이 적에서 해방되는 거, 조국광복을 위해서는 해방되었으니 광복이고, 동포가 마수(魔手)에서 해방되었으니 해방된 거고. 그러면 나는 그 해방을 원한 거, 광복을 원한 거, 내 원이 끝났으면 내 일은 없어졌는데, 내 일이 없어졌는데 할 일이 뭐이며 만날 사람이 어디 있소? 왜놈의 시절엔 총에 맞아 죽는 날까지 동지가 필요한데 광복 후에 동지가 뭐이 필요하냐?" 난 냉대해요. 딱 자르고.

"김동지 소원은 뭐이요?" 물으면 "앞으로 남아 있소" 그게 뭐이냐? 나는 지상에 사는 인류가 영원히 병마(病魔)에서 해방되는 걸 원한다. 그리고 무병장수하기를 바란다. 그러면 그것을 내가 완전무결하게 전하고 가면 나는 떠난 후에 종말이, 그것이 내가 원하는 바인데 그 원을 인류에 풀어놓고 가면 난 끝나는 거다.

그러면 광복 전에는 조국의 광복을 원했고 광복 후에는 그 원이 끝났으니 내 일은 없어졌고, 또 살아서 지상의 인류가 영원히 병마에서 해방되는 걸 원했으니 그걸 다 끝내면 내 일은 끝난 거라. 내 원이 거기서 끝나면 내가 지구에 자꾸 올 필요도 없고 한번 오면 다 끝내고 가야지, 자주 올 까닭이 없지 않겠어요? 이래서 내란 인간은 그렇게 조용히 아무도 모르게 젊어서는 거지가 길르는[기르는] 집 강아지만도 못하게 살아왔고. 지금은 그렇게 살기에는 내 힘이 부쳐서 안 돼요.

그리고 자식들이 있어. 자식이 여럿이니까 자식들을 옳게 가르치지도 못하고 옳게 살게도 못 해줬으니 늘그막에 개짐승처럼 살 수 없는 한, 돈이라도 한 푼 생기면 도와준다는 거, 그래 노욕(老慾)이 생긴 거라. 노욕은 내게 금물인데. 그러나 죽은 후에 전하는 것이 천고에 빛나는 일이면 건 노욕의 대가는 될 거다! 나도 자위하고 살아요. 남이 욕하고 웃어도 내 마음으론 날 위로해요. '내가 천고에 없는 일 하고 가는데 죽은 후에 나를 도둑놈이라곤 안 할 거다' 그런 생각도 해보지요, 해보는데.

그래서 내게 있는 원은 지상에 살고 있는 모든 인류가 내가 살아서는 어떻게 됐든간, 내가 죽은 후에 영원히 병마에서 해방되는 시간이 온다 이거라. 건 내가 죽은 후에 나올 책이 《신약본초(神藥本草)》라고 이름을 미리 지어놨지만, 《신약본초》라.

그 모든 이 색소세계가 분자화(分子化)할 적에 근본을 다 털어놔. 그 근본을 털어놓으면 그 속에선 인류가 가장 행복한 세상이 오도록 할 수 있어요.

《천부경》 五七一妙衍의 참뜻

그래서 이 O형을 말하면 O형 속에는 그 이상맹랑한 피가 있어요. 오칠일묘연(五七一妙衍)이라는 말씀이 《천부경》에 있어요. 오칠일묘연이 뭐이냐? 이 북두성 속에 천리흑성(天理黑星 : 登壇必究를 보면 紫微垣圖에 '天理'로 표기되어 있는데 위치는 文昌 아래다. 北極紫微宮)이 넷이 있어요. 거 아주 흉(凶)한 별이요, 흉성인데. 그 별 넷이 있는데 그 별 넷이 북두성의 제지(制止)를 받아 가지고 살기(殺氣)를 제대로 품지를 못해요.

그런데 그놈이 형혹성(熒惑星)하고 근접하는 시간이 오면, 그 기운이 서로 통하는 걸 말이지? 북두성에서 제지를 제대로 못 하는 그런 운(運)이 있어요, 이 지상에도. 그럴 적엔 천리흑성에서 그 무서운 흉기가 지상으로 통합니다, 통하는데. 그러면 천리흑성은 사성(四星)이라, 또 형혹화성(熒惑火星)인데, 그 다섯이라.

그래서 그 다섯이 북두칠성의 제지를 못 받는 이유는 뭐이냐? 오·칠·일이 한 일(一)자, 그 북두추성(北斗樞星)이 있어요. 추성(樞星 : 天樞)의 힘이 줄어드는 때가 오는데 그건 몇억, 몇천만 년에 가끔 오는 때가 있어요. 그거 줄어들게 되면 그 일이 모든 묘(妙)로 연속시키는데, 그 묘로 연속시키는 기간이 중단되는 시간이 와요.

그러게 되면 천리흑성에 형혹성하고 5성(星)의 화를 입는데, 거 지구가 멸(滅)하는 수도 있어요. 지구가 멸하고 전부 쑥대밭 된다는 말 있지? 그래 가지고 초목으로 몇백만 년 지나가다가 다시 또 인류가 생장하는 거이, 부처님의 말이 몇 겁(劫)이다, 몇천 겁이다 하는 건데.

그래서 그 《천부경》에 '오칠일묘연'이라 하는 말씀도 있는데, 그런데 들어가 놓으면 오행성(五行星)도 금·목·수·화·토 오행성도 28수(宿)는 그거이 칠성(七星) 분야로 모두 돼 있어요. 두성(斗星)은 목성인데 두성 분야 일곱 별이고. 그래서 금·목·수·화·토 오행성도 28수의 칠성 분야로 모두 변해 나가는 이유가, 그게 가장 묘한 이유로 변해. 그래서 그것도 오칠일묘연이야. 거기에 일(一)은 뭐이냐? 제왕성(帝王星)이 따로 있어요.

그러니 이건 지금 한정 없는 원리를 가지고 있는 우리 단군할아버지

《천부경》이 있는데 어떻게 《주역》만은 복희씨에 전한 바이냐, 하나밖에 없겠느냐? 뭐이고 둘이 있는데, 《주역》이 하나 있으면 《주역》보다 더 좋은 거 또 하나 있어. 그게 《천부경》이라. 그래서 나는 《천부경》에 대해서 한마디로 요약해서 이야기하고 전체적인 얘기는 거 10년 털어놔도 못다 털어놔요. 그건 원래 깊어요, 이런데.

건강 유지하는 최고의 비밀은 쑥뜸

지금 이 땅속에 모든 이 화공약 기운이, 이 화학 성분이 너무 많아서 옷을 입고 있는 저 옷이 화학섬유라. 당장 살에 닿아서도 안 되고 코에 그 내[냄새]를 맡아도 안 되지마는 우린 지금 피할 수 없어. 내가 당장 화학섬유 양복을 입어. 그렇지만 거기 제지하는 건 뭐이냐?

나는 첫째, 최고의 비밀이 뜸 뜨는 거. 둘째 비밀이 음식을 먹되 나는 명탯국을 별로 즐기지 않으니까, 이 동해 마른 명태지? 즐기지 않으니까 가끔 생강차를 혹 먹어요. 먹지만 거 안 먹어도 되는 거야. 내 몸에 모든 공해가 죽을 병 올 거다 하면 그때에 죽을 병을 물리는 건 뜸을 좀 떠서 어느 정도 물러갔구나, 하면 되는 거요. 이런데, 그건 뭐이냐?

내가 지금 늙어가니까 70[일흔 살]에 오는 거와 80[여든 살]에 오는 거와 차이점이 아주 커요. 그러면 70에 올 적에 한 번 경험해 보면 그동안에 쌓였던 건 완전히 물러가. 그러면 80에 오는 걸 또 한 번 경험해 보면 그것도 또 좀 물러가요. 그런데 완전치 않아. 거 완전하게 물러갈라면 기운이 너무 좀 부치지요, 이런데.

그러면 그걸 스루스루 하면 완치돼요. 이걸 생강차나 명탯국을 먹어 가지고 그와 같이 완치되는 시간은 상당히 힘들고 또 모든 약물은 농약을 안 친 약을 구할 수 없으니 산에 가서 캐다가 완전한 약을 구할 수 없다고 해서, 건 또 힘들고 비싸고.

내 처지에 돈 많이 들이면 녹용을 먹으면 좋다, 뭐 산삼을 먹으면 좋다, 나 같은 사람이 산삼을 먹는다는 건 있을 수 없어. 나는 죽기 전에 지상 인류가 완전 병마에서 해방되길 원하는 사람이, 내나 잘 먹고 살았겠느냐? 건 모르는 사람들이 오해는 할 수 있어.

그렇지만 지금 와선 못 먹으면 안 돼. 현기증 나서 일어나 댕기질 못하는데. 지금 평상시에 좀 몸이 무겁고 정신이 너무 희미할 적에 혈압을 좀 재보라 하면 250까지 올라가요. 그러면 골속이 텅 비어. 그래도 왜 안 터지느냐? 건 난 경험에 오는 거라.

피가 모르게 모르게 말라 들어가니까 핏줄이 자꾸 협소해져. 협소해져서 좀 걸어댕기기 숨차. 그리고 힘도 줄었고. 이러니까 선천적이나 같은 거라. 후천이라도 선천적이라. 자연히 말라 들어가니까 고혈압이 될 수 없어. 고혈압이라는 건 건강체에 고혈압이 있지, 다 말라 비틀어지는데 무슨 고혈압이 있어? 그땐 250을 초과해도 고혈압이 될 순 없어.

워낙 정신이 흐려 가지고 며느리 불러 가지고 "남은 다 아침 먹었는데 왜 나는 아침 굶기느냐?" 그게 골속이 비어서 그래. 누구도 같아. 나만 늙어 그런 게 아냐. 망령이라고 그러겠다? 망령이라는 건 오기로 돼 있어. 나무도 망령이 드는 땐 단풍이 일찍 들어서 다 말라 떨어져. 사람이라고 망령이 드는데 정신이 온전할 리가 있겠어요?

그러면 그때엔 뭐이냐? 눈은 물론 콩팥이 말라 들어가니까 양기(陽氣)가 떨어지면 자연히 눈이 가는 거지마는 귀는 또 왜 가느냐? 귓속에서 정신이 좀 불쾌한 때에는 혹 기후가 나쁘든지 몸살기운 같은 거이 올라고 할 적에, 오진 않지만, 올라곤 해요. 그럴 적에 뭐이 있느냐?

足三里 쑥뜸은 長壽하는 첩경

이는 한쪽 귀는 팬텀기(Fantom機)가 가니까 아무 소리도 안 들리고 한쪽 귀는 제트기가 가니까 아무 소리도 안 들리고. 이러다 보니 자연히 전화를 받으면 무슨 소리인지 알지를 못해서 상대를 보고 "좀 들리게 말해 낼 수 있느냐?" 하는데, 그 사람은 수화기가 터져 나가도록 소리쳐. 그렇지만 내 귀에선 잘 분간이 안 가.

그럴 적에 단전(丹田)에 뜸 뜨는 건 지금 힘으로 견딜 수 없고. 떠보니까 족삼리(足三里)에는 15분도 뜰 수 있어요. 그런데 화장(火葬)하는 거 하고 비해서 조금 나아. 모의화장이지? 그걸 하루 5장을 뜨니까 저녁을 못 먹어. 정신이 캄캄해 가지고. 그래도 자고 나면 또 괜찮아요. 또 아침 먹고, 또 그날 또 뜨고, 이렇게 하는데. 5일을 뜨고 나니까 완전히 육신(肉身)이 끝나가는 거 같아. 그래서 그걸 고름을 다 뽑고 나니까 귀에서 그런 소리가 안 나.

그래서 금년 가을에 5분 이상, 15분짜리를 5장씩 뜨는 걸 두 번을 떠봤거든. 대번 조금 고약 붙이다가 또 시작하곤, 그래 두 번 뜨고 나니까 귀에서 제트기가 완전히 그만 가버렸어. 그런데 아직도 약간 모기소리 같은 소리 혹 나는 때가 있어요. 기운이 좀 부족할 때에는. 그걸 보고 모든 핏줄을 회복시켜 주는 힘과 완전히 따라가니까, 또 화기(火氣)의 온도가 따라가니까 신경은 완전 회복되고. 또 신경 회복을 따라 가지고 핏줄에서 죽은피가 전부 살아서 핏줄로 들어오니 핏줄이 넓어져요.

그거이 증거를 분명히 하는 게 뭐이냐? 숨이 안 차. 작년까지 숨차던 걸 금년에 그렇게 하고 보니 숨이 안 차. 이거이 뭐이냐? 약쑥으로 뜬 불이라는 거이 좋다는 증거를 내가 후세에 완전무결하게 전할라면 90까지 살아보는 동안에 이렇더라.

그러면 이걸 미루어서 100살에도 이럴 거다. 그렇지만 지금 내가 약을 먹어 가지고 효과가 오느냐? 거 안 옵니다. 내가 경험하기 위해서 귀에서 제트기가 너무 팬텀기하고 같이 댕기길래 난 육미에다가 좋은 약 몇 가지를 해서 500첩을 먹어봤어요. 하루에 10첩씩 달여서 마시는 걸. 500첩을 먹으니까 제트기 소리 점점 요란해. 그래 치워버리고 떴어요. 그거 어떻게 되느냐? 약은 1만 첩을 먹어도 안 되지만 떠서는 되니 좋다는 증거가 확실하고.

神鍼은 정신력 없으면 불가능하다

내가 젊어서 침을 잘 놓았는데 나는 그게 신침(神鍼)이라. 내 정신력이 극강할 적에 이렇게 대중을 모아놓고 내 정신력이 침 끝에 완전무결하게 통했다 할 적에 모두 마음속의 잡념을 버리고 정신을 모아서 이 침 끝을 쳐다보라 하면 몸에 싸늘한 기운이 들어온대요. 그럼 [병이] 안 나은 사람이 없어. 그건 내가 '만(萬 : 1만 명)이라도 되리라' 그땐 생각했소.

그런데 이게 광복 후에 아는 사람들이 "너 묘향산의 부처라 하던 김부처 아니냐?" 가자고 해서 청계천에서 그때 거 노점 술집이 많아요. 광복 직후에 거기에 가서 종일토록 술을 퍼먹는데 난 정신력이 강해서 다른 사람보다 술을 월등 더 먹어요. 그래 가지고 밤을 자지 않고 술을 먹는 걸 한 10년을 먹고서 해보니까 안 돼요, 일절 안 돼요. 그때에 모든 그《침구대성(鍼灸大成)》에 있는, "뭐 먹은 것이 좋지 않소" 중완에다 놔보면 되긴 돼. 되는데 신비가 아니고 "조금 아프냐" 하면 "그저 시원하긴 해도 약간 아파요" '이거 틀려가는 구나'.

그런데 50 후에 마누라가 아프다고 해서 침을 놓으니 아프다고 해. "그 전엔 당신의 침이 그렇게 시원하고 아주 씻은 듯이 낫더니 아프기만 하고 잘 안 나아요" 이거라. '허어, 이거 이젠 완전히 술로써 내 신세는 끝났구나.' 그러면 정신까지 완전히 끝나면 지상의 인류를 병마에서 해방시킨다는 원은 끝난 거 아니냐.

그래서 50 후에 술을 조금 자제하면서 중풍 온 것도 고치고, 조금씩 덜 먹다가 보니까 지금도 망령은 왔다갔다 하지만 완전한 망령은 아직도 아니고 아는 사람 보고 모른다고 하는 건 사실이요, 정신이 좀 흐려서. 이래서 그전에 이런 데 나와 이야기할래도 고 생각한 걸 그대로 나가질 못하고 자꾸 잊어버려 딴소릴 하는 거이 그것도 병의 하나라. 건 노쇠(老衰)해서 오는 건데.

뜸의 妙로 慧眼 열리면 三生 본다

그래 내가 지금까지 얘기한 뜸에 대한 것도 한 신비의 세계고. 거기에 뭐이 있느냐? 뜸이라는 건 나 자신이 정상궤도에 올라가면 단전은 시원한 묘(妙)가 옵니다. 그래서 이 모든 묘라는 거, 《천부경》에 내내 묘를 주장해. 공자님도 신야자(神也者)는 묘만물이 위언자(妙萬物而 爲言者)이지. 그래 묘라는 건 불가(佛家)에도 《묘법연화경》, 그래 묘라는 거이 어디고 다 있어.

그래서 내가 그 묘를 발견하기 위해서 나도 단전에 젊어서 떠서 왜놈의 손에서 골병든 것도 싹 고쳤고, 나는 왜놈의 술 정종을, 술을 좋아하면서도 먹으면 비위가 뒤집혀도 그래도 먹었으니 나도 지조(志操)가 없다는 증거를 보이는 거요, 그리고.

지금도 왜놈의 물건이라면 손에 들고 안 댕겨, 오늘까지도. 그건 내가 죽기 생전에 한(恨)이 맺혀, 이런데. 우리 동지들이 맞아 죽고 총에 맞아 죽고 칼에 맞아 죽는 걸 보았어. 그런 왜놈하고 내가 가차우냐? 죽기 전까지 난 편성(偏性)을 가진 인간이라. 절대 지구의 모든 인류를 병마에서 해방시키긴 하나 왜놈이라도 싫어하진 않아도 내가 살아서 육신에는 불공대천지수(不共戴天之讐)라. 건 뭐 상대할 수 없어, 없는데.

그래 뜸을 많이 떠 가지고 단전에서 그 신비를 내가 발견한 후 다른 사람들 자꾸 권해보면 다 발견이 돼요, 되는데. 뜸이 좋다는 증거는 삼생(三生)을 볼 수 있는 머리에서 혜안(慧眼)이 열릴 수 있는 힘이 있어요.

거 단전에서부터 모든 척수로 올라가는 요소의 장애물을 제거시켜 줘요. 그래서 내가 경험도 하고 내 생전에 아마 뜸 뜨라고 뜸자리 잡아준 거이 젊어서는 몇십만은 될 거요. 내 생전에 100만이 넘으리라고 봐요. 그래서 내가 인간에 별로 잘한 일은 없어도 또 그렇다고 적악(積惡)만 하고 살지도 않았고.

육신이라는 것은 흙이라는 걸 알고 흙에다가 거름 조금 더하나 덜하나 그게 차이점이 뭐이냐? 흙에다가 거름 좀 더하면 수확이 더 되고 거름 좀 덜하면 수확이 덜 돼. 그래서 육신에 대해서 잘 먹으면 살이 좀 찌고 못 먹으면 살이 덜 찌고. 거기에 차이점이 있으나 내가 살아서 나를 위하다가 죽는다? 건 있을 수 없다 하는 거이 내 생전이기 때문에 내게 딸린 가족은 인연이 조금 박(薄)하다고 봐야겠지, 그런 데에 태어났어.

그렇지만 내가 죽은 후에는 또 인연이 후(厚)하다고도 볼 수 있어요. 내가 죽은 후에 그 책자를 본 이들은 내게 딸리는 후손들을 박대하지 않는 건 인류 전체라고 봐요.

그래서 뜸이 이렇게 좋구나. 그런데 O형에 어려운 문제가 있는데, O형은 뜸을 뜨게 되면 화독(火毒)이 가는 예가 많아요. 그래 그 화독을 예방하는 법을 알아야 돼요. O형에 뜸 뜨다가 화독이 들어오면 머리가 터지게 아프고 숨차고 눈도 잘 안 뵈고. 이럴 적에 생강하고 대추, 원감초, 차를 달여 먹는데, 거기에다가 심하면 석고(石膏) 1냥쯤 넣고 심하지 않으면 석고 5전중을 넣은데 그래 달여 먹으면 화독이 풀려요. 거 완전무결하게 풀리는 데 시간이 많이 걸리는 그런 사람 내가 지금 보고 있어요. 하나가 아니고 여럿이, 이런데.

그래서 O형 피를 내가 광복 후에 이 모든 공해가 O형을 전부 죽이는데 60% O형 피는 절대 안 된다는 거지. 그래서 O형은 100%가 없어요. 90% O형이면 그 10%는 AB나 B형 피라. 그래서 90% O형은 페니실린 주사약이 살에 닿으면 죽어요. 감기약이 넘어가도 죽고. 이래 가지고 아주 그런 사람 만나면 의사도 골아파요. 페니실린 잘못 놔도 죽어버리고 감기약을 잘못 먹어도 죽어버리면 거 약국에서 재수없다고 봐야 되겠지. 그런 것이 90% O형이라. 이건 내가 완전무결하게 경험한 거라, 이러고.

이 화공약 사회에서 사느냐를 내가 두고 본다. 광복된 지 10년 후에는 완전한 O형을 볼 수 없다. 거 왜 그러냐? 왜 인삼차를 마시기만 하면 대번 거품 물고 쓰러지는 사람이 있어요. 그럴 적에 석고를, 생강 한 냥에 석고 한 냥을 달여서 자꾸 퍼 넣으면 그게 삭아져요, 삭아지고 살아요.

산골 사람들의 질병 자가요법

그래서 나는 완전하게 인간에서 내 세상을 버리고 그런 것만 젊어서 돌아댕기며 경험했는데, 그래서 이사를 지금 사는 집까지 온 것이 내 생전 78번을 했더라 이거야, 광복 후에. 그래 돌아댕기며 짐승처럼 사는데 그건 경험은 역부러[일부러] 내가 많이 하고 있는데, 그래서 세상 사람이 뭐라고 해도 경험은 많을 거요.

백두산 밑에 가서 왜놈의 손에 걸리지 않겠다고 피할 적에 왜놈의 주재소가 90리 되는 데 있어요. 거기서 애들 데리고 선생질 했어요. 선생질 해서 얻어먹고 사는데. 거긴 호적이라는 건 별로 안 하고 거기에 구장(區長)은 한 50리 가야 구장이 있는데, 거기에 반장들이 구장을 1년에 한 번이나 만나니, 애기들 낳은 걸 전부 적어 가지고 줄 수도 없고, 그래서 그저 열이면 둘이나 적다 줘요. 이런 곳이 있어요. 그런 곳이 있는데, 그게 바로 백두산이 아닌 소백산[함경도에 있는 小白山]이라. 그래서 내가 거기서 여러 해 있었어요, 있는데.

이 사람들은 뭐이냐? 감자만 심어 먹다가 보니까 물은 좋고, 공기 좋고 물 좋고 하는 데서 감자만 먹고 살아도, 거기엔 소련서 나온 희안(稀眼)재라는, 눈이 드물다고 희안재야. 희안재란 별감자가 있는데 아주 맛이 좋아요. 나는 그런 걸 먹게 되면 모든 수토(水土)가 막혀 가지고 부작용이 가끔 와. 그러게 되면 거기 사람들이 천 리(千里)를 가서라도 쌀을 실어오고, 그건 지고 오지 싣고 못 댕기는 데라. 산속이라. 그러고 송아지를 거 마음 놓고 잡아먹어요. 건 팔아먹을 곳이 없으니까.

그런 데서 먹는 건 많은데 이 사람들의 병을 뭘로 고치느냐? 침(鍼)놓는 거 이외에 병 고칠 수 없어요. 병 고칠 수 없는데, 그런데 거기 산속에도 약은 있어요. 느릅나무는 거기 있어요. 낙엽송 속에도 느릅나무는 갯가에 더러 있어요. 그래서 그걸 뽀여[베어]다가 그 뿌럭지[뿌리]를 모두 애들 데리고 가 뽑아다가 말려둬요. 말려뒀다가, 그걸 거기에 감자를 갈아서 전분이 나와요. 전분가루하고 섞어서 국수 누르면 먹기도 좋아요. 그걸 먹는 집 사람들은 1년 내내 감기가 안 와요. 감기가 안 와서 그걸 내가 지키고 보았고.

그다음에 갑자기 체하게 되면 침을 얻어 가지고 침을 구하기 힘든 데서 침을 얻어 가지고 중완에 침놓으면 그건 백발백중 누구도 고칠 수 있지만 침이 없을 때에는 소금을, 소금을 불에다가 볶아서, 소금 볶는 걸 어떻게 볶느냐? 소금 볶는 걸, 거기에는 소나무가 없어요. 낙엽송뿐이야. 그리고 잣나무는 있어요. 잣나무 광솔[관솔]을 태워 가지고 그 재를 소금하고 섞어서 불에다가 오래 구워요. 완전무결하게.

산마늘 넣고 만든 무엇은 좋은 소화제

그래 구워 가지고 거기에 닭은 원래 많이 길러. 그래 닭의 노른자위 그걸 지름[기름]을 냅니다. 태울 적에 손가락으로 누르면 지름이 나와요. 그 지름을 또 섞어 가지고 또 구워요. 자꾸 이렇게 구워 가지고 그 소금을 분말해 가지고 퍼멕이면 아주 신비하게 낫는데, 계란 그 똥보 속에 계내금(鷄內金)이라고 있어요. 하얀 거. 그놈은 모두 두었다가 말리어 가지고,

흔한 거니까 분말해서 그걸 섞어 멕이면 위장병을 고치기도 쉽고 소금하고 거 섞입니다.

그래 가지고 거기선 전부 아는 게 그것밖에 없어. 내가 일러준 게 아주 신비하니까, 생전에 감자만 먹고 사는 사람들, 약이 뭐인지 모르는데 그런 비밀의 약을 실험해 보니 아주 잘 낫거든.

그래 가지고 그 사람들은 거 약물이면 그뿐인데, 그때도 거기에 배추·무 심는데요, 그래 무하고 생강, 마늘, 거기엔 산에 천연적으로 산마늘이라는 거 있어요. 거 한 30리 이상 죽 마늘만 선 산이 있어요. 또 그리고 신선파라고 하는 신선마늘이라고 하는데 거 천총, 하늘 '천'자, 파 '총'자 천총림(天葱林)이 있어요. 순전히 파만 있는 산이 있어요. 그것도 30리가 넘어요. 상당히 넓은 지역이 있어요.

그래서 그 마늘을 뽑아다가 파를 조금 넣고 그리고 그 무하고 마늘하고 생강하고 이런 걸 모두 둬 가지고 그 산속[서장진·동장진의 중간 지역 모래지라는 곳] 사람들 엿을 달여두고 밤낮 먹으니 흔한 거라. 그 사람들은 앓는 예가 없어.

또 느릅나무 뿌리 가지고 해놓은 걸 먹고, 또 그런 엿을 달여서 늘 먹고, 그걸 그 이웃의 전부가, 수천 호가 약이 뭐이고 약방이 없고 거기에 의사가 없고. 이러니 자연히 그런 거 가지고 사는 사람이 수가 많아. 그래서 내가 그 많은 예를 보았는데. 그 당시에 그 지방은 그 지방대로 고치는 거요.

그러면 오늘은 이 화공약 사회에서 어떻게 해야 되느냐? 여기에 문제는 무에[무엇이] 있느냐? 이 생강의 비밀이라. 가상 생강하고 동해산 마른 명태 다릅니다. 이 태평양 태하고 달라요. 그걸 두어 가지고 생강 한 근, 명태 두 근을 넣고 고아 가지고 그 물을 가지고 무를 삶아요. 그 무 삶아 가지고 거기다 찹쌀을 좀 두고서 엿기름을 두고 삭혀서 엿을 하면, 엿기름 뭐이냐? 소화제입니다. 맥아(麥芽)지. 소화제인데, 이걸 삶아 가지고 두고 먹으면 O형에 대한 부작용도 별로 없어요.

유황 먹인 오리와 金丹의 신비

지금 O형은 35%에서 넘어가는 사람이 혹간 있어요. 그래서 인삼차도 마음 놓고 먹고. 진짜 90% O형은 꿀을 먹어서는 안 돼요. 심장에 불이 금방 일어나요. 그리고 인삼 같은 거 먹어도 안 되고. 그런데 그 사람은 이제 없어요. 우리나라엔 없어요. 그래도 최고 45%까진 있을 게요. 지금 전체적으로 봐서.

내가 O형 피가 35%에 B형 피가 30%라면 그 사람은 인삼이 맞고, A형 피가 30%라면 녹용도 잘 맞아요. 그리고 AB형 피가 30%라면 인삼도 녹용도 다 먹어요. 그래서 그 피에 대한 %수를 어떻게 아느냐? 거 약을 실험하는 데서 알게 돼 있어요.

그런 엿을 두고 가족들 전부 먹이면 이 화공약을 이길 수 있으며 독을 제어할 수 있는 힘이 있고, 또 집에서 기르는 오리 중에 개량오리는 약은 잘 안 돼도 그것도 닭보단 나아요. 그걸 어떻게 경험하느냐? 이 토종오리하고 개량종오리하고 하루 굶겨 가지고 유황(硫黃)가루를 보리밥을 식혜서 많이 버무려 주면 배고프니까 먹어요.

개량오리는 피똥을 싸는 놈이 있고 죽는 놈이 있어요. 재래종 오리는 피똥도 안 싸고 죽지도 않아요. 그러면 그런 오리를 유황가루를 오래 두고 멕이면 그 오리는 참으로 좋은 약이 돼요. 건 만병(萬病)에 좋아요. 그 오리를 먹어 가지고 안 되는 병은 별로 없어요.

그래서 유황이라는 건 상당히 보양제(補陽劑)입니다. 유황은 보양제인데 금액단(金液丹)註)을 만들고 금단(金丹)을 만들래도 유황에 대한 법제가 너무 어려워서 다 힘든데, 토종오리에다 그렇게 멕이면 그런 금단은 진짜배기라. 그건 O형이 먹어도 금방 해를 안 받아요. 많이 먹질 말고 조금씩 두고 먹으면 상당히 좋아요. 일반 혈액형은 말할 수 없이 좋고. 그래서 신경통이다, 관절염이다, 공해독이다, 여기엔 아주 그 이상 약이 없고.

그보다 더 좋은 건 뜨는 건데 뜸을 원래 많이 뜬 사람은 오래 살 수 있다. 그 증거를 내가 많이 지금, 내가 원래 뜸에 대한 경험자라. 지금 내가 뜸을 일러줘 가지고 뜸을 악착같이 뜨는 사람이 60년간 상당수인데, 60년 전부터 많은 사람이 떠 오는데, 70년 된 사람도 있지만, 그중에 하나도 죽은 사람은 없어요. 하나도 없는 거이 그거 얼마나 신비냐 하는 걸 나도 생각하지요.

鼓子가 뜸 뜨고는 마누라 얻어 집 나가

그래서 이 강원도 어디 가면 내가 지금 주소를 몰라서 서로 연락이 안 되는데 60년 전에 내게, 선천적으로 배 안의 고자(鼓子)라, 이 사람이 나를 묘향산에까지 찾아왔어요. 그래서 천 리 이상을 찾아왔는데, 고자가 "외아들이라 조상에 죄짓고 가는데 이걸 구해줄 힘이 김부처만이 있다고 합디다" "너 어디서 들었느냐?" 하니 누가 이야기하더래. "자네가 팔자 고치고 조상에 죄를 면하기는 이런 사람이 있으니 여기에 가야 된다" 이야기하더래.

그래서 한 달 이상 상당 시일을 두고 스님들을 모시고 댕기며 나를 결국에 강선암(降仙庵)에 금선대(金仙臺) 댕기다가, 금선대라는 건 희천(熙川)에 금선대가 있고 백령(白嶺 : 寧邊白嶺)에 금선대 있는데 그 사이가 다 150리인데 산속으로 이런 데, 찾아다니다가 오랜 시일을 두고 결국은 날 만났어요.

그래 만나서 내가 일러줬는데, "1,000일을 뜨되 한 번이라도 1,000일 간에 내외(內外)관계 있으면 죽을 때까지 당신은 조상에 죄짓고 끝난다.

그리고 일생의 고자, 병신 되고 만다" 그랬는데, 그 사람이 결심하고 지키고서 3년 이상 간 후에 양기(陽氣)가 말할 수 없이 좋아지더라 이거야. 그래서 "그럼 이제 됐소".

그런데 그 사람은 양기가 좋아지는 재미가 아니고 젊어지는 재미가 있어. 그때 나이 쉰일곱인가 육십객인데. 젊어지는 재미가 있어서 이 사람이 그 뜸을 계속하니까 해마다 가을이게 되면 《편작심서(扁鵲心書)》를 가지고 보고 자기가 내게서 들은 대로 경험하고. 이래 가지고, 경험하니까 그 사람이 지금까지 젊어 있다 이거야.

그래서 뜸을 뜬 후에 둔 자손들을 볼 면목이 없어 젊어져서 강원도 가서 젊은 마누라 얻어 가지고 산다 이거라. 거기 가서 나[나이]를 속이고, 지금 50이래도 되겠지요? 그래 나를 속이고 고향에 아무도 모르게 산대. 그래 고향 사람들이, 김천 사람이요, 거기 가 있다는 말을 들었소, 이거라. 내가 뭐 거기 찾아다닐 형편도 안되고, 그래서 나는 거기 찾아 안 갔는데 지금 살고 있어요. 그런 사람이 많이 있는데, 그중에 미국 간 사람도 있는데 확실히 젊어 있어요.

그래 양기 좋다는 건 그건 좀 부정에 가찹도록 좋아졌고, 젊어 있는 건 확실하고. 나는 왜 그러냐? 나는 40대부터 오늘까지 40년을 단전에 떴으면 30대나 같이 올 수 있는[30대와 같을 수 있다] 걸 내가 경험했어요. 그런데 걸 왜 안 하느냐? 내가 자손이 없이 살았으면 좋은데 자손이 있는데 단전에 아주 지나치게 떠 가지고 늙지 않고 자꾸 젊어 있으면 곤란해. 자손들 없는 사람이 아니고 늙은이가.

뜸 뜨면 온도에 의해 水昇·火降 이뤄져

그리고 내게 배우는 사람들이 수가 상당히 많아. 내게서 배우는 사람들은 전부 나보다 나이 아래인데 그 사람들은 백발노인이 많은데 내가 젊어서, 애들처럼 젊어 있으면 인간이 인간을 볼 적에 좀 무리하다고 봐야 돼 그건. 도적질은 아니나 좀 무리해. 또 그리고 자식들이 늙었는데 아버지 젊었다, 그것도 또 무리라. 또 손자가 늙었는데 할아버지는 젊었다, 그것도 무리고. 무리를 범하면서 그 짓 하느냐?

내가 할 일은 원을 풀어놓고 가면 된다. 난 그것이 일생의 내 일이라. 내 일은 뭐냐? 늘 말하는, 지상에 사는 인류가 병마에서 완전 해방을 원하는 것뿐이라. 그래서 지금도 내가 높은 사람이 오게 되면 저 짐승 나무라듯 욕을 해요. 나를 죽일 순 없다. 이건 로마제국이래도 주님은 사형시키지만 나를 사형할 순 없다고 난 봐요.

거 왜 그러냐? 일본놈의 총이 백 번 와도 내 몸은 다치질 않아. 그건 내가 꼭 전할 수 있는 비밀이 있다 이거라. 그래서 그 원을 푸는 시간까지는 내가 그렇게 비명에 막 죽지 않는 건 알아요, 그런데. 그래서 아무리 위험한 사고여도 내겐 흠이 없어요, 흠이 없는데….

난 어려서 또 올 수 있는 영물인가 실험하기 위해서 난 다 경험해 보는 거라. 산에 들어가 있으면 산신이 인삼 캐러 산삼 캐러 댕기는 사람한테 기도를 드리면 현몽(現夢)이 있어요. 내가 있는 동안엔 현몽이 없어. 다른 산에 가서 기도를 드리고 꿈을 꾸게 되면 그 산엔 아주 천지간의 영(靈) 덩어리 들어와서 산신이고 신이 현몽도 못 한다 이거라.

그래서 그 산에는 오래 묵은 독사 같은 건 다 가버리고 호랑이 같은 건 근접할 수 없다. 그걸 내가 계룡산에 광복 후에 와서도 봤고 지리산 가서도 봤고. 그런데 그거이 젊어서 그랬다는 거지. 만약 지금 그런 데 가 있으면 호랑이가 먹고 싶어 쫓아올지도 몰라. 그거이 늘 큰소리가 되겠느냐, 하는 거지. 그건 왜 그러냐? 젊어서 그렇게 알던 거이 다 잊어버리고 젊어서 좋아하던 술도 지금 제대로 못 먹고, 모든 게 물러갔는데 어느 건 남아 있느냐, 이거라.

그래서 이 건강의 비법은 그렇게 귀에서 팬텀기, 제트기 댕기는 거, 족삼리를 떠도 나아. 하반신의 온도가 강해 가지고 위에서 피가 아래로 돌아오니까 수승화강(水昇火降)이라. 그래 가지고 귀에서 바람소리가 싸악 멎는 걸 봤거든. 그럼 된다는 건 사실인데, 내가 나를 실험해 되는 거고 아는 친구들 실험해 되는 건데 큰소리 안 할 수 있느냐 이거라. 그럼 그 사실을 그대로 전할 수 있는 건 사실이고. 그렇지만 그것보담 더 묘(妙)한 것은 뭐이냐?

우주 전체적인 비밀 속에 소금은 백금(白金)으로 되었느니라, 이거와 지금도 광복 후에 내게서 소금에서 백금을 얻어간 미국 사람들은 지금도 연구·실험해, 백금 속엔 암을 고칠 수 있는 능력이 최고의 능력 가진 건 사실이다. 그런 걸 어떤 책에도 썼다고 나왔대요, 작년에. 이러니, 그건 연구해 과학적으로도 사실로 판명되었고, 나는 완전무결한 실험으로 판명했고.

현대판 미신, "짜게 먹으면 암 걸립니다"

또 지금 세상에 짜게 먹으면 안 된다? 짜게 먹으면 안 된다는 건 나도 반대하지 않아요. 그런데 많은 친구가 유명한 박사 중에 물리학박사라면 건 웃을 일이지마는 의학박사도 날 보고, "아, 인산 선생님은 너무 짜게 잡숫는데요?" "그래 난 짜게 먹어" "꼭 암에 죽습니다. 그것도 오래 안 가서 죽습니다" "아, 그럴 테지. 그렇지만 식성을 따르지 어떡하나?" 이러고 마는데. 그 사람이 나보다 열한 살이 아랜데 50살에 중풍이 들더니 그대로 못 고치고 가버려. 이건 원래 소금을 일절 입에 안 대니까, 약 먹어 가지고 모든 흡수의 반응이 전연 마비돼 버렸어, 이런데.

그런 사람들이 하나냐 하면 상당수야. 그걸 볼 때에 소금을 일절 안 먹고 오래 사는 사람들이 있으면 건 좋은 약을 먹을 거요. 내가 그런 사람 지금 보고 있어요. 세계의 최고의 약이라는 건 다 갖다 먹고 있지. 그래 가지고 겨우 지금 육십이 넘도록 살았어요, 이런데.

뭐이 있느냐? 내가 볼 적에 우리 조상에 증조의 얘긴 할아버지가 하셔서 알고. 할아버진 저녁에 주무실 때에도 소금양치 해서 그 침을 가지고 눈을 닦고 그 침을 뱉지 않아요.

침을 물고 있다가 넘기고서 주무시는데, 아침에도 그러고. 우리 할아버지는 나이 80이 넘어서 30대와 똑같이 귀가 밝고 눈이 밝아요. 그리고 이빨이도 안 빠지고, 이랬는데.

난 젊어서 무지한 장난을 뭘 했느냐? 수은을 가지고 암약(癌藥)을 제조하는 그 영사(靈砂) 굽는 데 가서 비상(砒霜)이나 수은이나 백령사(白靈砂) 굽는 걸 구경하고 거기 가 지키고 심부름 들른데[듣는데], 수은이 사람을 죽이느냐 보겠다고 수은독을 많이 맡으니까 집에 와서 피를 토하는 때도 있어요.

그것이 다른 사람은 그 자리서 죽지만 난 그 자리에선 안 죽어요. 그래도 죽진 않으나 한 오십 나니까 이빨이 빠지기 시작해요. 그게 아무리 무서운 영물(靈物)이래도 육신에는 도리 없다! 육신은 인간이라, 그대로.

그런데 양잿물을 먹었다고 해서 그 자리에서 죽거나 그건 없을 게요. 내가 독사한테 역부러 물려보고 또 비상독을 얼마든지 먹어봤고. 지금도 연탄독엔 아직도 잘 몰라요, 냄새를 잘 모르지마는.

아편하고 비상은 다량의 양을 먹어도 끄덕 안 해. 그런데 지금 먹고 살거냐 하는 건, 연탄독은 아직까지 괜찮다 하는 것만 생각하고 비상을 그렇게 먹어보면 죽을지 살지 몰라서 그건 지금 미지수라. 실험도 안 해요, 그건. 젊어선 했고.

젊어선 내가 죽을 리가 없다는 자신감이 있었는데 지금은, 이제는 '노병(老病)은 유고주(有孤舟)'라는 두자미(杜子美 : 杜甫)의 글을 늘 잊어버리지 않아요. 자다가 죽을 놈이 인간이 큰소리까지 할 수 있겠느냐 하지요, 이건데.

옻나무 잎 먹고 자란 노루 간의 藥性

비상에 대해선 모든 법제(法製)가 필요하지만 그것보다는 유황(硫黃)을 오리에 멕여보면 그 오리가 신비하고, 또 옻나무를 많이 심고 그 옻나무 밭에서 노루가 새끼를 치면 그 노루는 절대 다른 데 안 가요. 죽을 때까지 거기 있어요. 그래서 한 3년 먹은 후에 그걸 겨울에 옭매[옭아매어] 가지고, 올가미를 놔서 잡는데, 그 간(肝)을 생간을 먹으면 80노인도 확실히 눈이 밝아져요.

그걸 내가 지리산 마천만이 아니고 강원도 홍천도 옻이 많아요. 그걸 내가 여러 번 실험했는데, 그래서 옻을 먹구서 살던 노루의 생간이 눈이 밝아지는 데 최고라는 건 보았는데 겨울이게 되면 그 옻나무는 토끼가 다 갉아먹어요. 그런데 그놈을 잡아서 실험해도 눈이 밝아져요. 그런 건 내가 알고 있어서, 건 된다는 거고. 그러면 그 노루를 잡아다 가두고 그 옻나무순이나 옻껍데기나 이걸 멕여 가지고 생간이 그렇게 좋을 거고 피도 좋을 건데.

노루처럼 재수없는 짐승이 없다는 건 시험한 사람들의 말씀이고. 녹장(鹿場 : 사슴목장)을 해 가지고 팔자 고친 사람이 없다는 것도 노루와 같은 사슴이기 때문에 그렇더라 이거야. 그래서 난 그런 건 권하지 않아. 권하지 않고 염소에다가 옻을 멕이는 건 좋아요. 건 당뇨에 확실한 효를 봤고, 또 음양곽을 멕여서 1년 키운 염소도 당뇨에 최고 좋아. 그러면 전부 다 하면 되는 겁니다, 되는 거고.

이 유황가루를 토종오리에다가 6개월만 멕여도 상당한 좋은 약이 돼요. 그걸 한번 멕여서 당뇨니 뭐이니, 중풍이네, 뭐 고혈압이네, 저혈압이네 이런 데, 신경통 이런 데 실험해 볼 필요 있어요. 내가 많은 사람 먹고 좋아지는 걸 봤으니까. 그런 건 자신이 해볼 수 있는 힘이 있으면 해보는 게 좋은데.

내가 여러 가지 암에다가 일본 때도 그랬지만 광복 직후에도 독사나, 구렁이나 상당수가 있어요. 그때 헐값 주고 나는 독사 실험을 많이 했는데, 고것이 어느 때냐? 말복이 되게 되면 쉬파리가 제일 많아요. 중복엔 독사가 썩어버려요. 썩으면 쉬파리가 쉬[파리의 알]를 놓아도 그 쉬가 번식을 못 해요. 이 말복에 쉬가 슬으면 그 쉬가 번식을 잘해요. 그리고 쉬파리가 말복에는 다 성장한 때라. 아주 번성기라.

그래서 쉬파리가 종류가 많아요, 말복에. 그런데 입추 말복에 제일 많은데 그때에 독사를, 난 대규모로 하니까. 거 꼭 난 인간에 나와서 하는 짓이 망해 빠지는 망조만 했다 이거라, 한평생.

그래 가지고 모든 사람에게 멕여보고 좋다는 건 확실한데 먹고살 순 없어. 그렇다고 그 사람들 보고 내가 공들고 자본 든 약을 줬으니 돈 내라, 그럴 순 없고. 자연히 거기서 당하는 건 나 하나뿐이라. 그러면 지상에 사는 인류를 병마에서 해방시킨다는 인간이 고걸 아까워서 발발 떨고 자식들 공부할 학비 없이 이런 짓을 하면 쓰겠느냐, 생각이 들었다면 못 할 거요. 그래서 그 생각은 버려야 돼. 그 생각을 왜 버리느냐? 다른 사람이 할 사람이 있으면 난 안 해요. 그것쯤은 어려서 아니까. 그런데 지구엔 없다 이거라.

독사구더기 먹인 약닭 – 폐암의 良藥

지구에 다른 사람이 못 하는데, 내가 실험 안 해보고 후세에 전할 때 그런 사실을 밝히는 데는, 거 독뚜껑도 어떻게 해라, 거기에다가 쇠실[철사]을 어떻게 해서 최고의 좋은 광목이 아니면 독사구데기[독사구더기]는 상당히 강해요. 1m 이하 땅속으로 들어가 파리 돼요. 일반 뱀의 구데기는 겉층에서 파리 돼요.

그래서 그것들이 기어 나가게 해놓구서 저녁에 땅에 기어 들어가게 하고 며칠 후에 가 파보면 1m 이하에 가 있어요. 이놈의 힘이 얼마냐? 그렇게 무지한 힘을 가지고 있는 정력제가 나오는데, 그것이 왜 인류의 생명을 구할 수 있고 육신의 건강을 위해서 필요치 않겠느냐?

그래서 고거 독사가 광복 후엔 많으니까, 광복 전에도 한 거지만 광복 후엔 많으니까 그땐 독사 한 마리에 얼마 안 줘요. 아주 굵은 걸 골라 삽니다. 사 가지고 그걸 배를 갈라 가지고 독뚜껑에다가, 아주 큰 놈은 10마리를 놀[놓을] 수 없어요. 5마리 정도 서리어[포개어] 놓는데, 그럼 그 시간에 쉬파리가 원래 많으니까 저 산기슭에 가 하는데, 그러지 않으면 저 어느 강둑의 방죽 같은 데 가 하든지. 이러면 당장 쉬가 하얗게 씁니다.

하얗게 쓸게 되면, 이것이 먹을 거이 없어 가지고 쉬가 조금 크다가 못 크게 돼요. 독사 뼈까지는 못 먹으니까. 그때 거기다가 말이 덧밥이라고 하지, 다른 독사를 갈라 가지고 또 몇 마리 더 넣어줍니다. 넣어주면 이놈은 완전하게 큰다. 클 적에 그 광목 가지고 덮어서 나가지 못하게 하고 그놈이 저녁에 다 기어 나가면 다 큰 때라. 다 크게 되면 다 나가요. 파리 될 때엔 싹 가버려요, 이런데.

그 광목 속에 독뚜껑 밑에 가 있는 놈들을 그걸 어떻게 하면 쉽게, 이제 사용하느냐? 왕겨 아주 고운 겨를 거기다 쳐 놓으면 이것들이 몸이 아프니까 따갑고, 아주 연한 몸에 그 겨가 닿으면 따갑고 아파서 전부 한데 뭉쳐 가지고 덩어리 됩니다. 그럴 적에 고운 체에다가 가루를 싹 쳐버리고, 고 구데기만 닭을 멕이는데 이것이 하나이면 안 먹어요. 독사구데기는 고추보다 매워요. 부자(附子)와 똑같은데.

그래서 하나는 안 먹는데, 한 몇 마리 하루 굶겼다가 주게 되면 서로 맵고 짜고 없어요, 다 먹어요, 먹는데. 그걸 닭 한 마리에다가 굵은 독사 30마리, 큰 구렁이 금구리나 황구리나 간에 흑질백장(黑質白章)은 귀하니까, 너무 비싸고 큰 구렁이 3마리분, 이렇게 해서 한 마리 다 먹으면,

223

닭의 종류에 따라서 다릅니다. 각종 달라요. 터러구[털] 싹 빠지고 빨간 몸뚱이 되는 놈 있고, 터러구 절반이 빠지는 놈 있고, 아주 안 빠지고도 살이 전부 피같이 새빨갛지요, 이런데.

그놈을 밥에다가 인삼가루를 버무려서 한 달이고 더 멕인 후에 내가 폐암으로 숨넘어가는 사람들 실험하는데 한 20살 난 사람은 그걸 1마릴 먹고, 꿀같이 달아요. 그래 악착같이 먹어요. 그거 한 마리를 고아 먹고 그날 저녁에 가두어두고 있어야 돼요. 도망해 나가지 않으면 마누라한테 달려가요. 그래서 이걸 가두어두고 있는데, 한 사흘만 가두어두고 있으면 그다음엔 아무 짓 해도 일 없어요. 그 신비는 이야기로 형언 못 해요. 그런데 40 이상은 그 1마릴 먹고 20대 사람보다는 좀 차도가 약해요. 그래도 깨끗이 나아요. 재발은 전연 없어요.

그래서 내가 암에 그걸 멕이고 낫는 거와 염소 간을 먹고 그 모든 약을 멕인 거. 낫는 걸 봐서 닭보다 더 좋은 건 없어요. 오리도 다 하고, 다 하는데 개에다가 인삼을 많이 멕이고 그리고 녹용가루를 섞어 멕여 가지고, 거참 무지한 돈이 드는데. 그래 가지고 폐암이다, 간암이다, 위암이다, 이걸 모두 실험하는데, 닭에다가 한 것같이 신통한 사실은 내가 못 봤어요.

그래서 나는 광복 후에, 원(願)이 이 나라가 광복됐으니 그 원은 끝났고 앞으로 닥쳐오는 원을 위해서 내 일생을 맞춘 거라. 그래서 닥쳐오는 원을 위해서는 닭에다가 실험한 것이 최고라는 건 후세에도 밝혀놓을 거고, 오늘에도 밝히는 거올시다.

그러면 여기 지금 남은 이야기는 건강비결에, 이 지금 화공약 섬유다. 이 화공약 물질에 전부 접촉되고 인간의 피해를 이거 막는 덴, 첫째 뜸이다. 둘째, 마른 명태·생강차, 그걸 생강하고 끓여서 무 두고 엿 달여 먹어라. 고걸 세밀히 모두 적어 가지고 가 실험해 봐야 하는데, 앞으로 그런 실험을 많이 해 가지고 이웃에 서로 도와줄 수 있지 않아요?

그러니 오늘은 여기서 내 기운도 부치지만 시간도 이제는 다 돼 간다고 하누만. 그래 시간, 얻은 시간이니까 이렇게 끝낼라 합니다. 앞으로 또 이런 일이 있으면 다시 오지요.

〈제6회 강연회 녹음 全文 : 1987. 11. 21〉

※편자註 : 금액단(金液丹)은 어머니의 태중(胎中)에서 냉기가 접하여 생긴 죽은피 때문에 배가 아파 밤마다 우는 병[夜啼殺] 등의 치료에 쓰인다.

제조방법은 심산(深山)의 황토(黃土)를 파다가 한 번에 10근씩 물에 풀어 이를 고운 체에 밭아서 깨끗한 그 물에 유황(硫黃) 5근을 끓여 붓는다. 식으면 그 유황을 꺼내 가지고 또 끓여 부어 이렇게 3번을 실시한 다음, 황토물을 버리고 새 황토물에 또 앞과 같이 그 유황을 3번 반복하여 끓여 부은 다음, 황토물을 버리고 새 황토물에 다시 그 유황을 3번 반복하여 끓여 붓는다. 곧 황토물을 3번 새로 쓰면서 유황을 끓여 붓는 것을 9번 실시하는 것이다.

이것이 끝나면 또 생간 5근을, 즙을 내어 황토물에 섞어 고운 체에 밭은 다음, 그 물에 앞의 9번 끓여 부은 유황을 다시 끓여 붓되, 모두 3번을 끓여 부은 다음 그 물을 버리고, 다시 또 생강즙을 황토물에 섞어 밭은 물에 유황을 3번 반복하여 끓여 붓는다. 이것은 곧 생강즙을 황토물에 섞어 밭은 물을 3번 새로 쓰면서 유황을 9번 끓여 붓는 것이다. 이렇게 황토물에 9번, 생강즙에 9번씩 유황을 끓여 부어 모두 18번을 실시하면 그 유황 냄새가 싹 가시게 된다.

만일 유황 냄새가 완전히 가시지 않을 경우에는 생강즙을 섞어 밭은 황토물에 유황을 끓여 붓는 것을 냄새가 가실 때까지 몇 차례 더 실시한다. 이렇게 법제한 유황 1근과 죽염가루[竹鹽末] 1근을 함께 섞는다. 그리고 찹쌀을 시루에 되게 찐 다음 쇠절구에 넣고 앞의 유황과 죽염의 혼합가루를 알약이 되게끔 적당량씩 넣어 가지고 알약을 만든다.

/제7장/
公害毒 극성시기의 건강대책

각종 公害毒, 향후 20년 안에 극성

여러분은 이렇게 수고하셔서 미안할 뿐이올습니다. 여러 번 이야길 해봐야 내내 쾌(快 : 유쾌)한 이야긴 할 수 없었고, 오늘도 쾌한 얘기는 될 수 없는 이유가 뭐이냐? 모든 질고(疾苦)란 자연의 힘이 아니고 우리 인위적인 힘에서 원인이 많다. 그건 무슨 소리일까?

난 광복 전부터 생각한 바이나 우리 증산(增産)에 대한 계획은 모든 화학의 힘을 기르지 않고는 안 되니까. 화학의 힘은 뭐이냐? 가상(假想) 농약이다? 살충제 속에는 파라티온이 없을 수 없고 파라티온 속에는 수은(水銀)이 없을 수 없다. 그럼 우리 모든 식품에 수은이 없을 수가 없다. 거기에 대한 예방책이 또 없다. 그다음에 화공약에 대한 취급이 많으니까 화공약에 대한 피해가 오염되는 공기 중에서 떠날 수 없고. 그보다 무서운 건 뭐이냐?

모든 가정에 화학물질이 없는 집이 없겠지마는 이 화학섬유 속의 방사능독이 얼마나 무서운가 하는 걸 나는 지키고 보는데, 지금 많은 애기들이 화학섬유 속에 묻혀 가지고 비명(非命)에 가는 걸 보고 있고, 많은 사람들이 화학섬유 속에서 생기는 방사능독에 걸리면 현대 의학의 진찰이 있을 수도 없고 치료가 있을 수도 없고. 내가 볼 때에도 농약을 내내 쳐 가지고 삶아 먹는데 그 치료가 될 거냐? 불가능하다 이거라.

그래서 앞으론 날로 더해가는 방사능독, 그건 병 걸리면 병 원인을 캐낼 수도 없고 누구도 모르는 병인데 결국 전체적인 무서운 병이 되고 마는데. 그건 애기들이 전부가 골수암으로 가는데, 피부암으로 가고 골수암으로 가는데. 여기에 대한 대책은 있을 수 없다 이거고.

그러면 그 어머니 피가 그 애기 될 때 벌써 이미 방사능독은 전해진 거고, 또 식품에서 농약독이 전해진 거. 호흡에서 화공약의 피해가 없을 수 없으니 공기 중의 오염이 그토록 심한데. 그건 내 힘으로 생각할 필요가 없다고 할 밖에 없어요. 생각하고 싶어도 생각해 내어 가지고 내 힘으론 불가능이라. 그런데 오늘 현실은 내가 아는 대로 살게 되느냐? 대중(大衆)은 내가 아는 대로 살아갈 수 있긴 하나 어렵다 이거라.

전부 식품에 대해서 모든 피해가 없도록 산다는 건 극히 어렵고, 우리의 힘으론 어렵다 어렵다 해도 그 이상 어려울 수 없이 돼 있으니, 앞으로 날로 더해가는 이 모든 중독에 발병되는 이유를 알면서도 앞으로 10년 후엔 도저히 살아남기 어려운 때가 오고 20년 안에 극에 달하는 건 알고 있어도, 그 극을 막을 힘이 나도 없어요. 그래서 다소나마 이렇게 모아서 대책에 부심(腐心)할 수밖엔 없으니 거기 대해서 어떤 방법이 있지 않을까, 그런 이야기를 하고 싶어서 여러분을 모으게 한 건데….

소금 없이는 살기 어려운 게 뭇 생명

그러면 좋은 약물은 이 땅에서 우리가 사용할 만한 양을 구해낼 수도 없고 재배할 수도 없고. 그래서 내가 일본 때부터 경험한 삼보주사(三寶注射) 같은 명약(名藥)이 있어요. 오핵단(五核丹)도 있고. 그러나 그건 이 시기에엔 안 된다 이거라. 그 생산능력이 미칠 수 없고, 그래서 천억이 되더라도 먹고 사용하고 남을 수 있는 법이 뭐이냐? 태평양 물이다 이거야.

태평양 물을 이용 잘 하면 모든 건강은 확실한 거요. 그리고, 우리 인류가 앞으로 자꾸 늘어가면 좋거니와 허무한 시기에 줄어들 수도 있는데 그때엔 또 그때 법이고, 오늘은 오늘 법을 써야 한다 이건데, 오늘은 태평양 물 아니고 이용할 방법이 없어요.

그럼 그건 뭐이냐? 죽염(竹鹽)이라는 건데 죽염을 가지고 얘기하면 지금 현실은 소금은 해롭다. 그러면 자연은 어떻게 되느냐? 소금이 없이는 모든 생물이 존재할 수 없다. 그 증거는 뭐이냐? 난 그걸 다 알고 있는 이유가 경험이다. 어떻게 경험하느냐?

저 큰 산 밑에 나뭇잎이 필 적에 곡우(穀雨) 때부터, 곡우 입하(立夏)에 배를 타고 나가며 보았고, 또 소금 염전 하는 사람들한테 물어본다. 나뭇잎이 필 적에 바닷물 1톤에서 나오는 소금량이 얼마고 가을에 가서 나오는 소금량이 얼마다, 이러면 그걸 계산을 해보면 이제 바로 큰 산 밑의 바다엔 대개 0.5%가 줄었다는 증거인데 몇천 미터에 나가게 되면 약간 줄어요.

그런데 집에서 가마니에 넣어둔 소금은 대개 36%가 줄어요. 그래서 그 소금으로 장을 말면 똑같은 물 한 초롱에 소금 서 되를 넣는다? 과거와 같이 하면 그 장은 완전히 썩어요. 거 부인들은 경험자라 다 알고 있는 거고. 그러면 얼마나 가산하느냐? 36%를 가산하라 이거야, 100%에서. 그러면 체내(體內)의 염분 감소량이 얼마냐? 36%다.

그러면 밥맛도 나뭇잎 필 [시기] 임박하면 떨어지고 몸은 피곤하고 결국 여러 가지 몸살, 감기가 잘 온다. 그 시기 지나서 가을에 완전히 환원(還元)되면 건강은 확실해지는데, 내가 동지(冬至)에 오는 눈을 저 묘향산이나 백두산에서 졸여 보는데 군불을 땔 적에 오래 졸여 가지고 결과에 만분지 일이나 몇만분지 일을 졸여놓구서 그걸 먹어보면 완전히 소금 맛이야.

장을 말 수 있는 소금은 못 되나 아주 찝찔해요. 사람이 땀을 흘리게 되면 땀이 염분이기 때문에 찝찔하듯이. 그건 무슨 이유냐? 동지 후에는 명년(明年)에 풀이 나오고 나뭇잎 필 것을 하늘은 완전 준비하고 있다. 자연은 이렇게 거짓이 없는 사실이 사람의 눈에 띄게 돼 있어요.

우리 조상들 짜게 먹어 무병장수

그런데 인간은 그 소금을 이용하는 걸 오히려 규칙적으로 못 하고 있어요. 그래서 우리 조상은, 증조는 내가 못 봤는데 할아버지 말씀이 그 이상으로 내려오면서 소금양치를 아침저녁으로 하기 때문에 80 후에 눈이 밝아 있더라 이거야. 그리고 할아버진 아침저녁으로 소금양치 하고 그 침으로 눈을 닦는데 그 침을 뱉는 법이 없어요. 조상 이래로. 그러게 되니까 자연히 짜게 먹는다? 그럼 난 어려서부터 짜게 먹으니까 싱겁겐 식성에 맞지 않아 못 먹어.

그럼 어찌되느냐? 아무 데 터져도 염분이 강하니까 외부의 균은 침입할 수 없고 침입해야 번식이 안 돼. 내부에서 균이 생기질 않고. 그러면 안팎에서 균의 피해를 받지 않는 한 평생에 건강은 확실하고 우리 할아버진 90이 넘어 100세 가차운데도[가까운데도] 귀가 밝고 눈이 밝았어. 그럼 내가 지금 귀가 어두우냐, 눈이 어두우냐? 그런 거 없어요. 그러면 80 이후에 내가 앞으로 할아버지 나이 넘어서 똑같은가 하는 건 그때 봐야 될 거고.

오늘까지는 할아버지보다 눈이 어둡고 귀가 어둡고 뭐 이런 거 없어요, 없고. 감기몸살에 걸리거나 이런 것도 없는데. 40대보다가 못하다는 증거는 확실한데. 40대보다 못한 것 같기도 하고 비슷한 것 같기도 하고. 이게 이유가 뭐일까? 난 일체 조상이 한 방법을 그대로 따르는 것뿐인데. 날 보고 한 60 시절에도 걱정한 친구들, 의학에는 현실의 박사인데, 날 보고 염분을 너무 섭취하면 앞으로 명(命)대로 못 삽니다 이거라. 그런데 그 사람들은 나보다 나이 모두 아래인데, 20년 전에 다 갔으니 그 사람들 말이 옳다는 증거는 하나도 없어요.

그리고 오늘까지 모든 생물세계를 볼 적에 집에서 기르는 오리가 있는데 그건 자연히 염분이 강해요. 하늘의 28수(宿) 중에 허성(虛星)이 있는데 그건 수성(水星), 수성 분야의 칠성 중에 허성이 있는데 허성정을 받아 났기 때문에 그건 상당히 짜요. 짠 물체인데. 그놈은 병에 걸리지 않고 어디 다쳐도 곪질 않아요. 그놈 쇠꼬챙이 같은 거 먹으면 소화를 못 시켜 죽어도, 병 걸려 죽는 일은 없어요. 저희끼리 밟아 죽고 잘 멕이질 않아 굶어 죽고 이런 건 봐도, 병나 죽는 일은 없어요. 그러면 그 염분이라는 게 도움이 되느냐 안 되느냐?

그리고 풀 속에 민들레라고 포공영(蒲公英)이 있는데, 그것도 짜요. 그러면 버럭지가, 민들레를 심어놓고 보면 버럭지가 해칠려고 애써도 요즘에도 해를 잘 안 받아요. 그래서 전체적으로 그걸 다 이야길 할라면 상당수가 많아요. 내가 한세상을 80이 넘는 오늘까지 경험해. 염분이 해롭다 하는 건 나는 모르고 있는데 세상에선 소금이 해롭다?

그러면 일본 사람들이 싱가포르에 갔을 때, 대동아전(大東亞戰)에 그 한 사단(師團)이 흑사병(黑死病)으로 죽어가는데, 이 전라·경상도 출신 한국인은 고추장에다 밥을 비벼 먹는다. 그래서 그때 일인들 말이 "저 사람들은 고추장 단지다" 그 사람들은 한 사람도 흑사병에 죽은 사람이 없고, 총에 맞아 죽은 사람 제외하곤 다 살아왔어요. 난 그걸 눈으로 봤고.

또 일본놈들이 합방 때 오면 그 사람들은 먼저 피병실(避病室)을 지어요. 설사나 이질, 배앓이에 걸린 것 같으면 집어넣어 버려요. 그래서 죽으면 화장해서 재를 보내고, 그렇지 않으면 갖다 묻어버리는데. 우리나라 사람들은 설사나 이질, 배앓이를 우습게 알아. 그건 무슨 이유냐? 고추장 같은 걸 잘 먹어서 그런다 이겁니다.

고추장을 안 먹구서 반대하는 사람들한테 확실히 건강하다면, 내가 잘못 알고 있는 걸로 보겠으나 난 자연의 섭리로 염분이 나쁘지 않다는 걸 알고 있어서, 내 육신에는 종처(腫處)가 생기지 않고 평생에 사는 이유가 뭐이냐? 그것이 염분의 덕이다 이겁니다.

毒液을 津液으로 化하게 하는 妙

그래서 내가 광복 후에 죽염에 대해서 거 하늘의 별기운, 수성(水星) 기운이 비치는 데 가서, 염전이 천일염인데 거, 광복 후에 그것 가지고 많이 실험했어요. 그래 죽염 맨들어 가지고 많은 사람의 시험을 거쳤는데 확실히 좋아요, 좋구. 앞으론 우리나라에 농약을 흩치지 않고 키울 수가 없으니 식품은 약까지도 전부 농약이라.

이러면 이걸 떠나고 그런 식품이 아닌 거이 뭐이냐? 태평양에서 연결된 소금. 바닷물엔 농약 기운이 그렇게 있을 수 없는 거. 짠물에 들어가면 녹아버려요. 그래서 나는 많은 사람의 어려움을 구하기 위해서는 태평양 물이 제일이다 이거요. 우리나라에 대나무는 재배하면 얼마든지 재배돼요. 가을에 버히고[베고] 봄이면 또 나오곤 하니, 그건 끊어질 수 없는 거고 많이 재배되면 되게 돼 있어요. 게을러서 안 하는 건 할 수 없고.

그런데 그걸 내가 많은 사람의 실험인데, 만일 화학섬유질에서 오는 방사능독에 죽어가는 사람은 아픈 데도 없이 뼛속이 다 녹아나. 그럼 병원에서 알 수 없으니 이건 골수암일 게다 하고 만다? 그리고 죽고 마니. 내가 그런 데 대한 실험은 뭐이냐?

저 사람의 침은 진액(津液)은 없다, 전부 독액(毒液)이다. 독액은 어떻게 해야 되느냐? 그래서 죽염을 1분에 쌀알만 한 걸 세 번 집어넣는다. 그러면 그 힘으로 독은 풀린다. 독이 풀리면 반을 풀든지 3분지 1을 풀든지. 풀고 난 뒤에 오는 그 침이 넘어가면 독액은 면(免)한다! 어떻게 면하느냐? 절반이 풀리면 벌써 절반은 진액으로 화(化)한다. 염분의 힘인데. 그것이 배 속에 자꾸 들어가 가지고 60시간 후에는 그 침이 전신으로 돌게 돼 있으니까, 그 침이 전신으로 다 돌게 되면 그 후에는 면역(免疫)이라는 걸 말하는 거라. 인이 배는데, 흡수력이 그만침 강해 온다 이거요.

흡수력이 그만침 강해지면 그때부턴 사시숟가락[沙匙 : 사기로 만든 숟가락]으로 한 반 숟가락씩 떠 넣어도 토(吐)하거나 그러지 않는데, 대체로 맞는 사람도 있고 안 맞는 사람도 있기 때문에, 그렇게 흡수력이 강해질 때까지는 면역을 얻어야 되는데, 그것이 죽염을 먹는 복용 방법인데, 그래서 내가 독액이 진액으로 화하는 시간을 보면 60시간 지난 후부터는 확실히 시작해요, 진액으로 시작하는데. 그것이 일주일이 지나면 사시숟가락으로 반 숟가락 먹어도 돼요. 그럴 때는 위청수나 활명수 같은 걸 마시며 먹어도 되는데.

그 암이라는 자체가 전신 피가 다 썩어가니까 1초를 공백 간을 주면 그 사람은 1초에 악화 더 돼가는데, 나는 1초도 공백을 주지 말아라, 1초간에 네 생명을 빼앗는 힘은 무섭게 커진다, 그러니 그걸 알고 복용해라, 그 후부터 내 말을 들은 사람은 거의 약효(藥效)가 오기 전에 숨 떨어지는 정도는 안 되고 약효 오기 전에 생명을 유지할 수 있으면 다 기적을 보게 되니까 내가 그 기적을 통계를 내겠다는 사람이 많이 오는데, 걸 통계를 내 가지고 그 사람들 복용법, "거 먹구서리 효(效) 보는 법을 전체 알아 가지고 이 세상에 공개하면 안 좋습니까" 이건데.

내가 반대하는 건 뭐이냐? 절로 되는 걸 바라지, 공개하는 건 좋은데 공개한 후에 내게는 뭐이 오느냐? 미안한 일이 많이 와요. 그건 뭐이냐? 열에 열을 다 구해낸 건 아니고 가상 10분지 3이다, 10분지 4다, 이 정도로 구해냈으면 그 10분지 6에 대해서는 면목이 없는 일이라. 마음이 편안치 않고. 그래서 나는 영원히 구할 방법이 없느냐 하는 걸 오늘까지 생각해 내는 거이지, 내일도 그렇고. 내가 살아서는 내내 그건데.

인류를 병마에서 해방시키려는 所願

건 뭐이냐? 그전에 선배 양반들이 광복 후에 정부 수립이 된다고 좋아하는데 난 정부 수립이 좋은 거 아니라 앞으로 많은 사람이 신음하다 죽어가는 병고를 어떻게 하면 퇴치하느냐? 내게는 그거이 걱정이지. 정부 수립은 누구도 감투 쓰길 좋아하는데 내가 그걸 따라댕기며 좋아할 건 없고. 그래서 날 보고 행정[政治]에 무관심이다.

여기에 행정에 아무리 관심이 있어도 나는 조국이 광복되는 걸 원했고 광복된 후엔 그 원이 풀렸고. 우리 동포가 마수에 걸려 가지고 비명에 가든지 도탄에 빠졌는데, 거기서 광복되길 원했을 뿐인데 이젠 완전 해방됐으면 내가 원하던 바는 그걸로 끝났으며 그날은 내 원이 끝났고, 앞으로 지상의 모든 인류가 병고(病苦)에 어떻게 완전 해방될 수 있느냐? 그 생각 외에는 없어.

그래서 이건 내 힘으론 안 되니 내가 살아서 완전한 기록으로 죽은 후엔 남기지 않을 수 없다. 그러면 내가 죽은 뒤에 비명에 가는 일이 전연 없게 해야 되겠다. 그래서 나는 살아서 그걸 쓰지 않는다고 독촉 삼아 하는 말도 들어요. 듣는데, 살아선 가장 어려운 장벽이 많이 있어요.

내게서 배운 의학자들은 한의학, 양의학 할 거 없이, 날 캐나다나 미국 가라 하는 건, 여기에는 장벽도 있고 함정도 있으니 함정에 빠져도 이롭지 않고 장벽에 걸려도 나갈 수 없어. 그러니 주의해라 하는 건데. 난 어차피 이 땅에서 늙어 죽고 마니 내겐 항시 불행이 있다. 함정도 있고 장벽도 있다. 그렇지만 그 함정을 꿈에도 생각하지 않고 십자가를 진 양반도 있다. 그럼 그런 정신을 나는 꼭 잊지 않는다.

그리고 중생을 제도(濟度)하기 위해서 그 위대한 양반도 걸식을 하면서 길가에서 밤낮 자고 댕기는데 내가 도대체 뭐이냐? 건 왕자가 그러고 댕기는데. 구세주는 노예의 신분이래도 당신의 생명을 초개(草芥)같이 생각하고 십자가를 졌는데, 내가 도대체 뭐이냐? 십자가를 진들 아쉬울 거 없다. 그렇지만 나는 그와 다르다. 나는 완전무결한 법을 전해놓고 십자가는 좋다. 그러나 전할 걸 전하지 못하고 간다는 건 내가 지혜가 부족한 탓이 아니겠느냐?

그래서 나는 왜놈한테도 생명을 뺏기는 걸 좋아 안 했고, 광복 후에 좌익세계에서도 좋아하질 않았어요. 그리고 오늘까지 오는데, 지금은 얼추 이제는 후세에 전할 것도 마련이 됐을 겁니다. 그래서 이제는 죽기 전에 나오느냐 죽은 후에 나오느냐? 그것이 완전무결한 지상의 인류는 평온한 건 둘째고 이 병마에서 완전히 해방되는 걸 원하는 것뿐이니까.

公害毒 풀어주는 생강, 무엿

그래서 오늘엔 무얼 얘기하느냐? 이 무서운 독에 걸려 가지고 살아남기 어려운데 죽염에 대해서 복용법을 잠깐 이야기한 거. 그다음은 또 뭐이냐? 거기에 대해서 걸리지 않아야 되는데, 그거 법이 뭐이 있느냐? 이 식품 중에 생강이 있어요. 생강에 대한 실험은 수만 번 내가 해본 거라. 또 확실히 좋아요. 이 무서운 농약독이 땅에 스며도 땅바닥은 지금 수은이 아주 농도가 깊어요. 그 비 오면 그 수은이 샘으로 나오는데 우린 그걸 먹어야 돼. 또 모든 화공약의 피해는, 공기 중에 오염돼도 우린 그걸 흡수하지 않으면 안 돼.

그러면 그런 걸 다 흡수하고 농약독을 다 먹고 화학섬유질의 방사능독을 몸에다가 피해를 입어야 되니, 이러면서 우리가 이 세상에서 편하기를 바랄 수는 없으니, 이건 나보다 더 알아서 그런 건 아닐 거라 나는 봐요. 나보다 더 알게 되면 각자가 어떤 방법도 있었을 건데, 이웃이 모두 따라 갈 건데. 내가 오늘까지 80년이 넘도록 봐도 나보다 더 아는 이들이 앞장 서는 걸 볼 수 없어. 그러니 지금부터래도 앞으로 이 공해에 대한 심한 피해는 앞으로 날로 더하니까, 지금 아무리 농약을 좋은 약을 써도 땅바닥에 흩쳐놓은 농약독은 수은인데 그 수은의 농도가 그렇게 깊은데 거기다가 심어놓구서 그 수은독에서 벗어날 수 있느냐? 또 이 공기 중의 화공약의 피해를 면할 수 있느냐? 화학섬유질이 우리나라에서 전혀 없어 낼 수[없어지게 할 수] 있느냐? 그러면 여기에 대해서 방지책만 필요하다 이거요.

건 뭐이냐? 지금 말하는 생강 속에는 상당한 해독제(解毒劑)가 있어요, 해독제가 있고. 그다음은 또 뭐이냐? 대추라는 건 완전 중화제(中和劑)요. 모든 약물이나 음식물 중화시키는 힘 있어요. 그러고 감초라는 건 중화제도 되고 해독제도 되는데. 그러면 대추하고 감초를 끓여 가지고 많이 끓여서, 동등하게 끓이면 돼요. 대추 한 말에 원감초 한 말을 해도 되니까.

그렇게 끓여서 엿을 만들어 놓고 온 가족이 생강차를 진하게 달여서 그 엿을 서너 숟가락씩 타서 마시고 하면 하루 한 번도 좋고 두 번도 좋아요. 내가 여러 사람을 보는데. 그렇게 하는 사람은 완전히 감기도 안 온다. 기관지가 나빠 가지고 기침하던 사람도 기침이 물러간다. 무엇을 달여 먹는 것보다는 조금 못하나 확실히 해독성으론 강해요. 그래서 많은 사람들이 거기에 대한 힘을 보구 있어요.

미래 怪疾과 O형 혈액 보유자의 비극

그래서 오늘 이야기는 우선 방사능독이 얼마나 무서우냐? 거 한번 걸려서 죽은 사람은, 그 가족이 알아요. 건 못 고쳐요. 또 화공약의 피해는, 공기 중에 얼마나 오염되어 있느냐? 또 농약독은 모든 식품에서 얼마나 무서우냐? 그러면 이렇게 무서움 속에서 어떤 대책이 없다? 이건 도저히 막연할 수밖에. 우린 왜 인간인데 아무리 지혜 없어도 항시 이렇게 막연하게 죽어가야 되느냐?

그래서 누구도 서로 이야길 해 가지고 앞으로의 무서운 시기는 날로 더 해가요. 10년 후에 보시오. 대체로 허약한 사람은 앓을 시간도 없어요. 전부 뇌에 출혈이 안 되면 심장마비로 죽어가는데. 이런 세상을 안 살 수가 있는데, 왜 꼭 그렇게 살아야 되느냐? 그래서 오늘부터 내가 하는 말은 어떤 예방책을 실험해 보시라! 다 경험해 봐야 아니까. 그래서 누구도 경험하라.

또 여러 가지 이야기 중에 가장 무서운 건 애기가 이럴 때에 생겨난다. 그 애기는, 완전히 살아난다는 건 극히 어려워요. 그 애기 되는, 살이 되는 피가 그렇게 무서운 피라. 그 어머니 무서운 피가 애기 되는데 그 애기가 될 적에도 무서운 피로 됐고 여기 나와서도 무서운 식품, 무서운 호흡, 이러면 또 화학섬유질에 묻혀 사니 애기 하나만 낳아도 좋은데 그 애기를 지금 낳아 가지고 옳게 기르는 집도 있겠지만 극히 어려워.

그런데 O형은 상당히 좋은 피라고 하지만 난 광복 후에 모든 실험에 O형 100%는 전연 없고 90% 있는데, 90% O형은 감기약을 입에 털어넣으면 그 자리에서 죽어요. 페니실린 주사약이 들어가면 그 자리서 죽고. 나는 그걸 눈여겨보는데, 광복 후 10년 안에 그 사람들은 간암으로 다 갔어요. 그러고 그다음에 80%, 70%를 보는데 해마다 해마다 그 사람들은 차례로 가요. 전부 간암이라, 이런데.

지금에는 36%에서 40% 전후라. 이 사람들은 인삼차도 잘 먹고, 진짜 O형, 90% O형은 꿀을 먹으면 입에서 연기 나고 코에서 연기 나서 죽어요. 그래 죽는데. 지금 O형은 36%에서 40%라.

이건 AB도 아니고 A도 아니고 B도 아닌 사람들인데, 이 사람들은 인삼차도 잘 먹고 부자(附子)를 고아 먹어도 된다. 또 꿀은 얌만 먹어도 이롭다.

꿀에다 인삼을 재어 먹어도 이롭다. 이건 O형이 될 순 없으나 그래도 판정은 O형으로 해요.

호흡 속에 깃든 人體臟腑 생성의 원리

이 보이지 않는 호흡은 분자로 화하는데 기계로 분자를 화하게 하는 건 어렵겠지만 호흡으론 잘돼요. 여기서 들어가는 공기 중에 색소가 흡수되고, 색소 중엔 전분이 함유되고 전분 속에서는 다른 색소가 들어오면, 다른 색소 온 게 아니라 물기운이지. 물기운이 들어오면 분자가 돼.

그런데 그 물기운 속에 흰 기운이 따라오면 폐(肺)에 대한 백색분자가 될 거고 검은 기운이 앞서면 흑색분자, 그건 콩팥이고, 황색분자는 비(脾)인데. 이것이 완전히 분자세계가 이뤄지는 건 호흡이라. 호흡인데. 여기에 있어서 단전호흡이라. 난 정신이 흐려 가지고 하던 이야기도 조금 빗나가는 수가 있어요. 그렇게 알구서.

단전호흡이 있는데 이건 뭐이냐? 이거 지금 것도 건강법의 하나인데, 그게 어렵다. 난 지금 누가 물어도 거 못 하니라. 그리고 더러 알아들을 사람에겐 일러주는데. 어머니 피가 애기 될 적에 그 애기 될 만한 양을 가지면 거기서 배꼽줄이라는 게, 즉 탯줄이오. 그래서 그걸 태식법(胎息法)이라고, 어머니 호흡하는 데서 조금씩 갈라 가지고 숨을 쉬게 되는데. 그러면 영양도 흡수하고, 그래 숨을 쉬게 되는데 숨 쉬는 덴 대개 녹색소(綠色素)라.

이 산소라는 건 전부 청색이 주인공이니까. 그러면 청색이 흡수되는데 청색 속에서 검은 기운이 들어오는 걸 가지고 거 흑색분자 돼요. 흑색분자가 되게 되면 그것은 콩팥이 생겨. 콩팥이 다 이뤄질 임박(臨迫)엔 오줌통이 들어오면서 간(肝)하고 쓸개가 생겨. 또다시 목생화(木生火)의 원리로 적색(赤色)이 들어오면 그때 심장(心臟) 생기는데, 적색은 다섯이라. 적색이나 홍색(紅色)이나 이것이 다섯 색인데.

그래서 심장은 오장(五臟)이라. 다섯이 생겨요. 심장, 소장(小腸), 그다음에 심포락(心包絡), 그다음엔 명문(命門), 그다음엔 삼초(三焦), 다섯이 생기는데. 그거 다섯 속에서 인간의 가장 어려운 역할을 해나가는데 그 비위경(脾胃經)에서 음식 먹은 지름을 흡수하면, 소화시켜서 흡수하면 그 지름 속에서 수분은 수장(水臟)에서 걸러내고 그 나머지 수분을 완전히 거른 지름은 췌장에서 간으로 보내는데, 고 사이에 뭐이 있느냐? 현실엔 알아내지 못하는 이야기지만 난 어려서 눈으로 봐서 알아요.

뭐이냐? 그게 비선(脾腺)이라고 있는데, 심장에서 64%, 폐에서 36%, 폐에서는 비선이 36% 신경이 내려와요. 심장에서는 64%가 내려오고. 그러면 심장에서 내려온 64%는 비선인데 걸 췌장에 들어왔던 지름이 넘어가면, 넘어가는 찰나에 피로 변해요. 피는 지름인데, 지름이 피로 변하는데, 거기서 폐에서 내려온 36% 신경은 이건 뭐이냐? 피를 비리게[비릿하게] 만듭니다. 폐의 기운이 들어오거든. 그래서 피는 식으면 비리고 식지 않으면 비리질 않아요.

이것은 이 생물이 화(化)하는 자연의 원리인데. 이걸 지금 오늘날까지 완전무결하게 알아서 이용하면 좋은데, 난 한평생에 봐도 과학자의 머리로 알아낼 줄 알았는데 오늘까지도 막연해. 그러면 내가 살아서 이렇게 막연한 걸 눈으로 봐야 된다.

과학능력으로 암치료 어려운 까닭

광복 후에 이 나라의 최고의 박사들 앞에서 내가 큰소릴 했어요. 바보

들이라고. 그런 사람들이 내 앞에서 배울 수 있느냐 이거요. 난 만고에 다시 오지 않는다. 제1호엔 대진제, 제2호엔 김하등(金河登), 제3호엔 문 박사인데. 그래 그 5호 박사는 나하고 아는 양반들이라. 그러나 나보다 나이 모두 20년, 30년 이상이라. 그래 모두 연장자야.

그분들이 내게서 배운다고 하는 건 무슨 소리냐? 묘향산에서 생불(生佛)이라고 하는 사람이 세상에 나왔는데 참말인가? 우리 한번 암(癌)을 조기발견하는 방법이래도 물어보자! 그래서 날 아는 이를 시켜서 와 달라고 해서 거기 모임에 간 일 있어요. 내가 얼마나 한심하게 웃었느냐 이거야. 천지간에 또 나질 않는 사람 앞에서 배우긴 어떻게 배워? 그런 얼빠진 세상이라. 건 뭐이냐? 암을 조기발견한다? 거 있을 수 없다 이거야.

그때에 문 박사는 순 A형인데 태음(太陰) 체질인데, 이 양반은 당신의 폐암을 녹용으로 연명해 가. 그러믄 녹용 기운이 어느 때까지 효(效)를 보느냐? 그 시간은 내가 알고 있어. 그런데 그 코에서 나오는 콧김은 배 속에서 나오는 모든 공해물이라. 그 공해물 속에서 어느 장부의 무슨 염(炎), 무슨 기운이 얼마인 걸 다 알아요. 나는 여기에 모인 사람들 젊어서, 40대 전은 보았어요. 코에서 나오는 거 보고 아무는 무슨 병이 심하니 아무 날은 죽을 거라고, 거 알아요.

그런데 그걸 어떻게 배우느냐 이거야. 전생(前生)에 다 알고 온 사람을 금생(今生)에 와서 내게서 배운다? 내가 인간의 욕먹고 사는 게 그거라. 날 보고 자존심이 많다, 자만하다, 거만하다, 이런데. 모르는 사람 앞에서 아는 사람이 이야기 되질 않는 이야길 할 수 없고 물어도 못 들은 척하고, 말해야 알아 못 듣는 말 필요 없다고 딱 잘라버리니 걸 보구 너무 도도하다고 했어. 그러면 그게 40 전엔 통할 수 있지만 지금에 와서 정신이 완전히 흐려서, 하던 말도 모르고 싹 잊어버리는 오늘은 거 통할 수 없는 말이오. 젊어서 호랭이 잡는단 말은 죽을 땐 통하지 않아요, 이런데.

지금 같은 화학섬유질로 들어오는 병은 꿈에도 상상 못 하는 병들이

오. 건 아무리 알아낼라고 애써도 과학의 능력으론 막연해요. 그런데 내가 이제 이야길 하는 걸 배우겠다는 영감들이 그러면 치료법이래도 어떤 방향이 있을 게 아니오, 이거라. 거, 안 되오. 영감들은 지금 주삿바늘도 모르고 있다. 그 주삿바늘은 못 쓴다. 건 왜 그러냐?

털구멍에서 땀 나오는데 땀 한 방울이 나오면, 그 땀 나오는 구멍하고 공해가 들어가는 구멍하고 나오면 들어가는데, 그 털구멍에서 땀이 한 방울 나오는데 이밖의 공해는 3배가 들어가면 독감(毒感)이요, 5배가 들어가면 열병(熱病) 된다. 이런 병균이 전염되는데. 병액(病液)이 주입되고. 그러면 주삿바늘을 그렇게 할 수 있느냐? 주사약이 주입되게 되면 그 모든 병액은 전부 흡수해 낼 수 있느냐?

내가 살아선 안 된다. 내가 살아선 과학의 능력이 주삿바늘을 터러구[털]만 한 놈이 주사약은 주입되고 모든 병액은 흡수하고, 이건 불가능하다! 내가 살아서 불가능한 걸 영감들 살아서는 이야기 되느냐? 거 안 된다. 나는 암을 고칠 수 있는 법은 충분히 알아도 그 주삿바늘을 내가 만들 힘이 없다. 우리나라에 그런 공장도 없고 그런 기술자도 없다. 그럼 이런 막연한 생각을 앞세울 필요는 없다.

그래서 그날은 그걸로 끝내고, 그 후엔 내게 와서 물어본 사람도 없고 묻지도 않았어요. 그 양반들이 다 그렇게 끝내고 말았는데. 그래서 내가 오늘까지 어디 나가서 이런 얘기하는 걸 별로 반가워하지 않는 건 내가 하는 말이 당장 통하질 않아요. 지금 늙어서 정신이 오락가락해도 당장 통할 수가 없어요. 이래서 앞으로 모든 재앙을 면할 수 있는 법, 이거는 이제 말하는 식품 중에 있다 이거라. 그런 걸 이 공해 속에서 예방하고.

竹鹽의 면역력과 오리·마늘의 藥性

그리고 죽염을 먹는 데에는, 면역이라는 건 60시간 후에 체내에 완전히 흡수력이 생기니까 그때부턴 조금 더 먹어도 창자가 끊어지게 토하지 않아. 거기에 부작용을 면할 수 있으니 부작용 안 오는 사람은 대번 많이 먹을 수 있지만 그런 사람은 열에 하나 되기 힘들고 부작용이 올 수 있는 사람은 많으니 어찌하든지 대중에 대해서 복용법은 면역이 오도록, 면역은 60시간 안에 안 와요. 60시간이 지나면 완전한 흡수력이 시작해요. 흡수력이 시작하게 되면 그 뒤에는 생명을 구할 수 있는 여유가 생겨요.

그래서 나는 완전무결한 걸 원하고 사는 사람이라. 살아서는 완전하지 않다는 게 그겁니다. 인류가 많이 죽어가는데 내라는 한 사람은 어느 구석 가서 비참하게 살면 세상이 알아주느냐? 세상은 날 알 수 없고 내가 세상을 혼자 아는 건 그런 짝사랑은 이루어질 수 없다. 그거와 마찬가지라. 내가 혼자 세상을 알고 이루어질 순 없어. 세상이 날 모르는데 손발을 맞출 수 없는 거 아니겠소?

그래서 내가 쓴 원고 중에 완전한 건 안 나와요, 살아선 힘들고. 그러면 이거 하나하나가 죽은 후에 나올 수 있는 이야기인데 이것은 살아서도 필요해, 죽은 후에도 필요하고. 그렇지만 오늘의 당장 어려운 문제는 오늘에 해결해야 된다 이거라. 그래서 오늘은 모든 약물을 화공약을 가지고 만든 약, 농약을 치고 키우는 약은 화공약을 키우는 거라. 이런 약을 멕이면서 그 화공약의 피해로 죽어가는 사람을 구한다? 이 자체가 어려운 얘기라.

그래서 내가 오리에다가 마늘을 넣는 화제(和劑)를 잘하는데. 오리는 모든 해독제요, 해독제이면서 그놈은 보양제(補陽劑)라. 우선 해독을 시키면서 양(陽)을 돋워야 된다. 양은 거악생신(去惡生新)제라. 또 그러고 마늘이 보양제면서 거악생신, 마늘은 창약(瘡藥)이고 오리는 소염제(消炎劑)라. 그러나 창(瘡)에도 좋고 소염(消炎)도 좋고.

마늘은 소염은 약하고 창증엔 좋아요. 종처(腫處)에 거 잘만 하면, 잘 쓰는 법은 어려워도 잘 쓰는 법은 그걸 잘 찌끄뜨려서[짓찧어서] 종처에

다 놓고 약쑥으로 뜨게 되면, 약쑥불로 마늘을 익혀서 마늘 끓는 물이 살에 닿으면, 그 창엔 아주 최고의 보약이라.

이런 치료법이 그 책에도 어디 나와 있을 겁니다. 이러니. 그 마늘을 굵은 놈은 살이 찌는 보음제고 작은 놈은 원기를 돕는 보양제고. 그래서 두 가지를 넣으면 보음(補陰)·보양(補陽) 하고 오리는 또 보양하면서 거악생신제고 가장 해독이 강한 해독제라. 마늘의 해독보다 강해요. 파는 그다음에 흥분제라. 파의 흥분은 마늘의 보양을 돕는 거라.

그러고 민물고둥을 많이 넣어라. 그건 뭐이냐? 민물고둥 깝데기[껍데기] 속에는 간(肝)을 도와주는 좋은 색소가 있어요. 청색소. 새파란 녹색소가 있는데 그 청색소의 힘을 빌려 가지고, 간이라는 건 정화(淨化) 작업하는 장부(臟腑)라. 모든 피가 돌아 들어가면 간에서 완전 정화시켜 가지고 심장부로 넘어가면 되는데, 그 완전 정화를 지금 시킬 수 없어요. 호흡으로 들어오는 공해독, 여기에선 모든 분자가 파괴되고. 또 음식물을 먹는데 농약독이 심해 가지고 거기서도 완전한 영양물이 못 되고.

그다음에는 호흡하고 먹는 거하고 몸에서 돌아 들어오는 피하고 그 세 갈래로 들어오는 것이 간에서 완전 정화돼야 하는데, 그 간에서 완전 정화를 못 하면 심장병은 날로 더해가. 이런 데 대한 방법이 뭐이냐? 그 오리에다가 해독시키는 약물이 들어가니까, 우선 간에서 정화하는 작업을 도와줘야 하고, 그러면 심장에 넘어가는 피는 정상이 되도록 해야 되고, 그래서 내가 오리 몇 마릴 쓴다.

인간의 혼줄 연속시켜 주는 오리알

그런데 암을 앓는 이한테는 알 낳는 오릴 꼭 써라. 이건 뭐이냐? 알보에 알이 들어 있어요. 그 알은 한 개라도 오리 생명 하나라. 인간은 암에 걸리면 혼(魂)이 벌써 나가요, 혼이 나가는데. 그 생명체가 물러가도록 돼 있어요.

그럼 이 혼줄이 빠지지 않게 하고 끊어지지 않게 하고, 어떤 방법이 있어야 되느냐? 그래서 모든 해독에만 필요한 거 아니라. 혼줄이 끊어지면 죽어요. 그래서 오리 창자 속의 알보에 알이 몇 개 있든지 그건 오리의 혼이라. 오리의 생명이라.

그래서 인간의 혼줄을 연속시켜 주는데. 오리 두 마리를 넣으면 그 두 마리의 알보에서 열이고 스물이고 간에 인간의 혼줄은 그것이 들어가면 몇 시간을 붙들어준다. 하나에 한 시간씩이래도 스물이면 20시간 이렇게 해 가지고 인간의 혼줄을 붙들어 가지고 그 생명을 연속시키면서 약효를 얻게 하는데. 건 내 생각만이지, 세상에서 꼭 그렇다고 믿어주느냐? 이건 혼자 애쓰는 건 남 웃을 일이고, 나도 짝사랑은 이루어지지 않는다는 말을 하고도 혼자 애쓰는 일이 많아요. 어떤 땐 막 욕을 해요. 정신빠진 사람처럼 욕을 잘해요.

왜 그러냐? 이거 아무것도 모르는 인간들이 뭘 일러주면 "알 낳는 오리 못 구합니다" "못 구하면 가 뒈져라" 이렇게 욕을 잘해요. 이게 어찌되느냐? 그 생명을 좀 구하고 싶어도 기적이 오도록 노력해야 되는데 그 본인들이 기적이 오도록 노력하기 싫어서 저 침대에 드러누워서 주사나 맞을라고 하니 내가 그걸 어떻게 구하느냐? 그럼 막 욕해 쫓아버려요.

나도 이제는 신경질이 늘어 가지고 날 대로 나 있어요. 몰라도 어지간히 몰라야지. 이게 대체 뭐이냐? 사람으로 취급할 수 있는 사람이 몇 되느냐? 그래서 내가 좋은 말을 해놓고도 결국에 화를 낸다. 그래 아초[애초]에 좋은 말 안 하는 것만 못해. 좋은 말 안 하고 화를 안 내고 고이 가게 하는 게 좋은데, 그걸 기적이래도 오도록 해볼라고 하다가 기적은 안 오고 도리어 불쾌하게 불쾌감을 주어 보낸다.

내가 오늘에 살아 있는 것이 가장 욕되는 세상을 살고 있어요. 그러면 이런 세상을 완전무결하게 해결할 수 있느냐? 내 힘으로 난 또 수단이 없는 사람이오. 털끝만치도 남한테 가서 아쉬운 소리 안 하고, 또 능력이 없는 걸 있는 척해 낼 수도 없고. 내 수완을 가지고 세상을 구할 순 없어.

그래서 나는 기록을 남겨서 후세를 구한다, 이거 하나 외에는 내 힘은 닿을 수가 없어. 그래서 지금 생강차 가지고 한 얘기, 어디에 암으로 죽는 사람은 알 낳는 오리가 꼭 필요하다. 거기엔 만에 하나 기적이 와도 와. 그 혼을 붙들어줄 시간이 없어서 완전히 실패하는 예는 많아도 또 완전히 구하는 예도 많아요. 그래서 나는 내가 꼭 고쳐준 걸 자랑을 하고 있지 않은 이유가 많은 사람의 생명을 보존할 수 없는 내가 그걸 자랑거리로 생각한다면 그건 참 신(神)이 노할 일이라. 난 신이 노하도록 살아본 적이 없어요.

젊어서 힘 있을 때 놀고 먹고살기 위해서 지게질 안 한 일이 없었고 늙어서 지게질할 수 없는데 무슨 거짓말해도 굶어 죽진 않아야 되고. 이러니 내겐 지금 늙어서 욕되는 건 내가 알아요. 그렇지만 신이 노할 리는 없어요. 날 늙게 해놓고 놀고 먹는다고 벌을 안 줄 게요. 그러나 완전무결하게 무얼 전해주고 가야 된다는 건 내가 일념에 숨 떨어질 때까지 잊지 않고 사는 사람. 그래서 이 땅에 기적이 와도 완전무결한 기적이 와야지, 거 쪼끄만 기적을 남기고 가는 건 안 해요.

태백성 辛鐵粉이 죽염 성분의 근원

그래서 죽염에 대한 이야기는 이제 복용법까지 말했고 그 제조 방법에 들어가서는, 책에도 나와 있지만 이것은 근원을 캐게 되면 태백성(太白星)에서 소금이 생겨요. 태백성 별에서 소금이 생긴다? 건 누구도 곧이 안 들어요. 그러니 이거 어려운 얘기 아니겠어요? 태백성에서 매울 '신'(辛)자, 쇠 '철'(鐵)자, 신철분(辛鐵粉)이라는 쇳가루가 나와요.

태백성엔 쇳가루가 많아요. 그래 나오는데. 이 쇳가루가 나오면 토성(土星)의 우주진(宇宙塵)과 화성(火星)의 우주진이 합류해요. 합류하면 태양의 고열의 인력은 어느 거리까지는 통해요. 그래서 태양으로 몰리는데. 그러면 태양에 들어와서 이것이 용액이라는 액물이 생겨요. 용액이란 액물은 뭐이냐? 땅에 지표가 되는 용암, 흙 속에 있는 바위, 이 바위 속엔 이제 쇳줄이 다 있어요, 있는데. 그게 태백성에서 온 신철분이라. 그게 녹아서 화한 건데. 소금 속엔 그런 가루가 있어요.

그런데 그 소금을 가상(假想) 900도나 열을 올려 가지고 구워내면 그 신철분 속에 있는 잡철이 완전히 남아 있어요. 그렇게 해서 분말해 가지고 아주 강도가 높은 지남철 갖다 대봐요. 싹 올라붙어요. 그건 뭐이냐?

태백성에서 온 잡철분이라. 그러니 이것을 2,000도 이상 고열로 녹이면 잡철은 싹 용해돼서 천상으로 가버리고 여기에 백금(白金) 성분만 남아요. 5,000도 이상에 용해시키면 순 백금이 나와요. 이건 뭐이냐? 태백성 신철분이라.

그래서 그 죽염 제조에 가장 많은 재료를 들이지 않고는 신철분에 대한 원료는 안 돼요. 그건 누구도 아주 미국 같은 데서 최고의 강철을 주문해다가, 우리나라 사람은 용접 잘 못해요.

아무리 용한 용접공이래도 포항제철에선 1,200도에서 1,600도 이상 강철을 못 만들어요. 그 사람들 기술 가지곤 5,000도 올리는 강철을 용접 못 해요. 코쟁이들이 와야 돼요.

그래서 그건 너무도 비용 들어요, 비용 들고. 그건 몇 번을 중첩해야 그 열이 올라 가지고 복판의 열은 5,000도까지 오르게 할 수 있는데. 그러면 그걸 하나 가지고 하느냐? 그 통이 커야 되고, 그 밖에 보조하는 열을 올리는 통이 얼마나 커야 되느냐? 그렇게 만드는 덴 상상을 할 수 없이 힘들어요. 그러니 무에고 진품이 나온다. 이 진품은 어려워요. 상상도 하기 어려워요.

그래서 도라무통[드럼통] 같은 데 한 900도, 1,000도에 올리는 거이 제일 무난해요. 거긴 잡철이 많아요. 그래도 사람한텐 상당히 좋은 약물이 돼 있어요. 그것도 진액을 조성하는 덴 가장 좋은 약물이 돼요.

그래서 사람은 독액을 떠나서, 독한 액물을 떠나서 침이 진액이 돼야만 완전한 건강체. 진액이 화하기 전에 생명을 재생시킨다? 그건 말이 안 돼요.

《天符經》을 쉽게 풀어놓은 윷밭

그러면 오늘은 건강 이야기를 정신 흐린 속에 짤막히 하고, 그러구《천부경》이란 경전 있어요. 거기에 대해서 첫끝 구절 한마디를 딱 하는데 지금 이렇게 허튼 이야기를 좀 하면 정신이 어질어질해서 완전치가 않아요. 그래서 지금 짤막하게 한마디 할 터인데 그건 뭐이냐?

일시무시(一始無始)라는 것도 옳고 하나는 시작하는 거이, 하나의 시작이라는 거이, 비로소 시(始)자지. 하나의 시작이라는 건 없는 데서 시작한 거니라. 그러면 일시무시가 말이 되겠지요.

일시무시일(一始無始一)이라 하나의 시작은 없는 데서 시작한 하나니라, 그것도 그 소리요. 거 나쁠 거 없어요. 그러면 일석삼극(一析三極)이 옳으냐, 석삼극(析三極)이 옳으냐? 그것도 그겁니다. 그래서 석삼극무진본(析三極無盡本)이나, 일석삼극무진본(一析三極無盡本)이나 다를 게 없어요.

그런데 삼극은 왜 그러냐? 내가 말하는 덴 단군할아버지가 말씀한 삼극을 석가모니가 나와 가지고 우선 한마디로 해석했어요. 뭐라고 했느냐? 하늘에 삼천대천세계(三千大千世界)를 설하는 말씀에 금강천(金剛天)·도리천(忉利天)·도솔천(兜率天)이 있어요. 삼천세계에. 그거가 삼극이다. 그 세계엔 한이 없는 세계가 분류돼 있어요. 북(北)엔 구로주(俱盧

洲)요 남(南)엔 섬부주(贍部洲)이고, 이것이 전부 거기에 속했는데.

그렇다면 지구는 어떻게 되느냐? 지구의 삼극은 북극은 자력이 64도다. 그래서 북극성에 연결이 돼요. 남극은 36도에서 자력이 남극성에 연결이 돼요. 그러고 난 지구는 적도선상에서, 중앙 적도선상에서 중극(中極)은 뭐냐? 태양고열하고 지중고열이 합류해 가지고 지구를 회전시킨다. 그러면 이것이 사실이냐?

단군할아버지가 전해준 걸 고운(孤雲) 선생님이 풀어놓은 윷밭이 있어요. 요새 보통 놀고 있는 윷밭이오. 건 우리나라 고유의 윷인데. 그걸 고운 선생님은 단군할아버지《천부경(天符經)》해석에 그 윷밭을 그려준 일이 있어요. 그런데 윷밭은 아래 위에 북극, 남극이 있고 동서가 있는데, 그러면 일적십거(一積十鉅)다.

갑을병정(甲乙丙丁)은 순행도 하고 역행도 해. 순행, 역행을 다 해요. 그게 회전하는 거라. 지구의 회전을 동서로 회전하는 거, 남·북극이 있고, 이런데. 거 윷밭이라는 거이《천부경》을 해석하는 데 도움이 된다. 고운 선생님은 그래서 세상에 전한 거고. 그걸 잘 돌려가며 풀어보는 게 좋을 거다 이건데.

《周易》은 《天符經》에서 생겼다

그럼 석삼극(析三極)은 뭐냐? 지구에도 남극, 북극, 중극이 있는데, 이 우주는 전부 삼극이다. 그럼 저 하늘엔 뭐냐? 이 삼태성(三台星) 분야에 들어오면 북두성, 남두성 두성 분야 28수(宿) 분야, 여기엔 수천 억의 별세계가 퍼져 있는데. 여기에서 이 분야를 떠나면 그 분야 밖에는 큰 별들이 주장하는 곳이 있는데 건 삼대 왕성(三大王星).

삼대 왕성은 뭐냐? 천왕성·해왕성·명왕성, 거 삼대 왕성. 삼대 왕성 분야를 떠나가게 되면 그 분야 밖에는 과학의 측정을 못 하는 삼극성(三

極星) 분야가 나오는데, 석가모니는 금강천(金剛天)이라고 했어요. 그 분야는 뭐이냐? 나는 태공(太空)·태허(太虛)·태극(太極)이라고 했어요.

그런데 그 분야는 뭐이냐? 그 분야에 들어가게 되면 천왕성 삼왕성(三王星) 분야에서 삼극성 분야에 들어갈 적에 천극성(天極星) 분야가 나와요. 삼왕성을 떠나서. 또 해극성(海極星) 분야가 나오고 해극성 분야도에서 벗어나서는 명극성(冥極星) 분야도가 우주 전체에 다 끝마무리 하는 곳이라. 그래서 석가모니의 금강천. 그런데 나는 그걸 태공세계라고 했겠다.

태공은 진공이니까 무색소(無色素)라. 공허극(空虛極)이 삼소(三素)인데 건 무색소라. 그리고 고다음에 태허는 뭐이냐? 그건 변색소(變色素)라. 그건 태공은 영점(零點)인데 태허에 들어가면 반점(半點)이 생긴다 이거라. 거 변공체(變空體)니까. 그러고 그건 변색소라. 태극에 들어오면 완전무결한 기운이 생겼다 이거라. 우주에 기운이 꽉 찼으니. 그걸 만공(滿空)이라고 그런다.

태공세계하고 태허세계하고 태극세계를 그 진공·변공·만공, 만공체가 되면 그때부터 모든 생물의 주인공, 색소가 이뤄진다. 이래서 나는 그 삼극체에서 삼소(三素), 유색소(有色素)니까 태극은. 그래 삼소를 말했는데.

그건 왜 그러냐? 석가모니의 삼천대천세계를 나는 《주역》에다가 삼극 삼소로 말했는데. 그러면 공허극이 삼소라 했는데, 삼소. 이제 말한 무색소·변색소·유색소고, 그랬고. 그것은 단군할아버지 《천부경》을 보고 하는 말이라. 난 단군할아버지 《천부경》에 석삼극이 있다. 그걸 보고 《주역》은 단군할아버지 《천부경》에서 나온다. 그러면 석삼극이라는 걸 내가 하루엔 이야길 못 하겠지만 거 글로 써놓게 되면 《주역》보단 많을 거요. 그런데 그게 무진본(無盡本)이라. 그런데 뭐이 있느냐?

지금 석삼극에 들어가면 그 삼극론에 들어가서는 명극천(冥極天)에 나오는 얘기는, 그 이야기는 너무 황당하니까 오늘 세상엔 통하지 않아요.

그건 백 년, 천 년 후엔 완전할 때 있어요. 그런데 내가 볼 적에 세 가지는 삼종세계가 다 완전해요. 건 뭐이냐?

이 수소(水素)의 설명을 하게 되면 물이라는 건 함수(鹹水)가 있는데 함수소(鹹水素)는 흑색소(黑色素)라. 함수소는 흑색소인데 그건 바닷물이라. 또 그거이 자꾸 증발해 가지고 흙 속으로 스며나오는 건 담수(淡水)라, 담수세계가 있는데. 담수소가 있다. 그러면 함수소 1분자 담수소 1분자에, 여기에 색소가 하나 들어오면 이거이 세 식구라.

그러면 여기에 이 삼종은 뭐이냐? 그건 수족(水族)이라. 이 물 가족이 물 음양수(陰陽水)에 낼 짠물은 음수고 맑은 물은 양수니까. 중탁자음(重濁者陰)이요, 경청자양(輕淸者陽)이거든 거 양수인데. 음양수 둘이 자식을 둔 것이 색소라. 수생목(水生木)이라. 색소인데, 이 세 식구가 수족이야. 이 물에 대한 가족이 셋이라. 이거 셋이고.

고다음에는 수생목(水生木)의 원리로, 목(木)은 뭐이냐? 목은 청색(靑色)인데. 풀은 뭐이냐? 초목의 풀은 녹색이라. 그러면 청색소와 녹색소와 적색소가 들어온다. 적색소가 들어오면 요것이 또 세 식구라. 그래서 화족(火族)을 한 가정 이룬 거라.

그리고 그다음엔 화생토(火生土)라. 적색·홍색이 그 양소의 힘이, 그 음소·양소요. 양소의 힘이 화생토의 원리로 달 '감'(甘)자 감소(甘素)가 있어요. 이게 황색소(黃色素)라. 황색소가 들어오면 요것도 세 식구라.

전부 이렇게 나가요. 토생금(土生金), 금생수(金生水). 그래 서로 세 가족인데. 이 세 가족이 다 이뤄지면 그땐 뭐이 나오느냐? 열다섯 식구 중에 우리가 사는 일후(一候)란 한 절후가 나옵니다. 거기서 5행은 5일이 일후(一候)가 나오고 천간십간(天干十干)이 일기(一氣)가 나오고. 기후(氣候)는 한 절후다. 그래서 십오소연지수(十五小衍之數)가 이뤄진다. 그건 《주역》이라.

그러면 《주역》은 어디서 생기느냐? 《천부경》에서 생겼다. 《천부경》은 구구 팔십일(9×9=81)이요. 81지구. 《주역》은 팔팔이 육십사(8×8=64), 64괘(卦). 문왕(文王)께서 연한 괘지, 이런데. 8은 음수요, 9는 양수요. 그러면 음수는 우수(偶數)고 양수는 기수(寄數)라. 그럼 기수학이 먼저 생긴 연후에 우수학을 이룰 수밖엔 없다.

그러면 혹자는 《지부경(地符經)》을 말하는데. 《주역》이 엄연히 있는데 무슨 《지부경》이냐? 난 그런 말 해요. 《지부경》을 암만 가지고 와도 난 볼 필요도 없다. 《인부경(人符經)》도 내겐 가지고 오지 마라. 《천부경》에 다 끝나고 《천부경》도 천·지·인(天地人) 삼재(三才), 《주역》도 천·지·인 삼재지. 삼재지도(三才之道)에 들어가서 거 《인부경》이 무슨 필요냐? 이런 말을 해요, 하는데.

析三極無盡本에 담긴 우주의 원리

그러면 인간엔 뭐이냐? 초목도 다 그러한데. 초목의 시조는 버들나무요. 버들나무는 물이 가물 적엔 이끼 끼는데. 그 이끼라는 청태(靑苔)가 있어요. 새파란 이끼 끼는데. 고것을 오래 들여다보면 거 여러 날을 비 오지 않고 가물 적에 기묘년(己卯年)의 가뭄이 일년 반을 가물었어요. 그때 내가 금강산에서 묘향산 가 있었는데, 칠성봉(七星峰)의 그 청태를 보니까 버들잎이 완전히 생겨요. 그러면 버들잎은 결국 버들나무가 되고 말아요. 그래서 버들나무 있는 덴 다 수분이 있어요. 마른 땅엔 버들나무가 안 서요, 갯가에 서지.

그래서 버들나무는 어떻게 되느냐? 요것도 세 식구다 이거야. 버들나무·수양버들·백양나무 세 식구인데. 이 뒤에는 소나무가 생기더라 이거야. 버들나무 잎에서 이슬이 맺혀 가지고 떨어질 때 아침에 태양 받을 때 여기서 생기는 거이 소나무가 생긴다. 또 낮에 좀 늦게 떨어지는 놈은 잣나무가 생긴다. 저녁때 다시 맺힌 이슬이 밤에 넘어가는데 그게 바람에 떨어지게 되면 측백나무라고 있어요, 전나무. 그래서 소나무, 잣나무, 전나무, 이것도 또 세 식구라. 고다음에 향나무도 그래요. 향나무도 진향, 참향나무, 묘향나무, 두향나무, 이것도 세 식구라. 산삼도 다 그래요, 세 식구요. 버럭지도 다 그러고.

인간은 뭐이냐? 인간은 토(土)에서 생긴 토족(土族)이 제일 시조인데, 토에서는 황색이 토색이라. 황인종이 생기고 또 황인종이 생기면 토생금의 원리로 백인종이 생겨요. 금생수의 원리로 흑인종이 생겨요. 그러면 이 세 식구가 연속되지 않는 물체는 없어요. 억만 류(類)가 다 세 식구로 연속돼요. 그래서 난 억천만 류(類)라고 늘 붙여요. 앞으로 책에도 억척만 류라고 할 거고. 그러니 이것이 전부 석삼극에 들어가서 무진본이라. 화(化)하는 데 제한이 없어요. 그러면 여기에 대해서 세밀히 설명해 나가면 석삼극이 몇천 년을 나가도 우주의 진리가 다 끝날 수 없을 게요.

그러면 그 속에서 나오는 《주역》이 또 그래. 팔문둔갑(八門遁甲)이 또 그래. 《주역》만 그런 게 아니고, 팔진도(八陣圖)가 나오는 팔문, 또 기문(奇門)이 나오는 팔문, 팔진도와 기문과 달라요. 그러니 이렇게 우주의 원리는 복잡한데 내가 살아서 그것이 완전한 학설이 나올 수 있느냐? 건 기대하기 어려워요. 내 나이를 가지고 완전한 학설은 안 나와요. 내가 죽은 뒤에 그걸 따라서 자꾸 연속하면 완전해질 수도 있어요.

윷밭은 곧 天符三印이다

그래서 《천부경》에 단군할아버지가 처음엔 누구냐? 환인(桓因)이었는데 이 양반이 히말라야에서 곤륜산에서 이렇게 떨어져 오는 산맥이 그 대륙을 거쳐 가지고 백두산에 왔는데. 그래서 백두산에 올라가 보시오. 만주 들이 얼마나 장한가. 앞에는 전부 산이고 뒤에는 전부 들이오. 송화강을 봐도 흑룡강까지 보입니다, 이런데. 그러면 백두산의 웅거(雄據), 대륙의 웅거하는 백두산, 백두산은, 거기에 환인이 오셨는데, 이 양반은 천상에서 오신 건 사실이겠고.

그러면 히말라야 곤륜산을 거쳐서 오셨느냐? 신인(神人)들이니까 보이지 않게 댕기니 거 거쳐와도 괜찮을 겁니다. 또 그다음 세대는 환웅(桓熊)인데, 곰 '웅'(熊)자라. 그러면 백두산에는 임금 '왕'(王)자 석 '삼'(三)자가 된, 임금 '왕'자 대호(大虎) 있어요.

그런데 흰 줄이 석 줄 배겨[박혀] 있거든. 그건 '왕'자 대호라고 하지만 실제 보게 되면 흰 줄이 셋이 있어요. 그럼 그건 삼이라. 그건 천부인(天符印)을 가지고 온 거이 천부인은 윷밭이오. 고운 선생님이 해석해 놓은 거라. 천부인은 윷밭이라. 윷밭을 그려놓고 보게 되면 천부인이라. 그 인(印)을 셋을 가지고 오신 양반이 바로 환검(桓儉)이야.

이래서 백두산에서 전부 탄생하셨느냐? 단군은 반드시 단군 하강비(下降碑)가 있는 묘향산, 단군대가 있는데. 단군봉에 가보면 전부가, 박달나무가 참박달이 백색이오. 눈같이 희어요. 그래서 그 앞의 설령봉(雪嶺峰) 이름이 설령이고 눈 '설'(雪)자, 고개 '령'(嶺)자 설령봉, 그다음에 옥황상단 앞에 설령암(雪嶺庵)이 있어요. 묘향산 팔경에 들어요.

그러면 박달이 눈같이 흰 박달은 지구상에 묘향산밖에 없어요. 다른 덴 그렇게 좋은 참박달이 없어요. 그러니 단군 하강비가 거기에 있고, 이런데. 거기에 지금 부처님도 모셔놓은 건 중간에 승려들이 한 고, 선비들은 그런 이가 없어요.

그래서 환검은 천부인을 셋을 가지고 왔다. 그건 뭐이냐? 윷밭을 들고 왔느니라 이거야. 그것을 천부인이라고 한다. 그래서 왜 셋이냐? 환인도 오셨고 환웅도 오셨다. 그래서 당신은 아버지, 할아버지까지 대신해 오셨다는 거야. 이래서 천부삼인이 있어요.

그러면 그다음에는 거기서 칠성봉에 올라오면 평양은 바로 그 앞에 있어요. 능라도(綾羅島)가 맑은 날엔 아주 앞에서 보이오, 이러니. 만주에 가기는 좀 어렵고 그 당시에 인구가. 아주 창조 시에 만주까지 가셨느냐? 거 칠성봉에 올라가 앉으면 능라도가 눈앞에 보이는데, 천하의 명승지라.

그 능라, 대동강 능라도를 볼 적에 천하의 명승지인데. 그러면 모란봉(牡丹峰)이나 을밀대(乙密臺)나 다 볼 때 그 천하의 명승지를 만년 가도 거 도읍해요. 그런 무서운 터를 두고서 그 양반이 만주 가느냐? 만주에, 백두산에 가 만주를 보면 평양 같은 명승지는 없어요. 천하의 절경인데. 그러면 단군할아버지는 신인(神人)인데, 신인이 그런 천하의 절경을 두고 만주 들에 갔겠느냐? 난 그걸 부인하지도 않지만 시인할 생각도 없어요. 꼭 옳다고도 할 생각이 없어요. 그래서 단군할아버지는 아마 평양에 오셨을 거다. 짐작은 하지요.

석가모니 절터는 萬代不易之地

그리고 부처님이 단군할아버지 《천부경》을, 석삼극이라는 데 삼천세계를 설(說)했는데. 그러면 삼천대천세계를 설했는데, 나는 그가 《천부경》을 처음 해석한 양반이다, 그 소릴 하는 이유가 많이 있어요. 건 어떤 질문에도 건 대답할 재료가 있으니까 말이오. 건 왜 그러냐? 부처님은 위대하냐? 예수님은 인류의 죄를 대신해서 십자가를 지셨으니 구세주는 틀림없으나 중생제도(衆生濟度)하러 오신 석가모니는 왜 훌륭하냐? 지구에 어느 나라에 가도 있어요. 절터가 있어요, 절터가 있는데. 태백성에서 앞으로 태백성의 황금가루를 가지고 분장을 해야 되는 도금하는 황금불(黃金佛)이 온다 이거라. 금불(金佛)이 오는데, 그 양반을 모실 위치를 정했는데 그게 절터야. 절터는 억천만 년 변하지 않아요. 무후만년향화지(無後萬年香火地)인데. 거 앞으로 미륵세계 온다고 큰소리하지만 미륵이 와봐야 석가모니 따라갈 이상이지, 그 밖은 없어요. 석가모니 모시는 절터에서 미륵도 대우받지, 미륵이라고 미륵터는 없어요.

255

그러면 석가모니 터는 지구가 생길 적에 태백성에서 떨어지는 신철분이와 가지고 용액이 돼 가지고 용암으로 변할 때, 거기서 태백성의 금가루를 가지고 도금할 수 있는 부처님이 나온다 이거요. 그래서 그 터가 만대불역지지(萬代不易之地)라. 억만 년을 가도 주인을 못 바꿉니다. 내내 부처를 모셔. 또 무후만대향화지지(無後萬代香火之地)라. 자식이 없어도 만대를 제사를 받을 수 있다! 그러면 타성양자발복지지(他姓養子發福之地)라. 남의 자식 데려다가도 발복하는 터라.

그래서 내가 볼 적에는 그 양반을, 중생을 제도하러 오신 분이라고 단언하는 건 모호하겠지만 반대할 사람은 없을 게요. 공자님의 향교 터가 500년 이내에 470년이면 땅기운은 다 끝나요. 그러면 상투 틀고 학자 노릇 하는 덴 맥을 못 춰요. 그러면 470년이면 끝나는 터하고 억천만 년을 끝나지 않는 터하고 이 주인공이 다르다 이거야.

그런데 앞으로 미륵을 모실 절터는 생긴 예가 없어요. 지구엔 없어요. 그 양반이 아무리 덜 훌륭해도 석가모니 곁에 가서 대우받을 수 있을 게요. 석가모니 절터는 만대불역지지니까. 억천만 년 바꿀 수가 없고 지구 물러갈 때까지 바꿀 수 없어요. 그래서 내가 오늘 이런 이야길 처음 하지만 앞으로 책에도 여기에 대한 지리학을 세밀히 그걸 밝혀놓을 거요. 그러면 내가 하는 말은 막연한 소릴 하지 않아요. 지가서(地家書)를 억천만 권 들고 와도 거기엔 변함이 없어요. 내게 와서 그걸 반대할 사람이 지구에 없어요. 앞으로도 나지 않아요.

유교의 孝·悌·忠·信을 숭배하는 이유

그래서 모든 종교에 들어가면 석가모니는 중생제도하러 온 증거가 확실하고 예수님은 세상 사람의 죄를 대신해서 십자가를 지신 분이고. 그래서 난 정신으로 예수님의 정신을 흠모하고 모든 법은 석가모니 법을 따르고 있는 사람의 하나입니다. 그런데 공자님의 법은 따르긴 하면서도 조상을 위해서 따르지, 우리 조상이 학자니까, 내가 꼭 모셔야 되겠다고 굳은 신념을 가진 건 아니지요. 그래서 내가 볼 적에 어떤 교든지 숭배하는 건 좋으나 유교의 효·제·충·신(孝悌忠信)을 나는 제일 숭배하고 있는 사람의 하나인데.

 그건 왜 그러냐? 내가 직접 보았어요. 부모에 효심을 가진 사람, 지극히 효도하는 효자, 또 남편을 위해서 열녀, 이건 내가 눈으로 보았는데. 효자도 얼음 속에서 잉어가 나오고, 겨울 대소한(大小寒)에 눈 속에 수박이 있고 딸기가 있는 건 이야기로 내려오지만, 내가 본 건 어떤 군위 박씨 문중에 일본 때에 의병으로 가서 사형받은 일이 있어요. 거 이 지역은 아닌데, 사형받은 일이 있는데.

 거 남편이 사형받았다는 말 듣고 부인은 너무 급하니까 바로 밖에 나가서 배나무에 목을 매고 죽었어요, 죽었는데. 그래 사형시켜서 시체를 가져가라고 일러줄라고 하는 찰나에 다시 살아난다? 이게 웬일이냐? 열 번을 교수대에 갖다 사형시켜도 그다음엔 죽지 않고 살아 있다.

 그래서 이게 무슨 일이냐 하니까 그 열녀의 신통력이다! 그래 열녀의 신통력을 총독부 시절에도 찬양한 일이 있어요. 그땐 총독부 시절이 아니지, 의병 때니까. 구한국 시절이야. 구한국 시절에 완전히 열녀의 표창을 내리진 못하고 그 지방에서 모두 열녀로 모셔서 열녀정문(烈女旌門) 세웠어요. 건 내가 어려서 그 열녀정문을 세운 바로 뒤에 보았어요. 보니 그거이 바로 군위 박씨라, 이런데.

 그래서 내가 눈으로 본 사실이 있기 때문에 그 할머닌 돌아가고 그 할아버진 의병에서 사형을 완전히 면제시켜 가지고 돌아갈 때까지 편케 살았어요. 그러면 그 정신은 순간에 이뤄진다. 세상에 그렇게 순간에 이뤄지는 무서운 정신력은 아무 교(敎)에도 없을 거다. 효자도 그렇다. 아버지가 원하는 걸 눈 속에 가서 순간에 이뤄. 건 예로부터 내려오는 거라.

그러면 이런 정신이 있는 거지 없는 거 아니라. 누구도 이런 정신을 얻을 수 있고 완전해. 거짓이 아닌데. 그래서 나는 효자와 충신을 원하는 이유가 눈으로 보았는데, 민 충정공[閔泳煥]은 나라를 위해서 또 왕을 위해서 혈죽(血竹)이 생겼지, 안 생긴 거 아니야. 그 양반 돌아간 피가 핏자욱에 대나무가 나오는데 이건 세상이 다 아는 사실이야. 나는 그런 일을 보았어.

충신의 이런 기막힌 신통력이 있고 열녀, 효자의 그런 신통력이 있으니 효자, 충신, 열녀가 사실인데, 나는 여러분 앞에 이것을 떳떳이 자랑하고 있어요. 여기에 대해서 날 미쳤다고 해도, 사실인데 어떻게 미쳤다고 할 거요? 충정공은 혈죽이라는 걸 다 알고 문헌에 있고 교과서에 있고. 사실을 우린 어려서 늘 듣던 소리이고. 그러면 나는 열녀를, 정문을 세우는 걸 내 눈으로 봤고 효자들이 그랬다는 것도 확실히 그렇게 되니 믿어요.

그래서 나는 이 세상에 온 지 한 80년 동안에 본 것을 말한다, 있는 걸 말하고. 본 건 있는 거라. 충정공을 거짓말이라고 하면 여기서 안 본 사람은 모르지만 그 교과서를 보든지 그 역사를 본 사람이 거짓말이라고 할 사람은 없어요. 그리고 군위 박씨 집안에 그 열녀는 내가 보았지, 여기선 못 본 거요. 그럼 그건 거짓말이래도 좋아요. 혈죽은 있어. 그렇다면 효자, 충신, 열녀에 대해서 사실을 밝히는 거요.

그리고 또 앞으로 우리가 가장 무서운 공해독 속에, 내가 아까 화학섬유질에서 방사능독이 상상 외로 무섭다, 그걸 지금 많이 난 보고 있어요. 그렇게 죽어가는 걸. 찾아오니까 아무 진찰에도 나타나는 일이 없고 살아 낼 수 없는 사람이 사실인데. 그래서 죽어가는 거이 지금 한 사람이 아닙니다. 내게 많은 사람이 와서 알고 있어요.

여기서 누가 꼭 알고 싶은 말 있으면 한마디 물어보시오.

질문자 : 《신약》 책에 보면 삼보주사(三寶注射)라는 것이 나오는데, 이것이 죽염이나 오핵단(五核丹)보다 효과가 빠르다는 말씀이 씌어 있습니다.

선생님 : 삼보주사는 혈관에 놓는데 우리나라 백 년 이상 묵은 곰의 쓸개는 신비의 하나이고, 사향도 오래 묵은 사향이 강원도 어디에 지금도 숨어 있어요. 그건 아주 신비의 하나라. 우리나라 토우황도 좋지만 그 세 가지를 가지고 주사약을 만들어서, 오리 뇌가 아주 신비해요. 그거 삼보수(三寶水)라 해요.

오리 뇌 세 마릴 증류수를 맨들어 가지고, 그 머리에다 곱게 타서 고운 천에 받아[받아] 가지고 주사약을 만들면, 거 혈관에 놓으면 그 피에 돌아가는 건 순식간에 퍼져요. 그래서 그런 신비는 있어요, 없는 거 아닌데. 지금 백 년 이상 묵은 우리나라 곰을 구할래야 구할 수가 없잖아요? 그래서 그렇게 희귀한 거이 좋다. 이건 말이지, 이용가치는 없어. 없으니까.

그러니 태평양 물 퍼다가 졸여서 소금 만들어 이렇게 해라. 그건 누구도 할 수 있어요. 그건 무한의 양을 가지고 있으니, 지구에 사는 사람이 억만 년 써도 남아 있는 재료가 필요해. 난 그래서 풍부한 재료를 가지고 살아갈 수 있는 거, 그걸 말하는 거지. 그 귀한 걸 가지고 나 혼자 이용할 순 있으나 세상이 이용 못 하면 거 아무것도 아니라. 그리고 약쑥으로 뜨는 것도 그 약쑥이 그렇게 흔치 않아요. 뜸은 최고의 비밀이고 좋은 건데 그걸 아무나 할 순 없어요.

丹田호흡법에 깃든 神의 비밀

그리고 내가 아까 정신이 흐려 가지고 단전호흡에 대한 이야길 하다가 그만 중간에 가로 나가버렸지? 도망쳤어요. 그런데 그게 뭐이냐? 그렇게 모든 창자를, 그 분자세계를 말하는 건데. 창자를 이루는데. 그 창자를 이루고서 완전히 배설물이 생긴다? 오줌을 안 누면 안 될 때가 온다. 애기 오줌통이 터지게 된다. 그땐 배 밖으로 나와요. 나오면 그때에 태식법이 그 단전호흡인데. 신선이, 단전호흡 완전히 이뤄서 신선이 된다. 구름 속에 가 살아요. 천 년 살아도 오줌 안 싸요.

그 오줌을 안 쌀 수 있는 이유가 뭐이냐? 그건 여기에 있는 모든 색소 속에 있는 전분, 전분에서 내 체내에 가장 유리한 분자를 부족처는 합성시켜 줘. 부족처를 보충시켜요. 내가 살이 가상 60kg이면, 60kg 양이 모자라는 땐 고것만 딱 보충시켜 주는데. 오줌은 왜 있고 똥은 왜 있느냐이거라. 그것은 단전호흡인데, 난 그러면 구름 속에 가서 만 년을 산다고 했어. 바닥에다 오줌을 쌀 거요, 똥을 쌀 거요? 신선이 댕기며 똥 싸는 걸 봤소? 그런 말도 없을 거 아니오. 완전히 구름 속에 가 사는 사람들이 오줌똥 절절 싸고 거기 가 살까?

그걸 누가 지금 배운다고 해? 내가 그걸 일러주지 않는 거. 난 완전무결하게 알아요. 일러줄 수 없어요. 내 살에 지금 1밀리가 줄어들면 내 호흡으로 그 1밀리만 보충해 주는 거야. 내내 그러고 넘어가는데 오줌 될 재료 있으며 똥이 될 재료 있느냐 말이야. 내내 창자는 말라 있어요. 창자는 말라 있고 호흡기는 정상이다. 이런 세계를 살면 이것이 단전호흡법인데, 이 법을 배우겠다고 또 그 법을 설명하는 사람이 얼마나 막연해. 걸 단전호흡법을 모두 배워준다고 해. 단전호흡법을 책에다 쓴다? 알고 쓰는 것도 어려운데 모르고 어떻게 쓰느냐 이거라. 거기서 해(害) 볼 사람이 많으니.

요통·폐암에 신비한 기압술

이 건강에는 첫째 기압이 있어요. 첫째 기압이 뭐이냐? 이 숨 쉬는 건 상생(相生)이라. 이 공기는 수분이 근본이야. 그래 코에서 들어가는 건 수분이 근본이기 때문에 상생의 원리이고 건강은 기압법이라. 기압법은 양기(養氣), 기운을 양하는 거. 이건 뭐이냐? 어깨가 심장부라. 거 수화(水

火)야 상생은 수(水)이고 상극(相剋)은 화(火)라. 그러면 어깨는 심장부에 매여 와서 어깨에다가 자신이 할 수 있는 한도 내의 힘을 줘라 그거요.

그러면 척추가 완전무결하게 곧아지는 건 뭐이냐? 이 젖가슴이라. 젖가슴에 또 힘을 준다? 그러면 어깨의 바로 밑은 폐기(肺氣)이고 폐장 기운이 돌아요. 그러면 화극금(火剋金)이라. 또 젖가슴은 간이라, 금극목(金剋木)이라. 이 저항력은 기압술이라. 어느 장부의 힘을 모으게 되면 그 장부를 이길 수 있는 장부가 또 생겨나요. 폐가 좋아진다면 간이 나빠지니까. 간이 폐를 이길 수 있는 힘이 나오니까 상대가 되는 거라. 상대의 원리는 건강법이라. 그게 기압술이라. 그게 상대의 원리인데.

그러면 그다음엔 또 비(脾) 목극토(木剋土). 그러면 젖가슴 아랜 토(土), 그 아랜 콩팥, 또다시 수극화로 올라가. 이러면 어깨하고 젖가슴, 허리 여기에 힘을 잔뜩 주고 있으면, 이 젖가슴에 힘을 많이 주고 있으면, 먹은 게 체하느냐 하면 안 체해. 먹을 때 언제고 어깨하고 젖가슴에 힘을 주고 먹으면 척추가 곧고 척추에 붙은 갈비가 제자리에 섰는데, 이런 사람이 먹은 거이 체하며 소화불량이 오느냐? 건 절대 있을 수 없는 말이야.

그래서 기압이 건강법인데 이건 상극이라. 호흡은 생명을 유지하는 상생법이고 기압은 건강을 유지하는 상극법이고. 그래서 이 원리를 이대로 지키는 덴 해(害)가 없을 거요.

내가 오늘까지 혹 허리 아프면 허리에 힘을 줘봐요. 지금도 힘을 줘보면 하루나 이틀 그렇게 허리에 정신 들여서 힘을 좀 주면 싹 나아. 그 후엔 무슨 맥을 놓고 또 며칠 있어도 괜찮아. 또 그러고 신경은 허약하니까 맥을 놓고 있다가 또 허리 아프면 그렇게 하면 또 정상회복이 와. 그러니까 젊은 세대에 요통병을 앓는다, 이거이 답답한 이야기지?

또 여기에 왔는가 모르겠어요. 폐암으로 죽을 때 그 법을 쓰니까 한 달 안에 완치돼요. 그런 사람들이 있어요. 거 내가 왔다는 말 들으면 올 거요, 이런데. 그게 우리나라에 한 사람이 아니고, 위암으로 죽는데, 위암 시초는 되겠지. 이건 죽는다는 말 듣고서 마지막으로 돌아가다가 날 만났는데, 거 한번 마지막으로 해나 봐라.

그래 하는데, 어깨, 젖가슴에 아랫배까지 죽어가는 힘을 쓰면서 앉아 견디니까 자동적으로 스루스루 물도 넘어가고 내려가더라 이거야. 체하는 건 기(氣)야. 체기(滯氣)라고 불러, 체기. 기가 맥혔다 이거라. 기가 맥히면 음식물이 안 내려가고 걸려. 그래서 기운을 보강시키면 자동적으로 뚫어져. 그래서 내가 그렇게 많은 사람 시켜보고. 결핵요양소, 내 말을 듣고 고대로 하면 되겠지마는 미쳤다고 욕할걸. 세상하곤 딱 끊어버려. 나, 세상하고 딱 끊어버려 그러지.

난치병은 지혜와 정성으로 고쳐라

내게서 만억이래도 다 죽은 송장이 지금 살아서 건강한 사람이 하나가 아니야. 또 앉은뱅이나 꼽추가 나은 사람이 하나가 아니야. 지금 모두 젊어서 살아서 건강해, 이런데. 그 사람들 세상에 알려주지 않는 건 그 사람들이 또 과거에 꼽추라는 건 세상에 알리길 싫어하고 내가 또 그런 걸 알려주지 않고, 이런데. 세상 사람이 자기가 나을 때가 되면 나하고 인연이 맺어져. 그거 절로 되는 거라.

나을 때에 나하고 인연이 맺어지면 그건 확고부동해. 그렇게 절로 되는 세상을 내 힘으로 구한다 이거라. 죽어도 내 말 안 듣는 걸 쫓아댕기면서 사정해선 안 돼요, 안 되는데. 그래서 내가, 기적은 상상 외에 많아요, 많은데. 그러면 그것이 안 되느냐 하면 돼. 안 되는 건 없어요.

그런데 이런 일이 있어요. 우리나라에 유명한 박사의 생질녀가 자궁암인데 오래니까 결국 장암으로, 대장 다 상해 가지고 없어져 버렸다 이거요. 그래서 오줌이란 자체가 없어. 전체 똥물이 쓸어 나와. 그런데 그 박사가 날 보고 자기 생질녀가 이런데 이거 마지막으로 수고 좀 해달라. "그건 뭐이요?" "한번 이거 낫도록 좀 일러달라." "그래 해봐." 그래 내 약을 일러줬어요.

그게 아까 오리다 마늘이다 하는 게 그거요. 거기다가 자궁암약 금은화, 포공영, 이런 걸 쭉 주워 넣고, 그것도 유근피가 위줍니다. 유근피, 느릅나무 뿌럭지를 꺼풀 벗긴 거. 이래 가지고 흠씬 고아서 자꾸 멕이는데. 그때 죽염이 없어. 죽염이 있으면 좀 빨랐을 건데 죽염이 없어 가지고 한 달을 먹으니까 다 나았는데, 보이지 않는 똥물이 조금씩 나온다 이거야. 고걸 깨끗이 낫게 해달라 이거라.

"에이, 이 답답한 양반. 박사가 그러고 병 고치겠나? 박사 머리 가지고 그것도 모르나?" "아 왜 그래?" 다 썩어서 숨넘어갈 적엔 뼈밖엔 없다. 그때에 약을 쓰니까 창자에 부담이 없다. 창자가 쭉 늘어나지 않는다. 그러니까 이건 죄어드는데, 살이 전부 살아 가지고 죄어드는데. 이제는 굶주리던 사람이 창자가 터지게 먹었는데, 똥창자가 터지도록 불러 있는데 여기다가 약을 써서 고 마지막 똥물이 흐르는 구멍을 막아? 거 말이 되느냐? 그 사람 처음처럼 뼈밖엔 없이 말리어라. 그럼 고걸 붙인다[아물어 붙는다]. 먹고 싶어서 죽어가는데 그렇게 말린다? 그러면 똥물 밖으로 뽑아내라. 그래서 가서 수술해서 밖으로 뽑아내라고 해놓고.

그래 가지고 나보다 나이 아래인 사람이 그 여기에 '용호정'이라는 요릿집 마담이야, 고 마담. 그런데 요정, 병들어서 잘 안돼서 그 곁에 도와주는 사람들이 모조리 거 훔쳐 먹어 버렸다? 거기서 속 끓이다 끓이다, 속 끓이다 죽어버렸어. 벌써 죽었지. 그러니 나보다 나이 아래인 사람이 건 죽었지만 다른 사람은 지금 다 살아 있어.

그래서 이 어려운 병 고치는 덴 자연하고 거짓이 없어야 돼. 자연에 어두운 사람은 절대 안 돼요. 처음에 죽어갈 적엔 고칠 욕심과 정신이 극도에 달했는데 이젠 살았구나 하게 되면 맥이 풀려 가지고 제대로 약 먹고 고치는 덴 마무리가 어려워요. 그래서 그건 본인이 정성 들이고 힘들이는 걸 등한히 하는 시간이 와요. 그래서 싹 낫지 못하는 예가 혹 있어요.

지금도 꼽추가 다 나았는데 가끔 신경통이 온다? 건 있을 수 없어요. 꼽추를 고치게 되면 신경통, 관절염이 오게 돼 있지 않아요. 그런데 그 고치는 마무리에 가서 정성이 부족했다 이거야. 고걸 조금만 더 하면 되는 걸 안 하거든. 그래서 마무리가 힘들어요. 자 그러면 그 《천부경》을 다 얘긴 못 해요. 이걸로 끝내겠어요.

〈제7회 강연회 녹음 全文 : 1988. 1. 15〉

/제8장/

《天符經》에 담긴 우주의 비오

상고시대 백두산의 명칭은 돝이산

이렇게 오시기에 수고가 많았어요. 저는 할 말을 잘 잊어버리는 노환(老患)이란 병이 있어요. 자주 잊어버리고, 하다가도 하던 이야기도 잊어버려요. 그래서 마주앉아 할 적엔 상대가 하던 이야기를 물어보니까 되지만 혼자 할 적엔 하다가도 못 하는 얘기 원래 많을 거요.

《천부경(天符經)》은 어려서 잘 알고 있었어요. 그 이유는 뭐냐? 나는 올 적에 살코기 같은 육신세계에 살기 위해 오질 않고, 귀신하고 같은 영(靈)세계에 살러 왔으니, 그건 세상 사람이 정신이상자라고 봐요. 사실이 또 그렇고. 미쳤다는 건 정한 이야기고.

그래서 한세상을 어려서부터 60[예순 살]이 가찹도록 지게 지고 살았기 때문에, 한세상 글은 본 일이 없다고 봐야 되겠지. 알기는 해도 본 일은 적을 거요. 또 경험이 짬이 나면 하지만 일이 경험이라. 세상 일은 다 하던 사람이요. 이러니. 여기에 대한 모든 강의의 요점을 가끔 잊어버리고 딴소리도 할 수 있어요. 그게 오늘의 내 형편이라.

《천부경》이란, 백두산에 대한 애기부터 묘향산인데, 백두산은 오란[오랜] 이름이 아니고 그전엔 태백산이고 그전엔 돝이산[돼지산]이라. 그건 상고에 인류가 귀할 적에, 토인족(土人族)이 생겨날 적에 짐승 잡아먹을 수 있는, 가장 짐승이 많은 곳이 백두산이라. 그래서 거기서 짐승을 잡아먹고 있는데, 그 사람들 별호가 돝이족이라.

그래서 그 돝이족의 별명을 따라서 백두산이 돝이산이라. 그래서 백두산에서 돝이족이 많이 쫓아댕기며 잡아먹는 짐승은 뭐이냐? 돼지라. 그래서 돼지 이름을 또 '돝'이라고 했어요. 돝이 식량이니까. 돝이족이 살던 곳이니까 백두산은 돝이산. 또 돝이족이 식량 하는 짐승 이름이 돝이라고 했는데. 그러면 여기서 그 이유가 뭐이냐?

돝이라는 건 우리나라, 억울하게 최고운(崔孤雲) 선생님이 그런 누명을 쓰고 있어요. 그건 나는 어려서 잘 알고 있어요. 저세상에서 영물(靈物)로 왔으니까. 그걸 눈으로 보고 정신적으로 기억해 둘 수 있었는데. 그러나 내가 어려서 원래 알다 보니, 구한국 말에 이 세상에 나오고 보니 도저히 말을 해선 안 되고 행동으로 옮겨도 살아남지 못해요. 왜족의 세상에 커야 되니.

순창 금돝이굴에 재림한 단군

그래서 내 일생은 비참하게만 살게 돼 있어요. 거 할 수 없는 거라, 이랬는데. 우리나라, 역대의 억울한 양반들 다 알고 있지만 그중에 고운 선생님은 더욱 억울해. 순창 금돝이굴[전북 순창군 적성면 소재 금돼지굴]이라는 거이 그렇게 억울한 누명을 가진 장본이라. 근원이 그거지요, 이런데.

그러면 돝이산이 태백산 된 것도 단군 때고 또 묘향산이 태백산 된 것도 단군 때라. 거 왜 그러느냐? 백두산에서 떨어져 가지고 우리나라의 제일 신령한 영봉(靈峰), 묘향산인데. 서산대사(西山大師)도 묘향산을 보고 참으로 웅장하고 참으로 묘하다, 빼어났다고 역장역수(亦壯亦秀)라. 그러면 지리산을 보고 장이불수(壯而不秀)라. 웅장하긴 한데 그렇게 묘한 건 없구나.

금강산을 보고 수이부장(秀而不壯)이라. 묘한 데는 많은데 그렇게 웅장하진 않구나. 그리고 오대산을 보고 부장불수(不壯不秀)라. 웅장한 것도 못 되고 묘한 것도 없구나. 금강산을 보고 수이부장이니까, 아주 묘한데 웅장한 건 없어. 묘향산을 보고 역장역수라고 하셨어요.

그런데 묘향산에서 탄생하신 단군은 그 탄생하실 시절에 곰의 가죽을 가지고, 묘향산에 곰이 많아요, 지금도 많아요. 곰의 가죽을 가지고 옷을 입고 계셨다 이거라. 그래서 곰하고 비슷한 양반이나 그 대단한 광채를 지니고 있는 천신(天神)이라. 그런데 그 양반이 3천 년 후에, 3천여 년이오. 후에 98대 되는 회계를 따져 가지고 다시 전라도 순창 금돝이굴에 나타났는데 거 석굴(石窟)이라, 이런데.

그때에 하늘에서 서기(瑞氣)하고 황금빛이 찬란한 양반이 오는데, 이게 누구냐? 꼭 돼지 같은 사람이다 이거라. 곰의 가죽옷을 입고 왔기 때문에 그런데. 그 양반이 그 황금빛 찬란한 그 모습으로 내려올 적에 쳐다보는 사람이 눈이 시려서 못 보게 되니 얼핏 보는데 이상한 짐승은 짐승인데, 그게 도대체 뭐이냐? 알기 쉬운 말로 돼지 같다고 했다. 그런데 황금빛이 찬란하니까 금돝이라고 했다. 그때의 말은 돝이라는 게 돼지인데. 그래 금돝이라고 해 가지고 그 후부터 금돝이굴인데.

단군이 崔致遠으로 다시 나온 이유

이 양반의 신통력으로 거 고운 선생님 자당(慈堂 : 어머니)은 그쪽으로, 그때 봄날이라, 나물 캐러 댕기는 부인들이 보았다. 같이 댕기니까.

그래서 이 양반이 그 부인 몸에 접(接)하고 그 광채는 없어진다? 그래서 그걸 신태(神胎)라고도 하고 영태(靈胎)라고도 하는데. 그 숫자가 《제왕세기》에는 굉장히 많아요. 동방에서 태어난 순임금, 강태공, 중국에도 많은 숫자. 우리나라의 고운 선생님이 그렇게 영으로 화(化)해서 잉태된 분이라. 그래 세상에 나고 보니 그때엔 진골(眞骨)이 행세하는 때라. 거 우리[김일훈 선생은 언양 김씨] 조상에 헌안(憲安)왕이라고 있어요, 헌안. 헌안 원년에 태어나신 분이라.

그래 가지고 그 양반을 금돝이굴에서 태어났다고 돼지새끼다 하는 말까지 해요. 그건 그 양반은 위대하지만 거 억울한 누명이라. 천상신(天上神)으로 화해 와도 그 당시 형편이 그리돼 있어요. 진골이 아닌 양반이고 진골은 또 당나라 되놈이 잡아가니 안 되고. 그래서 그 양반이 정체가 확실하다면 중국에서 잡아다가 중국 사람이 됐을 거요. 어려서 키워 가지고.

그런데 이 양반이 어려서부터 천하의 문장이라. 또 기지여신(其知女神)하고, 이랬는데. 그 양반이 당나라에서 우리를 멸시할 적에, 그 양반이 당나라를 놀라게 한 것은 아홉 살이라. 아홉 살에 그랬는데. 아 이 양반을 열두 살에 당나라에서 데려간 걸, 우리나라 학자님들은 당나라 유학이라고 했어요. 열두 살에 유학 갔다. 그래 당나라에서 한 일이 많아요. 그러나 당나라에서는 오랑캐라고 해 가지고 종으로 취급해요.

그러면 그 아홉 살에 당나라를 놀라게 한 건 뭐이냐? 당나라에서, 신라 같은 오랑캐 속에도 아는 사람이 혹여 있을지 모르지 않느냐? 그래서 솜에다 계란을 싸 가지고 옥함에 넣어 보냈는데, 그걸 알아맞히라 하니까 나라에선 모르지만 고운 선생님은 어려서 보내는 거 다 알고 있는데.

그래서 고운 선생님이 지어 바친 글이 그건데, 그 글은 단단함중물(團團含中物)이, 둥글고 둥근 옥함 속에 있는 물건은, 반백반황금(半白半黃金)이라, 절반은 희고 절반은 황금빛이로다. 야야지시조(夜夜知時鳥)나,

밤마다 때를 알고 있는 새나, 함정미토음(含情未吐音)이라, 소리는 내고 싶어도 정은 머금고 있어도 소리는 못 낸다, 소린 내고 싶어도 울 수가 없어, 이놈이 옥함 속에 있는 병아리라, 그 속에서 울어 낼 수 없는 처지라.

그 가련한 처지를 당신하고 비해서 같다는 거라. 그래 중국 사람들이 보고 놀란 것이 이렇게 신통자재한 신인(神人)이 있구나. 그게 바로 최고운인데. 이걸, 어떻게 해야 이걸 처리할 수 있느냐? 중국으로 데려오자. 그래서 신라왕이 거 진성여왕 때요. 신라왕에 명령, 거 황명(皇命)이오. 명령을 내려 가지고 데려간 것이 열두 살이라. 그래서 후세의 선비들은 유학이라고 했어요, 이런데.

단군《天符經》해석한 崔致遠

이 양반이 당신이 만들어 놓은 묘향산 암상(岩上)에 그 흔적이 있는데, 거 석흔(石痕)이라. 이 흔적이 있는데, 그 흔적은 당신이 한 거라 당신은 보면 알아. 그래서 그 흔적을 보니 그 당시에 과두법(蝌蚪法)이 있는데 과두법에 의해서 과두문이라. 하우씨의 구루비(岣嶁碑)도 과두법에 과두문이지만 그건 과두문하곤, 전자법(轉字法)으로 되어 있었고. 전자법하고 과두문하곤 차이가 있어요. 진상 이사(秦相李斯 : 진나라의 재상 이사)가 쓴 건 진짜고 하후씨 구루비가 진짜인데.

그럼 요임금 당시의 과두문은 어쨌더냐? 버럭지의 형용을 숯거맹이로 [숯검정으로] 그려놓는 것뿐인데. 이것은 요순 때에 제대로 글이 되지 않아요. 그래서 순임금의 가르침을 받아 가지고 하루씨는 구루비에다가 완전 전자에 가차운 과두문을 기록해 놓았어요. 그건 세상이 다 아는 구루비니까, 이런데.

그러면 고운 선생님은 그걸 분명히 잘 알고 있어요. 당신이 하신 거니까. 잘 알고 있는데. 그렇지만 후세에서는 전설이 잘못되어 가지고 금돌이 손이라고 봤거든. 또 순창 금돝이굴이 되어버렸다? 그러면 그게 단군이 재림한 곳인데, 단군 재림에 대한 기념은 안 하고 고운 선생님을 욕되게 하는 말밖엔 남지 않았어요.

그래서 그 사실을 난 어려서 전생에 신(神)세계 인간이니까, 어려서 잘 알기 때문에, 알고 있으나, 그 당시에 내가 말하면, 그 귀신세계는 자세히 말해 줄 거요. 지금 정신이 희미하고 혼탁할 때엔 물론 대략을 기억하겠지요, 이런데.

그것을 내가 《천부경》 해석을 할 적에 그걸 그대로 쓸 수 있느냐? 거기에는 말 못 할 비밀이 원래 많아요. 그래서 금돝이 내용은 그게 아니다 하는 말은 할 수 있으나, 그렇게 되기 전까진 3천여 년이라, 그동안엔 어찌돼 있었느냐? 그런 걸 세밀히 밝힐 수도 없고 나도 그걸 붓을 들고 쓸 순 없어요, 내 재간 가지고는. 누구도 거 표현이 안 될 게요. 소설가를 시켜도 소설은 만들망정 제대로 표현은 할 수 없어요.

이래서 고운 선생님의 98대, 단군이 재림하신 걸 나도 쓰기를 98대 손(孫)이라고 썼어요. 그게 아니고 98대 재림하신 분이라. 그래서 그거이 《천부경》이 세상에 나타난 거라. 당신이 쓴 거니까 나타나지, 신인이 아니면 나타낼 수 없어요. 그래서 그 증거는 상고에 돝이산에서부터 시작한 증거라.

이래 가지고 내가 단군 98대 손(孫)에 최치원이라. 그건 나도 오늘 현실에 그 이상을 밝히면 너무 허망해. 그래 가지고 허황하다고 할 수도 있고. 학자들은 그 당시를 상상할 수 없으니까 전설을 믿어요. 그럼 이조 5백 년의 전설이 그렇게 허황한데 4천 년 전의 전설은 허황하지 않겠어요? 이것이 난해한 문제라. 그래서 고운 선생님의 행적을 말하는 것도 난(難)해, 또 《천부경》 속의 어려운 이야기는 더욱 들어가면 난해요. 해석은 도저히 안 돼요.

그래서 고운 선생님 억울한, 단군 재림하신 분인데도 금돝이 아들이라

하고 있어요. 지금도 세상은 다 알고 있는 거니까. 또 묘향산에 단군대와 같이, 순창 금돌이굴이 단군대인데, 단군대라는 표현은 없고 금돌이굴이라. 이거이 우리 지금까지 살아온 겁니다, 살아온 건데.

析三極 세계에 신통한 三樂聖

그러면 《천부경》에 일시무시일(一始無始一)이라는 이야기가 우주의 진리를 다 밝혔는데, 그러면 물[天一生水] 한 방울이 생기는 기간이 얼마나 힘들고, 물 한 방울이 생긴 후에 그 속에서 불이 생기는 때까진 얼마나 어려우냐? 그러면 물이 생기면 벌써 그 속에서 불은 나와요. 그래 가지고 물은 혼자 살 수 없어. 불이 없으면 다 얼어요. 얼음밖엔 남지 않아요. 초목이 없고 모든 생물이 없으니까 우리가 이 세상에 없지요.

그러기 때문에 불을 낳아 가지고 물이 행세하는 거야. 인간은 크게 되면 자식을 낳은 연후에 어른이 되지, 자식을 낳지 않고 다 그대로 죽었으면 오늘 아무도 없을 거 아니오? 그래서 인간세계에 들어와 놓으면 자식이란 떠날 수 없는 거. 상고에도, 단군도 아들 삼형제 있어요. 이러니 최고운 선생님의 억울한 사실은 그걸로 끝내고. 또 일시무시일은 간단히 그렇게 말을 하고.

석삼극무진본(析三極無盡本)이라. 하나에서, 물이 불을 낳았기 때문에 하나에서 둘이 됐지만. 또 거기에서 모든 생물이 나오면 그게 삼생만물(三生萬物)에 들어가는데. 그래 삼생만물 세계엔 한이 없는 이야기라. 그래서 그 한이 없는 이야기를 다 할 순 없고.

이 삼극지도(三極之道)에 들어가면 우리나라에 악성(樂聖) 세 분이 있는데. 고구려의 왕산악(王山岳). 왕산악은 왕치현이라는 아버지가 있어요. 그 아버지도 이인(異人)이지만 그 농사 해먹고 살던 왕치현의 아들 왕산악이라, 산악이라, 이런데. 그 치현이라는 것도 알면서도 누가 물으면 나 잊어버려 대답 못 하는 때 많아요.

그 양반은 모든 음악의 신(神)인데 유독히 오동나무에 봉황이 깃든다고 해서 오동나무 거문고를 좋아해요. 그래 가지고 왕산악이 거문고를 타면 천지간에 신이 다 와서 춤을 추고 있어. 그걸 본 학은 따라와서 춤을 춰요. 그래서 학은 신선이 타고 다닌다, 신선 사는 데 있다, 이런 말을 해요.

그리고 내가 아까 한 가지 잊어버린 건, 단군할아버지가 곰의 껍데기를 벗고서는 학창의(鶴氅衣)라고 학의 털로 꺼러맨[꿰맨] 옷을 왕으로 계시니까 입으셔서 구월산에 삼선동(三仙洞) 있어요. 그 양반이 떠나시던 곳. 삼선동으로 갈 적엔 학창의를 입고 갔다고 해서 그 양반이 학을 타고 신선 되어 갔다! 그래서 중국에서 학창의라는 법이 내려왔어요. 아까 내가 그 잊어버려서 그 얘길 못 했어요.

그러면 석삼극이라는 데 들어가서 그 악성 세 분이 있다. 또 신라에는 백결(百結) 선생이 있고, 이조에는 세종 시절에 박연(朴堧)이라는, 박연폭포라는 그겁니다. 박연이라는 유명한 학자가 있는데 그 양반도 거문고나 모든 음악을 좋아해.

그래서 백결 선생이나 왕산악이나 그 음악의 고저를 다 알고서 악보가 나왔는데, 그것이 이조에 와서 중간에 끓어졌다가 박연 선생이 다시 만들었어요. 그래서 그 악보를 고구려 때에 저 백두산 밑에 가면 찰기장[糯黍 : 차진 기운이 있는 기장]이 있어요, 새카만 찰기장. 거기서 말은 벼룩이 기장이라고 해요. 벼룩이기장, 새카만 거 있어요. 그 찰기장이 있는데.

그 찰기장, 가을에 가게 되면 마디가 아홉이라. 잎사귀도 아홉이고. 그러고 알맹이가 새카만 거 여든하나라. 그래서 마디 아홉이 있는데, 그걸 가지고 종서(縱黍)라고 그러고, 종서척(縱黍尺)이라는 게 있어요. 아홉 치 한 자, 이거. 그게 악보(樂譜)의 지금 시작이지, 이런데. 그놈의 풀이 그걸 가르쳐줘요.

그래 박연 선생님은 거기 가서 그걸 보고 온 후에 세종대왕을 만나서 악보를 설명하신 분이라. 그래서 거기에 이야기는 거 마디하고 잎사귀는 아홉인데, 고거 알맹이가 익으면 여든하나라. 그래 81인데. 그래 아홉 마디, 아홉 잎 가지고 종척이다, 알맹이 여든하나 가지고 횡척(橫尺)이다. 그래 횡서척이다 종서척이다 짓는데.

나도 지금 정신이 흐려 가지고 그걸 횡서, 종서를 착각할 수도 있어요. 그런데 그 악보에 보면 어디에 가 있을 겁니다. 그래 횡서척, 종서척인데. 그거이 아홉 치게 되면 촌(寸)이 되고 한 자게 되면 척(尺)이 돼요. 그래서 《천부경》에는 일적십거(一積十鉅)라고 했는데 그걸 말하는 거라, 이러고. 다른 데도 일적십거고.

萬聲萬音이 化하는 원리

그래서 그 악성 세 분이 나왔는데 그 양반들은 다 삼통자(三通者)라. 셋 다 신통한 양반들이라. 우주의 조화를 모르는 게 없어. 그래 신통한 양반들인데. 거기서 궁상각치우(宮商角徵羽), 5음(五音)으로서, 8음(八音) 이라는 건 내가 정신이 흐려서 말을 못할망정 금석사죽(金石絲竹), 포토혁목(匏土革木)이 8음인데, 12율[6율과 6여, 6은 陽인데 律이라 하고 6은 陰이니 呂라 한다]은 황종태주청(黃鍾太蔟淸)이 태주, 아주 높은 청. 이런 거 있어요. 이 12율이 있어요. 6율 6여(六律六呂)인데, 그런 거이 있고.

그다음에는 24절[24절기]에 입춘·우수·경칩 하는데, 그때 물이 소리가 달라요. 우수에 바람 부는 바람소리 다르고, 우수에 비 오는 빗소리 다르고. 또 경칩에 오는 거, 입춘에 오는 거, 이거 다 달라요. 그래서 24절의 소리를 전부 모아놓고 보니 그게 49라. 그리고 거기에다가 10간 12지(十干十二支), 이 12지의 소리가 다 달라요. 10간도 다르고. 거기에 십장생(十長生)이 있어요. 십장생은 뭐이냐?

처음에는 뫼 '산'(山)자가 먼저 드는데 산수지일록(山水芝日鹿)인데, 옛 날엔 기린 '린'(麟)자 쓰는 양반이 많아요, 산수지인록(山水芝麟鹿). 그런데 상고엔 산수지일록. 날 '일'(日)자. 거기에 이상한 소리가 억천만 소리 있어요, 그런데.

뫼 '산'자는 왜 먼저 넣느냐? 산이라는 건 초목금수(草木禽獸), 전부 산에 있어요. 산엔 물고기도 있어요. 금수초목 어별(魚鼈)이 다, 곤충어별이 다 산에 있어요. 그러면 산에선 안 나는 소리 없다, 물도, 비 오는 소리도, 풀잎에 떨어지는 소리 다르고 나뭇잎에 떨어지는 소리 다른데 그것을 전부 가지고 여든한 가지 소리를 억천만 가지로 풀이해 나가는 양반들이 악성(樂聖) 세 분이라. 그래서 나도 어려서 그 양반들 머릿속에서 생각하는 건 다 알아요.

그래서 그 양반들 기억은 내가 어려서 다 알고 있으니까 그 악성의 악보를 어려선 알았어요. 그건 내게 필요 없으니까, 거 아프다는 사람의 약을 일러주는 것뿐이니까 자연히 그런 건 도외시하고 지금은 머릿속에 날아가고 없지요, 없는데. 그 악성 세 분이 그런 비밀을 죄다 세상의 악보에다가 밝혔는데, 그게 뭐이냐?

한글에 '가갸' 있어요. 그거 각성음(角聲音)이라. 각성음에 점을 찍으면 '캬'가 나오는데, 고다음에 또 점을 찍으면 '캬'가 나오는데 이것은 악보에 들어서 설명을 못 해. 그래서 요걸 무엇에 쓰느냐? 소리를 오래하게 되면, 거 목소리가 변해 가지고 딴 소리를 낼 수 있다? 마음대로 한다. 그래서 그 양반들이 여청. 여자의 목소리 할 수 있다. 또 본성. 본성은 남자의 목소리라. 그래 본성 여청, 그래서 본성 진음(眞音)이 있고 여청 진음이 있어요. 시조도 그러고 소리도 다 그래요, 이런데.

그러면 여기에 들어가서 가장 분명하게 아는 양반들은 그 양반들이라. 그래 나도 어려서 할아버지 보고, "거 엉터리 글 이르지[읽지] 마시오" 하는 게 그거라. '캬'자는 공성(空聲)에 들어가 가지고 천태만상으로 만성만

275

음으로 변해 들어갈 적엔 거 '카'자에다 한 점 더 찍어 '캬'자라. 이걸 가지고 하는 거요. 거 악보에 성자들이 하는 근본이 그거라.

그래 가지고 요거 궁상각치우로 나가는데, 한글은. 그러면 '나'자에 점을 찍으면 '다', '다'자에 점을 찍으면 '타'. 그럼 나·다·타라는 건 이게 전부 본문이라. 본성인데. 여기에 변성(變聲)을 가지고 여성이라고 해요. 거 여성이라는 소리 들어가는 거이 '하'자에 점이 세 개인데. '아'에다가 점을 하나 찍어서 '하'가 있어요. 그건 이 성대가 열릴 때에는 '캬'에다가 한 점을 찍어서 '캬'가 나오고, 이 거문고나 이런 악보에 들어가서 음악으로 나올 적엔 '아'에다가 한 점 찍어서 '하'가 나와요.

그래서 아·하·햐가, 요것은 간음(間音)인데, 이건 여성 창법이라. 그리고 위쪽도 그러고 다 여성 창법이 따로 있어요. 아래 위에 둘, 처음엔 '갸'자 줄에 있고 마지막 '햐'자 줄에 있고. 그러곤 그다음엔 '사'에다가 점을 찍어봐요. '자'자 되지 않나. '자'에다가 점을 찍으면 '차'니까. 그게 전부 그렇게 되어 있어요. 그렇게 되어 있는데.

愚者 세상에 사는 覺者의 괴로움

난 날바람[태어날 때]에 그런 거 다 알아요. 날바람에 그런 걸 다 알다 보니까 지구에 혼자 와 가지고 아무도 없이 혼자 살다 죽는 거라. 그러면 육신 가지고 있는 괴로움이 가장 비참한 거라. 그래서 석가모니도 고해중생(苦海衆生), 고해에 떨어지게 되면 비참한 중생으로 끝나는 거이 각자(覺者)라. 각자의 아는 건 가장 비참한 거라. 세상에 써먹을 데 없어.

아, 여자들이 날 보고 어린 놈이 저렇게 아는 소리 하는 건 저거 도깨비 붙은 놈의 새끼라고. 또 저놈이 미쳤게 저러지. 아, 어느 날 누가 무슨 병으로 죽는 걸 어떻게 아느냐? 그 후부터 지게 지고 낫 놓고 기역자도 모르고 살았어. 낫 놓고 기역자도 모르고 사니까 그 세상이 최고로 편해. 이웃에서 누가 죽어도 모른 척하고, 내가 괴롭지 않고. 오늘처럼 괴로우면 좋을 것도 없어요. 이 늙어서 괴로운 건, 어려서 괴로운 것도 싫어하는데 늙어서 괴로운 게 얼마나 비참하냐? 건 모르는 사람은 일절 몰라. 그래 지금은 막 욕을 하고 상대 안 해줘요. 그런 일이 많이 있어요, 있는데.

거기에도 "내 병을 꼭 고칠 자신이 있으면 내가 맡기겠소, 살려주시오" 만고에 다시 날 수 없는 재주를 가지고 온 사람이 아무리 늙어도 세상에서 알아주지 않아도 나는 그런 말을 듣고 그런 짓을 할 사람은 아니라. 거 무조건 쫓아버려요. 그런 인간들 우리 집에 올 필요도 없고. 여기에 승려들도 있지만 종교인이 이 나라엔 많아요.

내가 어려서 불경을 볼 때 "하하, 이 노장(老長)님이 이런 건 이 실성(失性)했구나, 이런 대목이 이거 있을 수 있는 글이냐" 하는 거요. 난 그걸 쓴 양반 머릿속을 보기 때문에 어려서도 하는 소리라. 그렇지만 오늘까지 내려오는 승려들 중에 대선사(大禪師)는 알고 있어도 말을 할 수 없고, 그다음에 혹 깨친 양반들이 있으나 말할 수 없고.

그래서 장경(藏經) 속에는 비밀이 담겨 있으나 비밀 속에는 있어서 안될 거이 또 많아요. 선(禪)이다, 선의 화두(話頭)다, 이 소근기(小根氣)에 들어가서 그 가장 어려운 문제라. 그걸 가지고 부처 된다면 참선한 사람이 백만이면 부처가 백만이라. 또 예배당에 가서 주님을 위해서 진실히 믿으면 믿음이 강하면 구세주가 되는데, 그러면 왜 2천 년간 믿음이 강한 사람이 하나도 없었느냐? 지금 말로는 구세주라. 박태선이랑 하는 얘기를 들어보면 다 구세주야. 그 사람들이 하는 짓이 그게 구세주인가? 조용기[순복음교회 목사] 설교를 들어보면 참, 예수님도 놀라겠지. 그러나 그 설교 속에 구세주는 담기지 않아. 불경 속에는 부처님이 담기지 않았어.

그래서 내가 한세상을 사는 동안에는 자칭 '미륵불'이라고 하는, 대선사라고 하던 양반이 나와서 자칭 '미륵불'이라고 하는 용호도사(龍虎道

士)부터, 요 근자에 내가 눈으로 본 서백일(徐白日)이 같은 양반은 그 양반도 자칭 '미륵불'이라. 그래 용화교주(龍華敎主)거든. 제 명(命)에 다 못 죽었어요. 그 부하들이 다 죽여버렸어, 이런데. 이런 인간 사회를 내가 80년을 눈으로 보고 있어. 용호도사가 그렇게 위대해도 갑자년(甲子年) 3월에 부하가 목을 졸라 가지고 돌멩이에다 싸서 깊은 물에 집어넣었어. 그래 시체도 못 찾아요.

이런 사실을 내가 오늘까지 보고 와요, 보고 오는데. 그 사람들은 나와 가지고 가장 행복해. 이 모르는 사람은 속이면 그렇게 좋아해. 나처럼 "그 박태선이 따르다간 큰일 나" 하게 되면 전엔 미쳤다고 욕해요, 저게 마귀라고. 또 그리고 "그 여호와의 증인이 그렇게 좋으냐" 하게 되면 "아, 저놈이 마귀놈이다" 이러고. 그 세상을 내가 살고 있어. 그래서 내게 오는 걸 싫어해. 이 무지한 인간들이라.

백두산 기장은 모든 악보의 근원

그런 우자(愚者)들이 사는 세상에 와 살다 보니 자연히 옛적의 그 삼성(三聖)의 괴로움을 알 수 있어요. 삼성은 누구냐? 왕산악도 그리고 자신을 달래고, 거문고로. 백결(百結) 선생 그리고. 부인이 어디 가서 일하고서 한술씩 얻어다 죽 끓여 먹는데 옷 해 입을 형편이 되겠어요? 상고엔 천이 귀해요. 그래서 이웃에 가서 걸레를 주워다가 백 군데를 기워줘서 백결 선생 아니오? 그 양반도 당신의 시름을 달래기 위해서 거문고를 타고. 거문고를 타는 데 학이 와서 모두 춤을 추고 하는 건 신(神)이 감응해서 그러는 거. 또 박연 선생도 용궁에서 용녀가 나와서 매달리고 천하에서 모두 매달리는 양반이라.

그러면 그 양반들 신통술(神通術)은 상상도 못 하는 신통술인데 그 양반들 세 분 다 백두산 밑에서 나오는 기장을 보고 악보를 설(設)한 거.

자꾸 중간에 유실되게 되면 악보를 다시 재생시키고 하는 이들이 그 세 분인데. 박연 선생님 악보는 이제는 천하가 그 이상에 더 잘해 놓으니[《조선왕조실록》 세종조에 악보가 상세히 기재되어 있음] 이제는 완전히 없어질 순 없을 게요. 외국에서 아무리 잘해도 악보의 근본은 그 세 분의 기장을 가지고 설한 그 이상이 없어요.

그래서 내가 백두산 밑에 가서 역부러[일부러] 그 기장밭에 들어가서 열두 시 정각에 들어본 일 있어요. 비 오지 않고 바람 불지 않고 조용한 날 밤에는 그 기장 대궁에서 아홉 마디 다 소릴 해요. 그 잎사귀로 울려 나와. 그 양반들은 그걸 적어 가지고 악보를 만든 거라.

그리고 알맹이의 신비는 거기서 나온 거지. 알맹이는 꼭 헤어[헤아려] 보면 여든하나[《天符經》 글자 수도 꼭 81자임]. 그런 신비한 풀이 있어요. 그걸 지금 기장이라고 하는데. 요샌 그걸 자꾸 이 노란 기장하고 한데 심어 가지고 튀기가 돼 가지고 알맹이도 맞지 않아요. 내가 헤어봤어요.

그래서 그 석삼극에 대한 삼통자의 신비는 음악인데. 그 양반들이 꼭 음악을 잘했더냐? 그 이외에 다 알지. 다 알지만 그 양반들을 대해주지 않으니 박연 선생은 세종대왕을 만나 가지고 악보를 설한 것뿐이고, 그 당시에 훌륭한 재상들이 있어 가지고 정치는 간섭 안 했어요, 이랬는데.

山水芝日鹿과 雲鶴竹龜松에 깃든 소리

거기에 내가 아까 산수지일록(山水芝日鹿)에 대한 얘기를 하다가 뫼 '산'자의 해설이 아직 끝나지 않고 그만 잊어버렸지. 그거이 산에 있는 모든 곤충 미물이 전부 소리를 하는데, 산에서 나오는 소리는 음악에 다 넣을 수 없도록 많아요. 그래서 첫째, 산이라. 거기서 흐르는 물이 또 그다음이라. 그래 산수지일록에 대해서 사슴은 우는 것이 묘한 거 아니라, 사슴의 터러구[털]가 묘해요. 사슴의 터러구에서 바람 부나 안 부나 나오는 소리는 악보가 되고도 남아요. 그래서 마지막에 록(鹿)이 되어 있어요. 산수지일록.

그다음에 구름 '운'(雲)자. 이쪽엔 운학죽구송(雲鶴竹龜松)이라. 구름 '운'자고, 소나무 '송'(松)자다. 소나무 '송'자, '운'자니까, 이런데. 구름 속에 왜 천지간에 없는 소리가 다 담겨 있느냐? 그거 우린 몰라도 악성들은 알아요. 그게 뭐이었더냐? 구름이라는 건 땅에서 올라오는, 증발되는 증기가 모인 걸 구름이라고 하는데 거기에서는 필성(畢星)에 비 '우'(雨)자, 스승 '사'(師)자, 필성에 '우사'(雨師)가 있어요, 우사가 있는데. 또 키 '기'(箕)자 기성(箕星)엔 풍백(風伯)이 있는데 구름 속엔 바람이 있어요. 그래서 풍백하고 우사가 만나는 소리를 악성들은 알아요.

이거이 뭐이냐? 우사, 필성에서 보내는 우사. 땅에서 올라오는 증기를 많이 모아 가지고 풍백하고 같이 가는데. 이분들은 이야길 해요, 구름 속에서. 아무 동네에 가서 아무 성(姓) 쓰는 아무개. 아무개 이걸 싹 이번에 그 동네를 쑥 빼버리고 죽여버리자. 저희끼리 다 얘기 다 해요, 얘기 다 하는데.

우사를, 풍년 드는 풍년비는 우사고 흉년 드는 흉년비는 우마(雨魔)고. 바람도 훈풍으로 풍년 드는 사람은 풍백이고 사람 많이 가서 때려 죽이는 바람은 풍마(風魔). 그래서 우사·우마, 풍백·풍마인데. 여기에 대한 비밀을 신통자(神通者) 그분들이 잘 알아. 그래서 난 어려서, 그분들 머리와 마음속에서 아는 걸 난 어려서 알고 있어. 그리고 그분들 만나면 그분들이 모르는 것도 일러줄 수 있겠지.

그러나 한세상은 가장 비참하게 끝나. 나는 완전히 비참하게 끝나기로 되어 있어요. 이런 데 오는 것도 내 마음은 쾌하지 않고. 여기에 와야 내가 최고에 가는 비밀을 이야기할 데도 못 되고, 이야기를 한다고 그 필성의 우사에 대한 내용을 알 사람 있느냐 하면, 거 없어요. 또 풍백에 대해서 기성의 풍백인데, 풍백에 대해서 내용을 알 수 있느냐 하면, 없어요.

풍백은 우사를 만나 가지고 길흉을 좌우해요, 이런데. 그래서 태풍이라는 자체가 폭우가 와요. 그 풍마, 우마가 합성할 적에 이거이 작년인가? 이 부여 이쪽도, 많은 사람이 해(害) 받았지만, 농토도. 저 내가 살고 있는 지리산 근처도 많은 해를 받았어요. 나도 그놈의 우마·풍마에 농사 손해를 많이 보았지. 그래서 나는 그걸 잘 알지만 내가 필성하고 기성을 좌우할 힘이 없어.

일단 육신을 가지고 있으면 신(神)이 될 수 없어, 육신으로 끝나야 돼. 그래서 육신 버리면 신이지마는, 육신 버리면 필성에 가서 우사도 호통할 수 있고 기성에 가서 풍백도 호통할 수 있겠지. 사람으로 있으면 안 돼요. 건 한 고깃덩어리라.

그래서 옛날 그 악성(樂聖)들 머릿속에는 땅속에서 올라오는 소리, 물속에서 올라오는 소리, 물속에 우리는 몰라도 물속의 고기들은 저희끼리 다 신호해요. 거기서 나오는 소리를 다 아는 양반들이 악성들이라. 이런 악성들의 위대한 지혜를 세상이 알아주느냐? 그러니 그 양반들이 시름 달래기 위해서 그런 거나 하고 세월 보내요. 박연 선생님은 다행히 악보를 세상에다 하나 저서(著書)했지요, 이런데.

괴질 치료법 일러줘도 외면하는 사회

그럼 난 뭘 해야 되느냐? 정치에 참여할 재목이 못 되고 광복 후에 옳은 정치를 좀 시킬래도 이승만이 고집은 나이 젊은 내 말을 들을 형편이 안되고, 날 밑에 갖다 비서나 시키고 싶어 하니. 내가 윤치영(尹致暎)이를 철부지로 보는데, 아무것도 모르는 철부지로 보는데 그 동산(東山: 윤치영의 號) 앞에 가서 그가 비서장(祕書長: 이승만의 비서실장)이라. 비서 노릇 하느냐? 그 영감들 자체가 정신병이라. 내가 이승만 박사가 철부지라, 이기붕이 신세를 망친다 하는 걸 알지만 그 영감 보고서 그런 소리

할 수 있어요?

오늘도 마찬가지라. 오늘도 대통령 보고 "철부지, 너 이런 일 겪을 거구나" 거 말이 안 돼요. 오늘도 그때처럼 좋은 머린 아니래도 세상을 그때처럼 못 보지? 대략은 보는 거이, 앞으로 화공약의 피해가 극에 달할 적엔 농약독이 체내에 어느 정도 강하면 이불 속에서 피를 토하고 죽든지 부인들은 피를 쏟고 죽든지, 이런 일이 비일비재하고 인간의 힘으론 도저히 할 수 없어. 지금도 어려운 괴질이, 옛날 상고적의 의서를 보고 약국 하는 사람들 힘으로 알아낼 수 없는 병이 원래 많아요.

그래서 내가 어려서부터 인간은 이렇게 철부지가 인간 노릇 하는 세월이다. 그러면 그런 철부지가 사는 인간사회에서 내가 철 있다고 해서 들어줄까? 저 여자들 속에선 날 보고 "그렇게 안다는데, 많이 아는 사람은 손금도 잘 본다며? 내 손금 좀 자세히 봐줘요" 그런 사람이 가끔 있어요. 그게 세상에 있을 수 없는 일이지만 있어요. 내 앞에 와서 손금 봐달래.

또 여기 시원찮은 사람들은 "맥 잘 본다는데 내 맥 좀 봐줘요" 어려서 만리(萬里) 밖에 누가 어디가 아파서 무슨 맥이 뛰는 걸 아는데, 아무리 지금 막연하다고 누구 손목을 맨지고 앉았을까? 지금 진찰이 다 끝나고 죽을 때 오는 사람들이 맥 봐주면 살까? 그건 전체 미련하긴 옛날이나 오늘이나 같아요. 뭐 학교 좀 댕겨서 훌륭한가? 미련은 하나라.

그래서 내가 앞으로 이런 무서운 괴질을 어떻게 해야 되느냐? 거 어려서부터 걱정이 되나 내 힘으론 감당을 못 해. 그래서 지금 와서는 많은 젊은이들이 내게 있는 비밀을 하나하나 실험해 가지고 부인들 자궁암은 숨넘어가기 전에 잘 낫는다. 그건 배워야 되고, 그건 쉬워요. 돈 안 들고도. 또 직장암이나 대장암이 그러고. 이런 신비한 치료법이 많은데.

그걸 내가 80이 나도록 많은 사람이 죽어가는데 자궁암 수술하고 뭐, 후유증으로 딴 병이 와 죽는다. 합병증에 모두 걸리고. 당뇨가 쉽게 낫는데 합병증에 걸려 죽고. 이걸 내가 오늘까지 보고 있어. 거 왜 보고 있느냐? 내 말을 들어줄 만한 사람들이 있을 때에 필요해요. 내 말을 들어주지 않고 반대만 하는 사람들 세상엔 필요 없어요. 내가 있다는 게 없는 거 한가지라. 얼마나 우자들이냐? 80이 나도록 말하기 싫어해. 오는 걸 싫어하고.

왜 훌륭한 사람들 오는 걸 싫어하고 또 지혜가 밝은 사람들이 묻는 말 대답 안 할까? 나도 인간인데 인간이 죽는 걸 왜 무시할까? 그건 그 인간들을 위해서 큰소리를 치고, 국회의원이다, 모두 장관이 다 큰소릴 치고 나오는 사람들이 있는데, 그 사람들이 와서 거기에 대해서 대책을 물으면 일러주겠지. 그렇지만 아프다는 사람 하나 가지고 내가 애쓰는 건 부질없는 짓이라. 그래서 요즘엔 부질없는 짓, 그걸 노망이라고 해요. 한 사람이 와도 일러줘요. 그거이 망령이라.

지구에 혼자 사는 사람이 지구의 생명을 위해서는 누구나 배워주면 될 수 있는 사람 가르쳐야지, 왜 하나하나 그 죽어가는 걸 일러주느냐?

일러주면 내가 상당히 괴로운 것이 60일 안에 죽을 사람이나 30일 안에 죽을 사람을, 지금 농약을 쳐 가지고 그 농약으로 키운 약은 사람 멕여선 안 되는 약인데 그걸 첩약으로 꼭 짜게 되면 그 속에서 나오는 수은(水銀)은 누적시키면 사람은 죽기로 되어 있어. 그러면 그런 걸 어떻게 사람을 살라고 일러주느냐?

그 약을 또 아무리 비밀을 가르쳐서 수은독이 나오지 않게 해도 그 약의 약성을 가지고 30일 안에 살 수 없는 병을 30일 이상 가야 효(效) 나는 약을 일러준다?

그러면 그건 내가 일러준 약을 먹다 죽었다, 이웃에서 다 무지막지한 인간사회에서 "허, 그놈의 영감쟁이 아무것도 모르고" 욕만 하게 되니.

내가 애매하게 욕먹는 거. 고운 선생님이 위대한 단군이 재림하신 분이래도 결국에 그 누명을 벗지 못하고 갔어. 내가 지금 애매히 욕먹는 거. 이 욕을 면하기 어려워요. 내내 계속해요.

覺者 말없이 가면 억천만 년 손해

앞으로 화공약독이 극에 달해 가지고 모든 옷은 화학섬유라. 눈으로 보이지 않는 방사능독은 어린 애기 같은 거 잘 죽여요, 이러니. 전부 살인행위를 하는 이 세상에서 나 혼자 구할 수 있느냐 하면은 못 구해. 그래서 젊은 세대를 가르칠 수 있는 시간이 오지 않을까? 앞으론 이불 속에서 죽고 길 가다 죽고 하는 시기가 멀지 않았어요. 10년 후엔 거지반(居之半)이 그렇게 죽어가요. 그리고 그동안에 핵이 터져 전멸되는 데도 많을 거고.

이러면 거기에 대한 후유증 고치는 비법이나 피를 토하고 죽는 사람들 살리는 비법이 내게서 안 나가면 없다는 걸, 오늘까지 살며 세계에 아무도 없어. 거 인공심장 이식한다고 좋아하는 싱거운 사람들은 큰소릴 하곤 며칠 있으면 또 쑥 들어가.

또 우주개발한다고 우주에다 인공위성 발사하고 사람을 죽인다? 우주개발이 아니라 살인 개발이라. 이거 있을 수 있나? 살인약을 많이 맨들어 가지고 그 사람들이 선진자라. 원자 같은 거 수소 같은 걸 모두 터뜨려 사람 죽이는 걸 맨들고 그걸 만들고서 문명국이고 선진국이고 그 사람들이 문명국 인사라.

그러면 나는 이 세상에 왜놈의 시절에도 확실한 하등민족이고 하등사람으로만 살아와. 요새도 돈이 조금 있고 권력이 좀 있으면 내게 와도 으스대. 내가 절 버럭지만치 안 보는데도 으스대. 욕을 하면 또 싫어해, 거기도. 내 앞에 장관이 어떻게 있나? 아무리 철부지니 그런 철부지들이 세상에 있으니 될 거이 뭐냐?

그래서 철부지만 사는 데서 철이 있다는 게 말이 안 돼. 소경 사는 데 가서 "나는 본다" 하면 맞아 죽어. 벙어리 사는 데 가서 말로만 자꾸 하면 거기도 맞아 죽어. 그래서 천치엔 천치 행세 하고 미련엔 미련 부려야 돼. 하류급에 가면 하류급으로 살면 편한데 왜 하류에 가서 상류급 행세를 하나? 그러면 누가 손해보느냐? 그 무지한 사람의 손해라. 각자(覺者)가 말없이 가면 그 손해는 뒤에 억천만 년을 손해라.

그래서 나는 앞으로 어느 날 어떻게 죽어가는 걸 짐작을 하니까 그것만은 일러주고 가면 이 세상에 왔다 가는 건데. 내가 하나가 산다는 데 보람이 있나? 그 철부지들이 저 하나 살기 위해서 별짓 다해. 내가 하나에 대해서 개체 보람이 도대체 뭐이냐? 돈 벌어 가지고 잘살면 불쌍한 사람들 노력의 대가로 잘살아? 난 내가 평생 일해서, 내가 일해서 남을 도와주었지 남의 힘을 빌리고 살지 않아.

그런데 지금은 그걸 못 해. 지금은 쌀 한 가마 지고 아침부터 어둡도록 지게질 못 해. 그러니까 이런 곤욕을 치러요. 지금도 지게질할 수 있다면 밤낮 일해 먹으면 왜 배고프게 살며 왜 그렇게 남한테 욕먹고 살아? 이 무지한 인간들 앞에 욕이란 피할 수 없는 거요.

이 땅에서 알고 있다는 건 비극

그래서 석삼극무진본이다. 삼극도(三極道)에 들어가면 그 악성 삼통자(三通者)도 그렇게 비참하게 갔어. 그러면 이 땅에서 알고 있다는 게 도대체 뭐이냐? 가장 비참한 거라. 석가모니가 알았다고 해서 처자하고 같이 살아도 못 봐. 결국 당신 집에 돌아가도 못하고 공자님도 당신 집에 돌아가지 못해. 노자(老子)도 종말은 자식 데리고 있었어요. 있다가 세상을 모르게 떠났어요, 이런데.

고운 선생님도 종말은 솔처자입가야산(率妻子入伽倻山)이라고 했는데 그 증거도 분명치 않고. 그 당시의 진성여왕 때도 거 혼나는 거이 한두 번이 아니고 정배(定配)를 결국 보내기까지 하고. 그래 이 양반은 산속으로 둔갑을 하고 말았는데, 내가 그 양반을 고통 준 왕의 이름을 알아요, 아는데.

그 양반들은 우리 조상이라. 공자님도 당신 조상 욕을 안 해요. 나도 인간인데 육신 가지고 인간으로 있으며 할아버지 나쁘다고 하긴 참 힘들어. 그래서 할아버지 잘못을 알면서 감춰두는 건 나도 마음이 괴로워요. 고운 선생님 같은 대성자(大聖者)를 그렇게 괴롭힌다? 무슨 얘길 해도 반박이라. 간(諫)하면 전부 반박, 받아들여지는 건 시원찮은 거나 받아들이고 아주 위험한 건 받아들이지도 않고.

그래서 내가 삼통자의 비극을 잘 알고 그 비극 속에 나도 비슷해. 그러면 난 무얼로 소일하느냐? 와서 손금 봐달라 뭐, 코 아프다 귀 아프다 하는 그 양반들 이야기로 소일해. 지금 늘그막에, 이런데. 앞으로 극심하니까 젊은 세대를 위해서 그 모든 비밀을 전하고 가고 싶지. 가고 싶으나 그거이 지금 뜻대로 될 순 없어요. 현 시국이 그래요, 이러고.

대나무 하나에도 비밀은 무궁무진

그러면 석삼극무진본에 들어가서 삼통자 뒤에 그 모든 구름 속의 비밀도 한이 없으니까 그걸 어떻게 다 설명하나? 운학(雲鶴)이라고 하면 학의 비밀. 대나무, 대나무 비밀은 대나무는 거기에 통소를 만들면, 아주 이 대금 만들면 아주 신통하는 대나무가 있어요. 그건 어떤 땅에서고 어떤 방향으로 어떤 산속에 있는 거이 틀림없느니라. 거기에 비밀도 한이 없고. 그 비밀 속에서 대나무의 신통(神通)하는 술(術)이 나와요.

그래서 요즘에 통소를 만드는 건 옛날에 전해진 전설로 따라 만들지. 그렇지만 그런 비밀은 챙길 수가 없어요. 어느 해에 났으니, 갑자년(甲子年)에 났으니 이 대나무는 아무 해에 가서 꼭 필요하다. 갑자년에 났는데 왜 기축년(己丑年)에 꼭 필요하냐? 그것도 이 자연의 비밀이라.

그래서 갑[甲三·八木의 三]이라는 건 어디까지나 셋이 근본이고 갑인삼(甲寅三)이고, 이 기축년이라 하면 '기'(己)라는 건 갑기(甲己)가 화토(化土)하는 그 음양술서(陰陽術書)인데. '기'라는 건 '백'(百)을 상징하는 거라. '기독백'(己獨百)이라, 사주 보는 데도 그래요, 이런데. '기'는 완성한 이야기라. '갑'(甲)은 모든 생물세계를 창조하는 이야기고. 그래서 대나무 하나 가지고도 그 비밀이 무궁해. 대나무잎에서 나는 소리, 그 비밀이 무궁한데. 그것을 다 설한다는 건 내가 머리가 어두운 이때엔 힘들어요.

그리고 또 거북 '구'(龜)자, 거북이라는 그거 아주 신통물이오. 발바닥으로 땅을 짚고 있으면 땅속에 어떤 생물이 살고 있는 거 알아요. 물속을 헤어[헤엄쳐] 갈 때도 그리고. 그 갑옷이 잔등 그 뚜껑인데, 그 잔등의 갑(甲)이 우주의 비밀을 다 알아요. 용의 비늘 한 가지라, 이런데.

산천에 수북한 신경통·관절염의 영약 – 소나무 뿌리

그러면 그 소나무의 비밀이 또 제한이 없다. 그래서 내가 신경통·관절염 모두 이런 산후병, 이런 데 신통한 약은 우리나라 재래종 소나무라. 소나무가 잎사귀 셋이요, 거 관목이오. 그러면 그놈이 동쪽으로 뻗은 뿌럭지[뿌리], 황토에 선 소나무, 동쪽으로 뻗은 뿌럭지를 써라, 내가 일러준다.

그럼 그 뿌럭지는 왜 그러냐? 요놈이, 소나무가 이슬이 맺힌다? 이슬이 맺히면 아침에 해 뜰 적에 해를 먼저 받아. 태양광을 먼저 받으면 태양광 속에서 우주의 비밀이 전부 담겨 올 적에 그 비밀을 먼저 맞는 건 그 소나무 동쪽으로 뻗은 가지, 거기에 이슬, 이슬 속으로 모여든다. 그러면 그 태양 힘으로 이슬이 말라 가지고 잎사귀 속으로 들어가면 동쪽으로 흘러내려요. 이 나무에 나이테라는 거 있어요. 그래서 동쪽으로 흘러내리면 또 이슬이 떨어지게 되면 땅에서 동쪽으로 뻗은 뿌럭지가 그 이슬을 받게 된다.

그래서 모든 그 우주의 비밀 속에 서쪽이나 남쪽이나 북쪽은 많이 약하고 오직 동쪽만 강하다. 그래서 이 동쪽 뿌럭지를 황토에 선 소나무, 동쪽 뿌럭지를 잘라서 쓰는데. 일본서 온 해송(海松)도 안 되고 미국서 온 미송(美松)도 훨씬 약해요. 건 내가 다 실험한 거라, 이런데.

그럼 우리나라에 이렇게 신비한 좋은 약물이 수북한데, 거 왜 세상에서는 안 쓰느냐? 미국에서 소나무 뿌리를 가져온다면 무조건 비싼 약으로 사야 되고, 우리나라의 이런 신비한 건 퐁금을 달래도 안 줘. 거저 줘도 안 가지고. 이거 바뀌는 시간이 하루에 되는 거 아니야. 그 우주의 신비를 가르쳐서 하루에 된다면, 옛날 양반이 애쓰고 갈까요? 생전에 다 되지.

그래서 관절염·신경통·요통 이런 어려운 증상에, 어혈(瘀血 : 죽은피, 놀란 피) 이런데, 이 소나무 뿌리 그것이 그렇게 신비약인데. 왜 그런 나무가 산천에 우린 수북한데 그런 병자는 그대로 앓느냐? 뭐 병원에 가니까 관절염은 못 고친다고 한다, 신경통도 못 고친다고 한다, 당뇨도 못 고친다, 당뇨를 못 고친다면 왜 못 고치느냐? 두부 같은 거 먹으면 좋다, 거 영양물이겠지.

두부·땅콩·현미 속에 감춰진 毒性

그런데 두부 속에 있는 간수는 간에 들어가 누적되면 간에서 천만 가지 병을 일으키는데, 동맥경화·중풍 그러지 않으면 벙어리·소경, 시신경을 마비시켜 소경. 간은 보는 데 필요한 장부라, 이러니. 이 사람들이, 두부를 오래 먹을 때 반드시 간수의 해를 입니라, 조금씩 먹어라, 그런 것도 없고 먹으면 좋대. 당뇨 환자가 당이 자꾸 빠지는데 간수가 누적되면 어떻게 되나? 이것이 의학의 종주국을 이룰 수 있느냐?

또 무얼 먹느냐? 땅콩도 좋지만 현미밥이 좋다. 현미라는 건 그전에도 고운 겨가 있어요. 그 왕겨는 원래 독이 심해요. 고운 겨 속엔 왕겨에서 스며드는 독이 있어요. 그런데 농약을 하도 치다 보면 고운 겨의 근본 독이 농약을 다 받아낼 수 없어. 흡수를 못 하기 때문에. 이거 고운 겨 속으로 다 스며들어. 그러면 이 고운 겨 속은 순전히 살인독(殺人毒)이라. 그런 사람 죽이는 독성을 가지고 있는 거 현미밥을 먹어라? 이것이 어떻게 약이 되느냐 말이야, 살인약인데. 금방 죽어버리지 않으면 모르는 판이니. 이것이 누적되면 사람 죽이는 건 확실하지만 이걸 그냥 먹으면 좋대.

그러면 그런 의학이 계속하면 어떻게 되느냐? 당뇨병을 어떻게 고치나? 그런 걸 먹고 죽게 하는데 고쳐지는 재주가 어디 있어? 내게 온대도 못 고쳐. 그리고 땅콩을 먹으면 좋다? 땅콩은 땅속에 있는 비상(砒霜) 광석물 기운이 많이 함유돼. 많이 먹고 오래 먹으면 비상독으로 죽게 매련이라. 그것도 벙어리·소경 돼. 내가 이 세상에 와 볼 적에 사람 멕여선 안 되는 걸 좋아해.

또 요새 뭐, 좋은 자연식을 하는데 우리나라 땅바닥에 지금 수은이 얼마요? 40년간 수은을 흩치고 거기다 뭘 심으면 되느냐? 수은독을 가지고 생장한 놈을 독성이 없는 자연식이라? 산속에 들어가도 여기에서 이 공해가 습도를 받아 가지고 증발되면 산속의 바람을 따라서 구름이 올라가 비 오면 그 나무에도 여기의 공해가 있는데, 이 바닥에서 공해가 없다? 그런 답답한 세상이라.

천 년 묵은 瓦松의 신비

그리고 여기 개왓장에 와송(瓦松)이 있어요. 와송세계가 뭐이냐? 와송세계가 그 개왓장은 불에다 구워낸 황토질인데, 진땅의 진흙인데. 이 속엔 상당히 비밀이 많아요. 비밀이 많은데. 비가 오게 되면 거기에 빗속에 좋은 우주진(宇宙塵)이 누적돼 가요. 거기에서 생장한 놈은 좋은 약초가 와송이라고 있어요. 와용인데, 와송이라고 하는데….

그것이 왜 지금은 나쁘냐? 이 공해가 증발돼서 그래. 그런데 절에는 거 약수다, 또 약초다, 약목이다, 이런 증발물이 많아요. 샘이 원래 산천 그 도랑물도 시냇물이 원래 맑고 광석물 속에서 좋은 약수도 나오는데, 그 놈들이 전부 증발돼서 비 오면 바람 불어서 들에 나가지 않으면 그 개와[기와]에 떨어지게 돼 있어요. 그거이 천 년이라면 그 속에 부처님 힘이 있어요. 그런 와송은 상당히 좋은 약이 되게 돼 있어요.

그래서 천 년 묵은 개와 위에 와송은 약이다. 건 사실이지요. 옛날 양반이 알기 때문에 사실인데. 지금은 사실이 아니오. 지금은 절 개와도 바람 부는 날 비 오게 되면 구름 속에 여기에 있는 공해물이 있게 매련이오. 그래서 그걸 싹 제대로 할라면 지금 알래스카 같은 데 가서 약초를 심으면 비슷할 거요. 농약을 안 치고도 키울 거요.

단군 35대 孫 神武天皇

그런데 내가 지금 딴 얘기를 많이 했어요. 하는데도 거 해롭지 않은 소리지. 이래서 하는데. 지금 거 왜놈이 내가 하도 원이 맺혀서 일본 땅의 교포들이 오라고 초청하겠다고 해도 아주 냉정하게 거절한다? 건 왜 그러냐? 나는 뼈가 가루 되게 매 맞았으면서 그 사람들 나라에 가고 싶어? 또 우리 임진란부터, 신라 때부터 왜놈의 손에 우리가 얼마나 죽어갔게. 그렇지만 그 뿌리는 한 뿌리라. 그건 내가 잘 알아요. 한 뿌리인데.

신무천황(神武天皇)이라고 하는 일본 역사의 인물이 있는데, 그 자가 있다는 걸 내가 책을 보는 거 아니고 정신 속으로도 있다는 건 알아요. 그런데 그건 누구냐? 이《천부경》에 오·칠·일이라고 있어요. 오·칠·일, 오·칠·일 묘연(五七一妙衍)이라고 있는데 오·칠·일이라는 게 뭐이냐? 오 칠 이 삼십오(5×7=35), 단군 35대 손(孫)에 가서 가장 아시아의 유일한 인물이 하나 나온다. 그 신무천황이라는 자가, 그 미개족들이 창조사에

이야기한 거 돼 그러지. 참말로 훌륭한 인물이야. 그래서 아시아의 유일한 신무천황이라는 자가 나온다는 거지.

그건 그때 신무천황이 아니고 그 양반 말씀은 유일한 영걸지주(英傑之主), 영웅호걸, 영걸지주가 탄생한다. 그걸 의미한 거라. 오·칠·일이 묘연이야. '묘'라는 건 단 하나인 비밀을 말하는 거고, '연'이라는 건 단군 때까지 35대만을 이어 가지고 오다가 그런 인간이 나온다. 그래 '묘연'이라고 붙였어요. 그건 고운 선생님의 해석이라, 이런데.

그래서 그 왜족이래도 단군할아버지가 내 35대 만에 내 핏줄에는 신무천황이란 그런 영걸지주가 나오니라. 그걸 표현했으니 그걸 볼 때에 고운 선생님도 탄복한 거고 나도 어려서 그 절구(絶句)를 탄복한 거요. 우리 할아버진 이런 분이다.

自卑自虐의 민족성에서 벗어나야

그렇지만 왜족은 모른다. 아, 요즘에 제 나라의 훌륭한 사람은 지워버리고 그 역사를 덮어놓고 다른 나라 훌륭한 사람 역사를 떠드는 거이 현실이라. 일본놈 시절에 일본의 홍법대사(弘法大師)를 굉장히 추앙하는 승려가 많아요. 우리나라의 서산대사(西山大師)하고 갖다놓으면 봉황 앞에 깨구래기[개구리]도 못 돼, 병아리 아니라.

봉황 앞에 깨구래기도 안 되는 이걸 가지고 추어싸니[추앙하니] 이거 어떻게 되느냐? 내가 그걸 보고 "저것도 중이구나. 저것도 이름이 불자(佛子)인데 부처님이 아들 똑똑한 아들 두었구나" 거 어떻게 되나? 이름이 불자라고 하는 사람이 그 왜놈의 중, 서산대사나 우리나라의 그전에 훌륭한 양반들이 하도 많은데, 대선사가 수북한데 그런 분들 앞에 비하여선 안되는 양반, 그걸 가지고 추어싸니 거 마음이 좀 아프나 마주서면[맞서면 : 대항하면] 바로 가서 고발하면 나만 손해요. 묘향산에서 또 저

낭림산(狼林山)으로 도망해야 돼. 이런 세상을 살아왔는데.

그러면 우리 땅에는 역대로 내려오며 위대하나 우리는 위대하다는, 나타나는 인물이 없어. 건 뭐이냐? 뒤에 붓을 든 양반이 되놈을 잔뜩 추고[추앙하고]. 그 양반들 글엔 그게 있어요. 존중화(尊中華)하고 양이적(攘夷狄)하라. 내가 그런 놈의 글 쓴 양반 글의 문집(文集)을 일절 안 봐요. 거 정신병자들 쓴 거라. '중화', 되놈만 존중하고 우리 같은 오랑캐는 아주 발바닥으로 밟아버려라 이거야. '양이적'이라는 건 내쫓으란 말이요, 내칠 '양'(攘)자, 이러니.

우리가 우리를 그렇게 욕하는 학자라면 난 그 학자를 숭배 안 해. 그러기 때문에 내가 세상의 글을 안 볼라고 하는 이유가 그거라. 학자들이 쓴 거라. 그래 이조의 문집을 내게 그전에 많은 사람이 가지고 와요. 좀 가르쳐달라고. "이것 나 모르는 글이다. 가지고 가라. 이건 되놈이라면, 저 할아버질 오랑캐라고 하고 되놈이라고 하면 성자(聖者)라 하는 그 양반들이 쓴 거다. 내 곁엔 가지고 오지 마." 그러면 다 날 욕해, 버릇없다고. 그 훌륭한 대현(大賢)의 문집을 그렇게 말한다고. 그래서 난 욕을 먹어요. 욕을 먹어도 그런 덴 바른 소리 해요.

왜놈의 땅에 가고 싶지 않은 것도 내가, 동지들이 만주에서 피를 흘리고 대한독립만세 부르고 죽는데, 그 뼈가지가 지금 풀 속에 묻혀 있어. 그런데 왜놈의 나라에 왜놈을 보러 가? 지금도 정 사정하면 갈 수 있을까는 모르는데 그건 내가 망령이 들 때만 있을 수 있어. 아직까지도 망령은 100%에서 70%도 안 돼. 100% 되는 망령객이 되면 똥오줌 모르는 때엔 갈 거요. 똥오줌을 아는 땐 안 가.

昴明人中天地一의 신비세계

이 민족을 내가 볼 때에 왜놈 앞에서 우릴 죽이는 것을 가장 영광스럽게 생각해. 거 어떻게 되느냐? 김일성이 사생동지(死生同志)를 죽이고 좋아하듯이 왜놈을 위해서 우릴 죽이는 걸 좋아하는 자 있고 제 동지를 죽이고 좋아하는 자 있으니 이 민족성을 어떻게 말하나?

그래서 내가 이제 오·칠·일 묘연은 완전무결하게 이야길 했지만 거 말고도 많은 해석을 했어요, 하고. 또 묘명인중천지일(昴明人中天地一)이라고 했는데 그걸 '묘'자로 읽는 사람이 많아요. 나도 그러면 그렇게 읽어요. 그렇지만 나는, 건 높을 '앙'(昴)자 앙명인중천지일(昴明人中天地一). 그러면 그것은 인간을 비해서 "네가 즉 천지니라, 하늘과 땅은 네게 있느니라".

그건 뭐이냐? 네 정신은 하늘에 있고 네 육신은 땅에 있느니라. 왜 땅에 있느냐? 땅에서 나온 초목, 짐승 뭐 고기 할 거 없이 땅에서 나는 걸 먹고 생긴 살코기, 거기서 피가 생기니 살이 거기서 되지? 어머니한테서 물려받은 것도 내내 땅에서 나온 걸 가지고 자식을 만들고 자식은 그걸 먹고 컸고, 그러면 육신은 썩으면 흙이고 안 썩으면 흙에서 난 걸 먹고 사는 거. 그래서 그 육신 자체가 흙이라. 그러고 정신은 흙이 아니라. 정신은 우주의 모든 기운이 모여 있어요. 대각(大覺)한 이들은 우주의 별 정기가 안 들어온 사람이 없어요. 다 들어와요, 이런데.

그래서 앙명인중천지일. 거 높을 '앙'자 우리를 '앙'자, 높을 '앙'자인데. 거 가장 우주와 같이 밝은 사람 가운데 마음은 하늘과 땅과 똑같다 이거라. 천지와 하나야. 그래서 그런 거고. 거기에 지금 설명을 다 하려면 고루 할라면 가장 어려운 일이 많은데.

거기에 이제 물에 '정'(精)이 있고 불에 '신'(神)이 있는데. 화기, 물에 정. 그러면 수정(水精)은 혼자서 빛을 낼 힘이 없어요. 화광(火光)이, 반조(返照)라는 건 뭐이냐?

이 모든 생물세계에 비친 화광이, 화광이 그 불세계하고 합류할 때 비치는 거, 그게 정이야. 그 비치는 거 정의 정광(精光)이거든. 그걸 가지고 수정은 화광이 반조할 때만이 완전히 우주의 정광체(精光體)가 돼요. 그럼 거 신비세계인데.

《天符經》 속 정치는 神의 정치

그래서 내가 보는 건 전체적으로 신의 세계로 보는데, 이 육신 가지고 한 끼 잘 먹기 위해서 남을 속여서 빼앗아 먹는 걸 좋게 보는 사람하고 나는 그런 세계를 싫게 보는 사람하고 정반대형이라. 그래서 합류될 순 없어. 이건 냉수하고 기름이라. 모든 사람하고 나하곤 정반대라. 그래 합류 안 돼요.

내 자식도 당장 제게 싫은 것이 세상엔 좋으리라고 생각해야 돼. 내게 싫은 건 세상이 좋은 거야. 세상이 싫은 건 내게 좋은 거고. 그럼 거 안 된 거지? 개체(個體) 하나의 싫다는 거 표현하면 안 돼. 전체적으로 좋은 걸 해야지.

그게 오늘도 국회의원 나가면 뭐 다 해준다 하고, 나가서 국회의원 노릇만 하고 들어오면 어떻게 되나? 자기가 그만한 실력이 없으면 그런 거 짓말하지 말고 그만한 재목이 못 되면 재목 있는 사람한테 사정해, 나가도록. 재목이 되는 사람한테 가서 나가달라고 사정하면 그건 진정한 국회의원이 될 수 있어요. 살살 거짓말해 가지고 표를 얻어 가지고 나가? 그 사람의 머릿속에서 이뤄지는 게 도대체 뭐이냐? 이게 지금 몇 대로 국회의원이 있는데 그 국회의원, 많은 수백의 숫자가 우주의 신비한 나라가 이뤄지나, 세계의 선진국이 이뤄졌었나. 이건 도대체 뭐하는 거냐?

그래서 《천부경》 속에 들어가면 정치(政治)라는 건 신(神)의 정치라. 인간이 하는 거 아니야. 신통자(神通者)가 해야 돼. 그런데 우리나라에 신통자는커녕 각자(覺者)도 무시하는 민족, 각자를 무시하는 나라 어디 있나? 거 우리나라밖엔 없어. 내가 가슴 아피 생각하는 건 지구의 모든 불행이 나 때문에 온다. 지구의 모든 불구(不具)가 나 때문에 완인(完人) 되지 못했다. 그게 내가 가슴에 미안한 응어리가 생긴 거라. 생겼지만. 이런 나라에 태어나 가지고 그 응어리가 풀어지냐? 안 풀어져. 그래서 나는 늘 숲속에서 혼자 고요히 살다 가야 되는데.

앞으로 10년 후에 그 말 못 할 괴질에 죽는 걸 내가 어려서 환히 보고 있어서 지금도 그 생각이 나. 가다 오다 피 토하고 죽는 거, 서로 껴안고 피 토하는 거. 이걸 보고 있으나 내 힘이 어떻게 되느냐 이거라.

내가 지금, 세상에 나온 지도 몇 해 되지 않아요. 이야기해 봐야 소용 있나? 오늘까지 된 게 뭐이요? 내가 한 것도 전부 정신병자의 잠꼬대라. 하나도 된 거 없어요. 그런 잠꼬대를 앞으로 계속해도 죽을 때까지 될 거 없다면 어떻게 되느냐? 그래서 지금은 한 사람이라도 그 비밀을 가르칠라고 하는 거요. 그런데 손금 봐달라, 뭐 골 아프다, 배 아프다 하는 사람만 오지, 그런 걸 가르칠 시간은 오지 않아요. 또 피로가 겹쳐 가지고 가르칠 사람이 와도, 가르쳐줄 사람이 와도 못 가르쳐. 도와주고 싶은 사람이 와도 지금은 못 도와줘.

그거이 내가 지금 현실에 노쇠했다는 증거라. 여러 사람에 시달리면 밤이면 잠을 이룰 수 없이 피곤한 때 많아요. 그래 또 그 이튿날 아침에, 새벽에 서울서 새벽차 타고 들어오는데, 그걸 가라고 따귀를 때릴 순 없고 욕만 해 보낼 수도 없고. 그 사정은 결국에 해(害)가 내게 오는 거라.

날 때부터 세상 글을 다 아는 이유

내가 석삼극무진본, 석삼극무진본을 내가 무척 안타까이 생각해요. 거 삼도(三道)라는 거 삼극지도(三極之道)야. 삼극지도라는 거이 가장 묘한데 그 인류의 신세계(神世界)라, 그건. 삼극지도는 신세계인데. 그 신세계가 이뤄지지 않느냐, 이뤄지느냐? 거 앞으로 교육이 발달이 돼야 해요.

어린 애기가 태교(胎敎)는 없을망정 날바람에 태모(胎母)가 저 애기 엄마가, 가장 좋은 만고대현(萬古大賢)들 그 핵심이 들어가는 그런 글이 남아 있는데 그런 걸 모아 가지고 애기들한테 밤낮 그런 것만 들려주면 요것들 귀에는 그 소리만 머릿속에 꽉 배어 가지고 딴소리가 들어오지 않아.

그러면 그놈들이 대성자의 가장 좋은 말 그런 격언(格言)을 전부 들었고 그런 격언으로 이뤄진 초학(初學)부터 글을 일르고[읽고], 그래 가지고 종말엔 뭐이 되느냐? 거기서 분야별로 가장 세계에서 뛰어난 양반 성공담을 자기가 원한다. 그럼 가르쳐줘야지. 그거이 지금 말하면 가장 재주 있는 사람 가르치는 법인데. 천재교육이 우리나라에 지금 말이 이뤄진 지 오래. 그런 나라에 천재가 누구냐? 내가 보는데 하나도 없어. 천만대(代)를 환히 알고 억천만 년 환히 아는 그런 천재가 나온 일이 없어.

난 어려서 천재가 아니야. 천재가 아니고 나무꾼인데. 어떻게 나무꾼인데 날바람에 세상 글을 다 아느냐 이거야. 내가 날바람에 《강희자전(康熙字典)》을 《규장전운(奎章全韻)》을 외워 읽어. 그래서 어려서 글 지은 건 다 율(律)을 맞춰 지어요. 두자미(杜子美)의 72격(格)을 맞추고 12율을 맞춰 가지고 짓는데. 그렇다면 그거이 있을 수 있느냐? 평생에 글을 지어도 72격을 놓고 짓는 사람이 없고 아무리 고풍(古風)으로 나가도 격이 있어야 돼. 격은 콩나물 대구리[대가리]야.

그리고 12율이 있어야 되는데 거 첫째 율이 가세율인데. 그러면 환미렴(換尾簾)이다, 환두렴(換頭簾)이다, 양괄염(兩括簾)이다. 그게 전부 12염(簾)에 들어가는 건데. 그 12염을 맞추면 12율이 나와. 12염을 맞춰서 12율을 맞추면 그거이 72격으로 들어가. 72격은 뭐이냐? 그 글제가 '봄'이라 하면 봄에는 가장 필요한 게 꽃이야. 꽃이 없이 열매가 안 열려. 그러면 그 꽃세상에 대해서 모든 묘사를 잘 표현하면 그게 격이라. 그런 걸 말하는 건데. 어떻게 어려서 글 본 일도 없고 날바람에 지구상의 글은 외워 알 수 있느냐? 전생에 글을 읽었다는 징조겠지. 그리고 내가 구경 가는 걸 싫어하는 건 지금 나이 먹어서 골 아파 소풍을 댕겨도 젊어서 구경을 가기 싫어하는 건 뭐이냐? 전생에 다 알던 지구에 가볼 데 어디 있느냐 이거야. 나 혼자 생각은 전생에 다 본 곳인데, 캐나다에 갔다고 볼 거 있을까? 다 아는 걸. 그래서 나 자신이 등신으로 알아요. 남은 다 가보고 와서 이야길 하는데 안 보고 이야길 하면 그건 정신병자라. 외삼촌 서울 구경이지? 그래서 나는 정신병의 하나를 못 고치고 죽는다. 그건 지금도 생각해요. 지금도 생각하는데.

그렇다면 글을 안 보고 아는 수가 어떻게 있느냐? 이 율을 짓는 데는 12율에 72격을 맞추는 법이 나와 있어요. 또 그러고 글자는 사람이라면 사람 '인'(人)자가 어떻게 해놓으면 될 거다. 그러면 하늘을 상징해 가지고 상반신이 있으면 하반신의 양다리를 벌리고 서면 그건 사람 '인'(人)자 분명하겠구나. 팔을 쭉 펴면, 사람이 이렇게 사각이 제대로 되면 이것이 큰 '대'(大)자가 틀림없구나. 그런 걸 알 수 있는 거이, 이 자연의 원리를 쫓아댕기면 다 알아져요. 그래서 날바람에 그런 걸 머릿속으로 생각하면 다 나와요, 나오는데.

소나무 '송'(松)자는 왜 소나무 '송'자냐? 나무 중에 나무 '목'(木) 변에 가장 주인공(主人公)을 소나무라고 한다. 그러면 공(公)자가 소나무지. 그런 걸 모두 소나무 다음에 고다음에 가는 건 잣나무 잣 '백'(柏)자, 나무 '목' 변에 흰 '백'(白), 일백 '백'(百). 그래서 그런 것을 어려서 하나하나 알고 나가면 환하게 탁 터져버려요. 즉석에 한글을 볼 때 한글을 듣지도 보지도 않아도 알 수 있어요. 그런 거와 마찬가지로 한문도 그래요.

그러면 날바람에 말을 하면서부턴 표현 못 하는 게 우주엔 없어. 말하기 전엔 못 했고. 그런데 석가모니는 날바람에 말을 하고 날바람에 걸어댕기고 이랬는데. 천상천하유아독존(天上天下唯我獨尊)이라고 하셨는데. 난 날바람에 그렇게 못 했어. 그렇게 못 했는데. 내가 누구한테 가서 글자를 물을 순 없어, 다 아는 글자. 그런데 석가모니도 석가모니 가르친 선생들이 있어. 연등고불로 신선들이 여럿이야.

그러면 내가 볼 때에 이것이 어디서 잘못됐느냐? 후세의 기록일 게다 그거야. 그 양반이 당시에 세상에 나오며 어머니 바른쪽 옆구리를 트고 내려서면서 북행칠보(北行七步)하고 목고좌우(目顧左右)하고 천상천하유아독존인데. 아, 그런 양반이 어떻게 글을 모르느냐? 댕기며 또 배워야 되느냐? 난 아무것도 아닌 인간이 4살이 되니까 글은 다 알겠어. 그런데 그 양반이 날바람에 다 아는데 난 4년 후에 알았고. 그런 내가 아무것도 아닌 증거가 내게 있어요.

어려서 전국 절터 돌아보고 祖室 만나 훈도

그래서 석가모니가 출가(出家)했다, 입문(入門)했다, 득도(得道)했다, 대각(大覺)을 했다? 난 그런 소리 웃어요. 내가 억천만 년 환히 알고 있는데, 어려서. 석가모니가 그래 배웠다? 각(覺)을 했다? 그런 이야기를 그거 하고 있으면 거 어떻게 되나? 거 얼마나 분야가 미개하고 있나? 황산(黃山)이라고 해서 다 누런 건 아니야. 불자라고 해서 다 부처는 아니야. 그건 뭐인가 잘못된 거. 내가 지구에 와보니 이렇게 잘못되어 있어.

그렇다면 하루아침에 되느냐 하면 안 돼. 내가 어려서 절에 가서 다 돌아보았어요. 그래 다 돌아보고 석가모니 모신 법당터에 상당히 좋은 터가 많아요. 묘향산의 백마도강(白馬渡江) 같은 거, 태천 양화사도 그렇지만. 이양산 통도사, 거 아주 좋아요. 물을 봐도 그리고 수구(水口)도 장원(長遠)하려니와 산이 아주 잘됐어요. 거 영취산맥이 내려오다 된 거 보면 잘됐는데. 그게 뭐이냐?

이 태백성(太白星)에서 오는 금기(金氣)가 통해. 그걸 밝을 '명'자 명기(明氣)라고 해요. 그래서 거기다 모셨으니 통도사(通度寺)에 사는 분들은 배곯지는 않겠구나. 고성 건봉사(乾鳳寺)에 가도 그래. 배곯지는 않아요.

해인사(海印寺)도 배곯지는 않으나 해인사는 큰돈 가지고 있을 수는 없어요. 그 앞이 돈이 빠져나가는 구멍이 많아요.

내가 전국의 절터를 다 보고 참선(參禪)하는 데 조실(祖室)을 보는데, 그 참선할 때에 조실방으로 외인출입 금지라고 써붙여. "이 정신 병든 영감." 내가 문을 차고 들어가. 들어가면 호통을 해. "에이, 이 돌중놈. 나 이 늙도록 산, 이 돌중놈의 자식이…."

"날 보고 뭐야? 눈도 없느냐? 여기가 어딘데 여기 들어오느냐?" "너 같은 돌중놈 보러 왔다. 야, 이 돌중놈아, 네가 나이 몇 살인데 눈이 그렇게 어두우냐. 너 지금 지구에 누가 와 있는 걸 모르고 네가 여기 지금 조실이냐? 저 사람들이 네게서 배워 가지고 너 같은 거 아니냐. 너는 너 같은 걸 가르칠 테니 중세계가 어떻게 되느냐? 너 호왈(呼曰) 불자고 조실이고 그 꼴이 이거구나. 너, 나 들어오는데 호통을 칠 수 있니? 이 정신병자야. 지구가 생긴 이래로 처음 온 사람인데, 지구에 누가 사는 것도 모르고 지금 문 차고 들어온 사람이 누군지도 모르고. 넌 보고도 모르잖니. 근데 무자(無字) 화두? 이 정신병자 같은 놈." 그러고 이제 욕을 하고.

그때 만능의 인간이라. 주먹이 세요. 내가 어려서 세상이, 내 꼴이 이 모양이니 우리나라는 망했고, 내 꼴이 이 모양이니 어디 가도 인간 대우를 못 받는다. 뭐 세계에서 박사래도 된 일 없고. 그래 언제고 난 인간 대우를 못 받으니. 여하간 내게 못되게 굴면 한 대 쥐어박는다.

그래서 어려서 횡행천하(橫行天下) 할라면 첫째, 주먹이 있어야 돼, 힘은 없고. 그래서 내가 아무도 모르는 무술을 은근히 단련해 가지고 맷돌을 치면 부서진다, 이 정도로 자신할 때 세상에 나갔으니 그런 데 가면 욕을 마음 놓고 해. 아, 어슬렁거리면 그 절에 있는 승려들 천(千)이 나오면 어쩌나? 눈 끔뻑하면 다 피 토하고 나자빠지는데. 그러니까 무서운 게 있을 수 있느냐 말이야. 천하에 무서운 거 없이 댕기니 하고 싶은 말을 왜 못 해? 그래서 내가 욕먹을 짓 한 데도 많아요.

지금 살아 있는 윤치영(尹致暎 : 이승만의 비서실장, 초대 내무장관, 국회부의장, 공화당 당의장, 서울특별시장 역임 : 아호는 東山)일 인간말종이라고 해놔서 아주 날 싫어해요. 그자가 국회부의장 때에 내가 무슨 일 일러주니까 냉정하게 반대해. 이승만이 날 보고 사정했고. 그거이 국회부의장으로 있을 때라.

지금 자유당의 조직부장 임철호를 을구(乙區 : 서울 中區 乙區)에 출마시키는데 그 사람이 을구에 나오지 않으면 잘 밀어 가지고 인산(仁山 : 김일훈 옹의 아호)이 노력하면 된다. 그래서 내가 서로 만났는데. 죽어도 잡아먹겠다고 그거 비서 시절에 서로 뜻이 안 맞았다고 고런 감정을 표현해. 그걸 차마, '기생첩의 자식은 다르다' 그 말은 못 하고 "에이, 나쁜 양반 인종지말(人種之末)이구나. 인간에 동산(東山) 같은 말종(末種)이 있는 줄 내가 몰랐소". 거기서 오늘도 날 만나면 좋아 안 할 거요. 아주 나하고 앙숙이라. 거 뭐이냐? 그런 사람들이 장관을 했어. 국회부의장하고 또 부통령 출마하고. 그걸 보면 내가 인신공격을 가끔 해요. "너 사람 새끼냐" 하고, 이런데.

이런 세상을 살아왔어. 윤치영이, 윤치호도 그러고 다 장사(壯士)요. 그 부모들이 차력약(借力藥) 먹여서 장사(壯士)요. 장사기 때문에 내게 붙으면 아주 뼈가지가 가루 되게 해줄라고 한 거라. 장사를 뼈가지가 가루 되게 할라는 자신 가진 자가 세상을 댕기는데 무서운 거 뭐이겠나? 그래서 내가 앞으로 한 사람이래도 내게 있는 주먹질은 배워서는 안 되고 마음에 있는 모든 사람의 어려움을 극복시킬 수 있는 실력을 가르치고 싶어.

자다가도 일어나 怪疾 대처법 생각

그래서 앞으론 이름 없는 괴질에 죽어가는 사람, 그런 사람을 구하라고 도와주고 싶은데. 지금부터도 늦었지만 지금은 내가 핏속에 독사가 생겨서 독사 커지면 죽는 사람, 또 뼛속에 지네 생겨서 지네 커지면 죽는 사람, 그걸 내가 독사 커지면 죽는 사람은 진주 사람에 지금 살아 있어요. 그런 사람들을 살렸어요. 뼛속에 지네 커지는 건 다 크면 벌써 혓바닥 빼 들고 죽어버려. 병원에서 잘라보면 그 속에 지네 있어. 나도 그건 뼛속에 지네 커지는 건 몰랐어. 건 머리가 그만큼 어둡다 이거라. 지네가 커진다고 생각을 해도 저 사람이 그 병일 거라는 건 몰라. 그래서 못 살렸는데.

독사가 커지는 건 상상해도 알 수 있어. 이 핏속에 모든 이 공해독이 들어가 가지고 피가 썩어 가지고 맹독을 일으킬 때는 그놈이 뭉치면 독사야. 그래서 그 사람은 살렸어요. 그 사람은 살렸는데. 지네는 못 살리고. 그럼 앞으로 그런 병이 많으면 어떻게 되느냐?

내가 아무도 가르쳐준 일이 없고 어떤 치료법이 되니라 하는 걸 일러준 일이 없고 내가 죽으면 앞으로 이 많은 사람이 핏줄에서 독사 생기고 뼛속에서 지네 생겨 죽는 사람이 많으면 뼛속의 지네가 뇌에 올라가기 전에 죽는 사람이지? 또 뇌에서 지네 생겨 죽는 사람도 있고, 뇌에 버럭지 생겨요, 지금은.

그래서 그런 세계를 앞으로 어떻게 대처하느냐? 자다가도 일어나서 나 혼자, 이거 망령의 생각이구나. 그것도 망상이라. 망상이나, 죽어가는 덴 애처롭다 이거라. 부처님도 죽어가는 사람 보고 애처롭게 생각했지. 그걸 잘 죽는다고 할 리는 없어요. 세상 사람도 다 그럴 거요. 다 그러는데 실력이 없지. 난 실력이 있으면[서도] 일러주지 않아. 그것도 답답하다고 봐야 될 거요.

그러면 앞으로 날이 더워지면 못 와요. 날이 더워지면 육신에 피로가 앞서서 안 돼요. 이런 정도 기후[봄 날씨]는 땀은 좀 나도 내가 혹여 해서 겨울 내의를 입었거든. 그래서 이런 데 오니까 땀이 많이 흐르누만. 아주 더울 적엔 와서 이야기하기도 힘들어요. 그러니까 서늘할 땐 가을쯤은 될 수 있어요. 그래 오늘은 욕도 많이 했고 좋은 소리도 나로선 많이 한 거요.

조상신의 인도 속에 아기가 생기는 원리

그러나 이 《천부경》의 비밀은 두고두고 설(說)해야지. 이 삼극지도(三極之道)엔 한이 없어요. 애기가 생기는 이야길 했지만 부인들이 애기 생길 때 부인이 애길 배나? 애기 아빠가, 조상에 삼혼(三魂)이 있어요. 전생에 떠날 적에 삼사자(三使者)가 삼혼을 빼앗아 가. 거 영혼이야. 영혼을 빼앗아 가지고 나오면 대기하고 있던 삼신(三神)이 있어요. 삼신 할머니, 삼신이 인도해 가지고 조상 삼영(三靈)으로 인도해요.

그럼 조상신이 그 아들 호르몬 속으로 보내줘요. 그러면 아들 호르몬이 그 며느리 호르몬 속으로 전해주면 그게 난자(卵子)라는 게 이뤄져. 난자 속에는 정충(精蟲)이 이뤄지게 돼 있어요. 정충이 없어도 이뤄져요. 그 안에, 온도가 36℃ 되는데 물이 균이 안 생겨?[생긴다는 말씀]. 그건 자연의 법칙이라. 그래 정충이 이뤄지는데. 그래 이뤄지게 되면 그게 전부 삼극지도야. 삼이야. 그래 이뤄졌는데.

그러면 요거이 어느 정도까지 어머니 피를 훔쳐다가, 벌써 인간은 모든 생물이 생길 적에 도둑놈이라. 어머니 피를 살살 훔쳐 가지고 제 일한다? 어머닌 삐쩍 마르고 그걸 배 속에서 영혼이, 어머니 불쌍하단 생각이 나면 태어나지 않아야 돼. 그런데 어머니 불쌍한 생각을 제치고 제가 태어나기 위해서 어머니 피하고 지름하고 다 살살 긁어다가 벌써 몇 달쯤 되면 그 피가 어느 정도 모이면 그 피가 전생(前生)의 청사진이 완벽해. 그건 전생의 청사진을 영선(靈線)이라고 해요. 실 '선'(線)자, 그 영의 선이 이뤄져요.

영선이 이뤄지면 영선이 완벽할 적에 그 피가 살이 돼요. 살이 되면 살 속에, 영선 하나하나가 살 속에 생겨. 영선은 전생, 살은 신경을 이뤄 가지고 금생, 또 신경에서 내생(來生)까지 전하고. 그러면 이 핏속에는 전생이요, 피하고 살 속엔 금생, 내생이라. 고 영선을 가지고 따라 선 조직이 신경이라, 하나하나 이뤄져요. 살 속에 그런 신경 다 이뤄지면 영선하고 신경하고는 심장부에 직통해. 그래서 심장신(心藏神)이라고 말씀했는데. 심장부는 제일 피가 많이 간에서부터 보내는 곳이라, 이런데.

그래서 만일 애기가 되는데 단전호흡을 한다, 조식(調息)이라. 거기서 숨을 깜짝 잘못 쉬면 탯줄이지. 탯줄, 배꼽줄. 여기서 숨을 까딱 잘못 쉬면 배 안에서 병신 돼요. 배 안에서 몹쓸 병을 타고 와요. 거 어머니 숨 쉬는 데서 공해가 심한 숨이 많아요, 이런데. 그런 데서 거 호흡을 잘못 해 가지고 그거 조식인데, 고럴 적에 아주 숨을 고르게 쉬어 가지고 그 몹쓸 독이 참여를 못 하게 해야 하는데. 그 몹쓸 독을 참여시키면 배 안의 병이라. 이건 나서 못 고쳐요.

그러면 나도 그런 걸 고칠 수 있는 법을 어려서부터 알고 있는데, 내겐 해당되지 않아. 다 죽을 적에만 오지. 그런 병 고칠 수는 없어요, 없는데. 그러면 그 애기가 그렇게 핏줄을, 이제 젖줄이나, 말하면 탯줄이나 이걸 가지고 호흡을 해 가지고 거기서 장부 하나하나 이루는데. 피가 살이 되는 건 정한 이치지마는 살이 된다고 해서 간이 뭐 폐가 되고, 그건 안 돼요. 건 젖줄에서 흡수해 들이는 자연의 힘으로 이뤄지는 거.

그러기 때문에 처음에 천일생수법(天一生水法)으로 신장(腎臟), 또 수생목(水生木) 간(肝), 목생화(木生火) 심장(心臟), 화생토(火生土) 비(脾), 토생금(土生金) 폐(肺), 마지막에 폐가 이뤄져요. 그래서 폐장기(肺藏氣)라. 오장의 기운을 간직하고 있다. 이건 사실인데, 옛날 양반은 알고 한 말씀.

육신 썩는 33일 동안의 체험

그래서 그 세상을 완전히 밝혀놓으면 어떠냐? 부처님이, 그때에 이런 마이크가 없어요. 마이크만 있으면 거 떠들고 댕길 양반이라. 마이크 없어서 한 사람 두 사람 붙들고 따귀를 얼마를 맞고 발길에 얼마를 차였을 거요. 그 세상을 살다 간 양반이 부처라. 난 뭐, 그런 일이 없잖아요? 이렇게 편해도 고행을 한다고 하면서 부처님 고행하고 같을까?

또 풍찬노숙(風餐露宿)한다고 부처님의 풍찬노숙일까? 이러니 나는 호사(好事)하면서 오늘 현실엔 가장 고행(苦行)이라. 내가 어려서부터 해온 거이 고행은 틀림없는데. 내가 육신이 며칠이면 완전히 썩는 걸 경험해 본 사람. 그게 미쳤지. 내 정신 속에는 다 썩어도 새로 만들 수 있다. 그거 자신이 너무 있어서 혼나는 거라.

그래 가지고 묘향산 설령암에서 33일을 물 한 모금 먹지 않고 가만 앉아 있으니 일주일이 지내니까[지나니까] 창자에서 냄새가 시작해요. 2주일이 지내니까 썩는다는 소식이 올라와, 몹쓸 내[냄새] 나. 3주일이 지내니까 완전히 썩는 내가 나는데. 그걸 4주일이 지내니까 창자는 몽땅 썩었어. 그러면 그 후부터 살이 썩을 테니까, 33일이니까 손가락을 내를 맡으면 손가락도 썩는 내 나. 이젠 얼마나 있으면 다 썩느냐? 다 썩은 후에 내 정신이 다시 재생시킬 수 있을 거다, 그런 생각만 하고 있었는데 내 정신 부족을 몰랐다 이거라.

왜놈들이 쫓아와서 가자고 해서 가는데, 그래 그때 삼포 광업소 있어요. 광업소 사무실로 가는데. 거 강원(講院)의 강사(講師)랑 조실(祖室)이랑 모조리 왔어. "이상한 사람이 지금 묘향산에 들어왔다" 했어. 그래 왔는데. 내가 웃었어. "내 앞에서 불경 얘긴 일절 내놓지 말아라. 조실보다는 천 배 이상일 게다. 그러나 지금 중병 들어서 오늘내일한다." 왜놈들이 의사를 모두 데리고 왔는데 공의(公醫)가 진단해 보니 아주 위험하거든. "이 양반 아주 위험하오. 말 시키지 마시오" 이거라.

그런데 "음식은 뭘 드릴까" 하는데, "고기 있으면 고깃국 달라", 고깃국 끓여다 줘요. "소주 두어 사발 달라." 소주 두 사발, 처음에 한 사발 쭉 마시고 고깃국 한 사발 먹고, 그러고 또 재차 소주 한 사발, 고깃국 한 사발. 그리고 밥을 하도 여러 날 굶었으니까 창자는 다 썩고 속이 비었으니까. 그래서 고깃국에 밥 말아 먹으니 일어나 댕겨 보니까 거뜬해. 그건 내 정신 속에서 이뤄지는 건 틀림없으나 내가 몰랐다.

그게 뭐이냐? 육신이 몽땅 썩은 후에 재생(再生)시킬 수 있는 정신력이 내게 없다는 증거라. 모든 불보살이 나를 가호할 적에 완전히 썩으면 저건 우리 힘으로도 다시 살릴 수 없으니 완전히 육신이 채 썩기 전에 끌고 가자. 그래서 신중단(神衆壇)에서 끌고 가지 않으면 불보살이 끌고 가도 가야 될 판인데. 그래서 그렇게 신의 가호를 입은 건 내가 알아요. 그게 신의 가호라.

거기 설령암에서 그 아래 삼포 광업소가 20리가 넘는데 33일을 물 한 모금 안 먹고 굶은 사람이 걸어가는데 힘 안 든다? 건 있을 수 없어. 그렇지만 내겐 있었어. 난 그래서 예수님은 십자가에 갔다 3일 만에 부활했다는 말, 건 순 거짓말로 듣진 않는데. 그 양반이 냉수 한 모금 안 마시고 가만 앉아서 33일간 육신이 얼마나 썩는 걸 경험해 가지고 내가 고걸 썩는 숫자를 정확하게 세상에 발표할 수 있어요. 일주일이 되니까 위(胃)에 약간 염증(炎症)이 이렇게 생기더라. 거 염증이 2주일이니까 이렇게 많아지더라. 3주일이 되니까 폐에서 이런 염증이 이만해지더라. 건 얼마든지 기록을 할 수 있어요.

자 이젠, 나도 이젠 힘들어서 그만둘랍니다.

〈제8회 강연회 녹음 全文 : 1988. 4. 30〉

/제9장/
觀音佛의 活人妙方
《神藥本草》

前生과 今生의 인연 두 가지

 여러분은 자주 만날수록 반가운 분이래도 내가 힘이 모자라는데, 게을러져 가지고 자주 만날 기회가 없어서 나도 서운하지만 회원 여러분도 서운하리라고 생각해요. 그러나 이렇게 바쁜 세상에 찾아오셔서 감사하다고 얘기드리는 거요.
 그럼 지금 이야긴 뭐이냐? 그새 단전호흡법(丹田呼吸法)에 대해서 세밀하게 이야기한 일이 없어요. 그러나 정신이 원래 오락가락하는 때라 아는 바는 있어도 고걸 순서 있게 세밀한 이야기하긴 조금 어려운 관계로 더러 빠질 수도 있고 이야기할 수도 있고 그렇게 돼 있지, 정상은 좀 못돼요. 다음에 책으로 나올 땐 수정하면 자세할 수도 있어요.
 그러면 단전호흡이라는 이야길 하기 위해서 그 기초에 대한 이야길 약간씩 하는데 너무 어려운 면은 말하기조차 어렵고, 알아들을 수 전혀 없는 이야기는 그 서면(書面)으로도 약간씩이 나오지, 확실한 것만은 힘들어요. 그런데 뭐이 있느냐?

지금 단전호흡이라는 거이 신(神)의 비밀이기 때문에 우주에서 단전호흡의 진리는 신(神)이 알고 있지, 사람으로선 알 수 없는 거. 내가 어려서는 귀신보다는 못하지 않았을 거요. 그러니까 그때는 알았지. 지금은 그 정도의 인간이 아니니까. 이젠 노폐물은 다 지나간 거, 세상에 나올 적처럼 그렇게 맑은 정신과 무서운 영력(靈力)을 지니고 있진 않으니까 지금 하는 이야긴 혹 듣기 좀 힘들 수도 있어요. 너무 정신이 모자라서 그렇게 돼요.

그러면 단전호흡 전에 그 기초의 몇 가지 이야긴 뭐이냐? 부처님 말씀이 '인연'(因緣)이란 말을 했는데, 그 '인연'은 두 가지요. 전생의 인연은 보이지 않는 사실이었고 금생의 인연은 보이는 사실인데. 그래 인연에서부터 시작인데. 전생의 인연은 어렵다. 거 왜 어려우냐? 부처님은 절로 된다 했는데. 전생의 인연이 있는 사람이 금생에 와서 부처님을 위하고 싶은데 위할 힘이 없다. 그러다 보니 돈이 좀 생기면 심산(深山) 속에 들어가서 숲속에 절을 짓는다. 그건 누가 일러주는 것도 아니고 누가 시키질 않아도 하게 돼 있어요. 그게 절로 되는데, 그게 전생의 인연이라.

그러면 그 무인공산(無人空山)에 빈집을 지어놓으면 자기 부모형제 승낙도 없이 몰래 빠져 가서 옛날엔 중 됩니다. 그러면 그것도 전생의 인연이지, 금생에 누가 사정해서 가는 것도 아니고 세상에서 지시하는 사람도 없이 되는 건데. 그런 속에 들어가면 보이지 않는 전생 문제가 나와요. 그걸 전생인연(前生因緣)이라고 그러는데. 그 속의 전부를, 신의 비밀을 파헤치는 건, 거 간단히 안 되겠지요? 거의 만 년을 해도 힘든 게 그런 신의 비밀이라.

今生의 인연은 不知不覺中에 이뤄져

그러고 금생의 인연은 뭐이냐? 우리가 서로 도와가며 살 수 있는 이야기인데. 사람이 사람을 돕고 사는 것만이 아니고. 초목은 식물인데 식물이 동물을 위해서 살고 동물이 식물을 위해서 사는데. 이건 금생의 인연인데 서로 모르고 있어. 건 부지불각중(不知不覺中)이라. 또 그게 자연(自然)이라. 초목은 사람을 도와달라고 하지 않아도 도와줘요. 또 사람은 초목을 도와주지 말라고 해도 도와줘요. 거 보이지 않는 속에서 도와주는 일이 자연이라.

건 뭐이냐? 이 식물 속에는, 모든 산소(酸素)를 처리하고, 배설물이 산소야. 그래서 그런 배설물은 동물한텐 가장 신선한 사료(飼料)야. 그 산소가 없이, 산소가 공급되지 않으면 살 수 없는 게 동물이라. 그러면 동물세계에서는, 모든 질소(窒素)가 모체가 돼 가지고 질소에서 생긴 음식물을 먹게 되고 그 음식물이 다시 질소로 화(化)하게 되면 배설물이 질소라. 그래 가지고 가스하고 질소 속에 질소가 근본이기 때문에 그 질소의 힘이 초목의 생명체라. 초목엔 질소의 힘이 생명체요, 동물은, 사람도 산소의 힘이 생명체라.

그러면 나무에서 배설되는 산소, 그 곁에 가면 사람은 굶어도 시원한 것이 모든 원기(元氣)를 도와줘요. 또 사람은 초목 있는 데 가게 되면 사방에 배설물을 던져 가지고 그놈들이 좋아하게 매런[마련]이지. 싫어하질 않고, 사람 몸에서나 짐승 몸에서 나오는 그 취가 냄새인데, 그 취가 썩을 '부'(腐)자 '부취'(腐臭)야. 부취의 세계는 모든 식물세계에서 없어선 안 되는 거. 또 생물에는 모든 산소가 없어서 안 되는 거.

그러면 이건 도와주라고 해 도와주느냐? 서로 알고 이를 도와주느냐? 그것도 아냐. 알려주지 않아도 자연이라는 걸, 그걸 말하는 거야. 거 절로 되는 거야. 부처님은 자연을 가리켜서 절로 된다고 해요. 사람의 모든 배설물은 식물의 가장 좋은 생명체고 식물의 배설물은 사람의 가장 좋은 생명체라. 이걸 가지고 금생의 인연, 금생에 그런 생물세계들이 서로 인연이 없다면 살아가지 못해요. 거기에 부취나 색취(色臭)가 그거라.

그러면 그런 세계에서 우리가 지금 살고 있는데 그걸 옛날 양반들 책에 보면 세밀하게 설명해 놓은 데 없어요. 그 식물하고 동물이 서로 유대(紐帶)라고 할 수 있겠지. 떠날 수 없는 인연 속에서 사는데 이걸 세밀히 설(說)해 줬으면 나도 이 세상에서 편하게 살다 죽으리라고 생각했을 거요.

유점사 뜰에 올라선 전생의 觀音佛

그러고 또 앞으로 10년 전후해서 모든 혈관(血管)이 자동적으로 녹아 버려요. 그러면 피만 토하면 출혈열(出血熱)이 생기는 땐, 그땐 죽게 돼 있어요. 혈관이 전부 다 녹았으니까. 그땐 구할 수 없어요. 그래서 나는 젊어서부터 그 일을 생각할 적엔 뼈가 아파. 그래서 젊어서도 누가 죽을 때 실험해 봐요. 이게 확실히 인체의 비밀이 분명하냐? 그래 살려본 후에는 전하리라고 생각하는데. 지금 세상에선 그건 제대로 이용하질 못하고 있으나 앞으로 다 제대로 이용하지 않으면 안 되는 시기가 와요. 건 혈관(血管)이 녹아버리는 거.

그리고 소금이라는 거, 소금의 모든 불순물을 잘만 처리해 놓으면 그 신비의 약물이라. 그거 앞으로 없이는 이 세상을 구할 길이 없어요. 그보다 더 좋은 건 없어요. 그리고 태평양 물같이 양이 많은 건 없어요. 질도 좋으려니와 양이 많아요. 지구상에 인간이 수천억이 살아도 태평양 물 말릴 순 없어요. 그래서 나는 어려서부터 태평양 물이 있는 한 지구의 인류를 구하는 덴 어렵지 않다고 생각하는 거라.

그러나 세상은 나를 오늘까지도 모욕할려고 애쓰고 음해(陰害)하는 사람이 계속해. 이건 뭐이냐? 인간은 미개하게 돼 있어. 지구에 내가 와서 살고 있다는 걸 아는 사람은 별로 없어요. 저, 도깨비 붙은 무당들이 처음에 신(神)이 내리면 날 보고 땅에 엎드려 절하며 전생(前生)에 관음불(觀音彿)이올시다 하는 말 들은 적이 있어요.

그리고 강원도 유점사(楡岾寺)에 그저 한 60년 전 주지가 김운택(金雲澤)이라고 있는데, 구름 '운'(雲)자, 못 '택'(澤)자. 그가 현몽(現夢)을 얻고서 오늘 12시 정각에 전생의 관음불이 유점사 뜰에 올라서니라. 12시 정각에 올라오니라. 그래서 이 사람이 지키고 있다가 12시 딱 정각에 내가 올라가는데, 난 그때 몰래 숨어 댕기면 얻어먹고 보니 형편이 없어요. 거지 중의 거지라.

그래도 쫓아나와서 버선발로 마당에 엎드려 절을 하기에 벌써 그때 알아낼 수 있어요. 새벽에 꿈을 꾸었구나, 거 알 수 있는데. "거 주지스님은 꿈을 꼭 믿으시네요" "아, 안 믿을 수 없는 꿈이올시다" 하고 이야길 해요. 그래 거기서 며칠 묵으며 《금강경(金剛經)》을 묻기에 일러준 일이 있어요.

그러면 그런 사람들은 나를, 전생에 관음불이라는 걸 알고 있는데 나 자신은 얻어먹는 날은 거지고 일하는 날은 노동자요, 농사짓는 날은 농부인데, 내가 전생에 관음불이란 이유가 닿질 않아요. 그리고 한평생을 비참하게 살아오는 내가 만주서 왜놈의 총에 죽었으면 객귀(客鬼)가 되었을 거고 원혼(冤魂)이 되었을 건데. 내가 전생에 관음불이라는 증거를 세상에 나타낼 힘이 없으니까 난 그런 걸 안 믿어요. 안 믿으나 앞으로 영원히 인류를 구하는 힘은 내게만 있는 건 알아요.

애매한 이들, 비참히 죽인 게 聖者냐

그래서 앞으로 《신약본초(神藥本草)》란 책은, 지금부터 이런 얘기가 전부 원고로 들어갈 건데, 거기 있어서는 지구에 있는 글은 앞으로 글이 될 수 없어요. 내가 죽은 후엔 글이 될 수 없어요. 글이라는 건 사실을 말씀해야지. 공자님이 나신 후에 진시황(秦始皇) 시절에 억울한 선비 죽음이 얼마나 비참했더냐? 또 예수님이 나신 후에 억울한 죽음이 얼마나 비참했더냐? 오늘까지도 비참하게 죽어요.

 그러면 그 양반들이 당신 한 사람의 폐를 입어 가지고 많은 사람에 해를 준다면 그런 말 안 했을 거요. 태양이 돈다는 말 할 리도 없고. 공자님 학설을 전부 보게 되면 《주역(周易)》에는 계사단상(繫辭彖象)에 땅은 네모났다는 말씀하고 하늘이 돈다는 말씀하는데, 그건 확실히 사리에 어두운 말씀이고 글에 들어가선 만고의 성자(聖者)라. 글엔 만고성자(萬古聖者) 되시는 분이나 사리(事理)에 고운(孤雲) 선생님 같은 분에 비하면 대단할 것도 없어요.

 난 어려서 공자도 인간이냐는 생각까지 해봤어요. 당신이 세상 떠난 후에 얼마 안 가서 진시황 손에 많은 선비를 생죽음을 죽여. 땅에다 파묻어 죽여요. 갱유생(坑儒生)이니까, 이런데. 내가 만주에서 백계노인들, 그 공후백자남(公侯伯子男)이 전부 천주교인인데, 거 투하체프스키(1893~1937, 赤軍 참모총장 역임) 원수가, 그 일파가 흑룡강변에서 죽인 학살 기록을 보면 한이 없어요.

 그러니 그 당시에 소련 땅에 들어가서 기독교인 찾을 수 없고 천주교인 만나볼 수 없어요. 싹 치워버렸어요, 그랬는데. 또 광복 후에 가장 극성하던 기독교인, 천주교인이 이북 땅에서 살아남질 않아. 건 김일성의 장난이겠지.

 그러면 칼 맑스(Karl Marx)하고 그리스도의 뒤에 이런 일이 온다는 걸 그들이 알게 되면 그런 짓을 안 했을 거요. 나도 앞으로 내가 말한 말이 후세에 큰 해(害)가 돼 가지고 많은 생명을 해친다면 난 그런 말은 안 할게요. 나는 억울하게 몰라서 비참히 죽어가는 사람 살려주러 온 사람이지, 애매한 사람들을 비참하게 죽이러 온 사람은 아니라.

 그래 내게는 십자가가 있을 수 없어. 왜놈의 시절에도 편하게 피할 힘이 있으니까. 좌익 시절에도 편하게 피할 힘이 있고. 이제는 난 다 산 사람이라. 오늘에 죽는 한이 있어도 이제는 기록은 얼추 나갔어요. 그런데 앞으로 마지막으로 기록에 남을 거는 이제 얼마 안 남았어요.

그런데 지금은 단전호흡이란 말인데. 그 이야긴 많은 사람 한 걸 내가 일생에 두고 보고 그 사람들도 만나보는데, 엉터린 완전히 엉터리요. 나운몽(羅雲夢)이나 박태선이 주님이 재림했다고 큰소리하듯이 그 모두 엉터리고…

강증산(姜甑山)이 당신이 미륵불(彌勒佛)이라? 내가 어렸을 때 그 양반 막 세상 떠나서 그 추종자를 전부 만난 일이 있어요. 거 순 엉터리고. 또 옥황상제(玉皇上帝)님이라고 말씀하셨는데 그것도 엉터리고. 그러면 강증산의 수제자 차경석(車京石)을 보면 사람은 밥술이나 먹게 생겼지만 흉한 도둑놈이라. 그런 사람의 수가 이 나라에 상당수가 있었어요. 백백교주 같은 사람도 그렇지만 그런 수가 많은데.

그러면 이 나라에서 볼 때에 그 사람들을 숭배하는 사람은 상당수고 어디를 지나댕겨도 날 밥 한술 주겠다는 사람 없어요. 그러니 세상은 속아 사는 거지, 속지 않고 세상을 내다볼 사람이 있다는 건 거, 어려운 일이라. 그래서 나는 한평생 비참하게 왔다 가는 사람이지. 석가모니가 고해중생이라고, 내가 고해에 떨어진 인간이라. 그래 석가모니처럼 문전걸식이나 하다 죽어도 괜찮아요. 그러나 태평양 물이 있는 한 지구의 생명은 영원히 존재하리라고 생각했던 거고. 내 말을 안 듣고 비명에 가는 건, 건 다 자기의 죄지 내가 죄 짓고 가는 건 아니오.

五行의 五氣는 단전에서부터 시작

그래서 단전호흡법이라는 거이 가장 어려운 이야기 나오기 때문에 건 오늘까지 미루고 말하지 않는 건, 또 원고에도 쓰지 않는 건 너무 힘들어요. 그러면 단전호흡에 대해서 그 원리부터 시작해 나가는 거요. 그건 뭐이냐?

단전(丹田)이라는 건 배꼽줄이 생기던 곳이오. 거 관원(關元)이라. 관원은 소장지모(小腸之募)라, 소장지모인데. 그 심장·소장(小腸) 경락(經絡)의 근본이라. 그래서 소장명문(小腸命門)을 단전이라고 해요. 명문은 콩팥이지만 소장하고 하나가 돼 있어요. 그래서 거기에 뿌리를 박은 걸 배꼽줄이라고 해요. 탯줄이거든, 이런데. 그 탯줄이 생겨 가지고, 탯줄이 생길 적에 비밀이 뭐이냐? 어머니 핏속엔 오행(五行)이라는 게 있어요. 금·목·수·화·토 오행의 기운이. 거 핏줄에서 어머니 핏속에 있는 오색(五色 : 五色素)을 모아놓고 보면 하나하나 창자가 시작될 수 있어요.

그래서 단전에 배꼽줄이 시작하는데. 그건 오행의 다섯 가지 기운, 오기(五氣)라. 오행의 오기가 단전에서부터 탯줄을 이뤄 시작한다. 그러면 탯줄이 시작해 가지고 배꼽에 와서 외부에 나타난다. 그러면 그때에 어머니 숨 쉬는데 호흡에서 색소가 흡수되는 걸 필요한 장부(臟腑)의 색소를 하나하나 모아 들이는데. 다섯 가지 기운이 그 색소를 받아 가지고 공사하는데, 무슨 공사를 하느냐?

흑색소(黑色素)의 원료가 60%에 달하면 콩팥이라는 장부를 만들기 시작해. 그리고 90%에 달하면 오줌통을 또 만들어. 그래 가지고 그땐 수생목(水生木)의 원리로 간(肝)이 시작되는데. 간은 녹색을 흡수하는 대로 간을 또 공사하는데. 그래 가지고 70% 간이요, 90%가 쓸개 되는 거요. 또 거기에서 목생화(木生火)의 원리로 적색(赤色)이 또 흡수되는데. 적색의 70%는 심장(心臟), 또 90%에 들어가게 되면 소장(小腸)·명문(命門)·삼초(三焦)·심포락(心包絡)이 되는데. 그다음에 화생토(火生土)의 원리로 황색소가 흡수돼 가지고 70%는 비장(脾臟), 90%는 위장(胃臟) 됩니다. 그 10%는 왜 공백을 두느냐? 그게 자연이라. 자연은 어디까지나 공백이 있어요. 거기에 대한 설명은 귀신(鬼神)하고 같이 하는 거지 사람하곤 못해요. 또 그리고 토생금(土生金)의 원리로 백색(白色)이 흡수되면 백색의 70%는 폐가 되고 90%가 소장이 됩니다. 이런데.

그 장부가 시작되면, 오장육부(五臟六腑)가 시작돼 가지고 이뤄지는데. 이뤄지게 되면 그때에 폐에서 기운을 완전히 전신에 배분하는데. 그때 신경을 보고 뭐라고 해야 되느냐? 백금(白金)에 대한 선이 이뤄지는데, 그거이 기운 '기'(氣)자 기선(氣線)이라. 백금은 기운을 주장하기 때문에 바닷물 속엔 백금이 많기 때문에 소금을 만들면 신비한 약물이 돼요.

肺의 36개 비선은 白血을 조성

왜 백금이 많으냐? 백금을 타고, 바다는 물하고 불인데 백금을 타고 전기 같은 걸 대어도 빨리 통해요. 또 벼락을 쳐도 물속에 닿는 덴 다 고기들이 죽어요. 이래서 그 백금의 선이 이뤄지는 걸 사람 몸에도 기운 '기'자 기선인데, 그걸 신경이라고 해서 잘못된 것도 아니에요. 신의 길이라. 백금은 신(神)이 왕래(往來)하는 길이라. 기운이 왕래하고 불도 왕래하고 물의 정(精)도 왕래하는 것이 백금이라. 그래서 그 기선이 이뤄지는데. 기선이 이뤄지게 되면 그 기선을 타고 왕래하는 건 천만 가지 힘이 다 기선을 타고 왕래하는데, 거기에 뭐이 있느냐?

피를 만드는데, 음식물로써 피를 만드는데. 이 피가 지름[기름]인데. 심장부에서 비선(脾線)이 64선이 있어요. 그 원선(元線)이거든. 그 원선 하나에 12선이 있어요. 그래서 원선은 64선이라. 그게 심장에 색소(色素)를 전하는 거라. 그게 췌장(膵臟)으로 전해요. 췌장으로 전하면 췌장에서 염색체(染色體)가 생겨서 붙게 되는데, 그 지름이 피가 되는 거지.

그러면 그다음에 폐에서 36선이 이뤄져요. 그 이뤄지는 수학(數學)은 분명한 수학(數學)인데. 내가 지금 그 수학을 죄다 설명할라면 정신이 가물가물해서 순서를 잡을 수 없어서 그걸 세밀히 말하진 않으나, 저 앞으로 책으로 나올 땐 순서가 세밀할 거요. 그래서 폐(肺)에서는 36이라는 비선이 이뤄지는데, 그건 또 백혈(白血)을 조성하는 거라. 심장에서 64선은 적혈(赤血)을 조성하는 비선이고. 그 양의학(洋醫學)은 아직도 이해하게 될 라면 기백 년 나가도 몰라. 그 사람들 힘으론 1만 년 가도 안 될 거요.

폐에서 내려오는 비선은 36선인데 그 36선은 백혈을 조성하는 선이라. 이래 가지고 췌장에서 수분이 다 끝난 기름을 수장(水臟)이, 비장(脾臟)에서 췌장하고 사이에 수장이 있어요. 거기서 비장에서 흡수한 지름을 수장에서 수분을 완전히 정제한 후에 췌장에서 염색해요. 염색공장은 췌장이라. 췌장에서 염색이 다 끝나면 그 피는 간으로 넘어가는 거.

그런데 그 염색공장에 약간 하자(瑕疵) 있으면 간에 간염(肝炎)이 온다. 그 간염이 두 종류라. A형 간염하고 B형 간염이 있어요. B형 간염은 간암(肝癌) 시초라. 그래서 그런 비밀을 인간의 힘으로 알게 돼 있느냐? 알아도 옛날 양반은 글로 밝힐 수 없다. 그땐 한글이 없어요. 한문(漢文)을 가지고 그 속에 들어가 세밀한 비밀을 그릴라면 후세에 알아보기 힘들어요. 그 의서(醫書)도 알기 힘든데, 건 의서에 대하면 천배 만배 힘든 설명이 그 속에 있어요.

단전호흡이란 색소를 흡수하는 調息

그런데 단전호흡이 뭐이냐? 그 당시에 배꼽줄이 생겨 가지고 배꼽줄로 어머니 숨 쉬는 데서 색소를 하나하나 흡수해 들이는 거이 그게 호흡인데. 그러면 그때 호흡은 고를 '조'(調)자, 숨 쉴 '식'(息)자 조식인데. 그때에 숨 쉬는 숨은 신(神)의 숨 쉬는 거라. 귀신이라. 그래 가지고 핏속에서 배꼽줄이 생기면서 숨 쉬는 때엔 터럭끝만 한 착오가 들어와도 부정맥이 나오듯이 부정 조직이 생겨요. 그래서 그땐 완전 조식이라. 거 선의 비밀이지. 그거이 그런데 그 애기가 조식이 어느 정도까지 이뤄지면 그때 뭐이냐?

불순물이 생기는데 오줌하고 똥 싸게 돼 있다. 그러면 어머니 배 속에서 오줌을 쌀 수 있느냐 하면 못 싸. 그러면 오줌 쌀 때가 됐는데 오줌을 참고 견딜 수 있느냐? 천상 배 밖에 나와야 된다 그거야. 나오면 오줌도 싸고 똥도 쌀 수 있다 이거야. 그래 나오는데. 막 나와서는 어느 정도 기간 내에는 숨소리 없이 숨 쉬는 거라. 배 속에서 숨 쉬던 버릇이 있어서.

그런데 그때에 숨 쉬는 건 단전호흡이요, 배 속에서 숨 쉬는 건 조식이요, 그것도 둘이라. 그래서 단전호흡은 단전에 대한 방법을 알고 해야 되고 조식이라는 건 핏속에서 탯줄이 이뤄질 적에 모든 장부(臟腑)를 조성하기 위해서 색소를 흡수하는 그 장면을 보고 조식이라고 해요. 그건 구름 속에 사는 신선(神仙)만이 아는 거라. 다른 사람은 일절 모르게 있어요.

그걸 하다간 부패물이 많은 배 속에서 가스에다가 부패물을 점점 더 가중시키면 요새 철부지들이 단전호흡한다고 숨을 오래 단전으로 돌리는데, 내가 그러다 죽은 사람을 보면 전부 죽은피가 배꼽 아래 뭉쳐서 혈적(血積)으로 죽지 않으면 냉적(冷積)으로 죽는데, 그걸 그 사람들은 도태(道胎)가 이뤄졌다고 좋아하는 친구들 볼 때 웃지 않을 수 없지. 그건 웃지 않고 볼 수 없는 사실이라. 그러나 그 사람들은 도태가 이뤄졌다고 좋아하는데, 너는 곧 죽을 테니까 내 말 들어라 할 순 없어요. 그럼 도리어 욕을 먹어요.

그러고 이, 딴 얘기지만 불가(佛家)에서 손가락을 태우는 일 있어요. 그 연비(燃臂)라고 하지만. 손가락을 태우면 손가락의 뼈가 불만 닿으면 화독(火毒)이 뇌에 범해 가지고 평생을 골골하다가 숨넘어갈 적엔, 뇌암(腦癌)이 되면 숨넘어가는데. 그래서 죽는 걸 나는 알고 있으면서도 도가 높은 양반들, 선사(禪師)라고 하는 이들이 그렇게 죽는데. 그걸 선사 앞에서 난 아무것도 아니고 세상에서 거지라고 욕먹는 자라 말할 말이 없어요.

그런데 그 후에 날 아는 승려들이 사정하면 단전에 좀 떠라. 그 연비하는 정신 속에 뜸이야 안 되겠느냐? 뜨게 되면 지금 살아 가지고 모두 정신이 좋고 건강하고, 그래서 공부를 마음 놓고 할 수 있다. 좌선을 하다가 하반신을 못 쓰는 사람도 다 건강해지고, 그래서 이제는 절에서도 뇌암으로 죽는 사람은 없을 거요. 이제는 많은 사람이 살았으니까. 그래서 내가 절에서 도(道) 닦는 거, 거 도라고 안 봐요. 죽을 짓을 하는 거라.

귀신장난도 못 하는 神學박사들

또 박사가 많은데, 신학(神學)에 박사가 있는데 그 사람들 보면 둔갑(遁甲)도 못 해. 둔갑은커녕 장난술이 있어요, 요술도 있지만. 장난술에 초인고주법(招人沽酒法)이 있어요. 거 비장방(費長房)의 문서인데. 그 비장방의 문서를 가지고 초인고주법 하는 신학박사도 없어. 이 싸리말 만들어 놓고 부적(符籍) 써서 얹어놓으면 시키는 대로 가서 도적질해 와요. 그게 초인고주법 비장방의 문서인데.

그리고 부적이 없이 되는 건 뭐이냐? 그만침 정신력이 강한 자는 부적도 없고 싸리말도 없어요. 공중에서 신이 아무 집에서 잔치에 쓸 돼지 있는데 그거 잡아서 지금 삶아놨으니 얼른 가져오라 하면 이런 데도 갖다 놔요. 그건 비장방 초인고주법이라, 이런데. 사람 불러다가 술도 훔쳐오고 고기도 훔쳐오는 법인데.

그럼 이 신학박사를 볼 때 내가 알고 있는 귀신장난도 못 해. 그러면 육정육갑(六丁六甲)의 도신장(都神將)은 어느 단에 도신장 있고 중단에 도신장이 있어요. 상단 중단에. 하단엔 도신장이 없어요.

그러면 그 상중(上中)의 신장들을 불러다가 놓고 자기가 마음대로 하는 사람이 신학박사라면 그것이 비슷한 말이오. 근데 내가 볼 적에 얼간이라도 어느 정도래야 하는 거 아니오? 어린 애기들이 주먹 들고 때려 죽인다고 고함지르면 고건 고놈의 생각이지, 어른들이 볼 때 그 주먹에 맞아 죽을 사람 있느냐 이거요. 그럼 사람이 자기를 모른다 하는 정도는 철없는 어린 애기라. 신학박사가 자기를 알고 한 소리 아냐.

그러면 지금 미국 같은 데 가서 의학박사 됐다? 그 사람들의 수백 년 전 할아버지가 쓴 책이, 그땐 화학(化學)이 발달돼 가지고 화공약에 인류가 피해를 당하던 때이냐? 그때 써놓은 의서(醫書) 가지고 박사 됐다면 그건 당연해. 그렇지만 그 양반들 쓴 걸 가지고 박사 한다는 자체가 그 정신에 뭐이 좀 멍든 사람들이라. 어떻게 제정신 가지고 오늘의 화학이 인류를 멸하는데, 그 인류를 멸하는 화학사회에서 사람을 구할 수 있는 법을 알면 건 의학박사라.

척추에 氣壓 넣어 壽骨·命骨 바르게 해야

그런데 나는 국민학교 졸업이 뭐인지도 몰라도 어려서 태평양 물이 있기 때문에 지구상의 인류는 영원할 수 있다고 자신하는데, 그래 거 의학박사들 말 들어보면 그건 참 사람을 웃기는 덴 귀신 같은 재주라. 내가 그런 소릴 하면 내게 잘 오질 않아요. 싫어하는 건 정한 이치지, 이런데.

그러면 단전호흡을 쓴 책이 있어요. 다 여러분도 눈이 있어 보는 거지. 거기에 단전호흡의 비밀을 제대로 설(說)해놓은 책은 없어요. 그리고 단전호흡이라고 아는 사람이 없어요. 배 밖에 나와선 단전호흡이요, 배 속에선 조식법인데.

그러면 무얼 어떻게 해야 되느냐? 갈비라는 게 사람 몸에 있어요. 그전에 내가 말한, 수골(壽骨), 명골(命骨)이라고 했는데, 그게 수골, 명골이오. 목숨 '수'(壽)자하고 목숨 '명'(命)자하고 수골, 명골인데. 수골, 명골은 음식물에 대한 모든 영양을 모아다간 등심으로 해서 척추니깐, 등심으로 해서 뇌에 전할 건 뇌에 전하고 뼛속으로 전할 건 뼛속으로 전하는 거이 갈비인데. 그러면 그거 척추에 붙어 있는데. 척추에 기압(氣壓)을 넣고 가슴과 어깨에 힘을 주어 가지고 척추에 기압을 넣고 자세를 반듯이 하고 있으면 자연히 갈비뼈가 척추에 붙은 자리가 틀림없이 어머니 배 속에서 생기던 고대로 제자리에 가서 자리 잡게 돼 있어요.

거 완전무결하게 제자리에 자리 잡으면, 그때에 단전호흡은 제대로 안 되나 그게 원리라. 그런 기압(氣壓)을 맨날 1초도 게으르지 않고 평생을 기압을 주고 있으면 늙어서 한 백 살 사는 동안에 중풍(中風) 걸리거나 뭐 위장병, 폐병 이런 짓은 안 할 거요.

그러면 그렇게 하면서 상반신이 허(虛)하면 중완(中脘)에 뜸을 뜨면서 원기회복시켜야 되고, 또 전신이 허하면 관원(關元)에다가 단전에 뜸을 떠 가지고 전신회복을 시키는데. 그러면 양기(陽氣)가 좋아지는 것도 사실이겠지만 늙지 않는 거, 병들지 않는 거, 확실히 좋은데, 내가 그런 데 경험이 전혀 없는 자이라면 참, 신(神)이 노할 말 할 리가 없어요.

나는 왜놈의 손에서 뼈가 가루 되다시피 된 사람인데 그 당시에 송장 이래도 광복되면서 바로 나와서 아는 친구 집에 가서 신세지면서 단전에다가 5분짜리서 15분짜리까지 뜨는 걸 1년에 5,000장씩 뜨니까 전신이 얼어 가지고 음식을 먹으면 생쌀이 소화되지 않고 설사만 하던 사람이 5,000장을 뜨니까 다소 소화가 되고 밥맛이 돌아와요.

그다음에 1만 장을 뜨니까 완전히 수족이 더워져요. 1만 5,000장을 뜨니까. 성한 사람이 돼요. 그래서 만주에서 발이 다 얼어 없어지고 발가락이 없어진 사람이 지금은 발가락이 제대로 나와 있어요. 발톱은 아직도 제대로 나온 거 없지만 발가락은 제대로 돼 있어요.

그러면 뜸이 좋다는 사실을, 그래서 앉은뱅이나 꼽추나 이런 사람들이 한 30년 전에 내 말을 듣고 따른 사람은 병신이 된 사람이 오늘까지 하나 없어요. 그런데 뜸이 얼마나 힘드냐? 화장(火葬)하는 거하고 비해서 조금 못할 겁니다. 그러니 누가 그걸 할라고 하느냐? 건 모의화장이요, 죽어서 화장하는 게 얼마나 힘드냐 하는 걸 연습하는 정도라.

내가 단전에 창자가 익어서 끊어지느냐? 그러지 않으면 배 속의 모든 창자에서 증기가 생겨 가지고 창자가 터지느냐? 그걸 경험하기 위해서 30

분 이상짜리를 단전에 떠본 일이 있는데 그것도 5장. 그게 모의화장치곤 너무 심해. 목숨이 죽었는지 살았는지 모를 정도라.

모든 骨髓가 정상이면 병 없어

그 정도의 뜨거운 걸 내가 참아보면서 누구도 5분짜리를 떠 가지곤 끄떡없겠구나 하는 걸 알아요. 나는 30분짜리를 떴어도 거 아무나 그렇게 뜰 순 없고 죽을 수 있을 겝니다. 그런데 O형은 더욱 안 되고, 건 조금 뜨는 건 돼도 다른 사람처럼 떠선 안 돼요.

그래서 이 단전호흡이라는 걸 척추에다가, 척추를 아주 곧게 반듯이 하고 기압을 넣고 있으면 단전호흡이라는 건 하지 않아도 절로 돼요. 그래 가지고 그 모든 기운이 색소(色素) 중에 있는 자기 체질에 맞는 색소를 흡수해요. 그래서 자기 체질에 맞는 색소 흡수하는 법은, 기압을 넣어야 됩니다.

내가 여러 사람을 시키는데. 갈비가 붙은 척추가 곧아야 한다. 절대 척추를 곧게 하고 가슴과 어깨에 힘을 주고 1초도 정신이 해이(解弛)하면 안 되니 온몸의 기운을 척추에다 보내라. 그래 척추에 기압을 넣게 되면 모든 골수(骨髓)가 정상으로 돌아가니 완전무결하다. 죽을 때까지 중풍 걸리고 뭐 몹쓸 병 앓고 그건 없을 게다.

이 공해가 인류를 멸하는 시기가 왔는데, 여기에 더욱 단전법이 유리해요. 건 척추를 곧게 하고 척추에 기압을 넣는 걸 말하는 거다. 그렇게 하게 되면 단전에다 뭐 숨을 들이쉬고 오래 돌리고 어쩌고 해서 부패물이 점점 누적해서 죽는 것보단 나아요.

그래 내가 평생을 경험한 걸 토대로 해서 그대로 세상에 필요하다고 하는 거이 내가 하는 말이지. 나는 아는 것만 가지고 안다고 말하는 건, 거혹 미숙점도 있고 하자도 있게 매련인데. 그래서 나는 일생의 경험을 가지고 경험을 토대로 말하지, 나는 아는 것만 가지고 따지질 않아요. 아는 건, 전생에 알고 온 건 금생의 내가 혜(慧)가 밝아 가지고 혜명(慧明)하다고 그러지.

계룡산 연천봉 석벽 石文의 비밀

그런데 지금 단전호흡에 대한 이야길 하다가 얼빠진 소릴 또 하나 하는데. 명년[1990년] 5월이 지나면 좀 복잡해요. 금년[1989년] 뭐 복잡한 거, 이걸 가지고 복잡하다고 할 순 없을 게요. 건 뭐이냐? 이 계룡산 연천사 뒤 연천봉에, 석벽에다가 모 '방'(方)자, 흰 '백'(白)자, 말 '마'(馬)자, 뿔 '각'(角)자, 방백마각(方白馬角)이오. 또 입 '구'(口)자, 혹 '혹'(或)자, 벼 '화'(禾)자, 날 '생'(生)자, 구혹화생(口或禾生)인데. 그건 예로부터 이견이 분분해 오는 겁니다.

그러나 아는 사람들은 경오년(庚午年) 5월부터 참으로 힘들구나 하는 건 알아요. 그게 예로부터 오늘까지 내려오는 소리인데. 명년 5월이라. 명년 5월에 가서는 복잡한 걸 눈으로 보게 되니 거기에 대한 대책이 뭐 있어야 할 거 아니오? 날 중심한 회원[건강문제연구시민모임 회원]이라는데, 그런데 대책도 없고 그 무슨 '회'(會)일까? 회라는 거이 회비나 거둬 먹는 회가 돼서야 되겠어요? 회비나 거둬 먹는 회는 그저 사기단체라. 그런 건 피해야지, 피하고.

앞으로 《신약본초》에 대해서는 없어선 안 되는 글이라. 이 어려운 세상을 살아나가는 덴 가족만 사는 게 아니라 이웃도 살아야 하니까. 지구촌을 위해서는 태평양 물이 있는 한 그 본초를 보면 세밀한 설명을 다 해요. 태평양 물엔 지구에 있는 이 모든 식물 속에 있는 열매가 태평양 물속에서 나와요. 그게 색소라.

태평양 물속에서 색소가 수증기가 태평양에서 증발돼 올라오고 땅속에 있는 화구(火球)에서 고열이 증발돼 나오면 그 바다에 있는 색소가 공간에 나와서 뭐이 되느냐? 모든 초목의 알갱이 돼요. 그거 말하게 되면 전분이라는 거지. 색소 속에 있는 전분이 모든 생물의 양식이라.

그래서 앞으로 《신약본초》는 거기에 하괴(河魁)·천강(天罡)에서 들어온 독성이 얼마인데 모든 길성(吉星)에서 들어오는 전분에 들어가 가지고 그 융화되는 법이 있어요. 아무리 독한 놈도 생강에다 묻어 오래 두게 되면 독이 없어져요. 그거와 마찬가지로 그런 신비가 이 모든 생물 속엔 서로 도와주고 있어요.

앞으로 어려운 시기엔 어떻게 해야 하나

그래서 앞으로 어려운 시기에 필요한 것이 모임이라면 좋으나 어려운 시기에 가족도 못 구하고 자기도 못 구하고 쓸데없는 짓 하는 걸 가지고 단체라. 그 민정당처럼 저희만 해먹겠다고 애쓰면 되겠지. 그런 걸 가지고 단체라고 하는 건 내게 있을 수 없어.

그리고 문선명(文鮮明)이처럼 돈 많이 벌면 세계에서 위대한 인물이 되는데, 난 배고프게 살아도 그런 인물은 안 돼. 내가 볼 때 거 아무것도 모르는 철부지가 되는 거이 내가 원치 않는 일이라. 그전에 나 장로하고 박 장로가 한창때에 내가 웃으면 날 보고 마귀새끼라고 욕합디다. 거, 어느 날 꺼꾸러질 걸 아는 데도 날 보고 마귀새끼래. 그게 현실이야. 현실은 다 그런 건데.

그래 지금 미국의 부시 같은 사람이 자기는 원자탄이 있으니 세계가 두렵지 않지. 그리고 소련의 인간도 저 조직이 강하니까 세계가 부럽지 않지, 무서운 것도 없고. 그렇지만 우리는 약자라. 약자는 위험해. 옛날에 등문공(滕文公)이 맹자님 보고 "등(滕)나라가 너무 작으니 제(齊)나라를 사귀어야 됩니까, 초(楚)나라를 사귀어야 됩니까?" 그건 당연한 얘기요.

우리나라가 지금 그거야. 미국에 꼭 붙어야 되느냐, 소련에 다시 가서 또 붙어야 되느냐? 이건 언제고 붙어야 산다는 생각만 가지고 있는 정신. 이거이 결국에 당나라 땐 딸을 뺏겨도 울기만 하지 꼼짝이나 했어요? 내내 그리고. 일본 때 일본 사람한테 처녀공출 당해도 울기만 했지, 내가 볼 적에 아무 방법이 없어.

오늘도 마찬가지야. 지금 미국놈이 내리누르면 무서워 벌벌 떨지, 방법이 어디 있어? 장관은 그런 데 나가서 세계를 쥐고 흔들 만한 장관이 없어요. 이전에 스탈린 같은 자는 별것도 아닌데 그 무서운 로서아[러시아]를 뒤집어놓고 세계를 호령하는 그런 미친 사람도 있는데. 우리나라엔 미친 사람도 그렇게 미친 사람 하나도 없어. 이건 모두 땡땡이라. 권력이 있다고 큰소리할 정도지, 세계에 나가서는 조병옥(趙炳玉)이처럼 비신스키[당시 소련 외무장관] 욕할 만한 위인도 없어. 그래 가지고야 일이 되느냔 말이야.

그러니 단전호흡도 명심해야겠지만 가족을 구하는 일도 명심해요. 명심하지 않으면 당하는 날은 도리 없어. 미리미리 서로 의견을 교환해 가지고, 의견을 교환할 때 무엔가 방법도 나올 거요. 서로 비밀에 부치고 서로 모르고 살면 방법이 안 나와요. 그러니까 내가 욕먹을 소리도 많이 했어요. 이젠 오늘 아침에 올라와 가지고 피로해서 그저 약간 이걸로 끊고 앞으로 이 단전호흡에 대해서 빠진 덴 책으로 나올 때, 거 잡지[월간 《民醫藥》·現 《인산의학》]가, 회보가, 나와도 세밀히 나올 거요. 그럼 난 이만 실례하겠어요.

〈제9회 강연회 녹음 全文 : 1989. 4. 29〉

/제10장/
花郎정신 가져야 나라 富强

만물에 性 부여하는 토성분자의 妙

 이 자리에 오신 여러분은 바쁜 일도 불구하고 이렇게 오셨으니, 이 오신 성의는 참 감사하다고 말하기 너무 힘들 정도라고 생각합니다. 그리고 온 가족이 다 편한 거와 같이 또 행복하기도 해야 할 걸로 생각합니다.
 내가 지금 이야기할 것은 인간이 이번 역사(歷史)가 생긴 지 만년(萬年)이 되는 오늘까지, 이번 역사의 유구한 세월을 두고 모든 양반이 여러분을 위해서 다 아시는 바를 전하고 가시는데, 아직도 내가 와보니 너무도 미흡해.
 그러면 만고(萬古)의 유명한 성자(聖者)들이 오셔서 그 시기에는 모든 과학의 힘이 오늘과 같지 못하기 때문에 그 과학의 능력이 오늘은 완전히 극(極)에 달하진 못하더래두 극을 달리구 있어요. 그래서 나는 이때에 났기 때문에 여러분하구 접촉하는 것도, 또 여러분 앞에 알게 하는 것도, 지구에 사는 가족의 모든 편리를 도모하는 것도 할 수 있다고 생각해요.

그러나 젊어서는 왜, 더 좋은 세월에 못 했느냐? 그건 운명에 관계돼. 왜정 시기, 또 왜정 시기가 지나가면서 모든 정국(政局)은 파란으로 좌우가 갈라져 가지고 복잡했고 또 동란도 있고. 그래서 나는 어디 가 혼자 조용히 있을 수밖엔 없었던 거요.

그래 밤낮으로 농사짓고 일을 하고 살다가 지금은 농사도 못 하고 일도 제대로 못 하는 나이라, 할 수 없이 지금은 여러분을 위해서 다 잊어버리고 모르는 말이래두 우주의 비밀은 누구보다도 잘 알고 살다 가는 사람이기에, 아직도 이야기 재료는 무궁무진할 거요.

전번에 이야기할라고 한 제목에, 그 모든 생물세계(生物世界)가 화(化)할 적에 그 원리의 설명을 잊어버린 것도 있고 해서 또다시 여러분하고 만나게 된 거고. 또 앞으로도 몇 달 후에 만나면 또 할 얘기 무궁할 거요.

그래 이번의 이야기는 이 지구는 흙인데 돌이라고 해서 흙이 아닐 수 없고 물이라고 해서 흙하고 거리가 있을 수 없는 거. 지구는 흙이 주장이라, 흙 속엔 불도 있겠지만. 그래서 흙을 토성(土性)으로 이름을 붙이는 이유는, 모든 지구의 생물세계를 이루는 데 흙에서 토기(土氣)가 모든 만물의 성을 부여하는 묘(妙)가 있어요. 그래서 생물은 분자(分子)하고 세균(細菌)하고 전분(澱粉)하고 생물이 생기는 거지마는, 거기에 성(性 : 性靈精氣神의 性)을 부여하는 건 흙에서 된 거라.

金臟腑인 폐는 서방 白氣로 합성

그러면 모든 토성분자 학설을 처음으로 지구에서 창조하는 인간이 나니까, 그걸 세밀한 설명을 안 하면 안 될 거요. 그건 뭐이냐? 이 토(土)라는 건 중앙(中央)으로 말하면 우주에 지구가 중심하고 지구를 중심하고 들어오는 모든 기운이 있는데, 토기를 따라오는데….

첫째, 서방(西方)에서 백기(白氣)가 들어오는데 그거 흰 기운이라. 흰 기운이 들어와서 중앙 황기(黃氣)하고 합할 때 거기서 생기는 게 뭐이냐? 금(金)은 금성(金性)을 말하는 거겠지만, 금기(金氣)에서 백은 백색소(白色素)가 생기는데, 그 백색소의 원리를 따라 가지고 모든 생물이 이뤄지는데, 사람 앞에는 피가 있는데, 폐(肺)는 백색장부라 금장부(金臟腑)기 때문에, 폐가 이뤄지는데, 폐에서 내가 전번에 비선(脾腺) 이야길 했지만, 백혈을 조성하는 비선이 36인데, 그 원선(元腺)이라.

한 선의 자축인묘(子·丑寅卯)를 따라서 12선이 또 따르게 돼 있고 합성하기로 돼 있어요. 그래서 폐에서 36선이 췌장(膵臟)으로 가 가지고 그 색소 염색공장을 한다고 내가 말한 건데.

그건 왜 백혈을 조성하는 폐에서 비선이, 백색 비선이 36선이 있었더냐? 피라는 건 심장에서 내려간 비선이 64기 때문에, 그것도 원선이고 64기 때문에 64원선 속에서는 각 한 선에 열둘, 12선이 합성된 건데. 그 비선에 들어가서 염색하는 건 적색이고 적혈(赤血)을 조성하는데 힘을 가지고 있는 거고.

백색을, 백혈(白血)을 조성하는 백색에 따르는 비선은 36인데, 폐에서 내려가는 비선에서는 폐의 기운이 따라가기 때문에 피라는 건 더워서는, 화기(火氣)기 때문에 더워서는 비리지 않으나 피는 식히게 되면 완전히 비립니다. 비린내 나요.

그건 폐장은 금장부라. 금(金)은 냄새가 비리고, 그래서 백색을 부여시킬 때 백혈이 조성할 적에 피는 식기만 하게 되면 비리다. 그건 금장부에서 내려간 비선 때문에 그리 되는 거. 금기를 따라서 이뤄지는 거요. 그러면 백색이 들어오면 폐에서 인간은, 동물은 전부 폐가 생기는데 폐에서 백혈을 조성하는 원리는, 백색소(白色素)는 뭐이냐? 비선이다 이거라. 폐에서 내려가는 36선인데.

그러면 거게 뭐이 있느냐? 백색에서 이뤄지는 전분(澱粉)은 흰 가루인데 그 전분은 금기가 많기 때문에 차집니다. 그래서 찹쌀이라는 자체가 그걸 말하는 건데. 그래 백색소에서 조성되는 물체는 일체 차진데. 그래서 계란 속에도 흰자위는 무척 차집니다. 무얼 붙이면 잘 붙어요. 그건 모두 보면 아는 일이고. 그리고 상당히 거게 금기(金氣)가 많아요. 그런 철분이 많고 석회질이 많기 때문에 흰자위의 신비를 이용하면 상당히 가치가 있어요.

그러믄 서방에서 들어오는 백기(白氣), 이 중앙 황기(黃氣)에 와서 합할 때 이뤄지는 그 색소는 백색소(白色素)로 이뤄지는데 전분으론 하얀 가루라. 그래 모든 지구 생물에 하얀 가루가 서방에서 오는데 그건 금성 기운(金性氣運)이라. 금성 기운이지만 흰 가루 전분은 지구에서 황색 속에서 백색을 만나 가지고 백기(白氣)를 따라서 화(化)하는 걸 말하는 거라.

또 그다음에는 금생수(金生水)의 원리로 북방(北方)의 흑색(黑色)이 들어오는데, 그 북방의 흑색은 흑기(黑氣), 흑기가 들어오는데 흑기가 황기(黃氣)를 만날 때 뭐이 되느냐? 흑색소(黑色素)로 화하는데 그 흑색소는 인간의 장부(臟腑)나 동물의 장부에는 콩팥인데, 그 수가 동물세계에서는 단 콩팥 하나인데 북방에서 들어올 때에 물 '수'자 수성(水性)에서 들어오는데. 그 수성 기운(水性氣運)이 들어와 가지고 콩팥 하나를 이루면서 그 속에서 따라서 부수되는 조직물이 상당히 많은데, 뼈도 거게서 시작하는 거고. 모든 염분(鹽分)이 소금이 거게서 시작하는데.

그러면 북방수성(北方水性)에서 염분이 시작할 적에 금성(金性)에서 들어오는 백금 기운(白金氣運)이 흑기(黑氣)를 따르면 염분으로 변하는데, 그 색소가 흑색이 염분으로 변하면 그건 짜게 돼 있는데. 그래 염분은 짜다고 보나 그 빛은 결과에 백색이 주장을 하기 때문에 희지만 그 기운은 흑색을 따르지 않을 수 없고 흑기에 벗어날 수 없어서, 그래서 북방흑기의 힘을 모아 가지고 이뤄진 것이 소금인데.

그러면 그 소금이 우주에는 태백성(太白星)의 백금 기운을 위주해 가지고 수성 기운으로 화(化)할 때에 거게 제일 중요한 역할은 어디서 하느냐? 남방적색(南方赤色)하고 동방청색(東方靑色)인데, 이거이 들어와 가지고 화할 적에 소금이란 자체가 우주에 있는 모든 별세계에서 오는 기운을 종합해 가지고 이뤄지는데 이 속엔 사람으로서는 얘기할 수 없이 어려운 묘(妙)한 물체가 많이 들어와 있어요 소금 속엔. 그래서 짠맛을 완전제거하면 거게 별한 기운이 남아 있어요. 그건 상당히 신비의 약이라.

모든 생명은 五氣를 따르기 마련

그래서 북방흑기(北方黑氣)가 들어와 가지고 황기(黃氣)하고 화(化)할 적에 생기는 흑색소(黑色素), 또 수생목(水生木)의 원리로 동방목기(東方木氣)가 들어오는데 그건 청기(靑氣)인데. 동방청기(東方靑氣)가 황기(黃氣)에 들어와서 화(化)하는 덴 녹색소(綠色素), 그건 맛은 시다고 하는 녹색인데. 그래서 녹색소라는 전분은 항시 신맛이 있는데. 그놈이 황색을 따르고 백색을 따르면 신맛이 물러가요.

이 과일 같은 거 사과도 처음에 맺힐 때에 뜯어먹으면 몹시 시겠지마는 그건 녹색이 위주돼 그렇지만 그놈이 완전히 익어 가지고 겉층은 태양에서 적색 기운이 많이 모아들고 속으론 백색하고 황색 기운이 많아 가지고, 황색 기운은 많으면 많을수록 달아요.

황색은 토색이기 때문에 토미왈(土味曰) 감미(甘味)라는 사실대로, 이 모든 지구의 생물은 틀림없이 오기(五氣)를 따르게 매련이라. 오행을 따르는 걸 말하는데. 그래서 그 백색의 힘이 황색을 떠날 수 없고 토생금의 원리로. 그래 가지고 황색에서 들어오는 맛은 달기만 하다고 봐야 되는데.

그래서 다섯 가지 맛 속에 하나가 독점하게 되면 맛있는 물체는 없어요. 그건 왜 그러냐? 흑색소(黑色素)가 위주하게 되면 그건 짜서 먹을 수 없고, 백색소(白色素)가 위주하면 그건 비린내 너무 심하고, 녹색소(綠色素)가 위주하게 되면 시어서 얼씬 못 하고, 적색소(赤色素)가 위주하면 쓰다 못해 필경엔 넘어가지 않도록 돼 있어요. 그래서 중앙황색소(中央黃色素)가 거게 모든 가미(加味)를 해주지 않으면 절대 안 되기로 돼 있어요.

그래서 내가 하는 이야기는 지구 생물이 화(化)할 적에 그 원료가 조성되는 얘긴데. 그러면 지금 녹색이 된 후에는 녹색소가 된 후에는 목생화(木生火)의 원리로 적색소(赤色素)가 들어오는데 적기가 들어와 가지고 황기를 만나서 화(化)할 적에 적색소가 이뤄져요. 그러면 적색소가 이뤄지게 되면 색소 중에서는 분자세계가 생기게 돼 있고 전분이니까. 또 분자세계는 세균이 아닌 분자는 없어요. 분자라는 건 하나하나 그 핵이 분류되어 나가는데 거게서는 보이지 않는 세균세계가 이루어지기로 돼 있어.

그래서 전분색소가 이뤄진 후에는 그 속에서 뷴류해서 분자세계가 이뤄지고 분자세계에서 분류해 가지고 세균세계가 이뤄지고 세균세계란 다 이뤄지는 걸 말하는데. 그래서 세균에 대해서는 보이지 않는 세균이 전부인데 아무리 만 배 이상 확대경을 가지고도 못 보는 세균이 있는데 그래도 그건 사람한테 병은 줄 힘이 있어요.

그게 뭐이냐? 나병균(癩病菌) 속엔 그런 균이 있어요. 그 진물이 흐르는 나병엔 그 세균이라도 보이는 세균인데, 진물이 흐르지 않고 뼈가 삭아 들어가는 나병은, 뼈가 삭아 다 물러가는 나병은 보이지 않는 세균이라. 균은 균인데 우리 힘으로 발견하지 못한다는 것뿐이지. 그렇지만 성자(聖者)의 힘으론 발견하더라 이거요.

그래서 적기(赤氣)가 들어와서 적색소가 이뤄질 적에 그 전분은 붉은데, 백색소에서 이뤄지는 전분이 가장 차지고 그다음에 이뤄지는 전분들은 차진 기운을 따라 가지고 합성하는데, 그것이 성(性)을 부여하는 덴 토성(土性), 황색소인 흙에서 토성을 부여받아요.

모든 지구의 물체가 토성을 떠나고 성(性)은 생기질 않는데, 거게 적기가 들어와 가지고 토성을 받아 가지고 물체가 이뤄질 적엔 적은 형혹(螢惑)이야. 하괴(河魁) 천강성(天罡星) 기운이 모두 합하는 형혹성(螢惑星)

이기 때문에 그건 아주 무서운 독기가 있어요.

그래서 짐승 중에도 그 독한 놈, 버력지 중에도 독사, 지네 같은 거이 모두 독기가 있는데 그건 형혹성의 독인데. 그래서 적색소에서는 이뤄질 적에 독(毒)이 많이 함유돼요. 그러면 그거 성까지 다 부여돼 가지고 개체로 끝나면 모든 균이 세균으로 끝나고 모든 물체는 개체로 끝나는데, 끝나게 되면 개체의 그 비밀이라는 건 세균이 합성된 물체이기 때문에 상당히 어려운 거라고 봐야겠지요. 그래서 그것을 토성분자(土性分子)라 하는 거.

老子가 說한 토성분자 합성론

그 모든 이 지구상의 개체는 토성(土性)을 떠난 적이 없어. 떠날 수도 없고. 그렇지만 그 분자세계에서는 모든 분자가 세균으로 화(化)해서 끝나갈 때까지 그 시간은 얼마나 걸렸더냐? 상당 시간이 걸려서 이뤄졌을 겁니다. 그 다 몇 억이라. 이 먼지가 하나 이뤄지는 시간까지도 몇 억이라. 흙이 생기기 전에 먼지가 나올 수가 없고 우주진(宇宙塵)이 먼지가 없는 데 와서 합성할 수가 없어.

그러기 때문에 흙이 생기는 건 초목(草木)이 나서 썩어 가지고 이뤄지는 거고, 또 불이 붙어서 재가 돼 이뤄지는 거고. 이런 세계라는 건 상당한 시일이 걸립니다. 그런데 이번에 상당한 역사를 가진 건 아니나 만년(萬年)이라는 시일을 두고 역사(歷史)를 가진 역사 속에 그 왜 토성분자 합성론(合成論)에 들어가서 세밀한 설명이 없었더냐?

그건 그 시기에 세밀한 말씀을 할 수 없어 못 했겠지요. 몰라서 그런 건 아닐 겝니다. 부처님도 모르면 자연에 대해서 설명이 있을 리 없고 노자님도 자연에 대해서 설명이 있을 리가 없는데. 노자(老子)의 말씀이 현지우현(玄之又玄)은 중묘지문(衆妙之門)이라 했는데, 그걸 나는 정밀히 해석할 때 인제 말하는 토성분자 합성 설명이 거게 해석인데.

현이라는 건 둘이요. 임(壬)도 색에 들어가면 검고 임계(壬癸)의 계(癸)도 검어요. 해자(亥子)의 해(亥)도 검고 자(子)도 검듯이. 그래서 현이 하나가 아니고 현이 둘이래야 완전히 현을 이루게 돼 있어. 그래서 노자님은 현의 현이 이 모든 우주생물의 근원이라 하는 말씀이 중묘지문이라. 중묘에 무리 '중'자, 묘할 '묘'자 중묘의 문이니라 하셨지. 이건 토성분자 합성에 대한 원리를 한마디로 함축한 거라.

그러면 《도덕경(道德經)》을 주(註) 낸 양반들 말씀한 걸 보면 그렇게 우주가 전체 한마디로 함축될 적에 거게 대한 비밀을 요약해 말씀하는 해석이 별로 없어요. 그래서 노자의 말씀은 앞으로 인류가 발달이 되면 발달이 되느니 만큼 연구가 깊을 거요.

인류세계가 발달이 모자랄 때에는 노자의 학설을 반대할 거고. 부처님이나 노자의 학설은 앞으로 인류가 발달이 되면 점점 연구가 깊어 가지고 그 심오한 데 들어가서 해석할 수 있는데, 그것이 토성분자 합성 얘기를 하는 것이 그건데.

3대 인연설과 生氣·肅氣의 비밀

그러면 토성분자에 대한 설명 하나 가지고 내가 오늘은 이야기할라고 한 거고, 그게 너무 좀 오랩디다. 자연히 그 설명 가지고 시간이 안 갈 수 없는데. 그런데 지금 토성분자라고 했지만 그놈이 3대 인연(因緣)을 말할 적에도 토성분자, 또 삼대성을 삼대성은 마음하고 같이 붙어가는데 그것도 토성분자 결론을 떠날 수 없어요.

그래서 3대 인연은 전번에 이야기한 것처럼 전생연(前生緣)이 있고 금생연(今生緣)이 있는데 그 인연이 전생연은 두 가지라. 대궐 터에서 생겨난 사람은 왕자(王子), 왕손(王孫), 절에서 생긴 사람 보고 불자(佛子)라고 그런다. 승자(僧子)란 말은 없어요. 불자, 부처님의 인연으로 태어났다.
　그리고 속가(俗家)의 명당소(明堂所)는 금생(今生)의 인연이라. 그러면 속가의 명당소는 지연(地緣)이라고 그 명당 기운으로 생겼으니 따 '지'(地) 자 지연. 전생의 인연은 하늘 '천'(天)자 천연(天緣)이라고 해도 되고 전생연(前生緣)도 되는데. 그럼 금생연은 금생에 만나서 서로 돕고 하는 거. 식물세계에서 모든 산소가 동물을 돕듯이 동물세계에서 모든 질소가 식물을 돕는 거, 이런 건 금생의 인연이라. 거 직접 모르고도 서로 도와서 살게 돼 있으니 그걸 인연이라고 해요. 저도 모르는 속에 도와주는 거 도움을 받고.
　내가 지금 한 번 생각한 걸 잊어버리지 않는 정신을 못 가졌기 때문에 너무도 잊어버려서 지금 인연설(因緣說)도 죄다 설명할라면, 전번에 한 거지만, 이번에 이 토성분자에 들어가서도 꼭 할 소린 못 하는 이유는 뭐이냐? 그 영역의 관계를 알고도 말 못 하는 점이 많은데, 거게 들어가서 지금 한 가지는 뭐이냐? 다 알고 있는 얘기래도 구분하지 않으면 모르듯이 바람은 다 바람인데 왜 봄바람은 생기(生氣)가 있고, 가을바람은 숙기(肅氣)가 있느냐?
　그렇지만 아시아 지역에는 숙살(肅殺) 죽일 '살'(殺)자 들어가요. 그리고 저 적도선에 가게 되면 숙기야. 물체가 풀 같은 거, 과일 같은 거 다 크게 되면 그놈이 익어버려. 익는 걸 숙기라고 하는 거. 또 이 아시아에서는 서리가 오고 눈이 와서 싹 죽어버려. 그래서 여긴 숙기 다음에 살기까지 겸해서 숙살. 그러나 생기(生氣)는 마찬가지라, 아무리 더운 열대지방에서도 더운 기운은 생기라.
　그런데 이 같은 기운에 봄날은 바람 속에 생기, 그 비가 바람 속에서 얻은 생기를 따라 가지고 모든 초목이 생(生)하면서 꽃이 피고 열매 여는데, 가을에 가게 되면 과일이 익어서 떨어져 버리게 돼 있어. 그건 숙살 기운이라.

그러면 그 바람 속에 있는 변화가 왜 다르냐? 봄날의 생기라는 건 동방 목기(東方木氣)에서부터 동방기운(東方氣運)을 가지고 말하는 거. 가을에 가서는 숙기라는 건 서방기운(西方氣運)을 가지고 말하는 거. 여름에는 성장하는 데 열(熱)이 생기면 더운 기운이고. 거기엔 적색이 앞서고 또 적도(赤道)의 힘이 왕래하기 때문에 그리되는데. 또 북방기운(北方氣運)이 왕래하면 눈이 오고 얼어버리는데.

그러면 비가 땅속에서 올라가는 수분이 증발돼 올라가는데, 왜 봄날엔 꽃 피고 열매 열고 그 비가 가을에 가선 열매가 떨어지느냐? 잎사귀가 다 말라 떨어지느냐? 그거는 서방기운을 받을 때 일이고, 동방기운을 받을 때 일이고. 눈이 와 가지고 모든 얼음이 어는 건 북방기운을 가지고 얘길 하는데.

冷極發熱 세계와 胞胎의 원리

내가 여기서 한 가지 사실이면서도 의심나는 얘기를 하는데 그게 뭐이냐? 물속에서 불이 나오는 얘기는 누구도 들으면 의심해요. 그러나 그건 사실이라. 불은 물속에서 나온 거라. 불. 애초에 나온 곳은 물속이라. 그래서 불의 시조(始祖)는 물이라.

그건 왜 그러냐? 그걸 내가 한 이십 시절에 최고로 고생을 할 때에 소백산이라고 백두산 앞에 나와 있는데, 그 갑산·풍산·장진 그 짬[사이]에 소백산이 있는데, 소백산에 부전고원이라고 있는데, 저수지가 있어요. 그 저수지의 물이 깊은데, 상당히 수백 척이 되는 물이 거기에 있는데….

그 물이 아주 추운 해가 있어요. 대소한(大小寒)에 어는데 그 얼음을 밤에는 나가 볼 수 없어요. 너무도 추운 곳이라. 그래서 해가 뜬 연후에 나가 보게 되면 얼음이 바닥까지 다 얼어붙었는데, 그 깊은 물이. 그 복판에 구멍이 뚫어져 있어요. 그건 뭐이냐? 불기둥이 올라왔기 때문에 얼음이 전부 가루가 돼서 그 밖에 모두 나와서 얼음가루가 상당히 많은 양이 쌓여져 있어요. 그리고 복판은 구멍이 뚫어지고. 그럼 그게 뭐이냐?

옛날 양반의 은하계(銀河系)에서 빙세계(氷世界)가 얼음 속에서 불[火]이 나오더라는 사실을 나는 믿는데 그건 냉극발열(冷極發熱)이다. 찬 기운이 극(極)에 가게 되면 불로 변해. 불기운이 나와. 그래서 그게 몇 도에 그렇게 되느냐? 100℃까진 물론 안 갈 거고. 40~50℃ 넘어서 60~70℃에 가서 된 거냐? 나도 그건 밤에 나가서 도수를, 한란계[온도계]를 놓아 보지 않아서 모르는데. 거 상당한 도수가 있었기에 얼음이 잿가루로 변해서 얼음은 흰 가룬데, 그 얼음이 회색 가루로 변해요. 회색 가루로 변하는 건 불기운이 올라오면서 얼음이 가루가 됐다는 증거인데.

그 가루가 나와서 상당량이 쌓여져 있는 걸 내가 보고 다른 사람들 보고 나가 좀 보는 게 어떠냐 하면, 넌 미쳤으니 그러지만 우린 나가면 얼어 죽는다 하고 나간 일이 없는 걸 내가 직접 본 일이 있어요.

그리고 사람이 생겨날 적에 그 모든 정자(精子)나 정충(精蟲)의 이야긴데 그것은 항시 있는 거지, 사람의 정수(精水) 속에 정자는 없다고 할 수 없고, 어떤 시기에 생(生)한다고 할 수도 없고. 그런데 그것이 왜 포태(胞胎)가 안 되느냐? 포태라는 건 사람의 몸에 간(肝)이 있는데 간 셋째 잎이란 뭐이냐? 그게 생기(生氣)라. 거게서 생기가 왕(旺)하면 아들 딸을 두게 돼 있고, 생기가 왕하지 않으면 둘 수 없는데.

정신통일하면 神이 돕는다

그래서 이 모든 토성세계에서도 그 생기를 위주하는 거. 그러면 이 분자에 들어가서 생기가 위주되기 때문에 물체를 화(化)하는데 생기가 쇠(衰)해 없어지면 물체는 또 없어지게 매련이라. 병들고 없어지고 하는데. 그래서 나는 그 세계에 대해서 지금 간단한 이야기를 했고.

우리가 앞으로 적은 힘도 모아야 된다. 그게 뭐이냐? 중국 같은 덴 12억에 달하는 인구니까 그 힘이 세상에 무서울 거 없겠지? 남은 무서울 거 없는 힘을 지니고 우리는 무서울 수밖에 없는, 힘이 없고.

약한 사람들이기 때문에 강한 사람의 앞에 가서 굽신거리고 노예가 되지 않고는 안 된다고만 생각하는 건데, 그런 세계는 우리 앞에 내내 연속돼서는 안 될 거요. 그건 뭐이냐?

우리 옛적 할아버지들 때에 삼국 시절에 화랑도(花郎道)라고 있는데, 화랑정신(花郎精神)인데. 화랑도의 화랑정신인데, 그 화랑정신 속에는 삼국을 통일하고 중국도 다 통일할 수 있는데, 그 화랑정신에도 하늘을, 천운(天運)을 꺾을 수 없다고 사람의 힘이기 때문에 말씀한 것이 신(神)의 계시(啓示)라.

그래서 흥무왕(興武王) 김유신 장군은 석굴에 들어가서 생명을 버리고 삼국통일을 원해서 기도를 드릴 적에 그가 기도드리는 걸 나는 그가 참선했다고 해도 되겠지? 그가 정신을 모아 가지고 정신을 통일하는 때에 그 신의 계시인데 그 삼대 정신통일이 있어야 한다. 그러면 삼국통일은 무난하니라. 그게 무슨 소리냐?

삼대정신(三大精神)은 나라를 위해서 충성심으로 이뤄지는 정신, 또 부모를 위해서 효심으로 이뤄지는 정신, 또 어른을 공경하는 마음으로 이뤄지는 정신, 이 삼대 정신통일로 이뤄지니라 했어.

김유신 장군은 그때 나와서 화랑도라고 이름을 붙인 거 있어요. 그래서 훈련을 시키는데, 그 세 가지 정신을 앞세우고 훈련을 시켜 가지고 그 정신이 결과에 삼국을 통일하고 천하의 강국이 됐는데, 내가 전번에 말하듯이 이 일본 사람들은 무사도에 들어가서, 무운장구(武運長久)라고 하는 무사도에 들어가서, 화랑도 정신하구 달라도 결국에 종말엔 비슷한 거라.

그래 가지고 임란 때에도 우린 맥을 못 추고 한일합방(韓日合邦) 때에도 우리는 맥을 못 추고. 그 상투 틀고 양반만 찾던 할아버지들은 많은 동족을 죽이면서도 속수무책이라. 그러면 지금도 정신력이 인류를 지배할 수 있는데 그걸 알면서 4천만이고 7천만이고 6천만 정신이 통일되면 그 앞에 당할 나라는 없을 거구만.

그래도 우리는 아직도 그런 정신을 키워보자고 하는 힘이 없어요, 없는데. 그 삼대 정신통일 속에서 안 된다. 그건 모르는 이야기고, 정신무장을 하고도 안 된다는 건 알고는 그런 말 안 할 거요. 그러면 삼대 정신통일을 해 가지고 삼대 정신무장 속에 안 되느냐?

아무리 칼이 무서워도 정신통일한 사람 앞에는 칼의 힘으론 안 돼. 아무리 신이 무서워도 정신통일한 사람 앞에는 신이 감응(感應)하지 않을 수 없어요. 1천 명이 아무리 무섭다고 해도 정신통일한 사람들 앞에 도와주지 않는 신(神)은 없어요.

그러면 그게 천우신조(天佑神助)라. 우린 왜, 하늘님 아버지한테 개적(個的)으로 빌어서만 되느냐? 빌면 하늘님 아버진 우릴 도와줘요. 도와주는데 그 비는 게 뭐이냐? 우리 정신이 완전통일이 돼 있으면 하늘님 아버진 우릴 도와요.

그런데 헛소리만 자꾸 하다 보면 미워서도 안 도와줄 거요. 해칠라고 하는 게 아니고 미워서 안 도와줘. 그건 정신의 힘이 없어서 그렇다는 걸 알아야 되는데 우린 정신이 통일되게 되면 하늘이 돕고 신이 돕는다는 거 천우신조, 그건 사실인데. 왜 그런 천우신조를 버려두고 우리는 그런 세계에서 살지 않느냐?

사람이라는 건, 육신은, 단련을 안 하면 안 돼. 이북의 간첩이 얼마나 무서운 인간들이라는 건 다 겪어서 알면서, 우린 그 백 배 이상 단련, 천 배 만 배 이상 단련이 뭐이냐? 정신통일이라. 정신통일하는 것도 육신의 단련이 전연 없고 누워서 낮잠 자는 데서 통일이 되진 않아요. 그러면 우리가 볼 때에 우리는 단군할아버지가 우리를 위해서 《천부경(天符經)》을 전했는데 거기엔 전부 석삼극무진본(析三極無盡本)이라 정신통일이 없이는 되는 게 아무것도 없어. 천지인(天地人) 삼재지도(三才之道)에도 그러고. 인간의 삼신론(三神論)에 들어가도 삼신이 세 가진데 대삼신(大三神)이 있고 중삼신(中三神), 소삼신(小三神)이 있는데 그 세 가지 삼신론이 9신론(九神論)이라.

위대한 조상들의 정신 계승해야

근데 우린 왜 이렇게, 위대한 조상의 핏줄이 이 모양일까? 거 주자(朱子) 같은 미친 영감이 미친 소리 하는데 상투를 틀고 그것만 숭배하는 그런 세상이 늘 있어선 안 되리라고 보는데, 앞으로 그 세상은 완전히 물러가고 단군할아버지 정신은 그 손(孫)이 돼 가지고 전부 물려받아야 된다고 봐요.

단군할아버지 정신을 물려받는 자손이 나쁘다고 하는 건 모르는 사람 하는 말이고, 또 흥무왕 김유신 장군이 신의 계시라고 말씀했지만, 당신이 정신이 강하다 보니 이뤄지는 생각이 화랑도인데, 그 화랑도는 단군할아버지의 정신을 이어받는 건데, 그걸 왜 뭐하자고 해야 되느냐? 안 해야 되느냐? 그걸 멀리하면서 우리는 이 지경에 왔다 이거야.

왜놈한테 당한 것만이 아니고 우리는 전 세계에 인간대우 못 받게 되고, 오늘까지 이렇게 하등민족 후진국이라. 이게 무슨 소리야? 단군할아버지 자손이 후진국 국민이라? 어떻게 훌륭한 자손에도 모든 정신을 올바르게 안 가지면 미개족이 되는 건 사실이겠지. 우린 이런 사실을 알면서도 실천에 옮기지 않으면 영원히 우리는 이렇게 될 거. 강대국의 노예는 틀림이 없을 거고. 우린 강대국을 지배할 수 있는 할아버지 전통을 버리고 이렇게 사니.

나는 제일 아쉽다고 생각하는 건, 신라에 우리 조상들이 그 흥무왕 김유신 장군이 세워놓은 화랑도가, 화랑도가 없어진 후에 신라도 없어졌어. 그러면 이조 5백 년에 썩은 선비 세상엔 백성들이 왜놈의 손에 그렇게 비참하게 죽어야 되는데, 또 노예가 돼 가지고 그렇게 비참하게 살아야 되는데, 그 세상이 우리한테 계속한다는 건 우리가 죽기 전에 자손들을 위해서라도 당연히 노력할 일이오.

우리가 노력하지 않고 자손들한테 물려주는 거이 비참한 세상을 물려준다? 그러면 5백 년, 6백 년을 연속하는 비참한 세상, 그 세상이 우리 자손들 앞에 또 펼쳐질 걸 알면서 얼마나 한심한 족속이면 오늘까지 이러고 올 건가.

정치라는 건 어두운 사람이 하는 거지, 맑은 사람은 정치를 하지 않아요. 요새 텔레비 보는 양반들은 정조대왕 초에 홍국영(洪國榮)이 훌륭한 사람인 건 봐서 알겠지? 그렇지만 끝장까지 훌륭해야 돼. 그 왜 끝장은 비참하게 되느냐? 그걸 다 보아서 알 거 아니오. 우린 끝장까지 단군할아버지 정신을 고대로 계승해 나가면 이렇게 안 됐을 거요.

근데 충무공(忠武公)이 그렇게 좋은 거북선을 만든 것도, 우리 오늘에 이 지경이 될 리가 없는 데도 되는 거요. 거 좋은 건 다 버리고 나쁜 것 때문에 우린 나빠지는 거요. 좋은 걸 가지고도 나빠지는 건 우리 민족밖에 없어요.

어느 나라에 단군할아버지 손(孫)이오? 또 어느 나라에 화랑도 설(說)하신 김유신 장군이 말씀했던가? 또 거북선이 나왔던가? 그런 민족이 자기 나라의 할아버지들이 전한 건 외면하고 강대국에 가서 노예 되는 것만이 훌륭하다고 생각하니 그 민족을 어찌 앞날이 있다고 봐야 되느냐? 우리한텐 앞날이 없다고 봐야 돼.

그래서 화랑도를 버리고는 안 된다 하는 얘기가 우리한테 앞날이 없다는 말을 하기 위해서 한 건데. 앞으로 화랑도에 대한 연구를 철저히 하고 육신의 단련과 정신을 통일해 가지고 삼대 정신통일이 아까 말한 그건데.

충효경(忠孝敬)인데. 그 강령을 따라 가지고 이룩하면 얼마나 좋을 거요.

내가 앞으로 어려운 세상을 개척하는 방법은, 조상들이 전해준 거 버려서는 안 되고 따라야 되는데, 따를라면 실천에 옮겨야 되는 거. 그래서 나는 실천에 옮겨달라는 걸 다른 사람들이 나보다 더 알아도 실천에 옮겨달라고 부탁하는 것뿐이지, 딴소리야 할 거 없지 않겠어요? 그리고 현 시국(時局)에 잘못되는 건 그 정신 속에 잘될 수가 없잖아요? 여러분도 봐서 알겠지? 그런 정신 가지고 잘되기 바라는 건, 잘못이 어디 있을까? 우리한테 있는 거지.

한 시간도 다 되기 전에 지쳐가네요. 그럼 여러분 앞에, 이번에 이거 기록해 가지고 와서도 싹 빼버리고 기록하지 않은 이야길 많이 했어요. 그러니 기록을 보고 오늘 녹음을 듣고 그걸 한데 합하는 게 좋을 거요.

난 기록을 버리고 잡담을 해도 우리 동족을 위해서는 필요한 말을 해요. 자 그럼 이만 실례하겠어요.

〈제10회 강연회 녹음 全文 : 1989. 5. 27〉

제11장
인간 못자리가 부를 미래 災難

미물도 靈物 되는 토성분자 세계

여러분은 우중(雨中)에도 불구하고, 이런 성의에 힘이 모자라는 게 유감될 뿐이올시다. 이번에 이야기할 것은 내내 이야기해 오던 중 이제는 자꾸 마지막 마무리로 들어가야 되니까 최고의 어려운 이야기가 지금부턴 나오게 돼 있어요.

그게 뭐이냐? 토성분자(土性分子). 모든 지네 같은 거이 땅속에 들어가 있으면 토성분자 합성법이라는 건 알지 못해도 그놈들은 천 년만 지내도 위대한 영물(靈物)이 돼. 독사·지네·여우 다 그래요. 그러나 토성분자의 비밀을 그놈들이 아는 게 아니야. 절로 되는 거야. 자연(自然)의 원리를 따라서 절로 되기로 돼 있는 거라. 그래 인간의 지혜가 절로 되는 걸 도와줄 수 있어요. 그렇지만 대중의 장벽이 있는 한은 그것도 안 되는 거요.

토성분자에 대해서 여기 기록에다가 해놓은 건 내가 정신이 흐려서 잊어버리고 말을 못 해도 집에 가서 들고 보면 이해하는 것도 있고 못 하는 것도 있는데, 전연 이해할 수 없는 이야길 골라서 몇 마디 하는 거요. 그게 뭐이 있느냐? 토성분자란 황토흙이 피[血]로다, 황토흙이 피라 하면 이해 안 가는 건 사실이고, 또 황토(黃土)에서 석유(石油)가 나오는데 그것도 이해 안 가는 거고. 사실은 사실이나 이해는 안 가.

그건 왜 그러냐? 이 묏자릴 옛날부터 쓰고 댕기던 이들이 산맥(山脈)을 잘못 찌르게 되면 피가 나오는데 그 피는 사람 피하고 똑같아요. 땅속에 있는 혈맥 유전(油田)을 이루는 유원(油源)하고 마찬가지라. 혈맥 있는데, 그 피는 황토에서 생기는데 그 황토가 피라고 해서는 이해가 안 가지마는 황토에서 생기는 건 확실해요.

그 증거가 있으니까 말하는데 내가 앞으로 인류가 멸(滅)한다는 말 하는 건 증거가 있어 말하는 거고, 또 남북에 불길한 예감이 지금부터 사람마다 알고 있는 건 그건 옛날에도 알지만 그런 건 증거를 내놓기 전에 그런 말을 못 하는 거.

지금 증걸 내놓는 거이 모자리[못자리]라. 모자리에 대한 설명을 세밀히 하면 그 분석 결과, 이해가 충분히 가요. 지금 어린 남녀가 김일성이 보기를 하늘님같이 봐요. 그건 뭐이냐? 우리 모자리에서 올라오는 기운을 피할 길이 없어 그리돼.

이북에 인간의 악(惡)은 최후에 달했는데 그러면 여기에 있는 땅속에서 올라오는 기운의 악한 기운은 그 최고에 가는 악에 다 흡수돼 있어. 눈에 못 보는 사람은 못 보아도 약(弱)한 건 강(强)한 데 모이기로 마련이고 따라가 붙기로 돼 있어요. 그러게 약소 민족은 강대 민족을 볼 때엔 아부하는 게 아니요, 그건 자연히 끌려가는 거라.

그래서 그 모자리의 비밀이란 제한이 없는 설명이기 때문에 그것도 간단히 얘긴 끝날 수 없고. 지금 토성분자에 대한 이야긴데 오늘은 모자리 이야기는 그건 오늘에 다 할 도리 없고 내 힘으로 안 되고. 그래 두고두고 하는 거고.

黃土는 바로 피의 母體

 오늘은 토성분자 이야긴데, 토성분자에 들어서 황토가 '피'라 하는 말을 이해하기 어려웠어, 내가. 이 땅속으로 돌아가는 핏줄을 맥을 자르면 피가 쏟아지는데 그건 지리(地理)에 밝은 사람도 알겠지만 눈으로 본 경험자도 지금 90 이상 사는 이들 중에 살아 있는 이 있을 거요.
 그거 왜 황토가 피가 될 수 있느냐? 거기엔 모든 조직이 눈엔 보이지 않는데 피로 화(化)하는 힘이 있다. 그러면 그게 뭐이냐? 땅속에 사는 지랭이[지렁이]라고 있어요. 지랭이라고 하지만 글자는 지룡(地龍)이지, 이런데. 이놈이 흙을 파먹되 황토라고 우리 눈으로 보는 황토흙이 있는데 그중에 돌이 적은 놈을 먹고살아요. 그 흙을 파먹는데, 그 흙을 파먹고 손가락처럼 큰놈은 새파란 청색(靑色)이 도는데 그놈은 자르면 피가 많이 쏟아져요. 조그만 건 적지만.
 그러면 그 피는 어디서 왔느냐? 그 생긴 근원은 황토흙이라. 황토에서 그 피가 생길 때에, 그놈의 몸엔 창자가 없어요. 창자가 없어 가지고 흙을 먹고 소화시키면 거기서 피가 되는데. 그러면 그 육신(肉身)에 대한 조직이 완전히 인간 장부와 같으냐 하면 그렇지 않아.
 그래도 그 육신에는 인간 장부에 있는 세포(細胞)는 다 조직이 돼 있어. 그래서 흙을 먹게 되면 그 흙 속의 염색체(染色體)가, 사람은 심장에서 내려오는 비선(脾腺)이지만 그놈은 염색체가 호흡에서 들어오는 비선 있어요. 땅속에서 흡수하는 호흡(呼吸)으로 그놈이 황토흙에서 피가 생기게 돼 있다.
 황토흙은 지름[기름]밖에 나오질 않지만 그 지름을 염색하는 건 호흡으로 염색체가 흡수돼. 인간엔 심장에서 염색체가 췌장(膵臟)까지 연결이 돼 있지만 그놈들은 호흡으로서 연결이 돼 있어요, 전 육신에. 그래 가지고 그 육신은 우리의 장부(臟腑)를 전부 담당할 수 있는 조직을 가지고 있다 이거요. 그러면 그놈이 황토를 먹은 후에 호흡으로서 염색체가 흡수되면 그 지름은 전부 피로 변해 가지고 그 육신의 피가 고여 있는데….

그러면 황토라는 자체가 피의 모체(母體)라. 피의 모체인 건 뭐이냐? 그 황토는 흙[土]이고 피는 불[火]인데 화생토(火生土)라는 원리로 불의 아들이 황토라. 그래 가지고 황토에서 이뤄지는 힘은 피가 이뤄지는데 그 핏속엔 뭐이냐? 심장신(心藏神)이라고 심장엔 신(神)이 화기(火氣)로 돼 있고, 신의 모든 신경(神經)은 신(神)의 길인데, 그 신의 길을 따라서 신은 강한 심장부에는 강한 신이 이뤄지게 돼 있어요.

그러고 핏속엔 흙이 있다 이거야. 피는 흙이라. 핏속엔 흙이 있는데 우리가 쌀밥 먹어도 흙에서 나와서 큰 놈이지 하늘에서 내려오는 걸 먹는 건 아니라. 그래서 흙은 피라. 내가 지금 하는 말은 모든 학설(學說)에 찾아볼 수 없는 거지. 이거 세상 사람이 다 눈이 있는데 가르치고 배우고 하는데, 가르칠 수 있고 배울 수 있는 이야긴 내게 필요 없어.

黃土의 힘 버리곤 제대로 살 수 없어

천지(天地)가 생긴 후에 아무도 모르는 거, 내가 다 알고 왔으니 그건 만년(萬年) 내려가도 내가 아는 걸 뒤집어놓을 수는 없는 거. 귀신(鬼神)이 백 번 오고 천 번 와도 내가 아는 걸 뒤집게는 돼 있지 않아요. 지금 아무리 노폐물에 의해서 이젠 늙어서 병신이 돼 있어도 전생(前生)엔 원래 대각(大覺)한 인간이라. 그런 인간이 지구에 와 가지고 이 미개한 인간 속에서 하루하루 얼마나 괴로운 걸 살아왔느냐?

하루면 여기서 살고 싶을까? 각자(覺者)라는 건 무지(無知)한 인간 속엔 한 시간이 괴로워. 그렇다고 해서 모든 비밀은 다 전하지 못해도 가장 요긴한 비밀은 전하고 가게 돼 있는데, 한 번 가면 다시 오지 않는 인간이라면 그 뒤에 또 따라서 오는 일은 힘들어요.

　내가 죽은 후에 나보다 나은 사람이 계속한다는 건 말과는 틀려요. 그렇게 되게 돼 있지 않아요. 땅속에 있는 모든 비밀을 하나도 빠짐이 없이 안다는 건 그건 사람으로선 있다고 봐선 안 되고. 하늘에 있는 비밀도 마찬가지야. 그런 사람이 우리나라에 태어나 가지고 80이 넘도록 그 모욕을 당하면서 그 고초를 치르지 않으면 안 돼. 그게 뭐이냐?

　이 미개(未開)라는 건 언제고 가르치는 사람 말 안 들어요. 그렇지만 그 후손들은 미개에 한(恨)이 맺혀 있어요. 우리는 조상들이 우리를, 상놈이 글이 있어선 못쓴다, 여자는 글을 알면 못쓴다, 다른 나란 다 상것들이 글을 알고 여자가 다 글을 알고. 그럼 우린 한 일이 뭐이 있느냐? 우린 거게 노예 되는 시간이 오고야 말아.

　오늘도 마찬가지야. 이대로 방치하고 아는 사람만이 혼자 잘살고 간다면 그건 아는 사람이라는 건 세상에 필요 없는 거 되지. 그렇지만 하나하나 비밀을 일러줘 가지고 우리나라도 우주의 최고 가는 비밀을 알고, 우리나라에 이 미개한 사람들 후손도 세계에 선진국, 문명국 인물이 되면, 그것을 나는 바라고 있지. 우리는 항시 미개 구렁창에서 헤나지[헤어나지] 않으면 좋으냐? 그건 있을 수 없는 일이기 때문에 나는 하나하나 토성분자에 대해서 사실을 밝혀야 되는데, 그게 이제 황토는 피고, 황토는 피 되기 전엔 지름이다. 그 지름은 유전을 이룰 수 있는 맥(脈)이 있어요.

　그 혈맥과 같이 맥이 있는데 맥을 따라서 유전이 이뤄지기 매련인데. 우리나라는 땅속 너무 깊이 들어가 있기 때문에 힘이 약한 우리, 과학이 미개한 우리, 그것을 선진국보다 먼저 개발할 수 있느냐? 그건 힘들어. 있는 줄은 알지만 일러줄 수 없다는 거이 선각자의 견해야.

　그러면 황토라는 자체가 지상 생물이 전부 그 힘으로 살고 있는데 거게 우리를 도와주며, 우리를 살려주며, 우리를 구할 수 있는 힘이 거기에 있는데도 불구하고 우린 외면하고 있는 거 아니고, 외면하는데. 그건 왜 그러냐? 몰라서 그런다 이거야.

몰라서 그러니까 하나라도 알아야 된다. 아는 건 모르는 사람들한텐 열을 가르치면 모르니까 하나를 알아도 득(得)이라. 그래서 만 사람을 가르치는 속에서 한 사람이 배워도 그건 세상엔 소득이야. 그런다고 해서 전연 안 가르치고 그대로 방치한다. 그건 소득이 없는 거라고 봐야지.

그래서 이 황토에 있는 비밀은 우리 인간에 가장 밀접한 거라. 먹고 살고 입고 거게서 병을 얻고 죽고, 죽어서 또 거기에 가 묻히는데. 그러면 우리가 지금 우리를 볼 때에 옛날에 조상들이 땅속에 들어간 거기에 초목(草木)이 나오면 그 힘으로 우리가 쌀을 한 톨을 얻어먹어도 얻어먹는데, 과일 하나를 얻어먹어도 얻어먹는데. 그러면 조상들이 묻힌 땅에서 나오는 걸 먹어선 안 된다.

그러면 뭘 먹어야 되느냐? 하늘에 올라가서 그 하늘 위엔 가장 무서운 독기(毒氣)가 있는데, 독기 먹구 살 순 없고. 결국에 우리는 우리를 욕하면서 우리를 따라야 되는 거요. 지금 황토의 힘을 버리고 살 수 있느냐 하면 없어요.

화공약독에 무용지물인 옛 醫書들

요즘에 보로꾸[블록]나 벽돌이나 이런 건, 벽돌은 흙을 불에 구운 거라 괜찮은데 보로꾸는 세면[시멘트]과 모래인데. 모래는 우리한테 사독(沙毒)이라고 따로 있어요. 모래독이 있어요. 그리고 보로꾸에 독이 있어요. 세면가루를 오래 흡수하고 사는 방법은 없어요. 그렇다면 세면 생산하는 우리가 잘하고 있느냐? 잘못하고 있는데, 그렇다고 해서 하루아침에 개조는 못 하는 거.

또 논바닥에 살인독(殺人毒)이 있어 가지고 거기서 스며 나오는 물도 먹어선 안 되겠지만 그 우리 지금, 우리 지금 그걸 피할 수 없어. 또 거기에서 스며 나오는 독(毒)은 우리가 살아남을 수 없는 독인데 그 공해를 피할 수도 없어.

그러면 어떻게 해야 되느냐? 나는 그거 오는 거 알고 60년 전부터 이상한 병이 조금씩 시작하고 보이는데, 그때도 비료는 있고 그 세면·비료 공장 모두 여럿이 있었는데. 세면 공장에서 일하는 사람도 봤고, 비료 공장에서 일하는 사람도 봤고, 괴질이라는 건 확실해. 그 의서(醫書)에 없는 병을 앓고 있다.

그래서 거기에 대한 대책이 앞으로 없으면 화공약(化工藥)의 피해를 어떻게 해야 되느냐? 그건 의서를 내가 안 보는 이유가 그건 옛날 할아버지들이 그 당시에 필요한 거지, 앞으로 화학이 발달이 돼 가지고 화공약 사회가 되는 때엔 그런 의서는 의서가 아니라.

그걸 공부하게 되면, 그것도 먹고살겠다고 별짓 다 하게 되는데 그런 의사가 되는 걸 내가 막을 수 있느냐? 막을 수 없다 이거야. 그 당시의 광복 전에도 그렇고, 광복 후에는 코쟁이헌테 우린 눌려 가지고 안 돼. 그럼 코쟁이는 미개족(未開族)이니까, 내게서 배우도록 해라 하면 세상이 날 미쳤다고 하는 거고. 또 그러고 살아남을 수가 없어.

그러면 자연히 오늘까지 괴로운 세상을 왜 살았을까? 나는 이 황토의 비밀을 누구보다도 잘 아는 사람이 그걸 일러주지 않고 가면 또 영원히 그건 오리무중(五里霧中)에 끝나는 거라. 그래서 그걸 가지고 이용하는데 그 황토흙 속에 있는 백금(白金)을 어떻게 이용해야 되느냐? 난 그걸 시험한 거라. 60년 전이오. 63년 전 병인(丙寅) 정묘(丁卯) 그땐데. 그때에 그걸 실험해 가지고 암(癌)을 살리면 그땐 잘 고쳐져요. 궤양 같은 건 물론 잘 낫지만.

그래서 그걸 많은 사람이 실험해 보고 앞으로 인간이 아무리 많아도 태평양 말릴 힘은 없으니 도움을 받을 거다 하는 거이 내가 광복 후에 그걸 세상에 보급시키고 싶어도 말 한마디를 해서 통하는 게 없어요. 오늘도 내겐 상당히 괴로움이 많아요. 저 미개한 인간들이 미국 사람이 못 고치는 걸 저놈이 고친다고 저건 순 사기꾼이다! 요즘에도 날 보고 사기꾼이라고 듣는데, 말하는 여자들 있어요. 아, 미국같이 세계 제일인 나라에서 못 고치는 걸 고친다 해? 그걸 오늘도 들어요.

그러면 그 세계가 그대로 나가는 땐 어떻게 되느냐? 우리나란 내내 이 꼴이야. 선각자라는 건 지구에 천재일우(千載一遇)인데 그런 보물을 두고 버리는 건 잘살 징조가 아니라.

황토에 대한 비밀이 토성분자 합성법이라는 거지. 그런데 그게 전부 초목(草木)이나 금수(禽獸)나 인간이나 살아가는 데 그 힘을 떠날 순 없고, 그 힘이 위주라. 그런 방대한 힘을 두고 왜 이렇게 살아야 되느냐?

新醫學 창조자를 돌팔이로 취급

지구가 우리 건데 지구에 임자가 있나? 우린 왜 우리 걸 버려두고 아는 사람을 방해하느라고, 또 음해(陰害)하는데 아주 세계적으로 일류가 한국 민족이라. 사촌이 개와집[기와집] 짓게 되면 배 앓는다고 하지 않아. 물에 빠진 사람 살려놓고 가는 건 고생할 장본이라고 찍자붙어서[달라붙어서] 기어코 보따릴 찾아내라고 졸라대니 거 죽었으면 그런 말 안 들었을 것 아니냐? 그래서 한국 사람은 죽는 걸 보면 피하라는 거야.

이런 민족이 어디 있나? 내가 어려서도 들은 거고 젊어서도 들은 거. 별욕을 다해, 죽은 걸 살릴라고 하면. 그래서 내가 어려서 다믄[다만] 한 생명을 구해도 힘이 있어야 된다. 그건 무에냐? 무술(武術)이라. 힘이 없는 약자(弱者)가 무술도 없으면 죽을 사람 살릴라고 해도 동네의 미련한 젊은 사람들이 우격다짐으로 때리면 골병들게 매나 맞지, 어디 가 호소할 곳이 없어.

그래서 살리긴 내가 그때에, 침(鍼)에 아주 영력(靈力)으로 신침(神鍼)

을 놓으니까, 침을 가지고도 살리고 약으로도 살려. 그래서 내가 세상의 욕먹을 수 있는 짓을 상당수로 많이 했을 거요.

부잣집 외아들이라고 살린 거 아니고, 가난한 집의 외아들이라고 죽게 내버려두는 것도 아니고. 부잣집 같은 데 가게 되면 곁에 모두 소작인들이 많아 가지고, 그 부잣집 외아들이 죽는다니 모두 모여 왔는데 들어가서 그 앨 좀 보고 간다면 저 자식 때려 죽일 놈이라고 모두 하지. 고마운 사람이 왔단 말 하는 사람이 한국엔 하나도 없었어요. 그럼 무조건 들어가는데 못 들어가게 하지. 그럼 그 촌사람들 지게질이나 잘하고 힘깨나 쓰니까 안하무인(眼下無人)이지.

그런 거이 그 무술에 전능한 사람 곁에 오면 뼈가 가루 되지. 그래서 그 몇 사람을 박살내 놓으면 이러니저러니 무서워서 떨고 있지. 말하는 사람이 없을 때 들어가서 죽어가는 앨 침을 놔서 살려놓구 가는데, 그때는 주인 내외뿐 아니라 모두 쫓아나오며 어디 계시냐 누구냐 하는데 얼마나 미개족이냐?

들어가 살려주겠다고 해도 때려 죽이라고 소리쳐. 이런 놈의 인간의 종지[종자]들이 세상에 오늘까지 살고 있어. 내가 그걸 하루 이틀 겪은 거 아니오. 지금에 와도 날 자꾸 고발해, 돌팔이라고. 지금 의학(醫學)을 창조하러 온 전무후무한 인간도 돌팔이야, 이 나라엔. 돌팔이 어디서 그런 돌팔이 있니?

만고(萬古)에 처음 온 자가 앞으로 이 화공약(化工藥)으로 죽어가는 암(癌)을 내 힘이 없이 고친다는 건 있을 수 없건만도 나를 돌팔이라고 하고. 의학을 창조하러 온 자가 어떻게 돌팔이냐? 이런 놈의 미개한 사회가 어디 있나? 정치하는 건 전부 얼간이고, 내가 볼 적에 서 푼짜리도 아닌 얼간이가 정치해. 그 속을 탁 털어놓으면 날 해칠려고들 할 거요.

그게 얼마나 얼간이냐? 제 배 창자를 저보다 더 잘 아는 사람이 살고 있는데 거짓을 어디에다 세상에 내놓으면 그 거짓 뒤에 국민의 해(害)는 얼마나 크냐? 그러면서 큰소리하는 자들은 가장 대우받아야 되고, 세상을 위해서 왔다 가는 사람은 가장 비참해야 된다? 이거이 나라이며 이것도 사람 사는 민족사회냐?

사람이 민족사회라는 건 동족을 위해서 서로 도와주는데, 협조정신도 없고 서로 해칠려고만 들어. 이건 있을 수 없는데, 지금 현실에 말 못 할 비밀이 많은데, 그런 걸 나도 날 따르는 사람들 생각해도 털어놓을 수 없고. 또 나도 자식도 있는데 아무도 모르는 걸 다 털어놓으면 집안은 제대로 못 봐요. 어디 그런 놈의 나라가 있나?

대한민국이란 國號의 결함

선각자를 비참하게 하면 정치가 어디 있으며 발전이 어디 있나? 각자(覺者)를 해치면 발전이 온다. 이조 5백 년에 상투가 그게 좋은 거 뭐인고? 결국에 매국이 와. 거긴 내가 욕먹을 소리 한마디가, 대한제국이란 말을 조선 고종(高宗) 때에 고종 33년이야. 그게 벌써 쑥찜이 든 거라. 요샛말이 쑥찜이 든다는 거 그거요. 땅김[땅기운]이 샜다. 그게 벌써 이씨들이 운이 없어서 그런 거라. 그래서 대한제국(大韓帝國)이야.

고종 33년에 대한제국이라고 했는데 그게 결국에 합방된다는 전제조건이야. 대한이라는 자체가 그게 《주역(周易)》으로 말하게 되면 뒤집혔다는 말이 되는데, 화택규(火澤揆)야. 그런데 광복 후에 보니까 대한민국(大韓民國)이라 한다?

제헌민의원(制憲民議員) 속에 나하고 잘 아는 이들 있어. 자네가 뭐인가 정신이 좀 돌았나 보네. 앞으로 이 나라가 어디로 갈지 알아서 이름까지 그렇게 그전에 망한 이름을 따르고, 망할라고만 생각하니 그거 너도 사람이냐고 내가 한 일이 있어요. 그런데 그전엔 대한제국이요, 지금은 대한민국이라. 그러면 대한제국은 20년 안에 끝났고, 대한민국은 얼마를 가느냐? 국민의 힘이니까 거기에다가 배 이상을 보태어 봐야 50년 이내라.

대한민국 50년 이내에 좋을 건 없어도, 그렇게 미개한 인간들 사는 곳이라. 이름을 왜 같은 값이면 돈 안 드는 이름을 꼭 해 받을 이름을 지어야 되느냐? 애기들 이름 짓는 것도 잘 짓는 사람 따라가 돈 주고 짓는데 나라의 이름을 짓는 걸 그렇게 엉터리로 어떻게 짓나? 그건 내가 하도 지금 답답해서 하는 소리요, 토성분자하고 관련이 없는 소리라. 이건 그래도 모자리에는 따라가는 얘기의 하납니다.

그래 내가 황토의 비밀을 하던 얘긴데, 그 황토의 비밀 속에 우리가 지금 흙의 진기(眞氣)가 다 멸해 버렸어. 40년간 농약을 치고 화공약으로 살아오다 보니 진기가 다 멸하면 거게 이젠 힘 쓰는 게 살기라는 거이 독기(毒氣)야. 화공약독(化工藥毒)의 독기가 힘을 쓰니까 독기는 악할 '악'(惡)자 악기(惡氣). 악기는 즉 살기(殺氣)라. 살기는 모든 생물을 멸하는데 필요한 거라.

그러면 앞으로 자꾸 몇 해 더 나가면 땅속에 있는 화공약의 독기가 극성을 부릴 때에는 모자리에서 모를 옮겨도 그 모가 뿌리를 내릴 수가 없어. 독기가 원래 강하니까. 뿌릴 내릴 수 없어 말라 죽으면 그걸 뭐라 하느냐? 고사(枯死), 말라 죽는 병. 그러면 그걸 방지하기 위해서 지금의 약보다가 3배, 5배 이상 무서운 극약(劇藥)을 쳐야 되는데. 그런 극약을, 먹고살기 위해서 안 치면 안 되는데. 만약에 토질(土質)이 박(薄)해 가지고 심한 데는 쳐야 되는데, 그걸 치게 되면 몇백 리 안의 인간은 살아남지 못해.

수질오염도 무섭고, 공기오염도 무섭고. 다 죽어야 하니 정부에서 그걸, 사람이 다 죽는 줄 알면 모자리 판이 말라 없어져도 그건 치지 못할 거라. 그럼 우리한테 앞으로 오는 위험이 뭐이냐? 모를 옮겨 심어도 뿌릴 내릴 수 없이 타 죽는 거, 거 싹 타 죽는 병이지? 그 병을 퇴치하는 덴 인류가 멸해야 돼.

그것이 오래냐 하면 10년 안에 극성을 부리고야 말아. 그럼 그때 약을 치면 사람은 서서 살이 전부 녹아서 물이 흐르고 백골(白骨)이 돼 죽어가면 어떻게 되나? 그런 세상을 위해서는 모든 농지개량법을 신비스럽게 매련해야 되는데….

요즘의 사람들은 데모를 잘해. 데모하는 건 방법이 좀 서툴어. 진정(陳情)을 제대로 하면 데모보다 나을 거요. 그렇지만 내가 그전에 진정하는 게 좋지 않으냐 하니까, 기관장들은 저 모가지 떨어질까 봐 벌벌 떨어요. 그게 민주주의(民主主義)라면 좀 뭐인가 어색해.

鹽·竹·土·松·鐵性을 이용한 神藥

그래서 이 황토의 독기가 극성을 부리고 살기(殺氣)로 화(化)해 가지고 모든 생물이 멸하는데 먼저 인간이 어떻게 되느냐? 그래 내가 5대 원리 속의 4대 원리를 이용하는데, 그게 첫째, 서해안의 소금이라.

첫째, 서해안의 소금은 태평양 물이기 때문에 그건 우리 힘으론 말릴 수가 없어. 자원이 무궁무진해. 그래서 나는 그걸 가지고 구해야 되겠다! 소금 속의 모든 비밀을 내가 세밀히 아니까. 거기에서 인체에 해로운 걸 고열(高熱)로 처리해 가지고 사용하면 좋다는 걸. 공해독(公害毒)이 그 속엔 없어요.

또 대나무가 있는데 그 공해가 없는 게 대나무인데, 대나무가 25종류 중에 왕대나무가 제일 좋은데. 그거 왜 그러냐? 왕대나무 죽력(竹瀝)은 시월 달에, 시월 달에 죽력을 냅니다 그건. 왕대나무 죽력을 시월 달에 내기만 하면 그 중풍(中風)에 걸려 가지고 말 못 하는 사람도 그걸 어느 정도까지 먹으면 말을 해요. 그래서 그런 건 나는 늘 죽력에 대한 거, 시월에 지키고 왕대나무 죽력 내 가지고 실험하는 거.

또 황토의 비밀을 이용하는 거, 그다음에는 소나무의 송진(松津), 송진은 힘줄이나 뼈를 튼튼하게 하는 것만 아니고 종기(腫氣)에 붙여도 약이 돼요. 그게 염증(炎症)을 다스리는 거고. 그다음에 거악생신(去惡生新)이라. 모든 썩어 들어가는 걸 방지하고 새살이 나오게 해. 그게 여러 가지 어혈(瘀血)을 다스리고 혈압(血壓)이 내리고 좋은 데가 상당히 많아요.

그러면 그 송진을 이용해 가지고 구워낸다. 또 그다음에는 소금하고 송진하고 대나무하고 거기에, 송진불의 신비가 들어오는데 그런 네 가지의 최고가 있고⋯. 그다음엔 강철 쇠통인데 거기엔 철분이 통하지 않고 철성(鐵性), 그 쇠의 성분만 고열에 밀려 나와요. 고열에 밀려 나오는 철성을 이용하는 거라.

그래 가지고, 4대 원리 속에서 5대 원리를 이용하면 합성물이 뭐이 나오느냐? 이번에 공해 세상에 죽어가는 걸 열에 하나 살려도 살리는 거요. 다 살릴 수도 있지만 왜 못 살리느냐? 이걸 가지고 가서 이리저리 째 보고 사진 찍고 하다가 죽게 될 때 나오면 아무리 좋은 약이라도 그땐 효과가 어려워. 그러면 처음에 시작할 때 그런 좋은 약을 이용하는 덴 하자가 없으리라고 나는 어려서부터 믿고 있어. 그러나 오늘까지도 너무 미개해. 이게 너무 미개하니까 난 말하기 싫어 안 해.

토성분자의 비밀을 언젠가는 일러줘야 되고, 토성분자 합성법이라고 책으로만 나와서는 누구도 거기에 대한 비밀을 제대로 알기는 힘들어요. 그 비밀을 제대로 아는 건 나밖에 없다면 이건 어폐(語弊)가 있긴 있어도 사실이라. 오늘 인간이 나온 지 몇 해인데 오늘까지 선각자들이 그걸 설(說)해 놓고 가지 않을까? 그게 다 알지 못했다는 증거요. 공자님처럼 땅이 네모났다, 그건 있을 수 없어. 예수님처럼 태양이 돈다, 그것도 있을 수 없고.

그러면 공자님이 땅이 네모나면 땅속에서 생기는 습생물(濕生物)이나 화생물(化生物)이, 버럭지 알이 생기는 것도 둥글지 네모짜리 없어. 그럼 그건 땅의 아들이라. 땅의 아들이 어디 네모반듯한 놈이 있으며, 돌지 않고 가만히 있는 놈 있을까? 거게 대한 거이 계란 같은 거 실험해 보면 복판의 놈이 무한히 회전하는 걸 볼 수 있고. 그 아는 사람들한테 가서 물어 가지고 하면 다 돼요. 새알도 그러고 과일도 그래요. 그러면 풀씨 하나 네모짜리 있느냐 하면 없어.

그런데 어떻게 공자님은 땅은 네모났다고 할 수 있느냐? 노자님은 그걸 대방(大方)은 무우(無隅)라고 했어. 크게 네모났다는 건 네모가 지지 않았느니라. 모가 없느니라. 모가 없으면 둥근 거야. 남의 학설을 뒤집는 걸 좋아 안 하시는 양반들은 비슷하게 말을 하면서 뒤집어요. 대방은 무우라고 노자의 《도덕경(道德經)》이라. 크게 모난 것은 모가 없느니라. 모퉁이가 안 진단 말이야.

그러면 또 천동지정설(天動地靜說)을 말씀하는데 공자님이 《주역》 계사에 동정유상강유단의(動靜有常剛柔斷矣)라고, 난 어려서 그런 걸 볼 때에 그걸 책이라고 전한 거. 참으로 이 양반이 촌 늙은이만도 못하구나. 그건 내가 마음에 가장 어려서 불쾌했던 일이야. 어떻게 안다는 성자(聖者)가 글은 만고의 성자지만 사리에 들어가서 그런 천치가 있느냐고. 어려서 할아버지 보고 싫은 소릴 했어요.

동쪽으로 뻗은 솔뿌리의 신비

그건 있을 수 없는 말이야. 예수님이 위대한 성자면 태양이 돈다고 할 수 있나? 그런 많은 사람이 죽어갈 말을 왜 해. 공자님도 그러고. 많은 선비가 사문난적(斯文亂賊)으로 가요. 내가 지금 하는 말은 사문난적으로 죽일 수 있는 말은 하지 않아요. 사실을 가지고 말하는 거. 황토가 피가 되는 원료가 지렁이가 황토를 먹구, 지렁이 몸에 피가 생기는 걸 사람이면 다 볼 수 있구 알 수 있는 거야. 다 아는 이야길 하는데 그게 세상에 해(害)될 일이 있느냐?

그래서 황토에서 생긴 약성분 속에는 최고의 좋은 비밀이 많이 간직돼 있는데 여기다가 약을 치다 청산가리까지 쳐요. 그걸 사람이 먹게 되면 어떻게 되나?

내가 지금 산후중풍에 제일 많이 쓰는 건 빠져선 안 되는 건 솔뿌리인데, 장근골(壯筋骨)이라고 해서 그런 게 아니고 그 솔뿌리가 무슨 솔뿌리냐? 호랭이도 늙어 죽을 땐 숨소리도 크게 못 낸다는 건 기진맥진했단 말이오.

인간도 별것 아니야. 그저 기진맥진하면 별것도 아니지. 그래서 토성분자의 신비를 대략은 이번에 또 말을 해야 되는데. 그 산의 소나무가 황토에 서야 되고, 황토에 선 소나무는 어디까지나 밤에 이슬을 많이 받아요. 황토(黃土)라는 건 모든 습기가 강해요. 자갈 위에 서게 되면 자갈 위엔 습기가 없으니깐, 이슬이 맺혀도 약하고 그 이슬은 신비의 이슬이 아니라.

그래서 황토에 선 솔뿌리, 해 뜨는 쪽, 그 왜 해 뜨는 쪽이냐? 저녁이게 되면 우리나라엔 감로수로부터 감로정(甘露精)이라고 있는데 감로정이 밤 자시(子時)게 되면 스며 나와 가지고, 이 공간에 모든 낮의 불순물을 제거하는 정화작업을 해요. 그래 가지고 새벽엔, 12시[밤 12시]에 그게 나오게 되면 벌써 정화 공장이 충분해 가지고, 정화 사업이 잘 돼서 새벽에 나가면 공기 맑아져요.

그런데 그럴 적에 해가 뜬다? 해가 뜨게 되면 소나무의 동쪽 가지에 이슬이 더 많은데 그 해가 뜨게 되면 해가 모든 정화작업하던 수정 중의 감로정인데, 수정 속에 있는 감로정을 거기에 갖다가[가져다가] 흡수시킨다.

그러면 그 이슬에 와서 닿는 감로정은 정화작업이 끝난 후에 가장 핵심분자라. 그놈이 동쪽, 해 뜨는 쪽에서 밀려 들어와 가지고 이슬에 와서 합류한다. 그래 가지고 그 이슬이 땅에 떨어지면 그 황토의 습기가 다시 뿌럭지로 들어가고 저녁에 또 올라가고. 여기에 대한 반복무쌍한 신비세계는 인간은 알기 어렵다 이거라.

난 어려서부터 그 신비세계의 필요성을 앞으로 공해가 심하고 공해독(公害毒)으로 죽어가는 인간 속엔 여자는 반드시 산후병(産後病)에 산후풍(産後風)이 걸린다. 또 못 고치는 관절염 속에 통풍이라고 그게 역절풍인데 뼈마디가 모두 굵어지는 역절풍이 오는데, 또 심줄[힘줄]이 다 말라가지고, 사지가 오그라들고. 거기엔 그게 아니고 안 된다 이거라. 모든 관절염, 신경통에도 좋겠지만 산후풍에도 좋아. 산후풍에 그게 아니고 고친다? 그건 말이 안 돼.

어느 나라에 우리나라처럼 감로정이 있어 가지고, 수정분자 속에 감로정이 있어 가지고, 그런 신비의 작용을 할 수 있느냐 그거요. 그래서 내가 한평생 그걸 일러주는데 지금도 내가 처방하는 덴 산후풍·신경통·관절염·디스크에 그 동쪽으로 뻗은 솔뿌리 안 쓰는 건 하나도 없어요.

그 사람들이 순 야마시로[가짜로] 아무 데 거나 막 파다가 팔아 먹으면 모르지마는 그 사람들은 내가 믿어요. 그렇게 한다면 나도 다른 사람 선택할 거니까. 날 속이고 세상 사람을 해치지 않는다고 난 믿어요. 그래 다른 데 가 짓지 말아라. 그렇게 진실하게 황토에 선 솔뿌리 꼭 해 뜨는 쪽의 것, 잘라 다 말리어 파는 사람은 흔치 않다.

그래서 그 솔뿌리의 신비를 내가 지금 수백 만의 생명이 거기서 건강을 찾았는데, 그 건강을 찾게 해주는 비결은 아무것도 없는 거라. 그렇지만 다른 사람은 그 비결 모르다 보니 못 하는 건 사실이지. 코쟁이한테 가서 이리저리 수술하고 잘라버리고. 이걸 가지고 아니? 지금 우리나라에 자른 사람 수가 얼마야? 그런 좋은 약재를 두고 자르는 건 무슨 일인고? 그건 미개한 사람들 옛날 학설 가지고 하는 짓이라.

그렇다면 거기에 있어서 사람한테 그렇게 좋은데 그걸 의심한다는 건 잘못된 거고. 또 흔한 놈의 약재를 버려두고 왜 그렇게 불구가 많으냐? 뜸을 떠서 고치는 병도 불구자가 되고, 솔뿌리 가지고 낫는 병도 불구자가 되고 잘라버리고. 이 세상은 빨리 없어져야 돼.

산모·태아에 좋은 죽염 복용법

그런 세상이 계속되면 병신만 살아야 되나? 대한민국은 왜 병신 나라가 돼야 되나? 암(癌)은 다 죽어야 하나? 내가 오늘까지는 살아 있다. 내가 죽기 전에 모든 비밀은 차례로 나오는데 지금 황토의 비밀이야. 아, 이렇게 좋은 우리나라 황토가 수정분자 세계에서 감로정을 함유하고 있는데 그걸 왜 등한시하며 그걸 너무 무색하게 해주느냐?

그래서 죽염(竹鹽)에 대한 비밀이 한이 없는데, 내가 여러 가지를 실험했는데 안 되는 거 하나 없어요. 방법이 서툴어 그래요. 애기를 밸 적에 태모가 그 조끔씩 먹어 가지고 애기한테 나쁜 영향이 및지[미치지] 않도록 해야 돼요. 어른처럼 생각하고 많이 먹어 놓으면 애기가 핏속에서 뼈가 이뤄지는데 그 뼈의 석회질이 염분이 너무 다량이면 애기가 나오지 못해요. 뼈가 쇳덩어리처럼 굳어지면 애기가 나오지 못하게 돼 있어요. 돌지 않아요. 돌지 않고 난산(難産)으로 죽어요.

또 무에 있느냐? 죽염이란 자체가 심줄은 아주 쇳덩어리 돼요. 그것은 사람들이 자기가 알기 위해서는 며느리한테 실험해 보고 새댁들은 자기 애기 밸 적에 실험하면 애기 낳을 때까지 건강하고. 그 애기 나오게 되면 잔병은 일절 없는데 대체로 그걸 상식적으로 잘 한 이들은 애기가 홍역하는 애긴 없어.

그런데 왜 우리나라엔, 그런 비법이 63년 전부터 세상에 전해지는데 그 왜 오늘까지도 모르고 있느냐? 만 사람에 하나씩이 알아도 우리나라 4천 명은 알 거요. 근데 4천 명 수가 안 되는 거 같애요. 이게 너무 어두워. 어둡다는 것도 어느 한도지. 어떻게 해[太陽]가 없는 나라 땅속에 사는 사람같이 돼야 되느냐?

그래서 황토의 비밀을 등한시할 수 없다 이거고, 또 뭐이 있느냐? 약을 달이는데 이 약이 너무도 독성이 많아. 그 독성이 왜 그렇게 많으냐? 농약을 흘치는데 단위가 높은 농약 가지고 못 크는 건 청산가리 안 치곤 못 키워요. 지금 인삼에도 약 기운이 전연 안 가면 키우지 못하는 거고. 또 꿀벌이라는 건 꿀을 쳐야 하는데 이거 설탕가루 안 주면 꿀을 안 쳐요. 그건 내가 키워보고 알고 하는 말이고, 남의 말 듣고 말하지 않아요.

그래서 약을 달이는데, 350도에서 약을 달여놓으면 오래 달일 수밖엔 없지만 그건 극약이나 독약이 나오질 않아요. 독(毒)이라는 건 어디까지나 화력(火力)이 강해야 화독(火毒)하고 합류하지, 화독이 들어가지 않고는 밀려나오지 않아. 화력엔 밀려나오지 않아. 화력엔 약성이 밀려나와. 그래서 350도에 달여라. 옛날 양반이 그래서 음화(陰火)에 달여라. 스루스루 오래 달이고 짜 먹진 말아라. 재탕(再湯)도 하지 말아라.

약(藥)에도 독성(毒性)은 약간씩 다 있어요. 인삼(人蔘)두 독성은 전연 없지 않아요. 그래서 350도에 고정시킬 수 없으면 그저 먼 불에다 스루스루 달이면 되는데. 그래 옛날 양반들은 음화에 달이라 그건데. 지금은 화력을 1,000도 이상 될 수 있으니 거기선 수은(水銀)이 다 나와요. 수은독(水銀毒)을 다 뽑아 먹고 산다니 있을 수 없는 거지.

그리고 항암제(抗癌劑)라는 게 얼마나 무서운데 그 사람들이 항암제를 가서 원료를 갖다놓고 분석하면 그건 직사(直死)하는 건 잘 알고 있을 겐데. 왜 오늘까지 이용하느냐? 암이라고 판명된 후엔 무얼 가지고 해봐도 죽은 연후에 법적 근거가 없으니 이게 말이 안 되는 거라. 법(法)의 근거가 없다고 사람의 생명을 경(輕)하게 여길 순 없잖아.

내가 나쁘다는 건 그거야. 법이 무슨 일이 있느냐? 아무리 법에서 강조해도 생명은 어디까지나 살려야 되는데 그 생명을 그렇게 중하게 여기지 않고 항암제를 어떻게 쓰느냐? 방사선(放射線)은 광석물이니까 극약이 아니고, 광석물은 전부 독약이 조금 있어요. 큰 독약도 아니오. 코발트 같은 광석물의 독이라는 건 별것도 아니고. 모든 자석이나 이런 데 독은 그렇게 무서운 독이 아닌데, 이 항암제는 극에 달하는 독(毒)이라.

그러면 내가 지금 63년 전부터 일러주는 걸 그걸 갖다 실험해 볼 일이지, 그걸 무시하고 생명을 경하게 여긴다? 그런 있을 수 없는 일이 있어요. 오늘까지 있어요. 그래서 내가 젊은 사람들 보고 하는 말이 앞으로 남녀간에 누구도 암을 잘 고치는 사람이 돼 가지고 병원을 찾지 않아야 돈 내버리고 죽지 않을 거다. 그건 일방적으로 생각하면 한쪽 구석에선 불만이 있지만 그런 불만을 생각할 순 없는 거라.

지중한 생명에 들어가 그런 불만을 생각하면 되느냐? 나는 그런 덴 막해 붙여요. 독립운동하는 데 동지 죽는 걸 무서워하고 독립운동한 사람 없어요. 동지 하루에 천이, 만이 죽어도 나라는 찾아야 돼. 그거와 마찬가지로 난 지금 법이 어떻다고 해도 생명을 구하라 이거요. 생명이 중한 건, 나라보다 당장 생명이 더 중해. 생명 끊어진 뒤에 나라가 어디 있고 돈이 어디 있고 운명은 어디 있나? 생명을 유지할 적에 있는 거라.

짜고 매운 것 기피하면 위험

그래서 나는 제일 중한 것은 생명이다. 가장 귀중한 생명을 우선 살려놓고 볼 거다. 그래 이제 그 황토에선 소나무 뿌리, 그런 건 중병을 고치는데 아주 신비고. 암에 들어선 죽염이 없인 안 되고 아무리 좋은 약이래도 그래요. 죽염하고 모두 합류해 가지고 쓰는데.

내가 어려서 우리나라 마늘을 많이 이용했는데, 그 마늘이란 건 옛날 양반도 창(瘡)에도 쓰는 거고, 거악생신(去惡生新)하는 데도 쓰는 거고. 옹(癰)이라는 거이 지금 암(癌)도 옹의 하난데, 옹 중의 하난데 그 옹 중에 좋은 약이라. 그래서 나는 일생에 마늘을 많이 이용하는데, 그 마늘이 나쁘지 않고 그런데 왜놈들은 매운 거 먹으면 안 된다고, 아주 그만 마늘 이런 거 아주 싫어해.

절에 들어가서 신성(神聖)한 데 사는 사람들은 오신초[五辛菜]를 금해도 좋겠지마는, 우리 밤낮 땀을 흘리고 벌어먹는 인간들은 오신초를 멀리 하면 절대 안 되게 돼 있어요. 땀구멍이 완전히 열리면 그 사람은 흑사병(黑死病)이 오고야 말아. 탈수(脫水) 현상의 종말이 흑사병인데, 그 일본 때 싱가포르에 가서 사단이 눈 깜빡 새에 다 죽어 없어지는 게 흑사병인데. 우린 그런 세상은 없어야 돼.

너무 매운 걸 먹는 건 못쓴다? 그것도 어느 정도까진 먹어야 되고 너무 짜게 먹어선 못쓴다? 애기가 생길 적엔 뼈 나는 건 소금이 없이는 생기지 않아. 그래서 이 짐승들이 새끼 낳을 적에 풀 속에 상당히 짠 풀이 많고 매운 풀이 많아. 그런 걸 뜯어 먹고 살기 때문에 그 핏속에는 뼈가 될 수 있고 심줄이 될 수 있어요.

그런데 왜 인간은 자연(自然)을 그렇게 도외시하느냐? 그래 모든 황토의 비밀은 그건 토성분자야. 황토의 비밀을 절대 이용하는 게 가치가 있다 이거요. 사람이 왜 몰라서 고집부리는 거 그거이 어떻게 잘하는 걸까? 몰라서 고집부리는 건 망국지본(亡國之本)이요, 망가지본(亡家之本)이라. 생명을 버리는 근본이 또 된다. 그래서 너무 모르고 고집부리고 너무 좋은 걸 불신하는 풍조, 그런 풍조가 계속한다, 있을 수 있어요?

내가 지금 여기 와 이런 소리 하는 건 죽염을 한 통을 팔아먹는 데 저 고생한다. 그것도 돼요. 죽염 먹으면 좋다. 그 죽염 팔아먹는 데 협조하는 거지. 그런 정신 가진 사람은 죽염 안 먹어도 좋아. 또 소나무 뿌리가 좋다는 걸 반대하는 사람은 그런 걸 안 써도 좋고. 부처님의 말씀이 절로 된다고 했다.

그래서 나는 선배 양반들 말씀을 다 따르는데, 공자님의 천동지정설(天動地靜說)이나 천원지방설(天圓地方說)은 절대 반대해요. 《주역》 계사에 동정유상강유단(動靜有常剛柔斷) 그런 거 오늘까지 반대하는데. 자연에 들어 가지고 성자(聖者)는 자연인데, 자연에 따르지 못하면 자연 불급은 성자가 될 수 없어. 태양이 돈다는 말을 해 가지고 많은 생명에 피해를 주는 거, 그건 자연을 따르지 못한 양반 말씀이라.

그런 세상에 내가 소련에 가보고서 천주교, 기독교 믿는 종말을 알고, 이북엔 가보지 않았어요. 문익환인 목사로서 기독교인이나 천주교인, 목사, 신부를 많이 죽여 없앤 김일성일 가서 축하하는 걸 나는 그거 감사드리는 거 옳다고 안 봐요. 다 옳다고 보나 그런 건 옳다고 안 봐요. 천주교 신부나 기독교 목사나 또 천주교인 민의원이나 그들이 다 가도 난 그게 잘 한다는 생각이 털끝만치도 없어요. 만일 그 사람들이 날 나쁘다 해도 좋아요.

난 나쁘다 하는 걸 무서워서 옳은 걸 그르다고 하지 않아요. 지금 대통령이 정신이 조금 모자라, 내가 볼 적엔. 그런다고 해서 거 잡아다 두드려 팰 순 없잖아. 내가 볼 적에는 완전히 모자라고. 사실 다 공개할 힘이 내겐 있어. 그렇다고 해서 그거 아까 말한 대로 날 따르는 사람이, 우리 회[건강문제연구시민모임]의 회원이 많으면 많을수록 그 힘에 눌려 살아서는 안 될 거 아니오?

자유에서 억압으로 들어갈 순 없는 거. 아무리 나빠도 상전은 상전으로 모시면 편해. 노태우도 대통령이니까 나도 그거 철부지 대통령이라고 하면서도 대통령으로 모시는 거라. 그러면 우리 회원들도 절대 대통령으로 숭배하는 덴 하자는 없어요. 그 약간 불미하다는 거 그런 점만 가지고 생각할 건 아니고 공통점을 찾는 게 좋아요.

그 황토의 비밀이, 소나무 같은 신비의 약물이 있고, 또 죽염 같은 신비의 약물이 있는데 그 이상도 많이 있어요. 많이 있지만 그 많이 있는 걸 세밀한 이야길 다 할 순 없는 거 아니겠어요? 앞으로 모자리에 대해서 가장 세밀한 설명을 해야 되는데 것도 내 힘으로선 이 더울 적엔 그거 안 되지요. 앞서 땀흘리는 것도 골병이 들고 있는데, 골병들어 가면서 이야기한다? 나도 날 내가 웃어요.

애들 생각은 저 마음에 흡족한 게 좋지, 늙은이가 골병들어서 뻐드러지는[뻗는] 걸 좋아하지 않으면서 저 마음에 흡족한 걸 좋아해요. 우린 멀리서 오고 아프니까 우리부터 빨리 좀 봐줘야 하오. 괴로워서 정신 못 차리고 숨결이 급해 가지고 살까 죽을까 하는 사람을, 젊은 사람들이 저 비위를 맞추라, 젊은 새댁들은 저한테 불친절하다고, 저는 늙은이한테 불친절하고, 늙은이 저한테 불친절한 걸 가지고 화를 벌컥 내는데 이것이 현실이라.

이런 현실 속의 늙은인 불쌍해. 늙은이처럼 불쌍하고 비참한 거 어디 있소? 늙은인 먹지 않고 밤낮 지게질하면 젊은 놈들이 좋아할 거 아니오. 그럴 힘이 어디 있나?

脾胃의 神藥 – 시금초와 느릅나무

여기에 토성분자 속의 합성물이 가장 묘(妙)한데. 고시양이라고 하는데. 그 이름이 시금초[수영]거든. 그놈이 참으로 신비해요. 그걸 오래 달이면 국이 없어요. 싹 날아가. 그거 휘발유. 휘발성이 참으로 무서워요. 그걸 어린 걸 뽑아다 푹 삶아서 오래 졸여서 엿을 만들라고 해보시오. 아무것도 없어요. 물이 없어지면 그것도 없어져. 그렇게 휘발성이 강한데 그걸 가지고 내가 많은 사람들에게 일러줬는데 그 참으로 약은 좋아.

이 느릅나무 뿌리 껍질보다는 훨씬 좋아요. 아주 좋은 데 많아. 그래서 그전에 위궤양으로 죽어가는 사람들 있는데, 그 내가 묘향산에 오래 살고 백두산에 오래 살았으니. 아, 거기서 약국에 가서 약을 쓴다? 묘향산 사람들은 강냉이 한짐 지고 가봐야, 강냉이가 옥수수인데. 심은 게 그것밖에 없으니까. 그리고 감자라. 옥수수나 감자 지고 가 장에 팔아 가지고 약을 사다가 병을 고친다. 그건 하늘의 별 따기라.

그런데 저 토(土)에 수북한 시금초는 뽑아, 집어 버려. 모른다는 거이 무서운 게 그거라. 그래서 내가 일러주면 "아 저 산에 돌아댕기며 저 거지 같은 놈이 뭘 안다고 저래" 이래요.

그래서 살살 꼬셔 가지고 그걸 좀 뽑아서 삶아라. 그래 푹씬 삶은 후에 거게 무슨 쌀 있나? 어디 가 강냉이 옥수수하고 서속(黍粟)쌀 좀 바꿔오라. 바꿔다 죽을 쑤어 가지고 거게 엿기름은 흔해요. 늘 감주(甘酒)도 해먹고 하니까. 그래 엿기름을 두어서 푹 삭혀 가지고 감주를 해두고 너 며칠 먹어라 하면 금방 나아요. 밥 잘 먹고 소화 잘 되고 쓰리고 따가워서 가슴 묵히고 돌아가던 거 싹 나아요.

그런데 그렇게 좋은 약이 이 땅엔 수북하건만 전부 그걸 두고 앓는다? 그걸 두고 소나 땅 팔아 가지고 병원으로 간다? 병원에선 그런 약이 없어. 병원에 그런 좋은 약이 있으면 왜 세상 사람들이 못 고치고 죽어가는 사람들이 그리 많을까?

그래서 내가 볼 때에 이 황토의 비밀 속엔 무한의 능력이 있어. 내가 그 시금초를 웃을 얘기 했지만 이 느릅나무도 그래. 소춤나무라 하는데. 그 느릅나무도 아주 좋은 나무요. 그걸 가지고 묘향산에서 가루를 내 가지고 강냉이 가루하고 섞어서 떡들 해먹으라 하는데 그때 뭐이냐?

전염병이 돌아 가지고 제대로 먹지 못하는 사람들, 빌빌 하는 사람들은 많은 사람이 걸려 가는데 그걸 악착같이 먹으면 요새 죽어가는 전염병을 앓지 않니라. 아, 이자들은 죽는 걸 살 수 있다면 좋아하지. 그게 양식이 되니 먹어라, 그런 건 좋아 안 해요. 거기엔 뭐 감자, 강냉이 흔하니까.

이래 가지고 그걸 먹은 동네는 몇 동네고 다 전염병에 안 걸리고 건강하게 넘어가. 그때 이 모자라는 사람들은, 먹어보고 좋으니까 좋다고 하는 거라. 내가 말로 일러주면 코웃음 치고 욕이나 하지, 저 먹고 좋으니까 좋다고 하는 거야. 그래서 그 느릅나무 뿌리하고 껍데기하고 상당한 인간에 도움을 준 거. 그건 오늘까지 잊지 않아요. 많은 도움을 줘요. 묘향산엔 참으로 느릅나무 많아요. 한정 없이 많아요.

그래서 내가 어디 가서 뭐 산에 가서 약 해오기보다, 거 들에 수북한 시금초, 또 곁에 모두 많이 서 있는 느릅나무, 그저 흔한 거 가지고도 그 지방 사람들은 완전히 건강해. 그렇게 건강할 수 있는 약물을 두고 예수를 밤낮 믿으니 되나? 묘향산에 절이 많은데 밤낮 절에 가서, 쌀을 퍼 이고 가서 불공드리니 되더냐? 부처님의 은혜가 시금초만 못해. 예수님의 은혜도 시금초만 못해. 난 한마디 일러주면 그 황토의 비밀이 예수님의 은혜하고 비해서 훨씬 앞선다고 봐. 부처님의 자비심보다도 훨씬 앞서.

죽염·黃狗 이용한 위암·폐암 치료법

그래서 나는 믿는 건 정신적으로 통일시킬 수 있으니 좋다. 그러나 당장 응급책은 너 곁에 있는 걸로 건강을 유지하라, 그건 내가 어디 가 살던지 그 지역은 건강을 유지하도록 하는데, 이 지리산 속에 와보니까 이건 너무 미개해. 살려주게 되면 하찮은 놈의 자식이 죽을 거 살려 가지고 내 괜히 고생한다, 지금도 그런 말 들어요.

33년 전에 위암(胃癌)으로 숨넘어가는 걸 내가 죽염을 자꾸 먹이면서 중완(中脘)을 떠 가지고 살렸는데, 지금도 날 보게 되면 "아이구, 난 선생님이 큰 원숩니다" "왜?" "그때 죽었으면 내 이 지리산 속에서 지게를 만들어 가지고 장에 지고 댕기면서 팔아 먹진 않을 건데 안 죽고 살아 가지고 이 고생을 해요" "미안하다. 자네 지금 여든다섯까지 안 죽게 해서 내가 미안하다" 그런 말 해요.

거게 창마을이라고, 논밭을 팔아 가지고 가서 서울대학병원에서 폐암(肺癌)을 고친다고 별짓 다 하다가 결국 얼마 안 가 죽는다고 내보낸 거, 내가 그걸 살린 얘기, 또 그거 참 웃을 소리지. 그거 순 엉터리야. 그건 뭐이냐?

그 집에 보니 누런 개가 있어. 황구(黃狗)는 그 폐병에 좋아요. 그래서 그 주인은 누워서 골골하는데 그 부인 동생 보고 일러줬거든. 이걸 잡아 가지고 터러구[털]하고 똥만 싹 씻고 발톱 하나 버리지 말아라. 그러고 너 저 들에 나가면 시금초가 저렇게 많지 않으냐? 저저 충청도 말로 고시양이다. 저 시금초를 이만침 뽑아라. 그래 그걸 뽑아 좀 말리게 하고.

그리고 그다음에 백개자다 행인이다 이런 좋은 약재들 모두, 거게 조그만 대나무가 필요해요. 그래 이제 대나무랑 그걸 적당히 해 가지고 그 개를 흠씬 삶아요. 그런 거 모두 집어넣고서 흠씬 삶아 가지고 거게다가 엿기름을 많이 쳐.

그래 엿기름을 많이 쳐 가지고 삭쿱니다[삭힙니다]. 삭궈서 그걸 꼭 짜서 엿을 달이는데. 조청을 달여두고 밤낮 먹되, 시금초와 백개자·행인은 노랗게 볶아 가지고 그걸 분말해 가지고 차를 해두고 아침저녁으로 무시로 퍼먹어라. 퍼먹으며, 저 엿을 자꾸 먹어내라.

너는 이제 어차피 죽을 거, 논밭을 다 팔아서 서울대학병원에 갖다 바치고 죽으면 거 꼴이 되느냐? 가족도 한이 맺힐 거다. 자꾸 먹어라. 난 이 산속에서, 이 지리산에서 함백[함지박]이나 파서 지고 다니며 팔아먹는 나무꾼이지만 내 말 들으면 해롭지 않다.

이 사람은 마지막으로 할 수 없는 거라. 솥짝까지 다 팔고 없으니 제가 뾰족한 수 있나? 그래서 내가 시키는 대로 황구에다가 약은 제일이 시금초야. 거기에다가 백개자·행인 이런 거, 뭐 지지한 걸 쓸어 넣고 엿 달여 가지고 한 40일 먹으니까 일어나, 밥 먹고 돌아댕겨. "아 선생님 이제 살았어요." "저 추성 동네 지게꾼 영감처럼 날 또 원수라고 욕하겠나?" "그러기야 하겠어요?" "내가 너 집[너희 집에] 안 오면 되지 않니?" 이런데 사람들 살려주고도 거 안 가. 날 원수라 하면 거 뭐라고 대답하나? 응? 그 산속에 사는 사람이 그렇게 우자(愚者)야.

우자도 생명은 중해. 그런 우자도 죽는 건 또 싫어해. 그래 살려주는 게 내가 할 일이겠지. 나는 그거 추성의 지게꾼 김 영감 살리기 위해서

30리를 감자를 삶아 들고 댕기며 고쳐줬어요. 그러고 그 욕을 먹었어. 그게 이 세상에 참 드문 일이야. 흔하진 않겠지. 그렇게 살려준 사람을 원수라고 욕한 사람은 흔치 않을 거요. 그건, 참으로 그건 미개한 지리산 속에서 볼 수 있는 거. 백두산 속에서도 그런 거 못 봤어요.

그래서 황토의 신비가, 고시양도 황토엔 제일 가는 약재라. 느릅나무도 다 그건데. 거기에 백개자나 뭐 행인이나 전부 다 땅에서 나와 크는 건데. 그래서 이 황토에 있는 비밀은 우리의 생명의 은혜를 거기서 입기 매련[마련]이라. 우리 생명의 은혜는 거기서 입지 않고 멀리서 구한다? 거 구해질까? 그래 내가 오늘까지 이 황토의 은혜는 피할 길이 없느니라. 그 말을 지금 하는 거고.

암 치료에 유용한 참옻나무 껍질

또 뭐이 있느냐? 내가 옻나무 껍질을 많은 실험 하는데 옻이 올르는[오르는] 사람은 그거 닭에다 넣어 고아 먹거나 개에다 넣어 고아 먹으면 올라도 괜찮아요. 그러나 어떤 사람은 고생하거든. O형은 지독하게 오르면, 심장마비로 죽어버린 사람이 있어요. 그거 나 모르게, 난 그런 거 일러 안 주는데, 나 모르게 옻이 좋다고 해서 폐병에 옻을 먹는다고, 아 그 개에 넣구서리 푹 고아 가지고 며칠을 퍼먹다 보니, 아 협심증(狹心症)이 오면, 아 얼른 치워버리면 좋은데 필경에 판막이 정지돼 가지고 꼴랑[꼴각]해 버리니.

그 사람이 죽은 건 내겐 상관없으나 내가 일러준 거 아니니. 내가 볼 적에 누가 알고 가르쳤으면 그렇게 죽진 않는다 이거라. 누구도 아는 사람한테 물어 가지고, 이 주사 한 대 맞을래도 의사한테 물어보고 맞아야 되는 것처럼, 아는 사람한테 문의(問議)하는 게 옳다고 보는데….

옻나무의 신비는 가장 무서운 약이 들어 있어도 거게 또 나쁜 건 옻독이 아주 무서워요. 그 천상(天上)에 형혹성독(熒惑星毒)이 아주 무서워요. 옻독은 거 죽어요. 그런데 그걸 묶은 암닭 같은 데 창자나 발톱 하나 다치지 않고 넣고 고아 먹으면 옻독이 올라도 괜찮아요. 죽진 않아요. 심장마비가 안 들어오니까.

그래서 옻이 좀 올라도 일 없는데, 만일 AB나 B형, 그건 B형 약인데. AB나 B형은 안 낫는 법이 없어요. 심장병·폐병·간병·위장병엔, 암이란 암은 다 나아요. 그런데 O형은 잘못하면 죽으니 안 되고, A형은 일절 반응이 없는 사람이 전부요.

그러니 그걸 형을 철저히 알고 실험하고, 철저히 알아도 A형에 B형 피가 몇 %가 있느냐, 먹어보면 알아요. B형 피가 가상 45%라면 상당히 효과가 와요. 그리고 B형 피가 15%라면 전연 반응이 안 와요.

혈관암을 마늘뜸 7장으로 완치

그래서 옻을 가지고 많은 사람을 내가 고치는 중에 나하고 아주 가차운 [가까운] 분 있었는데, 그분이 서울에 계산한의원이라고, 거 아주 홍씨인데 참으로 점잖고 무척 얌전한 이야. 난 그 양반을 아주 선배같이 대하는데 이 양반이 한 번 혈관암(血管癌)으로 병원에서 칼을 대고 쨌다 이거야. 그래서 오늘 저녁 못 넘기고 죽는다. 그래 그 아들들이 와 가지고 우리 아버지가 선생님을 자꾸 모시고 오라고, 이 밤중에 야단이올시다. 거 가봅시다. 그래, 가보니까 "인산 선생님. 나 오늘 저녁에 아마도 갈 것 같아요." "뭘로요?" "아 이거 지금 혈관암을 째놓았더니 숨이 당장 넘어가는데 진통제를 쉬지 않고 먹어도 숨 넘어갑니다" 이거라. 나는 "원 별걸 다 걱정하십니다" 하고는 아들들을 시켜 가지고 마늘을 다져 가지고 거 넓적다리에 크게 다져놓았어. 그래 궁둥짝하고 두 군데 있는데, 그 두 군데다가 아주 마늘 찌끄뜨려서[짓찧어서] 솥뚜갱이[솥뚜껑]같이 놓고서 15~30

분 타는 약쑥을 놓고 떠 제끼는 거라.

그러니까 지금 째놓은 자리에서 약쑥불이 끓는 마늘 김이 들어가니까, 마늘 찜질 하니까, 마늘 끓는 물이 그 자리에 들어가 가지고 사람은 죽어 가나, 암이 원래 무섭게 아프니까 시원한대. 원래 진통제도 되질 않는 걸 그걸 가지고 하니까 진통도 돼.

그래 시원하다고 하면서 이빨 사리물고 잘 참아요. 그래서 일곱 장씩 떴다. 30분짜리 일곱 장씩 뜨고서 "선생님 이젠 저세상은 면했소" 어디 두고 봅시다 했는데 싹 나아버렸어요. 병원의 의사들이 와보고 기절한대요. "이건 사람으로선 못 합니다" 하더래. 내가 사람인데 왜 못 해? 나는 했거든.

그래서 내가 옷을 짓을 하다하다 마누라하곤, 마누라하고 지금도 쉬질 않고 싸웁니다. 그건 뭐 어디 삼팔선 때문에 싸우는 게 아니고 늘 싸워요, 싸우는데. 그전에 그 계산한의원이 혈관암을 살려준 은공을 갚겠다고 늘 벼르는데…. 그 홍 박사라고, 홍 내과라고 나하고 친해. 이 양반이 다른 여자들이 우리 마누라가 자꾸 아프다고, 배 아프다고 하니 홍 박사한테 가 진찰이나 해보자.

가 진찰하니까 자궁암이 2기(二期)인데 오늘 저녁, 해 뜨기 전에 숨 떨어질 게니 새벽엔 죽는다. 그러니 선생님이 뭐라고 하거나 말거나 나 수술을 하겠습니다. 그래 같이 갔던 부인들이 그 양반 의견도 안 들어보고 어떻게 수술할 수 있습니까? 그 양반이야 내가 말하면 나하고 친한데 날 나쁘다고 안 할 게다. 지금 죽어가는데 수술해야지 어떡하느냐? 그러니까 우리 마누라도 한 번 물어봅시다. 그래 홍 내과가 전화했어요.

그 조금만 기둘러라[기다려라]. 그 친구 보내. 그래서 옻을 구해 가지고 B형이야. 묵은 암탉을 삶아 가지고, 거기다 흠씬 고아 가지고 두 근 반씩 넣었어, 마른 옻을. 그래 넣고 고아서 우선 새벽부터 퍼먹는 걸 하루 종일 퍼먹고, 진통제를 먹어가면서리 퍼먹는데, 그걸 다섯 마릴 먹으니까 아프단 말 일절 안 해. 그래 일곱 마릴 먹으니, 저 내과한테 가서 다시 진찰해 보라. 진찰하니까 그 종양(腫瘍)이고, 모두 상(傷)해 가지고 들어가던 암(癌)이 흔적이 없다 이거야. 싹 낫거든. 그래서 깨끗이 나았습니다 이거라.

그래서 내가 그 양의학(洋醫學)박사니까, 내가 웃으며 양의학박사는 허울 좋은 개살구야. 개살구 시어서 먹어내나? 그러구 웃고 말았는데. 그래서 마누라를 수술 못 하게 하고, 나를 이거 죽일라고, 이거 옻닭이나 삶아 먹으라고 볶아대니 영감이 아니라 원수라고 한다.

그러더니 한 댓새 먹더니 또 원수라는 말 싹 안 하데. 싹 안 하고, 지금도 안 해요. 그러니 이건 우겨댈 건 우겨대야 하는데 옻약이란 건 B형이나 AB형에 그렇게 좋아요. 그건 우겨대도 됩니다. 아 유방암(乳房癌)에 죽을 때 그걸 닭에다 넣고 고아 먹든지, 오리나 토끼나. 토끼에 넣고 고아서 자꾸 먹어봐요.

토끼나 오리에 옻 넣고 달여서 쓴다

간암(肝癌)엔 토끼에, 자궁암(子宮癌)엔 오리에, 유방암엔 닭에다 넣어 먹는 게 좋아요. 토끼에 넣어 먹는 것도 좋고, 이런데. 내가 수백 수천을 그런 거 가지고 살리는데 곁에서 욕을 해. 그건 순 미친놈이라고. 아, 옻을 삶아 먹고 암을 어떻게 고치니? 그런데 다 나았거든. 지금 와서 미쳤단 말 안 해.

그러니 이거 세상 비위를 맞춰? 난 오늘까지도 못 맞춰. 천 년을 산들 맞출까? 그래서 대중의 힘이 필요해요. 대중은 어디까지나 한 번 경험해 볼 필요 있어, 내가 말한 걸. 그걸 녹음해 놓은 거니까, 경험해서 다 실제 실험하고 난 후에 알게 될 거요.

거기에 자궁암이나 폐암이나 간암이나 위암이나, AB형하고 B형은 묵은 암탉 한 마리, 창자를 버려서는 안 돼요. 똥만 깨끗이 씻고 터러구 버리고. 그러고는 주둥이나 발톱, 아무것도 다치지 말아요. 거 발톱에 있는 석회질이, 얼마나 신비한 약물인지 그걸 알아야 돼. 거기에 오래 고아 가지고 걸 계속 좀 먹어봐요, 안 낫는 사람 있나. 형이 맞지 않아서 부작용이 오는 건 형을 제대로 몰랐다는 거니까, B형하고 AB형이 틀림없다면, 만에 하나 실수 없슴든다[없습니다]. 그러고 올라도 괜찮아요.

토끼나 오리나 닭에다가 고아 먹는 건 올라봐야 얼마 안 가고 없어져요. 그러니 내가 평생에 그런 걸, 남한테 욕먹고 웃을 소릴 들어가며 역부러[일부러] 나도 심술궂게 그런 걸 알려줘요. 사람 생명을 살리는데 어떻게 마음 놓고 편케 될까? 모르는 사람들한텐 싸움질도 해야 돼요. 지리산 속에서 한 거, 백두산·묘향산 속에서 한 일은 상당히 거기에 신비가 많아요.

그땐 내가 또 자신이 약(藥)보다 침(鍼)이, 원래 신의 조화를 무궁한 침을 놓아. 그래 서울서도 한 40년 전에 위암으로 죽을 때 내게서 침 맞고 산 사람들이 지금도 살아 있어요. 40년간 안 죽었으니. 그건 그땐 내 영력(靈力)이 사람을 죽일까? 만능의 치료법이라고 자신했거든, 이런데.

지금은 마누라도 나를 알길 개떡같이 알아. 침놓겠다고 하면 곁눈질도 안 하고 냅다 뛰어. 아프기만 하지 이젠 효(效) 안 난다는 거야. 그래 벌써 이젠 다 죽었다고. 나도 내가 죽은 거 알아. 이젠 얼마 있다가 그만 없어질 거니까. 어떤 땐 심술궂은 소릴 하지.

그럼 내가 지금 하도 땀을 좀 흘렸더니 시원치 않다. 그럼 다음에 이 토성분자 이야길 슬그머니 조금 얘길하고, 그다음에 모자리 이야기가 그게 참 힘들어요. 아주 힘들어요. 그건 좀 서늘할 때나 해야지, 내 힘으론 어려워요. 자, 이만 실례하겠어요.

〈제11회 강연회 녹음 全文 : 1989. 7. 8〉

／제12장＼

농약독 解毒劑
토종돼지 창자

농약독에 죽어가는 사람 구할 妙方

　내가 하는 이야기는 다 식견이 있어야만 이해할 수 있는데, 앞으론 점점 어려운 소리이기 때문에 그전의 이야기하고는 차원이 자꾸 달라요. 사람을 가르치는 법이 《천자문(千字文)》부터 《주역(周易)》까지 배우듯이, 국민학교부터 대학원까지 나오듯이, 내가 하는 말은 점차 어려운 말이 자꾸 나오게 마련이오.
　인간에서는 나를 인간대우를 안 해주어도 천지간의 신(神)은 나를 인간대우를 해주는 사람이니까. 그러니 사람을 경멸한다고 다들 싫어하지. 천지간에 하나밖에 없는 사람인데 인간이 어떻게 내 앞에 와서 존대받을 수 있나?
　내 앞에 옛날의 강증산은 그 철부지한 소리를 했지만 자기는 옥황상제가 하강하셨다. 세상에서 자꾸 미쳤다고 욕하니까 필경엔 나이 좀 들어서는 미륵불이라고 하셨는데, 그건 순 미친 사람이고. 그런 그렇고 원래 또 형편없고 무식한 짓을 많이 했어. 그래 차경석이까지 그 되먹지 않게 구는 걸 나는 차경석일 눈으로 보고 잘 아니까. 그런 사람을 데리고 있었다면 그건 뭐 나보다 나을 것도 없어요.

박태선인 나하고 나이 나보다 아래니까 더 잘 알고, 이런데. 거 세상은 다 그 사람들 세상이라. 거짓말 잘하는 사람을 이 세상에서 숭배하게 돼 있는 건 너무 모자라 그래. 미개한 탓이라. 만일 교육 수준이 높았다면 강대국 사람만 보게 되면 노예생활 못 해서 미치는 사람은 없을 게다.

내가 지금 하는 이야기는 최고 수준급의 이야기는 해서는 안 되고 중간점인데, 첫째 오늘은 어려운 이야기는 뭐가 나오느냐? 이 농촌을 위해서 내가 오늘까지 보는데, 앞으론 농약독에 많은 사람이 지금부터 죽어가는데 나라엔 그런 데 대해서 머리를 쓸 만한 사람이 없고, 또 의료계에도 그런 데에 대한 수준은 아직까지 나타나질 않아. 그래서 만약 민속신약 연구회원에 철저한 노력을 할 수 있는 분들이 있다면 그런 노력을 해야 되겠다 하는 거이 지금 시작하는 얘기인데.

농약독에 죽어가는 사람은 어려운 비싼 약 먹고 살 수 있다. 그건 내가 하는 일이 아니고 내가 하는 일은 진흙을 풀어 마셔도 낫는 법을 일러주는 거라. 그래서 지금 농촌 사정은 지금부터는 많은 사람이 농약중독에 가는데 거기에 대한 방법은 그 미개한 사람들한테 가만두면 다 죽어도 모르는 걸. 광복 후에 오늘까지 내가 외면하고 있는 게 아닌데 세상에서 호응해야 돼.

세상이 협조해야지 세상에서 협조 안 하고, 나 혼자서, 석가모니는 당시에 아무도 알아 못 들으니까 붙들고 생고기는 먹지 말아라, 또 살생을 하면 못쓴다. 그래 가지고 십계명을 설(說)하느라고 평생을 애쓰는데 나는 그 세상에 살고 있지 않으니까 모든 게 편하지.

옛날에 석가모니는 어려운 세상에 나와 가지고 어렵게 살다 가고, 나도 지금 어렵게 사는 게 확실해. 이 미개한 사람들이 나를 돌팔이라고 지금도 매일같이 고발해요. 만고(萬古)의 의학(醫學)을 창조하러 오고 옛날 그 쓰레기 의학을 없애러 온 사람이, 그 사람이 면허를 가지고 내가 젊어서 선배 영감들이 내게 다 전해주는데 면허 없을까 봐? 의학을 창조하러 온 사람이 어디서 면허 가지고 약장수 하는 사람도 있을까? 그래 이건 너무 미개해.

대통령 되는 사람은 철부지 아니면 대통령 안 해요. 철이 든 사람이 이 민생문제 해결에, 얼마나 어려운 문제에 여건이 가로놓여 있기에 대통령 나오나? 그러나 아무것도 모르는 철부지 이승만인 이기붕이 가족을 다 죽여도, 자기는 이승만이 생각은 이기붕이 가족을 잘해 준다고 생각한 거라. 그게 호랭이가 토끼 같은 불쌍한 건 내 밥이 되는 게 좋니라 하는 것처럼 그건 철부지라.

완전한 무공해 식품이 있는가

농촌문제를 지금 완전히 풀어줄 수 있느냐 하면 모든 협조가 없는데, 연구 회원 몇 사람의 힘으로 된다는 건 좀 어려우나 오늘 이야기를 복사하면 한 동네에 하나씩만 놓고 확성기로 전할 수 있는데, 아직은 너무 미개한 사회라. 그렇게 호응하긴 힘들 거라고 나도 봐요.

그렇지만 이제는 농약중독으로 많은 사람이 해(害) 보니까 안 들어주면 안 되니까. 안 들어주면 우리 농촌은 망하기로 되어 있고 또 국민은 옳게 살 수 없어. 그 쌀밥 그 식품에. 지금 철없는 사람들은 좋은 무공해 식품이라고 말하는데 그게 철없는 사람들이라. 이 땅에서 증발되는 구름은 바람 부는 대로 날아댕기는데 백두산에도 구름이 가요. 그런데 완전한 무공해는 없어.

그리고 또 이 땅엔 40년을 농약을 쳐 가지고 흙 자체가 농약이라. 흙 자체가 오래, 그 흙을 물을 타서 먹으면 수질오염은 확실한 건데 거기서 나오는 식품 확실하다고 본다는 게 그 얼마나 모자라. 무공해 식품을 이 땅에서 말하는 그런 철부지가 사는 곳이라. 지구는 다 그런 사람이 사는데 대한민국은 더해. 그래서 나는 오늘까지 죽어가는 시간은 일러줘.

지금 농약중독은 이젠 극에 달해 오는 시간이 몇 해 안 남았는데 지금부터 일러주면 내 덕을 볼 거요. 광복 후에 미리 이야기하면 그 당시엔 얼마나 웃을거리 될까? 오늘이 올 거를 안다면 내 말을 들을 거요. 오늘도 마찬가지야. 내일이 오는 걸 알면 내 말을 잘 들어요. 그런데 당면한 일이래야 돼요. 앞으로 정부도 아무 날에 이렇게 망하니라 하면 망할 적에는 내 말을 들을 거요. 그럼 그때는 이미 늦어.

그러면 농촌을 위해서나 우리 국민의 건강을 위해서 어떤 약물에 대한 설명을 하기 전에 그 약물이 생겨 나오는 이야기를 하면 그건 이해 안 가지. 지금 고고춤에 밝은 이들은 그저 코웃음 치는 말이라.

에어컨의 冷極發熱과 발암물질 생성원리

그게 뭐이냐? 이 태양이 생기는 건 은하계에 2억이라는 빙세계(氷世界)가 있어. 거기서 나오는 불꽃이 거 사능선(射能線)이라고 해요. 내가 하는 말이야. 사능선으로 불꽃이 나오는 건 냉극발열(冷極發熱)로 얼음 속에서 불이 나와요. 그것이 2억이나 되는 숫자에서 계속 연속되고 보니까 태양이 생기기로 되어 있어. 태양의 위치에 가서 태양이 더 갈려고 해도 더 가게 되면 자꾸 축소돼. 극냉의 고열이 축소돼 가니 더 가지 못하게 돼 있어요. 거기서 회전하는 거야.

그런데 그놈의 우주의 우주진이 전부 합성되면 용액(溶液)이 이루어지는데 그놈이 오랜 시간의, 몇십 억이고 몇천 억이고 간에 그대로 있질 못해요. 그 용액의 양이 많으면 하나하나 분열되어 가지고 별세계가 생기는데 우리 사는 땅덩어리는 용액이 가장 작은 놈으로 분열해 오다가 더러 중간에 오다가 갈라지면 달도 생기고 여러 가지 별도 생겨요. 그래 모두 갈라지는데 이 용액이, 지금 전부 용암이 분출되게 되면 끓는 물이 나오듯이 불덩이가 나와 식게 되면 그게 용암(鎔巖)이야.

그 나오는 건 용액이고 태양에서 분열 시엔 그런 거라. 그런 게 떨어져 나오는데. 그러면 그놈이 이런 무서운 공간 냉기에는 식는 거라. 식게 되면 용암이라는 지표면이 생기거든. 그리고 그 안의 화구는 그대로 있고. 그 고열이 그대로 있기 때문에 지표에서 고열하고 밖의 냉하고 고 사이에서 생기는 게 습도(濕度)가 물이 생기는 거라. 그거이 증발되면 비도 와요. 그래서 지구에 바다도 생기는데.

고 생기는데 처음에 용암에서 최고의 열도(熱度)와 냉(冷)의 습도가 생길 적에 생기는 습도는 그 이름이 없어요. 그 이름이 없는데. 그걸 가장 최고의 강한 열(熱)하고 최고의 강한 냉(冷)하고 이거이 지금 축소시켜서 쬐끄맣게 해놓으면 뭐이 되느냐? 요새 에어컨이라는 그거요, 대형 에어컨. 전기라는 것은 냉수 속에 들어가는 찰나에 암이 생기는 약물이 거기서 나와요. 발암물질이라는 게 그 속에서 생기기로 돼 있어.

그래서 시원치 않은 병객(病客)은 그런 에어컨 앞에 며칠간 있으면 죽게 돼 있어요. 호흡에 장애가 오니까. 선풍기 같은 것도 맑은 공기 속에 있는 색소 중의 모든 분자세계를 파괴하기 때문에 그 선풍기 공기를 오래 맞는 것이 폐가 약한 사람으론 해로워. 그건 똑같은 현상인데. 그러면 거기에서 모든 현실이 이루어져 시작하는데 무에[무엇이] 하나하나 시작하느냐?

精氣神과 혼백의 비밀

그놈이 하나는 불이고 하나는 물이 됐다? 물하고 불이 합할 때에는 물에는 정(精)이 있고, 불에는 신(神)이 있어. 또 불에는 기(氣)가 있고 물에는 불을 만나면 기가 있어. 그래서 물이 불을 만날 때 기(氣)는 정(精) 속의 정기(精氣)가 되고, 불이 물을 만나 가지고 생기는 기(氣)는 신(神) 속의 신기(神氣)가 돼. 그래서 고걸 합쳐서 정기신(精氣神)이라는 건 자연의 근본이라. 정기신. 그래 옛날 양반들 많은 책을 써요, 그런 거 가지고. 그래 이제 올라가는데 뭐이냐?

수화(水火)에서 정기신이 벌써 생기면 신은 불이요, 정은 물이요, 기는 금(金)이오. 그러면 그 속에서 생기는 거이 첫째 제일 주장은 영(靈)이라. 그건 황토(黃土)의 토(土) 왈 영(靈)이거든, 영이고. 그다음에는 목(木) 왈 성(性), 목 왈 혼(魂)인데 성(性)을 위주하는 거지. 그래 모든 성품이 초목을 떠나고 이루어진다는 건 있을 수 없고 그 속에서 이루어지는데. 거기에서 생명을 끝내면 혼이 나간다 그러겠다. 생명이 부연되면 혼이 들어오는 거거든.

그러면 혼하고 따르는 게 백(魄)이라는 거이 있어요. 그건 폐(肺)에 있는 거지. 백은 일곱인데, 그건 왜 일곱이 되느냐? 간(肝)은 조직이 일곱으로 되어 있어. 그래서 넋이라는 백(魄)이 일곱으로 조직된 간하고 왕래하는 신(神)이라. 그러게 혼이 날아가면 백이 따라 없어져요. 혼비백산(魂飛魄散)이지, 이런데.

혼이라는 건 셋인데 폐에 있는 조직이 기관지(氣管支)하고 폐선(肺腺)하고 폐(肺)하고 셋이라. 혼은 거기에 왕래하는 거라. 그게 길이라. 이것을 학술로 세밀히 열거해 놓은 학술은 없어요. 내가 지구에 나와서 책을 외면하는 게 그거라. 책을 많이 본 사람은 말할 수 있는 재료는 수북해도 보이지 않는 세계에 대한 이야기를 하려면 캄캄해. 내가 볼 적에 캄캄한 사람이 글을 알고 있지. 신의 비밀이나 우주의 비밀이나 땅의 비밀을 또 생물의 비밀을 귀신처럼 아는 사람, 그 사람들은 글을 가지고 내놓기를 싫어해. 글이라는 건 잡탕이니까.

내가 어떤 때 예수님을 위하는 성서(聖書)를 웃는 소리를 더러 하지만 그건 사실이라. 성서라는 건 그건 철부지 애들이나 볼 거지. 완전한 글이 거기서 나올 순 없고. 불경(佛經) 자체가 그래. 부처님이 붓 들고 써놓은 글이라면 나도 웃지 않아요. 그런데 그 양반들이 쓴 거 아니고 후세 사람들이 그 양반을 빙자하고 써놓은 건, 거 확실히 글은 더 좋아도 그 비밀은 확실하지 않아요.

그건 왜 그러냐? 옛날 글들 보게 되면 위고문(僞古文)이라고 있어요. 《서전(書傳)》에도. 《주역》도 그러고. 글은 위고문이 더 잘했어. 보긴 더 좋으나 그 문맥이 바다같이 깊은 건 상고의 양반들 글이고. 상고(上古)의 글은 그 그릇이 원래 크고 거기서 나오는 글은 글 자체가 아무도 이해 못 하는 말이 많아. 그게 원래 글이라. 그러게 좋은 글은 세상 사람들이 알기 가장 힘들고 그만한 수준에 올라가야 알게 돼 있으니 그게 그렇게 힘들어.

三生의 원리와 자연만물의 생성 과정

그래서 내가 지금 하는 말은 모든 생물이 수중(水中)에서 생기는데 '버들이 먼저 나왔다' 하는 말을 하면 그전에 한 얘기인데, 거 이해가 잘 안 가지만 확실히 눈으로 보면 보이는 거. 지금도 저 금강산이나 묘향산 같은 석벽(石壁)에 좋은 샘이 흐르는데 기묘년(己卯年)의 가뭄은 이태[2년] 동안을 비 오지 않았어. 그거 확실히 가뭄이야.

금강산의 그 비로봉에서 내려가는 큰 내[川]가 많은데 유점사에서 내려가는 것도 있지만 구룡연도 그러고. 그런데 댕기면서 살살 보게 되면 그 물속에 있는 새파란 이끼가 있는데 원래 오래 가물었으니 그 흙물이 거긴 없는 곳이고 큰물이 가지 않은 때에는 그 이끼 있는 이끼 속에 버들잎이 생겨요. 거 이상하게 뭉쳐 가지고 생기는데. 그놈이 생기는데 가을에 가보니까 벌써 그놈이 뿌럭지가 나왔더라. 그래 난 그걸 보았고.

금강산에서 기묘년(己卯年)에 묘향산 가도 칠성봉 깊은 계곡에 가면 또 여전히 마찬가지야. 그래서 내가 볼 적에 그건 틀림없는 사실이니까 난 눈으로 보았으니까. 그런 자연의 원리라는 건 확실한 거요. 그런데 잘못 알고 표현을 잘못하는 수도 있겠지. 그래서 버들나무[버드나무]가 이 생물에는 시조야. 그놈이 생긴 이후에 버들나무는 수양버들하고 백양하고 삼형제고 그 뒤에 소나무가 나오는데 버들나무는 아무 데 가 쓰러져도 그건 살게 돼 있지, 죽질 않아요.

　그래서 그 모든 시조의 생명체는 자연의 원리라. 그건 죽일 수가 없는 거고, 없앨 방법이 없는 게 그거요. 그래서 그놈을 꺾어다 심든지 뭐 잎사구를 떼다 심든지 간에 그건 뿌리를 뻗고 살게 되어 있어. 그런데 그 뒤에 또 정반대로 소나무가 생기는데 그것도 삼형제야. 잣나무, 전나무 삼형제. 그다음에 향나무도 삼형제. 향나무가 묘향까지, 두향나무 묘향나무까지 삼형제인데. 그것이 전반적으로 생물세계를 이루는 법은 셋이 근본이기 때문에, 난 단군할아버지 석삼극(析三極)이라는데 더할 필요 없다고 하는 게 그거고, 그건 더할 필요 없어. 삼극지도(三極之道)에 들어가면 전부 거기에 끝나고 말아. 더 알아야 그 속에 있는 거라. 그래서 노자(老子)도 삼생만물(三生萬物)이라고 했는데 알고 보면 그 속에 있지 그 밖엔 없어요.

　그런데 거기에 자(子)·축(丑)·인(寅)·묘(妙)가 육갑(六甲)에 있는데, 자라는 건 쥐 '자'(子)자야 쥐인데. 왜 쥐가 천일생수(天一生水), 하늘의 제일 먼저 순서를 따지면 쥐가 먼저 나왔는데, 그 쥐가 먼저 나오지 않는 이유가 뭐이냐? '해'(亥)자는 동궁(同宮)이라. 돼지 '해'(亥)자 돼지인데. 돼지가 왜 쥐보다 먼저 나오게 돼 있느냐? 쥐하고 돼지는 육지에서 생긴 거지, 바다에서 나온 건 개가, 그 물개가 풀 속에서 풀이 성한 후에 몇만 년을 사는 동안에 번식을 해 가지고 개도 되고, 물속에 표범도 있고 늑대도 있어요. 늑대가 개니까.

그러면 그런 짐승들 사자, 호랭이 전부 있는데 그건 물속에서 숲속에 들어와 가지고 몇십대 수를 내려오게 되면 지금 살고 있는 짐승들이라. 배암이[뱀]도 마찬가지요. 배암이 물속의 가물치가 송진을 와서 긁어 가는 수가 있어요. 그런데 배암이라는 놈이 병나게 되면 가물치가 무송진 긁다가 배암이 몸에다 모두 발라주는 거, 그건 나[나이] 먹은 사람들은 본 이가 많고 난 산속에서 오랫동안 그러리라고 믿으면서 내 눈으론 못 봤어. 갈치가 산에 오는 건 봤고 내 눈으로 꿩이 고등어 되는 것도 봤고 참새가 대합조개 되는 것도 봤고, 그건 나도 보았고. 사공들이 거짓말이 아닌 줄 알고, 그래 많은 경험자들이 거짓말이 아니라 참말이야 그건.

농약의 해독제 – 돼지 창잣국

그런데 이 돼지라는 놈이 생길 적에 생기는 원리가 가장 그놈이 묘한 원리를 가지고 있어요. 12지지(地支)의 비밀을 다 지니고 있는 게 돼지라. 그래서 돼지기름이 해년(亥年), 해월(亥月), 해일(亥日), 해시(亥時), 사해유(四亥油)가 있는데 그건 만병의 약이고, 또 납저유(臘猪油)가 있는데 해마다 납일[臘日 : 동지 뒤에 셋째 미일(未日)]이 있거든. 납입날 해시에 잡은 돼지기름. 그게 전부 옛날 이들은 좋은 약으로 쓰는 거라. 지금은 그걸 우습게 알지만. 지금은 토종 아닌 개량종은 기름이 시원치 않아요. 전부 기름덩어리라. 그래도 쓸모 있는 거지 없는 건 아닌데, 아주 가짜래도 다른 것보다 좀 나아요.

그 원리를 사해유, 납저유를 보면 나는 확실히 돼지에 대해서 생긴 원리가 이것이 참으로 신비한 동물이니까 이용가치가 있다. 그래서 내가 수은독으로 죽어갈 적에 옛날에 훈(燻)을 많이 해요. 지금 항암제야. 그거 코에다가 쐬게 되면 죽지 않으면 병신 돼 가지고 옳게 못 살아요. 살아봐야 시원치 않아요. 후유증이 심해요, 이런데. 거기에 내가 돼지 창잣국을 먹으라고 일러주는데. 거기다가 죽염을 가지고 양념해 먹게 하는데. 거 확실히 신비라.

그런데 이 개량종 돼지 창잣국을 멕이면, 세 번 멕이면 옛날 돼지 창잣국 한 번 먹은 거하고 비슷한 사람도 있고 시원찮은 사람도 있는데, 옛날 토종은 완전해. 수은독에 죽을 적에 그거 한 두어 번 먹으면 깨끗이 나아요.

그래서 우리나라에서 돼지가 지금 장려됐을 땐 이 농약독으로 죽는 사람 구하기 쉽겠구나 했는데 그것도 지금은 뭐 돼지가 하도 천대받으니까 안 키울려고 하는 사람이 많지. 그렇지만 농촌은 어차피 그 돼지 창잣국 없이 농촌 사람이 산다는 건 앞으론 힘들어. 지금도 많이 죽어가지만, 앞으론 농약을 지금보다 단위를 높이다가 10배 이상 가게 되면 이웃이 농약을 쳐놓으면, 전멸이 되는 시간이 오면 그때는 농사 안 짓고는 못 살고 짓고도 못 사니 그 시간을 어떻게 해야 옳게 살 수 있느냐?

그게 이제 내가 말하는, 지금 개량종은 별 볼 거 없어도 안 먹으면 안 되니까 다른 게 없고. 그런데 거기다가 죽염을 적당히 양념해서 먹는 사람치고 지금 농약독에 죽어가는 거 죽을 리가 없는데 앞으로 농약을 흩치고 막걸리나 한 사발 먹고 그 창잣국을 죽염을 타 가지고 서너 사발 먹고 자고 나면 농약독이라는 건 깨끗이 가시는데, 농약은 파라티온이 없이는 농약이 안 돼요. 그 속은 수은독이라.

그래서 내가 앞으로 농약을 세게 치는 시간에 생명을 유지하도록 해주어야 농사꾼이 전연 없고 농촌이 끝난 뒤에 도시에서 산다는 건, 미국서 좀 사다 먹으면 되지만 그것도 간단한 문제가 아니고, 농사 못 짓고 농촌이 다 죽은 후에 이 땅에 사람 사는 걸 쉽다고 볼 수 없어요. 그게 그렇게 간단하질 않아.

그래서 앞으로 이 돼지 창잣국에 개량종은 약은 제대로 안 되지만 그거 안 먹고는 또 다른 게 없으니까. 내가 한평생에 생각하는데 그보다가 더 좋은, 수은독을 치는 약은 없어요. 없으니 거기다가 죽염을 타서 먹으면 완전히 수은독이 물러가고 그 사람 몸에 있는 나쁜 병까지도 싹 가시게 돼 있는데, 이걸 대한민국이라는 나라를 내가 아는데 내가 한 말을 홍보하느냐 하면 안 해줘.

개량돼지 약성, 토종의 20%에 미달

농촌이 다 멸해도 민정당(民正黨)이 살아 있으면 되는 거라. 이런 자들이 사는 나라에 내가 지금 살고 있어. 그 사람들이 내게 오면 잘났다는 배경과 백을 가지고 좀 아니꼽게 굴어. 우리 멀리서 왔는데 시간 약속은 할 수 없소. 거 할 수 없으면 가라. 그래 찾아온 사람, 멀리서 왔는데 우린 서울서 왔는데 가라고 한다. 어리석은 새끼들이야. 즉석에 난 개새끼라고 욕한다.

민정당 같은 거이 거 사람의 종지[종자]가 있는 데야? 박준규(朴浚圭) 같은 애들이 있는데. 난 이유 없이 개새끼라고 쫓아. 저희가 날 해치면 해쳤지, 내가 천고에 올 수 없는 인간인데 귀신도 날 없앨 수 없는데 사람이 날 없애? 왜놈이 못 죽이는데, 나는 왜놈이 날 죽일 수 없다는 증거를 난 알고 살기 때문에 죽지 않았고 오늘의 민정당 같은 그 쓰레기 인간들이 날 없앨 수 있겠나? 그런 한심한 놈들이 살고 있는 곳이야.

그래서 내가 말하는 걸 홍보해 줄 수 있다고 난 안 봐. 그러니 회원[건강문제연구시민모임 회원]들 속에 뜻있는 사람은 이걸 많이 복사해서 아는 지역에 농촌에 보내 가지고 한 동네 하나씩 확성기를 가지고 방송하면 동네 사람들이 다 듣게 되는데 지금은 저희가 농약독에 죽는 걸 알기 때문에 내 말에 반대할 사람은 없어. 또 못 먹을 걸 먹으라는 게 아냐. 돼지 창잣국 죽염을 가지고 양념 맞춰 먹으라는데 그걸 마다하는 사람은 죽어야 돼.

또 구하기 힘드냐 하면 그렇지도 않아. 그 뭐 웅담, 사향 같은 건 없어서 안 되지만 돈이 있어도 안 되고. 돼지 창잣국 두어 사발 마시는 걸 돈이 없어 안 되고, 뭐 어째 안 되면 그 사람이 산다는 건 있을 수 없어.

앞으로 3년만 더 지나가도 농약은 오늘하고 또 달리 더 강해질 거니. 그 사람들을 어떻게 구하느냐? 죽은 연[연후]엔 안 돼. 죽기 전에 미리 살리는 방법이 있는데 살리도록 홍보하면 좋다 이 소린데. 그 돼지 창잣국이 개량종은 3분의 1이라고 말했지만 5분의 1도 안 될 거요. 내가 많은 사람을 먹여봤는데. 그렇지만 어디서 토종을 구해올 수 있어? 그래 못 할 짓을 일러줘선 안 돼.

아무나 다 할 수 있는 거. 토종 창잣국은 한 사발이면 족하지만, 아 이거야 창자 들어가게 두어 사발씩 먹어놓으면 되는데 그런 걸 못 할까? 거기에다가 죽염을 양념해서 먹는 거니까. 거 크게 돈 들고 크게 어렵고, 난 그런 걸 가지고 대중을 구하는 일은 말하지 않아. 그저 돈 있는 사람이 할 수 있는 건 "웅담, 사향, 토웅담, 토사향이 좋니라" 하지만 대중을 위해서는 아무나 할 수 있는 걸 가지고 하도록 해줘야 되는 거야. 그러고 날 욕하는 사람은 그 사람한테 잘못이 있는 거라.

농약 解毒을 위한 酒精의 역할

그건 내가 돼지에 대해서 생겨 나오는 원리를 분명히 알기 때문에 이 농약독으로 죽을 때엔 그거 없이 살린다는 건 있을 수 없어. 병원에 가서 심하면 잘라버려야 살지 못해. 피하고 살하고 뼈, 심줄[힘줄]이 모두 농약독인데 그걸 잘라버렸다고 살까? 그러고 수술이라는 건 그거이 염증 같은 데나 궤양증 같은 데 이런 덴 수술하는 걸 나쁘다고 할 수는 없는데, 암(癌)이라면 힘든다.

왜 그러냐? 거 수술하는 가위나 칼이 강철이야. 강철은 속에 불이 있어야 강철이야. 속에 불이 없는 납 같은 거 보라고, 강철이 되나? 납 같은 건 강철이 될 수 없어요. 그러니 납은 아무리 암에 대도 전기가 통하질 않아. 칼하고 가위가, 암에 수술하는 가위는 거 순 강철이라. 그놈을 가지고 부싯돌에 치게 되면 불이 많이 나와. 그 속에 있는 전기는, 암이라는 건 기운이 신경합선(神經合線) 되면 암이고 그러면 핏줄이 못 가고 멎어 있어 가지고 그 피가 상하는 것이 암인데.

그래 전신이 다 상해 들어가는데 그게 지금 전기가 이는 건 신경합선 되면 거기서 전기가 일어. 그 전기가 뭐이냐? 암이라. 암이라는 건 암세포가 신경합선 돼 가지고 전기가 사방으로 뻗는 걸 암이라고 그러는데 거기에 대해서는 죽염보다 더 좋은 약 있지만 그건 제조법이 어렵고. 거 앞으론 다 제조해야 되겠지. 지금은 죽염만 가지고도 고칠 수 있는 사람이 전반이니까.

그러면 돼지 창잣국하고 죽염하고, 막걸리 없이 먹으면 더 좋지만 일하다가 나는 술을 잘하니까 목마를 때 창잣국보다 우선 급한 건 막걸리야. 그걸 한 사발 먹어놓고 창잣국을 먹으면 잘돼요. 막걸리 안 먹고 먹으면 더 좋겠지. 주정(酒精) 없이 해도 좋은데, 주정을 왜 필요로 하느냐? 술이라는 건 주정이 있기 때문에 주정. 막걸리는 약해도 간(肝)으로 넘어가고 핏줄로 들어가는 힘이 있어서 모든 약물을 핏줄로 끌고 댕기는 일을 시키기 위해서는 막걸리 먹어라.

그 일꾼이라는 건 구비해야 돼. 약도 병 고치는 일꾼이야. 병 고치는 일꾼이 병 고치는 데 힘이 다 열리는 거야. 그럼 웅담을 왜 좋은 술에 타 멕이느냐? 웅담은 술을 따라가니까 주정을 따라서 간으로 들어간다? 주정은 간에서 심장으로 직통해 버린다. 그럼 웅담이 주정을 따라댕기다가 보니까 결국에 좋은 약이 될 수 있고 좋은 치료할 수 있는 것처럼 이 막걸리도 주정이 적지만 그런 주정의 힘이면 돼지 창자에서 나오는 약성을 능히 핏줄로 끌고 가게 돼 있어요.

그러면 거기에 따라댕기지 않는 놈이 있다는 건 죽염인데 죽염은 따라 가지 않으니까 위장에 있어 가지고 위가 좋아져. 그러니 그 사람이 농약 독으로 위가 다 녹아 빠지더래도 죽염은 거기 남아 있어. 그놈 하나는 거기 남겨두고 위를 튼튼하게 하면 그것도 좋은 거야. 또 주정은 돼지 창자 속에 있는 신비한 해독성을 달고 댕기니 그것이 뼛속까지 깊이 들어갈 수 있는 힘이 있는 이유가 그거라. 그 주정 때문에 돼.

앞으로 3년 후면 농약독 극성 시기

그렇다면 앞으로 농약의 강도가 지금보다 3배, 5배, 10배 올라가는 걸 치는데, 치게 되면 그 땅에 있는 재래의 누적되어 있는 농약독이 지금 그런 강한 거이 들어오지 않아서 전멸을 시킬 힘이 모자라는데 앞으로 그런 강한 걸 거기에다가 첨가시켜 주게 되면 인간은 살아남지 못하는 시간이야 그때가.

그러니 빨갱이가 해치는 것보다 무서운 건 농약이 해치는 거라. 빨갱이는 저희 비위에 틀리는 건 죽이겠지만 전체적으로 이유 없이 다 죽일 수 없는 거. 그런데 농약이라? 배 속에서도 살아남을 수 없고 배 속의 애기 죄없이 죽는 거 그건 농약이라. 또 남녀간에 당하는 건 농약이라.

그 농약이 지금 땅에서 증발되어 올라가는 구름 속에 비도 농약으로 내려오니 우리 사는 나라에 농약 기운이 안 가는 델 찾을 수 없어요. 그걸 찾기 전에 몸에 있는 것만은 싹 청소하고 앞으로 들어오지 않게 하면 자연히 농약의 해는 받지 않고 죽을 고비를 당하지 않을 건 사실인데, 내가 지금 하는 돼지 창잣국을 죽염을 두고 먹는 사실을 홍보하는 데 그 힘이 발휘할 거라. 그런데 이 얼간이 애들 정치하는 데서 빠른 시일 내에 되리라곤 안 봐요. 그러면 3년 후에 무지하게 인류가 죽어가는데 우리 나라만 먼저 죽어야 되느냐? 다른 데는 내 말이 전해지면 전체적으로 다 서둘 게고 우리나라에선 내가 있으면서도 하나도 안 돼. 그러기 때문에 3년 안이면 어지간히 농민이 알게 될 거다.

그러면 그때 극약이 필요한 시기가 오면 청산가리 같은 것고 안 되고 그 이상의 강도가 있는 농약이 아니면 안 되는 때가 오니 그때에 죽을 걸 지금부터 애를 쓰게 되면 그때에 가서 자꾸 죽어지는 거 싫어하니까 그걸 모두 애쓰고 돼지 기르고. 지금 농촌에서 집집이 돼지 한 마리 기르기야 그거야 힘들까? 온 가족이 국 끓여 먹고 고기도 먹으면 무서운 독을 해독시키고, 호흡으로 들어오는 공해독, 또 털구멍으로 들어오는 공해독, 입으로 들어오는 농약독, 이런 건 싹 제거되는데 그걸 마다하는 사람이 앞으론 있을 순 없어요. 내가 하는 말을 박대하고 지구에서 남아 난다는 건 말이 안 돼요.

지구에서 내 말을 등지고 살 사람 있을까? 한 사람도 없어요. 다 죽는데 안 들으면 죽는 거. 강원도 사람은 호랭이 본 사람 없는데 호랭이 물어 가버리니까 호랭이한테 죽는 사람은 있어도 호랭이 본 사람은 없어. 그거와 마찬가지로 내 말 안 들어서 좋을 건 없어. 다 들어야 되니까 이 사실은 언젠가는 3년 안에 전국에 퍼질 거고 외국은 정신이 없이 이행할 거요.

그리고 죽염이 좋다는 건 물론 사실이지만 그걸 아초[애초]에 먹는데. 면역을 따라서 먹어야 되는데. 처음엔 누구도 쌀알처럼 조금씩 먹어보고 아무 이상이 없으면 숟가락으로 퍼먹어도 될 때엔 퍼먹어도 되는데. 이걸 아초에 어느 사람이고 지금 배 속엔 담(痰)이 다 성(盛)하게 돼 있어요. 농약독이라 거기엔 성하게 돼 있는데. 여기에다가 죽염을, 그 스푼이라고 요새 그러는데. 그걸 하나 푹 떠먹어 놓으면 그놈이 들어가서 담을 삭쿠는데. 너무 급하게 하니까 충돌이 오는 거라. 욕속부달(欲速不達)이라는 말 고대로지. 그거이 빨리 녹아 빠지면 좋은데 배 속에 있는 담은 자리 잡고 있는데 외부에서 들어온 놈이 싹 뽑아버릴려고 하니까 충돌이 오는 거라. 그래 토(吐)하는 거라.

토하고 죽어도 다신 먹기 싫거든. 이렇게 돼 가지고 한번 되게 혼나면 다신 먹기 싫으니 안 먹으려고 하는 거지. 그건 병 못 고치는 거고. 또 이거 양념으로 조금씩 조금씩 하루 두 번이나 세 번 먹어놓으면 암이라는 건 전신이 신경합선 되고 피가 모두 상해서 통하지 않는데, 그리고 살이 전부 상해 들어가는데. 여기에 거악생신(去惡生新)에 가장 강한 죽염을 평소에 한 숟가락이면 완전히 몸의 건강을 회복할 수 있으나 암에 들어가서는 하루에 열 숟가락 먹어도 그 암이 악화되는 걸 막기는 어려워요.

그런데 일러줘 보면, 좋은 약이라면 조금씩 먹어보면 알 거다? 죽었는데 알긴 뭘 알아. 대개 보면 죽을 짓을 하고 있어. 하고 있고. 많은 사람이, 일러주면, 가서 소문낸 사람이 많아서, 거기 쫓아가서 우선 갖다 먹어 보는 거라. 갖다 먹다가 악화되면 그때에 밤중에 내게 전화하기를, "일러주는 거 먹고 지금 아주 나빠집니다" "그래 그거 무슨 병이냐?" "간암이올시다" "간암인데 오릿국 같은 거나 민물고둥 국을 먹으니 바짝 더해?" "예 그렇습니다" "참 네가 미치긴 되게 미친 자식이구나. 너, 가서 분석하고, 과학분석소에 가서 분석하고 말했으면 내가 너를 욕하지 않는다. 너는 완전히 미친 자식이 아닌 다음에는 그럴 수 있니? 그걸 세밀한 걸 알고서리 연락해야지. 이놈 미친 짓은 네가 하고 날 미쳤다고 하니?" 그러면 이놈들이 우물우물하고 "가족들이 모르고 다른 약 좀 썼어요" 이러고 그만 미안하다고 해. 이러니….

그런 예가 많은데. 부산역에 자갈치시장 사람들이 돼[돼서] 그런가는 몰라도, 내가 일러준 약 먹고 "위암이 더했습니다" 해 가지고 "지금 아무 병원에 입원했는데 입원비는 받으러 가겠습니다" 이거라. "응, 받으러 오나[오너라]. 너 같은 종지는 한번 혼나야 사람이 되니라. 받으러 오나." 그런데 받으러 오지 않은 예가 있어요. 오게 되면 모든 분석결과 분석표를 가지고 와서 말해야 되는데 그런 말을 함부로 와서 할 수 없는 거. 이러니 몹쓸 사람들 세상에 내가 살아 있다는 게 이게 몹쓸 사람들한테 웃을 거리, 욕거리 다른 건 없어. 그러면서도 내가 살고 있는 지역이 앞으로 전멸이 되는 시간도 오는데 알고도 그걸 가만둬야 하느냐? 그게 지금 나를 믿는 회원 중에는 성의가 있는 사람도 있을 게니 백에 하나 있어도 효과요, 아주 없는 것보다는 나아요.

농촌 구하는 일에 衆智 모을 때

그래서 이 농촌을 구할 수 있는 발버둥을 치지 않으면 안 될 때가 왔으니까, 그래 앞으로 모든 능력대로 성의를 발휘해 가지고 어려운 시기가 안 오도록 농촌을 구해야 될 거고, 또 도시도 그래. 그걸 안 먹으면 모든 공해독에 시달리는데 그 공해를 풀어주지 않고 산다는 건 또 있을 수 없어. 도시, 농촌 할 것 없이 한국은 먼저 몸에 있는 공해독부터 풀어놓고 모든 건강을 완전 회복하고 살면 그 얼마나 좋아.

그런데 운동을 한다면서, 죽을 병을 가지고 운동한다고 살아남을까? 그것도 잘못됐고 내가 욕하는 건 가장 머리 좋은 사기꾼이라면 하늘님이라고 하고, 가장 수완 있는 도둑놈은 또 하늘님이야.

이놈의 나라의 하늘은 어떻게 생겨 먹었는지 종류가 그렇게 많아. 그전에 강증산이는 한 사람이 옥황상제도 되고 미륵불도 되더니 지금은 하늘님 천지야. 박태선이가 하늘님의 독생자인데. 그자를 내가 잘 아는 사람인데. 서대문 홍파동에서 나하고 몇 번 만난 사람이야. 저 미친 자는 앞으로 많은 사람을 골탕멕일 게다 하고 두고 봤더니, 내가 그 박태선이를 따르면 못쓴다 하니까 나를 보고 마귀종지래. 저 자식은 마귀새끼이기 때문에 하늘님의 독생자를 저렇게 나쁜 평을 한다. 나운몽(羅雲夢)이 그렇게까지 나쁜 사람이 아닌데 박태선이는 너무 했어.

그런데 요새 조용기의 순복음교회 교인들이 전번에 가끔 왔는데 "조용기한테 안수 받든지 기도 받으면 낫는 걸 왜 내게 왔느냐?" "안 나아서 왔습니다" "안 나았으면 이젠 복음교회 안 나가느냐?" "나갑니다" "나가는데 왜 날 찾아오느냐? 그러면 조용기는 순 사기꾼이 아니냐? 안수나 기도하면 된다는 사람이 안 된 증거가 이거 아니냐? 너 거기 댕기면서 안 돼서 내게 왔으니 너 그게 뭐냐, 사기꾼이지 그게. 제대로 실행하면 왜 이런 일이 오느냐" 그럼 조용기를 욕하게 되면 천벌받는데 그러면서도 이거 안 가고 처방만은 기어코 얻어 가지고 가.

그래 그걸 볼 때 미개하다는 증거를 저렇게 모두 보이는 국민. 이 나라가 된다는 건 힘들어. 한번 불이 붙고 난 후에 고사리가 나와도 싱싱하게 나와요. 지금 불이 붙고 나야 뭔가 새로운 싹이 트겠어. 너무도 한심해.

그래서 나는 불붙는 걸 끄라고도 안 할 거야. 앞으로 불붙는 날이 와요. 그건 끄라고도 안 하고. 자신이 건강하면 그런 데는 무사히 넘어가는 거니까 불붙는 건 그 시(時)에만 해야지 지금 말하게 되면 그것도 유언비어야. 몹쓸 사람들이 별 트집을 다 거니까. 죽을 때 회원들은 그 가족을 위해서 어떤 방도가 필요하리라 할 수 있지만 지금부터 그런 말은 되질 않아요. 그때 일이 닥친 후에도 늦지 않아요.

죽염은 痰을 삭이고 담이 없으면 염증 소멸

그리고 지금 농약독에 대한 이야기는 미리 하지 않으면 그것이 홍보되는 시간까지는 많은 사람을 죽이니 오늘까지 죽은 수가 상당히 많아도 그건 할 수 없고. 그거 다 운이 없는 거라. 내가 말하고 싶은 시기가 아니니까. 그건 아주 어려운 시기에 말해줘야지, 암에 걸려서 죽는다고 할 적에 일러주면 약을 먹어도 암에 걸리기 전에 암에 걸리니까 이렇게 해라 하면 안 듣고 욕해요.

그래서 죽염에 대한 복용법은 될 수 있으면 처음엔 조금씩 먹어서 그 모든 담이 죽염을 흡수하는 데 이상이 안 오도록 흡수하게 되면 그 흡수력이 강해진 후에는 소금이 그 담을 다 삭쿠고[삭이고] 담이 없어져 버려요. 담이 없어지게 되면 늑막염도 오지 않아요. 늑막염이라는 게 어혈에서 담이 성해 가지고 염으로 돌아가는데 담이 없으면 늑막염이라는 게 안 와요.

모든 염증은 담이 없는 후에 오게 돼 있지 않아요. 그래서 죽염을 먹되 처음에 애기들은 좁쌀만큼씩이 혓바닥에 발라주다가 조금씩 늘구면[늘리면] 애기도 능히 콩알만 한 걸 먹을 수 있어요. 그런데 그건 소금인데 그 소금을 내가 처리하는 고열은 다른 사람 만든 죽염과 달라요. 그 소금은 열통을 이용해 가지고 제조하는 거라. 그 마지막에 열통을 이용해 가지고 눈 깜빡하면 싹 물이 돼야지, 그렇지 않으면 소금이 너무 많아요. 여기에 보통 자꾸 구워 놓으면 소금이 소금대로 있어요.

거기에 죽력(竹瀝)이 있고 황토흙이 있고 송진이 있고 화력이 있고 쇠통 있어도 그 오행이 구비하지 않아. 그건 아주 고열로 눈 깜빡 순식간에 싹 처리해 버리면 그 속에 있는 모든 부정물, 중금속도 싹 쓸어버리고 소금 기운이 3분지 2는 없어져야 해. 또 완전히 5,000도 고열은 소금 기운이 전연 없어야 돼. 100%가 소금은 없어야 돼.

그러고는 피주사를 하게 되면 피가 멎지 않아요. 지금 쓰는 건 혈관에 주사하게 되면 심장에 협심이 돌아오는 시간도 있고 판막이 정지되면 심장마비로 죽어버리니까. 그래서 그런 위험한 주사법은 쓰질 않고 관장주사만 시키는 거. 그건 뭐 안전하니까. 이런데. 그래서 그 죽염을 가장 비밀리에 복용해야 돼. 사람마다 달라요. 거, 애기는 좁쌀만큼씩 실험을 했지만 어른도 좁쌀만큼씩 실험하지 않으면 안 될 사람이 많아요.

배 속에 담이 많아 가지고 신경통, 관절염 별게 다 있는데 이런 사람들은 담이 많은 사람들이니까 아주 쪼끄맣게 쌀알처럼 이것을 먹어 가지고 면역이라는 인이 배는[박이는] 건데, 면역이 완전히 들어온 후에 자꾸 늘려 먹으면 그때는 많은 양을 먹으니까 그게 상당히 좋아지는데, 그 죽염에 완전히 좋지 않은 불순물이 개재된 소금은 그 속에 없으니까 조금 짜게 먹어도 되는데, 인간이고 동물이 생길 적에 소금 기운이 왜 앞서느냐? 콩팥이거든.

그럼 뼈는 왜 콩팥이 메워 있느냐? 콩팥이 허하게 되면 뼈가 삭아 들어 가거든. 그래서 내가 소금이라는 것은 뼈를 만드는 원료고 소금이라는 것은 뼈를 튼튼하게 하는 근본이니까 소금 기운이 없이 안 된다 하는 걸 말하지만, 그거이 사실이 아닌 내가 생각해 하는 말이냐 하면 그렇지 않아.

고추장 먹은 한국인에 흑사병은 없다

왜 그러냐? 그전에 대동아전에 왜놈들이 학도병이다, 징병이다 해 가지고 저 싱가포르에 먼저 갔거든. 뭐 필리핀이나 다른 데 간 거이 마찬가지라. 대동아전에 싱가포르에 간 친구들이 지금 나보다 모두 나이 아래지마는 일흔댓 다 먹었어요. 그런 사람들이 살아 있는 사람도 개중에 있어요.

그 속에, 거기에 간 여기 사람들이 갑자기 45℃에 올라가니까 땀이 비 오듯 해. 그러니까 수분이 완전 고갈되니까 탈수현상이 오는데 학도병으로 가 있다가 살아온 사람 말이 내가 묻는 대로 대답하는데, 탈수현상이 와 가지고 기진맥진해서 숨넘어갈 적에 내가 나를 볼 적에도 살이 검더라, 곁의 사람 얼굴 보면 새카맣더라. 거 흑사병이거든. 새카마면 조금 있으면 죽곤 한다.

그런데 다 죽어가는 마지막에 서울의 부자의 자식이 학도병으로 끌려 온 사람은 죽더라 이거야. 그리고, 같은 부자의 자식이래도 충청·경상·전라도에, 전라·경상도에서 거 쌀밥에다가 고추장을 비벼 먹는 사람들은 끄떡 없더라. 아무리 땀을 흘리고 앉아도 쓰러지지 않더라. 얼굴이 새카매지지 않더라. 얼굴이 하얗다가는 검어 들어오면 금방 죽더라. 그걸 이제 이야길 하는데 탈수가 들어오면 금방 새카매지는 건 염분이 완전히 끝났다는 증거라.

체내에 있는 염분이 완전히 끝나면 육신이 전부 소금 기운이 없는 시간은 새카맣게 타버려. 그걸 저 왜놈들이 소금 기운이 고갈되니까 타 들어간다는 게 아니고 흑사병이래. 그래서 탈수가 오고 흑사병으로 죽더라. 그자들은 지금도 그거 흑사병이라고 흑사병에 대한 연구만 하고 있어. 그렇게 미개해 가지고 의학이 발달된다? 그 있을 수 있나?

소금을 여게 멕시코인가 어딘가 짜고 맵게 먹는 곳이 있는데 권투를 나가도 그 사람들은 땀을 흘려도 얼른 쓰러지지 않아. 쓰러져도 오뚝이처럼 강해. 그러니 내가 어렸을 때 왜놈들이 와서 피병실(避病室) 짓고 이 야만의 족들이 고춧가루를 막 퍼먹는다, 고추장 먹는 걸 보고, 그래 이게 야만의 족이다 하고, 이놈들이 별 욕을 다 하다가 저희가 여름에 탈수증이 들어와서 죽으면, 우리나라 사람은 일절 없다. 한국 사람은 지금도 흑사병으로 죽는 이가 상당히 적어요. 그런데 외국은 가끔 있어요.

뼈를 만드는 소금 속의 백금 성분

그러면 이 소금 속에 뭐이 있느냐? 소금 속에 백금이 있어요. 소금 속의 백금 때문에 모든 석회질을 합성해. 그래서 석회질을 모아다가 뼈를 만들어. 뼈 만드는 작업은 소금 속에 있는 백금이 전부 해. 백금 기운이 왕래하는 걸 신경, 또 백금 기운이 이뤄지는 곳을 뼈에는 손톱처럼 하얀 겉층 뼈라. 그건 백금 기운이 몇만 분지 1이 있기 때문에 그렇게 되는 거지, 그거 없으면 석회질은 금방 삭아버려요.

소금 속에 있는 불순물을 완전 제거하면, 지금 내가 세상에서 사용하라는 죽염은 그 불순물이 완전 제거됐어요. 90%는 완전 제거됐어요. 9%

는 남아 있을까 몰라. 이런데, 그건 뭐이냐? 아까 말하던 눈 깜빡할 사이에 용해시켜 버려야 그 불순물이 싹 제거되지, 그러지 않으면 중금속이 녹아 나가기 이전엔 안 돼요. 그래서 다른 사람들이 만드는 거, 거 뭐 업자는 업자끼리 서로 심술을 부리지만 내가 《불교신문》에도 게재해 놓고, 죽염 만드는 법을 게재하고 거기에 완전히 불순물을 제거하는 비밀을 일러주지 않은 이유가 뭐이냐?

내게 와서 철저히 배우고 간 사람은 틀림없을 겐데, 아 이거이 저희끼리 좀 해보고 거 아무나 되니까 그걸 벌써 팔아먹을 생각부터 한다. 팔아먹는다는 건 완전 상품이 돼야 팔아먹는 거야. 거기에 중금속이 얼마나 남아 있더냐? 그걸 알고 하는 건 좋은데 너무 막연해. 죽염 제조는 많이 해요. 많이 하나 내게 와서 배우는 애들은 그저 어지간히 중금속이 없어지는 때까지 노력하고 상품으로 쓰면 되니라 하지 그러지 않은 건 진짜는 없어요. 대체로 만드는 사람들이 진짜를 만들 수 있는 상식을 못 가지고 있어요.

한데 내가 그걸 철저히 공개해야 되는데, 철저히 공개할라면 가정에서 아무나 다 만들 수 없고 너무 힘드니까 날 오히려 다른 사람 못 하도록 한다고 욕이나 해요. 그래서 아무렇게나 해먹게 놓아두면 그것도 사람한테 도움이 되니까 사람을 해치는 것 같으면 안 되겠지. 지금 외국에서 먹으면 안 되는 풀을 갖다가 좋은 약이라고 판다고 방송 나오는데 그걸 몇 억이나 몇십 억을 사기한 연[연후]에 기관은 발표한다. 그건 내가 뭘 보느냐?

청계천에서 사람 먹으면 죽는 물 가지고 막걸리를 광복된 후에 20년을 했다. 20년을 하다가 다른 데 옮겨 가지고 20년을 해서 40년이 다 된 후에 발각된 일이 있어요. 그러면 40년간에 청계천 물 가지고 만든 막걸리 먹은 사람이 서울 바닥에 수가 얼마일 거냐? 그 사람들을 모조리 골병들여[골병들게 해] 놓은 후에 발표하는데 내가 거 아무 둑 밑에 비밀 양조장이 있다 하는 소리 듣고 거기 근처에 내가 몇 번 가보고, 그런데 그거이 뭐이냐?

　청계천 물을 호스로 끌어들여요. 파이프로 끌어들이는 장치 다 돼 있어요, 있는데. 거기에 파출소 주임이 갈려져 오든지 보건소 소장이 갈려져 오든지 누가 근처의 경찰관서에 주둔하느냐에 따라 그 사람들에게 금품을 제공하여 팔자를 고치게 해주는 거라. 나는 그것을 보고 이게 바로 대한민국이구나 하고 개탄해. 대한민국의 법은 눈치 빠른 사람의 법. 그래서 내가 청계천 둑에 가서 보고 세상이 그렇다는 것을 알아. 이런 세상에서 사람들에게 나 혼자 건강법을 말해주었자 소용없어. 지금도 어느 구석엔가 건강을 해치는 사람이 많이 있어요.

　한 사람이 건강을 위해서 애쓰고 많은 사람이 건강을 해치는 일을 하니 참으로 문제야. 현 정부 산하에서는 고쳐진다는 거 믿을 수 없어. 5공 청산은 다 되었다고 하나 우리가 믿을 수 없듯이.

　그러니 내가 세상에서 편하게 못 사는 게 그거라. 좋지 않은 일, 쏘아붙인 일이 많아요. 지까짓 게[제가] 장관이면 장관이지 내가 그 장관 때문에 생명을 바쳐야 되나? 난 생명을 어디까지나 세상에서 좌우할 수 있어. 세상에 내가 전할 걸 다 전하면 나는 가는 거라.

　그런데 그 너저리한 놈들 세도(勢道)에 내가 흔들리고 말려들고, 말려들면 들지 그게 뭐 대단한 건가? 왜놈의 때에도 당하는데. 이건 왜놈의 때보다 더 못된 놈이야. 그래서 내가 지금 건강을 위해서 애쓰는 건 해치는 사람이 많은 속에서 시작을 해놓으면 그 해치는 사람이 없어지는 시간도 와. 그 옛날에 맹자님도 '일설거주독여송왕하(一薛居住獨如宋王何)하오'. 설거주 암만 훌륭해도 송나라 왕을 승을 만들 수 없다 이거라. 그 밑에 반대파가 전부 있으니까.

훌륭한 일 하려면 잡색을 없애라

 우리나라에서 내려오는데 김덕령(金德齡)이는 왜 죽어? 파평 윤씨 아니면 그렇게 안 죽어요. 그 김덕령이 하나 죽이고 이순신 장군 하나 죽이고, 둘 죽이는데 백금 얼마 황금 얼마라는 값이 매겨져 있어. 그러니 우리는 지금 박정희가 대통령으로서 일을 많이 해놓고, 일 시작을 해서 앞으로 그대로 성장하면 훌륭한 나라도 될 수 있어요.
 그런데 이 양반이 미련한 게 뭐이냐? 핵을 보유하는 것이 우선 급선무라는데 보유하는 방법이 조금 어두워. 그래 가지고 미국에 있는 교포의 가장, 미국서도 1인자인 사람이 결국 해(害) 받고 말았으니 그건 전 세계가 아는 일이오. 그런 위대한 인물이 비밀리에 해(害) 받는 건 박정희가 서툴렀다 이거야. 그래 가지고 그 이후론 당신도 해 받고 말았지.
 우리나라의 현실은 가장 정면에 나서는 건 해 받는 거요. 대한민국이 나하고 정면으로 대립되는 건, 대한민국은 날 못 죽여. 난 어디까지나 마지막 남은 글을 쓰고 죽게 돼 있어요. 내가 날 전연 모르고 살까? 정신이 흐려 가지고 모르는 게 열에 아홉이래도 아는 게 그 속에 하나 있어요. 그러니 대한민국의 힘으론 나를 못 죽인다.
 그건 대한민국의 사람들이 아무리 정치를 저희가 권력을 가지고 한다 해도 보이지 않는 신을 좌우할 힘은 없어. 나는 신의 가호가 있는 인간이라. 칼로 쳐서 금방 죽거나 그러지 않아. 그러니까 왜놈 때에도 자신 있게 댕겼고 오늘까지 자신 있게 사는데, 잡아다 가두면 가두지. 왜놈의 손에도 형무소 생활도 하고 유치장 생활도 하는데 오늘 이런 몹쓸 놈의 나라에서야 형무소에 가는 게 그렇게 잘못된 것도 아냐.
 그래서 건강법에 들어가서는 반드시 내가 죽어선 안 된다는 증거는 후세의 건강법하고 지금 앞날의 무서운 암이 위세를 떨칠 시간이 오는데 그게 지금 날 죽일 수 있느냐 하면 못 죽여. 50억의 생명을 좌우할 수 있는 인간을 그 생명을 마음대로, 나 하나이지만 50억의 생명을 맡아 가지고 있는 인간이야. 또 영원히 몇만 년 생명을 도와주기로 되어 있는 인간이 이 너저리한 애들 손에서 척척 죽으면 그 인간도 세상에 쓸모 있을까?

내가 일본놈 앞에서 큰소리 못 하는 건 약세에 눌려서, 큰소리하게 되면 뼈가 가루 되게 매맞아도 죽지 않는 건 알지만 큰소리 그때 하게 되면 죽을 수도 있어요. 없는 거 아니야. 죽진 않겠지만 너무 미련하면 해를 더 받지. 그래서 나는 결국 산에 들어가서 광복 후에 나왔는데, 나오고 보니 또 이 모양이야. 안 나오고 거기서 혼자 있다가 원고를 써놓고 죽어도 그거 쓸모없어. 지금은 회원도 있지 없는 거 아냐. 또 회원 밖에도 내게 각별한 사람이 숫자가 많아.

그러니 정부가 앞으로 훌륭한 일을 해내게 되는 건 민정당이 요새 색깔 소리를 하는데 민정당이 순색(純色)으로 돌아가는 날이래야 돼. 지금 저거 잡색이야. 민정당의 잡색은 위험을 내포하고 있어요. 그래서 불이 붙으면 거 끝나는 거. 저 잡색이 없어지고 순색으로 돌아오면 대통령도 마음 놓고 정치를 할 텐데. 저게 순색으로 돌아오지 않으면 학교 선생 말고도 공무원도 전부 손들고 나와서 데모하면 어떻게 정치를 해. 그 시간은 오고야 말아.

그건 왜 그러냐? 요새 뭐, 의식화라고 말이 있던데 그게 순서적으로 지금 공무원까지 머릿속에 젖어 들어가요. 민정당에서 그것부터 우선 바로잡을라면 민정당이 순색이 돼야 바로잡아. 잡색은 절대 안 돼.

그렇듯이 내가 지금 건강을 얘기하는 건 많은 도움이 필요하다. 정치도 국민 전체가 호응해야 돼. 전부 손들고 자꾸 반대하면 일하기 힘들어. 나도 전체적으로 반대하면 아무리 신(神)의 건강법을 전해준들 그것이 세상에서 빛을 볼 건가?

가슴 아픈 역사의 비극을 어찌 잊으랴

(조금 쉬었다가 하자는 사회자의 말에 대해)
조금 쉬는 게 아니라 이젠 내일 얘기를 해야지. 조끔 쉬고 또 하면, 젊은 사람은 조끔 쉬면 생기가 나지만 늙은인 조끔 쉬게 되면 푹 줄어드는데, 줄어든 연에 무얼 더 해? 내일까지 이야기할 적에 이 현실에 대한 소릴 잘하는데 이제는, 그전엔 안 해요.

그런데 이 박준규라는 애가 거 돌아댕기는 것도 그러고 이번엔 민정당에 들어와 하는 것도 그러고, 그놈의 새끼는 자유당의 지금 살아 있는 윤치영이를, 윤치영인 죽었다 살았는데, 윤치영이보다 더 까부리고[까불고] 있으니 그거 어떻게 된 거야? 거, 애 종지, 참 그거. 그것도 이제 나이 60이 넘은 자식이건만 그렇게도 까부리나? 참, 기가 맥혀. 나는 난 날[태어난 날]부터, 난 날은 구한국이야.

그 사령(使令)들이 양반한테 눌려 가지고 기를 못 펴다가, 아 헌병 나오니까 헌병 보조원을 구하니까 몽땅 기어들어가. 그래 가지고 내가 아는 사람의 할아버지 의병 댕기지도 않은 걸 대학자인데, 아 그거 돈 있고 양반이고 하니까 이 사령들이 마루 밑에 와서 고갤 못 들고 마당에서 절하고 가곤 하는데, 아 이거 감정이 복받쳐 가지고 "저놈의 영감을 언제 죽이느냐" 이놈들이 그러고 있다가 헌병 보조원 들어가서 대번 의병을 탄압해 쏘아 죽일 때, 아 헌병을 데리고 가서 그 영감부터 쏴 죽이도록 한다, 그걸 내가 눈으로 본 경험은 아니고, 거 나하고 아는 사람 할아버지 죽었으니까, 그 사령의 아들도 나하고 같이 자랐고, 그래 커가며 이야길 들으면 참으로 가슴 아파.

그래서 여기 지금 모르는 사람들은 역사에 의병 누구누구 죽었다고? 그것도 아니야. 거 애매한 이가 많아요. 그리고 기미년(己未年) 만세 부를 적에도 조선 사람이 조선 사람 가슴에 총 대고 쐈지. 왜놈은 전부 하늘에

다 총 대고 쐈어요. 그런 가슴 아픈 세상을 내가 죽는 시간까지 봐야 돼. 자, 이제 난 내려가야겠다. 한 서너 시간씩 꼭 필요한 얘길 하고 싶어도 이 골 아파 시작하면[골이 아프기 시작하면] 하는 소리 무슨 소린지 알 아듣질 나도 못해. 자꾸 잊어버리고.

〈제1회 특별강연회 녹음 全文 : 1989. 8. 14〉

※편자註 : 사해유(四亥油)는 해년[亥年 : 을해(乙亥)·정해(丁亥)·기해(己亥)·신해(辛亥)·계해(癸亥) 등 해(亥)가 든 해] 해월[亥月 : 음력 10월] 해일[亥日 : 乙亥·丁亥·己亥·辛亥·癸亥 등 亥가 든 날] 해시[亥時 : 저녁 9시 반부터 11시 반까지]에 잡은 돼지 기름을 말한다.

해년(亥年) 정월달에 난 돼지 새끼는 인해(寅亥)가 합하여지는데, 인(寅)의 장생(長生)은 해(亥)에 있으므로 인[寅 : 정월달은 寅月임]이 사해[四亥 : 亥年·亥月·亥日·亥時]를 만나면 이것이 4장생(四長生)의 정기를 얻는다고 한다. 그러므로 4장생의 정기를 얻은 돼지는 만병(萬病)의 신약(神藥)이 되며 사해유는 백설풍(白屑風)·악성나병·각종 암과 피부병 등에 탁효를 발휘한다.

※편자註 : 납저유(臘猪油)는 해마다 납일[臘日 : 冬至 이후 세 번째 未日]에 잡은 돼지 기름인데 옛날부터 좋은 약으로 썼다. 납저유는 사해유(四亥油)보다 못하나 큰 차이는 없으며 토종이 아닌 개량종은 기름이 시원치 않으나 그래도 효과는 있다. 사해유와 마찬가지로 납저유는 습진·무좀 등 각종 피부병, 나병, 자궁암·직장암·위암·임파선암·혈종암, 에이즈 등의 난치성 질환에 효과가 있다.

// 제13장 //

癌에 칼을 대면
더욱 퍼지는 이유

공해독 解毒의 仙藥 – 돼지 작은창잣국

  어제(1989년 8월 14일)의 강좌에서 대략 요지를 이야기했는데 별도로 보충하지 않아도 되겠지만 조금 보충할 이야기가 있어 한마디만 하고 오늘 이야기를 하겠습니다.
  돼지 창자, 왜 내가 이야기하느냐? 난 확실히 그런 건 알고 하는 거고 경험도 했고, 돼지가 사료를 먹으면 그놈이 위에서 소화시키는 건 비장에서 모든 유성분(油成分)을 흡수해 가지고 수장(水臟)에서 걸러서 췌장으로 넘어가는데 그 찌꺼기는 위하문(胃下門 : 幽門)을 거쳐 가지고 소장으로 내려가는데, 소장에 내려가게 되면 소장에선 지름 기운이 약간 남은 여분을 흡수하는 데 없이 창자에서 흡수해요.
  그래 소장에 있는 해독성은 상당한 고귀한 해독성을 가지고 있어요. 그래서 돼지 창자가 왜 그렇게 좋으냐? 작은창자가 좋으냐? 그게 내내 그거야. 작은창자가 좋은 이유가 위에서, 비장에서 흡수하고 나머지 위하문으로 통과하면 전부 소장에서 마지막으로 다 흡수해 버려.

그래서 큰 통집은 돼지고기 비슷하고 완전무결한 성분은 남지 않아. 그래서 내가 옛적에 나는 어려서 알기 때문에, 수은독에 죽어가는 사람을 그 큰창자 가지고 국 끓여 멕이고 작은창자 가지고 국 끓여 멕일 적에, 작은창자가 배 이상 효과나는 걸 난 봤고 그건 또 사실이고. 그 원리가 비장에서 흡수하고 나머지 여분은 위하문을 통과한 후에 즉시 작은창자가 다 흡수하는 건 알 수 있는 사실이기 때문에….

나는 앞으로 우리나라의 도시의 공해, 농촌의 농약. 여기에 대해서 필시 남아 있지 못하고 다 죽을 게다 하는 건 알고 있으나, 어제 말한 대로 모르는 사람들한테 무서운 일이 닥치기 전에 말해놓으면 욕만 먹어. 웃을거리고. 오늘도 마찬가지요. 그래서 당면한 이야기만 해야지 당면한 이야기를 빼놓을 순 없고 또 장래의 이야기를 할 수도 없어요.

그래서 돼지 창잣국 가지고 거, 작은창자가 더 좋지. 지금 우리나라에서 돼지 기르는 사업이 망하는 이유는 모르는 사람이 너무 모른다 이거야. 어느 정도래도 좀 알면 그 돼지 작은창자의 신비한 해독성을 이야기해 준다면 그 행정부에서도 장려 안 하면 사람이 다 죽으니까, 도시, 농촌 할 거 없이 사람이 죽는데 국민보건상 필요한 걸 반대할 리가 없는 거, 몰라서 그러는 거야.

그래서 어제 내가 한 이야기는 농촌의 생명을 구하는 것도 중하지만 도시에서 공해독에 생명을 잃는 것도 구해야 되는 거니까, 그러면 도시 농어촌 할 거 없이 돼지 창자의 큰창자보다 작은창자의 비밀을 이용해라, 나는 다 경험하고 앞으로 인류가 멸하는 시간엔 구해줄 힘이 아니냐? 구해줄 힘은 그것밖에 없어요, 없는데.

그리고 암에 걸린 사람은 치료하는 약이 필요하지만, 걸리기 전엔 걸리지 않도록 노력하는 것이 국민 전체 다 같이 공동으로 할 일인데, 그런 일을 지금 와서 꼭 말해줘야 되느냐? 미리 말할 수 없어요. 지금은 많은 사람이 농약독에 걸려서 농촌은 그렇게 가르쳐주면 농촌은 돼지 조금씩 길러서, 또 기른 것도 동네에서 나누어 먹을 수도 있으니까, 죽지 않고 살 수 있는 기회가 왔으니까 이제는 그 사람들도 안 죽으리라고 나는 봐요.

그 증거는 절에서 승려들이 손가락을 태우면 뼛속에 있는 골수가 불이 닿는 뇌수가, 뇌암으로 죽게 매련[마련]인데, 그래서 불가(佛家)의 도사라는 걸 내가 우습게 아는 거야. 그 사람들 확실히 아는 사람들이 어디 있었다면 내가 어려서 다 알고 있는 걸 캄캄히 몰랐을 리가 없어.

燃指 후유증 – 뇌암엔 단전 숙뜸을 뜨라

그 도사라는 사람들 머리에서 그 정도도 이해가 안 가면 어떻게 돼? 손가락을 태우면 그 뼈가 불이 붙는 순간 골수는 뇌수하고 화독이 연결이 돼 가지고 뇌암으로 죽기로 돼 있는데, 내가 어려서 절에 댕기며 뇌암으로 죽는 노장들을 다 보고, 죽으라고 내쳐두는 것, 나이 어린 놈이 방정맞은 소리를 하면 욕먹어요. 그게 구한국(舊韓國)이라.

그래서 우리 할아버지나 우리 선친이 아프다 하면 그건 무조건 내가 고칠 힘이 있으나, 절에서 세상 떠나는 사람들을 욕먹으며 하기는 힘들어요. 그런데 한 20년 전부터 손가락을 많이 태운 사람들이 여럿이 지금 한국에 있어요. 거, 와서 살려달라고 해서, 내가 그 비밀을 알려주고, 절의 중들은 이렇게 살면 되나라.

가부좌하고 앉으면, 옛날의 석가모니는 10만 근 이상 드는 장사니까 가부좌는커녕 얼음 위에서 자도 되고 한 달 40일 이상 굶어도 되고, 그런 양반 하는 일을 우리가 따른다는 건 근기(根氣)에 맞지 않아요. 그 양반은 천지간에 무서운 힘을 가졌기 때문에 대근기(大根氣)야. 우리야 지금 약질이 그렇게 하고 가만히 앉아 가부좌하고 있으면, 다리에서 혈관이 순환하지 않으면, 그 신경이 완전히 제대로 통하지 않으면, 신경이 통하지 않는 때에는 기운이 안 가는 건데.

그러면 혈관에 피도 제대로 돌지 못하고, 그러면 아랫다리에서 염증이 조금씩 조금씩 생기는 거이 날이 오래면 관절염이 아니면 신경통이 오는 거. 디스크도 오는 거. 또 모든 운동 부족으로 위장 장애가 생기면 위장병 오는 거. 그러니 그 사람들이 공부가 있었다면, 공부라는 건 자기 앞길이 열리는 일을 말하는 건데, 자기 앞길이 맥히는[막히는] 일은 그건 공부가 아니야.

지금 정치도 국민의 생명을 보호할 능력이 없으면 정치가가 될 수 없는 거. 그건 엉터리로 백이나 얻을라고 하는 거지. 그래서 내가 일러준 후에 20년간에, 지금 뇌암으로 죽는 사람은 중치곤[승려 중에는] 없어. 또 모든 관절염이다 몹쓸 병 걸린 사람은 단전에 떠 가지고 싹 모두 건강 회복하니. 내가 그걸 볼 때에 절에는 이젠 내가 모든 중을 건강하게 살고 공부 잘하라고 일러준 대로 되는데, 도시, 농촌도 돼지 창잣국이면 된다 이거라.

그래서 어제 말하던 중에, "죽염을 거기다 간을 맞춰 먹어라. 돼지 창자의 힘은 막걸리를 따라 가지고, 주정(酒精)을 따라서 간으로 전신 핏줄로 살로 다 스며 들어가는데 죽염은 안 따라간다" 이 얘기 한 거죠. 죽염은 왜 안 따라가느냐? 그건 주정하곤 맞지 않아요. 그래서 죽염은 위장에서 모든 소화에도 효과고 창자에 내려가면 모든 염증도 다스리고 모든 궤양도 다스리니 상처도 식중독도 다 다스릴 수 있는 놈은 처져 있고.

그런데 죽염이 돼지 창자에 뭐이 있느냐? 해독제를 죽염도 일부 그걸 흡수해 가지고 창자에 또 해독을 시켜주니 거 상당히 약성 중의 비밀이 그렇게 어려워요, 어려운데. 모든 공부라는 건 일체 비밀이야. 그 비밀을 하나하나 벗기는 데에서 뭘 좀 안다는 거야. 그런데 다 아는 사람한텐 비밀이라는 게 없어. 그러기 때문에 세상하고는 인연을 끊지 않으면 안 되는 어려운 문제가 그 속에 있는 거야.

모르는 사람들하고 가차이[가까이]하면 항시 원망, 그건 뭐이냐? 제 운(運)이 나쁘든지, 제 수(壽)가 불길하든지, 명(命)이 짧든지 하게 되면 명 짧은 사람은 좋은 방법 일러줘 가지고 오래 사는 법은 없으니까, 자연히 신수(身數) 불길할 적엔 일러준 사람을 원망하는 것이 현실에도 피할 수 없는 거라. 그래서 일러주는 건 꼭 필요하나, 무조건 필요하다고는 할 수 없는 게 일러주는 거라.

火傷에는 토종오이 생즙이 良藥

그래 지금 농어촌이나 도시나 할 거 없이 돼지 작은창잣국이 신비스러운 건 사실이니까. 거기에서 내가 돼지라는 건 어제 사해유(四亥油)가 있다, 납저유(臘猪油)가 있다고 말했는데, 해년(亥年) 해월(亥月) 해일(亥日) 해시(亥時)지. 그리고 납입날 돼지도 해시에 잡아 가지고 그 신비한 효력을 보게 돼 있고, 그 이유를 내가 밝히지 않고 어제 그만뒀거든. 그 이유는 뭐이냐?

이 수성(水星) 분야에 들어가게 되면, 허성(虛星)이 있는데, 거 일곱 별이 있는데, 두성에. 두우여허 그 허성의 정(精)을 받아서 돼지가 생기는데, 해자(亥子)라. 돼지는 해(亥)고 쥐는 자(子)인데, 모든 생물이 동물은 전부 바다에서 생겨 가지고 숲이 생긴 후에 숲속에 와서 몇대 손(孫)을 내려가면 짐승 되든지 뭐 버럭지[벌레] 되는데, 배암[뱀]이 같은 거 오래 사는 것도 상고(上古)의 시작은 물에서 한 거라, 이런데.

돼지하고 쥐는 왜 땅에서 화생하느냐? 건 습생(濕生)도 아니고 태생(胎生)인데, 태생도 아니고 화생(化生)이라 창조 시엔. 그건 허성정(虛星精)으로 이루어져요. 그래서 돼지하고 쥐는 허성은 수성 분야에 있기 때문에 해독성이 최고 강한 놈이라. 그래 그런 놈이 나오는데 물속의 명태, 풀에는 오이. 내가 토산오이의 신비를 다 경험하고 꼭 필요하지만 소득을 따라서 굵은 오이씨가 나오는데, 개량오이를 심지, 그거 손가락 같은 놈을 심어 먹으라고 할 수는 없거든. 그렇지만 그거이 화상(火傷)으로 죽어가는 덴 신비의 약은 그것밖에 없는데….

나는 수천의 생명을 토산오이로 그전에 구했는데, 지금 개량종 오이로 구해준 사람이 살아 있는 사람도 지금 상당수요. 불에 데어서 전신이 익어서 숨넘어가기 직전에 오이 생즙을 숟가락으로 입 벌리고, 그건 젓가락 같은 걸로 입 벌리기 힘들어요. 집게로 잡아 틀어 이빨이 부려져도 돼. 그렇게 하고 숟가락으로 자꾸 퍼 넣으면, 죽기 전에만 떠 넣으면 안 죽어요. 그건 안 죽기로 되어 있어요.

심장에 범한 화독(火毒)이 모르게 모르게 가시는데, 지금 개량오이도 살릴 순 있어요. 많은 사람이 살았으니까. 그렇게 해 가지고 화독이 점차 물러가면 통증이 물러가고. 그런 후에 오이 생즙에다가 소주를, 무슨 술이고 쬐끔 타 가지고 자꾸 발라주면 덴 데도 아프기도 덜 아프고, 나은 뒤에 허물이 안 가. 그래서 오이 생즙의 비밀이 확실히 그건 신비스러운데. 원래 미개하니까 개량종을 심고 그걸 싹 종지까지 끊어지게 되어 있다, 토종돼지 종지 끊어지듯이.

그래서 나 혼자 아는 거이 대중에 큰 도움이 되느냐? 그게 어려워. 그런데 이 모든 행정기관이나 정부에서 협조해 주면 일러주겠지. 그렇지만 협조하지 않는 나라에서는 젊어서는 알아도 말을 하지 않아요. 아는 사람이 어떻게 모르는 세상에 잔소리를 해서, 욕먹게 해? 그건 안 하는 거. 그런데 죽기 전에 비밀을 하나하나 일러줘야지 혼자 알고 죽으면 그건 왔다 간 보람이 없다고 보는 게 좋겠지. 그래서 그 돼지 창잣국 이야기를 한 거고 오이 생즙이 그렇게 신비스러운데, 그런 식품이 많아요. 마늘도 토종마늘, 그 독한 놈. 상당히 그 약성(藥性)이 묘해요.

그런데 오늘은 공부하는 데 다소 도움이 되는 이야기를 하기로 했으니, 어제 그러니 오늘은 공부에 대해서 우리나라 사람들이 참 교(敎)를 믿는다는 게 알고 싶어 그러는 거라. 뭐 믿으면 뭘 좀 알까 하고 애쓰는 게 믿는 건데, 그게 교주나 거기서 가르치는 성직자나, 이게 몰라도 너무 몰라. 그 학술 자체가 또 백지라. 그저 먹을 찍은 것뿐이지 거기엔 아무것도 없어. 그래 학술 자체가 백지인데 거기 성직자가 백지 아니고, 모든 교단에선 사람들의 머릿속에 백지 아닌 사람은 지구상엔 없어.

석가모니 12계명은 식생활 개선책

난 어려서 그걸 다 억천만 년 누가 나오는 걸 알고 있은 사람이라. 그래서 나는 갈 적에 완전 비밀이 나오겠지만 지금부터래도 가장 힘든 비밀은 계속 조금씩 나와요. 많이 털어놓을 수는 없는 거고. 그건 뭐이냐? 석가모니가 사리가 나왔어요. 석가모니 아니면 화장법이 없으니까 사리를 알아내게 돼 있지 않아. 땅속에 묻었는데 늘 묘를 파볼 수는 없고. 그래서 인간의 몸에 사리가 나온다는 건 그 당시부터 아는 거라.

그렇지만 그 당시는 석가모니 밤낮 댕기며 설법(說法)이라는 건 살생을 하지 말아라, 살생을 하면 지옥에 간다, 그러면서 고기 먹지 말라고 해서는 안 되니까, 생번(生番 : 교화되지 아니한 식인종 같은 야만인)이 많고 생식하는 사람들이 정 배고프면 시원치 않은 약자를 막 잡아먹는 판인데, 그 당시에 고기를 먹지 말라면 굶어 죽으라는 말이니까 살생만은 피해라, 그러면 돼지 같은 걸 잡아먹는데, 살생을 피할 수는 없는 거.

그래서 그 양반은 모든 식생활을 개선할라고 일생을 애쓴 거야. 그렇지만 그때 힘으론 개인의 능력이지 그건 어렵고. 그래 달라지게 돼 있는데 가을에 나무 열매 뜯어 먹고 여름에 풀뿌리 파 먹고, 이러면서 살생을 금지시키는데.

그 금지시키는 법은 계명(戒命)이 있는데, 요샌 십계명인데, 십계명이 아니고 십이계명이라. 열두 계명이오. 그때 6대 계명이 있는데 그게 뭐이냐?

해자(亥子)에 들어가면, 해자에 들어가면 탕수(湯水) 지옥이야. 그 6대 계명의 하나지. 해자에 들어가서 탕수 지옥.

그다음에 축(丑)에 들어가게 되면, 축에 들어가게 되면 토갱(土坑)이라고 토굴이야. 토갱 지옥이라는 건 땅굴에 집어넣어 버려. 그러고 또 인묘(寅卯)에 가게 되면, 인묘에 가게 되면 교수형하는, 옛날에 상고엔 몽달귀라는 거이 지옥, 교수 지옥에서 죽은 걸 몽달귀라고 하는데, 그건 나무에다 매달아둔 귀신을 말하는데, 귀신은 묶어 놓으면 만년 가도 썩지 않는 기운이라는 거이지, 이런데.

또 인묘가 지난 후에 진(辰)은 뭐이냐? 진은 흙을 흙더미에다 집어넣어 버려. 그래서 토장(土葬) 지옥. 흙 '토'자, 장사 지낼 '장'자. 토장 지옥이라는 게 진술(辰戌)이야. 진술을 보고 토장 지옥. 그다음에는 신유(申酉)가 있는데, 신유를 보고 칼 '도'(刀)자, 뫼 '산'(山)자 도산(刀山) 지옥.

그렇게 돼 가지고 그 여섯 가지 6대 지옥이라는 건데, 그걸 분류하게 되면 해자는 해에 들어가서 물속에 처넣어 수장하는, 물에 장사지내는 거 그건 해고, 또 자는 끓는 물속에, 탕수 지옥이 자라. 그래 수장 지옥은 해(亥)고 탕수 지옥은 자(子)라. 그렇게 죄다 갈라서 십이지옥이라.

원효대사의 잘못된 가르침

그래 석가모니는 십이지옥을 설하다 일생을 마치고 말았는데, 그것이 오늘까지 내려오고 있지, 이런데. 불가에서는 중간에 오다가 모두 이 사람 저 사람 주워 맞춰 가지고 좀 잘못된 모양이던데. 그래 가지고 내가 원효대사 같은 훌륭한 우리나라 조사(祖師)를 속으로 웃는 게 뭐이냐? 이 양반이 초발심, 공부 시작하는 초발심에 애착심을 버려라. 그래 '이심중애왈(離心衆愛曰) 사문(沙門)이요, 불연세속왈(不緣世俗曰) 출가(出家)'라. 초발심에다 그걸 딱 밝힌다.

413

그러면 중들이 볼 적에 애착심을 버려야 되니까 아버지, 어머니도 모르는 사람이고, 눈에는 보인다 하나 없는 걸로 알고 있어. 아버지, 어머니 없는 거야. 또 아는 사람도 모르는 사람보다 [나을 것이] 없는 거라. 그래서 애착이라는 건 없다고 단념하면 애착이 물러가는 거라. 있다고 생각하면 애착은 떨어지질 않아.

그래서 그렇게 공부할 적에 초발심에 필요한 말씀을 했는데 늙어 죽는 날까지 애착심을 버리고 있으니 아무리 친한 사이도 자다가 간다 온다 말이 없이 바랑 지고 슬쩍 가버리는 건 중 세계라. 난 댕기며 거 사찰의 터를 볼라고 지리(地理)를 믿으니까. 그 있을 거다 하고 사찰터를 보면 다 불로소득(不勞所得)이라. 힘 안 들이고도 먹고살 수 있는 곳이라.

무후만년향화지(無後萬年香火地), 자식이 없어도 만 년 제사 받는 곳이라. 또 혈손망지(血孫亡地)라. 자기 손(孫)을 거기서 두게 되면 얼마 안 가서 3대 안에 멸해. 그래서 이상한 묏자리, 그게 절터야. 묘를 쓰게 되면 3대 안에 절손(絕孫)되고, 절을 짓게 되면 만대영화(萬代榮華)하고. 그 지리라는 거이 그렇게 묘한 거요.

그런데 원효대사가 애착심을 버려라 하는, 초발심에 들어가서는 내가 웃는 것이 그거라. 이 양반이 후세에 당신의 말 한마디에 해(害) 보는 사람이 얼마냐? 그 생각을 못 하고 한 말씀이니까 그거 완전한 말씀이 아냐. 그래서 오늘날의 중들이 이 지경에 왔는데 앞으로 다시 흥(興)할 수는 없는 거. 흥할라면 그 모든 학설을 바꿔놓기 전에는 안 돼요. 기독교에도 성서를 바꾸지 않고 그대로 나가면서 성직자의 밥 먹을 벌이는 되지만 그것 가지고 구세주는 계속하지 않아요.

그래 내가 지금부터 사리가 있느냐 없느냐? 있다는 걸 말할라고 하는 건데. 아무나 있을 수 있느냐? 그건 안 된다.

그건 왜 그러냐 하면, 이 땅에 다섯 가지 색이 있는데, 황토다, 뭐 백토다, 흑토다. 금도 그래요. 옥금이다, 황금이다, 백금이다. 이거 다섯 가지

색이 있는데, 다섯 가지 색[五色] 있는 놈은 다섯 가지 맛[五味]을 가지고 다섯 가지 기운[五氣]이 있고 다섯 가지 성품[五性]이 있고 다섯 가지 정[五精]이 다 있어요.

그래서 그건 25라. 하나에 들어가도 전부 25. 그런데 이 황토에서 생기는 사리가 다르고, 백토에서 생기는 사리가 달라. 그건 왜 그러냐? 사람의 육신이 경신신유(庚申辛酉)에 해당되는 태양 체질이 있어. 태양 체질은 백색이 위주기 때문에 백금(白金) 기운이 강해 가지고 그 사리가 이루어지는데 백색을 위주하고, 황색을 위주하는 건 황토인데, 백토의 기운이 주장하는 건 백색 사리가 이뤄지고 황토의 기운이 주장하는 건 황색 사리가 이뤄지는데.

석가모니 舍利는 12만9,600과

요즘에 사리가 인도에서 온 것이 진사리(眞舍利)인데, 그 진사리를 하등(下等)사리라고 내가 말하는 이유가 뭐이냐? 그 당시에 상등사리는 머리에서 나오는 건데 머리는 일신의 정기가 머리에 모이기 때문에 머리에서 탄 숯덩어리는 상등사리라. 그 상등사리가 몇 개냐? 1만800이다. 그건 왜 그러냐? 1회(一會)다 그거야. 1회에 1만800이 두상(頭上)에서 이루어지는 사리이고, 그건 천지정기를 종기(鍾氣)한 사리라. 오색이 영롱한 가장 영특한 구슬인데. 그거이 상등사리인데, 그건 대사리고, 큰 '대'(大)자.

그다음에 흉부(胸部)에서 이뤄지는 게 중등사리인데, 그건 얼마냐? 그건 3만에다가 2,400을 더하니 3만2,400이라는 숫자가 중사리인데. 석가모니 화장한 뒤에 하도 귀물(貴物)이니까, 어린애들 어른 할 거 없이 그 당시에는 뭘 모르니까, 그걸 주워다 놓고 구경거리로 가지고 있다가 흐지부지 그건 다 없어지고 중등사리도 없어지고. 그러고 하등사리가 나와 있는데. 그게 지금 여기 온 거라.

그거 흉부 이하의 하등사리인데, 순 잿더미 아닌 것만 고는[고른] 건데, 그래서 그거 총 숫자가 12만9,600이 뭐이냐? 12회라 이거야. 자축인묘(子丑寅卯)에. 1회가 1만800인데 상부에서 두상에서 나오는 사리인 최상 대사리가 1만800이거든. 그래서 총 수가 12만9,600여인데 거기에 하부에서 나온 것이 전반이라. 그리고 상부에서 나온 건 두상은 1만800, 또 3만2,400. 그러고 하부에서 전부 나온 거라.

그건 아무도 주워가지 않고 보니 후세에 전해졌는데 그 당시 화장하는 건 사람으로선 처음 일이라. 가장 묘한 건 싹 집어가고, 아무것도 모르는 인간 사회니까. 집어다가 장난감밖엔 안 되는데 이상하니까 갖다두는 건데. 그거이 오랜 동안에 몇 대 수를 내려가니까 흐지부지 다 없어지고, 또 그거이 보물이라는 걸 알게 되자 세상에 나오질 않고. 그래서 석가모니 이후에 그 3등분해 가지고 그런 신비한 사리는 나온 일이 없어요. 거 없는데.

그거이 그 양반이 이루어지는 이유는 뭐이냐? 그 양반은 바른쪽 옆구리를, 마야 부인 옆구리를 틔고[길을 트고] 나와도 아프지 않고 나온 뒤에 고대로 아물고. 나오자 하늘을 쳐다보고 땅을 쳐다보고, 목고사방(目顧四方)한다고 눈으로 사방을 살피고, 주행칠보(周行七步) 북행구보(北行九步)[※이 부분은 본디 目顧四方 北行九步 하고 天上天下 唯我獨尊이라고 하는 글귀에서 나온다].

주행칠보는 뭐이냐? 처음에 사방을 일곱 자국씩 떼었고 그다음에는 북행구보, 북쪽으로는 아홉 자국을 떼고 가셨는데. 그래 석가모니는 북쪽 수정기운(水精氣運)으로 화(化)한다는 것도 알겠지만, 서방(西方) 금기(金氣)로 태어난 양반이라. 그래서 금성정기(金星精氣)이기 때문에 금성정기는 금생수(金生水) 해서 북방으로 향하게 되어 있어요.

그래서 북행은 아홉 자국. 주행칠보 사방으로는 일곱 자국. 그러면서 천상천하유아독존(天上天下唯我獨尊)이다? 그건 큰소리로 외치는데, 그러나 불가에서는 석가모니도 뭐 참선하고 출가하고 도 닦고 했다고 하지. 그걸 내가 웃는 건. 나도 그러면 도를 닦아야 되지 않겠어? 나와서 책을 들고 공부해야 되고 산에 가서 수도해야 되는데 다 알고 나온 놈이 수도는 얼어 빠진 수도를 해? 또 글은 아무것도 모르는 사람들이 쓴 걸 그걸 애를 쓰고 들고 봐야 돼?

그래도 젊어서는 문법이 비슷했는데 지금은 그것도 저것도 싹 잊어버렸어. 이젠 제대로 글도 두자미(杜子美 : 杜甫)의 72격(格)을 제대로 외워 읽지도 못하고, 12율(律)은 알겠지. 아직도 그건 알아요, 아는데. 72격은 격조차 외우지도 못해요, 이런데. 두자미는 문장으로도 글을 잘하지만 거기 글 잘하는 속에 좋은 말씀도 가끔 있어요.

老子, 伏羲氏 몸에 瑞氣 어리는 이유

노자(老子)의 무서운 힘이 뭐이냐? 그 양반도 석가모니처럼 서기만공(瑞氣滿空)하고 살아 생전(生前)에 서기하고. 노래(老來)에는 없었겠지만 젊어서는 서기하는데, 향내가 진동하는데. 노자는 향내가 10리를 가고 서기가 30리를 뻗치는데, 붉은 기운이오. 검은 기운은 흉기(凶氣)고 붉은 기운은 상서(祥瑞) 기운이야.

그런데 두자미는 서망요지강왕모(西望瑤池降王母) 동래자기만함관(東來紫氣滿函關)이야. 윤희(尹喜)한테 배 타고 올 적에 함곡관을 들어올 때, 30리 밖에서 벌써 하늘에 붉은 기운이 뻗쳐 있는데 함곡관에 와서만 윤희한테 왔다. 그 후에 선비들도 다 전해듣고 아는데, 두자미는 거짓말이 없는 학자라. 거, 들은 고대로 써놓은 건데. 동쪽으로는 붉은 기운은 함곡관에 찼다. 만함관이지, 이런데.

그런 걸 봐서 석가모니 붉은 기운이 30리 뻗친 것은 사실이겠지. 옛날에 복희씨(伏羲氏)가 그랬다는 거지. 유용서(有龍瑞)어늘 이룡으로 기관

[以龍記官]이라. 오색 채운이 하늘에 늘 덮여 있어. 그래서 용으로 관(官)에 대한 명(名)을 모두 정했지. 그러면 복희씨는 부처님만 못하냐? 그 당시는 모든 게 창조적이라. 세상에 나타날 힘이 약하지.

또 부처님 당시는 쬐끔 나와도 그 당시도 미개한 시기라. 그 양반이 애쓰고 댕기며 죽이질 말라고 사정사정하는 건데. 그리고 사람이 사람을 모두 잡아 먹으면 안 된다. 그런 걸 모두 설하기 위해서 십계명을 설했는데, 그건 중들이 하는 말이고. 12계명. 6대 계명에 음양으로 나누어서 열두 계명인데.

그러면 노자의 화장(火葬)은 없으니까 구름 타고 갔으니, 그건 사리를 모를 게고. 복희씨도 화장 안 했으니 사리는 모르는 거고. 그래서 사리라는 건 석가모니는 후세에 유전(遺傳)하기 위해서 당신 몸을 태우면 아니라[아느니라] 했어. 그 따르는 사람들, 배우는 사람들한테 화장하라고 이른 건데. 그래서 오늘까지 화장법이 나오고 사리가 있다는 거 공부를 많이 한 사람, 사리가 있다는 것이 지금 유전돼 오지.

그러나 우리나라에 온 건 흉부(胸部) 이하야. 하등사리라. 잿더미에서 그저 골라놓은 거. 그 두부(頭部)에서 천지간의 정기를 모아 가지고 오색이 영롱한 영주(靈珠)는 없으니까, 그건 대사리(大舍利).

그래서 그런 이야기를 왜 젊어서 안 하느냐? 중 세계엔 그거 안 돼. 또 일본 놈의 세상이고. 지금 불교라는 건 이젠 여러 갈래 저희끼리 갈라져 가지고 순 엉터리 되고 마니 앞으로 도 닦는 비법을 완전히 전해주면 가정에서 누구도 사리가 나올 수 있는 거지, 꼭 절에 가야 사리 나와? 그건 있을 수 없는 말이지.

그런데 내가 아까 흙을 이야길 했는데, 그 흙에서 몇십 억을 지나는 동안에 구슬이 생기는데, 그 구슬이 뭐이냐? 보석이다. 그러면 내가 화씨벽(和氏璧)을 몇 번 말한 일이 있는데, 화씨벽 같은 보물은 순 귀신이야. 그건 아무나 못 가져요. 아무나 가지면 집안에 화(禍)가 들어오고, 강도가 달려들고, 별일이 다 오는데, 강도가 훔쳐가고 죽으면 딴 사람, 임자가 나와요.

黃土의 精이 夜光珠가 되는 원리

그래서 화씨벽의 역사가 상당한데 그런 것은 황토(黃土) 속에서 이루어진 거라. 그게 몇만 년 가는 동안에 토(土)의 정(精)이 이루어진 거이 그건데, 수정(水精)인데. 흙 속에는 물 있어요. 황토의 물이 제일. 백토(白土)도 그러고. 시간적으로 오래 간직되어 있어요. 다른 흙들은 물이 빨리 새버리지만 황토나 백토의 진흙은 물이 빨리 새지 않아요. 그러면 내가 말하는 토정(土精)은 이거 물의 힘이 크니까 수정(水精)이라고 봐야겠지. 그렇지만 황토는 토라. 토에 있는 정액(精液)이니 이건 토정이라고 하는 거지.

그래서 그 토정이 몇십 억을 거치는 동안에 구슬이 이루어지게 되면 그거이 야광주(夜光珠)라는 게 화씨벽인데, 그거이 큰놈을 파놓으면, 지금 땅속에 많이 있는 거니까. 큰놈을 파놓으면 몇십 리가 해 뜬 거와 같을 수 있거든. 그래서 그걸 야광주라 말은 그러지, 이런데. 땅속에서 꼭 황토와 백토만 야광주가 이루어진다. 그다음의 흙들은 물이 빨리 새기 때문에, 여기에 고령토 같은 적토도 물이 빨리 새요. 비 오게 되면 물이 빨리 새기 때문에 수정으로 화(化)하는 시간이 오질 않아요. 그래서 황토의 물은 빨리 새지 않기 때문에, 수정으로 화하는 시간이 오기 때문에 토정으로 이뤄지는 거라.

그러면 토정세계에서 그런 비법이 나오니 그 비밀은 신의 세계에서만이 가능한 거요. 인간세계에서는 불에다가 구워내는 국보적 존재는 많이 있어도 그런 야광주는 나올 수 없어요. 인위적으로는 안 돼.

그거 땅에서 몇십 억을 나가는 동안에만 화(化)하는 건데, 그러면 석가모니 육신이 뭐이냐? 황토다 이거야. 그 어머니, 황토의 진액이 지름·피·살이 되어 가지고 뼈까지 다 그건데. 그러면 그 황토액이 그 양반한테는 벌써 보석이 다 된 양반이 생겼기 때문에 어머니 피는 똑같지만 석가모니도 여러 형제면 다 부처 되는 건 아니라. 그 어머니 피를 받을 때에 전생(前生)에 각(覺)한 영(靈)은 달라요. 그 영력이 어머니 핏속에 들어와 가지고 어머니 피를 가지고 태어나면 그 영력은 황토에 있는 토액을 얼마든지 보석으로 만들 수 있는 능력이 있어. 거, 신(神)의 힘이니까.

그래서 그 양반은 올 적에 육신이 벌써 전체 구슬이 될 수 있는 영력을 가지고 오셨는데. 그 양반이 그런 영력을 지니고 와 가지고 도를 닦아 가지고 그런 영력이 이루어지느냐 하면 금생(今生)엔 안 되는 거야. 금생에 된다면 나도 도를 닦아 됐을 거야. 전생에 각(覺)한 이후에 금생에 와 되는 거지.

늙어 쇠퇴하면 神의 가호 물러가요

그러지 않으면 안 되는 증거가, 난 어려서 날바람에 천하의 산신(山神)은 날 위해서 게을리하지 않는다는 걸 알고 방에 있으나 나가나 어려서는 우주의 비밀을 다 전하기 이전엔 신이 날 보호하지 않고 신의 할 일이 뭐일까? 난 어려서 신의 하는 일은 뭐이냐? 천지간에 존귀하는 각자(覺者)를 보호하는 의무가 있는 거요.

그래서 나는 왜놈의 총에 죽지 않는다 그건 자신했고, 또 빨갱이 손에 내가 죽을 리가 없는 것도 자신했고. 이 높은 사람들 개새끼 소새끼 욕했다고 잡아다 가둘 힘 있지 죽일 힘은 없어. 죽인다는 건 신의 가호(加護) 있는 사람은 죽게 돼 있지 않아요.

그러나 지금에 와서는 나도 이제는 비밀이 많이 새나갔고 깝데기만[껍데기만] 남는 땐 죽게 돼 있는데. 지금은 많이 비어 있어요. 젊어서처럼 꽉 차질 않아. 그래 정신도 다 빠져나가고 비밀도 많이 빠졌고, 이제는 요긴한 건 남아 있겠지만 웬만한 건 다 나갔으니 조금만 더 나가면, 나도 세상하곤 인연이 없는 때가 오는데.

그럼 이제는 거진 빠져나가다 보니 신의 가호도 물러갔으리라고 보는 거. 그래서 천지간의 신이 지금 날 보호하고 있느냐? 내 생각은 정신이 없는 생각이지만 젊어서는, 늙어서 완전 쇠퇴하면 신의 가호는 물러간다, 그건 알고 있는데. 내게는 지금 많은 비밀이 물러가기 때문에 깝데기만 남으면 가는 거요. 난 세상에 필요 없는 사람이라. 비밀 전하면 끝날 사람이지. 고대광실(高臺廣室)에 행복하게 살러 온 사람이 아니니 그 사람들처럼 복을 누리고 갈 재목이 못 돼.

또 복을 누릴라면 거짓말을 어느 정도까지 잘해야 되는데, 그건 사기성을 띠고 살아야 되는데. 많은 사람을 속여 가지고 부자 된다는 건, 그건 잘못된 생각이고, 또 큰 권력을 쥐고 도적질해 잘사는 것도 잘못된 생각이고. 지금 내게 잘못된 생각은 뭐이냐? 죽기 전에 이 세상에는 돈이 전연 없어도 안 되니까, 젊어서 힘이 좋을 땐 돈이 없으면 지게질하고 뭐 어디 가 품팔이를 하고 하는데, 지금 그것도 물러갔어. 지금은 터럭끝만 한 것도 누구를 거저 안 줘. 한푼이라도 남고[남기고] 주지.

그래서 내가 나를 웃는 이유가 그거야. 지금은 걸어가기 힘들고 차를, 쓰지 못할 차를 타니까 피로해서 차가 흔들리고 돌아댕기면 저녁에 영 잠이 안 와, 모든 삭신이 아파 가지고. 그래도 벤츠 같은 걸 사다 탈 팔자는 못 되고 그래도 과히 흔들리지 않는 그런 거라도 타고 댕겨야 되니 그게 욕심이 없이 돈 한푼 없는 사람으로서는 안 돼. 그러니 자연히 그건 욕먹어야 돼. 인색해 가지고 1전도 거저 안 주고 챙겨야 된다. 그건 내 속엔 잘못된 점이 그런 걸 알고 있으면서도 지금은 못 고쳐요. 지금은 고치고 죽을 생각 안 해요. 그저 그러다 죽는 거지, 이런데.

공부할 적에 살 속에서 사리가 이루어진다. 그 살 속에 황토의 본질과 본성은 똑같은데 거 왜 영력의 차이가 있느냐? 그 영력으로써 황토가 구슬이 된다? 그건 자기 정신, 자기 마음 이것이 일치된 후에, 금생에 이루어지면 내생(來生)엔 완전히 각자(覺者)가 되는 거라. 그러기 때문에 금생에 어느 정도 통(通)하면 통한 길을 버리지 않는 시간이 오기 때문에 죽을 때엔 각(覺)이 되고 말아요. 그러면 그 각은 한번 저세상에 태어나면 그 세상에 어떤 필요로 정해져 있어요.

내가 지금 인류가 모든 화공약으로 전멸이 될 시기가 오면 거기에 좋은 약이 식품이야. 돼지고기가 식품이야. 그런데 고기에 있는 해독성(解毒性)은 지름하고 합류해서 얼마다. 또 큰창자에 있는 해독성은 얼마다. 그렇지만 작은창자의 비밀은 이렇게 되기 때문에 이건 해독성이 이렇게 강하다.

그래서 아주 무서운 농약이 앞으로 나오는데, 지금 농약을 치고 농사 못 지을 시기가 3년 안에 오는 거 아니오? 지금 농약은 3년 후엔 전혀 농사 못 지어 먹지, 이러면. 그 당시의 단위가 높은 농약은 청강수(靑剛水 : 염산)하고 같은 약을 친다? 또 청산가리하고 같은 약을 친다? 그러면 그 수질 오염이 어찌될 거냐? 그걸 계속 먹고 그 창자가 녹아나지 않겠느냐? 또 그런 독기(毒氣)를 자꾸 호흡으로 흡수하고 살아남느냐? 음식물에 전부 그 독기다.

그럼 이건 뭐이냐? 우리나라 토종돼지 창자는 큰창자도 상관없지만 지금 개량종은 작은창자 아니고 큰창자는 해독성이 약하니까, 신비에 갈 수는 없는 거라. 그렇지만 아무리 개량종이래도 작은창자는, 신비하지는 못해도 사람을 구할 힘은 충분해. 그래서 인간을 도와주기 위해서는 싫은 소리를 많이 해.

그건 왜 그러냐? 이 모르는 인간들은 거 딱 죽을 때 일러줘야지 미리 말하면 욕을 하고 저희끼리 돌아댕기며 흥보느라고 정신이 없어. 그래서 앞으로 우리나라에도 원자보다 무서운 무기를 사용하는 날이 오니라. 그럼 자다가 그런 기운이 들어오는 날이면 공해의 무서운 것보다 더 무서워. 천 배 이상 무서워. 그러면 우리가 무섭다는 이유가 뭐이냐? 남풍(南風)에서 들어올 수는 없다. 남풍을 타고 보낼 수는 없는 거. 동해고 태평양이고 저기선 보낼 수 없어. 그럼 북에서 보낼 수밖에 없다 이거라.

핵무기보다 무서운 北風 극약

북에서 지금 거기 몇 km 오게 되면 어느 지역이 전멸이다. 고걸 지금 측량을 다 해놓고 땅속에서 이용하느냐? 그걸 땅속에서 이용하느라고 많은 인력 들이고 돈을 들여 보니 땅굴은 저놈들이 쥐 '자'(子)자 '자'(子)요, 또 그놈이 임자생(壬子生 : 1921년생, 즉 김일성의 生年) 지금 일흔여덟이야. 그런데 자라는 것은 12지(支)에 속하는 첫머리이기 때문에 저놈들이 땅굴을 바다 밑까지 열둘을 파놓고 계산을 다 세우고 훈련을 다 해놓고 보니 북풍(北風)이 불 적에 바람에 날려 보내는 어떤 극성(劇性)을 이용하는 것[북한의 독가스 공격]만 못하다. 그걸 계산에 다 넣고 그 흉한 놈들 머릿속에 지금 고게 완성되는 시간만 남아 있어요.

거 완성되면 어느 날 저녁 바람은 이런 바람이 올 땐 죽느니라 그거지. 그 지역은 거 약 기운이 도착하는 지역은 전멸이야, 이러니. 지금 농약에 대해서만 필요하냐? 그런 약 기운이 죽일 수 있느냐 없느냐? 돼지 창잣국 속에 작은창잣국은 상시(常時) 먹고 있는 사람한테, 호흡으로 만든 심장을 마비시키든지, 간에 피가 멎든지 이건 잘 안 돼. 그러면 그 사람들 장난질이 필시 온다는 건 확정한 거고 그런 생산품이 지금 계속한다는 것도 확정한 거고. 그러면 거기서 내가 도와줄 게 뭐이냐? 돼지 창자, 작은창잣국을 죽염(竹鹽)을 맞춰서 늘 먹어라. 이건 아무것도 모르는 미개한 인간 사회에서는 몰라도 들어주면 돼. 또 얼마든지 지금 양돈을 극성스레 하게 되면 얼마든지 먹고 살어. 돼지를 지금 통금으로 하는 건 몰라서 그래.

北風 극약 해독제 – 돼지 창잣국

앞으로 북풍에 날아오는 무슨 약 성분은 돼지 창잣국 얼마 먹은 사람 안 죽고, 얼마 먹은 사람 죽는다, 얼마 먹은 사람 병난다 고런 게 정확해요. 그러니 미련하게 먹어두는 게 제일 좋아. 고런 걸 수학으로 따지고 현미경으로 따지고 한다면 죽는 거야. 그저 우자(愚者)가 호랭이 잡아. 자꾸 먹으면 살아. 그러니 이 나라 정치를 내가 야수 같은 놈들이 정치를 한다고 늘 그전에도 욕했는데, 이승만이 욕하는 게 그거야. 그 정신병자는 내가 세상에 있는데 제 앞에 와서 비서질이나 하고 그저 시키는 심부름이나 잘 들으면 좋아하니 아니 사람이 어떻게 그런 인간 밑에 가서 그런 짓 하겠나? 내가 가끔 그런 소리 하지만, 그러니 분통이 터져 가지고 민정당 욕할 적에 박준규 거, 어려서부터 해온 행세를 알기 때문에 내가 인신 공격은 법적으로 안 되는 걸 알면서, 법이 아니라 총살을 시킨대도 그런 자식들 욕하는 거라.

그저 난 죽인대도 몹쓸 놈들 보고 하도 일생을 분통이 터지게 살아 왔으니 내가 왜, 만고(萬古)에 없는 인간이 와 가지고 잊어버리고 살다가도 신경질이 나. 혈압이 올라가. 그놈들이 앞으로 이 세상을 망칠 걸 계산하면 자다가도 일어나 앉으면 혈압이 올라가니 그렇다고 노태우를 잡아다 두들겨 죽일 수도 없고, 내 세상에 좋은 날을 바라진 않아.

그렇지만 살아 있는 사람들은 옳게 살도록 일러줘야 하고, 앞으로 태어나는 애들이 기형아나 그렇지 않으면 불구가 자꾸 많은 사람이 나오면 어떡하느냐? 세상의 의료법도 한심하고 모든 약물도 한심한데. 지금 극약을 쳐가지고 약초라고 키우는 판국에 그런 일이 없어야 하는데. 그거이 어디 미국서 사다 하는 것 같으면 일러줘도 못하겠지만, 아 이거 노력을 조금 하면 돼지새끼 같은 거 키우기 뭐이 그리 힘들어서, 그렇게 몹쓸 인간 사회를 보고만 있을까?

정치가 잘못으로 기형아 많아진다

그래 내가 지금부터 답답해 가지고 공해에 기형아나 불구 세상이 안 되도록 이렇게 대처해라. 내가 오늘까지 살아봐도, 확실히 아는 사람이 있으면 정책에 반영이 되었을 거요. 그런데 백이 좋고 수단이 좋은 사람들이 못 하는 걸 봐선 없다는 증거가 분명해. 그래 이제는 닥쳐오는 건 틀림없고 그래서 나를 따르는 회원들 중에 힘이 되는 사람은 힘대로 인류에 도움이 되는 일을 해라. 거 일러줘야 하지, 모르고두 할까?

그래서 나는, 내 생각은 모르는 인간 사회는 잠꼬대에 불과하다고 보지만 그것도 도움이 돼요. 부분적으로 도움이 되니 이런 걸 테이프 같은 걸 복사를 많이 해서 한 동네에 하나씩 보내서 그걸 가지고 확성기로 동네에서 방송하면 누구도 알아들을 말이고 누구도 할 수 있는 일이야. 지금 농약독으로 죽는 걸 피할 수 있다면 다 해요.

이젠 많은 사람이 걸려 들어갔으니, 기형아도 나와 시작하고 앞으로 이상한 불구가 자꾸 쓸어 나오니 이젠 믿어줘요. 그전엔 믿어주지 않아요. 내가 여기 앉아서 경남(慶南) 도지사를 너 좀 오라 하면 올까? 그런 철부지들이야. 노태우도 마찬가지야. 동네 구장(區長)도 내가 오라면 안 오는데 그건 다 마찬가지니 똑같은 사람들이야.

그래서 나하고 뜻이 백 사람에 하나가 맞아도 회원 중에 그만한 도움은 국민에 득(得)이 되는 거야. 국민이 그런 득을 보면 불구자가 열이 날 거이 하나 나도 어딘고? 또 기형아가 열이 날 게 하나 나도 아홉은 도와준 거라. 전연 안 나면 더 좋지.

그래서 앞으로 이런 험한 세월을 넘어가는 데는 북풍(北風 : 독가스를 북풍에 실어 공격하는 북한의 對南 기습작전)에 당하는 시간이 자다가도 와. 그럴 적엔 뭐이냐? 창잣국을 많이 여러 해 먹은 사람들은 끄떡없고 좀 양이 적은 사람들도 죽진 않아. 그러면 우리는 할 수 있는 일이니까 난 하라고 시키는 거야. 해야 되겠고. 그걸 우두커니 앉아 가지고 자다 죽고, 뭐 송장은 누가 치운대? 다 죽었는데 송장 끌고 댕길 사람이 있을까? 그래서 내가 돼지 창잣국을 강력히 주장하는 것도 그건 피할 수 없어서 그러고. 수도하는 사람들이 부처 되는 법도 확실한 거야.

척추에 힘주면 숨利 이루어진다

내가 그전에도 말했지만, 지네 같은 몹쓸 놈도 땅속에서 오래 있어서 땅기운을 오래 흡수하면, 사람의 육신은 땅덩어리인데 여기서 땅기운을 모으는 건 쉬워요. 그렇지만 지네 같은 쪼끄만 놈이 땅기운을 모으는 건 상당 시일이 걸려요. 1천 년이 가야 구름 타고 댕겨. 지네나 독사나 고기나 전부가 그래요. 지렁이도 1천 년이게 되면 구름 속으로 댕기는데 그건 땅기운은 무진장 있으나 흡수하는 시간이 오래. 인간은 육신이 땅인데, 육신이 땅인데 땅기운을 모으는 게 그렇게 힘들까?

석가모니 삼생(三生)을 말했는데 삼생을 모으고도 안 되는 사람은 전혀 없어요. 그건 사람은 근본적으로 땅덩어리라, 죽으면 땅 되고 땅기운을 가지고 땅에서 생한 걸 먹고 어머니 피가 되고 어머니 피를 가지고 내가 되었으니 구슬이 이뤄져요. 그 구슬이 이루어질 때까지 노력은 꼭 참선을 해야 되느냐?

그게 아니고 내가 그전에 갈비는 왼쪽은 수골(壽骨)이요, 바른쪽은 명골(命骨)이다, 수·명골을 말했는데. 거기서 음식 먹은 척추로 보내는데, 그 음식은 땅기운이라. 내 육신이 흙이고, 그 음식도 흙에서 이루어지는 거라. 그래서 갈비에서는 그 기운이 통하게 돼.

그래서 오행(五行)의 기운이 그 척추에 붙은 수골·명골이 정상으로 이루어져야 하니 척추를 곧게 세우고 항시 척추에 힘을 주고 살아라. 목에다 힘주고 척추에 힘주고 하면, 위(胃)도 신경이 강해서 소화도 잘 되고 밥맛도 오고, 폐도 폐신경이 강해져 가지고 기관지·페선·폐, 세 장부가 다 튼튼해지면 폐암이 올 일도 없고, 위신경이 튼튼하면 위암이 올 일도 없고, 그렇게 되면 그땐 장도 장암이 안 오고 간도 간암이 안 오게 돼 있는데, 피가 맑아 가지고 간암이 오는 법은 없어요. 피가 상한 데서 간이 상해.

그러니 나는 모든 생활이 우리가 사리가 이루어질 수 있는 법만 필요하지, 사리가 이루어질 수 있는 재료만은 풍부해. 누구도 그 재료는 가지고 있어요. 그래서 언제고 사람은 공부하려고 생각하면 공부가 되게 돼 있어요. 또 애쓰면 되는 거고. 그래서 공부에 대해서도 필요하다는 건, 우리 육신이 흙이고 흙에서 살고, 흙에서 나오는 걸 먹고. 그러고도 안 된다 하면 어떻게 될까? 지네 같은 건 버럭지나 잡아먹고 살아도 땅속에서 땅기운을 오래 흡수하는 덴 구름 타고 댕길 힘이 생겨요.

그런데 우리한테는 구슬이 이루어지는 시간이 안 온다? 그건 말이 안 돼요. 이루어지게 되어 있고, 이뤄질 수 있고, 거기엔 노력이 필요하다. 그래서 척추를 곧게 하고 목에도 힘을 주고. 내내 척추에 힘을 주게 되면 그 수골·명골이 척추에 어려서 생기던 제 자리[胎兒 때 갈비뼈가 척추에 생기던 그 자리]에 딱 서 있어요. 그러게 되면 음식물 먹은 기운을 양쪽 갈비에서 척추로 다 제대로 전해줘. 그렇게 살 수 있는 걸 그렇게 안 살아봐야. 그렇게 안 산다고 해서 좋은 일이 없을 테지. 그래서 나는 누구도 할 수 있는 일을 하라 이거고.

또 음식물에 대해서 두부는 허약체질은 노쇠할 때 많이씩 먹지 말아라. 사람이 허약하게 되면 간에서 모든 정화(淨化)하는 힘이 줄어들어요. 그럴 적에 두부 먹어서 피는 제대로 되지만 간수가 따라가기 때문에 간에 들어가 부작용으로 간이 상하는 거라. 간수 때문에 간암이 오면 그건 못 고치는 거라. 간이 아주 상해버려요.

두부 속 간수가 肝을 해치는데

그런데 철없는 사람들은 두부 먹으면 좋다고만 하지. 그래서 그 경험을 하기 위해서 서울약대에 이 박사라고 있어요. 두부학 박사인데. 그래 서울약대 댕기는 사람들이 내게 와서 늘 약리(藥理)에 대해서 묻는 사람들이 있었어요. 죽은 사람도 있고 산 사람도 있어요. 이런데.

그 사람들이 "두부학을 전공한 이 아무 박사가 있는데 두부학에는 상당히 밝습니다" "오, 그러냐? 그러면 그 사람의 집에 가봐라. 그 애들은 다 죽었을 게다" "그 무슨 말씀이오?" "글쎄 가봐. 그 부인은 안 죽었으면 똥오줌 받아낼 거다" "그래요?" 그래서 이 녀석들이 거짓말일 거라고 생각하고 가보았는데, 거 식사 시간에 가보니까 그 남편이 부인의 식사를 챙기더라 이거야. 그래서 가 물으니까 중풍 걸린 지 오랬다. 거 아무 약을 써도 안 된다. 두부를 자꾸 멕이며 약 쓰니 나을 수도 없지. 애들은 어떻게 됐냐? 애들은 나면 죽는다 이거야, 두부 먹고 생긴 애들이 튼튼하게 나오지. 그렇지만 간이 다 녹아서 나오니 키울 수는 없어. 그래 다 죽는데.

그 뒤, 후에 애들이 와서 "선생님 앉아서 그걸 다 아는 이유는 도통(道通)을 했습니까?" 하는 거야. "도통한 게 아니고 그 원리가 그러니라. 거, 아무 날 12시 정각에 피를 토하고 엎어져 죽어버리니라. 너 강의 시간에 죽으니 그날 보면 알 거다." 그래 이 사람들이 저희끼리 여러 사람 약대생도 아닌 사람들 모두 같이 데리고 와서 앉아서 보니 12시 정각에 "피를 토하고 엎어져 죽어버렸다" 이거라. 병원에 가니까 죽었더라.

그래 또 이놈들이 와서 따지는 거야.

"그 어쩐 이유입니까?" 그거야.

"너 그날이 병오일(丙午日)이다. 병오일은 화왕지일(火旺之日)이다. 또 5월은 화왕지월이다. 오시(午時)는 12시다. 화왕지 시간이다. 그러니 화왕지월, 화왕지일, 화왕지시, 정오가 되면 태양 힘이 최고로 강한 때다. 그러니 심장에서 열이 폭발하니 뇌가 터질 밖에 더 있느냐?"

"그래서 피를 토하고 죽은 거다." "그래 선생님은 그렇게 아시면서 구할 수 없었습니까?" "못 구한다." "거, 왜 못 구합니까?"

"그 사람은 나보다 식견이 밝아. 아는 게 많은 박사인데. 난 아무것도 모르고 무식하니 날 믿어주겠니? 난 저보다 억만 배가 앞서도 믿어주지 않는다. 세상이 다 그런다. 세상이 다 제가 아는 글을 믿지, 제가 모르는 나를 믿겠니 이 답답한 놈들아. 넌 내 말 듣고 경험해 보니 참으로 안다는 걸 믿어서 그렇지만, 다른 애들하고 그런 소리 해봐, 들어주나?"

그런 일이 있는데, 거기에 애쓰던 사람들 중의 하나는 지금 아주 거 재주 비상한 녀석 하나 죽었고, 그다음 사람들은 다 살아 있어요. 살아 있는데, 두부에 대해서 정체를 분명히 알지 그 사람들은.

현미, 땅콩에는 비상 기운 있다

그러고 현미(玄米)라는 게 좋다는 말이 그전에도 있어요. 그래서 현미에 대한 정체도 분명히 알고, 땅콩도 정체가 비상 기운이 백분지 몇이라는 걸 그 애들은 분명히 알기 때문에 그런 걸 자식들한테 주식(主食)을 안 하고 부인 태중에 땅콩이나 현미나 두부 같은 걸 안 먹여요. 두부 같은 걸 장복(長服) 하고 애기 낳으면, 그 애기는 바람이 새어서 못 키워요. 병신 되는 게 아니라 죽어버려요. 그런 세상을 왜 알면서 말을 해선 안 되느냐? 그거이 모든 준비가 된 후래야 돼.

오늘의 준비는 뭐이냐? 농약에 죽어가는 사람이 많아. 농약독에 걸리는 사람이 많고. 농약독을 이제는 분명히 인식해. 농약독이 무섭다는 걸 알아요. 그러니까 이때엔 이야기해도 돌아서서 나를 미쳤다고 욕은 안 해요. 그렇지 않은 세상에 말하면 그건 욕먹는 거. 욕하면 또 싫어하고, 싫어하는데.

　내가 아는 건, 내가 안다고 자신하지 세상이 안다고 자신할 수는 없고. 지금도 와서 이 젊은 부인들은 멀리서 온 사람 푸대접한다고 이렇게 불친절할 수 있느냐 하는데, "야, 이 못된 놈 빨리 가라. 개보다도 못된 놈" 그런 욕을 왜 하느냐? 여하간 미친놈은 몽둥이가 제일이라고, 건 몽둥이 찜질해야 돼. 늙은이가 가만 앉아도 허리 아프고 삭신이 쑤시는데, 아따 젊은 것들한테 쫓아 댕기며 굽신거릴 형편이 되나? 그 자리에서 혈압이 터져 죽을라고? 그걸 모르는 사람들이기 때문에 욕먹지 않고 좋게 말해선 되질 않아.

　그들도 한 90살 먹었으면 그런 소리 입 밖에 내지도 않지. 제가 지팽일 짚고 허리 아프고 다리 아파서 골골하는데, 다른 영감 보고 욕할까? 그게 저희는 펄펄하다는 증거라, 내가 볼 때. 그러면 내가 그 펄펄한 사람을 상대할 능력이 있느냐 하면 없어. 그러니까 그 상대는 뭐이냐? 홍두깨 들고 때릴 힘이 없어. 그러니까 욕밖에는 없어. 딱 하나가 지금 남은 게 욕이야.

　욕 가지고 지금 많이 써먹어요. 정치를 더럽게 한다고 욕하고, 지금 욕을 써먹어, 전부. 써먹을 게 이제는 주먹을 내두르니 애기도 맞아 아파하지 않는 주먹. 거 아무리 휘둘러봐야 나만 곯아 떨어지지, 그거 되질 않아. 그러니 욕은 한참 하다 혈압이 올라가면 금방 누우면 되거든. 그래서 내게 딱 남은 밑천 고건데, 죽는 시간까지 써먹을 거야.

　가만, 내가 가장 필요한 소리가 지금 혈압이 올라가서 잊어버려서 못하는 게 많은데 여기서 누가 하나 제의해 봐요. 어떤 이야기 듣고 싶다. 누가 말하든지… 질문이래도 좋아. 아무거래도 물어봐요.

　[이때 참석자 가운데 한 사람이 자신의 지병에 대해 질문하였다.]

폐결핵의 자연요법

질문자 : 제가 폐결핵을 약 27년간 앓았습니다. 그런데 그것이 다 나았어요. 그래서 지금은 폐결핵은 아니고, 3년 전부터 담(痰)이 심하고 기침이 나서 서울대학병원이나 양약, 한약 등 여러 가지 약 또는 방법으로 치료를 하였으나 여태까지 고치지 못했습니다. 혈액형은 B형이고 나이는 정축생(丁丑生)으로 53세입니다.

선생님 : 그러면 아직 죽을 시간까지 고생할라면 너무 멀었어. 지금 한 90 먹었다면 뭐 죽을 시간이니까 고생이 별로 남지 않았지. 그런데 50여 세에, 앞으로 계산하면 그걸 빨리 고치고 건강해져 좋은 일도 할 수 있잖아요? 좋은 일이라는 거이 불쌍한 사람들 도와주는 거거든. 내가 아까 말한 건 돈 안 드는 치료법이고 그 갈비 붙은 척추가, 아주 척추에 힘을 주고 있으면 가슴을 내밀고 어깨는 위로 올라가고. 어깨 처지면 못써요. 어깨가 축 처진 사람이 폐가 든든한 사람이 없고 위가 든든한 사람이 없어요.

또 가슴이 푹 우그러들고 소화 잘 되고 폐가 든든해서 호흡기가 강한 사람이 없어요. 그러니 가슴을 내밀고 어깨는 올라가고 그러면 자연히 등심은 곧아지거든. 등심이 곧아지고 목에다 힘을 줘서 목이 곧아지면 그걸 1초도 방심 안 하고 살면, 정신도 통일이 오고 육신의 모든 기운이 정상으로 회전하고, 그러면 신경도 정상 회복이 됐고 피도 정상으로 돌고, 그러면 자연히 건강도 정상으로 회복된다는 건 증거가 확실한데.

여기는 오지 않았지만, 그전에 전라도 광주의 윤군(尹君)이 폐암으로 죽을 때 종합병원에서 이제는 폐암으로 더 여망이 없다, 수술해도 죽는다, 그래서 마지막 서울 친척도 만나고 서울 구경이나 좀 하고 내려와 죽는다는 결심하고 서울에 와 댕기는데 무슨 소릴 들어보겠다고 공원마다 댕기는데, 탑동[파고다]공원에도 이상한 소리 하는 사람이 없을까 하고 찾아댕긴다?

　그러다가 내가 그 사람이 곁에 있는 걸 모르고 거 일본서 나온 교포 한 사람이 폐암이라. 그래 한국에 나와 약 써보겠다고 일본서 못 고쳐서 나왔는데, 만나는 사람마다 도둑놈이다 이거야. 그래 그 사람은 한국이란 도둑놈 아닌 사람이 안 사는 곳이구나 하는 거야. 그래 가지고 죽기 전에 감정만 노골화하고 말았어.

　그래 그 사람이 콜록콜록 하면 딱 꼬부라들고 콜록거리는 걸 가만히 보니 불쌍한 생각이 났어. 내가 그 사람을 불러 가지고 "그런 고생을 하지 말고 어디 좋은 약 쓰는 사람 있으면 한 번 찾아가 보겠소" 하니까 "당신 아니래도 내가 많이 댕겨 알아요. 한국 도둑놈 사는 나라에 많이 속았어요." "그러냐구" 거긴 이야기가 다 끝난 거니까, 그래서 거 죽는 시간만 남은 거라. 그런데 광주에서 온 윤군이 그 소리를 듣고 바싹 매달리는 거야. "그 집을 알려주십시오" 이거라. "지금 찾아가겠습니다." "그러냐? 그래 몇 살이냐?" "서른 몇입니다." 삼십 몇이야. 거 죽어서는 안 될 나이야. 그래서 내가 데리고 "너 이렇게 잘해라" 이렇게 하고. 이걸 오늘도 저 으슥한 데 가 앉아서 장 이렇게 하면 자네가 지금 이걸 고칠라고 많은 약도 쓰고 많은 사람한테서 문견(聞見)이 있을 터인데. 이렇게 가슴하고 어깨하고 척추하고 전부 힘이 고루 통하면 자네 단전호흡을 하지 않아도 되는 거고.

色素 균형 회복되면 폐암 완치

　약을 먹지 않아도 공간에 있는 색소 속에 자네 폐(肺)를 위해서 들어오는 색소, 백색소(白色素), 자네 위(胃)를 위해서 들어오는 색소는 황색소(黃色素)인데. 황색소하고 백색소가 강도(强度)에 올라가면 그다음의 모든 색소는 자동적으로 균형을 이루느니라. 난 네 콧구멍에 들어가는 걸 지금 못 보지만, 한 20 시절까진 100m 밖에 지나가는 사람 콧구멍에 무슨 기운이 왕래하는 걸 보고 아무 날 몇 시에 죽는 걸 알았다.

그러니 "아무 소리도 말고 가서 그리 해라" 그러니까 이 사람이 으슥한 데, 그리고 거 일본에서 온 녀석은 그만 소가지를 부리고[신경질을 내고] 가버렸고, 거 이 사람은 으슥한 데 가 앉아 가지고 어둡도록 그 짓을 해 보니 숨이 좀 편해. 그래 가지고 그렇게 하다가 뭘 좀 사먹고 친척집에 가 잤는데, 밤새 그 짓 하고 또 새벽에 일어나 그러고. 사흘을 그러고 나니까 살았더라 이거야. 폐암이라는 생각이 싹 없어지더래.

그래서 이게 확실할까 하고 또 사흘을 더 기둘려 보니 틀림없었다 이거야. 그다음에 밥을 잘 먹고, 잠을 잘 자고. 그래서 하루 더 있어서 일주일 만에 내가 오라고 했는데 왔어요. 딴 사람이 됐어요. 혈색도 좋아지고 일주일간 잘 먹으니까 젊은 사람이어서 금방 좋아져요. 그래 와서 "선생님 이젠 다 나았는데 선생님 이야기 이젠 듣고 싶지도 않아요." "자신 있니?" "자신 있어요. 이젠 내 말이면 듣기만 하면 누구도 고치겠어요" 그거야. "뭘 고쳐?" "위암하고 폐암은 자신 있어요."

그런데 이 사람이 누가 말해도 안 듣는다. 누가 말해도 안 들으니까 그 다음에 지압법을 배웠거든, 지압법을 배우고 침도 배우고. 그래 가지고 침을 놓고 지압을 하면서 그런 교정법을 쓰니까 낫기는 잘 낫는데, 믿어 주는 사람이 적어 가지고, 지금도 하긴 하는데 궁색하게 살아요.

꼭 돈 떨어진 사람은 찾아오고 고쳐봐야 소득이 없고. 돈 있는 사람은 안 오더라 이거야. 그게 재수라. 병은 고치고 돈은 못 벌고. 그런데 병은, 돈은 다 재수 있는 사람한테 갖다 바치고 못 고치고 죽을 때 찾아와서 몇 달이고 매달려서 고치다 만다 이거라. 그래서 그 사람은 지금 고생고생 해요. 병은 잘 고쳐요.

침놓고 지압하고 거 호흡법도 잘 알고 자기 폐암 고치고. 폐암이라면 그렇게 해 가지고 고친 예가 있었어. 이거 돈 떨어져 가고 죽어가는 사람만 그렇게 고치니 애만 썼지 생기는 건 없고 점심 한 그릇 제대로 못 먹는다 이거라. 그래도 사람을 살리는데. 이 사람이 그렇게 되니까 신경질이라는 게 또 하나 생겼어. 거, 화가 나게 되면 막 욕하고 싸우고 그러거든. 그런 일이 있어요, 있는데.

폐결핵 고치는 무엇 처방

내가 결핵으로 죽는 사람을 그 법을 쓰고 약은 무에 있느냐? 돈 드는 약도 있고 돈 안 드는 약도 있는데 가을에 무 100근, 겨자 있어요. 백개자(白芥子)라고 있어요. 약에 쓰는 거. 가을 무도 길게 생긴 건, 그건 약효가 적어요. 아주 동그란 놈, 매운 거 있어요, 야무진 거. 그런 거 아주 큰 거 말고 아주 큰 건 다 약성은 약해요. 그거 6개월이면 6개월, 3개월이고 6개월이고 크는 동안에 그 지역에 있는 땅기운을 어느 정도까지 흡수한다.

그거이 쉬운 건, 이 늙은 나무 있잖아요? 늙은 나무가 잎이 말라 들어가는 걸 다 눈으로 보지, 그 지역에 있는 모든 땅의 진기(眞氣)를 다 흡수하고 진기가 고갈되면 그때부터 나무가 구새먹고 썩어 들어가고 잎이 다 제대로 안 펴. 그러면 무가 가상(假想) 사방 한 자 속에서 그 흙 속에서 그 진기(眞氣)가 얼마냐? 그럼 무가 요거이 1kg 나가면 너무 크다. 진기 흡수에 약하다. 요거 한 반kg, 반kg 나갈 만한 땅딸만 하고 동그란 놈. 그놈은 땅기운을 정상으로 흡수한 놈이야. 알아듣겠어요?

그만치 알았으면 그 병에는 박사인데 우주의 진리의 박사는 될 수 없어. 그래서 요 땅기운을 흡수하는 비례를 해 가지고 거 밭에 있는데 어느 정도 큰 놈은 거기에 있는 땅기운을 가지고 충분히 약성은 이뤄졌다. 그래서 한 반kg, 반kg 되는 놈을 거 야무지게 생긴 거, 고런 걸 100근이면, 그 100근에다가 흰 겨자, 불에다가 아주 맛있게 볶아야 돼요.

볶아서 서 근 반, 그다음에 살구씨라고 있어요, 행인(杏仁). 살구씨를 또 물에 불궈서[불려서] 껍데기를 싹 벗기고 바짝 말려 가지고. 겉충에[겉에] 거 빨간 거 있지요? 하얀 건 없어요. 하얀 건 살이니까. 빨간 껍데기만 벗기고서, 그리고 또 바짝 말려 가지고 불에다가 잘 볶아요, 노랗게. 그렇게 볶아서 서 근 반이고.

그리구 누룩 있잖아요? 누룩, 신곡(神曲)이라는 게 누룩인데 약국에 가면 있어요. 그것도 잘 볶고 서 근 반, 그다음에 엿기름도 잘 볶아서 서 근 반. 그리고 산대추라고 산조인(酸棗仁)이 있어요. 그건 좀 검게 볶아요. 잘 볶아요. 그렇게 해서 서 근 반. 그리고 생강·대추·원감초 거, 다들 서 근 반을 넣어요. 감초 중에 대감도 있고 미감도 있고 하니까 원감초라 하면 중국 거야. 우리나라 토감도 있어요, 토감초.

그렇게 하구서 거게다가 대나무. 대나무 아주 굵은 거 말고 중간 대나무, 고것도 잘게 쪼개서 서 근 반. 거 서 근 반이면 죽력이라는 게 얼마 나온다 하는 비례가 있어요. 그렇게 해 가지고 흠씬 삶아 가지고 거기에 마늘을 두 접을 넣어요. 마늘은 될 수 있는 대로 큰 거하고 작은 거하고 섞어 넣어야 돼. 작은 건 보양제, 큰 건 보음제. 두 가지를 넣어요.

그리고 거게다가 푹 삶아서 엿기름 두면 삭을 거 아니오? 그래 삭궈요. 삭궈 가지고 그렇게 해 가지고 엿을 달이면 거기에 설탕을 좀 두어요, 먹기 좋게. 그렇게 해두고 그거 뭐 수시로 늘 퍼먹어도 밥보다 영양도 앞서지요. 그래 먹는데, 그건 B형에 가장 해당되는 약. A형은 좀 달라요. 약성이 달라.

그렇게 해 가지고 엿을 달여두고 먹고 떨어지면 또 해먹고. 낫는 것만은 확실한데, 그 약을 먹는 동안에는 내외관계만은 절대 안 돼요. 못 고쳐요. 그거 없이 하기 쉬운 건 병원에 가서 수술해 버리면 돼요[이때 청중 폭소]. 거, 지키고서 꼭 고쳐요. 틀림없어요. 가래 삭는 데 최고 약이요, 그거. 가래가 안 삭으면 기관지가 좋아지나? 폐·기관지암을 다스리는 약이기 때문에 그 계통의 병은 다 치료가 될 겁니다.

하나 더해. 간(肝)에 대해서 물어보았으면. 누가 간에 대해서 앓는 사람 없어요? [있으시면 누구든지 궁금한 내용을 질문해 주기 바랍니다.] 결핵은 그거[척추에 힘을 주고 무엇을 달여 먹는 것]면 만능의 약이오. 그래도 척추를 곧게 하고 부인이 홍두깨 들고 등을 늘 두드리면 곧아져요[농담].

질문자 : 저의 삼촌이 되겠습니다. 한 14~15년 전에 간이 나빠 병원에 입원했었는데, 10년 전부터 다시 재발이 되었습니다. 혈액형은 B형으로 나이는 54세입니다.

지금 음식으로 肝이 성할 수 없다

선생님 : 적어요. 적어 가지고 가서 드려요. B형, 54세라고. 54세에 간암이라고 써요. 간암 처방이니까.

질문자 : 그런데 저, 병원에서 최근에 진단을 했지만요. 그냥 암까지는 진전이 안 된 걸로 나와 있습니다.

선생님 : 에이, 거 바보 같은 녀석. 지금 먹는 음식물은 암이 생기지 않는 음식물이 없고, 어디 가 앉으면 선풍기는 약간 나쁘지만 그것도 나빠요. 에어컨은 완전 나쁜 거거든. 자네 에어컨을, 전기를 물속에 넣어봐. 고기고 뭐이고 다 죽지 않나? 전기를 물속에 넣어 가지고 냉동시키는 걸 에어컨이라 하지 않나? 이런데 거기에서 나오는 성분 속에는 가장 무서운 암이 되는 성분이 있게 돼 있어.

그런데 음식물이 지금 농약을 치고 먹는데 간(肝)이 성해 남을 수 없잖아? 모든 식품에 간이 성할 수 없어요. 간암이라는 거이 지금 사진상 나타나는 간암은 상당히 어려운 고비에 나타나는 거고, 간암이라는 원리가 시초에는 사진에 나올 순 없잖아? 진맥에도 안 나오는데. 그러게 진찰에 간암이라는 건 이미 기울어진 거야. 기울어진 연[연후]에 판명되는 얘기를 할 건 없잖아.

그러니까 거, 약(藥)을 적어요. 벌써 복수(腹水) 찼다는 건 간이 끝난 거야. 콩팥이 고장 나지 않아서 방광 기운이 튼튼하면 아, 오줌을 잘 누는데 복수가 왜 차나? 전립선이나 신장이나 방광이 전부 고장 난 걸 말하는 거야. 그건 간이 이미 잘못돼 버렸어. 간이 지금 모든 콩팥 기운이 통하지 않고 제대로 콩팥에서 전하는 액물이 흡수되지 않아서 오는 게 그거 복수야. 그건 벌써 간경화나 간암엔 이미 죽는 시간이 온 거라.

간암, 간경화에는 민물고둥, 노나무가 良藥

그건 죽게 돼 있는데, 그래도 그 사람들은 간경화라고 말하면 간경화는 알고 죽는 흑달(黑疸)이야. 살색이 검어져. 그래 옛말에 알고 죽는 흑달이다, 알고 죽는 해수(咳嗽)다, 거 기관지암이야. 간암(肝癌)에 대해서 민물고둥이라고 있네, 민물고둥. 거 애들 까먹는 거. 민물고둥 소두 한 말에다가, 그건 B형 간암 처방이야. 그러구 원시호(元柴胡)라는 게 있어. 원시호 서 근 반. 약국에 모두 있어요. 황달(黃疸)에 쓰는 인진쑥[茵蔯蒿] 서 근 반, 천황련(川黃連) 서 근 반. 그리고 유근피(楡根皮)라고, 느릅나무 껍데기, 뿌리를 판 게 더 좋고. 거 함양, 함창건재[함양에 있는 약국 이름] 같은 데 가면 있어요.

그리고 노나무라는 게 자백목(梓白木)인데, 노나무 '자'(梓)자, 자백목인데, 어디 가든지 개오동나무를 자백목이라고 팔아. 여기, 함양서 사게 되면 자백목을 사, 노나무야. 그것도 서 근 반. 모조리 서 근 반이야. 그러고 생강, 감초도 서 근 반. 감초는 원감초라고 써야 틀림없어. 그렇게 해 가지고 그걸 집에 가서 흠씬 고아요. 하루 고아요.

하루를 고아 가지고 약은 짜지 말고 싹 물만 따라서 버리고, 그리고 물을 졸여 가지고 아주 진하게 해서 처음에는 숟가락으로 한 숟가락씩 먹다가 이상이 없을 때에는 소주잔으루 한 잔씩 하루 열 번이고 부지런히 먹되 거기에 내가 한 가지 잊어버린 건 유근피라고 썼는데, 거기에 호랭이 '호'(虎)자, 지팽이 '장'(杖)자 쓰는 호장근(虎杖根)이 있어요. 손바닥 '장'(掌)자 호장근이면 안 되고. 그건 안 돼. 그거 간에 먹으면 못써. 지팽이 장자 호장근이 있어. 그거 이수도(利水導 : 利尿)가 드는 데 좋아요. 거, 콩팥을 좋게 해.

그러고 통초(通草)라고 있어요. 통초라는 게, 오줌 잘 누는 약이 있어요. 그건 신장을 조끔 돕진 않아도 오줌을 잘 누는 데 좋아. 통초. 통할 '통'(通)자, 풀 '초'(草)자니까. 그거 저, 통초라는 건 으름나무 이야기야. 몸통이 으름나무고. 거 통초. 다 서 근 반이야. 고렇게 해서 고아서 쓰도록 해요.

또 석위초(石葦草). 돌 '석'(石)자, 갈대 '위'(葦)자. 귀 '이'(耳)자 쓰면 못써. 다른 석위초를 써. 갈대 '위'자라고 있어. 돌 석자, 갈대 위자 석위초 있어요. 그것도 서 근 반. 그건 이 함양 같은 데 가면 함창건재나 함양건재나 가면 내가 일러준 건 다 잘 알아요. 다른 데 가면 안 돼.

신경합선이 암의 원인

사회자 : 공동 관심사 중의 하나로 요즘엔 암(癌)이 아주 많은데, 암으로 가족을 잃는 사람도 많습니다. 어제 선생님께서 말씀하신 가운데 암이 신경의 합선에서 생긴다고 하셨어요. 암은 현대 의학상 원인이 불명(不明)입니다. 그래서 암의 원인에 대해서 질문을 드려볼까 합니다.

선생님 : 모든 공해가 체질에 거 방해물이거든. 그래서 신경(神經)은 전부가 콩팥이 주관(主管)이 아니고 간(肝)이 주관인데, 간에서 모든 피를 정화(淨化)해 가지고 심장으로 보내는데, 그 간에서 정화의 부족이 뭐냐? 거 신경에 둔화가 들어와요. 신경이 둔해져요. 그건 왜 그러냐? 죽은

피 때문에 그래. 죽은피 있는 곳은 신경이 마비돼요. 둔화되고 마비되고 하는데 그러면 신경은 둔화되는 때가 피가 잘 돌지 않는 시간이고, 건 죽은피 때문에 그렇게 되는 거고.

또 죽은피가 심해 가지고 죽은피 속에 독(毒)이 있다. 죽은피 속의 독이, 피는 죽으면 독해져요. 독이 있게 마련이오. 죽은피라는 건 종처(腫處)가 생기는 거이, 거 뻘겋게 독이 스는 거 그걸 말하는데. 그러면 죽은피라는 건 독을 일으키기 때문에 모든 호흡으로 들어오는 외부의 독을 합성하게 되어 있어요. 그래 가지고 죽은피가 독을 일으키게 되면 자연히 신경은 둔해지고 또 심할 때는 마비된다.

신경은 마비되는 날이면 그 독이 갈 곳이 없으니까 상처를 내는데 뭐이냐? 핏줄이 통하지 못하게 해놓으니 신경은 합선이 돼, 합선되는데. 신경은 어디까지나 두 줄인데 한 줄로 가야 되는데 한 줄이 또 한 줄을 접하면, 그걸 접선된다고 하겠다. 그게 요새 합선된다는 말이지. 그래 합선되는데. 합선이 되게 되면, 거기서 생기는 것이 피에 완전 독을 일으켜.

그래서 신경합선 되면, 피에 완전 독이 가하는 때부터 그걸 암이라고 하는데. 그때부턴 죽은피도 아니고 독혈(毒血)인데, 그 독혈이 핏줄로 자꾸 팽창해 가는 걸 암이라고 그러는데, 거기다가 칼을 대는 것이 왜 나쁘냐? 칼은 어디까지나 강철이기 때문에 강철은 그 속에 불[火]이 있는데, 그 불은 전기(電氣)야. 그래서 암이 발생한 사람의 살에 닿으면 그 전기는 확산되고 말아. 그래서 암은 퍼진다 이거라. 확 퍼지는데. 그 칼 속에 있는 불이 상당한 힘을 가지고 있기 때문에 그걸 암이라고 하는 거야. 그거이 암이 되는, 거 칼 속에 있는 불이 암이야.

사람 몸에도 그런 걸 암이라고 그래. 그 불에서 이는 것을 전기라 그러고. 전기에서 팽창하는 걸 암이라 그러고. 그래 내내 그놈이 그놈인데 지금 칼 속에 있는 불이나 부수[부싯돌 치는 부시] 속에 부수 치면 불 나오는 불이나, 그것은 암이 된 사람 몸에 가면 전기가 확산되어 버려.

암에 칼을 대면 온몸으로 확산된다

그래서 수술 후에는, 수술은 가위나 칼 안 대고는 못 해요. 수술 후에는, 그 사람한테 암을 고친다는 건 힘들어요. 약을 쓰게 되면 아무리 좋은 약 써도 수술한 사람은 열에 다섯 사람 낫기 힘들고, [수술] 안 한 사람은 열에 일곱 사람이 나을 수 있으니 세 사람은 못 고치는 예가 많지. 그건 왜 그러냐? 벌써 이미 시효(時效)가 그 약을 5개월이면 효과 볼 수 있는 암을, 4개월이나 3개월에 죽으면 약 먹는 도중에 죽어버려. 그건 결국에 욕먹는 처사지만, 마지막으로 원이 없도록 일러달라고 사정하면 일러주는데.

그런데 거기에도 또 몹쓸 불량자들이 개재하는 일이 가끔 있어요. 1년에 여러 번 있어요. 그건 뭐이냐? 야, 이놈이 딴 놈이 걸고 늘어져요. "거 처방 일러준 거 가지고 아무 약국에서 약 지어다 먹었는데 지금 죽게 돼서 입원하고 있으니 치료비를 약국에서 부담해야 돼요? 할아버지 부담해야 돼요?" 대답하라는 거야. "그거 재판소에 가면 청구소송법이 있니라. 거 형사소송이면 좋고 민사소송이면 시간이 좀 걸리니라. 너, 가서 민사로 되면 민사로 하고 형사 문제 되면 형사로 할 게니 가 소송해라" "소송 안 하면 안 돼요?" "이 개새끼 시키면 시키는 대로 하지" 그럼 그다음부터는 전화 끊어버리고 다시 소식 없어. 이런 놈이 가끔 1년에 몇 번씩 있어요. 내가 그런 걸 지금 보고 있지. 가끔 보고 있는데.

이거이 다 죽어가는 거 와 가지고 뭘 일러주면 그거 먹고 죽으면 죽었다고 또 트집이고. 그래서 내가 이 미개한 인간 사회에서 좋은 소리 듣고 살 순 없지만 좀 지나친데 정치하는 사람들 보고 험한 욕을 하는 건, 인신 공격을 삼가야 하는 건 나도 알지 모르겠어요? 거 왜 전두환이 같은 놈은 순 개새끼라고 보안사령관한테다 그런 욕을 할까? 그건 순 개새끼야. 그렇지만 저희가 나를 잡아넣으면 모든 재판을 절차를 거치고 처벌해도 하고, 사형해도 하지, 대통령 개새끼라고 한다고 덮어놓고 죽이는 법도 없고 재판을 받지 않고 징역시키는 법도 없어요.

그러면 그놈의 재판을 받는 동안에 전두환의 세상이 물러가면 그 재판은 또 흐지부지해 버려. 그러게 난 그런 걸 개새끼라고 욕해. 그 재판을 하다가 두 세상이 다 물러가면 나는 아무 죄 없지. 지금 박준규를 욕하지만 그 자식이 거 얼마 있으면 또 물러갈 건데. 물러가고 세상이 달라지면 내게 재판하다 흐지부지 또 말 거 아뇨.

세상 일이 그러니 난 어떤 때는 망령을 부리는 때가 많지. 그놈의 세상이 얼마쯤 갈 거다. 그럼 막 해버려. 막 해버리면 그동안에 별 몹쓸 놈이 다 오지. 법대로 해, 나쁜 새끼들. 그저 이래 버리면 이놈들이 분해서 죽을라고 하지. 죽을라고 하지만 세상이 달라졌는데 별 수 있나? 이건 아침 저녁이 자꾸 달라져요, 세상은.

현미, 과연 안전한가

사회자 : 지금 현미 하면 자연식하는 분들 모두의 단골 메뉴입니다. 그리고 그것을 애용하고 있는 분들이 많이 늘어나고 있습니다. 그런데 그것이 만약에 좋지 않은 일면이 있다면 국민건강에 미치는 영향이 상당히 클 것입니다. 그래서 현미가 과연 선전하는 것처럼 좋은 것인지, 또 다른 일면이 있는 것인지 여쭈어 보겠습니다.

선생님 : 어떤 겨고 겨라는 건 다 그렇지만, 이 나락은 논에다가 심어 물속에서 커. 그런데 그놈이 이제 영근다? 거 영글 적에 깝데기 속에 있는 물은 파랑, 청색(靑色)이다. 그건 녹색소(綠色素)거든, 녹색소인데. 이 녹색소가 백색(白色)으로 변할 때에는 고건 완전 쌀이 영그는 때를 말하는 거지. 이런데.

쌀이 영글 적엔 녹색으로 있을 때에는 독이 침범 안 해. 백색으로 변할 때에는 독이 침범하는데 이 독을 방어하는 건 뭐이냐? 겉깝데기 왕겨인데 왕겨는, 외부에 있는 모든 이 우주엔 살별[殺星]이 있어요. 우주엔 악기(惡氣)도 많이 있어요. 그러면 [왕겨는] 그런 우주 공해를 예방하는데. 그 왕겨라는 거 삶아 먹으면 죽어요. 그건 굉장히 독한 거지? 그런데 그걸 완전 방어할 수 없어서 거 내피(內皮)가 있는데, 그게 지금 현미에 있는 고운 겨라. 거 내피가 있는데.

옛날에는 우주의 공해를 완전 방어할 수 있는 왕겨라고 봐도 되겠지. 그런데 지금은 살인약 흩치는 걸 너무 흩친다. 너무 흩치다 보니까 왕겨에서 흡수하고 나머지 독은 아주 극한 독이라. 이 독이 고운 겨로 스머든다. 그러면 고운 겨로 스머들고 남는 건 쌀 속으로 들어간다. 거, 쌀에도 독이 있는데 고운 겨의 독이야 얼마나 무서우냐? 그래서 광복 후에 농약을 많이 치기 전에도 내가 고운 겨의 독을 이용해 가지고, 지금 식용유라고 나온 게 그거요.

현미기름의 독, 양잿물로 중화

대전에 누가 "지름 짜보니 지름이 좋은데 독해서 개를 멕이니 죽습디다. 이걸 어떻게 하면 좋을까요?" 해서, 거 나하고는 친한 사람이야. 이게 또 일이 안 될라고 자식은 있는데 홀애비 됐다? 그래 홀애비 지금 밥 끓여 먹고 바느질하고 사는데, 그전엔 행세하던 사람이야. 그래 이걸 도와주지 않을 수 없어서 우리 내외가 가끔 밥 멕여주고 쌀도 보내주고 그저 굶는 때에, 우리도 애들 배고파 죽어가는데도 나눠 먹고 살았는데, 이 사람이 알아낸 것이 친구들 몇이 고운 겨 지름을 짜봤다 이거라.

그런데 이걸 "어떻게 하면 좋겠느냐" 이거라. 이걸 "사람 먹게 할 수는 없으니 지름은 많이 납니다" 이거야. "그래? 그럼 같이 가자. 그래 이제 짜놓은 걸 여기다가 양잿물 가져오라. 그래 양잿물 여기 집어넣어라. 양잿물 요만한 정도에 몇 g을 집어넣어라." 그래 양잿물을 집어넣으니까 양 잿물이 전부 그 겨지름의 독성을 흡수해 가지고 아주 뭐라고 하느냐 하면, 저 소지름이 엉기는 그 식이야. 그렇게 모두 엉겨 있어요.

그때 그러고도 지름 속에 독이 남아 있거든. 그래 "양잿물 더 넣어라". 그 양잿물 가지고 중화시키는데 [겨 속에 있는 鹽酸 성분을 强알칼리인 양잿물로 中和시킴] 딱 맞게 넣으니까, 그 겨지름 속에 있는 독이 가상 10근이라면 그 독은 아주 떡처럼 뭉쳐요. 10근이라면 거 10근을 양잿물 넣어야 돼. 그럼 양잿물 10근에는 겨지름 속에 있는 독 10근이 한데 뭉쳐요. 그래 완전히 뭉쳐 가지고 쌀지름을 사람이 먹어도 아주 먹을 만한 정도 됐을 때 그 지름을 떠 가지고 식용유를 해보니 됐다 이거라. 그래서 그게 나온 거야.

그러면 그 양잿물이 들어가 중화하는데 지름 속에 있는 독이 10근이면 양잿물 10근을 넣어야 돼. 그러면 그 지름을 볼 때, 그 고운 겨의 독이 이 정도는 될 거다. 고걸 계산해 가지고 나는 한 건데, 그 사람들은 자꾸 해보니까 이력이 나 가지고 그걸 계산에 딱 맞추고 지금 식용유가 나와요. 그게 고운 겨야. 현미에서 쓰는 겨야. 고 겨를 고대로 지름을 짜 먹어도 죽지만, 그 겨를 그대로 죽 쑤어서 겨만 얼마 먹어도 죽어요.

두부·땅콩에도 살인독

그런데 거 현미에 [독이] 있기 때문에, 현미 때문에 죽진 않더래도 현미도 상당히 해독성 있어요. 죽진 않더래도 몹쓸 병은 올 힘 있어요. 그래서 현미는 일절 먹지 말아라. 살인독이 있다 그거야. 그러고 두부의 간수가 그렇고. 땅콩 속에 있는 비상도 상당히 무서운 독이니 땅콩은 먹지 말아라. 그런데 요즘 당뇨에 땅콩 먹어도 일 없다는 말 하지.

그럼 당뇨는 죽게 매련이야. 먹고 죽는 거 뭐 두부랑 현미랑 먹고 죽는 것만 먹이는데 산다는 게 말이 되나? 농약 안 준 현미도 이 공간에 있는 독성은 그 속에 약간씩 침투해요. 그래서 농약 안 준 현미도 곱게 썰어 가지고 지름을 짜보면 그 지름이 독해. 양잿물 안 두면 안 돼. 난 나 자신이 그걸 중화시키는 걸 일러준 사람이기 때문에 그것까지 지키고 세밀히 다 관찰했지.

그래서 현미를 먹지 말아라 하는데, 아 이 세상은 현미를 먹으라고 하니, 많은 사람이 이기는 건 좋은데 많은 사람이 죽어갈 때는 나쁘지.

질문자 : 수수쌀, 좁쌀 같은 잡곡은 독이 없나요?

선생님 : 잡곡도 잡곡 속에 있는 현미는 먹으면 좋지 않지. 그저 곱게 썰어 먹어야지.

그리고 지금 생각난 이야기 한 가지 있는데, 집오리에다가 유황가루를 멕이라. 거 보리밥을 해서 식혀야 돼요. 보리밥을 식혀서 거기다 유황가루를 섞어서 조금씩 조금씩 멕여 가지고 한 멧 달 멕이면, 거 오리한테 유황 기운이 약입니다. 그건 어느 병이고 좋아요. 앞으로 암으론 죽지 않을 게요.

그런데 내가 아까 이야기한 건 돼지 작은창자는 그건 농약독을 치고 사람을 구할 수 있는 거고, 이것[오리]도 모든 공해를 제거하고 사람을 구할 수 있는 힘이 있어요.

질문자 : 오리에게 유황을 먹이면 죽지 않나요?

선생님 : 아니요, 거 아주 좋아요. 산후풍으로, 산후풍 또 류머티스 관절염, 좌골신경통이다, 한 사람이 수십 가지 병 하는[앓는] 사람이 한국에 많아요. 그들이 그걸[오리를] 6개월씩 멕여 가지고 급해서 세 마리를 고아 먹었다는데, 지금 70이 난 늙은이가 젊은 사람 같애. 아주 좋아. 그런 사람들 상당히 많아요. 유황 먹인 오리가 얼마나 인체에 도움을 주는 약인지 알 수 있을 거요.

〈제2회 특별강연회 녹음 全文 : 1989. 8. 15〉

\제14장/
소금 이용한 건강 長壽法

모든 종교의 뿌리는 어디인가

 여러분을 만난 자리가 가장 감회가 깊은 자리이고, 이렇게 와주시니 감사하다고 인사할 뿐이니까, 그렇게만 생략하고 할 얘기는 많으나 모든 절차에 따라서 어렵다는 이야기를 하는 건 뭐이냐?
 난 지금, 내 정신은 얼추 이제는 없어졌고 잊어버리는 것뿐이지. 기억되는 건 참 적으니까. 그럼 여러분 앞엔 사과 안 할 수 없는 늙은 죄라. 이 세상을 살 만침 살았으니 이젠 남은 건 늙은 죄 하나 이외엔 없어요.
 그런데 원래 전생(前生)에 알고 온 자라. 금생(今生)엔 지구에 있을 수 없는 인간이니까, 혼자 조용히 살다 가는데, 어려운 건 내가 죽은 후에 대신할 사람이 오면 좋거니와 오기 전에는 모든 세상의 궁금증은 남아 있게 돼 있어요.
 그래서 그걸 하나하나 살아서 힘대로[힘이 되는 대로] 풀어놓고 가는데, 오늘은 인류의 가장 중한 것은 생명, 생명의 중한 것은 건강, 건강을 위해서는 병 없어야 되는데 거기에 대한 이야기는 모든 자가(自家) 치료법만 필요하지, 입원해 가지고 박사들 도움을 받아라 하는 것만은 내가 권할 생각이 없어요.

그건 자신들이 알아서 하는 거고. 그 말 하기 전에 종교가 우리나라에 많은 게 아니라, 지구에 많아요. 그 많은 종교의 뿌럭지[뿌리]가 도대체 어디 있느냐? 그 뿌럭지는 세상에 캐놓고 가야 되니까. 내가 죽은 후에 또 그 뿌럭지를 나보다 더 아는 사람이 온다는 건 힘들어요. 각자(覺者)라는 건 지구에 자주 오지 않아요.

난 어려서 오늘보다도 100년 후에 모든 구름 속에 댕기는 조화를 얻으려고 미치는 사람들이 많은데 그때에 대한 처방도 다 준비되어 있어요. 천 년 후의 처방도 준비되어 있고.

옛날의 의학을 쓴 이들은 화공약의 피해를 어찌하라는 예언이 없어. 그렇지만 나는 예언은 하지 않아. 지금 죽어가는 사람을 위해서 필요로 하고 그 뒤에는 할 수 없이 내가 죽은 후에 이런 세상엔 이렇게 해라 하는 건 예언이라고 보겠지.

그건 예언이 아니고 모든 학술로 미루어 나가도, 공자님도 하(夏)나라의 예(禮)를 미루어 보면 은(殷)나라의 길흉(吉凶)을 안다고 하던데. '은인어하례(殷因於夏禮)하니 소손익(所損益)을 가지야(可知也)'《논어》라고 한 것처럼 나도 오늘의 병을 볼 때에 내일의 병을 알게 돼 있는 학술적인 원리가 발표될 수 있어요.

그래서 그건 있다 얘기하고. 지금 지구에 교[종교]가 많고 교주가 많은데 그 조상은 도대체 누구냐? 그 이야기를 간단하게 해야 되는데 세밀하게 할라면 죽을 때까지 다 못 할 거니까. 너무 약(略)하면, 또 요약해 가지고 이야기 속을 너무 알아듣기 힘들고. 그래서 대충 알아들을 수 있도록 이야기할 겁니다.

나는 어려서 원래 아는 사람이라. 저세상에서 알고 왔으니까. 나는 귀신을 알기를 내 종으로 알고 살았던 사람이오. 그래서 천하(天下)의 산신(山神)은 내 종으로 한평생을, 지금은 내가 모든 영력(靈力)이 다 쇠퇴하니까 신이 나를 외면하는 걸 알아요.

또 사람이 늙어서 지팽이[지팡이] 짚고 오줌 싸고 댕기면 사람도 사람을 외면해요. 그 나이라는 거이, 그렇게 사람이 사람을 외면하는 것이 나이라. 그런데 귀신이 나를 외면하지 않는다? 그건 철부지가 생각하는 거고.

모든 종교의 교주는 석가모니

그래서 이 많은 교주의 시조(始祖)가 누구라는 얘기부터 몇 마디 할 거요. 그리고 건강 문제인데. 그 시조는 누구냐? 내가 어려서 자세히 아는 양반이 석가모니라. 모든 종교에 교주가 있는데 교주의 시조는 석가모니라. 우리의 시조는 단군할아버지라. 그래서 단군할아버지는 우리의 시조고, 모든 교주의 시조는 석가모니다.

거 왜 그렇게 되느냐? 그 증거가 분명해야 돼. 내가 하는 말은 책을 보고 하는 말처럼 그렇게 안 해요. 사실을 말하는 거라. 귀신도, 어떻게 죽은 사람의 귀신은 한짝[한쪽]을 못 쓰니라. 그런 건 귀신을 여럿 불러다 놓고 여러분 앞에 보여주면 하거니와 나는 지금 둔갑을 못 해. 그래서 내가 귀신 부르는 재주를 지금 가지고 있지 않으니까, 그런 건 말을 못 하는 거라. 모든 근거를 확실히 하는 이야기래야 돼요.

석가모니가 추종자들 시켜서, 그땐 몇 되지 않는 사람들 속에서 그 설법에 평생을 마치고 걸식한다. 또 풀밭에서 노변숙박(路邊宿泊)을 하신 양반인데. 그래서 말년에 갈 적에도 비참하게 살았지. 호화한 살림을 못 살아요. 그 양반이 오늘에 있었으면 호텔에도 더러 자봤을 거요. 그렇지만 그때는 호텔이 없는 때라 풀밭에서 자는 게 고작이라.

그런데 자기 추종자들 시켜서 "내가 운명하는 대로 내 시체를 화장(火

葬)하라" 그건 왜 그러냐? 당신 시체는 전부 사리(舍利)라. 전신 사리가 이루어진 그 시체를 땅에 묻어놓으면 모든 종교란 전부 허위로 돌아가고 말고, 모든 수도(修道)라는 거이 전부 길이 없어. 수도할 길을 찾지 못한다. 내 육신(肉身)만 태워보면 내 육신 속에서는 수도하는 길이 열리고, 후세에 영원히 도(道)를 닦으면 된다는 증거물이 나온다. 그건 말씀을 하지 않아도 그런 의미로 화장을 시킨 거라.

그래서 태워놓고 보니까 하늘엔 서기만공(瑞氣滿空) 향내가 진동하고, 사람의 살을 태우면 아주 추악한 냄새 나는데, 악취가 풍기는데 어떻게 향내 날 수 있느냐? 그건 만고(萬古)에 없는 전무후무(前無後無)한 구슬 사리가 이루어지기 때문에 그런다.

그러면 그 양반 육신은 도대체 뭐냐? 지구의 축소판이라. 지구를 줄여 가지고 그 양반 한 몸으로 대신 한 거라. 그래서 옛날 양반은 그 후에 인신(人身)은 소천지(小天地)라고 했는데, 그건 석가모니라. 석가모니는 지구를 축소시켜 가지고 한 인간으로 온 분이라.

그래서 지구에는 12회(十二會)가 있는데 그게 뭐이냐? 1회는 1만800리, 이수(里數)로는 1만800리고 연(年)으로는 1만800년이고, 그런데 사람의 12장부에 다 1회씩이라. 그것이 12회가 되면 1원(元)인데 1원은 1겁(劫)이라.

그러면 지구에 있는 오대양(五大洋)을 내가 오늘에 밝히는 건 육대양. 아메리카 쪽에는 남태평양, 아시아 쪽에는 북태평양. 그래서 육대양인데, 육대주하고 육대양에 12회가 있다. 그러면 육대양의 물이 육대주를 회전하는 1주기를 12만9,600년이라 했고, 지구의 이수는 12만9,600리고, 그래서 이것이 거짓이 있느냐 하면 거짓이 없고. 그래 석가모니 육신은 사리가 12만9,600개라는 이 숫자가 왜 나왔느냐? 지구의 축소판이기 때문에, 지구에 있는 12회 1원이 1겁으로 돼 있는데 그 수를 세상에 공개한 거라.

그 양반은 그 숫자가, 사리가 그 구슬이 이루어진 걸 알기 때문에 세상 사람이 증거가 있으니까 도를 닦으면 사리가 이루어진다는 걸 알게 해주기 위해서 화장하라는 거라. 땅속에 묻어버리면 도 닦는 사람들의 사리가 이루어지는 진리를 모르게 돼 있다.

그리고 당신 육신을 지구를 대신해서 축소판인 줄도 모른다. 그래서 당신은 날 태워라 하는 거고. 그 양반 육신을 태울 적에 그 신비스러운 건 그 양반 시절에 본 사람이 몇 되니까, 그 사람들이 알겠지요. 오백나한(五百羅漢) 속에도 있으니까, 나반존자(那畔尊者), 그분들이 보았으니 알 거고. 그래 사리가 나오는데 두상(頭上)의 사리는 이마에는 옥호광(玉毫光)이 나오는 양반이고, 머리에는 하늘을 덮는 서기가 만공하는 거고.

그래서 그 붉은 기운이 머리에서 오르는 건 하늘의 서기야. 흰 기운이 이마로 나오는 건 옥호광인데, 그 옥호광은 서향(西向)한 건 확실하고. 서향은 왜 그러냐? 그 양반은 태백성정(太白星精)을 모아 가지고 오신 분이라. 그래 흰 기운은 태백성을 향하고 붉은 기운은 하늘을 향해서 그래 서기하는 거라, 이런데.

석가모니의 숨키는 깨달음의 증거

머리에서 나온 사리는 큰 사리인데 대사리. 그건 옥호광·서기. 그래 천지 정기가 두상에 전부 모아[모여] 있기 때문에 그 큰 사리는 1만800이란 건 1회에, 머리는 1회에 몇어 있고. 흉부에 들어가선 3회 중간 사리.

그런데 그 당시의 그런 신비스러운 걸 본 사람은 보았지만, 그 후에 자손들이 그걸 영구보존하느냐 하면 그걸 장난거리로 어린 것들은 알고 있지, 그땐 그것이 그렇게 귀중한지 모른다 그거야. 그래 가지고 두상의 사리는 세상에서 완전히 자취를 감추고, 흉부의 사리도 세상에서 완전히 자취를 감추고, 하부의 잿더미에서 나온 사리 그것만이 아시아에 돌고 있다, 이거야. 그럼 난 그거 어려서 누구 집에 몇 개 있는 걸 잘 알아요.

그런 인간이 거짓말 앉아 하고 있겠나? 또 책에서 본 소릴 할까? 팔만 대장경을 내 앞에 갖다놓아도 내가 쳐다볼 리가 없는 이유가, 그 속엔 내가 아는 게 들어 있지 않아. 또 모든 서적에 내가 아는 건 담겨 있지 않아. 그러니까 나는 사실을 밝히는 건 거짓이 없는 사실을 밝히는데, 글로는 그런 글이 있지 않아요.

그래서 흉부는 무에냐? 흉부는 3회. 3회라는 건 1만800이 셋이라. 그럼 3만2,400이라. 그 흉부에 중사리가, 염주가 3만2,400이란 개수가 있는데 그것도 아시아엔 오지 않았어요. 하부엔 뭐이냐? 하부엔 8회. 1만 개씩이 되면, 8이면 또 8만6,400, 그 사리가 지금 우리나라에도 와 있어요. 사리탑에 있어요. 그러니 그런 보물이 지구의 석가모니가 도 닦으면 이뤄질 수 있는 증거물이라.

또 그러고 중 되게 되면 불자(佛子)의 힘으로 이루어진다고 할 수 있는데, '하면 된다'는 거지마는 거기에 어려운 여건이 뭐이냐? 석가모니는 영태(靈胎) 하신 분이라. 마야(摩耶)부인 우협(右脅)으로 나오신 분이라. 노자가 영태 하신 분이라. 이씨 부인 우협으로 나왔고. 또 순임금이 영태를 했기 때문에 악등(握登)부인 우협으로 나왔고. 그분들은 그렇게 나오신 증거가 《사기(史記)》에 뚜렷이 있어요.

기록이 다 돼 있고 이러니. 석가모니도 나오면서 이야길 다 하시고 걸어댕기고. 북행칠보(北行七步)라고도 하고 목고좌우(目顧左右)라고도 했고, 다 사자후(獅子吼)라고도 했는데, 그건 천상천하유아독존(天上天下唯我獨尊). 천지간에 단 하나인 영물(靈物). 지구의 대표적인 축소판이 나왔기 때문에 교에는 교주고.

오늘까지 내려오는 3천 년 동안에 수많은 교주의 시조라. 그래서 이 종교의 시조는 그 한 분이고, 그 후에 다시 전신 사리가 이뤄 가지고 두상에 1만800, 흉부에 3만2,400이라는 엄청난 구슬이 나온 사람은 없어요. 그런 사람이 있으면 그것도 중시조가 될 거요. 교의 중시조가 미륵이 나온다고 하셨겠지. 그날 봐야 알겠지. 난 미륵하고 인사 없어 몰라.

종교의 비밀은 사람 몸에 있다

그런데 그 종교의 비밀이 어디 있느냐? 사람의 몸에 있어요. 석가모니는 그 몸의 육신의 지름[기름]이, 육식을 하게 되면 엉킬 '응'(凝)자, 이수(冫) 변에 의심 '의'(疑)자. 《시전(詩傳)》에도 '부여응지'(膚如凝脂)라고. 미인들은 살이 지름 바른 것처럼 영채(映彩) 나. 그래 부여응지라고 하는데. 지름 굳은 것 같애. 그건 육식에서 오는 힘이고 응지고,

육식에서 오지 않는 채소의 지름, 쌀의 지름, 이 지름은 뭐라고 하느냐? 신령 '영'(靈)자, 지름 '지'(脂)자 영지(靈脂)라고 하는데 사리가 이루어지는 사람 몸에는 영지라고 하는 지름이 따로 있는데 그거이 불이 붙지 않는다. 1만 년을 가도 변치 않는다. 이 육식 지름은 굳어서 초처럼 굳어지는데 그 풀 속에서 나오는 지름은 그렇게 굳어지질 않게 돼 있어요.

그런데 그 속에서는 몇억분지 일이라는 타지 않는 성분이 있어요. 그 성분은, 그거 기운 '기'(氣)자인데, 그 기는 뭐이냐? 그 초성에 풀의 성품에서 얻은 지름인데, 그 지름 기운이 모이는 양반이 있는데 그 지름 기운이 모이게 되면 타지 않게 되어 있어요. 억만 년 변치 않고, 그래서 그걸 신령 '영'자, 지름 '지'자 영지.

나는 그걸 어려서부터 알면서, 늙어서 기운이 모자랄 땐 육식(肉食)을 안 하면 현기증이 나 가지고 일어섰다 쓰러질 것 같으니, 나는 석가모니의 죄 짓고 사는데 그 죄가 있을 수 있다 이거야. 석가모니도 늘그막엔 꼼짝 못 하고 들어앉아 있었는데, 그때 나처럼 육식하고 댕기면 댕겼을 거다 이거야. 나는 지금 육식을 가끔 하니까 여름에 현기증이 그리 심하지 않아요. 육식을 아주 안 하면 일어나질 못해요, 현기증 나 가지고. 현기증 나서 돌아가요.

그러면 이 죄가 내가 못된 짓 하는 죄가 아니라, 이건 참 하늘님을 아버지라고 하겠다? 인간들이. 그러면 하늘님 아버지가 내게서 날이 오랠

수록 모든 기운을 모르게 모르게 도로 빼앗으니까, 난 자연(自然)에 뺏기는 기운(氣運)을 도로 찾을 길이 없어 가지고 보충하는 방법에 육식을 한다 이거야. 보약(補藥)을 먹을 힘은 없고. 그래서 육식을 가끔 하니까 그런 현기증은 아직까지 심하진 않아요.

그래서 내게는 응지라는 지름이, 그 육식한 지름이 엉키는 몸에 굳은 지름이 있어요. 그건 절대 사리가 이뤄지질 않아요. 그걸 알면서도 죄의 행세를 왜 하느냐? 그건 할 수 없는 거. 그래서 그 조직체가 영지를 영지로 변화시키는 힘이 어디 있느냐?

석가모니의 신경조직은, 그 석가모니는 여러 형제라 하면 그 마야부인 피가 다 달라요. 율곡(栗谷 : 李珥) 선생 형제가 사임당(師任堂) 피를 받았다고 해서 똑같은 건 아니고, 우리 형제가 우리 어머니 피 받았다고 해서 나하고 똑같은 거는 아니야. 내가 어려서 다 그건 알고 있으니까.

전생의 지혜를 세상 위해 전하려는 마음

그래서 그 영에 있는 전생(前生)에 지은 복(福), 전생에 닦은 힘, 나는 전생에 복을 짓고 오지 않았고, 복을 짓고 왔으면 그 복은 지구의 가족이 누리는 복이지, 내 복으로 내가 혼자 누리고 싶진 않아. 그래서 나는 일생에 걸식하다 죽어도 한이 없이 살았어.

그러고 내가 전생에 가지고 온 지혜만은 세상을 위해서 전하겠지만 거기에 영지에 대해서 신비의 세계는, 이건 말을 하기 참 힘들어요. 알긴 해도, 그건 내가 전생의 영력에서 그만한 힘을 가지고 왔는데, 나는 그 힘으로 된다고 보는데, 다 되느냐 하면 그렇지 않은 이유가 뭐이냐?

전생에 그만큼 닦은 사람은 금생(今生)에 와서 그만한 힘의 대가가 와요. 그건 뭐이냐? 나는 어려서 천하의 산신(山神)이 내게는 종이다, 나를 위해서 게을리하는 산신은 지구에 존재하지 말아라 하는 거이 내가 어려서 모르는 어머니하고 밤에 같이 가다가 어머니 보고 한 소리요. 할아버지 보고도 했고.

나는 천지간의 영물(靈物)인데 호랭이를 무서워하거나 무서운 물건이 내 앞에 있다는 건 있을 수 없습니다, 했어. 천하의 산신은 나를 위해서 등한히 하면 지구상에 존재하지 못한다. 그래서 나는 어려서 천하의 신(神)이 나를 위해서 존재하는 거고 나를 위하지 않으면 존재하지 못한다. 난 날바람에 천하의 신이 나를 위해서 종이라고 보니까. 그것이 지금에 와서 그 생각은 물러간 지 오래지요.

그래서 이제는 육신 버리고 떠난다는 건 확정된 거. 세상에서 잘못하는 걸 죄다 말하면 그건 자연에도 비밀을 너무 말하면 죄고, 인간에도 인간의 비밀을 너무 말하면 죄고. 전두환이는 이렇게 했으니 아무 날 이런 일이 오니라, 노태우는 이렇게 하니 아무 날 이런 일이 오니라, 그걸 정확하게 말해놓으면 나도 망령을 부린 거겠지만 살아서 자손들한테나, 나를 따르는 사람들한테 좋은 결과는 오지 않을 거요. 그러게 아무리 나쁜 것을 봐도 돌아서면 편해. 나쁜 걸 보고 나쁜 걸 봤다고 소리칠 필요가 없어. 돌아서는 게 제일 편해요.

그래서 나는 앞으로도 이 불쌍한 생명을 귀중하게 여기는 건 똑같애. 높은 사람과 낮은 사람, 있는 사람, 없는 사람 다르지 않아요. 그러니 없는 사람은 없는 대로 살아야 되고, 있는 사람은 있는 대로 살아야 되니, 그 사람들한테 알맞도록, 건강을 지킬 수 있도록, 또 가족을 보호할 수 있도록 그런 법이 나는 필요하다고 했어. 어려서부터 그 법은 알고 있는데, 내가 정신이 흐려가지고 다 잊어버려도 그 법은 다 잊어버리면 안 된다고 생각했어. 자나깨나 그건 명심하고 살아요.

그래서 이제는 교주의 할아버지는 석가모니다, 우리 할아버지는 단군이다, 그 말을 하고. 그 말을 다 할라면 거 한이 없는 거. 그 체내에 사리 이루어지는 비밀을 말하기도 힘들려니와 그걸 억지로 주어 만들려고 해도 한이 없어요.

나는 아는 사람이 모르는 사람한테 알아듣게 말할 수도 없고, 아는 사람이 혼자 알고 살다 가는 것보다 그래도 이렇게 망령이 들어 가지고 망동을 부리고 망언을 하는 것도 모든 책은 없으니까, 옛날 학자가 쓸 수 있는 학자가 오지 않았어. 그래서 오늘까지 내가 말하는 석가모니의 원리를, 석가모니는 지구의 축소판인데, 그 원리를 세밀하게 아는 사람이 책을 썼느냐 하면 그런 일은 없어. 그런 일은 없고.

귀신세계는 둔갑을 해보면 아는데, 내가 신(神)을 부르면 천지간의 신은 다 올 수 있어. 그렇지만 다른 사람이 부르면 그 사람이 신을 부르는 힘보다 그 사람 몸에 있는 영력에 연줄이 있어요. 하늘에 띄우는 연도 연줄이 없으면 안 떠요. 날아가 버려요. 사람 몸에도 연줄이 있어요. 인연(因緣)이란 연이라. 그 사람의 몸에 영력이, 어떤 귀신은 능히 끌어들인다.

그래서 거기에 해당하는 경문(經文)이 달라요. 그러게 조그만 귀신 장난하는 건 초인고주법(超人沽酒法)이라고 있어요. 마지막에 그런 장난이 있고, 그래서 귀신 부르는 건 연줄을 가지고 끌어들이는 거. 그래서 '육정육갑도신장재아장중능통현기'(六丁六甲都神將在我掌中能通玄機)하라 하는데. 그래, 옥각경(玉角經)을 일러가면서 부르면 그 사람의 연줄을 따라 가지고 육갑신장 중에도 최하만이 오겠지. 석가모니는 부르지 않아도 다 호위하고 있어요.

그래서 나는 인간의 공부가 뭐이냐? 금생에 영력을 위해서 영력을 키워라. 단전구법(丹田灸法)이야. 단전호흡은 원래 어려워서, 여기서 그 설명을 하면 좋겠는데 시간이 너무 오래요.

丹田灸法 - 靈力을 키우는 공부

단전구법은 뭐이냐? 사람이 독해져 O형은 오래 뜨면 재미없고, 경험해

가며 또 뜨거운 걸 참는 힘이 그것도 힘이고 그거 정신력이야. 또 아무리 뜨거워도 영력이 들어오는 걸 정신적으로 완전히 감각을 느끼도록 되는 건 단전에서 알게 돼 있어요. 그래 단전에서 자기의 영력을 키워야 된다 이거야. 영력을 키우면 그때는 모든 신이 영력을 따라서 강해지는 거. 그래서 공부는 영력을 키우는 것이 공부다.

그건 난 거짓말을 하지 않는다고 했으니 증거가 있어야 돼. 그 증거가 누구냐? 미국의 부통령 록펠러 할아버지, 1세 록펠러가 있어요. 내가 어렸을 때 그는 한 60 났어요. 60이니 한 40 났지? 그래 그때 아주 큰, 세계적으로 큰 갑부고, 큰 사업하는 이인데. 지금 살았으면 한 120 정도 났을까. 이런 이인데. 그 양반이 생긴 걸 어디 봐도 그는 사자후신(獅子後身)이야. 루스벨트는 지금 본 사람이 많겠지? 사자 후신이오.

그러면 록펠러 같은, 꼭 아프리카 대륙의 초원의 왕자, 사자하고 똑같은데. 사자가 어떻게 천하의 갑부요, 천하의 인물이 되느냐? 천하의 왕자가 되고. 그건 영력(靈力)이야. 천하의 복(福)은 영력 앞에 다 모이고, 천하의 귀(貴)는 영력을 따라서 다 이루어져. 조조(曹操)처럼 간이 큰 놈은 영물(靈物)이지. 그런 건 남의 집 하인 노릇 하진 못해요.

또 장비(張飛)같이 고약한 자는 불의(不義)에 굴하지 않아요. 장비는 호상(虎相)이라. 호랭이 형국이지? 건 누구도 알 거요. 장비가 호상이라는 건《삼국지》본 사람, 지금 모르는 사람이 없을 거요. 그러니 호랭이상으로 생겨서 왕 된 이도 있겠지만, 천하의 거물이 많아요. 또 사자 형국으로 돼 가지고 록펠러 1세 록펠러, 루스벨트, 영국의 맥도널드가 완전히 건 사자 후신이라. 처칠이 그렇고.

그러니 이 세상에 거짓은 없다 이거라. 그래서 나는 조병옥(趙炳玉)이나 신익희(申翼熙)를 만날 때는 요것들은 호랭인 호랭인데 고 개호주 아니냐? 백두산의 대호(大虎)이게 되면 나도 가슴이 뭉클할 건데, 요거 어떻게 생긴 호랭이 새끼들이 내가 만났는데, 이렇게 강아지 새끼같이 보이느냐? 그래서 나는 나 위론 신익희나 조병옥이 내게 선배라도 내려다보고, 쳐다본 일 없어요. 어린애 대하듯 해요.

그래서 그때에 거기에 같이 참석한 사람들이 몇 있는데 다 죽고, 유진산(柳珍山)이가 여러 번 참석했어. 그리고 요새 영삼[金泳三]이 같은 애들은 그때 내 곁에 와 있은 적이 없어요. 그리고 전주의 이철승(李哲承)이나 그런 애들은 내 곁에 온 일이 없어요. 그건 난 아주 인간 취급 안 하니까. 그런데 유진산이는 몇 번 만나도 조용히 만나면 별로 대답 안 해요. 조병옥이 곁에서 만났을 때는 묻는 말 대답해요.

그런데 지금은 영삼이도 우리나라의 거물이오. 나는 그걸 푼수에 가는 인간으로 안 봤는데 지금은 대단히 거물이오. 그리고 김대중(金大中)이도 지금은 다 거물이고, 그러니 옛날에 송진우(宋鎭禹)나 김성수(金性洙)나 이승만(李承晩)이나 이 양반들 시절에 그 사람들이 거물이게 되면 오늘엔 굉장할 건데. 그러니 사람은 내려가요. 올라가지 않는 건 확실해요.

짜게 먹으면 암 걸리는 증거 있나

지나가는 이야기는 이것으로 끝내고. 이젠 가장 인간에 중한 건 자기가 자기를 위해서 어떻게 자기 생명, 자기 육신 관리해야 되겠느냐? 그건 식품(食品) 문제라. 식품 문젠데. 오늘 아침에 《조선일보》의 기사가 짜게 먹게 되면 암(癌)에 걸린다? 뭐 당뇨(糖尿)가 걸린다? 그런 이야길 발표했는데 그는 확실히 증거를 말해야 돼.

왜놈들이 조선 땅에 건너올 적에, 오면서 대번 피병실(避病室)이란 집을 지었어요. 그것도 지금 터가 있을 거요, 짓는데. 왜인(倭人)들은 설사를 하든지 이질병에 걸리든지 전염병(傳染病)에 걸리면 피병실에 갖다놓고 숨도 떨어지기 전에 화장(火葬)하는 예가 있는데, 그 화장하는 인부는 조선 사람을 썼어요. 저희는 안 해요. 그래서 재를 담아서 본국(本國)

으로 보내요.

그런데 우리나라 사람은 이질 배앓이나 설사나 전염병이 오면 다 죽느냐? 그렇지도 않아요. 그러면 그 사람들은 싱겁게 먹고 매운 걸 안 먹고 그렇게 당하는데. 우리는 고추장을 밥에다 비며 먹으면서 왜 그렇게 당하지 않느냐? 그거이 우리가 눈으로 보는 사실이고, 학도병이나 징병으로 나 가지고 싱가포르에 가서 땀을 견딜 수 없어서 탈수(脫水)현상이 오고, 탈수로 쓰러진 뒤에 육신이 타 가지고 흑사병(黑死病)으로 가는데. 일본 사람은 별로 남지 않고 다 가는데….

산골에 고구마 먹는 사람들이 군인으로 가 가지고, 고구마는 찬이 없이 먹을 수 없으니까 소금을 많이 먹든지 장(醬)을 먹어야 되는데, 그래 장을 많이 먹는, 고구마 먹던 인간들, 수수죽을 먹던 인간들. 수수죽은 소금 안 두고 못 먹는다. 이 사람들이 살았더라 이거야. 그래서 학도병 간 친구들이 날 보고 그걸 물어본 일이 있어요.

그러니 그 사람들은 짜게 먹고 탈수증으로 흑사병이 오지 않았는데, 우리나라의 전라도 경상도 이런 데선 고추장을 좋아해요. 학도병이나 징병 가 가지고 싱가포르에서 죽은 사람 숫자가 몇 없어요. 없다고 봐야 되겠지요, 이런데.

이북의 부자의 자식은 그렇게 맵게 먹지 않으니까 싱가포르에서 죽은 학도병이 있는 건 나도 알고 있어요. 그러면 짜게 먹고 암(癌)에 걸린다? 그런데 왜 싱겁게 먹고 흑사병에 죽느냐? 그 사람들은 무엔가 골속이 좀 비었어. 세상의 이야기라는 건 증거가 충분해야 돼. 왜 증거 없는 말을 함부로 대중에 뱉아놓는가? 난 그 사람들 정신이 뭐이 좀 이상하다고 봐. 정치를 잘못하게 되면 전두환이처럼 막 때려잡는 것도 있겠지만 그 사람들이 뭐 그렇게 급한 일이 있다고 그런 말을 함부로 하나?

庵子 老長들이 소금 섭취하는 이유

나는 뭘 보느냐? 다 보았다. 암자(庵子)에서 노장(老長)들이 혼자 끓여 먹는데 사방에서 신자들이 간장이나 고추장이나, 저 묘향산 가게 되면 잣짠지라는 것, 짠 거 있어요. 그런 걸 모두 된장 해다 주는데 그걸 가지고 짜게 먹어. 또 육식(肉食)을 못 하니까, 항시 궁핍해 가지고 궁핍한 허기증 면할 수 없어 가지고 소금을 조금씩 조금씩 먹다가 그 좋은 생수 두어 사발 마시는 걸 보는데. 그래 그 노장들 곁에서 가만히 보니 자기를 위해서 많은 경험을 쌓더라 이거야.

그래 내가 웃으면 노장님은 그만한 머리를 가지고 날 보고 승적하면 어떠냐? 건 노장님이 중 되어 가지고 고작 소금이나 주워 먹고 늙어 죽으니, 거 소금이나 주워 먹다 죽을라고 중 될 사람은 정신이 좀 돈 사람이 아니오. 난 우스갯소릴 했어.

그러나 그 영감은 90 나도 정신이 아주 맑아 있어요. 정신이 맑아 있는 건 찬은 적당히 먹고 소금을 항시 먹고 있어요. 그리고 물 두어 사발 먹고 하루 지내고. 그러니까 그 영감 뼛속에 있는 골수와 뼈의 백금(白金) 성분이, 하야 백금 성분이 얼른 삭아버리지 않아. 그걸 항시 보충하는 걸 나는 보고 정확하게 알지는 못해도 이 양반이 모든 경험이 그렇게 하고 넘어가니까, 여름에 못 먹어도 현기증도 없고 걸어댕겨도 몸이 가볍고. 거 상당히 좋은 걸 그 양반이 알고 실현한다? 그래서 나는 그 양반은 배우지 않아도 경험으로 잘 안다고 봐요.

그러면 어떤 경험을 충분히 하고서 말년에 내 평생 경험은 이건데, 다른 사람도 해보라는 건 당신이 얻은 걸 가르치니까 되는데, 요즘에 말하는 건 얻은 걸 가지고 전해주는 게 아니라 자기 생각대로 자기 나름대로.

교주다 하면 교주가 아무 얻은 것도 없이 자기한테 소득이 있든지 자기한테 도움이 될 말만 해. 자기를 돕기 위해서 하는 말, 자기한테 소득이 있는 말, 이거이 도대체 뭐이냐? 세상에 행세한다는 거이 전부 소득을 위해서 하면 영업적(營業的)이다, 그거야. 인간이 어떻게 영업으로 일관해 나가겠느냐? 그런 어려운 문제가 풀리지 않으면 이 세상은 항시 암흑으로 넘어갈 거요.

귀중한 식품 천대받는 건 지혜 부족

그리고 지금에 내가 쌀밥을 먹고 있는데 농촌이 다 시들어지면 나도 쌀밥을 못 먹어. 그래 농촌부터 구하고 싶다 이거고. 어촌이 또 시들어지면 생선 한 꼬리 난 못 먹어. 내 손으로 못 잡으니까. 젊은 세대나 어부들이 잡는 건데 어부들이 건강해야 생선 하나 얻어먹을 거고, 농부가 건강해야 쌀 한술 먹게 된다.

그래서 요즘의 농부가 이제는 농약(農藥) 기운이 몸에 많이 뱄기 때문에 농약을 흩치다가 쓰러지는 예가 가끔 있고, 쓰러지면 병원에 가 죽은 사람의 수효가 몇 해 동안에 상당수 있어요. 그건 다 아는 거지. 그러면 거기에 어렵지 않은 치료법이 있다, 이거라. 대비책도 있고.

우리나라에 가장 좋은 것은 마늘이라고 있어요. 마늘은 양념하는 거. 그다음에 생강이 있어요. 내가 생강을 가지고, 사람을 죽게 하는 복어알을 생강으로 세 번을 오래 쪄서 먹으면 오래 먹이면, 대장에 자극이 와 가지고 아랫배가 아파요. 그걸 여러 사람 실험하는데, 그렇지만 결핵은 나아요. 폐암에도 오래 먹으면 상당히 좋아요. 그런데 아래 하복부에 자극이 와요. 그건 뭐이냐? 복어알 기운이 다 독기(毒氣)가 풀리지 않은 증거라. 그러나 사람을 해칠 힘은 못 돼. 그런데 아홉 번을 찌게 되면 상당히 맛있고, 식품이라. 얼마든지 먹을 수 있어요.

생강에 대한 해독성(解毒性)을 모든 극약으로 다 실험하니 상당히 좋아. 그러면 우린 이렇게 농약독으로 당하는데 생강차가 해로울 리가 없잖아? 그런데 우리나라에 생강을 장려해 가지고 생강차를 끼니마다 먹으면서 설탕을 타서 먹으면, 내가 가끔 먹어봐요. 먹기 아주 좋아요.

그런 좋은 걸 개발하지 않는다. 그러면 의학(醫學)에 밝은 사람 머리는 도대체 무엇에 써야 되느냐? 또 마늘은 모든 염증(炎症)을 해소시키는 데 가장 좋은데 그걸 삶아 먹어도 좋지만 불에 구워 먹어야 해. 불에다 구워 먹으면 염증을 해소시키는 데 일품이라. 그런 마늘을 장려해서 구워 먹으면 좋지만 그 마늘이 아주 심어 가지고 썩어서 내버리도록 천해지는 이유가 뭐이냐? 사람의 생명에 그렇게 귀중한 식품이 천대받는 건 농부의 지혜 부족이 아니야. 인간의 지혜 부족이야.

연평도엔 歲星精 기운의 광물질이

그래서 나는 오늘까지 나보다 나은 사람이 나오길 원해도 오늘까지 만날 수 없고 나오지 않아. 그러면 지구촌에 나보다 나은 사람이 없다 이거야. 그래서 나는 어려서 지구가 병들어갈 적에 가족은 전부 죽는다, 그 세상을 위해서는 어떻게 하느냐? 그때는 인구가 많아서 50억~60억에 달하면 약간 약(藥)은 남아나지 않는다. 버리지도 다 잡아먹고 없을 게다.

그럼 그럴 적엔 어떻게 해야 되느냐? 내가 53년 전에 친구들 암을[암에 걸린 걸] 살리기 위해서 태평양 물, 연평도의 천일염(天日鹽), 지금 가면 달라요. 지금은 비니루를 치고 천일염을 만들지만 그때는 비니루 안 치고 백사장에다가 황토흙을 갖다 펴고 천일염을 만들 때야. 그런데 그때의 천일염은, 연평도 밑에는 광석물이 신비한 광석물, 그 광석물 기운을 따라서 하늘에 목성(木星) 기운이 비쳐요. 세성정(歲星精)이.

그래서 나는 그걸 가지고, 그땐 담양에서만 나무 가져오고. 이 진주나 남해의 여기 하동 대나무 있는 거는 제대로 써보지 않아 모르고, 전라도 담양 대나무는 그때도 저 북에까지 선전되어 있어요. 그래 사람 보내서 담양 대나무를 가지고 완전한 죽염(竹鹽)을 구워냈어요. 건 참으로 어려운 노력해야 돼요.

그래 구워내어 가지고 많은 사람을 도와줬는데, 거기의 신비를 잘 아는 건 이 태평양이 넓어 가지고 우주진(宇宙塵)이 전부 태평양으로 오고, 지구에 있는 티끌이 전부 태평양으로 모이고, 지구에 있는 오물은 전부 태평양으로 모여요. 어느 강물이 태평양 가지 않는 강물이 없어요.

지구의 오물은 다 그쪽으로 스며드는데, 그러면 거기의 불순물 처리를 어떻게 해야 하는가? 모든 중금속을 어떻게 하면 완전히 용해시키고 그 불순물이 인체에 터럭끝만 한 하자가 없을 거다, 나는 어려서 그걸 다 알고 세상을 위해서 필요로 전하는데 요즘엔 진짜가 아닌 것도 나오겠지. 그렇지만 그것도 불에 자꾸 구워놓으면 거기에 불순물이 다소간 줄어들어요. 싹 줄어들지 않더라도 다소간 줄어드니까 내가 완성품 한 것만 못하더라도 세상에 큰 해(害)는 없어요.

그래서 아무리 가짜래도, 이 교주의 가짜는 많은 사람의 피해가 되지만 그런 가짜는 많은 사람에 해(害)는 안 줘요. 그 생명에 귀중한 약재고. 그러나 암(癌)에 들어가서는 하자가 많을 거요. 그래서 내가, 그 생강 같은 신비한 약물을 아침저녁 차(茶)로 해서 가족이 먹으면 그렇게 좋은 걸 안 먹더라. 오늘까지 보고 있어요.

그렇게 염증에 좋은 약물. 마늘, 거 논마늘은 시원치 않아요. 잘 안돼요. 밭마늘을 많이 정리해 가지고 숯불에다가 구워 먹으면 그렇게 소염제(消炎劑)로 신비한데 오늘까지 지구상에서 그걸 일러주는 사람이 없다? 아무것도 아닌 하찮은 걸. 그런 하찮은 것도 모르는 의학자라면, 완전하게 암(癌)을 고친다? 그건 어려워요.

좋은 일은 때가 되면 절로 되는 것

그리고 내가 지금 암을 완전히 고칠 수 없느라 하는 건 모든 약물이 농약으로 키우겠지만 약포(藥圃 : 약초 밭)에서 농약으로 키우지만, 농약 가지고 못 키우는, 아주 극약이 아니면 썩어버리는 약 있어요. 그래서 그런 건 빨리 산(山)에서 좋은 약재를 모두 심어서래도 대체해야 될 것이고. 또 매일 종합 진찰해서 골병들고, 또 조직검사 째보고 다 죽은 사람을 그 못 먹을 약재 가지고 살린다? 그건 내가 일러주어 가지고 혹여 더 러 살지만 그건 요행이라.

옛날의 약재 같으면 좋은 암약이 많을 거요. 그런데 지금 약재 가지고 암약이 된다는 건 죽염 이외에 딴것이 하나 있고 없어요. 그래서 내가 지금 모든 심정에 괴로운 건 많은 생명을 가진 지구가 내가 80이 넘도록 모든 지구에 사는 가족을 구해낼 힘이 있으면서 못 구한다, 그건 우리나라에 태어났기 때문에 그래. 단군할아버지의 자손이 돼 가지고 세상에서 아무 도움을 못 주니 그것이 천치라. 내가 나의 천치를 잘 알아요.

수단이 있으면 문선명이처럼 그건 지혜 없어도, 머리 좋아 가지고 수단 있으니 세계에서 이름 난 사람이 돼. 조용기도 다 세계에서 이름 난 사람이 되는데, 나는 왜 천고(千古)에 모르는 거 없이 내다보고 아는 사람이 지금 와서 완전히 등신이 돼 가면서도, 오늘까지 세상의 인간 노릇 못 하고 있느냐? 그건 모든 부족처가 내게 있는 거라.

한국의 정치에 조선 5백 년, 머리 좋은 사람 다 역적으로 죽이듯이 거기에만 책임이 있는 게 아니라, 나도 수단을 부려 가지고 이 우자(愚者)를 살살 꼬셔 가지고 이용하면, 나도 세상에 할 일 더러 하겠지마는 맹자의 말씀이 죄 없는 사람 하나를 죽여 가지고 천하를 얻는다 해도 당신은 안 한다고 했어. 여러 양반도 안 한다고 했어.

성자(聖者)나 현자(賢者)나 지혜 있는 이는 죄 없는 사람 죽이고 천하를 도모하지 않는다고 했는데 내가 어찌 미련한 사람을 이용해 가지고 좋은 일을 하느냐? 좋은 일은 때가 되면 절로 돼야지. 석가모니는 절로 된다고 했어. 절로 되는 것이 옳은 일이지, 수단 부리는 걸 나는 원치 않기 때문에 오늘까지 지구의 많은 사람이 비참하게 죽어가요. 그래서 거기에 대한 구제를 못 하고 있다.

돼지는 天上의 處星精 化生物

그리고 농약을 뿌리다가 쓰러졌으면 가장 좋은 건 옛날의 우리 토종돼지 창자인데, 토종돼지는 지금 볼래야 볼 수도 없어요. 토종은 일체 없어졌어요. 그렇지만 나는, 곁방에서 집세를 못 내서 쫓겨댕기는 살림을 사는 인간이 그런 걸 보존할 힘이 있느냐? 없어.

그래서 앞으로 그런 어려운 시기엔 어떻게 해야 되느냐? 천상 딴것을 대체하는 수밖에 없다. 그러나 지금 농약을 치다가 쓰러지면 이 개량돼지래도 돼지 창자, 가는 창자[작은창자]가 약이 돼요. 그 약이 되는 건, 오리하고 돼지는 천상(天上)의 허성정(虛星精)을 타고 와요. 그러면 허성정하고 여성정(女星精)의 힘으로 오는데 그건 해독(解毒)의 최강자라. 그래서 돼지는 부자(附子)를 먹어도 죽질 않아요. 오리는 청강수(靑剛水 : 염산) 먹어도 양잿물 먹어도 안 죽어요.

그러니 이런 해독제를 이용하는 데 우리 토종은 가장 신비해요. 감로수의 감로정(甘露精)으로 화(化)한 놈들이라. 그런데 그건 지금 없고 이젠 개량돼지 창자, 가는 창자를 쓰라 이건데. 그 창자의 해독성은 굉장히 무서운 허성정 기운이 거기에 남아 있다 이거요. 그러면 그 기운이 뭐이냐? 음식을 먹고 소화시키면 돼지란 놈은 찌게기[찌꺼기]만 먹는 거지만, 그 찌게기 속에서 얻는데, 그 모든 영양은 허성정으로 화(化)해요. 그거이 신비의 세계라. 어떤 물체고 그래요.

아무 풀도 꽃이 피게 되면 거기에 꿀이 있게 매련이라. 그 꿀은 어디에서 오느냐? 그 뿌럭지를 뽑아 보면 눈에 보이지 않는 솜 같은 뿌럭지 있어요. 그놈은 땅속에서 지나가는 향내를 몰래 모아서, 올라가는 수분하고 합류시키면 꽃 속에 들어가서 화방 속에 밀방이라고 생겨요. 그놈의 과일이 익으면 달다 하는 이유가 거기에 있는데 사람도 그거라.

허성정의 기운이 어떻게 가서 합성되느냐? 그 조직이 그놈은 허성에서 들어오는 조직을 완전히 가지고 있어요. 그래서 위에서 먹고 소화시키는 건 그건 비장으로 가는 거지마는, 피가 되는 거고. 작은창자는 피가 되는 거 아니라, 그 속에 있는 허성정이 받아들여. 그래서 그놈의 창잣국을 흠씬 고아 먹는데 토란을 넣고 생강, 마늘을 조금 두고 고아 먹으면 쓴맛이 좀 적어요.

積善積德 하면서 돈 벌 수 있는 법

내가 세상 사람이 아무나 먹을 수 있느냐 실험해 봤어요. 그걸 씻기는 씻어도 국을 끓여놓으면 씁쓸한 것이 돼지똥내 나요. 그래서 생강하고 마늘을 조금씩 넣고 끓여 먹으면 그 맛이 조금 덜해요. 그래서 농약을 치다가 쓰러지든지, 쓰러지기 전에 농약을 치고 어질어질할 때에도 그놈을 토란 넣어 푹 고아놓고 막걸리나 한 사발 퍼먹고 그걸 두어 사발 퍼먹으면 그새 모였던 농약독은 깨끗이 풀려요.

그런데 우리나라의 그런 없어서는 안 되는 돼지새끼도 옳게 키울 수가 없이 돼지파동이 왜 오느냐 이거야? 그러면 우리나라에 거기에 대한 비밀을 정확히 아는 사람이 없다는 증거라. 앞으로도 돼지파동이 자꾸 오면 이 민족은 공해독으로 가야 돼. 아무도 도시, 어촌, 농촌에서 공해독을 푸는 덴 그런 해독제를 가지고 있어. 그건 서울이고 어디고 제 목숨은 다 중하지. 몰라서 안 먹어.

그런데 돼지고기는 내버려도 그건 사람을 살려. 그래 고깃국도 좋고 고기 요리도 잘하는 법을 배우면 좋을 거 아니오. 그래 가지고 우리는 우리 힘으로 우리 목숨을 보전하는 거이 가장 현명한 대책이라. 위정자(爲政者)만 욕하고 정부만 탓하고 넘어갈 건 아니라. 그래서 농촌이고 어촌이고 돼지를 길러 가지고 하고. 농촌에서 생강하고 마늘을 장려해 가지고 온 다른 나라 사람들도 구해주면 그거이 우리 수입도 되거니와 좋은 일도 돼. 왜 적선적덕(積善積德)을 하면서 돈 벌 수도 있다 이거야.

그런데 광복 후에 정부 수립할 적에 내게다가 모든 보건행정을 맡기지 않은 건, 이 나라 민족이 많은 사람이 비참하게 죽을 거다 하는 건, 나는 다 운명에 맡기고 이것도 나라의 국운이라고 나는 보고 잊어버리고 살아요. 국운이 아니라고 생각하면 율곡 선생님처럼 왜놈이 와서 비참하게 죽어갈 생각을 하고 속을 끓이다가 가기보단, 그저 마음 편하게 잊어버리고 사는 게 제일 좋아요.

돼지 작은창자 - 농약毒 해독약

나는 아예 모든 것을 체념해 버리고 사는데, 그렇지만 이런 기회가 있으면 냉정히 거절하고 한마디도 일러 안 주고 나 혼자만 알고 있다 가는 건 잘한다고 볼 수 없겠지? 그래서 돼지를 반드시 키우지 않으면 안 되는 이유가, 거 가는 창자는 허성정에 대한 조직신경이 풍부하게 있어요. 그래서 음식 먹은 찌꺼기가 작은창자로 넘어갈 적엔 묘한 해독성을 흡수해요.

그리고 큰 똥집은 모든 찌꺼기가 오물이 내려가서 고였다가 나가기 때문에 그렇게 신비할 수는 없어도 약은 돼요. 없으면 그것도 고아 먹어야 하고, 없으면 또 고기도 끓여 먹어야 하는데, 우리는 어찌하나? 우리의 생명을 우리의 힘으로 완전무결하게 보호하자, 이것이 오늘에 하고 싶은 말.

그리고 오늘에 하고 싶은 말을 계속해서 내일이고 모레고 훗날에 할 것까지 싹 하고 간다는 건 너무 힘들어 안 되고, 다소간 다음에도 너무 기운이 빠져 가지고 현기증 나서 말 못 할 때에도 말할 순 없는 거니까? 말할 수 있는 시기까지는 다른 건강법, 또 다른 약물 무궁무진한 거이 이 지구상에 있는 생물이 생물끼리 서로 도움이 돼요.

그래서 인간의 생명은 모든 다른 생물에 구할 수 있는 능력이 들어 있으니까, 언제고 나는 그 비밀을 다 털어놓기 전에 아마 죽기는 죽겠으나, 얼추 털어놓을 생각을 하고 있어요.

나도 자신있게 왔는데 지금 어떻게 기운이 모르게 모르게 모자라가는 것 같네요. 그럼 오늘은 이만 얘기하고 돼지 창자의 신비를 다 설명해도 요령은 그거라. 그러니까 이만 끊을라고 하는데 여러분 의사엔 불만하더래도 그저 그렇게만 알고 다음을 기약합시다.

〈제12회 정기강연회 녹음 全文 : 1989. 8. 31〉

/제15장/

舍利 이뤄지는
靈脂腺分子의 비밀

70년 전 어느 집안의 슬픈 일

이 사람 말은 하면 할수록 좋은 말이지만 그저 늘 하는, 사람마다 하는 인사는 싹 치워버리고 이야기 삼아 여러분이 듣고 싶은 이야기 몇 마디 할라고 하는데, 정신이 하도 이제는 물러가고 육신만 남아 있으니까, 조금 초[초고(草稿)] 해 가지고 와서 들고 보지 않으면 몰라요.
  그래 초 해 가지고 왔는데, 우선 이야기 중에, 화두(話頭)에 할 이야기는 이 선방(禪房)에도 화두가 있어요. 이 자리에도 화두가 있는데, 그 이야기는 모든 경험담이 모르게 나오지만 아직은 내 생전에 다 할 수 없는 경험담이라.
  내가 10살 전의 일인데, 나하고 아는 집안에 슬픈 일이 온다. 그게 뭐이냐? 딸을 낳아서 키우는데 그 이상하게 노린내가 어느 정도 심한지 동네에서 이사를 가라고 해요. 그래 살 수 없어, 그 애가 커 가지고 시집을 보냈는데, 시집에서는 모르고 데려갔기 때문에 신랑도 싫다. 가족이 그 손에 밥한 걸 먹을 수 없다. 그래서 결국에 은근한 방에 혼자 있다가 친정으로 쫓겨가야 된다.

그러면 이 새댁은 친정에 가도 친정에서도 살 수 없고, 그러면 가히 시집왔으니 시집 귀신이 되겠다고 시가(媤家)에서 목을 매어 죽을 계획을 세우고 있다. 그래서 시가에서는 문 앞에서 지키고 있는 거라. 죽을까 보아. 친정에 보낼라고 해도 가지도 않고, 먹지도 않고, 죽기루만 결심한 걸 보고 애타 하는데, 그래 친정 부모들이 그 일 때문에 속끓이는 거라.

거 한 사람이 죽는 문제보다 친정 어머니는 따라서 하도 가운(家運)이 불행하고 전생의 큰 죄업이 남았다는 그런 관념으로 죽지 않으면 모두 안 될 그럴 입장에 있다고 해.

그래서 내가 어린 생각에 알면서 그걸 죽인다? 내가 몰라서 세상을 구하지 못하는 건 과실이 아니나, 알고도 구하지 않는 건 내게도 책임이 있어. 내가 지구에 왔으면 지구의 사람인데 지구의 불행을 보고도, 알고도 외면한다? 그걸 어려서 생각해도 너무도 어처구니없어요.

그래서 내가 그 친정 어머니한테 가서 "본인을 가 데리고 오라. 그러면 깨끗이 낫게 해주마" 그 친정 어머니는 "네 힘으로 어떻게 그럴 수 있느냐?" "우리 할아버지의 의술이 밝은 줄 모르시오?" "그래, 너 할아버지 고쳐주겠다고 결심하면 데려와야지" "그래 빨리 가 데려오시오" 그래 목을 매 죽기 전에 데려온 거라.

그래서 새댁은 깨끗이 낫고 좋은 사람이 될 수 있으니, 나는 할아버지 심부름 듣고 있으니 내 말을 들어라. 그러니 내 말을 듣는 거라. 할아버지가 시키지 않고 내가 한다면 "저놈의 새끼, 철없이 돌아댕기며 헛소리한다"고 욕만 할 게니. 그래서 그 어머니한테, 세 가지 법이 있는데 제일 좋은 한 가지는 중완혈(中脘穴)에다 5분 이상 뜸을 뜨게 되면 아주 신비하나, 그 친정에서 살을 태우고 왔다고 또 구실을 삼으면 쫓겨간다.

그럼 약으로 고쳐야 하는데 한 가지 대나무소금을 만드는 법은 지구에 나만 알고 있으니 그걸 해야 되는데 그건 지금 시켜도 곧 할 수 없다. 그러면 쉬운 걸로 하자. 뭐이냐? 그땐 천일염이 청염(淸鹽)이다. 호염(胡鹽)이라 해요. 그래 호염을 갖다가 대두 한 되를, 토종계란이니까 옛날엔. 계란 흰자위 한 30개 까 가지고 그 흰자위에다 소금 버무려서 하루 저녁 두어라. 그러면 그 흰자위 속에 뭐이 있느냐? 석회질이 있다. 석회질 속엔 백금성분(白金成分)이 있다.

 소금의 불순물이 태양광선을 따라오는데, 형혹성(熒惑星)하고, 하괴성(河魁星), 천강성(天罡星)에서 내려오는 대독성(大毒性)도 있고 화성(火星) 같은 그런 데서는 우주진(宇宙塵)이 많이 와. 그러면 그놈이 전부 바닷속에 스며들고 지구의 모든 공해(公害)는 바다로 스며든다? 그러면 금수(禽獸)가 썩은 거나, 초목(草木)이 썩은 거나, 어별(魚鼈)이 썩은 거나 전부 바닷속에 있으면 그놈은 소금에 있는 거라. 소금 속에 묻혀 있다.

 그건 지금, 요새 폐수 같은 독극물이 전부 바다에 들어가는 거니까. 그러면 소금 속에 있는 불순물은 도대체 어떠냐? 중금속은 얼마가 오염되고 형혹성 속에 있는 독, 하괴·천강에 있는 독은 얼마가 오염되어 있으니 소금 속의 이 오염을 제거하지 않고 쓰게 되면 좋은 약은 될 수 없다.

 대나무소금은 황토와 대나무의 힘으로 그 오염도를 완전 제거할 수도 있어요. 그러나 소금을 3분의 1 이상을 줄여야 돼. 그러면 그건 4,000~5,000도 고열(高熱)에 처리해야 되는데 처음에 여덟 번은 순수한 소금을 굽는 거고 아홉 번 만에는 비법(祕法)이 나와야 된다 이거야.

 그래서 비법은 뭐이냐? 그 화력(火力)을, 고속(高速)에 달하는 바람으로 화력을 팽창시키면 그 화력의 팽창은 돌아가는 바람이 힘 있듯이, 그 신비의 영향을 발하는 건 나는 귀신(鬼神)보다는 못하겠으나 비슷은 할 거요. 어려서는 귀신이 내 앞에 고개를 들 수 없다고 보는데.

경순대왕 30世孫, 어엿한 王孫

그러면 내가 묘향산에 가 있을 때, 전생(前生)에 대각(大覺)한 관음불(觀音佛)이 아무 날 몇 시에 들어온다 하는 걸 현몽(現夢)해 가지고 많은 사람이 찾아온 일이 있어요. 불심(佛心)이 강한 신도들한테 그런 현몽을 시킨 건, 산신(山神)도 현몽시키고 그 어떤 보살도 현몽시키고 석가모니 자신이 직접 현몽하더라 이거야.

그래서 내가 강선암이나 설령암에 올 적에 전생에 대각한 관음불이 아무 시에 그 절에 도착하니 그 시각에 가면 전생 대각자를 만날 수 있느니라, 그래서 와서 나를 만나서 사정사정하며 그런 이야기를 해요. 그러면 나는 그 사람들 오기 전에 무슨 일로 왔다는 걸 급성뇌막염이다, 급성뇌염이다, 거 이상한 병 가지고 오는 거, 그걸 내가 처방을 써두고 있어요. 누구누구 올 걸 그 시[시간]엔 아니까.

그때 한 20 시절은 머리가 그렇게 흐리질 않았어요. 그래서 써두고 있다가 얼른 나눠주고 나는 산속으로 숨어 가지 않으면 안 되는 거요. 내가 가는 데는 왜놈이 따라. 그러니 얼른 사라지고. 자연히 숲속에서 굶는 날이 많고 먹는 날이 적은 건 할 수 없는 거라. 내게는 운명이고. 이 나라의 대선배들이 매국적인데 그 죄를 내가 안 받을 수 없으니 당하는 거라.

그런데 "나는 독립운동한 일이 없다"고 선배들하고 얘길 하면 화를 낸다. 그건 뭐이냐? 우리 할아버지가 43대조(祖)에 미추왕이 있는데, 그 김씨의 시조왕이야. 그러면 50대조에 '알'(閼)자, '지'(智)자[金閼智] 있고. 그러고 경순대왕은 내게 30대조야. 그럼 나는 계보를 따라서 어엿한 왕손이고, 왕의 피를 받아 났는데, 천 년이나 신라에서 통치하던 할아버지들이 그 혈손을 남겼는데 그 혈손이 왜놈 앞에서 식민지의 노예생활 한다? 그건 백 번 죽어도 알고는 못 해요.

나는 할아버지 생전에 만주에 갈 수 없었고, 할아버지 돌아가시면 즉시 만주 가서 "조상 영혼에 죄 되고 미안한 일은 안 할 겁니다" 했어요. 그래서 나는 조상의 핏값 하는 거지, 조국을 위해서 꼭 광복에 열중한 것만도 아니다. 그럼 난 순수한 애국자는 아니다. 나는 어디까지나 조상을 위해서 나온 사람의 하나다.

그러니 효심(孝心)은 없어도 효심이고 충심(忠心)은 없어도 충심이 될 수는 있다. 그런 말 한 일이 있어요. 그래서 나는 만주 등지로 댕겨도 내 마음에 항시 조상에 대한 생각과 조국에 대한 생각이 두 갈래로 있지. 나는 순수한 백범(白凡) 선생님처럼 애국자는 아니라.

소금은 水精, 白金을 상생시킨다

그래서 지금 그 가족을 살리던 얘기거든, 이런데. 거기에 계란 흰자위하고 그 호염하고, 반죽해서 24시간을 두었다가 그 소금을 솥에다가 볶는데 그 계란은 바싹 타야 돼. 계란이 바싹 타게 되면, 석회질이 타는 거고. 거기서는 백금은 어디로 가야 하느냐? 화력이 강하니까 찾아가는 거이 백금은 소금이라. 소금은 수정(水精)이니까. 금생수(金生水)의 원리로 찾아가는 건 의지가 자식밖엔 없어. 그래 자식을 찾아드는 거이 자연의 원리라.

그럼 백금은 소금 속으로 스며들었고. 화력이 강하니까, 화극금(火剋金)의 원리도 소금은 수정이라. 수극화(水剋火)의 원리로 서로 상극(相剋)이 되어 가지고, 그 속에서 소금은 백금을 상생시킨다. 그러면 이 백금의 힘이 무슨 일을 해야 되느냐? 그 못된 냄새 나는 그 전생의 이상한 영(靈)이 와서 그런 냄새를 피우는 거겠다. 그러면 전생의 영력이 모르게 물러가고, 금생의 사람으로 온 영혼이 앞장을 서게 돼 있다.

그러면 수정(水精)의 힘과 불 속에는 화신(火神)의 힘이 있다. 그 정(精)과 신(神)의 힘이 백금(白金)의 기운을 따라 가지고 정기신(精氣神)이라는 신비의 세계가 거기서도 생겨요. 그래서 그 신비의 세계를, 나는 전생에 대각(大覺)한 자라. 어려서 천지간의 비밀을 모르는 게 없이 알았으니 인간엔 또 오진 않아. 내가 늘 말해요. 인간에는 역사 있는 동안에는 내가 또 올 순 없어. 나보다 더 아는 사람이 나타난다는 건 그건 안 돼. 귀신보다 더 아는 인간이 있어도 날 무시할 수는 없어요.

내가 우스갯소리 삼아 하지. 석가모니가 내 앞에 와도 고개를 못 들 건데, 천지간에 내 앞에 와서 아는 척할 사람이 있느냐? 그건 지금 미개한 자들이 와서 제가 아는 척하지. 신(神)도 내 앞에 아는 척할 수는 없어. 그래서 내가 우주의 비밀을 어느 정도까지 밝혀놓으면 요령은 끝나. 그 뒤에는 많은 사람이 경험으로 하나하나 더 알아놓으면 금상첨화(錦上添花) 될 거요.

그래서 그 소금을, 그 새댁이 물을 풀어 가지고 손가락까지 냄새가 지독해. 전신에 바르고 헌 옷을 입고 자고 수시로 쉬질 않고 먹고. 그렇게 해서 뼛속에 있는 전생(前生)의 독(毒)을 제거하고, 금생(今生)의 영혼(靈魂)이 재생(再生)하는 그런 법을 썼더니 한 달이 되니까 냄새가 흔적도 없어. 그래 깨끗이 낫는데, 한 달을 더 먹으면 도지지 않을 거다. 애기 낳은 후에도 애기한테 그런 냄새는 안 날 거다. 그래서 그 여자는 자식을 잘 두고, 가서 잘사는 걸 내가 눈으로 보았어.

그러면 내가 세상의 많은 사람을 살리는 중에 사람으로선 상상 못 할 일을 해왔는데 그건 뭐이냐? 전생에 전무후무한 대각한 관음불이 후세에 다시 나타나 가지고, 문전에 걸식이나 하고, 쉰밥이나 얻어먹어도, 아는 건 귀신보다 더 알아. 그래 놓으니 인간에 인간대우를 받을 수 있느냐?

사람이 지나가도 그 사람은 사람인데, 그 육신을 좌우하는 영혼이 전생에 어떤 영혼이었다. 그런데 금생의 사람을 그 영혼이 좌우하니 이놈이 이무기 김일성으로 되듯이 못된 짓을 한다? 그래서 사람의 온전치 못한 영혼을 볼 때 젊어서는 상당히 괴로워.

그래서 내가 이십 전부터 술을 독주(毒酒)를 폭음(暴飮)하는 이유가 정신이 완전히 물러가 가지고, 정신에 기억을 하는 신경이 따로 있고 전생에서 물려받은 영력(靈力)이 따로 있어요. 전생에서 물려받은 영력이 기억력을 상실시키면 그런 건 잊어버리게 되니까. 그걸 잊어버리도록 술을 먹다 보니 10년을 술미치광이라는 말 듣고. 깨지 않고 밤낮 고개만 들면 또 곁의 술을 넣고 퍼먹곤 해 가지고 내가 10년에 주독(酒毒)에 걸려 가지고 이제는 좀 더 있으면 죽을 게 아니냐 해도 내가 나를 고칠 수 있는 힘이 있다. 죽진 않을 거고 죽을 일이 와도 내가 나를 구할 수 있는 힘이 있다.

금생에 할 일은 완전무결한 의학 창조

그래서 겁이 없이 살았는데, 내가 많은 술을 먹었다는 증거가 마지막에 이기붕이 죽는 꼴 안 보고 지리산 속에 가서 일이나 하고 보겠다고 내가 지리산 속에 왔는데. 그때 33년 전에 왔는데. 그래서 이기붕이 죽은 후에 어린 것들이 태어난 걸 데리고 서울 간 거요. 그러나 서울 가도 거지처럼 사는 거고. 내게는 운명에 정한 한세상이라. 그러나 세상은 나를 믿어줄 수 없는 거. 미국놈의 말을 듣는 우리나라 민족에 할 말이 없어. 또 왜놈의 말을 듣고, 상투는 되놈의 말을 듣고.

그러면 전생에 대각이라는 자가 금생에 할 일이 뭐이냐? 이 시기가 얼추 장벽에 부딪히는 때가 오니 그땐 나도 인간 세상을 떠날 시기지만 짧은 시기래도 아는 걸 다소 전하고 가면 된다.

그래서 의학이라는 게 이번에 완전무결한 의학을 창조한다. 그건 뭐이냐? 어린 애기도 저희 부모의 암을 고칠 수 있는 능력, 약학(藥學)도 간단, 치료법도 간단해야지, 옛날에 《본초강목(本草綱目)》을 외워 이르고 약 쓸 줄 안다? 그 약 쓸 줄 안다면 거기서 지금 괴질을 고칠 수 있는 치료법이 있으며, 약을 제조할 수 있느냐? 없어요.

나는 모든 경전(經典)을 눈으로 거 안 보려고 해. 이거 아무 선사가 이런 말씀을 했는데 그 자의 머리가 요것밖엔 안 되는데 이것도 세상에 안다고 내놓는다? 그러면 내가 어려서 할아버지 들고 보는 불교(佛敎)의 경전이나, 유교(儒敎)의 경전을, 선가(仙家)의 경전이나, 그걸 안 볼려고 하는 이유는 뭐이냐? 나는 그 속에 있는 사람들보다 천 배 이상 아는 사람이야. 천 배 이상 아는 사람이 천분지 일이나 모르는 사람 써놓은 책을 보느냐? 그래 지금 와서는 사실대로 말하는 거라.

천지간에 내 앞에서 글이라고 내놓을 글이 있느냐? 없어요. 《도덕경(道德經)》 가지고 지금에 와서 화공약으로 이루어지는 괴질 고칠 수 있느냐? 없어요. 그리고 《도덕경》 읽어 가지고 사람 몸의 모든 분자세계를 완전히 알고 있는 사람이 있을 수 있느냐 하면 없어.

그래서 난, 오늘 화두(話頭)의 이야기는 그 불쌍한 여인을 행복하게 해준 사람이니 내가 세상에서 인간대우를 못 받는 건 좋아도, 나는 죽은 후에 영원히 기억할 수도 있고 기념할 수도 있어요. 그런 인간이었는데, 내가 지금 정신이 너무 혼미해서 이제는 그냥 이야기할래도 너무 잊어버려서 그전에도 할 이야기 못 하고 그만두는 수 많아요. 그래 다소 초고(草稿) 해 가지고 왔어. 잊어버린 건 더러 들고 보며 말할 거예요.

이제 화두의 이야기는, 그건 초 하지 않은 이야기고 초 한 이야긴 뭐이냐? 내가 토성분자(土性分子)의 세계를 말했는데 그건 임파선(淋巴腺)도 거기서 오고 토성분자 세계에서 영지선분자(靈脂腺分子)라는 게 있어요. 또 하나는 응지선분자(凝脂腺分子)라는 게 있고.

그러면, 이 우주의 분자세계, 사람 몸의 분자세계, 이 분자의 세계를 깨끗하게 파헤쳐 놓을 사람이 있느냐 하면, 내가 죽으면 안 되게 돼 있어. 죽은 후에 나보다 나은 사람이 온다는 거이. 한 가지나 알면 알지, 우주의 전체를 거울같이 내다볼 사람이 오느냐? 그건 안 돼.

난 전생에 대각(大覺)한 인간이기 때문에 금생에 오니까 우주는 내 머릿속에 들어와 있어. 그리고 우주의 세계는 내 머릿속에 보이게 되어 있는데 그것만 보이면 좋은데 사람의 세계도 보인다? 어디서 사는 누구는 뭐이 죽어 됐다. 이런 건 몰라야 돼.

우주에 밝은 건 좋아도 인간에 너무 밝은 건, 내가 나를 볼 때 그것도 병적이야. 나도 병든 사람이야. 그것도 불치병이야. 그걸 어떻게 치료하느냐? 독주를 많이 먹어 가지고 뇌(腦)가 완전히 굳어지면 저 사람의 전생이 안 보일 게다. 그렇게까지 낙착이 돼 가지고, 10년을 독주를 폭음한 일이 있는 이유가 그거요.

그러면 지금 영지선분자. 그건 휘발유인데, 휘발유가 석가모니의 사리(舍利)라고 하면 누가 곧이들을까? 그건 아무도 몰라요. 또 억만 년을 가도 석가모니의 사리는 휘발유니라 하는 걸 말할 사람이 없어요. 말해도 알아들을 수도 없고. 그러면 그거 어디서 오느냐? 토성분자 세계를 거쳐서 임파선도 이뤄지고 하는 영지선분자가 있어요. 또 응지선분자가 있고, 음양(陰陽)으로 두 길인데….

靈脂腺分子 세계란 무엇인가

영지선분자는 뭐이냐? 우리가 먹고사는 게 전부 영지선분자야. 그건 왜 그러냐? 우리가 밥을 먹어도 그 밥은 풀이야. 나락이 풀이니까 풀씨를 우린 먹는 거야. 그 풀씨에서 얻는 기름은 영지선이야. 신령 '영'(靈)자는 땅은 지령(地靈)이니까 땅에 영이 있어요. 인걸(人傑)은 지령이라고. 인걸은 지령인데, 땅의 영인데, 영력인데. 그러면 땅에는 영력이 있고, 기름 '지'(脂)자는 뭐이냐? 땅에서 생긴 풀씨는 기름이 있어. 그래서 영지(靈脂). 고놈이 합해 가지고 선을 이룬 걸, 그래 영지선(靈脂腺) 그 속에서 모든 기름하고 합하면 분자세계가 이뤄져.

그러면 내가 어려서 가장 멀리를 내다보는 건 더러 싹 잊어버려 없어지지만 이 토성분자 세계나 영지선분자 세계를 이걸 잊어버리면 나는 죽을 때 아무한테도 전할 길이 없어져요. 그래서 그런 건 자나깨나 생각해 두지. 그래서 아무리 술을 먹고 정신이 흐려서 바보세상이래도 하도 생각하는 그런 건 잊히지 않아요.

그래 영지선분자 세계는 뭐이었느냐? 땅에서 나는 풀이 풀씨인데 그런 참깨 같은 것도 지름이 있다? 들깨, 콩, 전부 지름이 있는데, 그 지름은 도대체 어디 국한되느냐? 국한된 데 없어요. 무에고 다 지름이 있어요. 버럭지도 다 지름이 있어요.

그런데 그건 어디에서 오느냐? 휘발유라는 건 가장 휘발성이 강해 가지고 땅에서도 전부 분산되고 땅 위에 올라와도 공기 속에 전부 분산돼요. 그래서 그 휘발성이 강한 휘발유는 모든 분산으로 이뤄져. 그놈이 어디고 가서 조금씩 다 참여하니까, 그 지름세계를 이룬다. 그래서 지름세계를 이루는데 그놈이 근본이었어.

휘발유가 풀뿌리로 수분하고 합류해 올라오면 그것이 분류되지 않고 풀씨 속에 들어 있다. 그 풀씨에서 우리가 음식을 먹고 소화시키면 비장(脾臟)에 흡수되는 지름이 있다. 그 지름이 수장(水臟)을 거치면 췌장(膵臟)으로 간다. 췌장에서 간(肝)으로 간다. 그러면 그 배 속을, 피하고 살하고 뼈하고 이걸 완전하게 들여다볼 수 있는 정신은 누구냐? 그건 대각자(大覺者) 이외에는 안 되게 되어 있어요.

저 사람 뼛속에는 석회질은 저만침[저만큼] 많은데 백금성분이 약해서, 철분이 약하기 때문에 저 사람 뼈는 언제고 골수암(骨髓癌)을 앓을 거다, 그러면 골수암이 오는 거이 연조가 정해진 거고, 날짜 시간이 정해진 거고. 그 날짜는 그 사람이 운(運)이 물러가는 때 오면 발병(發病)하는 거라.

그래서 내가 정신이 흐리지 않으면 사람 세상에 살 수도 없고, 또 사람같이 살아낼 수 없고, 사람대우 받을 수도 없고 사람한테 끼어 살 수도 없다. 그러면서도 젊어서는 사람 곁에 사는 걸 싫어하는 이유가 뭐이냐?

원래 알던 사람이기 때문에 싹 잊어버려도 어느 정도 생각은 있으니, 자연히 인간하고 같이 사는 게 늘 싫어. 이제는 정신이 없고 죽을 때가 왔으니 인간을 멀리하고 싶지는 않겠지. 그렇지만 가차이[가까이]하지는 않아요.

분자합성 비례의 결함에서 암 발생

나는 다 알고 있으니까 그렇게 되는 거야. 그런데 그 영지선분자가 살속에 들어와 가지고 그 임파선을 이룰 수 있는 분자가 임파선 속에서 분자합성 비례에 결함이 생길 적에는 살 속의 염증이 강해 가지고 암(癌)으로 들어온다. 그럼 피부암까지 오고, 핏속에서 영지선분자가 결함을 가져오는 건 핏속에선 장부의 모든 암을 가져온다. 그리고 혈관의 암이 들어온다.

그다음에 뼛속엔 뭐이냐? 골수염, 골수암이 들어온다. 그러면 골수암 속에 가장 난치는 뭐이냐? 새빨간 지네가 커지면 죽는다. 그거와 핏속엔 또 뭐이냐? 시커먼 독사가 생기면 죽는다. 그거 생겨 가지고, 생길 적에는 뻐근하고 아프기만 하지만 생겨 가지고 좀 커지면 궁글다가[뒹굴다가] 죽는데.

그 진주에 한 사람이 그런 사람이 있었는데 자기 손으로 칼 들고 막 살을 찢어. 그 독사가 죽어 나오면 조금 편하고, 또 독사가 생기게 되면 궁글고 난리가 나는데, 내가 약으로 고치는 덴 죽염(竹鹽)밖엔 없는데, 칼을 들고 넓적다리고 팔이고, 막 칼로 찢는 사람이 어느 해에 죽염을 앉아 먹고 있느냐? 15분짜리로 뜸을 막 떠 제껴라. 팔에 있으면 곡지에다 떠라. 다리에 있으면 족삼리하고 환도에 떠라. 풍시에도 떠라. 이렇게 해 가지고, 그 사람이 무지하게 뜬 연후에 그 통증이 물러가고 그런 병이 오지 않아서 무사히 산다.

그러나 그 병들어 가지고 정신이상은 좀 왔는데, 뜸을 떠 가지고 성한 사람이 되긴 했지만 아직도 허실허실하다고 해요. 그러곤 난 그 후엔 만나지 않아요, 이런데.

그러면 이거이 도대체 뭐이냐? 영지선에서 오는 분자세계가 왜 결함을 이루느냐? 그건 응지선분자가 방해물이라. 그건 뭐이냐? 이중으로 되는 지름이 또 있어요. 땅에서 직접 풀씨를 먹은 사람은 건 영지선분자. 또 그 풀을 뜯어 먹고 생긴 지름은 소나 말이나 돼지나, 이런 짐승들이 먹고 지름 얻은 건 그 엉기게 되면 초도 되고 이런 거요.

응지선분자는 영지선의 방해물

그래 그 옛날의 《시전(詩傳)》엔 부여응지(膚如凝脂)라는 기름 많이 먹어서 살기 윤택하면 부여응지라고 한다. 거 살이 기름 같다, 그런 소리지. 이런데 그것을 그대로 응용할 수 있어요. 옛날 양반 한 소린 옳은 건 다 응용해야 되겠지. 몰라서 못 한 건 내가 새로 창조하는 거고. 그래서 응지선분자는 영지선분자 세계의 방해물이라. 그래 그 방해물이 자꾸 앞장을 서면 살 속이나 핏속이나 뼛속에 이상한 몹쓸 염증(炎症)이 강해져. 그래서 그 분자세계가 자연히 파괴를 일으키는 시간이 와요.

그건 무에냐? 장부에는 장부를 둘러싼 기름이 있는데 그것을 격막(膈膜)이라고 하는데, 장격막(腸膈膜)인데. 요즘에 횡격막(橫膈膜)이라고도 하는데. 그건 당연한 소리니까 그건 잘못된 거 아니고. 그러나 장격막인데. 대장격막이나 소장격막이나 위장격막이나 장격막이라, 이런데.

그 격막은 지름으로 이루어진 깝데기와 같은 지름 덩어리인데, 장(腸)이 왜 건강하게 되느냐? 그 격막이 지름으로 됐기 때문에 지름엔 온도가 항시 따릅니다. 지름은 차지는 법이 없고 얼지 않아요. 불을 가차이하기 때문에, 이런데. 장격막에 있는 지름 피지(皮脂)가 항시 37℃라는 온도를 가지고 있어. 그런데 이 지름에서 들어오는 그 온도를 장이 전부 받고 있어. 그러면 장 안에 있는 모든 음식물이 자연히 소화가 되게 매련이라.

그래서 소화를 촉진시키는 장격막인데. 이 모든 영지선분자 세계가 결함이 들어올 때에는 장격막에 어떤 수분(水分)이 침해(侵害)한다. 그러면 이것도 장격막에 염증이 생기고 암(癌)이 생긴다. 그럼 그 사람은 못 고치는 사람이라. 장격막을 수술하는 데야 장이 다 상한 거 수술하고 살 수 있느냐?

그리고 또 이야기는 수술할 때 칼이 필요하다. 손톱으로 해도 안 돼요. 손톱에도 전기가 통해요. 칼로 하는데, 그 칼이라는 건 불에다가 몇 도 고열이 된 후에 물에다 집어넣는다? 그러면 그 칼은 그 불이 물속에서 다 꺼지지 못하고 쇠 속에 들어가서 남아 있는 거라. 그럼 쇠 속에 응고(凝固)했다고 해도 되겠지만 숨어 있는 거라.

그럼 그 칼을 사용할 때, 암이라는 건 어디까지나 전류가 흐르는 거를 암이라고 그러는데, 전류가 흐르면 신경은 경락을 위해서 기운이 통하는 건데, 기운이 통하는 신경에 전류가 흐르면 전기인데, 그 신경은 타요. 그래서 신경 자꾸 태워놓기 때문에 암의 시초는 아픈 줄을 몰라. 신경이 타기 때문에.

古代 학설이 원자병 고쳐주느냐

그래서 나는 지금부터는 괴질(怪疾)이 많이 올 거다 하는 걸 어려서 잘 알고 있지만, 내 세상은 아니라. 그건 다 코쟁이 세상이라. 코쟁이들 세상에 내가 말하면 안 되고 왜놈의 세상에도 내가 말하면 안 되고 되놈의 세상도 안 돼.

그러면 내가 지금 말하는 건 왜놈은 원자병(原子病) 하나 제대로 못 고치는데 세상의 병이라는 병, 다 잘 고친다고 믿을 수 없고, 미국놈도 에

이즈 같은 쉬운 병도 못 고치는데 그런 의학의 천치들하고 완전히 믿어주지 않을 게고. 지금 현대 의학은 의학이 될 수 없어.

고대 학설을 그대로 참고로 하니 옛날 학설이 지금 와서 원자병 제대로 고치느냐? 또 수소병(水素病) 고치느냐? 이 화공약독(化工藥毒)을 그대로 고치느냐? 그러면 그게 뭐이냐 그거야. 백지(白紙)라. 백지를 가지고서 의서 공부했다고 하니, 백지를 가지고 과거도 못 봐요. 옛날 백지를 들고 과거 본 사람이 급제한 일이 없어요. 지금 백지 들고 박사라는 건 있을 수 없잖아. 그건 어디까지나 잘못된 거요.

그러나 그 머리에서 현실이 잘못되어 가는 걸 자신이 안타까워하면서도 깨닫질 못하고 있으니 그걸 말해 줄 수는 없는 거요. 부처님은 절로 된다고 했어. 자연(自然)이야. 자연으로 다 시간(時間)이 오는 거야. 자연으로 오는 시간은 앞에 보이는데 왜 급하냐? 십자가를 지려고 급할 거냐 그거야. 급해봐야 십자가가 온다 이거야. 누구도 와요. 나도 왜놈의 시절에 급했으면 당하고 마는 거라. 십자가는 내게 없느냐 하면 있어요. 지혜(智慧)가 있으면 그걸 피하는 방법이 전능(全能)하니까. 피할 수는 있어도 인간이 불의(不義)의 짓 하면 십자가에 가게 돼 있어요.

그럼 십자가는 꼭 예수가 지는 거냐? 또 구세주(救世主)가 지는 거냐? 구세주가 어떻게 십자가를 지느냐? 구세주라는 건 대각자(大覺者)면 몰라도 각자(覺者)가 못 되는데 어떻게 구세주가 되느냐? 그건 내가 어려서부터 웃는 거라. 나는 죽을 때까지 웃는 거라.

박태선인 하늘님의 독생자이나 말로는 구세주인데 지금 이 문선명이 같은 애들이 말로는 구세주라. 말하긴 쉬우나 사실은 쉽지 않아요. 깨달은 각자도 힘드는 그 사실을 미개한 자들이 큰소릴 치고 될까? 수단이 있고 운이 뻗치면 돈은 벌어도 돈 버는 거 가지고 만능(萬能)의 인간이 되느냐?

그건 옛날 중국의 석숭(石崇)이도 진(晋)나라에서 역적으로 죽이는데 당하고 마는 거지. 지혜가 있어도 안 돼요. 그래서 며느리한테 전해 가지고 '후석숭'이라고 있어요. 그런 사적도 있는데, 사람이 수완이 좋다고 해서 만능의 인간은 아니오.

대각한 자는 만능의 인간이 될 것 같지만 불능(不能)이 많아. 돈을 마음대로 가지고 지구를 돈 주고 살 힘이 없고, 또 생명을 연장시켜 가지고 전부 백 살 이상 살게 할 수도 없고. 그게 만능의 인간이 될 수 있느냐? 안다는 것뿐이야. 그렇지만 죽은 후에, 내가 죽어 백 년 후에는 내가 만능의 인간이라고 할 거요. 그건 자꾸 보태요.

임수경 양도 이북 가서 한마디를 보태도 보탰을 게고, 문익환이나 또 문 신부[천주교 정의구현사제단 문규현 신부]나 다 한마딜 보태도 보태지, 이 남의 실정을 그대로 말하진 않을 게고, 이남의 좋은 점을 다 말하지도 않을 게요. 김일성이 같은 자를 보고 이남의 좋은 것만 전부 말하면 거기서 당해요. 그러니까 이남의 좋은 것만 말하러 이북 갈 리 없어요.

그렇다면 모든 사람이 한마디를 해도 보태요. 봉송(封送)은 가면 자꾸 뜯어 먹어 덜어지지만, 말이라는 건 천 년 나가면 천 년 후에 많은 살이 찔 거 아니오. 그래서 《삼국지연의(三國志演義)》처럼 될 거라. 내가 죽은 후 백 년이 오늘하고 많이 다를 거고, 천 년 후에는 아주 다를 거라? 백 년 후하고도 많이 다를 거라.

그러면 그때에 나를 칭할 적에 만능의 인간이라고 하지만 지금의 나하고 같이 사는 분들이 볼 때는 별것도 없어. 배고프면 얻어먹어야 되고 또 일거리가 없으면 돌아댕기며 노동해야 되고. 그런데 어려서부터 지게 지고 한평생을 살던 사람이 만능의 인간 소리가 있을 수 있느냐? 살아서는 만능의 인간 소리 있을 수 없어요.

그러나 대각(大覺)을 하고 왔다는 증거는 후세에 영원히 태양보다 밝은 지혜가 전해질 거라. 그래서 지금 영지선분자, 응지선분자. 거 이루어지는 이야기를 한 거고. 영지선분자 세계에서 임파선이 이뤄지는 이유는 거기의 결함이 응지선 방해물이다.

전생에 대각한 佛, 금생엔 아무도 모르게 살 뿐

그런데 그걸 의학에 조예가 있는 사람은 연구하면 깨닫게 되겠지. 누구 살 속에도, 살 속엔 땅속의 풀씨를 먹고 생긴 지름이라. 살은 풀씨 먹은 지름으로 이뤄지는 거지. 하늘에서 오는 것도 아니고. 그러면 살 속은 영지선이라는 분자합성물이기 때문에 그 영지선 세계는 토성분자에서 화(化)한다. 그건 이제 차차 오랜 시일이 가면 모두 알게 될 거고 응지선분자도 그렇고.

그러면 그 뒤에 석가모니가, 큰 사리가 두상(頭上)에서 왜 이루어졌느냐 하는 건 저번에 말한 거고, 그 사리가 12만9,600이라는 숫자는 지구의 1겁이 석가모니가 이번에 맡아 가지고 있는 세존의 중생을 제도하는 기간이 12만9,600년이라. 그 1겁을 당신은 몸속에 있는 사리가 표현하는 거라. 그거 완전무결한 증거물이라.

그리고 당신을 욕하던 사람도 그 증거물을 보고 오백나한(五百羅漢)은 그런 증거물이 안 온다, 안 나온다? 그럼 자연히 석가세존(釋迦世尊) 이외에는 없다는 걸 알게 돼. 그리고 석가세존의 사리(舍利)가 12만9,600개가 이뤄지는 이유를 땅의 지구의 축소판이고, 지구의 이번 겁의 대표적 인물이다. 그리고 교주의 시조고, 교의 창조자다. 모든 수도자의 시조야.

그러면 우리의 시조는 단군할아버지지마는 수도자의 시조는 석가모니야. 그건 어디까지나 창조자. 그리고 그 양반의 진상을 거울같이 밝히고 갈 사람은 나밖엔 없다는 걸 영원한 후세에 기록에 남을 거요, 지금 말하는 건. 그래서 내라는 존재는 한국에선 미개한 족속들이 사는 데 아니냐? 나를 보고 우습게 생각하지만 백 년 후에 보지? 천지창조 후에 처음 온 자라는 증거가 앞으로도 완전히 나갈 거 아니냐? 그래도 오늘까지 나를 도둑놈이라고 욕하는 사람도 많겠지? 그게 얼마나 미개하면 천고에 처음 나온 인간, 전생에 대각한 불(佛)인데, 금생에 그 대각한 불이 금생

485

에 오면 그래 한심한 족속으로 살까?

내가 거짓말 제일 많이 보는 속에 거짓말로 사기하는 자가 많은데 내가 80 이상을 사는 동안에 미륵불(彌勒佛)이라는 사람이 원래 많아. 그건 진짜 미륵불이면 얼마나 좋아. 또 구세주라는 사람이 진짜면 이 세상에서 가장 존대하는, 기대받는 보물이야. 그런 보물이 계속하면 얼마나 좋겠느냐 이거야.

그런데 '옥황상제(玉皇上帝)가 하강했다'. 그건 강증산이 철없어서 하는 말이야. 20 전의 철부지가 하는 소리고 그 후에 되게 혼나고 맞아 죽겠으니까 그 추종자가 있었어요. 그때도 기적이 많아요. 그래서 추종자들이 선생님 이러다가 언제 어디서 맞아 죽을지 모르니 그런 말씀은 버리시오 하니까, 그 후부터 나는 미륵불이다. 이것도 철부지가 노는 거지.

그러고 서른일곱인가 얼마인가 나서 돌아갔는데 돌아간 뒤에 내가 세상에 왔어요. 그래 들어보면 그가 참 미련해. 그 댕기며 한 짓, 주막에 다니며 한 짓, 다 미련한데, 근데 그는 처음에 옥황상제라고 했고 뒤엔 미륵불이라고 했고, 지금은 그를 아주 위대한 인물로 《대순전경(大巡典經)》이 나왔어요.

내가 그런 걸 볼 때, 내가 앞으로 죽은 후 백 년 후에는 어찌될 거냐? 아무것도 모르는 철부지 강증산이 죽은 후 80여 년이 되니까, 지금 《대순전경》이 나온다? 그렇다면 이 세상은 키울 만치 키워야 되는데, 이걸 키우는 게 아니라 이걸 악용해 가지고 여기서 돈이 생긴다. 이게 어찌되는 거냐?

모든 종교(宗敎)는 국민이나 지구의 생명을 위해서 키우는 건 당연히 옳은 일인데, 어떻게 그걸 악용해서 돈을 챙기느냐? 내가 가짜를 오늘까지 보고 있어요. 지금도 가짜가 돈을 챙겨 가지고 도망해 가지고 부녀자 105인가 지금 소문난 것도 있고 그 소문 안 난 거이 상당히 많을 거요.

그렇다면 이런 가짜가 한둘이라면 몰라도 원래 많아. 그렇다고 내가 날 바람에 나는 만고(萬古)의 대각자(大覺者)니 그런 가짜를 따르지 말아라.

그거 있을 수 있나? 박태선이를 따르면 못쓴다고 내가 친구의 부인 보고 말하니까, 듣는데 마귀새끼라고 합디다. 만고의 전무후무한 대각한 자를 마귀새끼라고 욕하는 그런 사람들 속에 무슨 충고가 있느냐? 충고는 전연 없어요, 이 나라엔.

또 그러고 눈이 어두워 가지고, 신안(神眼)이 아닌 사람이나 혜안(慧眼)이 아닌 사람이 전생의 불(佛)이라는 걸 어떻게 알며, 전생에 대각한 자니까 금생에 저 자가 각자(覺者)다 하는 걸 누가 알아? 자연히 고독하고 비참하게 살아야 돼. 그렇다고 댕기면서 도적질은 안 할 게고. 사람을 꼬셔 가지고 댕기며 교를 하고, 교주 되고, 그런 짓을 할까?

그래서 내게 잘못이라는 건 늘그막에 자식들이라도 셋방살이를 면하게 하려고 단돈 얼마라도 도와준 건 후세의 욕이라. 그건 당연히 욕먹을 짓을 했지. 내가 젊어서 노욕(老慾)은 인간의 최고 병폐가 노욕이니라. 늙어서 욕심 가진 건 인간의 최고의 병폐니라.

大覺한 下等 인간이 책임질 일

내가 그 말하고 내게서 배우러 온 사람 가르칠 때에도 늙어서 욕심이라는 거이 세상에 비루하고 추하다. 그런 말을 했는데, 내가 지금 죽어가는 사람한테서 돈 한 푼을 챙겨도 내겐 욕 되는 일이야. 그걸 알고 하는데, 그 속에는 중화(中和)하는 법이 또 있어요.

거 우환(憂患)은 도적인데 병원에 가도 돈 내버리고, 약국에 가도 돈 내버려야 죽을 사람인데, 그렇게 내버리는 돈을 나도 좀 챙긴다. 몇만 원뜯은 일이 있어요. 그러면 그건 내가 잘못이지. 내가 내 잘못을 충분히 알고 하는 거요. 모르고 한다면 죄(罪) 될 거 없어요. 가서 사(謝)하면 되겠지. 나는 알고 하기 때문에 사하지 못해요. 다음에 어디 가든지 그만한 책임은 내가 지는 거라. 보이지 않는 신세계(神世界)에도 그 책임은 내가 지지 빌긴 왜 빌어? 내가 한 일은 내가 책임이지, 그 책임을 자손한테 전가할 수도 없는 거요.

그래서 내가 죽을 때엔 내게 있는 책임질 잘못이 이런 거 이런 거다. 그건 고백할 거고. 내가 한세상 젊어서는 70까지 그렇게 추잡한 인간 노릇은 한 일이 없어. 그렇다고 내가 아는 사람이다 말은 한 일이 없어. 나는 일체 모르는 인간이고, 일체 하등(下等)인간이야. 그렇지만 오늘엔 천지간에 없는 비밀을 하나하나 일러주면서 그거이 대각(大覺)한 자 외에 아는 자가 있느냐 하면 없어요. 도통(道通)한 자가 아느냐 하면 그건 말이 안 돼.

사람 속에 있는 살 속의 분자세계와 핏속에 있는 혈관 분자세계에는 혈관에 임파선이 이뤄지는 분자세계, 살 속에 임파선이 이뤄지는 분자세계, 또 뼛속에 임파선이 이루어지는 분자세계는 그건 전부 영지선분자 세계야. 거기에 방해물이 응지선분자야. 하나는 이로운 분자고 하나는 해로운 분자야. 해로운 분자가 양이 많을 적엔 암이 된다. 이로운 분자가 양이 많을 때는 암이 안 돼요.

염소 같은 거 최고의 섬에서 음양곽(淫羊藿) 같은 걸 먹여보시오. 최고의 냄새 납니다. 노린내가 심해요. 그걸 소금물을 이틀만 붙들고 멕여봐요. 그 고기에 냄새가 안 나요. 그건 뭐이냐? 그 소금 속에 불순물도 있겠지만 소금 속의 소금은 물의 정(精)이라. 그 냄새는 초목에서 나오는 노린내요. 그러면 그 노린내를 중화시키는데 얼마나 신비스러우냐? 그 속엔, 소금 속엔 금성분이 있기 때문에 그런 신비가 와요.

나무[木]를 극(克)하는 건 금(金)이라. 그래서 나무에서 몹쓸 내를 피우다가 그런 백금의 성분이 들어올 땐 감쪽같이 달아나요. 그 성분은 쫓아버리는데 귀신이지만 중화시키는 데도 귀신 같아요.

그러면 나는, 약물 속에 있는 귀신세계를 아는 거이 어떻게 도통한 자가 알겠느냐? 그건 말이 안 돼. 또 많은 의서(醫書)를 보고 그런 신비의 세계를 다 세상에 공개할 수 있느냐? 또 그러고 만고에 전무후무란 말하고, 나보다 나은 자가 있으면 내 앞에 와서 욕한다고 대답할까? 내 앞에 누가 와도 만고에 전무후무한 자라 하면 와서 말할 때, 나보다 더 아는 자가 말하는 건 말 자체가 달라요. 나보다 더 알면 내 앞에 와서 어떻게 말을 할까? 나보다 못하면 내 앞에 와 말해. 건 벌써 부족처가 나오는 거라.

대각했다는 자 앞에 와서 한마디라도 꺼내는 건 자기가 천치고 모른다는 증거라. 그런 사람이 내 앞에 많이 왔다 갔어요. 자기는 뭐 구세주다, 자기는 대도사(大道士)다, 철부지가 아무것도 모르는 게 만고의 전무후무한 대각자 앞에서 통했다. 건 말이 될까? 그걸 내가 한 30 시절에도 많은 사람을 보았어요.

묘향산 生佛의 《金剛經》 강론

그런데 이 불가(佛家)에 하동산(河東山)이라고 있는데 대선사(大禪師)로 대우받아요. 그 양반이 묘향산에 생불(生佛)이 있다, 그래 가지고 《금강경(金剛經)》을 좀 배우고 싶어서 《금강경》에 각(覺)한 자가 어디 있을까? 그러지 않으면 답답해서 통(通)한 자라도 있으면 《금강경》의 진리는 좀 얻어낼 수 있지 않을까? 그래서 애를 쓰고 묘향산 큰 절의 승려들 데리고 나를 찾아냈어요. 그런데 그게 마침 설령암에서 만났다.

그래 만나서 반가워하는데, 나는 오는 줄 알고 있었지만 반갑게 대하는데 이야기를 하다가, 온 이유는 "《금강경》에 대해서 좀 물어볼 일이 있어 왔습니다". "알겠소. 지금 선사로 대우받는 이가 점잖은 처지에 애들한테 와 물어보겠다는 생각이 불치하문(不恥下問)이라고 공자도 한 말씀이고, 옛날 양반도 한 말씀인데, 그건 고맙소. 그렇지만 동산당은 절대 《금강경》에서 득(得)이 올 걸 생각 마시오. 그 경 속에는 부처가 되는 소린 없어요. 득이 없을 테니 그 원리는 내가 가르치지요."

그래서 가르치다가 범소유상(凡所有相)이 개시허망(皆是虛妄)도 거 세밀하게 가르치오. 귀신세계는 이렇느니라. 그건 보이지 않는 세계다. 보이지 않는 귀신세계의 고통은 보이는 이 육신세계의 고통하고 다르다. 그건 가장 비참하다. 그런 비참한 고통세계의 이야기를 쏙 빼고, 보이는 고통세계의 이야기를 쓰니 그게 너무 허망한 소리에 불과하다.

'범소유상이 개시허망' 그건 너무 답답한 소리요. 그러면 어떻게 하면 좋을까요? 유상무상(有相無相)이 개시허망(皆是虛妄)이라고 해라. 무상세계에 들어가면 유상세계보다 더 허망하니라. 하루살이 죽은 영(靈)은 순식간에 전류(電流)에 녹아 없어진다. 전류에 녹아 없어지는 하루살이의 영은 불에 들어가 타 죽는 하루살이의 고통보다 더하다. 동산당이 전류에서 어떤 고통을 겪는 걸 알고 있느냐? 그런데 어떻게 무상세계의 고통을 말하지 않고 유상세계의 고통을 말하면서 경전에서 득이 오겠느냐? 그건 득이 없다.

또 함허당(涵虛堂) 같은 학자가 이게 무슨 소리냐? 이런 철없는 말을 불경에다 어떻게 쓰느냐? 부처님은 대각자(大覺者)야. 이《금강경》은 잘못된 거라도 중간에 선사(禪師)들이 한 거지, 부처님이 이런 잘못을 세상에 전한 건 아니다. 여기에 뭐라고 했느냐? 사해파정용온면(四海波靜龍穩眠)이요, 사해의 파도가 고요하니까 용이 편케 잠들 수 있고, 장천구만학비고(長天九萬鶴飛高)라, 구만장천엔 학이 마음대로 높이 날아갈 수 있어. 그러면 유가(儒家)의 선비가 구만리장천이지, 우주의 비밀을 아는 석가모니가 구만리장천이라는 말을 들으면 얼마나 웃겠느냐?

내가 이렇게 한심하게 웃으며, "이 글이 석가모니 뜻을 밝혔다고 보느냐? 그러면 동산당은 내 말을 믿어야겠소" 하니까, "선생님 말씀이 전부 진리인데 어떻게 안 믿어요" "그래 알겠소. 일시(一時)에 불(佛)은 재사위국(在舍衛國)이라 했는데, 사위국이 있소? 그 당시에 숲속에서 돼지나 잡아다 먹고 나눠 먹는데 여기에 사위국이 어떻게 통하느냐? 정반왕(淨飯王)이라는 건 후세에 존대할 수 있으나 그 당시에 실제로 정반왕이냐? 가비라 산성은 있을 수 있으나 사위국도 있겠느냐? 그러니 그렇게만 서로, 동산당도 그건 알 거이니 나도 그렇다는 말이오" 그리고 사흘을 《금강경》을, 답답한 것만 묻고 갔는데 광복 후에 그 양반하고 나하고 친해질 길이 없이 유명을 달리하고 말았소.

석가모니 다음 佛은 十身毘盧遮那

그런데 고 뒤에 바로, 이청담(李靑潭)이 쫓아왔데. 그건 뭐이냐? 하동산 말 듣고 참으로 묘향산에 생불(生佛)이 있다는 게 참말이더라. 그건 부처더라. 석가모니하고 똑같은 부처가 왔더라.

그래서 내가 동산당 보고도 석가모니는 열두 자라. 나하고 키가 두 길이 넘고 육신은 천 근 거구라. 천 근 나가는 거구인데. 나보다 10배나 중량이 나가고 힘은 몇십 만을 드는 장사라. 힘은 나보다 여러 백 배다. 나는 지금 죽어라고 써도 2백 근 이상은 못 들어. 그런데 그는 수십만 근을 드는 장사라. 그런 힘은 여러 백 배고 그런데 그가 지혜가 나보다 못하다고 해선 말이 안 돼.

나는 모든 게 조무래기고 지혜는 그보다 내가 앞서도 못하다고 하는 것이 후배의 도리다. 내가 아무리 천고의 전무후무한 인간이라도 나는 후배다. 후배의 겸양지덕(謙讓之德)을 떠나도 그 양반보다 내가 못한 증거는 여러 가지 있다. 키도 작고 중량도 너무 모자라고, 힘도 너무 모자라고. 그런데 지혜만 앞섰다? 그걸 내놓을 수 있겠느냐? 그래서 내 세상은 석가모니 앞에 내놓을 건 없다.

그래서 나는 그 양반을 위해서 천고의 창조자이며, 이번 12만9,600년 1겁의 주인공이다. 그런 세존이신데 다음 겁은 또 딴 사람이 있다. 십신비로자나(十身毘盧遮那)라는 불(佛)이 나온다. 그러니 이번 겁에는 석가모니, 다음엔 비로자나라, 이런데. 그땐 미륵도 아니다. 비로자나다. 그런 이야기를 하고서 사흘 만에 헤어졌어요.

그래서 나는 오늘까지 생존해 계셨다면 참 나하고 떠날 수 없는 고마운 분인데. 그도 내가 인덕이 없어 그런가? 그가 생존해 계시면 이청담은 좀 멀쑥해서 싱거워. 그래서 그 이청담 신세도 내가 지겠지만, 그렇게 또 신세질라고도 안 했어요. 그런데 동산당은 생존했다면, 내가 어려운 일이 있으면 조금 오시오 할 수도 있어요. 내 말을 듣지 않으면 서로 의리에 벗어나는 일이니까. 그랬는데 그 양반은 나이 나보다 많으니까 먼저 가버리고 그 아들은 지금 종로의 약국에 있슴든다[있습니다].

그래 그 아들 만나 가지고 "춘부장하고 나하고는 알지만 이젠 서로 유명이 달라. 그렇지만 자네하곤 나하고 친해질 사람은 못 돼. 그저 약장사나 하게" 이러고 다시는 대면 안 해요.

纖維分, 땅속의 휘발유 기운 흡수

그러니 내가 이 세상에서 곁이 있어야 될 때도 있는데 곁이 없어 항시 비참한 고객(孤客)이야. 외롭게 살다 가는 손님이야. 그러니 이 고적하다가 가는 인간이라면 참 나를 진정으로 생각하는 하동산이 왜 먼저 갔나? 나이 많아 먼저 가지만, 그가 백세장수하면 광복 후에 나하고 친하게 보낼 수 있는데 그것도 안 되더라 이거야.

그래서 인간의 인연은 억지로 못 하는 거. 또 만능의 인간이 될 수도 없고. 전무후무한 각자라는 말은 할 수 있는데, 만능의 인간이라는 말은 도시 어느 정도까지 어불성설이야. 그래서 내가 일부를 적어 가지고 오는 건 너무 잊어버리니까 할 이야기가 수북한데.

그 모든 섬유질에 대해서도 그렇지만은 섬유질만 아니고, 섬유수(纖維

水)도 그래요. 섬유수라는 게 선혈(鮮血)하고 섬유분하고 모든 별개 문제로 나갈 적에는 상당히 비밀이 많아요. 그런데 그 섬유분(纖維分)이라 그거이 영지선분자하고 섬유분의 차이는, 섬유분이란 자체는 별거 아니고 이 풀뿌리가 눈에 보이지 않는 뿌럭지가 있는데 땅속에서 휘발유 기운이 지나가는 걸 그걸 흡수할 수 있는 능력을 가지고 있어. 그거 이름이 섬유분이야.

그 능력을 가지고 있는데, 그놈이 그 기름 기운을 흡수해 가지고 수분에다 함유시키면 그 몸떼기[몸뚱이]에 올라가요. 뿌리고, 나무고, 몸떼기에 올라가는데, 그러면 그 속에 섬유분의 역할이 뭐이냐? 그 휘발유에서 오는 휘발성이 강한 지름도 있겠지마는 그것 말고 꿀이 있어요. 꿀이라는 건 밀(蜜)인데 그 꽃이 피게 되면 화방(花房)에 밀방(蜜房)이 있어요. 거기에 있는 꿀은 과일이 익으면 과일에 가서 황색으로 변한다. 꿀은 토미(土味)인데 토미 왈(曰) 감(甘)인데, 그래 땅색으로 황색으로 변하는데, 그 역할을 충분히 맡아 가지고 하고 있는 일꾼은 섬유분이라.

모든 생물세계에 섬유분이라는 건 빼놓을 수 없어요. 그게 토성분자 세계에서 섬유분이 따로 있고 섬유분의 역할이 완전한 건 아니고, 건 영지선분자하고 직결되어 있어요. 그래서 그런 세계가 우리는, 인간으로서는 도저히 상상을 못 할 힘이 있고 역할이 있어요.

그래서 그런 섬유분에 대해서 그렇고, 장격막에 대해서도 아까 이야기한 거고 영지선에 대해서도 약간은 이야기를 했고 그 장격막은 유질성(油質性) 장격막인데 그 지름과 지름의 바탕질과 그놈이 성(性)을 얻을 적에는 장격막으로 화(化)한다.

그래서 유질성 장격막, 그래 장격막에서 흡수하는 모든 분자는 뭐이냐? 적색분자. 적색분자를 흡수하게 되면 온도가 37°에서 올라가지, 내려가지 않아요. 적색분자는 불에서 나온 화색(火色)이라. 그런데 그렇게 되게 되면 장격막은 장에 대한 온도를 자꾸 높여주니까 장에서는 모든 소화력이 앞서고, 그래서 건강은 확실하다.

백반에 있는 힘, 암세포 녹이는 선봉장

그런데 그 장격막의 섬유분은 어찌해야 되느냐? 그건 사람은 먹는 것이 지름인데 그 지름을 중화시키는데 최종 역할 뭐이냐? 죽염(竹鹽)이라는 소금도 있겠지마는, 거기에서 수분이 막(膜)을 이룰 때에는 응지선분자가 수분하고 합류해요. 그 막을 이룰 때에는 불순물이 생겨 가지고 결국 암(癌)이 들어온다? 암이 들어오면 암을 퇴치하는 데 가장 선봉에 세울 건 누구냐? 죽염이고.

거기에 부원수(副元帥)가 따라야 되는데 그건 누구냐? 부원수는 백반을, 오골계라고 있는데, 백색 오골계가 있어요. 재색, 살이 재색인 오골계가 있는데, 그놈은 솔밭에서 지네고 솔씨고 먹어놓으면 그놈이 산에서 돌멩이를 먹되 계란 깝데기에 가장 신비스런 돌멩이를 먹어요. 그래 가지고 그 계란 흰자위가 가장 신비해요.

그런데 백색 오골계가 아니면 흑색도, 흑색은 지금 많이 있어요. 상당히 신비해요. 그러면 백반(白礬)을, 그것도 명반(明礬)이지. 좋은 백반을 24시간을 구워 가지고 안팎을 깨끗이 구워서 재가 된 후에 뽛아서는[빻아서는] 그 백색 오골계에다가 흰자위 가지고 반죽하는데, 그 백반이 가상 한 근이면 600g인데, 오골계 흰자위는 13마리분이래야 돼요. 계란 13개, 그 흰자위를 가지고 반죽하면, 좋은 명반하고 하면 낮에 햇빛에 놓고 반죽하면, 좀 큰 세숫대야만 한 그릇에다 반죽하면, 한 여러 근 되겠지, 백반(註)이. 그러면 그 중심부에서 파란 가스불이 올라가요.

그러고 난 연후에는 그 백반에 있는 힘이 상당히 부원수 재목은 돼요. 죽염은 선봉장(先鋒將). 그건 부원수 재목. 그다음에 녹반(綠礬)이라고 있어요. 새파란. 녹반을 가지고 백색 오골계, 흑색 오골계도 산에서 솔씨

주워 먹은 건 돼요.

그러면 그놈의 흰자위로 반죽을 해 가지고, 거기서 열(熱)이 어느 정도 나느냐? 이 백색 백반은 그 열이 가상 1,000도에 달한다면 500도밖엔 안 되고 그 녹반은 가장 좋은 명반인 녹반을 구해 가지고 하면 1,000도 고열에 올라가요. 그래서 가스불이 아주 낮에 햇볕에 놓이면 기막히게 올라가요. 그러면 얼마나 거게 백금 기운이 무섭게 들어 있느냐 하는 걸 알 수 있어요.

그러면 그건 암을 고치는 데 선봉인데, 그걸 처음에 죽염에다가 아주 적은, 콩알보다도 적은 양을 죽염 한 숟가락에 타야지, 약간만 많아도 그놈은 강도가 최고에 무서운 강한 힘이 있어요. 그래서 그놈이 들어가서 암세포를 녹이는데 썩은 피와 썩은 살을 귀신과 똑같이 긁어내요.

귀신이 긁어내는 것도 아프지 않게 긁겠지마는 그런 성한 피는 다치지 않고 성한 살은 다치지 않고, 썩은 살하고 썩은 피만 모아 낸다. 이건 암 속에 있는 치료법에는 귀신이 녹반, 최고의 좋은 명반으로 백색 오골계 가지고 만든 그것이 최고요.

萬能의 인간이나 全能은 이룰 수 없어

그다음에 원래 계란이 귀해서, 촌에서 놓아 먹인 비슷한 토종계란. 그렇지 않으면 새카만 오골계. 이것도 좋으나 토종계란도 좋아요. 그것도 무서운 고열에 1,000도 고열엔 못 가도, 500도 이상 고열엔 올라요. 거기에 참새 같은 거 놓으면 금방 익어버리고, 계란 같은 거 놓으면 금방 익어버려요.

그런데 그놈의 역할은 조금 약한데다가 약간 아프다고 해요. 그건 난 많은, 평생 실험인데, 철부지 애들 시켜도 하고 이런데, 조금 아프다고 합디다. 그건 사실이야. 그 모든 세포를 녹여 나올 적에 새살에도 강한 기운이 미쳐서 새살에 아픈 감각이 통해.

그래서 암에는 신비이고, 또 모든 불치병에는 신비의 약인데, 이런 신비약은 내가 세상에 나와 가지고 어려서 오늘을 보기 때문에 오늘의 생명을 구하는 덴 우선 우리나라 같은 보고(寶庫)에서 그런 인간이 안 나왔다? 건 세계 웃음거리야. 한국이 천하의 보고라. 감로수가 있다고 해놓고 만고의 전무후무한 각자(覺者)가 없다? 그건 이야기 안 돼.

그래서 나는 어려서 백반 실험을 하고, 그땐 많아요. 백색 오골계가 많아요. 그래서 마음 놓고 실험하는데 지금은 전연 귀해. 그렇다고 해서 나는, 거지가 날 보고 못산다고 웃는 사람이 그런 걸 보존할 힘이 내겐 없어요. 그래서 나는 모든 체념하고 다 없어지고 생명을 못 구해도 내 힘으로는 안 된다는 걸, 아까도 전지전능, 전능이라는 건 없고 만능이라는 것도 없다고 했지. 그래 전능의 인간이나 만능의 인간이 없다는 게 그거요.

왜 앞으로 이 세상에 그렇게 생명이 귀한데 그 생명을 죽일 독성이 나오는데 거기에 대한 대비책을 토종오이 하나 남겨놓지 못하느냐? 홍화씨 하나 토종을 남겨놓지 못하느냐? 나를 도와줄 사람은 하나도 없고, 광복 후에도 동산당이 생존했으면 나를 안 돕겠느냐? 어떤 불제자(佛弟子)의 힘을 빌려서라도 도와줄 거다.

그러면 이런 분이 나를 돕지 못하고 먼저 가는 건, 내겐 이런 인덕(人德)이 없으니까 단념해라. 그건 난 자포자기. 하고 싶어 하는 게 아니야. 나를 도와줄 수 있는 양반들이 못 돕고 간다? 그러니 앞에 내가 닥치는 것도 내 힘으로 개척하느냐? 어렵다. 그러면 모든 학설이나 이런 것도 녹음을 복사해 가지고 많은 사람이 청취한 후에 힘이 하나하나 생긴다면 이런 데서 모르게 도움이 생기리라고 나는 생각해요.

그러나 직접 도와줄 양반은 저세상에 가서 나를 돕지 않아요. 그럴 분은 다 갔어요. 그리고 살아 있는 분 중에도 몰라 그러지, 알게 되면 도울 텐데 도와줄 수가 없다. 왜 없느냐? 토종 백색 오골계는 어떻게 구할 수도 있고 하겠으나 토종닭도 구할 수 있겠으나 토종오이는 완전히 없어요.
또 토종홍화씨가 완전히 없어요. 그리고 토종돼지도 완전히 없어요. 산돼지 갖다 기르는 수밖에 없어요. 산돼지를 기르면 그 손자 때에는 토종이 될 겁니다. 그래서 지금 산삼(山蔘)이 토종 없어요. 내가 산삼을 아는 사람인데, 묘향산, 백두산에 살며 산삼을 모를까?

토종오리 – 유황독을 견뎌내는 힘 간직

완전히 신라 때부터 내려오는 상고의 자생종은 없어요. 중간에 할아버지들이 씨를 갖다버려서 그놈이 새끼 친 후손은 있어도, 완전히 자연생은 지금 보기 드물어요. 그 산삼도 그렇고. 또 토종오이 같은 신비한 약물도 토종홍화씨도 그렇거니와 그게 모두 귀하고. 지금 내가 토종오리는 더러 있다고 해요.

그러면 토종오리를 구해 가지고 많은 사람이 번식하면 그건 번식이 될 거요. 그래서 번식하면 그놈은 그 유황(硫黃) 좋은 걸 멕이면 유황독을 견뎌내는 데는 그놈이 제일 나아요. 6개월을 멕여 가지고 산후풍(産後風)으로 죽어가는 부인들이 그 한 마리 잡아먹어 보지, 얼마나 신비한가. 그런데 거기도 O형은 효과가 더디고 A형도 효과가 더디고, AB하고 B형은 참으로 신비약이 돼요.

그리고 참옻이라고 있는데 그 이제 토종오리에다 약 멕일 수 없다면 개량오리에 멕여도 산후풍이나 관절염, 신경통 이런 데는 참으로 신통한 약이오. 그리고 내가 볼 적에 토종오리에다가 할 수 있으면 해야 되고, 또 닭에다가 좋은 약 멕이는 거. 그거 독사구더기지? 그것도 진짜 O형은 효과가 잘 안 나요. 또 진짜 A형도 효과가 잘 안 나고. AB하고 B형 약이라.

그러면 이 유황이라는 건 O형은 아주 반대물이오. 부자 한가지로. O형을 내가 소음인(少陰人)이라고 하는 사람들 보고 "너 죽을라고 환장한 놈들이니라" 그러고 말지, 이런데. 그 증거는 뭐냐? O형은 만(萬) 사람을 뜸자리를 잡아주어도 부작용이 와요. "너는 절대 부작용이 오니 이렇게 될 적엔 머리가 아프거나 숨차거나 손발이 저리거나 그럼 얼른 중단해라. 그러지 않으면 너는 큰 욕 본다." 그런데도 말 안 듣고 경험하기 위해서 큰 욕을 보는 사람 중에 진짜 O형은, 석고(石膏) 한 냥에다가 생강 한 냥 반, 원감초 한 냥 반 두고 고아 먹는 걸 일 년 반을 먹고 깨끗이 나은 사람도 있어요. 그 외 유사 O형은 한 달만 먹어도 싹 낫고, 사흘만 먹어도 싹 나아요.

O형은 화장부(火臟腑)라, 화장부는 소양(少陽)에 가찹다[가깝다]. 그 속에는 진소양인(眞少陽人)이 있어요. 그래서 O형은 화장부라는 증거를 뜸을 가지고 수만 명을 경험해서 완전무결한데, 이 철없는 책이나 좀 본 사람들은 O형이 소음인이 분명하니라? "너 사람 죽이기 똑 알맞겠다. 거기에 O형은 진짜 소양인이 더러 있는데, 그런 사람 너 초오(草烏)나 그런 걸 맥여봐라, 즉사하지 않나."

그런 예가 한두 번이 아니고 또 옻나무 껍데기가 상당히 그게 암(癌)에 좋은데, A형하고 O형은 안 맞아요. 이런데. 옻나무 껍데기 가지고 오리나 닭에다가 넣어서 고아 먹고서, 염소도 고아 먹어요. 개도 그러고. 고아 먹고서 피주사를 맞으면 그 혈관의 피가 심장부를 돌아 들어가는 팔에다 놓으면, 심장부로 돌아 들어가는 시간이 다섯 시간 반이라는 증거가 뭐냐? 심장에 그 피가 들어서는 시간에 판막이 정지돼요. 깔딱하고 끝나요. 그러면 백에 하나 안 죽느냐? 촌(村)에서 모르고 옻닭을 먹은 부모에게 자식들이 효도한다고 피주사를 놓아드리면 집에 가기 전에 죽어. 그런 사람을 내 생전에 여럿을 보고 나는 절대 안 된다 하는 것을 알지만, 아직도 우리나라에는 모르는 사람이 너무 많아.

독사한테 물린 거, 내 신세 많이 진 사람은 절대 내 말을 믿으니까. 마른 명태 동해산이 있어요. 막대기처럼 삐쩍 마른 거. 그런 걸 몇 마리 고아서 삶아 먹으면 금방 싹 풀리는데, 그런 소리를 하게 되면 욕을 합니다. 진주 경상대학병원에 갔는데 결국에 죽게 됐다. "오늘을 못 넘기니 죽게 됐으니 빨리 나가라" 그러니 철없는 앤데 그것도 대학을 나와 가지고. 명태 삶은 물 갖다주는 사람을 욕을 하며 집어 버립니다. 저희 외숙모가 갖다줬는데. 그런 놈이 죽는다는 소릴 들으니 박사가 죽는다고 하니 난 이제 끝났구나, 그러면 아무것도 모르는 외숙모 말을 한번 들어봐야겠다.

그래서 "빨리 고아다 주시오" 해서 고아다 주니, 병원에서 그것 먹고 눈이 보이지 않게 부었던 애가 눈도 보고 숨도 덜 차고 완전히 살맛이 난다. 그땐 또 원망이 뭐이냐? "외숙모는 이렇게 알면서 우리가 소 팔고 땅 팔아서 병원에 와서 종말은 죽게 됐으니 외숙모도 참말로 나쁘오. 꼭 아는 사람이 왜 이렇게 맥을 못 추느냐? 나를 붙들고래도 이걸 먹였으면 집에서 깨끗이 나았을 것 아니냐." 또 고쳐놓으면 고쳐놓으니까 욕한다 이거야. 외숙모 날 보고 원망해. "고쳐놓고 또 욕먹었어요."

처음에 고치기 전에 갔다가 혼나고 마호병[보온병]에다가 넣어다 주었는데 돌벽에다 마호병을 내쳐놓아서[내던져서] 병만 깨져버렸다 이거라. 그런데 그 이후에 갖다주니까 또 그 이후에 욕한다 이거야.

내게서 배운 박사들 국외로 보내는 까닭

그래서 내가 그런 사람들 보고, 그 사람들은 나를 아버지라고 해요. "너가 미련하니라. 한국 사람은 물에 빠져 죽을 적에 건져줘 봐라. 후환이 따르니라. 죽게 가만뒀으면 아무 걱정 없지 않으냐? 한국 사람 죽는 건 가만두면 걱정 없고 살려놓으면 그런 후환이 따르게 돼 있니라." 내가 답답해서 그런 소리까지 해줘요, 해주는데.

그런 명태 같은 것도 하찮아도 이 연탄독에 죽을 적에 그렇게 신비해. 그런데 왜 오늘까지도 광복 후에, 부산에서 내가 연탄독에 죽는 걸 내 손으로 끓여다가, 서내과(徐內科)라고 나하고 친한 친구의 병원에서 죽는다고 해 내가 가져가서 그 자리에서 입 벌리고 주전자의 물을 부어주면 거기서 내가 쉬어가면서 반 주전자를 멕였더니 깨끗이 피어나요.

그래 살렸는데 그래서 그 서 박사가 내 말이라면 쥐를 새라 해도 듣는데, 또 이 친구는 서울 올라가서 수복 후에 바로 죽데. 그러니 내가 경험해서 살려놓은 박사들은 나를 도와줄 수 없이 내가 외국으로 보내고, 그러지 않으면 죽고 이렇게 된다? 그래서 나는 인덕이 없다는 자신을 가지기 때문에 외국으로 보내요.

내게서 배운 사람들 중에 외국에 안 가고 서울에 있다가 몇 해 전에 당한 사람도 있어요. 고소당해 가지고 고생도 했지. 그러나 유명한 박사니까 함부로 못 하나 내게서 배운 순 한약으로 난치병을 고친다? 그 사람들은 한약의 신비를 알기 때문에 양약은 근처에 갖다놓지를 않아. 그렇게 되니까 의사협회에서 가만히 있느냐 이거라. 그게 현실이오.

그래 의사협회에서 가만두지 않으면 그 사람은 여기선 캐나다나 미국 가면 얼마든지 행세하고 잘살 수 있는데, 그런 재주를 배워 가지고 왜 못 사느냐? 이 적십자병원에서 다리를 잘라내고서 골수암을 수술을 했는데, 그 뼈를 잘라낸 살을 꿰맨 것이 회복되기 전에 이 사람은 골수암이 또 재발한다. 그럼 다신 수술할 수 없이 뼈를 잘라냈는데 어떡하느냐?

그래서 그 부모들은 내게 달려와서 울고불고 살려달라는 거라. 그래서 내가 그건 우스운 이야기야. 아무것도 아닌 거라. 우리나라에 포공영(蒲公英)이란 건 짜기만 해요. 그런 풀 있어요. 민들레. 나물 해먹는. 그 포공영, 금은화(金銀花) 또 느릅나무 있어요. 느릅나무 껍데기 유근피(榆根皮), 이런 거 몇 가지 가져가서 푹 삶아서 오리 두 마리에 요걸 넣고 삶아 멕여라.

오리 두 마리에다 그거 서 근 반씩 넣었어요. 그래 푹 삶아다가 마호병에 넣고 가서 적십자병원에서 멕이는데 얼마간 멕이니까 골수암이 나아

가지고 고름이 안 나오고 회복이 된다? 회복이 다 된 후에 한 달도 안 됐는데 사진을 찍어보니 뼈가 완전히 쇠같이 굳어졌더라 이거야. 그 뼈는 더 야물다. 그래서 "누가 이걸 일러주어 가지고 썼느냐" 그래서 그 주치의도 박사인데 쫓아와서 "선생님, 제 재간으로는 많은 수술을 하고 한 사람도 완치시킨 적은 없습니다. 암(癌)에 있어서 골수암이고 무슨 암이고 수술해 완치시켜서 영원히 회복된 사람은 못 봤소" 이거라. "꼭 저를 좀 구해주시오." "어떻게 하면 구하느냐?" "이런 비밀을, 암을 고치는 거 몇 가지만 일러주시오. 저는 그러면 이 세상에서 성공할 것입니다." "죽을 거다. 너는 죽을 도를 닦는다." "아, 그게 무슨 말씀이오?"

"너 죽을려고 환장한 놈이다. 대한민국에서 암을 잘 고쳐? 그럼 너 하나만 살고 다른 의사들은 다 죽어야 되겠니?" "그럼 넌 어느 시간에 죽이든지 누가 죽일 거다. 근데 왜 죽을 짓 하느냐?" "그러면 일러주면 안 됩니까?" "안 되지, 죽으니까. 그렇게 안 해도 월급을 지금 한 달에 너는 과장이며 수술에 전문가니까, 외과 과장이니까, 넌 한 달에 월급을 600만 원 이상 받으니 얼마나 행복한 세상을 살고 있느냐? 죽을 짓은 하지 말아라."

"그렇지만 의사가 되어 가지고 병을 못 고치는 의사 노릇 할 수 있습니까? 도와주시오." "허, 그놈 비위짝 좋다. 그러면 이 뼈를 잘라 던지고, 다시 회복시키는 이것뿐이냐? 그럼 무엇무엇 배워 달라느냐?" "골수암도 그렇지만 우선 유방암 하나도 내가 수술해서 고치지 못합니다."

"그리고 또 무어냐?" "뇌암이 난 세상에 최고 어려운 줄 압니다." "에이 천치 같은 놈, 그저 세상에 쉬운 것만 힘들어? 너는 모르니 그런다. 무당이 애들이 감기 걸려도 못 고치면 세상에 고치기 힘든 건 감기라고 할 거다. 에이, 이 천치 같은 놈, 그러나 내 말을 들으면 일러주마. 너 캐나다에 가겠느냐, 미국 가겠느냐? 갈 자신이 있느냐?"

"선생님이 가라면 가겠습니다." "그래 좋다." 그래서 그 사람 지금 캐나다 가서 뼈가 부서진 것도 살 속에서 그 가루를 모아서 회복시켜 주는 법을 알고, 잘라 던진 뼈를 절로 자라 나와서 회복되는 법도 알고, 뇌암·유방암·자궁암은 귀신같이 잘 고치고 직장암·대장암·소장암도 그러고. 그것만 일러주었어. 그것만 가지면 자기 평생엔 지구에선 불행은 없을 게다. 그리고 지금 캐나다 갔어요.

그런데 모르게 모르게 세상에 전파해야지, 갑자기 실력을 다 내놓으면 어떤 우환이 네게 와도 올 거다. 그러니 그건 가장 주의해라. 그런 말을 한 일이 있어요. 그래서 내게서 배우는 사람이 의심을 가지는 건, "넌 여기 살지 말아라" "선생님은 왜 여기 살으시오?" "나는 책을 써 가지고, 후세에 전할 사람이지, 행복하게 살 사람은 못 된다. 나는 가장 비참하게 살다 가는 인간인데 누가 해칠 수도 없을 게다. 해쳐봐야 이 엉터리 법에서 날 해치겠지. 그러면 죽이진 않을 게다. 엉터리 법이 날 해치는 데야 겁날 거 없지 않으냐? 강아지한테 물려서는 죽지 않느니라. 미친 개한테 물리면 죽느니라. 그래 걱정하지 말아라" 나는 그런 소리하고 오늘까지 살아요.

장격막에 온도 가해주는 신비의 靈灸法

내가 지금 단전호흡에 대해서도 그렇고, 단전호흡을 조식법(調息法)이라 하는데 그 조식법에 아직 한 가지도 내가 세상에 세밀한 말을 한 일 없어요. 그런데 세상에 오래도록 이야기한 건 영구법(靈灸法)이라는, 단전에 뜸 뜨는 이야기는 많이 했거든. 그러면 그건 상당히 세상 사람이 알고 있고, 단전에 뜨기 때문에 장격막에 대한 신비가, 그 온도가 격막 속으로 완전히 37도 7부(37.7도) 이상으로 강해진다?

[…눈가를 손수건으로 훔치며…] 모든 양반이 이해하리라고 생각해요. 그저 사람이 조금 늙어지면 등신인데 실례한다는 말도 잊어버리고 미안하다는 말도 잊어버리고 그럴 때가 있어요. 이렇게 알면 돼요. 이야기하

다가 눈이 아주 침침해 들어올 적에는 할 수 없어요.

그 뭐 미처 이야기하기 전에 얼른 수리하는 수밖에. 내게는 수리할 수 있는 기술자가 손이니까. 그러니 수리할 수 있는 기술자가 있는데 안 해서야 되겠어요? 단전구법(丹田灸法)은 이야기한 거. 많은 이야길 했는데, 거 장격막에 온도 가해주는 신비, 적혈·백혈을 조성하는 데 신비, 다 있어요. 있고. 또 단전호흡이라. 여기 들어서 일절 말한 적이 없어요. 제대로 말한 적이 없어요.

三神이 맡아 하는 일은 영혼 인계

건 뭐이냐? 인간이 저세상에서 이 세상을 떠나올 적에 인간의 몸에서 영혼이 나오든지, 어떤 물체에서 영혼이 나오든지, 영혼이 나오는 덴, 대기하는 신이 있어요. 그건 누구냐? 삼신(三神). 삼신은 대기하고 있어요. 사자(使者)라고 하겠다?

그러면 대기하고 있는데, 그 신(神)이 인도해 가지고 조상신에 인계할 적에 조상이 음덕(陰德)을 많이 쌓은 조상신엔 전생에 복을 많이 지은 영혼이 인계된다. 그래서 인계받고 가는데, 그 인계받고 갈 적에 거기 뭐이 있느냐? 전생에 생전의 모든 장애물이 있다. 누구한테 원수진 일이 있다. 그럼 복지은 사람이라도 그 원수진 사람의 신(神)의 청을 들어야 돼요. 그건 뭐이냐? 삼신이 듣는다 이거야.

"저 사람한테 나는 과거에 이런 일을 당했으니, 이거 억울하니 이걸 원(怨)을 풀어줘야겠습니다." "그래 알았다. 저놈이 내생(來生)에 가서 그 집에 태어난 후에 몇 살에 이런 액운을 겪어서 혼침이 좀 날 거다." "형무소에도 가고, 병도 앓고, 그런 혼침을 줄 테니 그리 알고 가라."

그걸 맡아 가지고 와요. 그 삼신이 맡아 가지고 오는 거야. 그래 맡아 가지고 와서 조상신에 인계할 때에 그걸 조목조목 1차, 2차, 3차를 인계해 줘요. 그러면 아무리 복을 받고 와도 평생 질병으로 고생하는 사람, 평생 액운을 형무소에서 겪는 사람, 부자라고 해서 액운이 없는 건 아니야. 그거 다 있어요. 그럼 그거이 노상에서 우리는 지금 볼 적에, 하늘이니까 보이지 않지만, 신이 볼 적에 길가에서, 노상에서 부탁하는 걸 받아 주는 삼신이 있어요.

그래 그 부탁을 받아 가지고 조상신에 세밀한 내용을 밝혀주는 거. 그래 밝혀주면 조상신이 그걸 받아 가지고 당신이 음덕을 한 음덕 속에 그만한 복수를 갚아야 될 기회를 만들어줘. 그럼 어머니 배 속에 들어갈 적에 조상 영혼이 어머니한테 인계해 준다.

그 어머니는 몰라. 어머니는 모르는데, 어머니한테도 혼(魂)은 있어. 영(靈)과 혼은 있어. 어머니 영혼이 그 신을 인계받아 가지고 자궁에 들어갈 적에 어머니 영혼하고 할아버지 영혼이 주고받는 말은 거기에 들어간 영혼만이 알아. 그 인계받아 가지고 어머니 배 속으로 들어가는 영혼은 어머니하고 할아버지하고 주고받는 말을 안다. 그러고 들어갔는데 그놈이 들어가서 그 들어갈 적에, 어머니 그건 아는 거지만 극비(極祕)야.

인간 臟腑 생성의 비밀

극비 속에 들어가서 어머니 피를 모르게 모르게 역사하는데 그것도 어머니 신(神)하고 합류해야 돼요. 어머니 신하고 합류하지 않으면 그 피는 흘러내리고 말아요. 그래 합류해 가지고 그 피를 모아 가지고 피가 몇 킬로 되니 이 피 가지곤 육신이 이루어질 수 있다. 기초는 되거든.

기초가 되면 그땐 완전히 사람을 만들라면 장부가 있어야 되니까, 그만 배꼽줄이 단전에서 시작해. 단전에 배꼽줄이 시작되면 배꼽은 배꼽에 와서 올라오는 거. 밖으로 나오는 거. 뿌럭지는 단전이야.

그래 밖에 나와서 어머니 숨 쉬는 데서 오색소(五色素)가 있는데, 거기에 흑색소(黑色素)에서, 그 영지선분자가 흑색소에서 분자세계를 이루는 거라. 그러면 흑색속에서, 영지선분자가 거기서 흑색소를 가지고 흑색분자를 조성하면 그것이 콩팥이 되고 오줌통이 된다. 그래서 콩팥·오줌통을 윤곽을 이뤄놓고, 그땐 수생목(水生木)의 원리로 청색소(青色素)를 또 흡수한다. 그럼 청색소를 흡수하면 영지선분자가 그 청색소를 청색분자로 화(化)해 가지고 간(肝)이 된다.

또 목생화(木生火)의 원리로 적색분자가, 그 영지선분자의 힘으로 적색분자가 생겨 가지고 간이 된 후에는 목생화로 또 적색분자가 심장(心臟)·소장(小腸), 그다음에 심포락(心包絡)·명문(命門)·삼초(三焦) 이걸 만들어놓는다 이거야. 그걸 만들어놓곤 그다음에는 황색소(黃色素), 화생토(火生土)의 원리로 황색소를 가지고 또 황색분자를 조성해 가지고, 거 화(化)하는 건 영지선분자니까. 그래 화해 가지고 비(脾)와 위(胃)를 맨들고, 그땐 토생금(土生金)의 원리로 백색분자를 가지고, 또 영지선분자의 힘으로 백색 분자세계가 폐(肺)와 대장(大腸)을 맨든다 이거라.

그러면 폐·대장을 만들었으니 그땐 장부(臟腑)가 다 이뤄졌다. 고걸 만드는데 일하고 있는 호흡법이 뭐이냐? 고걸 가지고 귀신 '신'(神)자 신식(神息), 영혼으로 숨 쉬는 거. 또 애기 '태'(胎)자 태식. 그다음에 고를 '조'(調)자 조식법(調息法)이라.

氣息法 – 단전호흡의 원리

이래 가지고 오장부(五臟腑)가 다 된 후에 여기서 무에 돼야 하느냐? 배설물이 생긴다 이거야. 오줌을 누어야겠는데 변소가 없다 그거야. 거기서 변소가 없으니 천상 변소가 있는 세계로 나와야 된다. 그게 인간세계로 나오는 인간이 다 된 걸 말하는 거야. 인간이 다 되면 배 속에선 못 살아요. 인간세계에 인간 노릇 해야 돼.

그래 인간 노릇 하는 게 뭐이냐? 배 밖에 나오는 거라. 금방 나와서 숨 쉬는 걸, 그걸 보고 단전호흡(丹田呼吸). 단전호흡이라는 건 기운 '기'(氣) 자 기식법(氣息法)인데, 그걸 거북 '구'(龜)자 구식법(龜息法)이라고 하고 그게 단전호흡이라. 단전호흡인데. 거기에 대한 귀신의 비밀을 세밀히 알고 책으로 쓴 건 난 본 일이 없어.

그 귀신의 세계에서 영지선분자 세계의 그 색소분자 가지고 장부 만들고, 장부 만든 후에 폐·대장이 된 연후에는 오줌까지 이뤄지게 된다 하는 거. 그러면 배 안의 똥은 금방 안 나가지만 오줌은 금방 나가요. 나오면 바로 오줌 누게 되어 있어요. 그러니 이 세상을 말해서 단전호흡이라. 그러면 단전호흡이란 자체가 영혼이 숨 쉬는 거. 또 신(神)이 숨 쉬는 거. 그건 그 속에 모조리 들어 있어요. 그래 가지고 마지막으로 태(胎)에서 태식법(胎息法)이다 조식법이다 끝나는데.

그러면 이 세상을 세밀하게 파헤쳐 가지고 단전호흡법을 가르치면 하자가 없어요. 누구도 고생을 안 해요. 고생을 안 하고, 코로 숨 쉴 때 가상 O형은 적색분자의 결함이 들어오면 안 돼. O형이 적색분자의 하자가 있으면 절대 아랫배에 냉적(冷積)이 생기고 또 혈적(血積)이 생겨. 그러면 냉적이나 혈적이 생기면 어떻게 되느냐?

단전에 도태(道胎)가 이뤄진 게 아니라 적병(積病)으로 죽어버리니 그건 잘못되는 거고. 숨을 너무 오래 참고 있으면 부패물을, 그 더러운 공기를 배 속에서 가스인데, 가스 속에 있는 독성(毒性)을 배 속에 오래 두게 되면 그 창자는 어찌되느냐?

자연히 부패할 수밖에. 완전히 부패되면 어쩌느냐? 완전히 부패되면 가야 된다 이거야. 수술할 수도 없다. 그전에 삼각산 무문관에서 젊은 사람 세 사람이 죽은 게 그거라. 아무리 나를 찾아와도 이미 한 시간 반 쉬는 사람이 하나 있고 두 시간 쉬는 사람이 있고 세 시간 쉬는 사람이 있는데, 세 시간을 쉬는 사람은 뼛속의 골수까지 다 썩었는데 다시 그걸 이야기할 방법도 없고 나가서 연명시킬 방법도 없어. 빨리 병원에 가보라 해서 병원에 가서 째보니까 없더라 그거야. 다 썩어버리고.

그래 세 사람 다 끝났는데. 무문관에서 죽은 그 세 사람은 말짝[멀쩡한] 젊은 사람이야. 젊은 승려야. 이러니, 이걸 일러준 사람도 잘못이거니와 또 그렇다고 그대로 죽는 사람들도 잘못이고 빨리 뛰어나와서 우선 고치고 봐야 하는데 그걸 끝장 마무리 짓고 죽는 건 내생(來生) 길도 안 돼. 내생 길도 열지 못하고 죽는 거라.

영지선분자는 종말에 舍利로 化해

그러니 그 단전호흡의 하자라는 건 지금 그 법을 모르고 하기 때문에 그게 하자가 생기는 거라. 그러면 각자(覺者) 앞에 와서 완전무결하게 그 신의 비밀을 알고 가서 책을 쓰면 그런 책이 나오지 않아요. 전연 모르고 쓰는 책 속엔 귀중한 생명을 왜 병들게 하고 죽게 하느냐? 난 그런 걸 지금 욕하고 있는 거요. 치하하고 있는 거 아니에요.

그래서 단전호흡법에, 여기에서도 토성분자 세계의 영지선분자가 화(化)해 가지고 종말엔 사리(舍利)가 이루어지느라. 사리 중에 어려운 거이 뭐냐? 나처럼 늙어서 댕길 수 없다고 고기를 자꾸 먹으면, 응지선분자의 해(害)를 받는 걸 알면서도 먹는 거라.

기운이 없으면 댕기지 못하고 살기 괴로우니까. 석가모니도 마지막에 기운을 못 차릴 땐 가끔 육식을 했기 때문에 하반신은 재가 더러 있어요. 전체적인 사린데, 그 양반은 육신 전체가 사리인데 육식을 했기 때문에 고깃국도 먹고 생고기도 먹고 해서 그 양반도 하반신엔 재가 있었느니라.

재 속에서 얻은 사리는 지구에 많이 퍼졌어요. 그렇지만 두상(頭上)에서 얻은 1만800이라는 완전한 야광주(夜光珠)는 우리 손에 오지 않아요. 그 지역에서도 다 분실되고 못 찾고 있는데, 흉부(胸部)에서 나온 중사리

3만2,400도 우리 손에는 오지 않아요. 하반신에서 이뤄진 8만6천몇백 개인가 그것만은 지금 아시아에도 퍼졌어요. 전부 전달이 되어 있어요.

그러니 어느 이야기고 이야기 끝에는 사리가 이뤄지는 건 완전하고, 뜸은 뜨게 되면 단전구법의 사리가 아니면 하나는 도태야. 도태가 이뤄지게 되면 결정체에서 불로장생술도 나오고 장수법도 나와. 그래서 그런 일이 이뤄지는 건 사실이오.

그리고 단전호흡이라는 자체에서 이뤄지는 건 세 가지로, 셋째 참선법(參禪法)이 있는데 그것이 뭐이냐? 앉아서 좌선(坐禪)하는데 가부좌(跏趺坐)는 하지 말아라. 그건 왜 그러냐? 석가모니 같은 몇십만 근 들고 다니는 천하장사의 하던 일은 우리 소근기(小根氣)는 따르면 안 돼. 가부좌를 하고 있다가 발끝에 피가 제대로 돌지 않으면, 발끝에서부터 염증(炎症)이 생기고 냉기(冷氣)가 강해져.

그건 내가 치밀히 머릿속에서 어려서 다 알고 있는 일인데, 그 기운이 없는 사람들이, 약질(弱質)이 가부좌하고 오래가면 종말에는 뭐이 오느냐? 하반신이 마비되는 시간이 오지 않으면 냉병으로 고생할 시간이 와. 그래서 가부좌를 하지 말아라. 평좌하라.

그리고 척추에 극도의 힘을 주라. 척추에 힘을 주게 되면 요추(腰椎)에도 힘이 가고 이제 항부(項部)에도 힘이 간다. 모가지에도. 그래 힘이 가면 갈비라는 거이 가장 귀중하다. 명골(命骨), 수골(壽骨)이다. 수명을 맡은 뼈며 또 장수를 맡은 뼈다. 왼쪽은 인간의 명(命)을 맡은 갈비뼈고 바른쪽은 인간의 수(壽)를, 장수를 맡은 뼈다. 이 뼈가, 갈비의 뼈가 척추에 붙어 있는데 척추가 화살같이 먹줄 치듯이 곧으면, 그 갈비뼈가 어려서 생길 때의 고 자리에 잘 들어가 물리면 중간에 염증도 투입되지 않고 침해하지 않고 수분도 침해하지 않으니, 이 사람은 골수염이나 골수암이나 척수암이 오게 되느냐? 안 온다 이거라.

그러면 갈비에서 모든 음식물을 흡수하는 대로 그 정(精)하고 기운을 받아 가지고 척추에 보내면, 척추에서 뇌(腦)로 보내고 뇌에서 전신 골수로 전달하는데, 이런 역할을 충분히 하게 해라 이거야.

그런 역할을 충분히 하게 하지 않고 꾸부정하게 앉아서 척추에 염증이 생기고 암이 생기고, 갈비에서 염증·암이 생기게 하면서 뇌암이나 뇌염이 안 오느냐? 뇌종양이 안 오느냐? 이런 건 도저히 공부가 아니라 육신이 녹아나는 망신지본(亡身之本)이라. 남한테 망신해[망신당해서] 망신이 아니고 내가 나를 죽이는 법이라.

燃指하고 뇌암으로 죽어가는 老長들

그래서 내가 연지(燃指)하는 이들 중에 옛적에 손가락 태운 이가 뇌암을 앓는데 내가 알고 있지만 나이 어려. 나이 어린 사람이 노장(老長)의 뇌암을 "영감, 손가락을 태워서 노장은 그렇게 죽는 겁니다" 할 수도 없고. 거 다 평생 공부했다고 하는 이들 앞에 아는 척하면 버릇없어 안 되고. 그래 재하자(在下者)는 유구무언(有口無言)이야. 죽는 걸 보고도 말은 안 해야 되니, 이게 뭐가 잘못된 거지.

그런데 광복 후에 내게 와서 "진찰이[진찰 결과] 뇌암이라고 하니 이젠 꼭 죽었습니다. 이젠 눈도 보이지 않습니다" "에이 멀쩡한 사람. 죽긴 왜 죽어? 단전에 떠봐. 손가락 태우는 그 정신이 단전에 뜸을 못 뜨겠느냐. 금방 깨끗해지니라. 단전에 뜸을 뜨게 되면 모든 골수에 들어가 스며 있는 화독(火毒)이 싹 풀리니라. 단전이라는 건 명문·삼초로 통하는 데니, 거 소장지모(小腸之募)다. 아 명문은, 신장심(神藏心) 명문이다. 그러니 뼛속으로 들어가서 뼛속에 있는 골수암도 싹 녹이고 뇌에 올라가서도 싹 녹여주니 넌 뇌암으로 죽을 리가 있느냐? 아무 소리 말고 가 해나 봐라" 그래 이 사람이 나으니까 그 이후에 딴 사람이 지금은 모두 절에 있지 않고 민간에 나온 사람도 많은데 경주 불국사 앞에 사는 사람들도 있어요.

그런데 그 사람도 와서 "아무는 뇌암으로 죽을 걸 선생님 때문에 살았다고 합디다" "그래 뭐냐?" "저도 뇌암으로 판정났어요" "그래, 그 사람처럼 단전에 떠봐. O형은 뇌암을 고칠 수 있느니만큼만 뜨고 더 뜨지 마. 심장의 화독으로 죽니라" 그렇게 일러주었더니 이 사람도 지금 경주에 사는데 건강해서 공부도 잘하고 아주 잘살고 있어요. 그런데 그런 사람 내가 많은 사람이오.

해인사에 그전에 주지로 있던 일타(日陀)라고 있는데 일타 상좌(上佐)가 몇이 손가락을 태우고 죽는다며 "우린 죽을 병이 왔어요" 해서 "단전에 떠봐. 죽고 사는 건 떠보면 아니라" 뜨고 나은 후에 와서 "우리 스승 일타 스님도 안 뜨려고 고집 부리는데 붙들고라도 뜨면 되지요?" "붙들고 떠줄 수 있으면 떠봐. 금방 낫니라" 그래서 내가 지금 중이 손가락을 태우고 뇌암에 걸린다, 그건 전혀 없을 거라고 난 봐요. 이제는 상당수가 나왔으니 서로 전파하는 건 쉬운 거니까. 그래서 그 세계를 깨끗이 구해놓으면 또 속세에도 깨끗이 구할 날이 오는데 승속을 따지면 승세계는 수가 적으니 빠르고 속세는 수가 많으니 더디다는 것뿐이야. 안 되는 건 아니야.

앞으론 초등학생들도 암을 고친다

그래 속세의 모든 어려운 병은 속세에 사는 사람들 자신들이 고치는 것도 당연하지만, 어린 것들이 먼저 알아야 돼. 국민학교 댕기는 애들 가르치면 금방 암(癌)을 잘 고쳐요. 국민학교 5학년, 6학년이면 저희 아버지, 어머니의 암을 고치는 덴 어렵지 않아요.

그러니 이 어린 세대를 가르쳐주면 요것들이 호기심으로, 이게 되느냐, 안 되느냐? 죽는 것도 죽어보다가 죽는 모양으로. 이건 죽는 건 아니야. 아버지, 어머니 고쳐보다가 못 고치면 암이라 어차피 죽는 거겠지만, 고치면 사는 건데. 만에 하나 죽는 법은 가르쳐주지 않아요. 암이라는 건, 어린 애기들을 일러주는 건 만능의 요법이라. 하면 돼요.

그래서 어린 것들 가르쳐 가지고 어린 세상을 키워줘야지, 다 커 가지고 박사쯤 되면 창피해서 그 어린애들이 고치는 그런 짓을 하긴 싫고. 병원에 앉아서도 그런 짓 하긴 싫고. 그저 좋은 약재나 가지고 할라 하니, 약재로 고치는 건 잘 고칠 수 있으나 돈을 안 들이고 고칠 수 있느냐?

어린 애기들 고치는 건 돈이 덜 들어요. 돈 덜 들이고 고칠 수 있는데. 이 어른들이 고치는 건 우선 눈앞의 돈 생각이 앞서. 돈을 벌면서 암을 고친다. 이거 좀 힘들어요. 생명을 위해서는 돈 생각을 안 하고, 어린 것들 돈 생각보담도 되느냐 안 되느냐? 아버지, 어머니 살리느냐, 죽이느냐? 그런 기로에서 호기심을 가지고 있는데, 어른들은 그게 아니고, 박사쯤 되면 우선 내게서 배운 박사는 상당수 있어도.

우선 이건 가족을 위해서도 그러고 자기 성공을 위해서도 그러고 돈을 머리에서 지울 수 없이 애쓰더라 이거야. 그래서 나는 지금 철부지를 배워주고 있어요. 점점 미련한 사람, 그런 사람은 우선 만능의 요법으로 암이 이렇게 잘 낫구나 하는 걸 이력(履歷)으로 얻어서 몇백 명 고친 후에는, 그다음에 자신감이 서 가지고 아주 힘든 것도 된다는 걸로, 그 사람들은 일편단심으로 암을 고칠 수 있다 이거야.

그래서 처녀애들 같은 거 암을 고쳐보고 경험이 있으면 만능의 요법이구나 하는 걸 알게 해주면 돼요. 내가 앞으로 세상을 구할라고 하는 건 만능의 요법을 가지고 구할라는 거지. 그래서 혹여 내게 귀에 직접 듣는 데도 그래요. "선생님은 전생(前生)에 약사여래(藥師如來) 분명해요. 천지간에 모르는 걸 약의 이야기를 하면 귀신(鬼神)이 와서 곡(哭)하니, 전생에 약사여래 아니고 그럴 리가 있습니까? 그런데 선생님은 전생에 관음불(觀音佛)이라고 하는데 관음불이 그렇게 약을 알고 병을 잘 고쳤어요?" 이거라.

어떤 聖者가 와도 손댈 것 없는 醫方

그럼 내가 웃어요. 생중생(生衆生)을 제도(濟度)하는데 성관음(聖觀音)인데, 생중생을 제도하는 성관음이 병도 못 고치는데 생중생 제도를 어떻게 하느냐? 미타(彌陀)는 사중생(死衆生) 제도를 하니까 극락교주(極樂敎主)라고 했지만 원통교주(圓通敎主)는 사바세계(裟婆世界)야.

사바세계를 구할라고 하면 우선 병마(病魔)를 멀리 시키지 않고 생중생 제도를 한다. 말이 되느냐? 이 산 사람부터 건강하게 할라면 약을 모르고 되겠느냐? 약사여래만이 꼭 약을 알게 되느냐? 그러나 나는 전생에 대각한 불(佛)이라. 약은 천상 별을 봐도 땅속에 무슨 약이 있는 걸 어려서 환히 알고 있었으니, 나는 인간에 자주 올 수 있는 인간은 아니다.

죽은 뒤에 내 기록을 보면 알 거 아니냐. 죽기 전에 써놓은 기록이 죽은 뒤에 다 열람해 보면 참으로 다시 오면 좋겠다 하는 생각 할 거다. 그렇지만 그런 인간도 다시 오느냐? 이 미개한 인간세계에서 얼마나 피가 마르는 비참한 세상을 살았는데 그 세상을 또 오겠느냐?

석가모니 붙들고 또 오라고 해봐야 고해중생(苦海衆生)이 얼마나 괴로운 걸 아는데 고해를 또 오겠느냐? 나도 이렇게 비참하게 살며 전하고 가는데 일해놓고 갔으면 끝났지 일꾼이 다시 오느냐?

나는 이번에 일을 다 하고 가는데. 만고성자(萬古聖者)의 미흡한 점을 하나 빼지 않고 다 하는데. 내가 공자님의 문학을 더 하진 않을 거지마는, 모든 우주의 비밀을 만고성자가 못 하고 간 것, 앞으로 성자가 와두 손댈 거 없이 싹 해놓고 갈 거다. 그런 말을 했어요.

나는 약사여래가 아니다 하는 말, 전생에 관음불이라는 건 모든 사람이 신의 현몽(現夢)을 받고 여러 사람에 석가모니가 와서 선생님은 대성관음불(大聖觀音佛)이라고 그 양반 만나면 너희 집에 하나도 어려운 역경이 없느니라. 그래서 그 시간을 일러주어서 와서 기둘리고 있어.

그러면 나는 현몽을 했을 거라는 생각으로 미리 다 처방을 써 가지고 가서, 나눠주고 얼른 가버려요. 그러면 그 사람들이 붙들고 좀 이야기하고 싶어서 아무리 애써도 내가 그때 형편은 그렇게 안되었어요. 어디 가서 뜨스한[따뜻한] 밥 맛있게 먹고 뜨스한 방에서 덥게 잘 사람이 못 되었어.

그래서 석가모니는 미개한 사람을 제도하느라고 풍찬노숙(風餐露宿)을 했지만, 나는 왜놈한테 쫓겨댕기며 풍찬노숙이라. 설법(說法)하고 댕긴 건 아니야. 그래서 내 세상에 가장 비참한 일이 계속했어요. 그런데 오늘은 좋은 승용차도 타고 댕기고 뜨스한 방에서 자고 그러니, 이제는 80 지나서는 그런 고생을 할래야 할 수도 없어요.

지금 이렇게 이야기하는 것도 저녁엔 아주 피곤해서 정신이 없이 쓰러져요. 그런데 어떻게 지금도 지게 질 힘이 있을까? 그러나 전생에 알고 온 비밀은 지금도 잊어버릴까 봐 늘 묵념하고 있듯이, 명상에 잠길 때가 있는 건 가장 귀한 비밀을 잊어버리면 이 중생제도에 얼마나 차질이 오느냐?

聖者가 자식을 위해 살 수는 없어

내가 가장 귀신이 무서워하는 비밀들, 하나래도 남겨놓고 가는 날이면, 이 많은 중생의 질고재앙(疾苦災殃)이 싹 물러가질 않아요. 그걸 다 물려 놓고 갈 수 있는 서적이나, 이 테이프 같은 거이 많이 간직돼 있으면 그걸 나는 바라고 있는 거요. 육신이 살아서 잘살고 있다. 나는 어려서부터 육신은 개값에 못 가도 나의 지혜(智慧)는 만고의 태양보다 밝은 광명(光明)을 전할 거다.

그건 어려서부터 알고 있는 거다. 그래서 어떤 때는 답답한 때가 정신이 혼미할 적엔 캄캄해. 거 환히 알고 있던 거이 싹 물러가. 그래서 사람은 석가모니도 늙어서 갈 적엔 할 수 없고, 공자도 늙어서 갈 적엔 글을 잊어버리고 더 전할 것 못 전해서 탄식하는 거 있는데, 나는 얼추 전할 거라고 생각했어. '유유창천(悠悠蒼天)아 갈기유극(曷其有極)가' 하는 말은 안 해요.

제갈량도 그런 소리는 했지만. 나는 아마 거진 전할 게요. 비밀이 수백 종에 빠지는 예는 있겠지만 그 수백 종이 없어도 수만 수천 종을 전하면, 사람 사는 데는 별 차질이 없으리라고 봐요. 그래서 나는 사람 세상을 위해서 내 일생을 바치는 거지, 내가 젊어서 쉰밥을 먹으면서 쫓겨댕길 적에 내가 독립운동한 건 아니야. 조상을 위해서 조상의 피를 더럽히지 않고, 조상의 정신을 세상에 흐려 놓지 않고 갈 사람이니까. 난 그런 데 정신을 더 쏟고 애국에 정신을 쓴 건 그 차이라.

그러나 나는 지금 집에다가 정신 쓰는 것보다 지구촌에 정신 쓰는 것이 전부라. 100%야. 그런데 하나 하자가 뭐이냐? 자식을 위해서 약간이라도 생각하고 있다. 그건 무언가 하자야. 그런 사람이 자식을 위했다는 건 없어요. 만고에 없는 짓을 내가 해요. 옛날에 석가모니가 처자를 위해서 했다는 이야긴 전해지지 않았어. 노자(老子)가 그렇고, 공자(孔子)가 그렇고. 이름난 이들은 처자를 위해서 일한 거 없어요.

그런데 나만은 후세에 욕될 일을 약간이라도 늙어 죽을 때 했어요. 조금씩이래도. 사람이 세상에 다 발 없는 말이 천 리를 가는데 비밀을 감추고 죽다니 말이 돼요? 난 비밀을 하늘에다가 죄를 사하는 게 아니라, 여러분 앞에 고백하고 가는 거라. 털끝만 한 죄 있으면 지었다고 해야지, 그 죄를 숨겨놓고 정치에도 하자 있듯이, 인간이 만고에 없는 비밀을 전하는데 비밀을 가지고 있으며 비밀을 전한다, 내가 내 비밀을 숨겨놓고 우주의 비밀을 털어놓는다? 그건 거짓말이야. 내게 있는 비밀이 하나는 감추어서 되느냐? 안 된다 이거야.

이야기 중에 여기 아직도 하자면 몇 시간 걸려야 되니, 이걸 다 할 순 없고. 이건 전부 신의 비밀이고 우리 생명에 연관된 건강을 위해서 필요한 소린데, 이런 필요한 소리를 세세히 말할 순 없고 대충 말하면 너무 힘들어요. 가서 알아 못 들어서 캄캄한 사람이 많은데, 이걸 세밀한 이야기를 할라면 너무 시간 걸려요.

화공약독의 세상, 大覺者도 어려워

그 조식법(調息法) 하나도 세밀한 이야기를 하면 귀신세계(鬼神世界)로 들어가서 파헤치는 건데, 그거 얼마나 힘들며, 좌선법(坐禪法)이 그래. 좌선법이 발끝에서 냉한 기운이 이루어지지 않도록 모든 온도가 발끝도 후끈거리도록 해야 되는데. 그런 비법을 죄다 설(說)해야 하는데. 그런 데 대한 비법을 세밀히 설하지 않고 대충 말했기 때문에 이것이 앞으로 책으로 나오면 보충 설명이 있어야 될 거요. 그 보충설명은 아무도 못 해요.

그 살 속에 지금 영지선분자 세계, 살 속에 그 분자가 응지선분자의 피해를 받는 거이 어떤 거냐? 고걸 세밀하게 밝혀 피부암이라든가 모든 골수암이라든가 혈관암이라든가 장부의 암이라든가 이런 것을 완전 괴질에 걸리지 않도록 해야 되고, 지금 모든 독성이 인간을 전부 없앨 수 있는 이유가 뭐냐?

내가 25년 전에 함양에 갔는데 그때는 메뚜기가 와글거려. 그런데 지금 내려가 보니 메뚜기 종자가 없어. 그리고 파리도 어쩌다가 보이고, 모기 종자도 없어. 그 메뚜기 같은 굵은 놈의 버럭지들이 다 농약독으로 죽어갔으니 화공약독(化工藥毒)이 얼마나 무서우냐?

우리 핏속의 영지선분자에 얼마나 방해를 하고 있느냐? 또 핏속이나 살 속이나 뼛속에 영지선분자의 방해를 세밀히 말해 가지고 임파선에서 암세포가 이루어지지 않도록, 세밀한 이야기를 할래도 그건 내가 힘이 모자라고 그 시간 관계가 너무 돼요.

어디 가서 24시간씩 이 말 못 해도 12시간씩 이야기할 이야기는 40대에도 힘든데 지금은 그게 안 되고. 그러니 이 모든 비밀에, 참 수억의 비밀이 나올라면 한이 있느냐? 그거 약간 공부나 하고 수도나 하고 그것 가지고 된다면 그거 아무도 될 거요. 다 그런 걸 가지곤 안 돼요. 전생에, 만고에 전무후무한 대각자(大覺者)도 어렵다는 말을 해요. 그런데 공부나 하고 뭐 하고 되긴 뭐가 돼.

그러면 여러분하고 오늘 이 자리도 작별할 시간이 됐어요. 자, 이만 실례해야겠어요.

〈제13회 강연회 녹음 全文 : 1989. 10. 15〉

※편자註 : 계란고백반(鷄卵枯白礬)은 백반(白礬 : 明礬)을 불에 오래 구워서 결정수(結晶水)를 없앤 다음 흰색의 이 덩어리를 분말하여 여기에 오골계 계란 흰자위만을 골라 고백반 1근(斤)에 계란 흰자위 9개를 섞어 반죽한 것을 말한다.

고백반 가루 1근이면 계란 9개의 흰자위 비율로 섞어 너무 되지도 질지도 않게 반죽하면 되는데 이렇게 반죽해 두면 그것에서 곧 열이 난다. 고백반 가루와 계란 흰자위의 분량이 많으면 많을수록 열도 높아지고 약의 효능도 좋아지게 된다.

제16장
甘露精으로 淨化되는 땅 한반도

백두산 天池가 생긴 내력

　애기들이 천자문 듣고서 웃는 거 한 가지로 웃을 소리인데요. 안 들어 보던 소리, 세상에서 모르는 소리. 그런 소리를 처음 들으면 웃는 소리밖에 안 들는다. 거 왜 그러냐? 우리나라에 백두산이 있소. 천지가 있소. 그 천지가 왜 생겼느냐? 그건 캄캄한 소리일 뿐이야. 그 천지는 꼭 있어야 되겠기 때문에 있는 거라. 그 이유가 뭐이냐?
　전겁(前劫)에, 히말라야가 몇십 겁 전에 화구가 분출할 때에 대지진이라고 봐야겠지? 이 지구 창조 시에 된 히말라야는 아니고 중간에 대화구가 폭발 시에 된 건데. 그러면 이 지구의 산으론 중간 점의 조종(祖宗)이라. 산의 조종이면 이 지구에 있는 모든 영(靈)을 총괄해요. 우리 눈으론 못 봐도 그 총괄하는 관리자가 히말라야야. 그 영력이 하나하나 흩어져 나가는데 서장고원(西藏高原)엔 곤륜산(崑崙山)이요, 그다음엔 저 아프리카, 아메리카 저쪽으로 흩어져 나간다.

그래 나가면 거기 나갈수록 이상한 영력이 생겨나요. 그게 이 대륙을 통하고 대해의 수정기운(水精氣運), 하늘의 별기운 자꾸 합류돼 가요, 가는데. 이 물은 내려가게 되면 땅에 스며 들어가기 때문에 양이 줄어들고, 바람도 나가다가 사방에서 바람을 흡수하는 지역이 자꾸 생기기 때문에 하나하나 땅에서 올라오는 기운하고 합류하면 줄어들어요.

바람도 바다에서 화구가 분출할라고 하다가 안 되게 되면 땅 위에 폭풍이 이는데. 그 폭풍이 일 적엔 산이 허물어지는데. 나오다가 사방에서 분산시켜 가지고 흡수하는 데 많아서 줄어들어요. 그래 폭풍도 시작보다 마지막에 가 없어져요. 그러면 우주의 비밀이라는 건 시작은 크나 마지막은 없어지는 거이 용두사미(龍頭蛇尾)라.

그런데 이 백두산에 와서 천지가 왜 생기느냐? 하늘에 은하수가 있어. 은하계가 있는데, 뭇별인데 2만여 개야. 양의학(洋醫學)에서 20만이라는 건, 거 몰라 그러고. 저 양의학이 아니라 서양 천문박사들이 20억이 넘는다고 했는데, 그건 너무 몰랐고. 2억이라는 숫자에서 나오는 불꽃도 굉장히 무서운 불꽃이 나와요. 그건 내가 말하는 사능선(射能線). 그 불꽃이 선을 타고 모인 것이 태양 되고. 태양이 하나냐? 그거 아니에요. 이 은하계에서 분열되는 불꽃은 한 군데만 가는 거 아녜요. 이 사바세계에 와서는 태양계에 모두 위치하고 있지만 저 구로주(俱盧洲)에 가면 달라요.

천지에는 은하계 별정기 집결

그러면 이 히말라야에서 서장고원에 곤륜산으로 가 가지고 우린 옛날에 산지조종(山之祖宗)은 곤륜산, 수지조종(水之祖宗)은 황하수(黃河水)인데, 그거 참 모자라는 얘기겠지. 그러면 그 영감들 속에는 아마존 강 있다는 걸 몰라서 하는 소리지. 알고는 그런 소리 안 할 거요. 또 중국 땅에서도 양자강이 황하수보다 더 큰데 수지조종은 황하수라. 그래 그게 잘못된 거고. 그러면 백두산까지 오는 동안에 수천 수만의 명산을 거쳐 가지고 백두산에 왔는데, 거기에 와서 왜 천지를 이뤄놓아야 되느냐? 은하계에선 모든 힘을 집결시킬 곳이 지구에 있어야 하는데 없어. 히말라야에 집결하게 되면 지구에 부처가 안 나. 그러기 때문에 그걸 백두산에 갖다 집결시키니 백두산은 어떤 역할을 해야 되느냐? 천지는 은하계에서 집결한 거고 황하지수천상래(黃河之水天上來)라고 하는 거, 은하계에서 떨어진다는 건 거짓말이고. 천지가 은하고 연결이 돼 있어요, 이런데. 그 증거는 뭐이냐?

지혜와 영화는 만인이 함께 누려야

압록강은 서쪽으로 가는데 2천 리 압록강은 천지의 득(得)이다. 그러면 천득(天得)이거든. 천득해파(天得海波)라. 하늘에서 득을 해 가지고 서해에 가서 파도가 생겨. 득파(得波)가 그렇게 됐고. 그러면 동해에 가서는 두만강인데 이것도 천득해파라. 천지(天池)에서 득(得)을 해 가지고 동해(東海)에 가서 파(波)라. 그럼 동해, 북해는 연결이 돼 있고 서해, 남해는 연결이 돼 있어요.

그래서 압록강은 서해하고 남해하고 연결해 가지고 수정(水精)에서 모든 기운이 분자세계를 이룰 때 천지에서 이뤄요. 그건 인간에서는 막연한 소리지만 사실이라. 귀신은 눈에 보이지 않아도 있는 거라. 그러면 동해에서는 수정 기운이, 동해, 북해가 수정 기운이 화(化)해 가지고 천지하고 연결이 돼서 모든 천지에서 분자세계를 이룰 때 눈에 보이지 않아도 아시아만이 아니고 전 지구에 그 힘이 뻗치는데, 그 힘은 상상을 한다면 안 되는 힘이라.

그래서 내가 지금같이 흐리고 어두운 정신 속에는 그런 얘길 분명하게 하기는 조금 어려워요. 어려서 귀신이 내 앞에 와서 다 호위할 땐, 그건 뭐 힘 안 들었겠지. 그러나 중간에 술세계에서 묻혀 가지고 정신병자 된 후 이제는 완전 늙은이라. 정신이 또 더욱 없고.

그래서 이 수정세계에서 그 비밀을 다 말하는 힘은 시간적으로 안 되고 내 정신 속으론 안 돼요. 그래서 나는 젊어서 내가 영화를 누릴 수 있는데 왜 누리질 않느냐? 나도 나를 답답하게 생각해요. 그건 영화라는 건 지구에 영원히 전하러 온 거지, 나 개인이 가지고 있을라고 독차지할 사람은 아니니까. 그러면 내가 젊어서, 난 전생의 대성관음불(大聖觀音佛)이요, 금생엔 만고의 전무후무 미륵(彌勒)이다. 그런 말을 젊어서 하고, 젊어서 그런 미친 사람 노릇 했으면 그 영화가 내게서 독차지되느냐? 그건 신의 도움이 없어요. 그건 안 되게 돼 있어요. 거 운명은 속일 수 없는 거지.

그러면 그 영화는 내가 영원한 사람한테 돌려줄 수 있는 지혜를 가지고 말하는 거라. 그 지혜라는 건 태양보다 밝아. 그거이 지구에 영원히, 지구에 와 사는 사람들은 태양보다 밝은 그 지혜를 물려받으면 영원히 행복해. 그러면 지구의 수천 억이 영원히 영화를 누릴 수 있는 위대한 능력을 내가 혼자 차지한다? 그건 글쎄, 미련하게 될 수 있을 거요.

내가 어려서 용호도사를 보는데 절에서 도를 닦았으면 도를 닦았지 자기가 미륵불이라고 용화교주(龍華敎主)라고 큰소리하다가, 또 북학교당을 짓고 희천(熙川)서 북학교주 노릇도 하고. 미쳐 가지고 별짓 다 해. 그러다가 좋지 못하게 죽었는데. 강증산이 하는 것도 내가 좋지 않다고 욕했는데 당신은 옥황상제 하강했다고 하고도 되게 혼난 후에는 미륵이라고 했고. 그래서 내가 나기 전에 세상 떠나고 그 뒤에 바로 내가 세상에 왔는데. 그러면 그동안에 여러 사람이 서백일(徐白日)이까지 미륵이라 하는 사람 보는데, 윤포산이라고 해인사에서 수도하던 친구 있는데 윤보선이 아우야.

그가 내게 찾아와서 "도와달라" "자네 뭘 도와달라느냐" 하니까 자기는 "계룡산 주인공인데 미륵이다. 그러니 도와달라" "아니 미륵이 지혜가 있고 지혜의 능력은 제한이 없는데 아무것도 아닌 산의 나무장수 보고 도와달라? 자네 어지간히 미쳤네. 자네 날 따라와서 그런 미친 소리 하겠나?" 해인사에서 수도하다가 결국 미쳐 가지고 이러고 댕기네.

그랬더니 개태(開泰)에 도광사(道光寺)라고 있어요. 그거이 옛날에 이 금이가 자칭 미륵불이라고 거짓말할 적에 용화교주인데, 용화교주의 본거지가 개태, 개태사(開泰寺)라. 그게 지금 도광사거든. 그래서 최영 장군이 다 죽이고 불질렀는데….

그러면 이런 거짓말이 하도 오늘까지 고려 때부터 내려오지, 내려오는데. 내가 일본 때 '만고의 전무후무한 지혜, 미륵이오' 하면 왜놈이 살려두지 않아. 십자가는 누구도 져요. 그러면 광복 후에 미국놈들이 한창 원자탄을 배경으로 큰소리하는 사람들이 있는데, 너 미국놈의 의학이 의학이냐? 내가 만고의 의학을 창조하러 온 사람이 있다. 그런 말 해 가지고도 살아남지 못해.

그런데 미국 사람이 언제쯤 장벽에 걸려 가지고 허덕거릴 때가 있느냐? 지금부터 앞으로 점점 더해요. 공해가 극성부리는 시기가 자꾸 오니 미국이란 자체가 앞으로 정신병자 되고 말아요, 이러니. 아무나 째고 잘라버리고 하다가 결국에 원성만 듣게 된다. 그러면 어떻게 되느냐? 그 뒤에는 날 찾지 않고 내게서 배운 사람 찾아댕기며 배우지 않고는 안 돼요.

그래서 내게서 배운 사람이 많아지면 많아질수록 앞으로 세상은 달라져요. 그건 웬일이냐? 백두산에 천지가 있다는 말 이제 했는데 그 힘이 동쪽으론 압록강이고. 거 파수(破水)라는 게 있어요, 파수. 그러면 서쪽으론 압록강이요, 동쪽으론 두만강이라.

산의 靈·氣·神으로 도읍터 정해져

이렇게 육지와 해수의 모든 정(精)과 육지의 영(靈)과 기(氣)와 산의 기(氣)요. 산에는 영하고 기가 있고, 또 영을 보호하는 신(神)이 있고. 그래서 산에는 모든 물에서 오는 정하고 합해서 산속에는 정기신(精氣神)인데 그 정은 물이 있기 때문에 약하고, 산에는 영하고 기하고 신이라.

그러면 이 땅엔 어떻게 되느냐? 백두산에서 떨어져 내려오는데, 첫째 백두산이 1번지라면 2번지엔 묘향산인데. 묘향산은 어찌되느냐? 묘향산이 모란봉까지 내려갈 적에, 평양을 만들 때에 1만 년 도읍지라. 그건 서울은 이씨 5백 년에 끝나지만 평양은 단군 천 년, 기자 천 년 해먹어도, 위만이 하다가 물러가도 김일성이도 해먹어요. 고려 때에도 해먹었고, 계속 도읍지라. 그러면 묘향산은 모란봉을 위해서 묘향산인데. 그러면 만 년 도읍지라. 그 만 년이라는 건 숫자가 많아서 하는 말이지. 영원한 도읍지라.

다른 덴 다 임시 도읍지라. 그중에 경주가 제일 오래고, 그래서 그 산이 묘향산 떨어지고 구월산 떨어지고 그 번지수가 있어요. 거, 신의 세계라. 그래 내려오는데, 9번 10번까지 오는데. 그러면 경주는 어찌되느냐? 태백산에서 추풍령으로 덕유산을 일으키고 덕유산에서 후장을 놓을 적에 북으로 역행을 해 가지고, 계룡산이 생겨 가지고 계룡산이 다시 덕유산을 위해서 회룡고조(回龍顧祖)라. 그게 천 년 도읍지라.

그러면 덕유산에서 다시, 뒤에는 무주요, 앞에는 함양인데. 돌아오다가 백운산을 놓고 전라도를 등지고 내려와요. 그래서 반야봉에서 아주 등지고, 전라도를 싹 등지고 돌아오고 말아요. 그러면 그 백두산 천지에서부터 그렇게 힘 있게 동해로 내려오던 산이 전라도를 위해서, 왜 충청도를 위해서 천 년 도읍지가 되고 전라도를 위해서 도읍지는 제대로 안 만드느냐? 그건 전라도에 칠산(七山 : 七山島) 바다가 있어요. 칠산 바다가 도읍지라. 그 도읍이 끝난 후에는 다시 수양산 도읍지인데, 그때엔 저짝[저쪽] 서해에 다시 산이 나와. 그게 화구가 분출하는 거라.

그래서 여기엔 영원히 이쪽으론 저쪽하고 등지고 있어요. 저쪽에서 분출한 산이 생겨도 경상도하곤 담을 쌓게 돼 있어요. 그거이 자연이라. 그러면 그 산이 태백산에 와 가지고 그렇게 하고 경주에 왔는데, 경주에 와서, 히말라야에서 석가모니가 났다. 그 석가모니는 경주 사람이라. 그건 왜 그러냐? 오늘은 모든 이야기를 종결하기 때문에 여기에 결론이 나오는데.

석가모니 前身은 경주의 巴牟尼

경주에 가게 되면 황룡사(皇龍寺)가 있다. 황룡사 터는, 석가모니 전신(前身)에 파모니(巴牟尼)가 있는데, 파모니라는 사람이 수도하던 곳인데, 왜 파씨(巴氏)가 모니(牟尼)라고 했느냐? 각(覺)을 하고 보니까 당신 후신(後身)은 석가모니가 된다. 후세의 석가모니라 한다. 그러면 당신은 석가모니라는, 다음 세대에 당신이 가서 석가모니 된다.

그러면 그걸 당신 살아서 각(覺)한 후에, 대각자 파모니야. 당신이 파모니라고 했다. 그래서 그 이름을 후세의 파모니로 알거든. 그래 황룡사 터에서 수도하던 파모니에 대한 기록 사찰이 황룡사라. 거 신라 때의 도사들이 그걸 사찰 정한 건데.

그러면 신라 때에 히말라야에서 석가모니가 도를 편 후에 꽃이 피기는 경주에 와서 꽃이 피었어요, 신라 말에. 그래 가지고 선사(禪師)가 많은 사람이 쏟아져서, 전라도에도 있지만 몇 사람 안 되고, 거 앞으로 칠산 바다 도읍(都邑 : 首都) 후에 전라도에 많은 사람이 나는데 그건 저 태평양에서 큰 산이 서해로 뻗칠 적에 그건 화구 분출한 후의 얘기지. 그때 달라져요.

그런데 파모니라는 사람은 파씨(巴氏)인데, 각(覺)을 하고 난 후에 당신의 후신이, 석가모니가 후신이 된다는 걸 전제적으로 파모니라고 하고 전한 이름이라. 그래서 육신을 버리고 마야(摩耶) 부인 몸에 가서 영태(靈胎)한 분인데, 그래 영태한 후에 우협(右脇)으로 나온 분이라. 불가(佛家)에, 다 그 경전에 있는 말이겠지, 이런데. 그 이상, 세상이 아는 건 할 필요 없고. 그래서 그 양반의 전신(前身)이 파모니야. 파모니의 수도처는 황룡사, 황룡사 터고, 이런데.

전생의 觀音佛은 히말라야서 한국으로

그러면 파모니는 왜 히말라야에 갔느냐? 그거이 황룡사 터의 원 뿌럭지[뿌리]가 히말라야. 그러니까 거기에 가서 탄생하신 거고. 나는 히말라야에서 천 리 이상 떨어진 곳에 와서 인도에서 전생의 관음불(觀音佛)이라는 인간이었는데, 거 왜 이쪽으로 오느냐? 그건 석가모니하고 정반대라.

석가모니는 경주서 히말라야에 갔고 나는 거기서 한국에 와 태어났다. 그럼 석가모니는 영태고 나는 영태라고 할 수 없다. 그저 아버지, 어머니 몸에서 태어났겠지. 그래서 내가 어려서는 전생의 대각자, 관음불의 후신이란 걸 어려선 알지만 내가 위대한 인간이라는 건 생각지 않은 이유가 뭐이냐?

난 위대한 인간 노릇 할라면 왜놈의 손에서 십자가를 져야 하고 또 코쟁이 앞에 광복 후에 십자가를 져야 하고 또 빨갱이한테 비명에 가야 하고, 그럼 난 살 수 없는 인간이라. 그렇게 어려운 시기기 때문에 거 지혜 없는 양반들은 괜히 날뛰다가 십자가 지고 모두 이러겠지만 아는 사람이 어떻게 그러느냐 그거야. 그래서 7살부터 내가 지게질한 거야. 지게질엔 아주 연골[이골]이 돼 가지고, 요새 박사라고 하겠지. 지게질에 연골이 돼 가지고 아주 잘해요. 그래서 나는 노동엔 아주 상일꾼으로, 어디 가도 하등일꾼 노릇 안 해요, 이런데.

그래서 세상의 일은 다 해. 난 7살부터 60 되도록 세상의 일은 안 한 거 없어요. 그렇게 일을 잘할 적에 백두산에서 모든 각목을, 뗏목까지 다 운반하는 목부(木夫)도 여러 해 했지만 백두산에서 철도목을 8년을 깎았어요. 내가 깎은 철도목이 만주로 들어가더라. 만주 철로로 많이 갔어요.

그중에 썩어서 바꿔서 자꾸 채우니까. 그래서 내가 철도목을 8년을 깎았기 때문에 도끼질이 또 도사가 되었어. 그래서 이 지리산에 와서 몇 해 전에, 한 20년 전에. 아니 30년 전이지.

30년 전에 함배기[함지박]도 한 5년 깎아 먹고살았어요. 도끼질이 귀신같은데 대패가 무슨 일 있어. 도끼로 깎아도 대패질한 거 폭은 돼요. 그러고 넘어갔으니까 십자가가 내겐 없었어. 죽을 때에, 넘어져도 죽고 앉아도 죽을 때에 와서 십자가를 지울 리도 없고. 다 할 이야기를 하고 죽을 때에 와서 십자가가 뭐 올 턱이 있나?

전생의 觀音佛이 지게꾼 된 이유

그래서 내가 젊어서 비명에 갈 짓을 하지 않는 건, 어려서 글을 한 자도 몰라. 그건 왜 모르느냐? 글을 알면 난 비명에 가. 세상에서 글을 아는 척하면 안 되게 돼 있어. 그래도 어려서 문장이다. 두자미(杜子美)의 72격(格)을 알고 18연(聯)을 아는데 왜 글을 모를까? 어려서 율(律)을 한 게 잘한 율이 많아요. 지금은 어디 갔는지 없어져서 그러지, 그런데. 그건 왜 그랬더냐? 어려서 《강희자전(康熙字典)》을, 대여섯 살 시절에 외워 읽어 버렸어.

그러고 삼국지네 이런 걸 되는 대로 모두 들고 보다 보니 글을 좀 알겠기에 그다음엔 사서육경(四書六經)을 슬쩍 한 번 보고 말았는데, 글이라는 거이 오래 읽어 가지고 숙달이 되면 익어 버려요. 익을 '숙(熟)'자야. 위편(韋編)이 삼절(三絶)하듯이 공자님 머리도 오래 읽어서 그 양반은 참 문성(文聖)의 대우받게 돼 있어.

나는 내 아는 걸 믿음이 아니라, 내가 태어난 세상을 넘어가는 데는 아는 거 가지고는 도저히 안 돼. 살아남을 길이 없어. 그래서 글을 일체 집어 버린 거라. 그렇지만 글은 다 알아. 이 불경(佛經)을 하동산(河東山)이 묘향산에 찾아왔을 때에, 《금강경》을 설(說)할 때에 그 하동산이 날 볼 때 "과연 생불(生佛)이라는 말이 사실이다" 하는 거라. 신(神)이 아니고 이렇게 알 수 있느냐. 그런데 그걸 어려서 그렇게 세상에 나타나면 살아남지 못해. 또 도망질하면서 어떻게 그 세상을 피해. 무사히 피할 수 있는 게 지혜라. 그래서 나는 무사히 피했어.

지리산에 와서 함배기 깎을 때에 이승만이 어려운 시기에 나하고 아는 사람들 있어요. 장경근이도 그렇겠지만 이재학이나 김범부 나하고 잘 아는데 내가 그 세상에 나가면 이기붕이가 어느 날 몇 시에 죽는 걸 다 알며 행세를 어떻게 해. 그때에 어린 걸 데리고 도망질해서 지리산 속에 가, 지리산 속에서 함배기 파먹었어. 모든 도벌꾼이 지리산 나무 싹 버혀[베어] 먹을 때야. 그러니까 나무 천지고, 바가지고 징판이고 함배기고 그건 내가 도끼질이 박사인데, 그거 안 될 거 있나? 하면 다 되지. 그래서 거기서 함배기를 파고 한 5년 넘어가다 보니 이기붕이 죽었다는 방송이 나. 그래서 애들 데리고 또 서울 올라간 거야.

그러면 내 생전에 보따리 들고 이사한 걸, 마누라를 얻은 후의 이사가 7, 8번이야. 한 달도 못 되어 쫓겨나간 데가 많아. 돈 한 푼도 없으니까 사글세를 안 내는데 하룬들 두나? 그 사람들이 하루 얼마에, 이자가 얼마인 걸 다 아는데 용서 있나? 쫓겨댕기는 거라. 그런 세상을 살다가 정체를 밝히면 불행이 뭐냐? 내 자신의 행복보다 자식들까지도 남의 곁방살이를 면하게 된다는 것은 내겐 불행이라.

모든 영화는 중생들을 위한 것

왜 불행이냐? 대중을 위해서 왔다 가는 인간이라면 그런 일은 없어요. 그런데 내겐 그게 욕이라. 죽을 때에도 내가 써놓을 거요. 나는 세상의 욕을 결국 지고 간다 그거야. 욕이 없이 깨끗하게 가야 하는데. 공수래공

수거(空手來空手去)라고 했으면 깨끗하게 왔다가 깨끗하게 가야지, 왜 그런 짓을 했더냐? 그러면 내가 조상 피를 받아 가지고 조상의 은혜를 갚을라면 자식들이 향화(香火)를 받을 수 있는 정도, 오막살이래도 있어야 한다. 난 또 그런 오해, 거 오해가 아니고 곡해도 되겠지.

그러나 조상 피를 받아 가지고 조상 핏값 하고 가는 덴 크게 나쁜 짓은 아니야. 그렇지만 보이지 않는 세상에선, 내겐 그게 죄라. 그래서 다음을 내가 볼 때 좋지 않게 봐요. 난 깨끗하게 가질 않는 증거가 그거야. 그러면 오늘 내가 늙어 가지고 어디 가 얻어먹을 순 없고. 그러니 자연히 100원짜리를 110원이라도 붙여 받는다. 그 짓을 내가 해요. 그거 하는 거.

전생의 불(佛)이라는 자가 금생에 와서 그 짓이 있었다. 그건 말이 안 되겠지. 모든 영화는 중생에 영원히 전하는 거지, 내 몸에서 누린다는 건 있을 수 없거니와 내가 그런 영화를 꿈꾼다는 꿈도 그게 있을 수 있어. 그래서 내가 전생의 관음불이라고 하는 자가 금생에 와 가지고 그런 짓 하고 간다. 그러면 후세에 내 기록을 보고 영원히 행복하게 해주었으니 나를 추모할 자가 많겠지. 아무리 많아도 욕은 있어요. 거, 욕을 피할라고 안 해요.

욕먹을 건 먹어야 돼. 세상에서 내 거이 아닌 거 영화(榮華)야. 영화는 내 것 아니야. 내무일물래(來無一物來)인데 영화가 내게 있을 턱이 있나. 나는 그 영화가 지구에 있는 영화지 내게 있는 영화는 아니야. 지구에 두고 가는 거고, 내가 가지고 가는 거 아닌데.

그래서 황룡사 절터에서 대각한 파모니는 히말라야에 가서 석가모니였고, 전생의 관음불은 금생에 이 지역에 와서 내라는 인간인데, 죽은 후엔 천고에 대우받을 자가 살아선 그렇게 추한 짓을 해. 그러면 그 기록은 만고에 전무후무하다고 봐도 한 짓은 잘못한 일이 너무 많아. 그래서 그 파모니의 수도하던 비밀이 내게 있어. 그 비밀을 하나하나 전하는 거라, 전하는데. 그거이 지금 백두산 천지가 파모니가 생기는 증거고, 그 힘이야.

또 그 힘으로 내가 이 땅에 왔고, 인연(因緣)이란 말을 부처님이 했겠다. 그게 그거요. 천지(天池)에서 정기신(精·氣·神)이 전부 지구에 종(鍾)을 했으니, 지구에 종을 한 정기신의 힘이, 파모니는 그 뿌럭지인 히말라야에 가서 영태하도록 했고 나는 다시 이 지역에 와 가지고 천한 인간이라도 돼 왔다. 그러면 석가모니 당시는 오늘이 아니라. 하도 댕기며 고생고생하면서 설법을 하고 전도했겠지만 난 지금 설법도 필요 없어. 그건 매개체가 전부야. 지구에 전부 매개체인데. 아무 소리를 해도 지구에서 다 할 수 있는 거이 오늘이라.

그러니 난 이야기만 하고 가도 되고. 어떤 기록을 남겨도 지금은 인쇄, 거저먹기라. 옛날엔 나뭇대기[나무판] 새겨 가지고 인쇄하던 때는 지나갔지. 그래서 내가 지금 와서 내 정체를 밝힌다. 밝힌다고 해도 과히 어려운 일은 아니야.

중병 걸려서 행복 찾을 수 있나

앞으로 내게는 십자가란 게 이제는 없어. 송장을 죽이는 법은 없어요. 산 사람을 죽이는 걸 살인이라고 하지, 다 살고 죽어가는 송장을 죽일라고 할 사람은 없으니, 나 이제는 우스갯소리 삼아 막 해요. 내 정체를 지금은 막 해대지, 이런데. 이것도 나 자신은 무척 잘못하는 걸 알고 해요. 자기 정체를 밝혀 가지고 자기한테 대접이 온다? 그게 불행이라. 대접이란 건 모르는 사람이 볼 적엔 대우받는 건데 다른 사람의 영화를 내가 중간치기 하는 거라. 그건 안 되게 돼 있어요.

나는 영화(榮華)의 인간이 아니라. 비참하게 살다 가는 인간이라. 영화는 내 거 아니야. 중생 거야. 중생을 위해서 남겨놓는 힘이 필요하지. 그게 지혜야. 중생을 위해서 남겨놓는 지혜는, 중생은 그 속에서 광명을 가지고 살아가는데, 오늘처럼 암흑에서 살아서는 안 되니까 광명에서 살게 해주는 거라. 지혜는 만고의 태양보다 밝은 광명이라고 해놓고 그 광명을 전해주는 거이 중생의 행복이라.

첫째, 병 없으면 건강하고 건강하면 욕구도 추구할 수 있고, 따라댕기며 좋은 일도 할 수 있고 나쁜 일도 할 수 있고, 일을 해야만 그 속에서 대가가 오는 거라. 건강 속에서는 대가가 오기로 돼 있어. 중병에 걸려서 불행 속엔 행복이란 찾을 수 없어. 그래 내가 첫째 건강을 위해서 뭐이 필요하냐?

거 바닷속에 말 못 할 공해물이, 지금 모든 폐수의 오염도 극심하고 독극약도 극심하겠지만 그건 결국 우리가 먹는 소금이라. 그래서 난 어려서부터 그 소금을 먹을 적에 옛 노인들이 무에다 절구는[절이는] 걸 보고 이걸 훗날에 전해주어야겠다. 훗날 공해 속에서 죽어가는 인간들 위해서 이거이 꼭 필요하구나 하는 걸 알지만, 그걸 오늘 이야기할 겁니다, 이런데.

내가 이쪽에 올 적에는 저기 히말라야에서 곤륜산으로 해서 온 영력이 여기에 와선 마지막 꽃을 피웠는데, 그러면 석가모니의 애쓰던 마지막 꽃을 내가 완전히 결실을 해놓고 가는 것뿐이라. 난 태어날 적에, 올 적에 보이지 않는 힘도 그거고. 난 갈 적에 보이는 힘도 그거고. 그래서 석가모니는 저쪽에 가서 뿌럭지에서 거름을 쳤거니와 나는 가지에서 꽃 피우고 열매를 맺혀야겠다. 그건 내가 어려서부터 해야 될 일이라. 그러면 그 열매는 뭘로 이루느냐? 기록으로 전해주고 말로 전해주는데….

죽염과 색소세계에 대한 비밀

내가 소금은 그대로 먹어서는 안 되는 걸 알기 때문에 지금 이 공해 속에서 공해에 대한 좋은 처방도 되고, 또 공해로서 공해로 이루어지는 이야기를 다 하면 그건 너무 어려운 소리라, 쉬우면서. 이 숨 쉬는 데 들어오는 공해. O형은 적색분자(赤色分子) 속에 뭐이 있느냐? 천강성(天罡

星) 독이 들어 있어요. 그걸 하루 얼마를 흡수하게 되면 O형 핏속의 진성은 어떤 임파선 속에서 어떤 병세가 시작한다.

그러면 허약한 부분에 가서, 12장부 속에 어디서 무슨 병이 온다. 그러면 O형 호흡에서 흡수하는 적색소의 분자 자체가 뭐이냐? 그 분자가 불 속에서도 녹지 않는 분자 있어요. 그거이 적색소에서 이루어지는 분자라. 그건 왜 그러냐? 쇳물이면서 쇳물이 아닌 싹이 트는 분자가 있어요, 그 속에. 이건 과학의 능력은 상상도 못 할 이야기겠지.

그리고 또 A나 B형 속에 흑색분자가 이루어지는 거. 또 B형 속에는 청색분자지. 청색소를 흡수해서 청색분자 이루어지는 거. 또 AB형이라고 하는데 그 AB형은 태양인이 아니고, 태양인은 극히 드물어요. 그러면 태양인은 백색분자인데. 그 태양인의 백색분자 합성법은 그건 이 색소 중에 백색분자는 1만분지 1이 안 돼요. 그건 가장 희귀한 체질이라.

석가모니 뿌린 씨, 開花結實 위한 기록

그래서 이 태양인은 백색분자 흡수에 골몰하기 때문에 자연히 병들면 약이 없어요. 그리고 치료에 아주 곤란하고. 그래서 그 치료는 죽염이 된다. 그걸 내가 어려서 알기 때문에, O형도 화장부(火臟腑)가 더러 있어요. 그런데 그건 죽염이 된다. 죽염은 감기 같은 독감이 들었을 때에 생강, 감초 달인 물에 죽염을 타서 마셔보고 땀을 좀 내봐요. 거기에 솔잎 땀을 내면 열병(熱病)도 낫지, 이런데. 이렇게 죽염에 비밀이 많아요.

그런데 옛날 양반이 대나무에 넣어서 구워 먹으면, 거기에 대한 비밀은 모르는 건 확실해, 내가 어려서 보니까. 그러면 여기에 대나무는 그대로 쓰는 거지만 심산의 황토를 갖다가 백금을 이용해라 그거고. 그러면 백금 성분이 그 통에서 금성분하고 합류해서 고열의 화기(火氣)를 접하게 된다. 그다음에 소나무를 때라, 송진을 이용해라. 그래서 모든 비밀을 거기에다가 합성시켜 놓으면 앞으로 이 공해 세상에서 죽을 때에 꼭 필요해. 그래서 나는 이 공해 세상에서 죽을 때에 필요한 얘기를 지금 한 지 오래지.

그래서 이 죽염이 필요하다. 모든 색소세계에서 죽염은 어떤 색소고 합성돼요. 그 필요를 따라서 응(應)하는데. 고건 점점 이야기가 잘못되어 가지만 곧 세밀히 이제 또 이야기할 거요.

그러고 파모니, 이 영감이 건너간 건 뿌럭지 인연 따라 찾아가게 돼 있고. 거기에 가서는 거름만 해놓았고. 석가모니는 모든 이 중생제도(衆生濟度)에 거름을 하고 간 분이라. 그러면 거름하고 갔으면 꽃 피고 열매 열어야 된다. 그거야. 내가 이제 말한 거. 나는 꽃 피우고 열매 여는 데 필요한 사람. 그랬다고 해서 꽃 피는 걸 영화라고 하지만 그건 내게 영화는 아니야. 지구의 중생의 영화지. 그래서 꽃 피는 세상을 나는 이번에 모든 기록으로 남기고 가는데….

天池의 기운으로 甘露水 이뤄진다

오늘 하는 이야기는 백두산 천지의 정기신의 힘으로 이 지구의 인간은 살아가는 거. 태어나는 거, 살아가는 거. 거기에 뭐가 있느냐? 이제 그 천지 때문에 이루어지는데, 감로수(甘露水)라는 거이 오는 그 비밀이 지극히 어려운데. 천지의 정기신의 힘으로 감로수가 이루어진다. 그건 은하계에서 오는 힘이고 또 오행성(五行星)에서 오는 힘인데 이것이 천지에 합류돼 가지고 백두산 정을 이룰 적에 백두산에서 내려간 낙맥(落脈)은 감로수라는 게 있게 매련[마련]이오.

그래 백두산에서 떨어져 가지고 묘향산 가기 전에 막 소백산이 있는데. 갑산하고 삼수, 장진, 신흥군, 풍산군 경계 짬에 소백산이 있는데. 2,300m 소백산에는 거기에 바로 떨어져서 옥녀봉(玉女峰)이 있어요. 옥녀봉, 옥녀대가 있는데. 거기선 옥련대라고 해. 구슬 '옥'(玉)자, 연꽃 '연'

(蓮)자. 옥녀봉 옥련대에 감로수가 있어요.

그런데 그거이 천 년에 한 번씩 나오기 때문에 이름은 감로수고 먹어보면 달고 이빨이 빠져나가게 시리지만 달아요. 그래서 그 근처의 여름엔 항시 사람이 옷을 입어야지, 못 견디게 찬 기운이 들어와요. 그래서 내가 옥련대에서 그 석벽에서 며칠 누워 있으면…

그런데 이 방보다 조금 커요, 그 안의 굴이. 단군대만 해요. 단군대만한 굴이 있는데, 그 옥련대 속의 샘이 그게 감로수라. 그럼 백두산에서 내려오면 첫째로 이루어지는 감로수가 옥녀봉 옥련대에 있어요. 그래 그걸 볼 때에 백두산의 신비는 확실하고 그 신비의 힘은 석가모니가 이루어질 만한 힘이 있었고. 또다시 영이 그쪽에 가서 영태해 가지고 도를 폈고 중생의 거름이 됐고 대도(大道)의 뿌럭지지. 그래서 내가 시조, 도의 교주의 시조는 석가모니다 하는 게 그거고.

그러면 그 백두산에서 묘향산 단군굴에 단군이 하강하셨는데 그 양반이 평양에 가시고 해서 거기에 가면 산천정기가 평양으로 전부 몰린 거요. 그리고 그 나머지는 구월산으로 나갔는데, 그게 이제 금강산으로 나왔거든. 그리고 직통으로 나가는 건 함경북도로서 함경남도 그 장진, 수력전기 한 부전고원이 있어요. 부전령(赴戰嶺)으로 해서 직통 영흥(永興) 두루봉으로 해서 나가다가 강원도 평강(平康) 복개에 가서 삼방으로 잘라져 가지고 통천(通川) 추지령(楸池嶺)으로 이뤄져 가지고 금강산이 되었거든.

전생의 觀音佛이 사글세 못 내 쫓겨다닌 얘기

그래서 백두산에서 모든 힘이 모여 가지고, 지구에 있는 힘을 종기(鍾氣)해 가지곤 그 종기한 힘이 어디로 왔느냐? 경주로 오더라 이거야. 경주에 와 가지고 석가모니의 전신(前身) 파모니가 대각을 하더라. 그래 가지고 뿌럭지를 인연이 따라댕기는 걸 말하는 건데, 고 뿌럭지를 찾아서 도를 폈다. 그러면 거기서 천 리 밖에서 관음불이 있다가 그 영력이 다시 이쪽에 와서 태어나는데 하필이면 쪼다로 태어났어요.

석가모니는 굉장한 천지거물인데 나는 천지간에 쪼다야. 보따리를 들고서, 월세를 안 낸다고 쫓겨 달아난다. 내가 쫓겨 달아나서, 거 창경원 담장 밑에서 하룻저녁 잔 일이 있어요. 쟤들 어머니지. 둘이 보따리를 깔고 앉아서 밤을 새웠는데, 아 새벽에 일이 또 안 될라고 친한 사람이 지나가다 보고 쫓아와서, "하이고, 이게 무슨 일이야" "아, 이거 내외가 엊저녁 여기서 밤을 새운 거 아닌가" "야, 이 사람아. 밤을 새우긴" "집도 절도 없는데, 뭐 중이니 절에 가겠느냐, 돈이 있으니 집을 마련하겠는가? 중도 아니니 절에도 못 가고 또 돈도 없으니 집도 매련 못 하고 이렇게 사는 수밖에 내게 있느냐?" 그랬더니 별 미친놈 다 보겠다. 가자고 해서 그 집에서 며칠 신세를 지고 또 방을 얻어주는데, 아 이거 밥을 굶게 되니까 전세를 얻어주는 거 그걸 찾아서 또 이리저리하다, 다 떨어지고 또 쫓겨난다.

그렇게 사는 걸 광복 후에 기맥힌 살림을 살다가 쫓겨댕기는 일을 면한 건 자식놈들이 태어나. 태어나니 어떻게 마누라 보고 자식놈 업고서리 쫓겨가자 할 수 있나. 그때부턴 사글세라도 깍듯이 벌어 물어 주었어요. 친구한테 가 얻어다도 주고 이래서.

전생에 그런 대우받던 관음불이 금생에 그렇게 천대받는 천치로 태어난다. 그건 마음이 아무리 천지간에 독보적 존재래도 행세가 그렇게 추하면 추물이야. 내 과거가 추물이야. 그런데 아무리 추물이래도 똥거름을 주고서 수박 심었다고 수박 내버리는 법이 없어요. 추물이래도 그 책은 만고의 전무후무라. 이제 앞으로 그 책이 나오겠지. 그래서 금년에, 그 동안에 얘기하던 이야기는 이 파모니가 석가모니다. 히말라야가 경주까지 온 이야기라.

그러면 이것이 지리산 앞에 중봉(中峯) 있어요. 지리산은 진주까지 와서 떨어지고 하동 뒤에 떨어졌는데, 그 코빼기[코앞]에 중봉이란 봉이 있어요.

중봉은 바로 백두산을 향해 내려와 있어요, 내려와 있는데. 그 중봉의 힘이 경주에서 나오던 힘을 받아 가지고 다시 함양에 터도 조그맣게 맨들고 경주에 큰 힘을 주었어요.

그래서 지리학적으로 보게 되면, 이건 지리학이 돼 놓아서 이야기 좀 잘못돼 가. 파모니가 석가모니이니 석가모니는 경주 사람이니라 하는 거고. 나는 히말라야에서 태어난 관음불이다 하는 거고. 그래서 이 둘이 서로 교대라. 교대해 가지고 이쪽에서 이루어진 사람은 저쪽 가고 저쪽에선 거름하고. 저쪽에서 이루어진 사람은 이쪽에 와서 꽃과 열매를 맺고 끝나면 앞으론 딴짓 못 해요. 해봐야 잡교(雜教)가 되지.

사람의 첫째, 건강을 도와주어야 하고 건강한 후에 하고 싶은 일을 하게 되는데. 그러나 정신이 맑아야 되는 것이 건강인데. 그 현재 병든 건 모든 약물로 다스리고. 그 약물로 다스리는 법은 첫째, 죽염이고 둘째는 뭐이냐? 백반(白礬)이라는 거 화공약이 있는데, 그걸 잘 법제(法製)하면 신비한 약이 돼요. 그리고 녹반(綠礬)이라는 거이 있는데, 그 법제는 가장 힘들어도 아주 강해요. 항암제와 같은데, 항암제는 살인약이지만 이건 먹어도 사람이 안 죽는 신비한 약이라. 내가 일러주는 건 사람을 도와 달라고 일러주는데. 사람을 해치는 짓을 하면 안 되겠지.

오골계란과 백반은 活人藥

그래서 이건 오골계가, 솔밭에서 큰[자란] 오골계 흰자위가 백금성분이 많아요, 석회질 속에는. 여기의 비밀을 이용하는데 그전엔 백닭 오골계 있어요. 하얀 놈이 살이 재색 있어요, 이런데. 그걸 가지고 할 적에 그렇게 좋았는데, 지금은 이걸 구할 수가 없고. 솔밭에서 솔씨를 멕이며 키운 닭이 없어. 그래서 내가 오골계를 가지고 좀 실험할라고 했더니, 이걸 지금 비싸게 달라는 대로 주고 사는데, 몇 번 가니까 촌에 가서 햇병아리 낳은 알을 보내다가 오골계란이라고 팔아먹어. 오골계란은 흰자위가 많고 노른자위가 적은데, 노른자위는 땅에 떨어져도 터지지 않아요. 그런데 이거 어디서 거짓으로 순 가짜를 갖다 팔아먹어.

그걸 갖다 해보고, 촌에다가 부탁해서 아무 계란이고 쓰니까 시원찮아요. 녹반 가지고 신비한 약을 만드는데 지금은 좀 힘들어요. 토종을 구해야 되겠지. 그래서 내가 지금 현재 병난 사람은 병 고치는 법을 일러주고, 병 나은 뒤에는 단전의 구법(灸法)이나 또 정식 호흡법이나 해 가지고 건강을 유지하면서 산에 가서 승려가 된다면 도를 닦아야 되는 거고. 인간에서 자식 노릇 할라면 건강해서 부모 봉양 잘 하고, 나라에 충성하고. 그러면 인간의 할 짓은 하는 거라. 처자를 잘 가르치면 되는 거고, 그래서 첫째, 내가 세상에 말하는 건 건강, 둘째가 병 고치는 거. 건강법이 완전하면 앞으로 병이 없으니, 병은 지금 이 공해가 극성할 때에만 필요한 거. 공해는 지금 사람 몸에 전체가 다 있으니 그 핏속의 B형은 청색소의 결함이 얼마나 있더냐? 그거 임파선 타고서 어느 정도 암세포가 이루어졌더냐? 그걸 멸하기 위해서는 죽염을 먹되 백반으로 된 난반을 5대 1이 아니면 10대 1이래도 거기에다가 타 가지고 먹어라. 그 약은 아주 신비한 약물이 되지.

종교의 잘못으로 생긴 국민분열

이렇게 하면서 도를 닦아라, 난 그거고. 일을 건강해서 잘해라. 또 세상의 좋은 심부름이면 건강해야 하지. 아파서 일어 못 나는 사람이 좋은 심부름 할까? 좋은 심부름이 뭐이냐? 석가모니 전한 대도(大道). 그건 불도(佛道)가 아니야. 대도라는 건 우주의 진리를 가르치는 것뿐이야. 그래서 중 되라는 것도 아니고 속인(俗人)이 되라는 것도 아니고.

우주의 대도는 뭐이냐? 첫째, 인간이 제 할 일을 충실히 할라면 건강해야 되니까. 석가모니 같은 천하장사는 가부좌(跏趺坐) 아니라 거꾸로 물구나무서도, 평생 서도 일 없어요. 우린 그렇게 하면 심장마비 오지 않으면 뇌출혈이 와 죽어요. 그러면 대근기(大根氣)가 할 수 있다. 그 소근기(小根氣)도 할까? 그러면 소근기는 뭐이냐? 소근기대로 건강을 회복해야 돼.

그래서 석가모니는 첫째, 우주의 대도가 자연이고 자연은 뭐이냐? [자연은] 음양의 균형을 맞추어야 된다. 그 조리(條理)가 법이 있어. 그 법을 행하면 되는 거요. 그러니 영원히 인간사회가 평화를 이룬다. 건강하게 되면 서로 도와. 서로 돕게 되면 서로 고마워해. 그게 화목이야. 서로 돕고 서로 고맙게 생각하는 일을 하는데 화목지 않다는 건 말이 안 돼.

그래서 요즘에 잘못되어 가는 건, 모든 분열이 어디서 오느냐? 첫째, 예부터 중간에 와서 분열이, 당파에서 분열이 오고 또 그다음엔 종교에서 분열이 와. 기독교 믿는 이들은 다른 종교는 전부 마(魔)라고 욕해. 사탄이다 마다 이러면 그게 있을 수 없어. 같은 동족인데도 그런데, 같은 지구의 인간이 서로 화목해야 되는데, 어떻게 그런 말이 입에서 나오느냐? 아버지가 안 믿는다고 반대하면 아버지를 그 아들의 친구가 마귀라고 할 수 있다.

노오노(老吾老)하여 이급인지노(以及人之老)라고 친구의 아버지면 자기 아버지인데, 친구의 아버지를 마귀라고 말을 할 수 있다면, 그건 사람으로선 어려운 일이라. 그런 세상이 오늘까지 와 있어요. 하고 하고 계속해 있고, 온 지 벌써 백 년 넘었어.

아버지가 무식하다고 유교에서 아들이 아버지를 마귀라는 말을 못 해. 효도가 근본인데 그럴 수 없거든. 또 불가에서도 아버지를 마귀라고 하는 말은 없어. 승려의 친구가 친구의 아버지를 마귀라고는 못 해. 하지 않으니까. 그러면 천도교에도 교리를 반대하는 자를 마귀라고는 안 해. 그럼 어느 종교고 기독교만이 그렇다면 그건 더 생각해 볼 필요가 있는 거야.

덮어놓고 저희를 욕하면 반대하고 울력[완력]으로 해친다. 거 해쳐서 될까? 기독교인들이 중을 다 죽인다고 해서 중이 없어지나? 대도의 진리는 없어 안져[없어지지 않아]. 사람은 죽을망정 대도의 진리가 죽어지나? 그러면 이거이 잘못 생각하고 잘못하는 짓이라. 그런 세상은 있어서 안 될 거지.

종말에는 뭐이냐? 목사가 어떻게 살인마 김일성이를 찾아가서 그렇게 애걸할까? 그 사람은 한국이 가장 좋은 나라고 정치 잘한다는 말을 거기에 가선 안 할 거야. 신부도 거기 가서 안 할 거요. 그러면 왜 갔느냐? 이쪽의 구세주는 그 사람밖에 없다고 봐서 그런 거. 그 사람이 구세주가 될까? 그렇다면 이건 여기에서 무엔가 좋지 못한 증거가 있어요.

내가 욕을 먹어도 못된 말 하고 욕먹는 건 아니야. 김일성이를 찾아가는 사람이 한국을 위해서 거기에 가서 홍보활동 할까? 한국의 나쁜 점, 백에 하나라도 나쁜 점만 뒤져 가지고 말할 터이니 김일성이 말 듣고서 6·25를 제가 일으키고 제가 동족을 수백만 죽이고, 한국이 이렇게 나를 원하니 밀어붙여야겠구나 할 수밖에. 그런 세상이 오도록 노력하면 우리는 어찌되느냐? 그런데 정치도 지금 분열이 돼 있으니, 이 분열이 결국 커진다는 걸 모르고 앉아 있으면 당하는 거라.

진리의 大道는 영원하다

옛날에 오왕(吳王) 부차(夫差)가 주색에 빠져서 월왕(越王) 구천(句踐)의 손에 죽어. 거 백제 의자왕도 주색에 빠져 가지고 당나라·신라 대군이 들어왔을 때 다 끝나고 말았지. 그러면 우리는 왜? 적은[작은] 힘이 갈라져서는 안 되겠지. 합해도 적은 힘인데, 우린 합해도 원자도 없고 수소도 없어. 그런데 어떻게 그 모자라는 힘을, 산지 사방 흩어져 버리면 결국 살아남지 못해. 그렇다면 그것까지 내가 일러주느냐? 건강법을 일러주는 거지. 한국의 운명은 국민단결이 운명인데, 그 이상의 단결이 안 되는 시(時)엔 어디 가서 살아라, 그런 말을 하게 되면 그건 또 좀 복잡해요.

그러니 지금 석가모니의 대도(大道)는 바다에 갖다 집어넣어도 그 진리는 영원이다. 그렇다면 그 진리가 무너질 수 있느냐? 안 무너지고 없어질 수 있느냐? 안 없어져. 그렇다면 내가 그 진리를 완전히 결실을 시키고 갈 사람이 살아 있는데 지금 날 없애도 내가 한 말은 그 진리 속에 많은 진리가 지금 나와요. 그래서 없어질 수 없는데….

내가 백성욱 박사를, 가장 존경하는 선배야. 그렇지만 그는 나를 지극히 존경하는 거, 그는 나를 처음엔 모르는 이야, 이런데. 그가 모시고 있는 서로 남매간처럼 친한 사람이 손 보살이야. 그는 순 도깨비야. 그는 도깨비가 붙어서 아는 것은 많아. 손 보살이 백 박사에게 일러주길 세상에서 드물고 인간세계에선 있을 수 없는 사람이 왔다고 나를 소개했지. 백 박사는 그런 분이기 때문에 거 학설에 능해 가지고 그는 의서도 밝고 정서도 밝아. 그리고 독일서 박사 학위 얻은 이라. 거 뭐 다른 학위야 말할 것 없겠지.

그래서 그는 의학에 들어가서 글도 밝았지. 앞으로 이 공해에 인류가 멸할 적에 죽염 같은 거이 필요하다 하면 머리가 횡해 가지고 눈만 둥실해져. 그러니 그걸 보게 되면 속에 뭐이 딴 건 없어요. 그래서 내가 "프란체스카한테 쫓겨납니다" 하는 거. 그게 그거야. 손 보살도 그건 몰라. 그러니 학설을 내가 안 믿는 게 그거야. 학설은 어느 한계점에 들어가선 맥을 못 춰. 자연에 있어서는 맥을 못 춰.

그래서 내가 오늘 이야기는, 이거 내가 붓을 들고 쓸라면 머리가 횡하고 돌아 가지고 써놓고 보면 딴소리를 쓰곤 해. 개를 그리는데 화호불성

(畫虎不成)이면 반위구자(反爲狗子)인데, 이게 개를 그리는데 개도 아니고 소도 아니고 말도 아니고 아무 그림이 아니야. 애들 장난이지. 그래서 어떤 때는 써놓고 보면, 써놓고 그 이튿날 자고 정신이 좀 있을 때 보면 영 딴소리를 썼어. 그래 아차 이제는 안 되겠구나. 내가 허튼 소리를 해도 내가 말하는 건, 거기서 잘 정리해서 연속시키면 그 원리만은 틀림없어.

뛰어난 사람 해치는 乙支脈의 實相

히말라야가 지구의 영(靈)의 조종(祖宗). 산의 조종, 영의 조종이라. 지구 영의 조종 히말라야. 또 거기에서 떨어져서 곤륜산, 거기서 많은 천만(千萬) 산이 흩어져 가지고 마지막에 모아서 동남해에 와서 백두산. 백두산은 그 힘이 전체적으로 모여서 마지막에 종기(鍾氣)한 산이라. 거기에다가 천지를 놓아 가지고 하늘에 있는 모든 힘을, 별정기를 다 받아 가지고, 그게 은하정(銀河精)이지. 받아 가지고 서해나 북해나 남해나 동해나 사해(四海)의 힘이 압록강, 두만강으로 천지(天池)하고 왕래해.

그 힘을 모아 가지고 내려오는데, 산맥엔 가장 마음에 걸리는 건 을지맥(乙支脈). 을지맥이라는 건 서로 잡아먹는 사람이 가끔 나와요. 그래서 옛날 양반도 을지다다골육상쟁(乙支多多骨肉相爭)이라고 했슴든다, 이런데. 우리가 골육상쟁하는 나라야. 서로 사촌이 개와집[기와집] 지으면 배를 앓는다. 그게 골육이 화목하지 못한 증거야. 거 우리나라의 산이 을지맥으로 떨어지는 데가 많아요. 천하의 명당인데도 그래요. 그래서 부처님은 도고마승(道高魔勝)이라 도가 높으면 마는 더 높느니라. 그거이 자연의 원리라.

천하명당으로 이루어질 적에 을지맥이 없었다면 세계의 최고 가는 인물들인데 그 뒤로 자꾸 잡아먹는 통에 그 인물들이 맥을 못 추는 이가 가끔 있어요. 그전에 남이(南怡) 장군을 해친 양반이 난 좋은 사람이라고는 안 하겠다. 또 임 장군[林慶業] 해친 양반, 김자점(金自點)도 좋은 사람은 아니지. 내내 김덕령(金德齡)을 해친 양반도 좋은 사람이 아니고. 내내 내려오며 거, 뛰어난 사람이 있으면 해치고 봐. 그게 오늘까지라.

요 얼마 전에도 나를 돌팔이라고 고발하듯이. 천지간의 창조자가 돌팔이라고 고발하는 나라가 대한민국이겠지? 그것도 대통령이 있는 나라고 또 국회가 있으며 법이 있는 나라인가? 나는 그러기에 무법천지가 한국이야? 말인즉 법치국가. 그거 어떻게 거짓말을 해도 그렇게 분수 밖의 거짓말을 하는 나라 있나?

그리고 지서나 경찰이나 국민의 지팽이라고 했겠다? 국민의 지팽이 노릇 하는 경찰이, "사람이 다쳤다, 사람이 죽었다" 신고하게 되면 이리 핑계 저리 핑계 하고 먼저 가지 않는다. 먼저 가게 되면 증인으로 채택된다. 아, 이런 답답한 세월이 어디 있나? 우선 법관이라는 건 법을 집행하는데 선후(先後)가 없어. 닥치면 해야지. 그런데 어떻게 그런 요모조모가 있나? 그거이 정자(亭子)에는 팔모정이 있어. 대한민국 법이 어떻게 팔모법이 되나? 그런 거 저런 거 오늘까지 내가 겪어오면서 비참하게 살아.

甘露精으로 淨化되는 땅 — 한국

비참하게 살지만, 앞으로는 명년(明年 : 1990년) 마지막 봄에 나갈 건 금년 거하고 또 다르지. 금년 건 그동안의 모든 이야기를 백두산 천지에서 종결을 짓고 또 앞으론 또 다른 걸 가지고 종결을 짓지. 그러면 백두산 천지의 이야기를 조리 있게, 정신이 맑아 가지고 자세히 해나가면 또 듣는 사람들이 너무 정신이 휑해서 못 들어요. 거, 엉터리로 슬금슬금 하게 되면 더러 듣는 말, 이해는 안 가지만 알아들을 수 있어요.

그건 왜 그러냐? 천지는 은하계에서 집결됐다. 또 두만강, 압록강은 사해의 수정 기운을 전부 받아들일 수 있는, 천지에서 받아들일 수 있는

선이 이어져 있거든, 그게 인연이야. 선이 이어져 있어요. 그러면 그 보이지 않는 힘이 왕래하거든. 그 힘을 모아 가지고 이 한국이라는 명당 자리가 이루어졌는데 감로정(甘露精)이라는 거이 감로수(甘露水) 때문에 새벽이게 되면 아주, 감로정 정화(淨化) 뒤에 아주 맑은 공기가 해 뜨면 세계의 최고인데. 그놈 감로수가 그런 묘한 힘이 있어요.

그러면 그런 정기를 모아 가지고 생기는 인간들이 아무리 산천에 을지맥이 있어도 서로 제도가 잘되어서 화목하면 세계의 문명국이 되며 세계의 문명 인물이 되겠는데. 이건 문명 인물이 되기 전에 어느 나라에 가도 브라질에서 한국 사람이 지나가면 피해야지 정통으로 만나면 끌고 너희 집이 어디냐고 가자고 한대. 일러만 주게 되면 못살게 군대. 무슨 거짓말하고 속여 먹어도.

그러니 어떻게 이 민족성이 이렇게 나빠지느냐? 이건 교육을 시키는 데 특별하게 제도를 잘 마련해야 돼. 학생이 선생을 두드리고[때리고] 머리 깎아주는 이런 제도는 버리고. 또 선생들이 데모한다? 학생이 데모한다고 선생도 데모해? 선생은 국민의 사표(師表)야. 국민의 스승을 대표하는 인물들이 그렇게 나가면 나라는 복잡해져.

소금의 불순물 무와 중화되면 신비의 약

그러면 이제는 내가 무 가지고 이야기할 텐데, 그전에도 무 얘기를 했어요. 인삼정(人蔘精)이라고 한 얘기 있어요. 그런데. 무를 옛날엔, 지금 무 아니겠다? 아주 매워요. 매운 놈을 소금을 두게 되면 소금 속에 그 불순물이 많은 걸 내가 잘 알면서도 소금을 두어 가지고 하루를 절군[절인] 후에, 그 이튿날 아침에 국물을 좀 떠먹어 보면 그 국물이 구수해요, 구수한데.

어려서 그걸 맛을 보면 이 속에 있는 힘이, 굉장히 무서운 힘이 있구나.

무는 인삼에서 화(化)해서 무가 됐는데 여기에다가 절궈놓게 되면 매운맛은 싹 물러가고 구수한 맛이 들어오는 이유는 뭐이냐? 소금이거든, 소금인데.

　소금의 불순물 중에 가장 나쁜 가스가 있어요. 그 가스가 무 매운 데 들어가면, 그렇게 좋은 중화 재료가 돼. 그래 그걸 보고, 야 이것도 써먹을 데 참 많구나. 그러면 여기에다가 죽염을 넣게 되면 어떻게 되느냐? 죽염을 넣게 되면 그 가스를 대신해 가지고 신비한 약이 되는데, 이것은 신비한 약이 되게 되면 어떤 힘이 있느냐? 모든 임파선이 암세포를 이루고 있을 적에, 이놈이 들어가게 되면 암세포가 스루스루 녹아 없어진다.

　그러면 앞으로 화공약이 극에 달해 가지고 사람마다 죽을라고 할 적에 김치를 담가 먹는 판에는 이렇게 해먹어라. 그럴라면 이 소금을 구워낼 적에는 이렇게 죽염을 만들어 가지고, 죽염을 만들 때에는 고열로 처리하되 그 죽염을 제조하는 도라무통[드럼통]을 밖에다가 딴 열통을 설(設)해라. 그래 가지고 가속(加速)시키는, 그 아주 속도에 무서운 바람이 들어가서 그 불을 파헤치게 되면 불이 돌아요, 불이 도는데. 불은 돌기만 하게 되면 1,000도의 열이 1만 도에까지 팽창할 수 있어요.

죽염을 고열 처리하면 불순물 없어진다

　거 왜 그러냐? 도라무통에 송진불을 피우면 900도 이상 열이 올라가는데 그 중간 통에다가 콤프레셔 가지고, 최고 속도의 바람을 가지고 중간에서 밖으로 몰아내면 그 속에 있는 불이 그 중간을 자꾸 잘라놓으면 아주 프로펠러 이상 불이 돈다. 그러게 되면, 불이 돌게 되면 열이 팽창돼 가지고 가속으로 팽창되면 그 밖에 나가는 열은 1만 도의 열이 나갈 수도 있다.

　그러면 그 통의 비례를 헤[헤아려] 가지고 통이 가상 도라무통만 하면,

손가락만 한 구멍으로 불이 나가면 그건 1만 도에 달하는 불도 나올 수 있어요. 그 통 속의 1,000도 불이. 그러면 그런 불이 나가 가지고 그 불 끝에는 금강석도 눈 깜박할 새에 녹아요. 이러니 소금 속에 있는 불순물이 그런 불이 나가면서 통 속에 있는 소금을 처리하는데, 거 상당히 공들고 연구하고 실험하고 해야 돼요. 그러지 않을라면, 내게서 오늘 배우면 몰라도 그러지 않으면 그렇게까지 다 알 순 없어요.

그러면 그 불이 나가 가지고 죽염을 녹일 적엔 그 죽염통 안의 복판이 금시[금세] 녹아서 뚫어져야 해. 금시 녹아서 뚫어지면 모두 오그라들어 가지고 전체적으로 용해돼 버리는데, 이 용해되는 데 열이 조금 부족하게 되면 그 흙을 막아놓은 흙에 모래가 약간 섞일 수도 있고, 또 통 속에서 혹 그 쇠가 녹아서 떨어지는 수도 있고 여러 가지 있어요, 있는데. 대나무의 재는 숯꺼멍[숯검정]이 섞여 있어요.

그러니 고런 것을 처리하는 방법은 실험하면서 연구해 가지고 완전무결하게 처리해 가지고 자신이 알아내야지, 그 세밀한 부분을 데리고 배워주기 전에, 가르쳐주기 전엔 안 돼요. 그러니 남 한 것은 돈 주고 사오면 간단하지만 자신이 할라면 진품이라는 건 가장 노력해야 돼, 머리 쓰고. 그런데 그 설비가 돈이 또 많이 들고.

이래 가지고 이렇게 소금을 우선 불순물이란 일절 없어야 돼. 불순물이 있어 가지고 그 불순물 속엔 화공약의 독한 찌게기도 많이 나가는데, 그 모든 폐수에서 나가는 건 상상도 못 할 독이 많이 나가요. 그건 전부 소금이라. 거, 바닷물 속에 들어간 그 물 졸이면 그게 전부 나와서 소금인데, 우리가 이걸 먹고 있다면 그 속에서 임파선이 이루어지는 조직은 암이다. 그러면 우리가 암이 될 수 있는 식품을 먹어야 되느냐? 그거이 우리한테 불가사의한 문제 중 하나라.

죽염 무절임은 궤양·암 치료약

그러니 그걸 고열처리 해 가지고 불순물이 전연 없다는 걸 알면 그건 무를 절굴[절임] 때에 찬을 하는 것보다 좀 짜야 돼. 짜게 한 거기에다가 백개자(白芥子)를 아주 먼 불에다가 오랫동안 볶으면 속까지 깨끗이 구워져요. 그걸 분말하고, 또 살구씨를 먼 불에 오래 볶아서 분말하고. 그다음에 누룩이라고 신곡(神曲)인데, 그걸 스루스루 볶아서 분말하고.

또 보리차 만드는 엿기름이 있는데 그걸 맥아(麥芽)라고 하는데, 그건 약국에서 몇 푼 안 하니까 모두 사다가 오래 볶아 분말하고. 그리고 비싼 건 다 빼버리고, 거기 한 가지는 산대추, 산조인(酸棗仁)이 있는데 그놈은 새카맣게 좀 검게 볶거든[각 3.5근씩].

그렇게 해서 모조리 분말해 가지고, 고걸 곱게 분말해서 그 무[100근]에다가, 죽염[10근]으로 절군 무에다가 그걸 넣으면 그 성분이 아주 신비인데, 거기에다가 마늘하고 생강을 찧어서 넣는다. 생강은 즙을 내거든. 그것도 각 3.5근씩이야. 이거 모두 3.5근씩이, 즙을 내어서 거기에다 넣는데, 그래 넣어서 하루를 두어야 돼요. 하루를 두게 되면 이것들이 서로 저희끼리 싸운다, 싸우는데. 거기서 강자(强者)는 생강, 마늘이라. 생강, 마늘이 모든 식품을 거기서 중화시키는데 아주 고급요리를 만들어요.

고급요리를 만들어 가지고 중화되면 그걸 그때엔 두고 암만을[아무리 많이], 무는 고운 채판에다가 쳐 가지고 한 거니까. 그건 암만 먹어도 위생적으로 나쁠 것도 없지만 위궤양증에 먹어도 좋고 위암이나 각종 암에 먹어도 좋은데, 그걸 암 환자가 부지런히 그저 살겠다고 퍼먹어 대면 설사가 조금 오겠지. 토해도 괜찮아요.

토해도 위암 환자는 거품이 많이 넘어와야 되거든. 그러면 설[설사]하는 것도 거품이 나가니까, 그걸 좀 무리하게 먹어도 죽진 않으니까, 죽지 않는 한도 내에서 먹어 가지고 그 힘으로 앞으로 이 화공약 세상을 무사히 넘어가도록 하라는 걸, 다음 호[민의약 12월호]에 내겠다 이겁니다, 이 건데. 그건 좀 먹는 요령을 자기가 약에 지치지 않도록 맞춰가며 먹되, 소화엔 최고 소화제고 또 모든 임파선 속의 암세포 조직되는 거, 그걸 소멸시키는 덴 다른 약보다 강해요. 그러니 이걸 다음 호에 내 가지고, 나를 돌팔이라고 욕하던 자도 거 안 먹으면 안 돼. 이러니.

누구나 할 수 있는 쉬운 건강법

이렇게 우리나라에 먹기 좋은 식품이 있는데도 가서 째고 자르고 죽고 이게 일이라. 이런 일은 앞으로 없어야겠지. 없어질라면 민속신약이라고 해놓고 《민의약(民醫藥)》[현 월간 《인산의학》]에서 그런 법을 우선 세상에 공개하지 않고 딴 이야기만 할 수는 없는 거요. 이건 아무도[누구라도] 먹어야 되고 먹으면 좋고. 다 효(效) 나는 거. 이건 혈액형도 필요 없어. 혈액형이 뭐 무 먹고 죽는 혈액형은 없으니까, 누구도 먹으면 되니까.

그래서 사람마다 먹어서 될 수 있는 거. 거, 《동의보감》 한 질 외워 일렀다고[읽는다고] 되는 것도 아니야. 이건 그저 엉터리로 전 세계가 다 공감이 될 수 있는 법이 늘 나와야 되는데, 난 전 세계가 유·무식을 막론하고 건강은 확보하고 살아라. 무식한 사람이 건강을 위해서 모든 의서를 다 볼 수도 없고 또 건강식품에 대한 요리법을 다 공부할 수도 없고, 이건 그저 육두문자(肉頭文字)로 아무나 할 수 있어야 된다, 이거야.

그래 내가 전하는 건 석가모니 당시는 육두문자라. 그 당시에 뭐 붓 들고 써줄 수 없고, 책으로 전해줄 수도 없고. 그러니 말로만 평생 댕기며 애쓰다 가셨지만 내야 지금 어쩌다 한번 이야길 해도 영원히 세상을 통할 수 있으니, 내야 식은 죽 먹기라는 말 있잖아요, 거저먹기라. 그래서 지금 나이에도 이런 자리에 이런 말 할 수 있지. 옛날 석가모니 시절에, 내 나이에 이렇게 이럴 수 없어요.

그러면 지금은 이 무 같은 신비의 식품이 있겠다. 거기에 생강, 마늘을 넣고 [먹으면] 그렇게 만병에 통치되는 거. 또 인간의 몸에 건강은 그 이상의 건강을 더 추구하지 말고, 또 병 고치는 데도 항암제처럼 맞다 맞다 죽어버리는 그런 건 하지 말고. 아무가 해도 되는 법. 그래서 내가 지금 이야기하는 중에 많이 잊어버린 거 있겠지. 그렇지만 그건 잊어버린 게 있어도 무 이야기만큼은 확실히 사람을 구할 수 있는 힘이 있어요. 거기에 죽염이 그렇게 신비해요. 신비하니. 그 죽염으로 그렇게 하도록 하고.

무절임과 호흡법 이용한 건강비결

그다음은 숨 쉬는 데 내가 갈비라는 건 하나는 수골(壽骨), 명골(命骨)인데. 좌는 수(壽), 우는 명(命). 그거이 척추에 붙어 가지고, 어려서 생길 때는 척추에 붙었는데 커가면서 자꾸 신체가 바르지 못하면, 이 뼈가 자리에서 조금씩 물러나면 여기에 염증이 생겨. 그 염증 치료를 어떻게 하느냐? 그야 척추를 곧게 세우라 그거야. 목에다 힘을 주고 척추를 곧게 세우라는 말을 하거든. 그러면 요거이 제자리에 서 가지고 그 속에서 통하는 염증은 물러가게 매련이라.

정상회복이 오니까 척추를 곧게 세우고 목에 힘을 주고, 항시 그렇게 힘을 주고 있으면 갈비가 제자리에 붙고 위장이 튼튼해지니 소화에 도움이 되고, 폐가 튼튼해지니 호흡에도 도움이 되고. 조식법(調息法)이라는 걸 따로 하기보다, 조식법을 한다고 소화에 만전을 기할 순 없어. 그 척추를 곧게 세우고 힘을 주면 소화도 잘 되고 모든 염증도 물러가고 건강은 돌아오게 매련인데.

그럼 아까 무 가지고 식품으로 건강을 도모하고 자세를 반듯이 해 가지고 건강을 도모하면, 그건 뭐 전지전능이 될 수 있어요. 전지전능이란 법이 따로 정해진 것도 아니야. 그러니 내가 볼 적에는 모든 힘은 제게 있는데 맥을 놓고 살면서 그 힘이 줄어들게 만든다. 그걸 내가 중간에, 40대부터 60, 70까지 술을 즐기니까 아주 건강을 해치는 짓만 해보거든.

해보다가 70 후에 건강이 나빠지기 때문에 그때부턴 건강을 위해서 조금씩 노력해요. 노력하니까 지금도 걸어댕길 수 있고 70에도 현기증 나 쓰러지는데 이젠 그런 걸 예방할 수도 있으니 젊어서부터 하면 좋을 거다 하는 생각이지.

그래서 앞으로 부인들은 애기 낳는 데서 병이 오게 돼 있고, 산후여증(産後餘症)이지. 또 애기를 낳지 않을라고 무슨 수술이다 하는데, 그건 또 좋지 않은 병을 앓게 돼 있고. 그러니까 이 무하고 죽염을 가지고 하는 이걸 그대로 하면 그 상처의 모든 조직이 파괴돼 가지고 양쪽에서 서로 죽은피로 돌아가는 놈이 없어진다. 그렇게 좋은 법을 쓰라 이겁니다. 그러니 앞으로 이걸 《민의약》에 공개하면 자연히 산에서는 산에 사는 사람, 들에서는 들에 사는 사람, 모든 사람에 도움이 되니까 그런 법이 오늘부터는 이뤄져야 할 겁니다.

내가 큰소리를 하면서도 먼 길을 오구 오래 앉지도 않았는데 피로가 들어오네. 그러게 뭐인가, 이게 지금 다음에 나갈 호에 잘 수정하면 될 거니까 이거 틀어놓고 듣다가 너무 허망한 빠진 건 다시 일러줄 수 있어요.

〈제3회 특별강연회 녹음 全文 : 1989. 11. 5〉

/제17장/

쉽고 간단한 암·난치병 퇴치 妙方

우리 교포가 우대받을 수 있는 방법

먼바다, 멀리 와서 사는 동포가 지구에 상당수가 있어요. 그래서 각국에 사는 동포가 각국의 이름을 따라 교포라. 미국 교포, 중국 교포, 일본 교포. 그러면 우리 동족이, 살 수 있는 터전을 따라 가지고 그 나라의 이름을 따서 교포가 됐는데, 난 그 교포세계를 와본 적이 없었어요.

그래서 이번에 처음 와보니, 80이 넘은 후에 어려운 먼 길을 걸어보니 좀 힘들어요. 그렇지만 젊어서 걸어댕길 때보단 오히려 좀 쉬운 성 불러요, 빠르고. 그래서 이렇게 멀리 와서 터전 잡은 과거의 우리 선배들이, 동지인데….

광복 후에 와 가지고, 반도호텔에서 서재필 박사랑 만난 양반들이 다 돌아가고 지금 없을 적에 마침 왔어요. 그래서 미국 교포에 대한 소식은 그때에 비참한 소식도 다 알았고, 지금 와서는 행복한 가정을 이루고 행복한 소식도 알고 왔어요.

그렇지만 그 행복이 오는 날까지 비참하고 쓰라린 고생이 가슴 속에 잊히지 않을 겁니다. 그러나 나는 40년 가차운, 40년 넘었지. 8·15 광복 후에 교포 여러분을 만났는데, 그러면 그동안에 나는 오늘까지 80이 넘어도 살았지만 그 양반들은 나보다 나이 다 많아. 20~30년 위라. 다 세상 떠나고 안 계신 소식까지 알고 왔어요.

생존해 계신 분이면 다행하게도 한 번 만날 거라고 했더니, 하와이도 물어보니 그분들이 다 가고 안 계시대. 그럴 적에 내가 여기에 왔다 가도 교포는 만날 수 있으나 과거의 동지나 선배는 만날 수가 없다고 혼자 생각뿐이지, 어디 가 호소할 데는 없어요. 그러나 그분들 영혼은 엄연히 존재할 거라면 그 후손을 행복하게 할 힘이 있고, 모든 지구상에서 대우받을 수 있는 사람이 되게 해줄 능력이라면 나도 서슴지 않고 여[여기]까지 왔던 길이라.

그래서 미국은 세계의 선진국이고 우리 교포는 세계의 선진국에 살고 있는데, 세계의 선진국에 선각자가 된다면 구세주가 되었다고 해서 어느 땅에서 몰아낼 리도 없고, 인류를 구원하는데 싫어하는 사람은 지구엔 없을 거요.

그래서 나도 모르는 인간일지 삼아도, 여러분 앞에는 대표로 나올 만한 인간이라면 어려서는 기가 맥힌 인간이겠지만, 지금 정신이 다 물러가고 노쇠한 오늘에는 큰소리는 못 해도 그만한 과거의 경험은 쌓아 가지고 아직도 남아 있을 게요. 그래서 남은 경험담을 조금만 털어놓아도 지구엔 가장 행복한 세상을 이룩할 힘이 될 거요. 그래서 우리 교포도 지구상에서 세상의 흠모하는 인물이 되고 우대받는 민족이 되면 좋지 않을까, 나도 그런 생각을 하고 왔어요.

백두산 天池의 신비는 甘露水 기운

그러니 여러분은 내 말을 따르지 않는 건 나보다 실력이 앞서니까[앞선다면] 좋으나, 나보다 실력이 모자라는 사람이 내 말을 안 따르면 좋을 거라고 생각할 수 없겠지. 그건 뭐냐? 첫째, 인간은 병 없어야 하는데 병들었으면 병 고치는 법을 알아서 병을 고쳐놓은 연후에 다시는 병이 오지 않도록 노력할 수 있으니. 첫째 병 고치는 법과, 둘째 병 없이 건강하게 살 수 있는 법과, 건강하게 되면 모든 능력을 갖추니까 행복하게 살 수 있는 행운이 열리게 돼 있어요.

그러면 행운이 열리면 죽고 싶지 않아. 죽고 싶지 않다면 오래 살아야 되는데 장수하는 결(訣)이 있느냐 하면 있어요. 장수하는 결이 없다면 나는 왜놈의 손에서 살아 남지 못할 사람도 광복 후에 육신의 건강을 도모해서 오늘까지 생명을 유지한 경험을 봐서 오래 살 수 있다. 그건 나의 경험담이라. 그리고 내 말을 듣고 많은 사람이 살고 있으니 그 경험담은 어느 세상에도 필요해. 그러나 신비한 약물은 한국을 떠나고 있을 수 있다곤 하나 양이 적을 거요.

건 왜 그러냐? 한국에는, '백두산 천지(天池)의 신비'가 앞으로 12월호 잡지[월간 《민의약》, 현 《인산의학》]에 나와요. 거기에 보면 천지에서 단군 할아버지 올 수 있는 맥락과, 석가모니가 생길 수 있는 맥락과, 그리스도가 생길 수 있는 맥락이 천지에 있다는 거요. 난 그걸 어려서 보았고, 아는 사람이오.

그래서 거기에 대한 내용을 세밀하게 세상에 전하는데, 감로수(甘露水)가 있기 때문에 천지에서 이루어지는 겁니다. 그게 흘러내려 가지고 산맥을 따라서 명당처에 가면 감로수가 생기는데, 그 감로수는 천 년에 한 번 12시[子時]에 잠깐 비치는 거지. 사람이 밥해 먹을 수 있는 양이 나오질 않아요.

그러나 그 감로수의 정(精)은 항시 12시면 조금씩 물속으로 스며나와 가지고, 우리나라의 초목은 그 수분이 증발돼 가지고 그 비와 이슬을 맞기 때문에 신비한 약물로, 이[美國] 나라의 산삼(山蔘)이 좋기는 하나, 사람 모양으로 튼튼하고 큰데, 약효로 말하자면 조그만 보잘것없는 한국의 산삼보다는 나을 수 없어요. 중국도 그리고 세계가 다 그래요. 산삼이 없을 순 없어요. 똑같은 뿌리인데, 그렇지만 그 효능은 달라요.

그래서 산삼이 생길 수 있는 원리와 또 한국 연안에 어느 나라 고기도 들어오면 태평양 고기 중에 어디서고 오면 사흘 후에는 한국 연안의 바닷가엔 감로정이 항시 남아 있어요. 물속엔 늘 흘러내려 와서 남아 있는데, 거기 들어와서 사흘만 있으면 그 맛이 유독히 달라요. 그 증거는 북양(北洋)에서 오는 청어가 청진 바다에 들어온 지 사흘이 지난 후에 잡히면 동해 청어라고 특별히 맛있어요. 일본에서 오는 정어리도 그렇고, 명태도 그렇고. 태평양 명태하고 한국에서 동해안 연안에서 잡힌 명태하고 다른 이유가 그겁니다, 그거니.

우리 민족, 태양보다 밝은 지혜 갖게 돼

그러면 거기에 있는 약성(藥性)을 우리가 이용하자는 거지. 그 무제한의 약성들을 버려두고 있는 것은 우리의 힘이 모자라고 수완이 없고, 그러면 아무리 힘을 쓸라고 해도 능력이 없는 힘이, 힘이 될 수 없는 거요. 아무리 아는 건 귀신보다 더 안다고 해도 지금 좋은 매개체를 두고도 수완이 없으면 모르는 거라. 모르는 사람만도 못하지. 그래서 나는 오늘까지 모르는 사람만 못하게 살기 때문에, 한평생을 밟혀 사는 이유가 뭐이냐?

세상을 안다는 자가 세상의 앞에 서 가지고 모르는 사람들을 이용한다면 그건 있을 수 없고, 죽을 적에 조용히 있다가 모든 경험담을 붓으로 남겨서 후세에 전하면 나 죽은 후에 영원한 세상이 오는데, 내가 살아서 짧은 세상에 날뛸 필요는 없어. 난 한세상에 아랫목에서 맥을 놓고 있다가 죽어도 짧은 세상은 보내고 긴 세상을 위해서는 나의 경험담을 남겨 놓는 것이, 지구상에 사는 가족의 마음속을 밝히는 지혜라.

그러면 우주에는 태양이 광명을 가지고 있고 모든 생물이 마음에 광명을 가지고 있는데, 그 마음속에 있는 광명은, 지혜에서 나오는 광명은, 지구의 태양보다 밝을 건데, 그러면 우리 동족은 어디까지나 태양보다 밝은 지혜를 가질 수 있는 능력을 갖추고 있으면 되는 거라. 그 비법(祕法)은 내가 죽기 전에 전하고 죽은 후엔 책으로 전하고, 알려 주면 되는 거라.

그래서 내가 죽은 후에 지구는 영원하게 행복한 인간이 살 거다. 오늘처럼 이렇게 비참하게 죽어가는 걸 구할 수 없다는 건 인간의 지혜의 부족으로 이뤄지는 거라. 그러면 아메리카에 사는 교포의 지혜가 지구촌을 구할 수 있는 능력을 가진다고 푸대접을 받을 거냐 하면 그렇지 않아요.

나의 선배 되는 양반, 동지 되는 양반들이 하와이 강낭·수수밭에서 비참하게 살다 간 걸 나는 알고 있어요. 토이기[터키]에서 그렇게 비참하게 살았는데 그분들이 서재필 박사가 구해온 후에 미국서도 비참하게 살다 갔는데. 그 삼세(三世)는, 지금 손자들인데 지금 다 오십이 넘었으니 행복할 거라.

그러면 그 조상이 피땀을 흘리고 쓰라린 고생한 거름 덕이라고 봐야겠지. 아무리 조상을 모른다 해도 조상이 흘친 거름에 행복이 오는 거라. 그래서 나도 동족 앞에는 지금부터 다음에는 조상을 말하게 되는데, 조상이라면 조상의 행동이 뭐이냐? 내가 행복하고 조상의[내가 행복을 누리는 게 조상으로서의 올바른] 행동이 되느냐 하면 그게 아니야. 어찌하든지 나는 가장 비참하더라도 후배들은 영원히 행복해야 된다.

그래서 나는 내가 살고 있는 지역에서도 인간대우 받은 일이 없어요.

내가 죽으면 지구에 영원히 대우받을 내가, 그 살아서 눈 깜빡하는 그 시간이 그렇게 급하냐? 또 육신이라는 건 죽을 먹으나 밥을 먹으나 굶지 않고 넘어가면 살게 돼 있는데 그 생명을 유지하는 법이 각각으로, 남한테 못 할 일도 하고, 남을 해치기도 하고, 세상에 욕먹기도 하고, 그러면서 행복한 것은 나는 행복으로 안다? 어디까지나 남을 도와서 남이 나보다 더 잘살게 하면, 그 사람들 힘이 내게 와서 다시 행복하게 해주면 행복해도 좋을 거요. '출호이자 반호이'(出乎爾者反乎爾)니까.

　내가 여러분을 도와 가지고 여러분이 행복한 후에 나의 불행을 그대로 보고 있진 않을 거니까. 그때의 내가 행복한 행복은, 그건 진정한 행복이라. 그런 일이라면 나도 피하지 않는 것이 뭐이냐? 옛날 양반들이, 예수님은 고생고생하다가 십자가를 진 일이 있고 석가모니는 고생고생하다가, 풀밭에서 고생하다가 비참하게 최후를 마친 일도 있는데, 그러면 내라고 해서 가장 행복한 인간이 된다? 그건 있을 수 없는 일이고 내가 또 그런 일을 받아들일 리가 없고.

가르치면 초등학생도 癌에 全能

　그런데 이 하와이, 이 뉴욕에 와서 걸어댕기지 않았고 또 힘이 없어서 걷지도 못하고, 그런데 좋은 차도 태워주면 타고 또 좋은 음식도 사주면 먹고, 그러면 그것은 내가 원하고 댕기는 것도 아니냐 또 생기는 걸 피할 필요도 없어. 남을 해치는 거 아니면 받아주는 거라. 그래서 이 자리는 여러분 앞에 단군할아버지 피를 받아 가지고 태어난 동족 동포인데 그 동포의 희망이 뭐이냐? 가장 당신들도 행복하고 자손만대 행복하기를 원하는데, 그런 행복을 전할 힘이 내게 있으면 전하고 죽으면 좋겠다.

　그래서 첫째, 세계의 선진국 미국, 미국을 택한 거고. 또 그다음에는 미국의 교포는 세계 선진국에 살다 보니 지혜만 얻어놓으면 그 능력은 세계가 따르게 돼 있어. 내 말은 아무도 안 들어도 미국에 사는 교포는 나보다 나은 능력을 가지면 전 세계가 따를 수 있는 이유가 선진국에 사는 교포라. 그래서 머리가 열리고 마음이 밝아지면 세계에서 대우받는 데 손색이 있어선 안 되겠지.

그런 대우받을 날이 앞으로 올 것을 예언할 수 있어요. 나는 가르치고 가니까. 국민학교 학생도 배우면 암에는 전능한 치료법을 아는데, 지금 한국에서는 아무것도 모르는 철부지가 암을 잘 고치는데 다 명성이 높은 사람들 있어요. 어린애들이. 그게 이제 《민의약》 11월호에 나왔고 계속 나올 겁니다.

그러면 이 교포 중에는 가장 배운 사람도 많고 여기서 살겠다고 동분서주하는 동안에 많은 경험도 쌓아왔으니 내가 말하는 걸 싫어할 수 없어요. 자기한테 좋고 자기 자손만대에 행복할 수 있는 비밀을 알아냈으면 그걸 실험해 보고 경험 얻기 위해서는 한 시간이 바쁠 거요. 그러기 때문에 내가 하는 말은 기록해 가지고 댕기며 일르면[읽으면] 좋은데, 그 옛날 학설이 아니라.

옛날 학설은 기록해 가지고 오지 않으면 정신이 혼미해서 한마디를 빠쳐도[빠뜨려도] 큰 실수가 되는데, 내가 하는 말은 천지가 생긴 후에 처음 왔다고 하는 그런 인간이, 창조자인데, 약학(藥學)·의학(醫學) 모든 철학(哲學), 창조자가 기록해 가지고 댕길 리가 없지 않아요? 허튼 소릴 해도 창조자야. 호랭이는 앓는 소릴 해도 호랭이 소리야. 호랭이가 앓는 소리를 한다고 해서 병들었다고 생각하고 쫓아갈 사람은 없어요.

그러기 때문에 아는 사람은 허튼 소리가 없어요. 아무 소리를 해도 아는 사람 말은 모든 사람의 지혜가 되는 거요. 그래서 혜안(慧眼)이 열리게 매련[마련]이오.

노래를 원래 잘하는 사람은 아무리 고함을 쳐도 박자가 맞아요. 옛날에 문장(文章)은 글을 지으면 격(格)이 맞지 않고 염(簾)이 틀리는 문장은 없어요. 내가 하는 말은 허튼소리를 해도 지구 인류에는 창조적인 말이 돼요.

그래서 지금 아무것도 아닌 물건 가지고 인류의 생명을 하나하나 구하는 법이 있다. 그러면 그게 뭐이냐? 세밀한 얘긴 하늘의 별 속에 있는 정기가 이뤄지는 설명인데, 그건 너무 긴 얘기라 안 되고 그저 '흙 파먹으면 좋다', 이렇게 육두문자(肉頭文字)라.

女星精으로 化한 오이, 火毒에 최고

그러고 거기에 세밀한 건 또 일러야 될 수 있는 비밀은 일러줍니다. 그래서 우리나라에 무에 있더냐? 좋은 것이 많아요. 내가 어려서 불에 타 죽는 사람을 볼 적에, 숨이 넘어간 사람은 안 되고 숨이 넘어가기 전에는 다 되는 걸 봤는데 그게 토종오이라. 토종오이를 찌끄뜨려[짛어] 가지고 그 물을 즙을 짜 가지고 죽는다고 고함을 치는 걸 한 사발을 입에다가 조금씩 떠 넣어서 한 사발을 먹여놓으면 아프다는 말 안 해요.

그 이유가 뭐이냐? 화독(火毒)을 치는 데는 최고인데, 그거이 이십팔수(二十八宿) 두성(斗星)은 수국(水局) 분야인데, 두성 수국 분야에 들어가게 되면 계집 '녀'(女)자 여성(女星)이 있어요. 여성정(女星精)에서 흘러나오는 정(精)으로 이뤄지는 풀이 오이라. 그리고 바다의 생물은 명태고. 또 날짐승으로는 오리가 있어요. 집오리.

그런데 그 여성정(女星精)으로 화(化)해서 하늘에서 흘러오는 태양의 방사선을 따라댕기며 이뤄지는 풀은 어느 나라에 가도 오이라. 그런데 한국의 오이는 감로정(甘露精) 때문에 더 좋으니라 이건데. 그래서 그 생즙의 신비는 먹으면 화독(火毒)이 물러가니까, 심장부에 들어오던 화독이 싹 가시니까, 심장의 모든 박동은 안정되고 또 판막이 안정돼 가지고 피가 제대로 순환해요. 그리고 몸에 살이 막 타 가지고 죽어가는 거, 몸에다가 그 물을 뿌리면 그렇게 시원하고 좋아요.

그건 내가 어려서 별을 세밀히 알아요. 여성(女星) 속에는 무에 있다, 화성(火星). [즉] 형혹성(熒惑星) 속에는 무에 있다, 천강성(天罡星) 속에는 무에 있다, 이것을 세밀히 알아요. 그러기 때문에 일곱 살부터 지게질 하면서 '가'자 한 자 배우지 않은 이유가, 난 원래 천지간에 없는 재주를 지니고 온 사람이라. '가'자 한 자 읽을 수 없어요. 일본놈의 손에 죽을 걸 알면서 '가'자 한 자 읽어 뭐할까?

그래서 어려서 글은 몰라도 세상의 문장 소리를 듣는 이유는 남 모르게 몰래 옥편(玉篇) 같은 거 부지런히 외워 이르면[읽으면] 두자미(杜子美 : 杜甫)의 72격을 맞추어서 율(律)을 할 수 있고 시부(詩賦)도 할 수 있고 작문도 할 수 있는데, 그걸 글방에 가서 배우든지 학교에 가서 배우면, 우수한 천재라고 소문이 나면, 왜놈한테 어떤 박해를 받아도 받을 날이 와요. 그래서 기위(旣爲) 박해받을 판엔 왜놈 하나래도 대항하겠다고 만주로 간거이 그건데….

독사독·연탄독 解毒엔 동해산 명태

그래서 내가 글을 이르지[읽지] 않아도 어려서 학자들하고 글을 지으면 두자미의 72격에 맞추어 짓는 재주는 학자들로도 힘든데, 나는 글도 모르는 철부지가 율을 잘한 일이 있어요. 지금은 그런 건 필요 없어서 싹 잊어버려도 좋지만 아직도 남이 율을 한 걸 보면 두자미의 격 중에 아무 격인데 파격(破格)이구나, 실격(失格)이구나, 성격(成格)이 채 안됐다, 이건 완전 성격이다, 그런 걸 알 수 있어요.

그런데 그런 얘기는 이걸로 끝내고, 오이에 대한 신비를, 지금 살아 있는 사람이 상당히 많은데, 아주 창자가 데이지[데지] 않고 타요. 타서 뚝 끊어지는 수 있어요. 그런데 그게 어떻게 살아 있느냐? 요새 개량오이는 내가 못 쓴다고 하면서 급하게 되면 엄나무를 붙들고도 살았으면 되는 거라.

그래서 지금 오이를 생즙 내 먹여서 살린, 내게서 배우던 제자가 있는데 지금은 아주 건강해요. 그 화독의 후유증도 '단전에 [쑥뜸을] 좀 뜨면 없어지니라' 해서 아주 건강하게 사는데, 그런 사람들이 하나가 아닌 상당수가 있는데. 내가 6·25 때에 동네에서 요릿집에 가서 타 죽다가 들것에 떠다가 놓은 숨넘어가는 사람을 보고, 거 부자의 자식인데, 오이를 가져오라 해서 오이즙 내서 그 자리에서 멕이고서 일어나 앉아서 밥 먹는 것을 보고 집에 갔는데, 그때 6·25 때에 부산에 가 있을 때입니다. 그런 일을 봐서 그 사람들이 지금 살아 있을 거라. 나이가 나하고 조금 어리니까. 지금 일흔댓 먹었으니까 살아 있을 거요.

이러니 여러 사람을 내가 불에 데어 죽는 걸 살리는데 고것도 재수 없어서 날 못 만나면 중국의 여공사(呂公使) 같은, 쉽게 낫는 것도 수술해서 죽고 말았어요. 그러면 오이만이 그러냐?

마른 명태는 동해에서 잡은 건 또 뭐이냐? 독사한테 물려 죽을 때에 그놈을 댓 마리 고아서 멕이면 눈도 보이지 않고 말도 못 하게 부었던 사람도 한 시간 안에 부기가 내리고 세 시간이면 깨끗이 뿌리 빠지는 건, 동해에서 잡은 마른 명태 이외에는 없어요. 그보다 더 좋은 거 내가 본 일이 없고 그거 가지고 다 되는데.

그러면 화성은 형혹성인데, 형혹성독이 내려올 적에 천강성독이 합류하는 때 있는데, 그건 일진(日辰)에 따라서 달라요. 그 독이 합류해 내려오면 그게 땅속에는 뭐이냐? 버럭지엔 독사독이요, 땅속에 들어와서 가스가 올라오는 가스독하고 합류해 가지고 연탄이라는 독을 일으켜요. 거기에 잠재해 있어 가지고 연탄독이 되는데, 독사독하고 연탄독은 육촌(六寸)간이라.

사촌만 넘어가면 육촌 되는데 육촌간이기 때문에 명태를 댓 마리 삶아 멕여보면 태평양 태는 좀 더디 낫고 동해 태는 빨리 나아요. 금방 나아요. 그런 걸 내가 일러준 지 벌써 오래요. 6·25 때부터 연탄 나오면서 내 손으로 끓여다 멕여 살린 일이 있고, 그 동네 사람은 명태를 고아 먹으면 되는 걸 다 알아요. 그런데 말로만 듣고는 믿어지지 않는 것이 새로 나오는 말이라. 내가 하는 이야기는 새로 나오는 말이라 잘 안 들어줘요. 경험하면 그땐 들어줘요. 앞으로 경험자가 많으면 다 들어주게 되어 있어요.

홍화씨의 신비, 折骨·破骨에 神藥

그리고 또 홍화(紅花)라는 꽃이 있는데 약에 써요. 그런데 옛날 양반이 경험으로 약물을 알아내긴 해도 그 비법에 들어가서 신비한 비밀은 모르는 증거가 뭐이냐? 홍화씨의 신비가 최고인데 홍화는 그런 약이 못 되고. 그래서 홍화씨를 약간 볶아 가지고 뽑아서[빻아서] 그놈을 생것을 먹여도 좋고, 그놈을 달여 가지고 그 국물을 조금씩 멕이면 뼈가 차에 갈려서[치어서] 가루가 돼도 살 속에 있는 뼛가루를 모아서 더 튼튼하게 만들어줘요.

그렇게 신비한 약물이 홍화씨인데, 그 홍화씨의 신비를 옛날의 본초(本草)에 얘기하지 않은 것을 보고 이 양반들이 이것저것 경험해 보다 얻은 거지, 참말로 하늘의 별을 보고 알아내거나, 뭘 알아내는 건 시원치 않구나, 그걸 내가 어려서 절실히 알았어요.

그래서 홍화씨의 비밀을 그분들이 전하지 않았고, 그리고 좋은 약물이 천지인데 그런 약물은 본초에는 나오지 않아. 그렇다면 그분들이 나보다 더 안 건 아니야. 나보다 훌륭한 구세주(救世主)라고 할 만한 양반들이 더러 있으나 그 종말에 기록이 끝난 걸 보면 하자(瑕疵)가 있어요. 그래서 내가 그 양반들 하자가 있다고 하면서, 내가 하자가 있도록 기록을 남기면 안 될 거다. 나는 전에 없고 후에 없고 마지막으로 완전한 기록을 전하겠노라, 큰소리한 일이 있었어요.

그런데 집에서 기르는 오리를 가지고 본초의 설명도 좀 미진하고 그래서 내가, 골수암을 종합병원에서 수술하는데 뼈를 잘라내고 고름을 자꾸 훑어내도 뿌리가 안 빠지고 합창(合瘡)을 시킬 수가 없다. 고름이 자꾸 나오니까. 그런데 그게 나하고 피할 수 없이 잘 아는 집의 자식이라. 그래 그 어머니가 와 가지고 애원하니 피할 길이 없어서 일러줬어요.

오리에다가 홍화씨하고 금은화(金銀花), 포공영(蒲公英)을 넣고 흠씬 고아 가지고, 그건 좀 많이 들어가도 괜찮아요. 그 기름을 싹 거두고 국물을 자꾸 먹여라. 그래, 국물 멕이니까 골수암이 먼저 낫는다? 이건 별것도 아닌 약인데. 오리를 털하고 똥만 버리고, 발톱 버리면 안 돼요[쓸개도 버리면 안 됨]. 발톱에 있는 석회질이 뼈가 생기는 데 최고 좋은 약이오. 그리고 오리 주둥이가 뼈가 생기는 데 써먹는 좋은 석회질이 거기 있어요.

그건 왜 그러냐? 오리가 눈으로 보고 고걸 찍을라고 정신 바짝 벼르고 주둥이로 가 쪼으니까 오리 정신과 오리 정신을 따라오는 모든 영양물이 그 주둥이 끝에 가서 합성되는데 그건 순전한 석회질이 아니고 거기에 백금 성분이 몇만 분지 일이 있다는 건 확실해요. 발톱이 그래요. 뭘 보고 댕기기 때문에 거기에 오리 정신이 가 있어요. 닭의 발톱도 다 그래요. 그래 옛날 양반들이 발톱 자르지 말아라 하는 말을 명심하는 게 옳을 거요.

그러면 그 오리를 가지고 골수암을 고쳤는데 이것이 골수암이 싹 나은 후에 뼈가 아주 튼튼하게 아래 위에서 커 가지고 뼈가 붙었더라 이거야. 서울 적십자병원에서 있은 일이오. 다른 데에서도 많이 있었어요. 그래서 주치의가, 박사의 머리 가지고는 도대체 이해가 안 가. 무얼 먹였기 때문에 골수암도 나았고, 또 뼈를 잘라낸 뼈가 쇳덩어리같이 야문 뼈가 이어졌느냐? 그건 상상하기 좀 어려운 이야기요. 그렇지만 지금 건강하게 다 살고 있어요. 나이 젊었고.

그래서 오리의 비밀을 많이 이용해서 많은 사람이 살아요. 사는데. 그 옛날 본초에는 뼈가 잘라서 없어진 덴 오리의 뼛속에는 이런 성분이 있고 주둥이하고 발톱에 이런 성분이 있어서 완전히 다시 연속시키고 강해지니라, 그걸 나보다 못해. 《본초》엔 그런 거 《강목(綱目:本草綱目)》봐도 없어요. 없어서 그분들이 아는 게 이시진(李時珍)이 아는 건 참 훌륭한 분이나 그 핵심처에 들어가서는, 조금 내가 볼 적에 모자란다는 증거가 많이 있어요. 그래서 내가 어려서부터 인간엔 폐물이라. 왜 폐물이냐?

인간은 아부도 해야 되는데 내 눈은 높은 사람을 볼 수 없으니, 그 인간은 사람의 대우를 못 받아요. 사람의 세상에 사람같이 못 살고. 그러니 항시 혼자 와서 혼자 살다 혼자 가는 인간이라. 사람을 보면 그 사람의 얼굴에 가상(假想) 목체(木體)인데, 목체엔 금기(金氣)가 얼마니까 저 자는 몇 살에 간암(肝癌)이 오누나, 그러면 그런 걸 말해주면, 나이 어렸을 때에 댕기며 지나가다 그런 소리를 하면 매를 맞기 똑 알맞지요. 그래서 한세상을 죽는 사람 보고 도와줄 생각을 못 하는 것은, 혼나니까. 그렇지만 많은 기적은 있어요.

그래 내가 그 좋은 감로수 때문에 화하는 감로정, 감로정에서 이뤄지는 그 신비의 약물을 하나하나 이용했는데 지금 정신이 흐려서 더러 잊어버린 것도 많이 있겠지요. 그렇지만 요긴한 건 잊어버리지 않았어요.

공해에 대한 대책은 醫書에 없다

그래서 내가 그전에 많은 사람이 앞으로 공해(公害)라는 게 뭐이냐? 화공약 때문에 오는 거라. 그러면 그 피해세계를 도와줘야 하는데, 내가 돕지 않고 도울 수 있느냐 하면 힘들어요. 그게 내가 어려서부터 건방진 생각이라. 누구 훌륭하다고 하면 그 사람 마음속에 있는 걸 내가 볼 때에서 푼짜리도 아니야. 그래도 세상에선 위대한 대우를 받아. 그러니 내가 그 사람을 철부지가 나쁘다고 하면, 남이 다 나를 욕해. 그러니 한세상을 비참하게 사는 것이 내게는 행복이야. 남 보긴 비참하나 내겐 행복이고.

또 남 보기 훌륭하다고 하면 그건 언제고 비참한 날이 오니까. 그런 세상을 멀리하고 항시 살아왔는데 지금엔 벌써 몇 해 전부터 죽을 걸 각오하고 이젠 갈 때가 자꾸 다가오니까 있는 걸 다 털어놓고 갈라고 비밀이라는 건 아무 데 가나 털어놔요. 그래서 세상에 남겨놓고 가는 것뿐이지, 내가 그걸 가지고 간다고 그거 내게 밑천 되는 게 아니고, 그걸 혼자 숨겨놓고 있다고 해서 행복한 것도 아니야.

그래서 나는 다 털어놓고 가는데. 그 화공약 사회에 어려운 일은, 의서(醫書)에도 없고, 의서라는 건 몇백 년 전의 할아버지들이 써놓은 것인데 그것은 경험방이라. 화공약 사회를 도와줄려고 써놓은 것이 아니라. 그러면 그 책으로 박사 되면 그 박사의 생각은 화공약의 피해자를 어찌한다고 할 수 있느냐 하면 없어.

일본의 원자병은 원자탄의 화독에 걸렸을 때에는 우리나라의 마른 명태를 고아 가지고 살아난 사람이 있어요. 그러면 마른 명태 고아 먹고 사는데, 일본의 박사는 원자병을 고치는 약물을 세상에 공개한 일도 없고, 원자병을 뿌리 뺀 사람도 없어요. 그래서 일본 사람은 모든 학설에 밝은데 내가 볼 적에 쉬운 병을 못 고치고, 흔한 약을 안 쓰고, 그건 몰랐다 이거야. 그래서 지금은 화공약의 공해독을 제일 어렵게 생각하는데 거기에 대한 대책이 뭐이냐?

대나무로 만드는 죽염(竹鹽)이라는 거이 있소. 그건 다 앞으로 써보고 들으면 아는데, 대나무의 지름[기름] 속에는 죽력(竹瀝)이라는 것이 있는데 중풍에 쓰는 약이고, 중풍에 청신경이 마비되면 귀가 못 듣게 매련이고, 또 성대신경 마비되면 말을 못 하는 거. 그래 구금불음(口噤不音)이라 입을 열지도 못하고 말도 못 하게 될 때엔, 그 대나무 지름, 죽력이 좋은 약인데.

거기에 죽력에 있는 힘을 소금에다가 이용하고, 소금이라는 건 지구에 있는 모든 오물과 독극약이 다 모여들어서 이뤄지는 게 소금이라. 그럼 불순물이 제일 많고 중금속이 있지 없는 건 아닌데, 거기서 하늘에서 천강성(天罡星)의 무서운 독이 화성(火星 : 형혹성)을 따라 내려오는데 그 독이 다 바다에 와서 땅속에서 올라오는 가스하고 합류해서 잠복하고 있는데, 그게 결국에 이용은 소금으로 이용된다.

그러면 소금에 합성된 걸 우리는 오늘까지 먹어온다 이거야. 그 오늘까지 먹어오면 거기에 피해자는 누구냐? 지구에 사는 우리 가족들이야. 지구엔 무슨 족속이 있든 간 인간이야. 인간은 인간의 한 식구야. 인간이 인간을 식구로 생각 안 하는 건 있을 수 없는 생각이고 그건 잘못된 일이라. 아무리 유색종(有色種)을 다르다고 보나 사람은 사람이야.

유색종도 사람이고 유색종 아닌 사람도 사람이야. 그러면 황색종(黃色種)이 토생금(土生金)에서, 백색종(白色種)은 황색종에서 이뤄진 사람들인데 그렇다고 해서 그걸 차별을 둔다? 그건 있을 수 없고, 옛날의 중국 사람은 차별을 두었어요. 그렇지만 그건 영감들이 잘못 생각한 거고, 오늘날에 백색이 또 다른 색을 차별 두면 그것도 생각이 잘못된 거지. 잘된 거 아니에요.

그러면 내가 볼 적에는 어느 색이든지 병들면 병 고쳐야 되고 또 공해에 걸려 죽지 않도록 일러주어야 되는 건데, 어느 색종은 공해에 걸려도 좋다는 건 없어요.

당뇨를 고치는 비밀, 죽염 속에 있다

그래서 대나무의 비밀이, 그 죽력이라는 데에 있어요. 그건 아주 좋은 약인데. 그런데 오래도록 못 고치는 조갈증(燥渴症)을 고치는데 그건 당뇨병이지? 당뇨를 고치는데 당뇨 시초는 대나무 지름 죽력이 좋은데. 그러고 아주 어려울 적에는 황토에서 이뤄지는, 황토는 보중익기(補中益氣) 재료인데. 황토에서 이뤄지는 기운은, 중간 당뇨에 들어가게 되면 허기증(虛飢症)이 심해요. 늘 먹어도 굴풋한[배고픈] 허기병 걸렸는데 그건 황토에서 들어오는 힘이 그 병을 고쳐주고.

그리고 마지막으로 그 쇠통에서 구워내기 때문에 전부 그 속엔 쇠가 근본이오. 밑에도 쇠그물을 치고 전부 쇠가 근본인데 그건 최고 강철이라. 3,000도 고열에 얼른 녹아 흐르지 않도록 1,600도면 다 녹는데, 그게 녹을라면 몇 분 거쳐야 녹는데, 눈 깜빡 사이에 용해시키고 그만두는 마지막 처리법이 있는데, 그 쇳물이 쇠 기운이 많이 우러나와서 그건 마지막 하소(下消)에 가서 피곤을 막아주는 힘 있어요.

그러면 당뇨에 제일 시초에 조갈을 막아주고 그건 대나무고. 중간에 허기증을 막아주는 건 황토이고. 저 심산(深山)에서 파 오는 황토, 거기엔 백금 기운이 많아요. 그다음에 마지막에 철분으로 철정(鐵精)을 취해다가 마지막 못 고치는 당뇨 고치는 하소(下消)의 치료법인데, 그러면 거기에 가장 협조가 당연한 것은 뭐이냐? 소나무 장작을 때다가 송진으로 마지막 처리를 하는데, 송진은 치어혈(治瘀血) 하고 거악생신(去惡生新) 하고 장근골(壯筋骨) 하니까 당뇨에 재발이 오지 않는다 이거야.

5,000도 고열에서 구워낸 소금은 최상의 藥鹽

완전무결한 치료법을 세상에 전하기 위해서 그게 필요하고, 그다음에는 또 이 공해병에 죽어가는 사람을 살려야 되니까 거기에 또 필요하고, 모든 사람의 건강을 위해서, 미국에도 무 심어 먹으니까, 무에다가 죽염을 쳐 가지고 절궈서[절여서], 약간 짜야 돼요. 짠 것은 석회질에 합성되기 때문에 뼈가 여물게 되면, 뼈가 야물어서 굳어진 사람은 중풍이 잘 안 와요. 신경통, 관절염이 잘 안 오고.

그래서 오리는 뼈가 짜기 때문에 그건 죽을 때까지 잡된 병에 걸려 죽은 적은 없어요, 없고. 이 지렁이가 근본이 짜요. 짜기 때문에 지렁이는 병 걸려 죽은 지렁이는 없어요. 1만 년도 살지. 그리고 나무에, 묘향산에 가면 많아요. 정목(禎木), 정목이 짠데 그건 땅에 누워서 백만 년도 가요. 만리장성 문틀에 제일 귀중한 문틀의 나무는 정목으로, 묘향산에서 뼈이다[베다가] 한 거요. 진시황이.

그러니 그 죽염은 소금의 불순물을 제거한 겁니다. 몇천 도 고열에 불순물을 싹 제거하고 보니, 그건 진짜 소금이 있는데, 그래도 그 속에 천분지 일이라도 있지 전혀 없을 수 없는데, 천분지 일도 없이 하는 건 뭐이냐? 아초[애초]부터 몇천 도 열에 구워내다가 5,000도 열을 올려 가지고 소금만이 나오면 그 소금은 진짜 태백성(太白星)에서 오는 금성(金星) 기운으로 이뤄지는 금생수(金生水)의 원리라.

그러면 이 쇠라는 건 결국에 짠, 매운맛이 오는데 고놈이 짠맛을 이룰 때에는 거기에 여러 가지 오미(五味)가 합성돼서 짠맛이 이뤄져요. 이 불에서 쓴맛이 들어와 가지고 짠맛이 이뤄져요. 땅속에서 올라오는 화구에서 화기가 맹독을 가져와도 그 소금에 와서는 중화가 돼요. 그래서 그 쓴맛이 들어오면서 매운맛하고 그 사이에서 생기는 게 소금이라. 그래서 그 소금을 그렇게 구워내면, 그 소금은 완전히 식염(食鹽)으로 손색이 별로 없어요. 약간 있다는 거지 전연 없는 건 아니겠지.

내가 고걸 구울 적에 이 정도에 멎어야지, 이 이상은 모든 시설이 가장 어려워. 지금 힘으론 잘 안 돼요. 미국서 구해와도 그 5,000도 열을 올리는 건 상당히 힘들어요. 그 통 속에 있는 불을 돌리는데, 1초에 1,000 회전 돌리면 몇 도의 열이 가해지고, 1만 회전을 돌리면 몇 도의 열이 가해지는 걸, 그거 회전을 따라 가지고 열이 달라져요. 그러면 1,000도의 고열이 1초에 몇천 회 돌 수 있다면 그 불은 금강석(金剛石)이 금방 녹아 없어져요.

그러기 때문에 그런 불을 이용하는 데는 통에 그 불이 들어가는 날이면 통은 전부 물이 돼 없어지는데, 그런 쇠는 미국에 있긴 있으나 그것도 5,000도 열을 올려 가지고 오래 있으면 바싹 내려앉아 버려요. 그래서 가장 어려운 것은 지금 그런 완벽한 시설을 가지고 조금도 불순물이 털끝만치도 있어선 안 된다고 하지만, 다 처리하는 덴 그렇게 어려운 여건이 있어요. 지금도. 이 과학사회에도 그래요.

그래서 가상, 천에 하나가 나쁜 것이 있으면 천 속에서 힘을 못 쓰고 중화되어 버려요. 그래서 많은 놈은 적은 걸 흡수해서 중화시키니까 사람한텐 하자는 없다고 보나 아주 없는 것만 못할 거요.

죽염을 침에 녹이면 신비한 癌藥

그래서 그 죽염을 가지고 무를 약간 짜게 절궈 가지고, 그것도 채판 같은 데에 쳐서 짜게 절궈 가지고 꼭 덮어두었다가 한 24시간 후에 그 물을 떠먹어봐요. 얼마나 좋은가? 위궤양이나 장궤양, 위염 같은 데 아주 좋은 소화촉진제고 염증을 다스리는 데 좋고 상처가 생긴 궤양증에 아주 좋은 약인데, 그거이 할 수 있지 없는 거 아니야. 누구도 하면 돼요.

그 비밀을 다 아는 덴 시설이 너무 어려워서 그 불을 1초에 100회를 돌리면 몇 도의 열이 나오느라 하는데, 그것까지 모두 한다는 건 상당한 어려운 문제고. 기성물이 가짜가 많아도 먹으면 해롭진 않아요. 그것도 무하고 중화시켜 가지고 몸에 들어가면 흡수할 적에 중화되는 예가 많으니, 그 과학자의 말이 철부지인 것이 뭐이냐?

돈을 헤는데[세는데] 돈엔 대장균이 많으니 손가락에다 침을 바르면 대장균이, 돈에 있는 대장균이 범한다? 그건 다 철부지라. 침이라는 건 모든 균에는 맹독이오. 돈에 있는 세균이 몇조 억이래도 한 번 침을 바르면 전멸인데, 전부 녹아서 물이 됐는데, 거기서 사람을 해칠 병균이 되게 되어 있느냐 하면 없어요.

그건 뭘로 경험하느냐? 지네 같은 독한 놈을 잡아다가 고 머리에다 침을 한 번 뱉어봐요. 그 뇌가 녹아서 죽지 않나? 또 지렁이 같은 놈 잡아다가 허리에다 침을 뱉어봐요. 뚝 잘라지지 않나? 그러면 침에 있는 맹독이 돈에 있는 세균에 오염이 된다? 이게 얼마나 답답한 소리야. 강아지 여럿이면 호랭이는 종자 없이 다 잡아먹을 게다 하는 생각은 그건 철부지라. 그렇게는 되지 않아요.

그러면 그 죽염을 입에 물고 있으면 그 침이라는 건 가장 신비한 암약으로 변하는데, 암에 걸린 사람이 죽염을 자꾸 물고 있다가 그 침을 항시 넘기면 침은 암약으로 변해서 첫째, 구강암. 구강암을 이빨 뽑아놓으면 치근에서 들어오는 파상풍(破傷風)으로 치골수암(齒骨髓癌)이라고 이 광대뼈 속에 있는 골수가 썩어버려요. 그래 가지고 뼈가 시커멓게 썩어서 빠져요. 그러면 뇌가, 뇌암이 생겨 가지고 눈도 어두워버리고 눈알도 다 상하고 귀도 어둡고, 치골수암같이 무서운 거 없어요. 그게 파상풍으로 와요.

그런데 구강암을 이빨을 뽑아 가지고 파상풍을 만들면 죽는다는 것을 몰라. 그런 위험한 세상이라. 그러면 죽염을 물고 있다가 자꾸 넘기게 되면 구강암이 낫는 반면에 치근에 있던 모든 풍치(風齒), 충치(蟲齒)는 없이 다 나아요. 염증도 낫고, 독으로 암이 이뤄지는 것도 나으니까, 입안에 있는 암이 싹 나으면 치골수암까지도 다 나아요. 그러다 보면 축농증에서 비후염이 있고 비후염에서 또 암이 있는데 그 비후암을 고치는 데도 입에 물고 자꾸 넘기면 나아요.

죽염에 무 절여서 먹으면 藥食

그건 많은 사람 실험인데, 그러면 누구도 죽염을 물고 있다가 그 침을 넘기고 나면 그 침 속에 있는 공해를 해독(解毒)시키는 힘과, 모든 암균을 소멸시키는 힘과, 모든 악성염을 제거시키는 힘이 신비의 하나라. 그건 내가 65년 전인가, 친구들 죽는 걸 살리느라고 그때에 담양서 대나무를 구해다가 내가 완제품을 만들어 가지고 다 살려본 경험인데 그 후에, 광복 후에 죽염을 가지고 많은 사람에게 이용하고 지금은 많은 사람이 이용할라면 다량 생산해서 선전도 해도 좋다. 사람 살리는 거지 사람을 해치는 저 좋지 못한 식품이 아니니까. 양잿물로 간장 맨들어 파는 그런 식이 아니니까.

내가 하는 건 완제품이 되긴 되나 만분지 일이라도 하자는 있다 이거요. 그건 뭐이냐? 5,000도 고열로 완전 처리한 거이 아니고 3,000도에 올라가는 처리는 되어 있어요. 그 1초에, 1,000도 열이 1초에 몇 회를 돌리면 거기에서 생기는 팽창되는 고열이 3,000도까지 오게 되면, 그 정도게 되면 그 1,800도까지 견디는 강철이 금방 녹아내리지 않아요.

이건 몇 초에 녹아내리게 하니까 철이 녹을라고 생각하다 말고 하다 말곤 하니, 녹다가 식어지면 녹지 않는 건 다 아는 일이지? 그래서 그 죽염은 꼭 먹으면 필요한 약이고, 입에 넣고 넘겨도 되지만 무에다가 절궈서 그 국물을 먹어도 좋은데, 거기엔 약간 협조가 있어야 된다 이거야.

가상 무 100근이면 마늘은 35근, 생강도 35근, 또 백개자(白芥子)는 불에 볶아서 빻아서 서 근 반, 또 살구씨도 불에 볶아서 빻아서 서 근 반, 그리고 신곡(神曲)도 누룩이니까 불에 볶아서 빻고, 또 엿기름도 맥아(麥芽)니까 불에 볶아서 빻고, 공사인(貢砂仁)도 그러고. 그러나 사람의 몸에 모든 독성을 가져오게 되면 은근히 몸이 조아 들어오니까 깊은 잠이 안 와. 그러기 때문에 산조인(酸棗仁)도 새카맣게 볶아 서 근 반 들어가야 돼요.

그걸 빻아 가지고 들어가야 되는데, 그렇다면 그렇게 해 가지고 한데다 두고 죽염을 쳐 가지고 짜게 해야 합니다. 짜게 해 가지고 그 국물을 먹어보면 죽염이라는 거이 본야 소화제고. 무가 이수도(利水導)·소화, 무가 소화되고 오줌 잘 누게 하고 거기에 약들이 모두 소화제고. 무라는 건 수분이, 인삼 기운이 있어서 산조인만 들어가게 되면 수면에 아주 좋은 약이 돼서 깊은 잠을 자게 돼 있어요.

그래서 내가 전연 잠이 안 와서 고생을 무척 하는데, 사람이 늙어지게 되면 육신의 힘이 줄어들고 중량(重量)은 그전에 75킬로면, 중량은 70킬로. 그전의 75킬로는 5킬로가 줄고 그 중간에 80킬로 넘던 건 10킬로 이상이 줄었는데. 그래서 지금은 70킬로에 멎었는데, 그 70킬로를 감당할 수 있는 힘이 모자라 가지고 항시 사지(四支)가 아프고 허리가 끊어지게 아프고 정신이 멍한데, 그러면 이번에 여까지 와 가지고 먼 길을 올 수 있겠느냐?

그래서 그걸 조금 도와줄라고 내가 산조인, 이제 말한 그대로 해서 한 열흘 먹었어요. 먹고 오니까 그대로 올 수 있고 잠은 누우면 깊은 잠 들어. 그전엔 깊은 잠 들기 전엔 삭신이 아파서 못 잤는데, 그게 없어졌어. 그래서 팔십이 넘은 사람이 이렇게 효과 있는데 젊은 세대에 효과 없다는 건 말이 안 돼요. 그래 내가 하는 말은 모든 경험에 충분하니까 누구도 하라는 거지.

당뇨에 죽염 많이 먹으면 토해

내가 막연하게 책을 보고 옛 양반이 그러더라 그거 아닙니다. 외삼촌 서울 봤다고 해서 댕기며 서울 자랑해 가지고 욕먹는 걸 나도 하느냐 하면 안 해요. 그러면 죽염을 가지고 그렇게 해먹으면 만병에 안 될 건 없어요. 모조리 돼요.

모조리 되는데, 당뇨병에는 《신약(神藥)》이라고 내가 그전에 쓴 책에 생진거소탕(生津去消湯)^註이라는 약이 있어요. 그 약은 당뇨약인데, 그 약을 달여 먹으며 죽염을 항시 부지런히 좀 양이 많도록 계속 먹으면, 죽염은 처음 먹으면, 사람의 배 속엔 다 담이 있고 또 위액이 간에서 나오는 산(酸)이고 오장(五臟)에서 나오는 산인데, 오장의 산을 모아 가지고 소화를 시키도록 하는데 거기에 죽염을 너무 많이 먹어놓으면 그 산이 갑자기 녹아버리니까 토합니다. 그리고 창자가 막 뒤틀리고.

조금씩 먹어 가지고 하자가 없도록 하면 인이 배 가지고 면역이 생긴 후엔 숟가락으로 떠먹어도 돼요. 그렇게 면역이 오도록 시작해 가지고 모든 건강을 완전하게 도와주는 반면에 당뇨에는 신비한 약의 하나요.

지구에서 당뇨를 고치느냐 하면, 그건 있을 수 없어. 못 고쳐요. 그런데 아까 죽염의 제조법을 말한 그대로 대나무에서 갈증이 없어지는 약이 나오고, 황토에서 허기증이 없어지는 약이 나오고, 모든 철분에서 피곤한 하소가 없어지는 약이 나오는데, 그런 전체적인 모든 약을 소금 속에다가 합성시켜 가지고 먹게 되는데, 그렇게 하면 완전무결한데, 그 항암제처럼 살인약이 되느냐 하면 안 돼. 방사선처럼 독약이 되느냐 하면 안 돼. 왜 완전한 약을 두고 사람 위험한 약을 계속하게 하느냐?

내가 살았으니 그걸 자연히 말을 해주는 거요. 세상에서 아무리 듣기 싫어도 안 들을 수 없는 거 아니오. 누구도 죽는 건 싫어하고 생(生)의 의욕은 나보다 다른 사람은 못할까? 똑같애. 나도 이번에 오는 것이 겁나서 무에다가 그렇게 해먹으며 왔으니, 나도 죽는 걸 싫어하는 건 나 자신이 아는 거 아니오? 그러면 세상 사람이 전부가 자기를 위해서 좋은 일이라면 다 받아들입니다. 나를 믿지 않는 건 사실이지만 믿지 않으면 저희가 해로우니까 받아들일 수밖에.

그래서 완전무결한 건강을 가지고 사는 거이 가장 좋은 일이니 나를 욕하면서도 내 말은 들어야 돼. 술을 먹고 주정하면서도 그 이튿날 또 술 먹지 않으면, 내가 술 먹어봐 알아요. 창자가 막 뒤틀리는데 해장을 안 하고 살겠어요? 술 먹고 주정하고 그 이튿날 아침에 죽어도 안 먹겠다고 하나 창자가 뒤틀리고 헛구역이 나서 견디지 못하는데. 술은, 소주를 한 사발 쭈욱 마시면 쓸은[씻은] 듯이 물러가고 막걸리를 두어 사발 먹어도 물러가요.

중풍 시초엔 保解湯, 그다음엔 天麻湯

그러니 이열치열(以熱治熱), 열병(熱病)에 걸리면 해열(解熱)을 시켜야 돼. 그건 땀을 푹 내야 돼. 그거와 마찬가지로 나를 미워하는 사람도 내 말은 또 잘 들어야 돼. 그 어떻게 미워하는 사람의 말을 잘 들어야 되느냐? 그건 피할 길이 없어. 누구도 그 세상엔 그렇게 살아야 되기 매련이오. 그래서 내가 욕하는 건 아무리 싫어도 내가 일러주는 건 또 따르는 거라. 그래 당뇨병에도 그런데.

사람이 또 중풍 앓는 일이 있어요. 그건 긴 이야기할라면 힘드니까, 보해탕(保解湯)이란 약이 《신약(神藥)》 책에 있어요. 그건 내가 경험하고 기록해 놓은 거. 보해탕은 중풍 시초의 신약이오. 거기 설명한 대로 O형엔 석고 얼마, 시초에 얼마 넣어라, 모두 있어요. 그러면 중풍 시초에 그렇게 하는데. 그래서 그 많은 중풍의 시초에 신비스럽게 낫기 때문에 그 약으로 고치면 또 재발이 오지 않아요.

중풍을 어설프게 건드리니까 쬐금 낫다 바짝 더하곤 하니, 이런 치료법을 싹 쓸어버릴라면 대책이 있어야 되지 않느냐 이거요. 그보다 좋은 방법을 일러주고 쓸어버리지 말라고 해도 좋은 방법을 아니까 좋지 않은 방법을 이용하라고 해도 안 해요. 제게 나쁜 걸 하겠어요? 그래서 중풍은 보해탕을 쓰는데 조금 시간이 늦으면 말도 더듬고 정신도 희미하고 그럴 적에는 죽염을 계속 먹으며 보해탕을 먹으면 신비하게 되니라. 그건 되게 돼 있고.

또 많은 사람이 혼수로 들어가 가지고 식물인간이 있는데, 거기에 천마탕(天麻湯)註)을 계속 먹으며 죽염을 계속 먹이고 못 고치는 사람 있느냐? 해보면 경험 후에는 알게 돼 있어요. 그러면 《신약》에 천마탕이란 약이 있어요. 그건 어린 애기들의 뇌염이나 급성뇌염과 급성뇌막염의 약이지만, 그건 아주 혼수로 들어가 가지고 식물인간에 신비의 약이라.

그러면 지구상에서 아직까지 그런 신비의 약을 이용하질 않아서 많은 사람이 비참하게 끝나는 걸 보고 있으니 이건 이 뉴욕에 사는 교포의 힘으로도 되는 거고 아메리카 사는 교포의 힘으로도 되는 거니, 그 힘이 어디서 오느냐? 지혜가 열리니까 오는 거야. 내가 시키는 말, 경험하면 지혜가 열려요. 지혜가 열리니까 그 힘이 지구의 보배가 안 될 수 없는 거 아니오. 그걸 왈(日) 구세주라 하겠다? 구세주는 사람마다 될 수 있어요. 예수님은 혼자 된다고 하지 않았어.

구세주는 나 하나가 아니고 진실히 나를 믿고 따르는 자는 된다고 했지, '예수님이 나를 믿고 따르는 자는 구세주가 못 되니라' 한 성서의 구절이 있나[있다고] 이야기하면 나도 들을 거요. 듣고 옳다고 할 거요. 예수님이 당신을 진실히 믿고 당신을 악착같이 따르는 사람이 구세주가 안 된다는 말을 왜 했겠소? 부처님도 그랬을 거요.

구세주란 모든 생명을 구해주는 자

그러니 누구도 성자(聖者)가 되는 건 성자의 공을 쌓아야 성자가 되지. 능력이 있어도 아랫목에 혼자 살다 죽었는데 누가 후세에 성자라 할까? 아무도 다 성자의 공을 쌓은 연후에 성자 되는데 그건 진실히 믿어야 된다. 그러면 예수님은 지금 눈에 보이지 않으니 보이는 나를 믿는다고 예수님이 심술낼까? 그런 법은 없을 거.

부처님이 심술내거나 예수님이 심술내는 일이 없으니 진실히 믿어보면 경험해 가지고 의심이 풀려. 의심이 완전히 풀리면 믿음이 진실해지는 거야. 그런 연후에는 지구의 모든 가족을 구하는 데 하자가 없으면 구세주가 따로 없어. 모든 생명을 구원하는데 구세주가 안 된다는 말은 없어요.

그리고 내가 혼자 꼭 모든 좋은 일은 해야겠다, 그건 뭐인가 잘못된 거일 게요. 혼자 좋은 일 한다는 건, 좋은 일은 지구의 가족이 다 같이 해야지, 왜 나 혼자 해야 되느냐? 또 지구의 가족이 다 병을 고치고 무병하게 살아야 되지, 나만 평생에 건강하게 사는 건 잘하는 일이 아니야. 그렇지만 내 말을 안 듣는 사람에 한해서만은 안 되지. 지금도 내 말을 들은 사람은 다 건강해.

그러면 건강하게 사는 이 세상을 불행하다고 할 수 있느냐? 행복이라는 건 건강하게 되면 자기 욕구불만이 없어요. 무에고 하니까. 건강한 사람이 못할 일이 어디 있어?

공부도 하고, 기도도 드리고, 금식도 해요. 금식도 건강한 사람은 마음 놓고 할 수 있어요. 오래 할 수 있어요. 또 뒤에 후유증이 없어요. 그러면 다 할 수 있는 첫째, 건강. 거기에는 행복도 추구할 수 있고 모든 원(願)을 풀어나갈 수 있으니.

첫째, 건강, 건강 후에는 오래 사는 비법. 그걸 나는 세상에 전하면, 나 혼자 오래 사는 것이 신선인데, 신선이 뭐 자식이 있느냐, 이웃이 있느냐, 혼자 그렇게 있으면 그놈의 행복이 있을까? 요새 뭐 좋은 일이 있으면, 아 그 신선 같다고 그러는데, 나는 신선 같다는 말을 안 해요.

그건 왜 그러냐? 그건 상상적이지. 그거 어디 사람마다 신선이 되면 그놈의 세상 누가 벌어서 누가 먹고, 나라가 어떻게 나라질 하며 또 인간의 단체가 없으면 전부 혼자 산속에 들어가 수목 속에서 혼자 살아. 그건 세상에 있어서는 안 될 일이고, 그렇게 될 수도 없고. 신선 되는 걸 원하지 말고 행복을 추구할 수 있는 건강을 위해야 오래 살 수 있다.

오래 살게 되면 자기 원하는 대로 해보다가 되는 일이 많지, 왜 안 돼. 그래서 도를 닦는데 아무리 큰 꿈을 꾸고 대도를 닦는다고 해도 밤낮 아파서 앓는 소리만 치면 염불할 소리도 안 나와. 또 앓는 소리 치면 기도드리는 정신도 없어요. 그래서 진실히 믿는 것도 아프지 않아야지, 밤낮 아파서 궁글면서[뒹굴면서] 진실히 믿어지느냐? 그래서 모든 믿음이란 건강을 위해서 필요한 거야.

쑥뜸으로 花郎道 정신 길러야

그러면 그 중풍하고 지금 천마탕은[어린아이 간질병 약], 어린 애기 간질병은 경기(驚氣)라, 몸의 경풍이기 때문에 몸에 열이 있어요. 그 열이 있으니 열간(熱癇)은 천마탕이 제일이고, 열이 식어 가지고 몸이 찰 적에 냉간(冷癇)은 천마탕 가지고 못 고치니까 그건 죽염을 앞세워야 돼. 죽염을 앞세우면서 치료하게 되면 완전해요. 그걸 중간에 집어치우면 물론 안 되겠지. 그래서 그 모든 죽염에 대한 비법이나 천마탕에 대한 마지막 비법은 죽염이 들어가야 전부 되는데 당뇨도 그러고. 여러 가지가 마지막에 죽염이 핵심 문제라.

그런데 뭐이 있느냐? 사람이 살다 보게 되면 별말 못 할 일이 많은데 그 말 못 할 일을 겪지 않으면 안 되는 게 인간이라. 그런 걸 겪어도 건강한 사람은 마음이 튼튼해서 무사히 넘어가는데 그 속에는 가장 강한 힘을 키워야 되는데, 그러면 우리는 자존심 키우자. 그 화랑도(花郎道)야. 신라 화랑도 정신 가지면 아무리 강대국도 상대해서 이길 힘이 있다. 자신이 서니까. 그러면 그런 정신을 가지고 장수할 수 있다.

그게 뭐냐? 무병할라면 중완(中脘)을 뜨는 게 좋겠지만 장수할라면 정력이 극강해지는 관원(關元)을 떠야 한다. 그러면 그건 약쑥을 구하면 되는 거. 큰돈 가는 거 아니고, 그래서 약쑥 재배 많이 하는 데서 약쑥을 구해다가 그건 뜰 수 얼마든지 있는데. 그건 사람이 독해야 되고 강해야 되니, 독하고 강하면 그 자존심이라는 건 백절불굴(百折不屈)이야.

그런 인간이 되면 그거이 영물(靈物)이라는 거요. 그 영력(靈力)이 뭐이냐? 천하의 복(福)도 영력에서 이루어지고 천하의 귀(貴)도 영력에서 이루어져. 무서워서 발발 떨고 하는 자는 귀골(貴骨)이 못 돼요. 또 큰 부자도 못 되고. 태연하고 간이 커 가지고 천지간에 두려운 걸 모르는 사람, 그런 영물은 천하의 갑부도 되고[되는 것이다]. 미국에 살면 [알 겁니다]. 그전에 여기 부통령 록펠러의 할아버지, 그 1세 록펠러의 돈 번 이야기를 자세히 기록이 있으면 보면 알아요. 나는 어려서, 그 영감 나보다 한 30년 위니까 잘 알거든. 그 영감 지금 살면 한 110살이 넘어요. 백열 몇 살일 건데….

이승만이나 이 양반보다 위요. 그러면 그 영감이 천하의 거물이야. 생긴 거이 사자같이 생기고, 벼락이 쳐도 놀라지 않고 무슨 일이 있어도 비겁하게 굴지 않고, 침착하게 나가다가 천하의 갑부 된 영감이야. 그래서 그 힘으로 록펠러가 부통령까지 했다. 그러니 그 할아버지에 대면 비할 건 없는 인물이래도 그 할아버지 음덕(陰德)으로 그만치 되는데 오늘까지도 부자일 거요. 이러니 그 록펠러의 영력은 천하의 갑부가 될 수 있는 영물이야.

천하의 福은 강한 정신 속에 열린다

그래서 사자가 사람 잡아먹고 왔다고 해서 천하의 거물이 못 되느냐 하면 그런 법이 없어요. 호랭이도 그래요. 사람 잡아먹는 호랭이, 지옥 가느냐? 그것도 없어요. 사자가 있다? 있다고 하겠지. 그렇지만 그런 영물은 꺾을 힘은 없어요. 그래서 용(龍)이 죽어서 사람으로 오게 되면 아주 훌륭한 대현(大賢)이 되지 성자는 못 돼요, 이런데.

그 영력의 보이지 않는 힘은 뭐이냐? 모든 인력(引力)이야. 그 인연(因緣)이라고도 하지만 인력이야. 그 영력에는 천하의 힘이 다 모여들어요. 다 굴하게 돼 있고. 그러기에 사자는 눈 뜨지 않고 저 밀림 속에서 눈 감고 혼자 있어도 침해하는 자가 없어. 그래 세상에 두려울 거 없지. 이런데. 그렇게 두려울 거 없는 영물이 살다 늙어 죽었는데 그놈이 죽을 때 아픈 통증을 못 견뎌서 궁글며 고함을 지르고 하면, 그 영력의 모든 인력은 싹 사라지고 죽어놓게 되면 아무것도 안 돼. 그놈은 죽을 때 눈도 안 뜨고 가만히 누워서 가버려.

호랭이라는 놈은 죽을 때 눈 뜨고 감지도 않고 가만히 앉아 죽어버리고, 아프다고 고함도 안 쳐. 이러면 이놈들 세계는 다음에 기막힌 세계가 열린다 이거야. 그게 영력이야. 그러면 천하의 복은 영력을 따르고 영력은 천하의 인연을 이루고, 그게 인력인데. 그러면 우리가 단전에 뜸을 뜨게 되면 그런 독한 마음, 그런 강한 정신, 그 속에서 생기는 인력과 인연은 사자보다 초월하여 놓으면 다음에 기맥힌 세계가 또 열려. 기맥힌 세계가 열리는데도 불행하다? 그건 말이 안 되지.

그러면 진실히 믿는 사람이 세상을 떠날 적에 육신은 낡은 집을 버리고 좋은 새집으로 이사갈라고 하는데 새집이 어디 있느냐? 천당(天堂)이 있다 이거야. 천당에 이사가기 위해서 밤낮 찬송가를 부르며 아픈 것을 잊어버리니, 그 믿는 정신 속에는 가장 강인한 마음이 있어야 되는 거. 그러면 그 사람은 아프다고 궁글고 고함을 지르다 죽는 게 아니고, 태연하게 찬송가를 부르다가 숨이 딱 떨어지면 끝나는데, 그런 사람은 죽을 때에 추하게 죽지도 않아요.

지옥이란 靈力 소모 끝에 오는 末路

죽을 때에 안색이 아주 살아 있는 사람보다 더 깨끗이 하고 가는데 불가(佛家)에 수도한 대선사(大禪師)의 말로(末路)도 다 그래요. 그런 분들은 다음에 좋은 집으로 이사가요. 밤낮 궁글다가 영력이 다 없어지고 혼비백산(魂飛魄散)하면 다음에 지옥(地獄)이 절로 와요. 지옥, 가고 싶어 가

나? 그런 영력이 다 소모돼서 끝나면 그 끝장은 지옥밖엔 갈 데 없어요.
 그러면 제정신 가지고 저를 구해야지. 제정신 가지면 제 힘이 저를 구할 수 있는데 왜 남의 말을 듣고 맹종을 하다가 원망을 하고 죽느냐? 그런 게 없어야 되고. 아프다는 건 뜸을 많이 떠 가지고 독하고 강인하고 극도로 강한 정신 속에 아픈 것을 이기지 못하느냐?
 뜨거운 걸 이기는 힘이 많아지면, 늘 오래 떠 가지고 그 힘이 많아지면, 아픈 것을 이긴다 이거야. 아픈 것을 이길 적에, 죽어갈 적에 좋은 저세상에 갈 수 있는 길이 영력인데 그 세상에 갈 수 있는 영력을, 기차를 가지고 갈 수 있느냐 하면 못 가. 그 영력 이외에는 못 가요.
 그런 영력이 죽는다고 비참하게 궁글고 고함을 치고 가면, 혼비백산이라고 내가 하는데, 그건 지옥이야. 갈 데가 없어. 다 흩어지고 마지막에 종말에 아무 데도 갈 힘이 없으니 떨어지고 마는 거라. 떨어지면 지옥이라. 하늘로 올라가면 지옥이 없어요.
 그래서 내가 어려서 다 알고 온 자지마는 어디까지나 인간은 능력이 본전인데 그 본전인 능력을 1백 배, 1만 배 키워 가지고 부처가 돼도 좋고 예수가 돼도 좋아. 누가 되든 간 지구의 가족을 구하기 위해서는 다 좋아요. 그러니 그런 사람이 되도록 노력하는 걸 나는 일러주는 거지. 내가 붙들고 그렇게 되게 만들 힘은 없어. 나는 그 비밀을 전해주는 것뿐이고, 또 약으로 말하면 그 백 배 이상 좋은 약이 될 수 있겠지.

에이즈 神藥은 청색 녹반

 그런데 에이즈(AIDS)라고 하는 병이 있겠다? 다 아는 거, 미국 조야(朝野)가 들썩하는 거. 그 병 자체도 알 필요 없고 고치는 법만 알면 돼. 그건 뭐이냐? 약물론 보잘것 없는 약물. 그건 오리에다가 금은화(金銀花)하고 포공영(蒲公英), 그다음에 석위초(石葦草), 호장군(虎杖根)이라고 지팡이 장(杖)자지, 손바닥 장(掌)자는 안 돼요.

호장근 그다음에 통초(通草), 으름나무, 그것을 생강까지 생강·감초까지 넣어서 푹 달여서 그 물을 먹으면서 거기다가 죽염을 먹되, 죽염에 녹반이라는 거이 있는데, 그 청색이오. 청색 녹반을 오래 구워요. 24시간을 엎어놓고 제쳐놓고 구워 가지고 완전히 태워요.

처음에 진짜 녹반을 구우면 사람이 근처를 못 가게 아주 독해요. 그 독기를 싹 뽑고, 그래 구워 가지고 그걸 분말하고, 분말해 가지고 거기다가 오골계라고 백색 오골계가 진짜요. 그런데 요새 그 시커먼 오골계는 가짜지만, 토종닭 폭은[정도는] 돼요. 토종닭이 그렇게 잔잔해요.

그 오골계를 산에다가 놓아 먹여서 솔씨도 먹고 모래도 주워 먹고 해 가지고 버럭지[벌레]도 좋은 걸 많이 먹고. 그래 가지고 그 오골계의 흰자위를 쓰는데, 노른자는 진짜 백닭 오골계는 솔밭에서 키우면 노른자위가 한 두 자쯤 위에서 땅에 떨어져선 조금 넓적해지지 탁 터지지 않아요. 그런데 요즘 오골계는 땅에 떨어지면 두 자 정도에서 떨어지면 탁 터져버려. 그게 좀 신통치 않은 건데.

그 흰자위 가지고 반죽을 하면 그 반죽에 새파란 불이 잘 안 나와. 진짜 오골계는 새파란 불이 나는데, 그 녹반을 그렇게 구워 가지고 녹반 600g에 그 오골계 계란을 흰자위를 13개를 넣고 반죽해 봐요. 손은 금방금방 타버려요, 이런데. 그걸 반죽해 놓으면 흰자위 속에 있는 그 흰, 백정(白精)을 말하는 거지. 흰 정, 그건 타버려요.

그걸[그것이] 타버리면 그 속에서 남는 게 뭐이냐? 금기(金氣)가 남아. 백금 기운이 남아요. 그건 백금이 있기 때문에 계란 껍데기가 석회질로 완성돼요. 백금이 없어지면 석회질이 흙이 되고 말아요. 그래서 그걸 그렇게 해 가지고 그것을 식은 연후에 분말하게 되면 그 분말이 에이즈의 신약(神藥)이라.

그런 쉬운 게 있는데, 여기도 녹반은 있을 게요. 최고 좋은 녹반 있어요. 수정 같은 거. 그러고 백반은 수정 같은 거 백반인데 명반이라고 한다. 그러면 그 백반도 이제 그대로 해 가지고 백반 600g에 오골계 계란 흰자위가 13개면 13개 분량을 거기다 반죽해 놓으면 고열이 나요. 그러나 백색 오골계, 솔밭에서 키운 건 새파란 가스불이 올라오는데 그건 신비의 약이라. 그런 약을 먹는 법만 알면 된다.

죽염 5대 1이 백반이고, 백반으로 만든 약이고, 또 백반 3대 1이 녹반이라. 그러면 죽염 15대 1이 녹반이고, 죽염 5대 1이 백반이라. 고걸 명확하게 하면 에이즈의 신약이란 그거인데, 그걸 그렇게 해 가지고 캡슐에 넣어 가지고 식전에 한 알 먹고 식후에 한 알 먹고 그래서 하루 여섯 알을 먹는데, 점차 며칠 후에는 돋워 가지고 10알씩 먹어도 돼요. 한번에 그렇게 먹어 가지고….

에이즈의 병균이 여러 가진데, 국제 매독으로 오는 병균이 있고, 또 이 원숭이한테서 오는 병균이 있고, 그다음에 임질균이 있고, 자생임균이 있고, 그 균이 다섯인데 이놈들 속에는 에이즈라고 불치병이 나와.

과부는 다 사는데 유부녀는 어려운 이유

그런데 내가 그 병을 고칠 적에 아주 못 고치는 게 뭐이냐? 여자가 여자를 데리고 사는 일이 있다. 그 동성연애라고 하지, 있는데. 밑에 있는 여자는 위에서 하도 비비니까 이거이 상처가 생겨요. 상처가 생기는데, 그 상처에서 음수(陰水)가 변질이 되는데 몹쓸 균이 생겨요, 생기는데. 그 균이 아주 무서운 임균이야. 임질이 없어도 그런 임균이 거기서 자생(自生)해요, 하는데. 밑의 사람이 완전히 몹쓸 균이 팽창하니까 위의 사람까지도 전염이 돼 가지고 전부 녹아 빠지는데….

그럼 밑의 사람이 먼저 빠지는데, 뭐이 오느냐? 자궁암으로서 대장암이 와 가지고 직장까지 암인데. 그게 전부 장(腸)에는 막(膜)이 있어요.

장격막이 있는데, 그 기름 피지가 새에[사이에] 덮여 있는데 장격막이 전부 녹아 가지고 대소변이 없이 앞으로 전부 쓸어 나오는데, 그런 걸 내가 고치는 데는 이제 말한 그 약인데 그 에이즈 치료법 비밀 신약이라.

그걸로만 그전에 고쳐주는데 남자가 있는 여자는 절대 죽어요. 그건 과부를, 열이면 과부는 다 살고 과부 아닌 여자는 다 죽는다. 이게 어떻게 되느냐? 그래서 내게 와서 "과부는 사는데, 다 살았는데, 종로에 아무 유명한 마담도 그 직장까지 항문까지 다 썩어 가지고 전부 남대문인데 그걸 살렸는데 아무는 왜 죽었느냐?" 아무의 부인은 죽었다 이거라. "그건 남자 있어서 죽었느니라" "그럼 그 원리가 있으니 아는 사람이라면 그 원리도 알 거 아니냐? 그걸 좀 일러달라" "남자 있으면 다 나아 가지고 건강 시에 내외관계가 있는데 무슨 하자가 있을 거냐? 그렇지 않는 법도 있느니라" 했어요. 그게 뭐이냐?

여자가 오랫동안 병고에 시달리다가 좋은 약을 먹고 좋은 음식을 먹고 아주 건강해졌는데, 그때에 나오는 욕심은 흥분 시에 자기도 모르게 최고의 강도가 높은 흥분돼 가지고 힘을 쓸 때 간에서 오는 게 암이라. 여자의 암은 간에서 와요. 그러면 간이 폭파되는데 그 최고의 흥분돼 가지고 상상도 못 하는 마지막 발악이 간이 터지도록 발악이 돼.

성한 사람들은 그런 게 없는데 앓고 나서 최고의 흥분이 들어올 때에 최고의 발악이 간이 폭파되는 거라. 그러면 그때에 피가 내려와 시작하면 1분도 넘어가지 않아서 숨 떨어져요. 심장은 끝나요.

치료 중 내외관계는 절대 금물

그러니 그런 일이 근자에도 있어요. 내게서 배운 애들이 그 병을 고치는데 남자 있는 부인은 종말에 다 나아서 건강할 적엔 죽어버려요. 완전히 건강하면 상관없는데 그래도 내외관계는 한동안은 멀리해야 완치돼요. 그 흥분될 적에 병자로서 나온 여자의 마지막 발악은 간이 터져. 그걸 내가 한 사람에 국한된 게 아니고 그런 사람을 열 이상을 보았고 과부는 열 이상이 다 건강해.

그렇다면 이거이 어렵지 않으냐? 그런 것도 그렇게 고칠 수 있고 나을 수 있고 한데 약학이 없어서 못 고치는 게 아니고, 의학이 없어 못 고치는 게 아니야. 옛날 할아버지 의학 가지고 박사 되면 그 속에서 그 병 고칠 수 있느냐? 없어요. 그건 모두 용타는[용하다는] 사람한테 가서 못 고치고 죽을 때 일인데 전부가.

그러면 내가 인제 말한 건 에이즈가, 그거 병이냐 그거요. 똥창자 앞에 소문까지, 항문·소문이 다 썩어서 없어지고도 사는데, 에이즈를 못 고친단 말이, 그건 내가 들을 때 얼마나 모자라면 그런 말이 세상에 도느냐? 나는 오늘까지 그런 세상에 살면서 혼자 웃어요. 이걸 가지고 의사라 한다. 그러면서도 내게 와서 배우지 않는 건 그것도 한 단체 있어요. 단체에서는 단체의 규약을 지키는 것이 단체행동이야.

그래서 나도 그 사람들 배워주면, 여기 왔는가 지금도 모르는데. 내게서 배운 고단위의 의사는 캐나다나 미국에 왔지 한국에 안 살아요. 그래서 LA 가면 그 사람들이 올진 몰라요. 그래 내가 왜 한국에 살지 말라고 하느냐? 단체를 벗어날 수 없고 단체생활하는데 어떻게 양의학 박사가 한약을 전부 차려놓고서 병 고치느냐? 거기엔 어려운 문제가 개재(介在)되니 멀리해라 하는 겁니다.

그래서 내가 에이즈 치료법을, 지금 말한 그건데. 거기 관장기 주사법이라는 게 있어요. 그 전부 창자가 녹아 없어질 때 관장기 주사법을 이 잡지《민의약》11월호에 그게 나와 있어요. 애들이 고친 경험담이. 난 그 전부터 고쳐서 아는 거고. 그러면 그런 법이 전해져 있으니 오늘은 이야기로 될 수 있다는 거. 우리 교포는 내가 말하는 걸 서로 알아들으니까 통한다. 그러면 이 좋은 선진국을 등에 업고 자기들 힘을 만방에 과시할 수 있지 않으냐? 그걸 말해주는 거라.

할 이야기야 끝이 없지만, 너무도 땀이 흐르도록 힘이 드니 이젠 실례해야겠어요. 미안해요.

〈제14회 강연회 녹음 全文 : 1989. 12. 2〉

※편자註 : 천마탕(天麻湯)은 소아뇌염·풍간·열간·뇌진탕·뇌출혈·뇌일혈·노인 건망증을 다스리는 작용을 한다.

상백피(桑白皮) 4돈, 천마(天麻) 2돈, 향부자(香附子)·귤피(橘皮)·산조인(酸棗仁 : 炒黑)·하고초(夏枯草)·연육(蓮肉) 각 1돈 반, 소엽(蘇葉)·갈근(葛根)·소회향(小茴香 : 微炒)·우슬(牛膝)·적복령(赤茯苓)·오약(烏藥) 각 1돈, 현호색(玄胡索)·홍화(紅花) 각 8푼.

가미천마탕(加味天麻湯)은 천마탕을 달인 약물에 대경명(大鏡明) 5푼을 탄 것을 이른다.

※편자註 : 생진거소탕(生津去消湯)은 당뇨 초기에 신효하다.

천초(茜草)·산약(山藥) 각 1냥, 백모근(白茅根)·천화분(天花粉) 각 5돈, 석곡(石斛) 3돈, 패모(貝母)·연육(蓮肉) 각 2돈, 현삼(玄蔘)·맥문동(麥門冬 : 去心)·백작약(白芍藥)·당귀(當歸)·감국화(甘菊花)·패란[佩蘭 : 없으면 澤蘭으로 代用] 각 1돈, 불수[佛手 : 없으면 陳皮로 代用] 7푼, 황련(黃連) 5푼.

\제18장/

壯筋骨 良藥
한국 땅의 솔뿌리

病 못 고치는 醫學이 의학인가

제가 멀리 온 것보다 이렇게 먼 데 와서 거주하고 계시는 교포들에 과거의 많은 어려움이 다 있을 줄로 믿어요. 내가 오기 힘든데 힘 안 들이고 왔을 리 없고, 또 정착하는 과정에 힘 안 들이고 할 수 없는 거이 사람인데 오늘까지 이렇게 건전하게 계시니 참 나는 감개무량할 뿐이구 감사를 드리는 바이오.

난 만주 일대에서 우리 교포를 볼 때 비참했는데 이 아메리카 우리 교포는 비참하기는커녕 한국에 사는 것보단 다 행복해. 이러면 하늘님의 은혜를 받구 만(萬) 사람 만국(萬國)의 축복을 받을 만하니까 나두 무척 반가울 뿐이올시다.

오늘 여러분을 위해서 얘기할 것은 한의학(韓醫學)에 관해서가 아니구 어떤 의학(醫學)이구 병 고칠 수 있는 애길 하는 거니까 어느 한의학이다 양의학(洋醫學)이다 이런 의학이 아니구 오늘의 어려운 병을 고칠 수 있으며, 이렇게 화공약 사회에서두 건전하게 살 수 있는 건강법, 이런 걸 얘기하는 거니까. 이런 멀리 와 가지고 살으시는 교포 중에도 앞장서 가지구 지구의 모든 어려운 병마(病魔)에 시달리는 사람을 구할 수 있으며 도와줄 수 있는 말을 하고 싶어서 이 자리에서 한마디 하는데.

그건 지금 역대(歷代) 의학의 미비점을 우선 말하고, 쉬운 방법으로 어려운 병 고치는 얘길 계속 할 거니까, 그거 오늘 시간으로 다 모두 얘기할 건 아니니까 두구두구 내일도 할 거니까, 듣기 싫은 말이 많아도 들어두는 거이 해롭지 않을 거요.

처음 시작은 뭐이냐? 의학에 지금 앞으로 나오는 토성분자(土性分子)에 대한 해명(解明)은 가장 어려워. 토성분자라는 건 뭐이냐? 거 나라엔 나라의 운(運), 사람은 사람의 운(運) 그 운수를 좌우할 수 있는 분자세계가 있는데 거기에 대한 얘기는 한마디로 요약하구 거기에 따르는 건 뭐이 있느냐? 인간 몸의 모든 분자 합성비율이 정확한데 그걸 분류해서 해석하기 쉬운 건 아니나 할 순 있어요. 뭐이냐?

靈脂腺分子는 생명체의 근본

영지선분자(靈脂腺分子)라는 거이 우선 생명체의 근본(根本)인데 신령 '영'(靈)자는 땅에서 황토에서 오행(五行) 기운이 모이는 걸 영(靈)이라고 해요. 거기 또 모든 휘발유에서 분산돼 가지고 지름[기름]을 이루는 걸 그거이 지름이라구 그러는데, 그건 지름 '지'(脂)자. 그래 영지선이 모든 생물세계의 분자를 이루고 있어요. 그러구 그걸 해치는 건 뭐이냐? 응지선(凝脂腺)이라구 또 있어요.

그러면 그게 양대 분자세계인데 그건 뭐이냐? 영지라는 건 땅에서 생기는 초목(草木)을 말하는데 그 초목은 땅속의 모든 지름을 모아 가지구 쌀이구 뭐이구 이뤄지면 그건 사람이 먹게 되는데, 짐승도 먹구, 먹는데.

그걸 먹구 이뤄지는 세계를 영지선분자라 해요. 그건 우리는 지금 쌀을 먹구 그 쌀에서 얻은 지름을 가지고 췌장에서 피를 조성(造成)하는데 색소세계(色素世界)는 모든 그 분자세계에서 분류돼 나와요. 그런 걸 앞으로 의학에 정확하게 밝히는 걸 내가 할 일이라구 보구 있구, 지금도 많이 나가구 있어요.

응지선은 뭐이냐? 그 풀을 풀씨로 그대로 먹는 거 아니구, 그 풀을 먹구서 또 지름을 흡수했는데 그 지름을 다시 짐승들이 잡아먹든지 사람이 잡아먹는 걸 가지구 응지선인데, 그건 불 혀는[켜는] 초 같은 거 소지름, 양지름이 그게 응지라. 그래서 그건 사람 몸에 들어와서 모든 췌장으로 들어가는 색소세계를 염색체를 방해하는 데 큰 역할을 해.

그러면 그런 걸 없애는 방법은 또 뭐이냐? 그래서 영지선분자의 합성(合成) 묘(妙)를 완전히 살릴 수 있느냐? 그런 얘기를 간단히 하면 이건 학술적으로 의학을 보충하는 얘긴데 서양의학이구 동양의학이구 영지선분자 세계에 대해서 분명히 설(說)한 적이 없구, 또 염색체에 대해서 분명히 설(說)한 적이 없구. 그러면 그걸 터럭끝만 한 착오가 있으면 후세 사람한테 큰 병폐가 와. 그러면 안다는 사람은 신(神)의 비밀이나 우주(宇宙)의 비밀 일체를 터럭끝만 한 착오 없이 아는 거이 아는 거라.

그래 나는 어려서 확실히 아는 사람이지만 그것두 인간은 무슨 물체구 물체는 분자세계가 있어요. 거 토성분자 세계가 있어요. 그거 운명이라. 그래서 막연한 얘기는 할 수 없구. 거 완전한 체계를 분류해서 설명해야 되는데 그게 뭐이냐? 가상(假想) 영지선 세계를 완전 설명하는 시간은 지금엔 안 되구 그건 그렇다는 것뿐이구, 거기서 또 뭐이 있느냐?

그 지름을 영지선분자 세계에서 그 지름을 가지구 피를 만든다. 그럼 밥을 먹거나 음식을 먹구 음식에서 얻은 지름, 그 지름이 결국 췌장에서는 피가 된다. 그건 염색체라고 보는데 그 염색공장은 췌장인데 그 공장에서 일하는 일꾼들이 있어요. 사람 몸에두 정신두 있구 영(靈)두 있구

혼(魂)두 있구 백(魄)두 있구 다 있어요.

脾腺의 原腺은 64, 보조선은 12

그런데 뭐냐? 가상 지름을 흡수해 들이면 그 지름은 어디서 염색 사업을 하느냐? 심장에 비선이 있어요. 비장이라는 '비'(脾)자 심장에서 내려오는 비선(脾腺)이 있는데, 심장에서 내려오는 비선은 원선(原腺)이 64, 그래서 원선이 육십사(64)인데 그건 팔괘(八卦)에 들어가도 그러구 팔팔이 육십사($8 \times 8 = 64$)로 64선의 조직체가 따루 분명히 있는 거. 그럼 원선이 64인데 한 선에 12지(支)루 12보조선이 있어요. 그럼 64선에 12보조선이 64라. 그걸 합하면 보조선 숫자는 다 알게 될 거구. 또 적혈이, 적혈 조성하는 비선은 심장에서부터 뿌럭지가 간장에 가는 이유가 뭐이냐? 간(肝)이라는 건 심장의 어머니 목생화(木生火)라.

그건 의학을 연구하는 사람으로서 다 알 거구. 그래서 간장에서 췌장까지 연결이 되어 있는데 다 수장(水臟)을 거쳐서 연결이 돼요. 그러구 백혈(白血)을 조성하는 데는 백색세계를 조성하는 덴 폐에서 그 비선이 췌장으로 가는데 그러면 그건 왜 비장으로부터 수장을 거쳐서 췌장으로 가느냐? 백혈 조성하는 비선은 폐에서 36선이라. 그러면 육육이 삼십육($6 \times 6 = 36$)도 되고 육효(六爻)니까. 그다음에 서방 사구금(四九金)에 사구 삼십육($4 \times 9 = 36$)도 되는데 그 속에 들어가면 비선이 이뤄지는 선이 분명히 하나씩 다 원선이 이뤄지기로 돼 있어요.

거기에 보조선이 12지로 거기두 보조선은 열둘이야, 하나에 열둘씩 있어요. 그런데 백혈을 조성하는 비선은 폐에서 뿌럭지 생겨 가지구 비장은 토생금(土生金) 하니 그 어머니라. 그래서 비장에 와 가지구 수장을 거쳐 가지구 췌장으로 가는데.

그래 췌장에 가서 사람이 먹구 흡수한 지름을 전부 백색으로 조직하는 백혈이 얼마다. 그건 36이라. 100%에 36%, 또 적색으로 조직하는 적혈은 64라.

백혈병으로 오는 폐렴엔 호두기름을 쓰라

그것이 사람의 몸에서 모든 생명체를 고정시키고 있어요. 거기에 잘못되면 백색에선 백혈이 오는 거구, 적혈이 백혈을 해쳐두 안 되구 백혈이 적혈을 해쳐두 안 돼요. 그게 백혈병 중엔 여러 종류가 있는데 임파선으로 조직되는 백혈두 있겠지만 골수에서부터 이뤄지는 백혈두 있구, 또 지름 속에서 이뤄지는 백혈두 있는데 그 백혈병에 어려운 고비는 뭐이냐? 급성폐렴이 들어오면 열 시간 안에 숨 떨어지게 돼 있어요.

거기엔 무슨 약이 필요하냐? 그렇게 급사할 적에 호두기름이 최고인데, 그건 밥솥에 두 번만 쪄서 지름 짜도 돼요. 그 지름 짜는 설명까지 세밀히 하는 건 시간이 좀 너무 걸리는데 그 훗날에 잡지[월간 《民醫藥》·현 《인산의학》]에 보면 자세히 나올 거요.

그러면 그 지름이 아니곤 애기의 급성폐렴이나 어른의 급성폐렴을 살린다는 건 거짓말. 내가 오늘까지 누구도 못 하는 걸 봤기에, 나만이 그걸 실험해 보니 완전무결했어. 그동안에 수십 만의 생명이 구해졌으니 약간 문제가 아니겠지. 내가 지금은 너무 힘들어서 누구두 대해주지 않는 건 게을러지는 이유가, 기운이 없어 그래요.

피로가 겹치니까 그런 건 못 하게 되구. 늘 혼자 있으믄 피로가 좀 풀리구, 누가 와서 자꾸 물으면 피로가 겹쳐서 안 되게 되니까 자연히 세상을 돕는 덴 학술 이외엔 이젠 안 돼요. 이제 얘기하는 건 의학으로서 미비점을 말하는 거라.

의학이 적혈 조성의 염색체가 심장에서 어떤 이유로 온다. 그럼 공간에 있는 적색은 적색분자가 이뤄지는데 그건 심장에서 연결이 돼 있구, 폐의 백색은 폐에 연결이 돼 있어요. 그래서 이 색소세계가 결국엔 염색공장 췌장인데, 췌장은 염색공장으로 다 직행해요.

직행하는 노선은 다 정류장은 하나씩 있는데 백색 비선은 비장에서 정류하고 넘어가고 적색 비선은 간에서 정류하고 넘어가요. 이래 가지구 췌장에서 적혈, 백혈이 완성된 연후에 하자가 없어야지 수장(水臟 : 김일훈 선생은 5장6부에 수장을 추가하여 6장6부라 함)에서 지름 속에 있는 수분이 약간이래도 하자가 있으면 그건 언제구 혈관암이 와요. 그래서 그 세계에 대해서는 앞으로 내가 죽기 전에 완전무결한 비밀을 밝혀줄 거요. 그 책에 나올 겁니다, 이런데.

내가 말하는 게 현대 의학

그래서 이거는 현대 의학은 내가 말하는 게 현대 의학이야. 난 오늘 사람이야. 그런데 학자들의 현대 의학은 옛날 상고 할아버지 말씀 가지구 현대 의학? 그건 고대 의학이야. 내가 죽은 후엔 몇백 년 후에 내가 한 말도 고대 의학이야. 어디까지나 그 당시를 위해서 필요한 것이 현대 의학. 나는 현대 의학을 설명하지 고대 의학 설명은 하질 않아요.

또 그러구 본초(本草) 같은 걸 세밀히 연구하는 분들이 그 여간 수재(秀才) 아니면 그 많은 의서(醫書)를 다 기억할 수 없어요. 다 기억한다구 오늘 화공약 세상엔 전반적 치료는 어렵구 일본에서 의학을 그리 연구해도 원자병(原子病) 하나를 제대로 못 고치고 있으니 내가 볼 때 답답하다고 생각해요.

광복 후에 우리 교포 중에 징용 갔다가 광도(廣島 : 히로시마)에서 원자탄 세례를 받은 사람들이 있는 중에 나하구 친한 사람의 아우가 죽게 됐어. 동해에 가서 명태를 한 백 마리 가져가라 하니 싣구 갈 수 없어 가지구 마른 명태를, 그 당시의 밀선을 타구 갔어요. 그래 그걸 한 30마리 멕이니까 부어서 죽게 됐던 사람이 부기 내리며 완전히 백 마리에 나았다는 거야.

그래서 난 그걸 일러준 후에 나은 걸 아는데, 명태는 뭐이냐? 하늘의 28수(二十八宿) 중에 두성(斗星) 분야는 수국(水局) 분야인데 수국 분야의 칠성(七星) 분야 있어요. 거기에 계집 '녀'(女)자 여성정(女星精)을 말하는 거야. 여성정은 여러 군데 있어요. 이 날짐승들 중엔 집오리 같은 거, 그거이 여성정이오. 풀 속에는 오이 같은 거. 그래서 거기에 대한 약간 설명도 할 겁니다. 하는데.

그 명태가 그런 해독성이 강하기 때문에 그전에 내가 어려서 독사에 물려 죽는 걸, 독사독은 형혹성(熒惑星)에서 천강성(天罡星)독인데 그건 아주 여성정(女星精)엔 근접을 못 하게 돼 있어요. 그래서 마른 명태 댓 마리 고아 가지구 죽어가는 사람들 멕이면 금방 낫군 하는 걸 지금도 마찬가진데, 그게 지금 저 태평양태는 동해태 아닌 건 상당히 효력이 뜨다[적다]는 건 지금도 소식 들을 수 있어요.

그 태평양태 같은 걸 고아 먹으면 낫는 건 죽진 않아요. 더 하지도 않고. 그렇지만 효력은 더딘 건 확실해요. 그러니 동해태를 될 수 있으면 찾아내야 돼요. 지금은 이상한 식물이 많으니까. 그러구 연탄독엔 신비한 약이래두 태평양태는 상당히 효력이 더디다는 건 얘길 늘 들어요.

女星精으로 화생한 오리의 藥性

그러구 또 여성정으로 오리가 있는데 오리는 만병에 효과 있어요. 해독성이 강해 가지구. 지금 이런 화공약 세상엔 꼭 필요한 약물이지. 오리에다가 늑막염 같은 거 오릴 그대로 고아 멕여도 낫고, 그대로 고아 멕여서 안 되는 건 폐선에서 오는 폐하구 기관지하구 짬[사이]에, 그것두 막(膜)이 있어요. 그 막 속에 든 염증은 잘 안 들어요. 그건 거기에다가 금은화

(金銀花), 포공영(蒲公英), 느릅나무 껍데기 이 서너 가지를 오리 한 마리에 한 근 반씩이 넣구 푹 고아서 멕여보시오, 안 낫는 사람 있나.

이 약이라는 건 쉽게 하면 애들이 병 고치는 거구, 옛날 의서를 그대로 한다면 어른도 병 못 고치는 거니, 뭐이구 알기 쉬운 걸루 완전무결하게 해야 되겠다는 거이 내가 오늘까지 실험하고 생각하는 거라. 그래서 우리 나라 토종오이는 뭐이냐? 여성정에 대한 약물실험인데 옛날에 불에 데어서 완전히 푹 익어버린 거, 생선 구운 것보다 더 익어버린 거, 숨넘어가기 전에 우리 토종오이를 생즙 내서 숟가락으로 이빨을 다 부숴야 됩니다. 그러지 않으면 이빨이 열리지 않아요. 다 이빨이 부서지면 그 짬으로 자꾸 퍼넣으면 금방 호흡이 편해요.

그래서 내가 수천, 수백을 살릴 적에 별 어려운 고비가 많아두 다 살아요. 심지어 콧구멍으로 그 부모들이 물고 뿜어 넣어도 살았어요. 그래 가지구 그 오이 생즙을 바르고 덴 데다 화상에 바르구, 그다음에 멕이구, 지금도 살아 있는 사람이 있지만 지금 오이는 후유증이 있어요. 뒤에 늘 비 올라면 몸살 하듯이 아파요. 그런 사람은 단전(丹田)에 뜸을 떠 가지구 완전무결하게 건강체로 살구 있지요.

토종오이·홍화씨의 신비

지금도 그런 사람들이 살구 있어요, 한국엔. 그래서 옛날 오이는 후유증이 없이 또 허물도 안 지게 낫는데, 그러면 우리나라의 그런 토종, 전반적인데, 그게 왜 그러냐? 생산에 대해서 다수확을 위해서는 그게 없어져야 되거든. 나는 거기 사람 목숨 살리기 위해서 있어야 되지만 대중사회에서는 다수확을 위해서 없어진다. 내 힘으론 그거 유지 못 해서 대략은 없어지는데, 그러구 돼지도 토종돼지에다 부자(附子)를 멕이면 그건 진짜 부자지. 지금은 홍콩에서 오는 거라 가부자(假附子)요.

그래 진짜 부자를 멕이면 그거 상당히 좋은 약이 나와요. 그런데 지금은 그런 토종은 구하기 힘들구. 그전에 오이와 오리와 마른 명태 이건 우리나라에 감로수가 있기 때문에 감로정(甘露精)으로 화(化)하는 신비의 세계에선 있을 수 있는 거라.

그러구 토종홍화씨를, 한 60년 전만 해두 홍화씨가 충분해요. 광복 후에 다 없어졌는데. 그 트럭이 지나가다 어린애 다리를 바싹 해놓으면 그건 잘라야 돼. 그렇지만 나하구 아는 사람의 손(孫)은 자르지 않았어. 그 홍화씨를 불에 약간 볶아 가지구 곱게 분말해서, 지름이 많아서 분말이 힘들어요. 자꾸 볶으며 분말해야 되는데 거 분말해 가지구 생강차 물에다가 타서 자꾸 멕이면 얼마 안 가서 그 뼛가루를 싸악 모아 가지구 제자리에다 아주 복구시키는데 튼튼하게 해줘요. 그러구 부러진 건 금방 낫는데 이것이 지금은 토종은 없고 수입품이라. 그거 잘 안 들어도 낫긴 확실히 나와요.

그걸 내가 송아지나 개 같은 거 등심 분질러 놓구 해 멕여보라 하면 금방 나아요. 그런데 지금 수입품은 금방은 안 되구 되긴 돼요. 그래서 내가 모든 거 오이 같은 그런 걸 실험을 오늘까지 해보면 개량오이 먹구두 다 살아요. 불에 데어 죽을 적엔. 그런데 후유증이 있으니까 후유증은 단전에 떠 가지구 그 후유증을 깨끗이 가시게 해야 평생 건강해요. 그건 광복 후 오늘까지는 진짜 오이가 귀하니까 자연히 그 개량오이루 온상 오이두 돼요. 죽을 때 자꾸 멕이면 살아요. 그러구 그거 화상에 흩치게 되면 상당히 부드럽고 통증이 적어요.

복어알 除毒하면 폐암·폐결핵 良藥

그래서 그런 식품이 생명을 구하는 데 최고다. 그건 왜 그러냐? 가상 복어알이 있는데 복어알은 사람 먹으면 죽는다. 그렇다면 사람 먹으면 죽을 때에는 그 속에 있는 독성만 제거하면 독성을 따라 있는 약성은 반드시 좋은 거야. 그래서 이 폐암 환자나 이런 데에는 세 번, 생강을 한 치 두께로 넣구 연기[김] 한참 나도록 찌는데 그렇게 쪄 가지구 세 번 쪄서 멕이면 맛이 좋구 먹기 좋으니까 잘 먹지요.

그래 멕이면 폐암이나 결핵엔 완전히 효과가 나요. 아주 좋아요. 일반 사람은 그렇게 먹으면 독기가 약간 있어요. 대장이 조금 아프다고 해요. 9번을 찌게 되면 식품으로 제일이라. 그 이상 더 좋은 거 없구. 폐나 기관지가 든든해서 해소 같은 것두 나으니 그런 좋은 약물을 그런 좋은 식품을 버린다? 그래서 내가 실험하라 하니 복어알도 지금 구하기 힘들대요, 한국에선. 이렇게 어려운데.

그러면 그렇게 좋은 식품들이 왜 오늘날에 사람한테 도움을 못 주느냐? 그게 지금 의학계에서도 그런 것만 전부 다 쓰게 되면 병원은 어떻게 유지하구 한의사나 양의사나 어려운 점이 많이 있을 게니까 나두 그렇게 극력히 그걸 가르쳐주진 않았지. 많은 사람을 도와주는 건 좋으나 부분적으로 피해도 있어. 그러니 이걸 누굴 위해서 말해야 되느냐? 그런 어려움이 있어요, 있는데.

척수암엔 도마뱀이 神藥

내가 광복 후에 척수암으로 죽어가는 친한 사람 부인이 있는데 영락교인[영락교회 신자]이야. 교회에서 권사들이 척수가 다 상해가는 걸 주물러 가지고 숨이 넘어간다 하기에 내가 도마뱀이라구, 우리나라에 그전엔 많아요. 그걸 학생애들한테 몇 푼씩 주구 구해다가 이걸 부지런히 먹으라 하니 죽기 싫어서 억지루 하루 열댓 마리 몇 번 먹으니 아주 좋아진다. 그러니 살기 위해서 부지런히 먹었는데 그걸 하루에 50마리까지 먹었대요.

며칠 그렇게 먹고서리 척수암이 싸악 나아 가지구 완전한 사람이 돼 가지구 살아요. 그러면 그런 사람들이 요통에, 또 그러지 않으면 관절염에, 신경통에 우리나라 도마뱀은 산 채로 먹는 거요. 환(丸)을 지어 먹어도 좋구. 그 환은 짓기 쉬워요. 뭐이냐? 밀가루를 흩치면서 절구에 찧어 가지구 알약 맨들어 말리면 잘 말라요. 거, 상당히 비린내가 납디다.

근데 그게 사람에게 아주 보(補)하구 순 보양제(補陽劑)니까 신경통이나 관절염이나 척수암엔 그렇게 좋아. 척수암엔 여러 사람이 그걸 먹구 사는 걸 보았는데. 그러면 그런 아무것도 아닌 그런 식품이 암을 고치구 죽을 사람 살리는 건 내가 많은 사람을 보는데.

또 산속에 민물고둥이란 다슬기 있어요. 그놈은 간염 환자가 간암이 됐다구 아주 농촌에서 불쌍한 사람이 죽는데, 그러면 그 부모들 보구 산 도랑에 흔한 거니까 잡아다가 흠씬 고아 가지구 조청처럼 해 가지고 밤낮 먹게 해라. 그래서 그걸 한 20일 먹으니까 벌써 살아나더라 이거야, 간암이. 죽는다구 나온 사람이 20일 먹구 좋아진다. "그럼 자꾸 멕여라" 자꾸 멕이니 나아요. 그 나은 사람이 와서 하는 말이 "촌에서 그걸 애들 끓여서 까먹는 건 있으나 전 잘 모르는데 그게 간암이 나을 수 있느냐" 하는 거야.

그래서 "네가 네 병을 고쳤으니 너는 간의 조직체인 색소(色素)가 녹았다. 그 고둥을 흠씬 고아 놓으면 새파란 물이다. 너의 영혼이 어머니 배 속에서 간을 이룰 때 그 색소를 흡수해 가지고 색소가 간을 이루는 청색 분자가 돼서 네 간이 생겼는데 청색분자가 다 썩어 가지구 고갈해서 너는 죽으니 네 간을 이루던 원료를 네게 공급하라고 일러준 거다."

그 사람 말이 "선생님은 그렇게 알면서 간암으로 죽는 수가 이렇게 많으니 이거 도와줄 수 없습니까" 그거야. "너는 나하고 운명이 도움을 받을 사람이 돼서 받았겠지만 그 미친놈이라구 욕하면 안 될 거 아니냐?" 그런 말 한 일 있어요. "그런 거 고아 먹어라?" 지금 병원에서 죽는다고 내보낸 걸 민물고둥을 고아 먹으라 하니 그 미쳤다구 하면 그건 안 먹었을 거구. 그러나 개똥도 약이니 먹어보겠다고 해서 좋아지니까 그걸루 고친다.

이 약이라는 건 그 사람의 정신력에 좌우되는 일도 많아요. 그러구 마음에 믿고 안 믿는 일이 또 많아. 그렇게 안 믿는 사람들 도와주는 건 내 힘으론 안 되고 좋은 약물이 있어두 안 되고 그럴 적엔 그걸 운명이라구 봐야 돼요.

당뇨 仙藥 – 生津去消湯

그러구 내가 쓴 책[《神藥》]에 생진거소탕(生津去消湯)이라는 약이 있어요. 그 약을 가지고 당뇨를 고치면 조갈증(燥渴症) 시절에 물이나 많이 퍼먹는 당뇨엔 AB형하구 B형에 효과가 좀 있는데 완전치 않아. 그러나 거기에 죽염을 부지런히, 처음에 시작은 조금씩 먹어 가지구 면역이 생겨야 되니까, 그런 후에 악을 쓰고 퍼먹으면 당뇨 못 고친 사람들이 하나도 없어. 생진거소탕에 죽염을 먹구 못 고친 사람은 없는데 죽염 자체가 대나무 지름은 갈증을 고치는 약이라.

그래서 갈증을 고치는 약이니까 당뇨에 쓸 수 있구. 그다음에는 대나무에서 나온 건 갈증 고치는 데 앞장서는 거. 황토에는 기운(氣運)을 보하는 보중익기(補中益氣) 하는 그 위장이나 비장을 도와주면서 폐에 원기를 보좌하는, 황토에 그런 힘이 있어요. 그 황토를 이겨 가지구 죽염 제조하는 거거든. 그래서 당뇨에 약이 되고 그다음에는 송진은 장근골(將筋骨)이라. 거악생신(去惡生新) 하고 치어혈(治瘀血)인데, 그래서 마지막 피곤이 심한 당뇨, 그건 하소증(下消症)인데 거기에 약이 되는 약이지.

이렇게 하구 철분은 쇠통에서 구워내는데 철분은 철정(鐵精)이 나오는데 모든 보양제가 되는 거요. 그러구 화력은 모든 보양의 근본(根本)이 돼. 그래서 죽염 자체가 당뇨에 신비약이구 거 암에 신비약인데 쓰는 용법에 밝아야 하니 그 용법은 기록을 보구 누구두 알아야지 한번에 그걸 다 용법을 설명하는 건 시간두 시간이려니와 내 힘으론 못 하는 일.

그래서 당뇨엔 그것이 좋구 또 천마탕(天麻湯)이라구 내가 말한 거 있구, 또 보해탕(保解湯)^註이라는 약 있는데 중풍 시초에 가장 좋은 건 내가 중풍약을 암만 써봐야 의서(醫書)에 있는 건 그렇게 신비하지 않구 재발이 자주 와. 그래서 시작에 보해탕을 가지구 하면《신약(神藥)》책에 있어요. 그건 참 재발이 없이 된다. 그래서 좋다고 보는데.

동쪽으로 뻗은 솔뿌리의 신비

그러구 난 후에 솔뿌리가 동쪽으로 뻗은 솔뿌리 들어가는 약이 책에 있어요. 그걸 고아서 차(茶)처럼 얼마간 먹으면 완전 건강해 가지구 신경통이나 관절염이나 척수염이 오질 않아요. 그러구 중풍은 일절 재발이 없구. 그런데 왜 같은 솔뿌리면 황토에서 동쪽으로 뻗은 솔뿌리냐?

그건 이유를 분명히 밝혀줘야 하는데 그게 뭐이냐? 똑같은 솔뿌리면 다 되는데 또 재래종 아니면 안 되구, 가상 황토에 선 솔뿌리는 황토라는 건 항시 건조하지 않구 습기가 있어. 그래 솔뿌리는 황토의 습기를 받아 가지구 동쪽에 이슬이 더 맺혀.

그런데 태양이 밤에 수정 기운(水精氣運)으로 정화(淨化)하다가 감로정(甘露精) 기운이지. 모든 공해를 정화시키구 새벽부터 맑아지는데 해가 뜨게 되면 그 맑아 있는 공기 중에는 감로정이 들어 있어. 수정 기운 속에. 그런데 태양광(太陽光)이 들어오면서 감로정을 동쪽에 비추기 때문에 동쪽 솔잎 속으로 스며들어.

그러면 이슬은 떨어지는 놈은 황토에 있구, 안 떨어지는 놈은 동쪽 뿌럭지로 쫓아 내려가게 돼 있는데, 그럼 그 뿌럭지는 황토에 떨어진 이슬이나 또 비가 와두 동쪽으로 해가 뜰 때에 햇살이 먼저 비추니까 거기에 수정 기운을 받아 가지구 감로정인데 거기에 합성되는 뿌럭지 속엔 상당히 신비한 약 있는데 그게 뭐이냐? 신경통, 관절염, 산후풍 고치는 데 가장 신비한 약물이야.

그래서 약물이라는 건, 내가 신약이라구 이름한 건, 그 이유가 있어야 신비의 하나이지, 이유 없이 덮어놓구 좋다는 건 얘기 안 되기 때문에 그걸 세밀히 모두 밝힌다면 그 《신약본초(神藥本草)》라는 책이 나올 적에는 상당히 거게 비밀이 많이 공개되는데 그 우주의 비밀을 공개하구 살아 있기는 힘들어요. 그건 죽을 때나 하는 거지. 인간이라는 건 모든 신의 비밀을 다 공개하구 산다는 건 간단한 얘기 아닙니다, 아닌데.

그래서 솔뿌리의 하찮은 약이 그렇게 신비스러워요. 거악생신(去惡生新) 하는 것도 사실이구, 장근골(壯筋骨) 하는 것도 사실이구. 근골을 건장하게 하기 때문에 자연히 신경통, 관절염이 낫는 거구, 중풍이 좋아지는 거구. 그래서 그게 산후풍엔 들어가야 돼.

어린아이 간질 치료법

그렇다면 천마탕(天麻湯)은 뭐이냐? 간질이라는 어린 애기 병이 있어요. 어린 애기 간질은 열간(熱癎)이라. 몸이 펄펄 끓으면 풍간(風癎)인데, 거게 아주 신비약이구. 또 뇌염에 신비약인데, 뇌막염에 신비약이구, 급성뇌염이나 급성뇌막염에 신비약인데 거기에 뭐이 있느냐? 신비약인데. 지금 애기들 뇌막염이나 뇌염을 척추에서 물 빼보는 일도 있겠지만 얼음에 담아두는데[이러면 아주 해롭다]. 그래서 애긴 죽어두 냉동체(冷凍體)가 된다.

그런데 완전히 죽으면 모르는데 이게 죽기 전에 내게 사정하는 일이 있어요. 그런 경험은 수백이니까. 그거 냉동이 완전냉동 되기 전에 애기를 날 보구 봐달라구 하든지 얼음에서 강제루 막 끌어내 가지구 숨 떨어지기 전에 업구 오는 일이 있어요. 그러면 그런 건 소상혈(少商穴)에다가 침을 놓아서 고치는 일이 있어요, 있는데. 그러면 뇌막의 조직은 마비로 돼 있는데 풀리지 않아. 그건 신회(顖會)라구 숨구멍에다가 3분, 5분짜리 뜸을 9장을 떠줘야 해요. 3분짜리 15장, 5분짜리 9장. 그래 떠주게 되면 뇌막의 그 보이지 않는 핏줄에서 스며나온 피가 완전히 핏줄로 쫓아가요.

그 강자극(强刺戟) 또 화력(火力) 온도를 따라서 핏줄로 쫓아가 가지구 완전히 정신이 맑아지구. 저능아, 또 그다음에 소아마비, 간질 요 세 가지 꼭 오는데 그런 일이 없이 건강해요. 침 맞고 살았다고 얼른 업구 가는 사람은 간질이 안 오면 마비가 오구 그러지 않으면 저능아라. 그게 완전히 굳어진 후에 약을 써 가지구 고치는 건 또 뜸밖엔 없어.

간질도 떠야 되는데 뜨지 않고 죽염으로 고치면 시간이 오래지, 되긴 돼요. 뜨게 되면 죽염보다 시간이 빨리 낫구. 저능아도 그러구, 소아마비도 그러구 떠야 돼요. 그래서 나는 만능의 요법을 가지구 있어두 왜 안 하느냐? 그걸 하나 시작하면 상당히 몸의 괴로움을 감내해야 돼. 왜 감내하느냐? 그걸 고쳐달라고 애쓰는데 하루아침에 되는 거 아니구 오랜 시일을 가지고 완치시켜 줘야 되니, 거 약간 나은 걸 나았다고 보내면 언제구 온전한 사람이 못 돼요.

벙어리는 중완에 3~5분짜리 뜸 떠 고친다

그래 완전한 사람 만들어 보내야 되는데 내가 지금 어린 애기들 여덟 아홉 살 먹은 애기들이 배안의 벙어리[배냇벙어리]나, 나서 열병을 앓다가 된 벙어리, 그런 벙어리 애기를 내가 여럿이 낫는데 그건 뭐이냐? 목젖하구 그 밑에 혀가 폐 기관지로 따라오는 성대신경을 마비시키는데 건 왜 그러냐? 혀가 받아요. 다른 사람보다 혀가 받기 때문에 거 목젖 밑에서 혀가 늘어나는 방법이 있는데 그걸 어떻게 해야 되느냐? 제 힘으로 늘굴[늘일] 수 있어야 되지 잡아당겨 늘구면[늘이면] 애는 죽으니까.

그래서 중완에다가 고 어린 걸 3분에서 5분짜리 뜸을 뜨는데 붙들고 떠주면 이거야 악을 쓰다 쓰다 도리 없으니 욕을 하게 된다, 미워서. 붙든 사람을 욕하는데, 욕을 하느라구 애쓰니까 혀가 늘어나요. 죽을 악을 쓰고 욕하니까 혀가 늘어나는데 그게 욕이 개자식이다 소자식이다 하면서 개새끼 소새끼하고 욕을 하는데 제대로 욕이 나오면 그때부터 말을 하는 거야. 어머니, 아빠 부르며 살려달라고 애걸을 해.

붙들고 놓지 않으니까 필경에 "어머니 날 살려주시오. 살려주시오" 하는데 그것이 정 힘들면 동네 사람 보고 "동네 아무개 어머니 날 살려달라" 하는 소리까지 치게 돼요. 그땐 다 나은 거라. 그래서 장애자 수용소에 있는 애기들이 몇 나았는데 그래 지금도 그게 나았다구 다른 애길 와서 물어보는 사람 있어요.

그래서 낫는 건 확실한데 그걸 애처로워서 그렇게까지 심한 치료를 못하는 사람들은 10살이 넘어서 성장해 시작하면 그 자극으로 얼른 회복이 안 와요. 얼른 회복이 오지 않기 때문에 그 애기는 병신 되고 마는 거. 소경도 마찬가지야. 시신경을 회복시키는 건 단전에 뜨는 거구, 또 성대신경을 회복시키는 건 중완에 뜨는 거구, 8살 9살 10살 3년 안에 완치시켜야지 그때를 넘기면 절대 안 돼요. 그래서 인간의 비법이라는 건 있는 거지 없는 게 아니야.

그러나 어디까지 믿느냐 그거구, 또 믿어줄 수 있느냐 없느냐? 난점(難點)이 있어요. 난점이 없이 순(順)으루 되는 건 하나도 없어요. 나두 백년 전이라면 하나 나으면 전체적으로 빨리 전파되는데 요즘엔 그렇게 안 돼요. 모든 제도가 그렇게 되게 돼 있지 않은 궁극적인 면이 많아요.

그래서 나두 그런 거 안 해줄라구 하구. 세상이야 어찌됐든 간 내가 불편하니까 편안하게 살기 위해서 하는 거이 아니구 그거 남한테 욕먹어가며 내 몸을 귀찮게 할 필요가 없어서 그런데. 사람마다 가르치면 자기가 해보면 되니까 모든 경험이 능력과 지혜가 되니까 난 그걸 말해주는 거구. 자기 능력을 자기가 불신하면 안 되구. 자기 경험으로 자기 지혜를 의심해두 안 되는 거.

수많은 간질 환자 고쳐준 뒤 극비에 부쳐

그래 내가 오늘까지 많은 사람을 도와주나 내게서 나았다는 말을 하면 그 사람은 다신 내게 못 와. 그저 자기 나으면 혼자 낫구 누구하구 얘길 하지 말아라 그거야. 그런데 얘길 아주 안 하구 비밀을 영원히 지키는 사람이 누구냐? 간질병 환자. 그건 고칠 때에 당부하니까 처녀나 총각은 바로 이사가라, 동네에선 다 아니까 지랄쟁이라구 누가 딸을 주나 뭐 총각이 그런 델 장갈 가나, 그래서 그런 사람들은 절대 비밀을 지키게 돼 있어. 그래 나는 간질을 수천, 수백을 고쳐두 이사가라고 부모한테 권하지 그대로 거기에 있으면 그 자식은 지랄쟁이라는 누명을 벗기 힘들다.

그래서 그런 사람들이 하나가 아니구, 그래서 비밀이라는 건 있어요. 있지만 전체적인 비밀은 잘 안 되는 일이겠지. 그래서 나는 내가 비밀 속에 살길 원하는 이유가 아직은 한국 제도가 아는 사람을 숭배하는 제도가 없어요.

사기하는 사람은 하늘같이 믿어두 난 사기할 생각이 없어 놓으니 그렇게 거지처럼 살 리가 없다. 지금도 와서 좋지 않은 말을 해요. 아, 세상에 그렇게 아는 사람이 있으면 이렇게 거지같이 너는 안 살 게다. 그러고 좋지 않은 말을 해요. 그런 사람 세상에 비밀 속에 살지 않으면 그런 욕이 와요. 그래서 아무도 모르게 혼자 조용히 사는 걸 늘 원하구 있는 건 아니나 그렇게 안 하면 또 안 돼요.

그러면 이 미주(美洲)에 오면 그렇게 안 하구두 살 수 있다. 그럼 내가 오는 게 아니구 여기 사는 양반들 가르쳐 가지구 그걸 한 번씩 다 해보면 경험을 얻구 지혜가 생기는데 내가 지금 일러주는 건 그런 걸 하나하나 경험해서 자기의 경험두 되려니와 곁에 사람 살려주는 도움도 돼. 그러면 이 지역이 세계적으로 최고 가는 강대국이야. 미국은 세계적으로 강대국인데 이 강대국에서 강대국 국민이 못 하는 걸 강대국에 사는 교포는 할 수 있어요.

[잠시 휴식].

싸워가면서 전염병 고친 일

충청도 서천(舒川)을 지나는데 잘사는 집 아들이 우연히 몹쓸 병에 걸려 가지구 죽는다구 이웃에서 모두 난리가 났는데 그건 무슨 병이냐? 급성질환인데 장질부사(腸窒扶斯)라고도 하고 상한(傷寒)이라고도 하구, 뭐 이상하게 말이 떠돌아. 내가 들어가서 좀 볼 수 있다 하니까 그 당시에 나이 어리고 의복도 숲속에서 자구 하니까 거지 행색이라. 아, 동네 사람들이 미친놈의 새끼라구 쫓아버리구 못 들어가게 해.

난 그런 세상을 살기 위해서 어디까지나 총칼하구 상대할 무술을 어려서 연마한 일이 있어요. 그래 가지구 박치기로 비석 같은 거 받아 깰려구 하구 전봇대도 받아 굴리려 하구, 그러다 골이 깨져 가지구 상처가 지금도 많아요. 어려서 그런 짓을 한 거라. 그래 가지고 손바닥으로 돌을 두드려 가지구 아주 손이 병신 되구 이렇게 됐는데. 그러구 밤낮 그런 단련만 하구 컸는데 한 열댓 살 먹으니까 촌의 장정들은 백이래두 자신 있어. 그런 후에 나와 댕겼거든.

그러니 만주 가나 소련 가나 총이나 칼을 들구 달려들면 그 사람 눈동자 움직이기 전에, 난 원래 빨랐으니까 신출귀몰(神出鬼沒)이야. 그래서 무서운 사람이 없었는데, 아 이 서천에 가서 매맞아 죽을 뻔해요. 아, 그

전염병으로 죽는다기에 그걸 살려놓구 갈려구 하니까 동네 사람들이, 아 둘러싸구 달려들어. 그래서 저보다 모두 약한 놈이니까 막 해 붙일라구, 그래 거기서 제일 튼튼한 사람 한 서넛을 입으로 피를 토하게 때려주었더니, 아 모두 무서워서 천하의 깡패놈이 왔다고 다 헤어져 버려.

덮어놓구 문을 열어 제치구 들어가서 앓는 애를 보니까 땀을 내기두 다 틀리구 죽어가. 죽어가거나 말거나 내게는 그 당시에 신통자재(神通自在)한 침법(鍼法)이 있어요. 그래서 중완(中脘)에다가 침을 한 대 놓아 줬더니 바로 일어나 돌아댕겨. 그땐 또 "선생님이 어디 계시냐?" 이런 사람들이 사는 게 현실이라. 지금도 그럴 거요. 그건 대답할 필요 없어. 미친놈이라구 때려 죽이겠다구 달려들던 사람들이 선생님이 또 어디 계시냐. 이런 놈의 세상이라. 곁에 오면 때려 죽일 테니까 오질 말라 하구 그냥 가버려요.

그런데 머슴을 시켜 가지구, 그 아들을 다 죽을 걸 그 시에 살렸으니 어떤 의사구 이젠 끝났다구 안 보는 거라. 그런데 백 원짜리, 부잣집이라 석 장이 나왔어요. 머슴 시켜서 갖다 주머니에 거지같이 하고 얻어먹고 댕기는 판에, 아 그 3백 원 생겼는데 싫을 것도 없지.

그래 가 가지구 그다음에 일류 여관에 가서, 그때 최고 여관은 저 1원 50전이야. 1원50전짜리 고급 여관이야. 50전짜리 전부 여관, 여인숙인데 1원50전짜리 고급 여관에 가 자며 그때 또 빨리 걸을 필요도 없어. 슬슬 가면서 아프다는 집에 가서 그것도 싸움질만 하고 사람 때리구 댕길 수는 없구, 그 돈 떨어지면 또 아프다는 집에 가요. 이러구 댕기는데.

名醫가 名地官도 되고

지관(地官)질을 또 한 일 있어요. 아, 지관을 천하의 명사들만 모시는 집이라고 모두 얘기해. 아, 이거 한번 들어가서 고깃국 좀 얻어먹겠다고 들어갔더니 주인이 들여놓나? 젊은 놈이 거지 같은 놈이 와서 자고 가겠다니까. 내 쳐다보며 "영감이 참 조상을 위해서 효심이 지극하시오. 아는 사람은 쫓아버리구 저 모르는 인간 쓰레기만 대접 잘하면 뭐하누. 훌륭한 양반이구먼. 명당에다 조상을 모시긴커녕 통간에두 못 모시겠다" 그러구 돌아서니까 그다음엔 쫓아 나와 붙들구 들어가자구 애걸복걸해. "영감, 다 끝났소. 이미 시루는 깨진 걸 떡쌀은 담아 뭐하겠소."

그러구 가는데 저물어서 고 아랫동네에 가서 구장집에 가 하루 저녁 잤는데 그 자식이 내려와 가지구 자꾸 내일 아침에는 올라와 달라구 사정해. 한번 떠난 걸 그런데 얻어먹고 뭐 대접받긴 싫구. 그러니까 이 구장 녀석이 또 솔깃해 가지구 저[저희] 아버지 산소를 모셨는데 쓸만한가 좀 가보자. 그럼 여기서 도본(圖本) 좀 그려보라구. 그러니까 이 사람이 또 제법 그려.

그것 또 지리(地理)를 연구해 가지구, 아 후룡(後龍)부터 주룡(主龍), 기룡(起龍)에 대한 맥락을 설명하는데, 아 그거 제법 해. "에이, 이 미친 양반 같으니 그렇게 아는 사람이 여기다 춘부장을 모셔? 위선(爲先)을 이렇게 잘못하면 큰일 나. 이 산소 모시구 7년 만에 큰아들이 몇 살짜리 죽었지?" 그러니, 아 이 사람이 정신이 나간 모양이야. 기절해.

"어떻게 그렇게 압니까?" 그래. "허허, 저 우[위]에 지관 많이 모시는 영감처럼 그런 사람들이구먼. 아는 건 확실히 아는 게 아는 거지, 거 거짓말로 알면 쓰나? 그 묘를 빨리 파서 옮겨. 이 산 옆에 이런 자리 있으니 여기에다 옮겨. 그럼 앞으로 아무 흠이 없이 보백(保魄 : 혼백 보호, 즉 묘를 移葬하지 않고도 자손을 보전할 수 있음을 의미)은 돼. 자손은 편할 테니 이렇게 옮겨." 그러구 고만 떠나가는데 붙들고 놔줘야지. 그래 산소 근처에 가서 자세히 보구 일러주구 그러구 떠난 일도 있는데.

그러면 병 고치는 것두 쉬운 일이 아니구, 묏자리 하나 제대로 일러주는 것두 쉬운 일이 아니구, 그래서 내가 묏자리를 잘 일러주지 않는 게 아니라 잘 되질 않아서 평생 안 해요. 이제는 정신이 흐려서 못 하지. 그래 댕기다가 귀한 집 자식이 죽는 거 또 불쌍한 집에 그 사람이 죽으면 어린 것들 다 떼거지가 되는데 그런 사람은 다 이유 막론하고 들어가 살려줘요. 살려주는 데 그때 내가 주로 침이야. 침을 놔 가지고 살리구, 뜸은 별로 안 떠주고 전반적으로 침이야.

'죽었다'는 아이 침으로 살린 일화

한번 공주(公州)를 볼 일이 있어 가는데 도립병원에서 애기를 안고 울고 나오는 가족이 있는데 할아버지, 할머니와 며느리가 손자랑 끌고 울고 나와. 그래 "이게 웬일이오?" 하니까 남 속상해 죽겠는데 지나가면 거저 갈 일이지 쓸데없는 참견한다고 영감이 호통을 쳐. "허허, 영감은 집에서 쌀말이나 두고 먹으니 큰소리를 하는군. 그런 영감이 제[자기] 손자 죽는 걸 못 살리나?" "정신 빠진 놈 같으니, 네 이놈, 나이 백 살이면 내 앞에서 무슨 행세냐, 미친 놈이구나."

"애기 엄마! 애길[아기를] 내 앞에 내들고 있어 봐. 그러니까 애길 내들어. 확실히 죽었느냐?" "예, 죽었어요." 가슴에 손대니까 식진 않았어. 가슴이 식었으면 심장의 피가 굳어버려. 가슴이 차면 벌써 심장의 피가 굳어 가지고 다시 재생은 불가능이야. 근데 가슴이 더워. 그래 심장 피가 더웠으니까 확실히 죽었다는 증거는 없는 거야.

그래서 붙들라고 하고 "이 늙은이 지랄 말고 이리 와. 이거 붙들어" 하고 소리치니까 거 손자 죽는데, 아 3대 독자래. 그러니 지가 별 수 있나. 아무리 애놈은 내가 버릇없지만, 아 손자가 죽어가는데 무슨 짓이고 안 해 볼 수 있나? 그래, 두 내외가 양팔을, 애기 양손을 붙들어.

왼쪽, 머슴애야. 왼쪽 소상혈(少商穴)에다가 큰 동침을 1푼 반을 놓거든. 그래 가죽을 뚫고 살 속에 좀 들어갔거든. 그렇게 하구서리 힘을 주어 가지고 좀 짜니까, 피가 한 방울 나와. 그런 연[연후]에 영감 보고 손으로 닦으라 하고 피가 세 방울이 나왔거든. 세 방울이 나온 연후에 또 바른손에 놓고 세 방울 나오고, 그러니까 몸을 좀 움직여. 그럴 적에 인중에다가 강자극을 놓아 가지고 뇌의 세포가 터진 피가 산산이 흩어져 가지고 큰 핏줄로 돌아갈 적에 애기가 울면서 어머니 불러.

그래 어서 빨리 젖 먹여라. 이젠 젖 다 먹었으니 놓아 봐. 돌아댕길 거다. 아, 신작로에 돌아댕기니 사람이 잠깐 동안에 공주읍에서 1백여 명이 왔어. 그래 선생님이 어디 계시냐고 물어. 그래 오늘은 구름이 없어 놔서 고향 말할 수 없다. 구름 속에 사는데 구름 있을 때 물어라. 그럼 고향 일러주마.

수천 사람 살렸지만 이름 밝히지 않아

그놈의 영감이 뭐라고 하기에 "아, 또 욕먹을라고 영감 뭐라 하나?" 하니 무서워서 말도 못 해. 그래 얼른 떠나간 일이 있는데, 그러면 그 애기가 죽었느냐? 죽었다는 건 가슴에, 심장 있는 가슴에 온도가 완전히 물러 가지고 싸늘해졌으면 그땐 벌써 심장의 피가 깨끗이 굳어지고 간장의 피도 깨끗이 굳어 가지고 선지피가 되어 있어요. 그땐 칼로 째면 선지피야. 그런 건 침을 놔 가지고 손가락을 아무리 훑어도 피가 나오지 않아요. 노란 물만 나와요. 그러면 그건 무어냐? 그때에 애기를 살리는 법은 소상혈에다 침을 놓아서 피가 한 방울 나오면 판막은 움직이고 있어요.

근데 피가 세 방울이 나오면 판막은 열려요. 열려서 피가 이동되는 거야. 그래서 양쪽에 여섯 방울 나오면 눈은 떠요. 그럴 적에 뇌에 정신이 돌지 않아서 인중에 강자극을 주게 되면 뇌에서 세포가 터져 가지고 뇌에서 피가 덮여 있는 거이 그 시에 즉시 인중 강자극으로 뇌가 완전히 맑아져요. 그러면 애가 일어나 젖 먹고 돌아댕기며 놀고 다시 재발이 없어요. 얼음에 담가두지 않은 건 뜸을 안 떠주어도 깨끗이 나왔어요.

그때 얼음에 담갔으면 내가 주머니, 밥은 얻어먹어도 약쑥은 늘 주머니에 비벼 넣고 다녀요. 그런 위급 시에 쓰는 거라. 그러니 그거 그렇게 죽은 애기도 살리고 사람을 많이 도와주었으면, 식은밥 달라면 다 먹고 없다고 욕하는데, 그럼 복(福)은 못 받아도 욕은 안 먹어야 하잖아? 남의 귀한 3대 독자 살렸다고 해서 어디 가서 복 받고 대접받는 그런 것은 없어요.

아무리 잘해도 모르는 세상에선 모르게 마련이라. 그래 댕기는데 내가 아마 그거이 몇천은 될 거요, 3년에. 몇천의 기적이 있는데 그 사람들은 아직도 내 이름도 모르고 정체도 몰라요. 한 사람도 일러준 일이 없어요. 그런데 지금은 아는 사람이 더러 있어요. 있는 건 뭐이냐?

하반신 白骨만 남은 아이 쑥뜸으로 고쳐

근자에 한 15년 전, 한 10년 전에, 10년 퍽 전인데 아는 사람이 서울 돈암동 태극당과자점 바로 뒷집인데, 아주 말할 수 없는 불쌍한 형편이야. 그 아버진 사업하다가 그 딸을 살리겠다고 가족이 미국 가서 병원이란 병원은 다 가서 1년이고 몇 개월이고 입원시키고 결국 못 고쳐. 그래 가지고 애는 죽을 때가 되니까, 고국에 돌아와서 그 아버지는 죽고 그 앤[아이는] 시간을 다투는 거야.

그래서 동네 사람들이 그 어머니 우는 소리 나면 죽은 줄 아는데, 죽었으리라 생각해도 우는 소리 없어. 그래 아직 안 죽었구나 하는데, 내게 청을 대는 이유는 뭐이냐? 이런 양반이 지금 미아리에 살고 있는데 마지막으로 그 양반 승낙만 있으면 죽었다가도 사니 한번 만나보도록 하라. 그래서 소원인데, 그 모녀가 소원인데, 딸은 이미 다 죽은 애고, 뼈하고 살하고 사이가 없고 백골이라.

하반신 아랫도리는 백골로 하얀데, 그 집에 내가 갈 일이 없는데 돈암동 집에 지나가다가 누가 붙들고 그런 일이 있으니 "죽기 전에 한번 들어가 원이라도 없도록 해주면 어떠냐?" "아, 그래라" 그래 들어갔더니 보니까 배꼽까지는 다 말라도 죽을 조금씩 먹으니까 똥창자가 말라붙진 않았어. 그리고 밥통은 살이 조금 있어.

그래 내가 그 어머니 보고 약쑥을 꺼내서 중완(中脘)에다 뜸자리 잡아주며, 아무 데 가면 이거 파니, 이걸 사다가 부지런히 좀 떠라. 그래 중완을 뜨라 하고 30일 후에 가보니까, 40일 안에 벌써 배꼽 있는[부위] 데 살이 좀 붙었어요. 그래서 단전(丹田)에 또 뜸자릴 잡아주었더니, 단전을 한 40일 뜨니까, 넓적다리에 살이 생겨요. 그래 좀 계속 뜨라 하니까, 다리에 살이 붙어 가지고 족삼리(足三里)를 잡아주면서 여기 처녀애기니까 환도(環跳)는 뜨지 말아라. 족삼리만 해도 된다.

족삼리를 뜨라 해 가지고 족삼리 혈에 떠 가지고 완전히 다리에 살이 붙고, 일어나 다니고 제대로인데, 환도혈을 잡아주지 않은 후회를 내가 지금도 하는데, 그건 뭐이냐? 한쪽 발목의 힘이 지금도 약간 부족해서 지팽이를 안 짚으면 어디 걸리면 넘어지는 수 있다 이거야. 건강은 완전한데. 그래 발목의 힘이 약간 모자랍니다 하는 거야.

그거이 처음에는 살겠다고 갖은 애를 쓸 적에는 다 나아가나 마지막에 밥 잘 먹고 돌아댕길 적에는 정신과 마음이 벌써 해이해져. 그때에는 마지막 마무리에 결점이 생겨요. 그래서 못 고치는 일이 있는데, 그 애는 지금 건강하지만 발목은 약간 힘이 적요. 걸어댕길 적엔 이상이 없는데 빨리 댕기면 약간 전대요[절룩거린대요].

그래서 전화번호하구 그 애기 이름을 아직 시집 안 간 처녀 애인데, 내가 알고 있지. 죽을 걸 살려준 사람으로서 전화번호나 성명을 아는 건 그 애 하나밖에 없구. 별 희귀 망측한 병을 다 고쳐두, 앉은뱅이를 일으킨 사람 수가 하나가 아닌데 이름은 전연 몰라요.

그러구 별 이상 병(病)을, 많은 사람을 살렸는데 아마 한국에서 세밀히 다 호적조사처럼 하면 수만(數萬)일 게요. 그런데 그렇게 많은 사람을 고치면서 이사를 만날 하는 이유는 뭐이냐? 나하구 인연이 있는 사람은 만나게 되니 사는 거구, 나하구 인연이 없는 사람은 만날 수 없으니 그건 죽기로 돼 있으니 그걸 운명에다 맡기는 거라.

목침을 꿰뚫는 神鍼의 불가사의

그래서 내가 광복 후에, 지금은 오막살이 집을 사놓고 살지. 그전엔 그런 거 없어요. 이사를 78번을, 광복 후에 애들 데리고 이사를 댕긴 걸 78번을 댕겼으니 내가 사는 주소를 알 사람은 없어. 그래서 내게서 덕 본 사람들이 나를 만나고 싶어두 오늘까지 못 만나는 사람이 많구. 그때의 이름은 지금은 없어졌으니 또 이름도 모르지.

그렇게 한세상을 살면서 생각 못 할 병을 아마 화타, 편작이 돌아댕기며 얼마나 고쳤나 몰라도 그만치 되진 않을까 나두 생각해요. 그래서 뜸 떠 가지구 불쌍한 사람은 고치구, 약화제(藥和劑)를 일러줘 가지구 돈 있는 사람은 고치구 또 지나가다가 죽어가는 응급치료는 내 손으로 침을 놔 고치는데….

내게서 침을 배운 사람이 묘향산에 더러 있는데 그 사람들은 10년을 침을 공부하는데 물에다 목침을 띄우고 목침을 침으로 비비면 목침 속으로 침이 바깥으로 건너가요[침이 목침을 꿰뚫는다는 뜻]. 그런 사람은 그보다가 최곤 뭐이냐? 목침에 한 치 정도 공간을 두고 침을 비비면 목침이 물속에서 올라와서 침이 목침 속으로 들어가는 사람. 그런 사람들은 나보다가 침을 더 잘 놔.

그 증거는 뭐이냐? 위암으로 죽는 사람, 간암, 위암, 폐암으로 죽을 때 조직이 다 망가져 가지구 피가 쏟아지는데 중완에다가 동침 큰 침을 깊이 나요. 일반 침놓는 가상 삼촌(三寸)이믄 칠촌(七寸) 이상을 놓아요. 그렇게 깊이 놓구 정신 모아 가지구 그 침을 손으로 배를 꼭 붙잡구 벼락같이 잡아채면 그 속에 모였던 피가 다 쓸어나와요. 쓸어나오는 그 시간에 위가 녹았으면 위가 새로 완성되구. 폐가 녹았으면 폐, 간이 녹았으면 간, 그건 불가사의(不可思議)라는 겁니다.

그런 불가사의에 들어가면 그건 상상하곤 거리가 멀어요. 그래서 침으로 그렇게 하다가 내 침에 정력(精力)이 완전히 물러가 가지구 그런 세상 끝날 임박에 어려운 사람들이 더러 걸리는데 피하지 못할 사람들이라. 그래서 중앙의료원에서 죽는다고. 부자니까 거게 응급실에 입원하구, 시체실에 가져가라는 것두 안 가져가구 견디는 사람 있었어요.

창자 끊어진 음독자 쑥뜸으로 소생

그러면 그걸 가서 그땐 코쟁이가 중앙의료원 원장인데. 내가 밤중에 숨넘어가는 사람을 다 죽은 사람을 산소공급 하는 걸 그대로 두구서 중완에다가 뜸장을 15분 이상짜리 뜸장을 놔요. 그러면 서양 사람들은 코웃음을 하구 미쳤다구 욕하구 들어가는데 다른 사람들은 다 죽은 송장 가지구 그런다구 비웃기만 하구 욕만 하지 내 앞에선 원래 욕 되게 하니까 무서워서 얼씬 못 하는데 코쟁이 같은 개새끼 말 듣고 이놈 쓸데없는 소리 한다구 욕을 하니까 얼씬 못 해요.

얼씬 못 하는데. 그 뜸을 석 장을 뜨니까 입으로 피하구 고깃점이 나오던 게 멎어요. 멎구 7장을 뜨니까 사람 살리라구 소릴 질러. 9장을 그래두 붙들고 떴던가 아마 그런데.

그래 자꾸 소리지르는 걸 붙들구 뜨구 난 후에 우유를 빨리 데우라고 했는데 배 속이 전부 타들어 오니까 물 달라고 소릴 질러요. 그래 우유를 갖다 멕이라구 우유를, 붙들구 일어나 앉히구선 우유를 멕이니까 우유를 한 사발 먹구 더 달래. "이젠 찬 거라도 줘라." 그래 실컷 먹구 나니까 허기져서 밥을 먹는데. 근데 이놈이 소주에다 싸이나를, 소주 반 병에 잔뜩 탔더래요. 그래 먹구선 부모의 돈을 요릿집에 가서 몇 달을 다 부도를 내놓구 죽을라구 한 거야.

그래서 밥을 멕이라 하니까 주치의가 하는 말이, 박산데[의학박사인데], "창자가 다 끊어진 사람을 밥을 멕이면 어떻게 합니까?" 이거라. "에이, 똥개새끼, 창자가 다 끊어진 다음에 어떻게 우유를 두 사발 먹니?" 그땐 또 우물우물해요. 그래서 밥을 한 그릇 고깃국에다 말아 먹구 이젠 집에 가라 해서 보낸 적이 있는데 그 사람이 지금 잘 살구 있는지 요즘엔 몰라요. 그것두 한 10년 전인데. 근데 그 아버진 사장으로 있다가 이젠 죽었구, 그자두 어느 사장으로 있다구 말은 들었구 소식은 몰라요, 모르는데.

싸이나 먹구 창자 끊어진 거, 또 수면제 같은 거 먹구 죽은 건 쉬워요. 목을 매구 죽은 거 그건 중완에다가 강한 뜸을 떠 가지구 심장에 온도를 가하면서 박동시키면 살아나요. 그건 내가 자신 있게 그전에 그런 사람들 살리는 건 된다는 걸 알기 때문에 그러구, 의심한 일 없어요.

그래서 남 보는 덴 순전히 미친 짓을 많이 했지요. 하나가 아니 젊어서는 상당수의 미친 짓 해요. 전국으로 돌아댕기니까 어디 미친 짓 안 한 데 없어요. 그렇지만 내가 살려준 생명들은 재발이 없도록 아주 뜸을 떠서 고치든지 침을 놔 고치든지 약을 써서 고치든지 완전한 치료법이지, 가상적으로 조금 낫고 도진다는 그런 건 없었어요.

화공약 사회에선 믿을 만한 약재 적다

그런데 요즈음에는 그게 잘 안 되는 이유가 화공약의 피해자들인데, 이걸 수술해 가지구 회복도 어려운 데다가 지금 농약으로 키우는 약을 가지구 완전한 효(效) 보기두 어렵구. 그래서 요즘엔 나두 의심처가 많아요. 내가 정신이 희미해 가지구 모자라구 거기에 모든 약물이 지금 믿을 수 없구, 또 병은 화공약 피해라. 장부가 다 타들어 가는데 거기에 적당한 약두 귀(貴)하구 그런 걸 완치(完治)시킨다는 건 가상적으로 있긴 있어두 완전무결하다고는 할 수 없어요. 그래서 내가 지금 보는 모든 세상은 과거하곤 틀려요.

지금 앞으루 공해가 천상(天上)에 있는 공해는 지상(地上)에 있는 공해의 한도에 초과되는 양이 내려와요. 또 땅속 화구(火球)에서 고열로 들어오는 땅속에 스며오며 가스도 지상에 있는 독성(毒性)을 초과하구 들어오니 우리는 앞으루 그 독성을 감당할 수 있는 시간이 오게 되지만 힘들게 돼요. 그런 독성을 다 완전무결하게 받아넘길 수 있느냐? 그건 옛날 할아버지 책에 '그런 무서운 독성은 어디어디서 모아드니라' 하는 설명두 없구, '그 독성의 피해를 어떻게 하면 면할 수 있다' 그것두 없구. 나 혼자 알구 있어선 그 치료가 어려운 거요.

그래서 오늘까지 그런 치료는 앞으로 많은 사람의 힘과 도움으루 세상에 어려운 병을 고쳐야지, 난 이제 내 힘으론 고칠 생각을 단념하구 살고 있는데. 그래두 와 사정하면 또 욕먹을 소리 일러주곤 하지요. 그래서 약물 속에 '내가 지금 이런 약을 그런 사람 멕여서 될 건가' 하면서 그 약물을 일러주는 일이 지금 혹 있어요.

화공약독 푸는 건 죽염과 쑥뜸

그러면 내가 산에 가서 약을 캐올 수 없구, 어느 별나라에 가서 구할 수도 없구, 지구에서는 어느 나라고 지금 과학이 전연 막연한 나라는 없어요. 화공약 사회에서는 구하기 어려운 약물들이라. 그래서 내가 최고의 죽염, 죽염을 가지구 우선은 고쳐야 되겠다.

또 약쑥으로 뜸을 떠 가지고 모든 독을 풀어주어라. 독을 풀어주면 완전하구 뜸 뜨는 데 참기 힘든 건 뭐이냐? 그 강자극을 참기 힘들어. 그러면 사람한테 인내력이 그만치 향상되구, 또 체력이 그만치 향상되구, 척추의 물렁뼈가 완전히 제자리를 찾구, 충분히 회복돼 가지구, 키는 3cm에서 많이 크는 사람은 5cm까지 더 커져요.

그래서 그런 세상엔 화공약의 피해를 막을 수도 있구, 치료할 수도 있을 게요. 그래 나는 뜸을 떠라. 폐나 간이나 위나 중완에 뜨구 하반신은 관원(關元)에 뜨라. 또 우리처럼 늙어 가지구 걸어댕기기 힘들 땐 족삼리를 떠라. 우리는 지금 관원에 뜰 힘이 없어서 못 떠요. 견딜 만한 힘이 없는 걸 뜨다가 숨이 맥히면 죽는 거니까. 그래서 뜸도 기운이 좀 있을 적에 떠 시작해야지. 기운이 없어서 다 기울어질 적에 뜨면 뜨도 못 하고 사람만 골병들어요.

O형 쑥뜸 부작용엔 石膏와 생강물

그리고 O형은 잘못하면 화장부(火臟腑)이기 때문에 뜸을 많이 뜨다가 심장마비 들어오면 또 가버리니까. 화장부에도 O형 피가 40%에 다른 형 피가 60%라 하면 뜸을 좀 뜰 수 있구, O형 피가 30%라 하면 뜸 떠서 효과 봐요. 그렇지만 60%를 뜸 뜨면 위험해요. 100% O형은 없어요.

100% O형은 숨도 못 쉬어요. 이 공기 중에 있는 O형을 죽이는 독이 얼마나 강한데 100% O형이 세상에 살고 있지 않구, 90% O형이 광복 후에 10년 안에 다 공해독으로 죽어버리는데 내가 그걸 유심히 보면서 오늘까지 살아오는데 지금은 90%, 80% O형은 없어요. 전부 최고에 60% 이하 그런 O형을 뜸 뜨라 하면 효과 있어요. 그것도 많이 뜨면 부작용 와요.

부작용이 올 적에는 감초하구 생강, 대추 세 가질 대려[달여] 가지구 그 세 가지에 석고(石膏)라구 있는데 아주 화독(火毒)이 심하게 범해 가지구 숨이 고여 죽을라고 하는 사람은 한번에 하루에 석고 한 냥을 넣구 고아 놓구 먹으면 얼마간 지나가면 풀리긴 풀려요. 그러나 그걸 완전히 풀릴 때까지 몇 달 두구 먹어야 됩니다. 그래서 그런 O형 뜸 뜨다가 죽어가는 것두 그렇게 하면 낫는 걸 보았기 때문에 O형으로서 무서운 치료를 하지 말아라 그 정도까진 일러주지요. 일러주는데.

내가 좋은 약물이 많은데 그 좋은 약물을 왜 세상에 쓰란 말을 안 하느냐? 그 약물 자체가 공해라. 그래서 공해가 없는 약으루 일러줘야 하니까. 그렇게 어려운데. 내가 우리나라에 유명한 박사 친구 있는데, 아 그가 십이지장암에 걸렸는데, 그전에 의과대학의 교수인데, 그 제자들이 다 박사요. 그 영감은 여든댓 됐구. 수술 안 하면 안 된다는 거야, 위험하다구.

근데 그 당시는 웅담도 사향도 좋은 게 많을 때요. 그 부인은 유명한 학교의 선생질하는 이고, 그 부인이 와서 영감이 위험하다고 하기에 가보자고 해 가보니까, 제자들이 수술을 권하는데 그 영감이 수술을 내 나이에 해서 안전할 수 있느냐? 약 좀 써보구 하자. 오늘 저녁에 새벽에 가면 죽을 걸 약 쓰구 언제 수술합니까 이거야. 그래서 내가 "그럼 새벽까지 약 먹구 기둘려보구, 죽으면 끝난 거구 안 죽으면 그때 수술해 보시오" 그러구서 그 부인하구 나가서 사향하구 웅담을 그때 나하구 아는 약국들이 있어요.

건재에 가서 사향·웅담 사왔는데 그걸 가지구 약을 조제해 가지구 청심환에다가 타 가지구 생강차에다가 멕이는데 사향 2푼에 최고 좋은 웅담 1푼을 타 가지구 청심환에 가해서 멕였는데 그걸 멕이구 그때 초저녁인데 열두 시쯤 돼서 또 한 번 더 멕였는데 새벽녘에 깨끗이 나아 일어났어. 수술 안 하면 죽는다는 사람들은 아무 말도 없이 다 가버리고 그 영감은 그 당시에 살았다.

자궁암은 과부만 소생 가능

그런데 그 영감의 생질녀(甥姪女)가 종로에 용호정이라는 요릿집이 있는데 그 용호정 요릿집의 마담이라. 이 이가 자궁암으로 죽어갈 때 외숙이 수술 잘하는데도 수술해 봐야 너는 다른 장부에 위험성이 많으니 수술해두 죽고 안 해두 죽는데, 나하구 아는 친구의 약을 좀 먹어보는 거이 좋을 게다. 근데 앓는 사람도 나를 잘 알지만 말은 못 하구 있을 적에 외숙이 친하니까 도와줄 거라고만 생각했는데, 그 여자는 자궁암이래두 대장암까지 겸해 있어.

장격막이 상해서 다 환히 뚫려져 버렸어. 밥을 먹어두, 밥은 못 먹지만 미음을 한 숟가락 마셔두, 앞으로 그 시(時)에 다 내려와 버려. 그래 앞으로 전부 대소변이 나오는데 그걸 내가 고칠 때에 서 박사의 청(請)을 들어서 내외분의 간청 때문에 약을 일러주는데 지금은 나을 수 있다. 그렇지만 앞으로 완전히 낫는 건 못 한다.

그땐 서 박사가 내 시키는 대로 하면 된다. 아, 그렇게 하자. 그래서 약을 쓰는데 똥창자가 다 합해지구, 자궁암은 싹 낫구, 대장암도 싹 나았는데 마지막엔 격막(膈膜)이 상해서 구멍이 뚫어진 거이 오물이 모르게 노란 물이 약간씩 흐르고 냄새 난다는 거야. 그러구 살이 쪄서 완전히 그땐 완인(完人) 됐는데 "지금은 안 되오" 하니까, "다 고쳐놓고 마지막엔 안 된다는 건 어떻게 돼서 그럽니까" 하고 물어. 그래서 박사 내외를 오래서 [오라고 해서] 얘길 해준 거요.

"처음에는 똥창자에 아무것두 없구 말라붙었으니 회복이 온다. 지금은 똥창자가 찢어지게 먹는 놈이 왜 이거 마무리 안 됩니까?" "거 무슨 소리냐?" 서 박사 보구 "이건 호스를 박아줘라. 여기 물이 나오는 건 바깥으루 받아주도록 해라. 이걸 지금 고치겠다고 굶기면 허기병 들어 죽을 게고 가만두면 배 터지게 먹구. 창자가 터져오는데 합한다는 말이 어디 합창이냐? 수술해라." 그래서 고게다가 바늘구멍만 한 걸 결국 호스를 박았어요. 박구 살았어요. 살구 있는데 그건 마지막 마무리는 절대 안 되는데 그게 과부니까 그것도 돼요. 내외간이라면 절대 그런 사람은 마지막 마무리엔 죽어버려요. 그게 지금까지도 그런 예가 있어요.

그러면 여자의 흥분도가 병이 다 나아 가지고 좋은 약물을 먹구 있다가 몸에 원기가 소생하면 그땐 허양(虛陽)이 동(動)해. 그래 가지구 여자는 음(陰)이래두 허한 음이 동하겠지. 동해 가지구 마지막 흥분 시에는 부지불각(不知不覺) 중에 자기도 모르는 혼수상태에 최고의 힘이 나온다 이거라. 그때 간이 폭파돼 버려, 아주 터져서 깨져버려. 피가 내려오면 2분 내에 숨 떨어져요. 그런데 남자 없는 과부는 하나두 죽은 사람이 없어요. 그러면 남자는 절대 자기는 그런 일 없다. 애매하다.

그런데 열이면 여자 중에 과부는 다 살구 똑같은 병에 과부 아닌 사람은 반 이상이 죽었으니 그걸 내가 볼 때에 남자는 어디 가구 없으니 살았지 한데 있으믄 한데 있은 사람은 다 죽었어요. 그래서 그런 병을 고칠 땐 얼추 나아갈 적엔 남자는 멀리 정배(定配) 보내야 되지, 남자를 정배 보내지 않구 산다는 건 오늘까지 내가 못 봤어. 그랬다구 이혼은 시킬 수 없구, 이런데….

綠礬 법제하여 에이즈 치료

내가 최고의 어려운 건 요새 에이즈(AIDS)라고 하지만 그거 아니고 그보다 백 배 더한 병인데 남녀간에 동성애라는 게 있는데 그건 내가 용타구 찾아오는 사람들이 있어서 아는데, 여자는 대개 돈 있는 여자가 과부 되면 자기 양딸을 키워서 시집 보내겠다구 하구, 그 양딸이 그런 병이 걸리는데 그걸 내가 음저창(陰疽瘡)이라구 해요.

그래 가지구 그 아랫사람은 그 위의 사람이 힘주어서 비비게 되면 국부가 전부 상처가 생겨요. 거기서 몹쓸 균(菌)이 성(盛)하는데 이것이 필경엔 무슨 병으로 도느냐? 악창(惡瘡)으로 도는데 앞뒤 없이 다 썩어버려. 그래서 앞뒤 구멍이 환하게 다 터져버렸는데 그게 지금 남북대문이 열렸다 하는 말을 하는 정도라. 그런데 그건 과부댁이 다른 남자를 얻어가면 앤[아이는] 살린다 하고 "그러면 앨 절에다가 보내겠습니다" "그렇게 해라" 그래 절에 보내구 사람을 두구 약을 쓰는데 그건 살아요. 둘이 같이 있으면 절대 죽어요.

그래서 치료법이 어렵다는 거이 그런 순간이 오기 때문에 어려운 건데, 그 음저창 약은 뭐이냐? 죽염에다가 다른 첩약을 멕이면서, 죽염에다 뭘 멕이느냐? 백반(白礬)을, 오골계란, 놓아서 기른 오골계 계란 흰자위로 법제한 건데, 또 녹반(綠礬)을, 최고 좋은 걸 가지고 해야 되지.

오골계란으로 법제한 건데, 백반을 가지구 하게 되면 아무리 좋은 명반(明礬)이래두 밤에 가스불이 보이지 않아요. 근데 녹반은 최고 좋은 명반을 불에다가 오래 구워 가지구 분말해서 거기다가 녹반 한 근 600g에 오골계란 흰자위 13개분을 반죽해 놓으면 손으론 못 해요. 쇠주걱 같은 거 나무주걱 그런 걸로 얼른 반죽해서 놓구 보면 가스불이 아주 파랗게 눈에 보여요.

그러면 그 녹반이라는 자체에서 가스불이 이는데 계란 흰자위만 거기 닿으면 계란 흰자위 속에 있는 석회질이 껍데기 되는 석회질이오. 그 석회질이 녹반하구 한데 반죽이 되면 그 석회질은 물만 들어가면 불이 이는 게 석회인데 이건 녹반하구 한데 닿으면 불이 일어요. 새파란 불이 하늘로 올라가듯이 일어요. 그게 진짜 녹반인데 가짜 녹반도 무지하게 열이 올라요. 그래서 그걸 가지구 그 병을 고쳐요.

그러게 내가 마지막으루 공해 세상에 인간이 없어지는 덴 최고의 약이다. 창자가 모두 다 썩어 없어지니까 그거 아니군 못 살려요. 그걸 가지구 앞으로 책에 나오는 걸 보면 알지만 그걸 가지구 약을 하는 비례도 다 있구 고치는 법도 있는데, 자궁암이라면 관장기 주사 해야 되구, 또 직장·대장·소장 암은 관장기 주사 해야 되는데 그건 11월호[《민의약》 1989년 11월호]에, 거 내게서 배운 애들이, 약간 좀 모자라는 치료법이지만, 다 많은 남녀를 고쳤어요.

암세포 녹이는 녹반의 신비

자궁암·직장암·대장암을 고치는데, 거 책[《민의약》]에는 반죽해 가지고 부지런히 유근피 달인 물에 저으라고 했거든. 약물 합할 적에 젓게 되면 거기서 온도가 생기면서 잘 풀어진다고 하는데 그것보다 쉬운 건 뜨끈하게 해 가지구 저으면 깨끗이 풀어지구 주사할 때 뜨수하게[따뜻하게] 하면 굳어지지 않아요. 식으면 백반이구 녹반이구 굳어져요. 죽염하고 합해놓은 게 굳어지는데 뜨끈하면 굳어지지 않아요. 그러구 뜨끈하면 통증이 적어요. 찬 걸 넣으면 통증이 많구.

그런데 그 애들이 쓴 건 조금 거기에, 조금 미비점이 있어요. 그러니 그런 걸 보완해 가지구 치료해 경험하면 자궁암 치료는 뭐 큰 병원에 가서 감기 고치는 것보단 쉬울 게요. 직장·대장암도 다 그래요.

그러니 내가 말하는 건 국민학교를 댕기는 애들이래두 암 고치긴 쉬으니라 하는 게 그건데, 그 원리를 제대로 이용하면 그 녹반 속에 그 애들이 모두 연구하는 사람들하구 같이 경험한 얘길 하는데 그 녹반이 자궁이구 직장이구 들어가면 아주 암세포가 몽땅 녹아 빠지더라. 빠져 가지구 한 덩어리루 뭉쳐 가지구 빠져나오는데 그걸 가서 분석하니 그 안에 암세포가 전체 녹아 나왔더라. 그러기 때문에 피가 터져나와요.

그래서 그 실험에 많은 사람을 해보구 애들이 그걸 과학연구소에서 실지 갖다 분석하구 암세포는 한꺼번에 몽땅 빠집니다 하는 건데. 녹반이라는 자체가 앞으로 최고의 공해로 죽어갈 적엔 그거 힘이 아니군 안 돼요. 난 그걸 마지막으루 그 힘까지 세상에선 필요하다.

그걸 모르구 뭘 가지구 고친다? 제가 암(癌)을 고치는 걸 연구하고 있다? 실험하구 있구? 그거 얼마나 철없어. 그런 덴 지금 실험 다 끝난 지 옛날인데, 지금 와서 되도 않는 실험을 좀 하면 뭐하냐? 녹반 같은 진짜 명반이루 오골계 흰자위로 마지막 신비의 약물 제조한 사람이 벌써 어려서부터 81년 와 살아 있는데, 이 지구에. 내가 그래서 한심하다고 하는 건 인간들이야.

전무후무한 만고의 의학의 창조자가 와 있는데 그 철부지들이 암에 대한 연구, 그게 뭐이 되겠냐? 앞으루 공해는 극성부리구 또 인간이 잘못하면 핵은 폭파되는 날도 오는데 그 핵이 폭파된 뒤에 타 죽는 건 타 죽구, 살아난 사람은 뭘루 고치느냐? 원자병을 오늘까지 못 고치는 사람들이 그땐 고쳐지나? 내가 말하는 건 그렇게 쉬운 법도 있지만 그것두 모르는 사람들이 그 이상의 뭘 알아낼 건가? 그 이상엔 없어요. 지구에 약물이 그 이상의 효(效) 볼 수 있는 약물은 없어요.

〈제4회 특별강연회 녹음 全文 : 1989. 12. 6〉

※편자註 : 가미보해탕(加味保解湯)은 중풍 초기에 사용한다.

술에 적셔 쪄서 말리기를 9번 한 적하수오(赤何首烏)·백하수오(白何首烏) 각 5돈, 오가피(五加皮) 3돈, 천마(天麻)·원방풍(元防風) 각 2돈, 원지(遠志)·백복신(白茯神)·석창포(石菖蒲)·구기자(枸杞子)·당귀(當歸)·천궁(川芎)·진범(秦范)·대파극(大巴戟)·강활(羌活)·생강 법제한 백강잠(白殭蠶)·우담남성(牛膽南星)·위령선(威靈仙) 각 1돈에 석고(石膏)를 혈액형에 따라 적당량 가미하여 쓴다[구체적인 가감법은 《神藥》참조].

제19장
위궤양·늑막염 치료제 무절임

지혜와 담력으로 自尊 지켜라

어제 만나고 오늘 만나고 사람은 만날수록 마음속에서 정을 좇아 반갑게 되는데 오늘 이야기 중에 신통치 않은 이야기도 많겠지만 신통한 이야기도 또 많을 거요.

미국은 세계적인 강대국이라. 강대국 사람들 영웅심은, 그 사람들은 심장이 튼튼하기도 하려니와 심장 힘으로 세계적인 영웅 노릇 하고 강대국이 돼. 그러구, 우리 같은 약소 민족은 간(肝)이 커야 해. 쓸개가 크고 담보가 크다는 거지? 그러니 약자(弱者)는 쓸개가 크게 되면 아무리 고양이래두 사자를 보고 도망하지는 않을 거라.

쓸개가 큰 놈은 도망하기를 싫어해요. 또 자존(自尊)이 강해서 남한테 굽히기를 싫어하는데, 그러면 이 미국은 세계의 강대국이고 미국민은 세계에 심장이 큰 사람들, 뱃심이 든든하다는 말을 여러분은 잘 알 거요.

미국 사람 뱃심이 든든할 수 있는 힘을 가지고 있어요. 우리는 뱃심이 약한 사람들이라. 심장만 튼튼해 가지고 닿질 않아. 간하고 쓸개가 커야 되니 그거이 담력이라. 영웅 중에 두 종류가 그거라. 우리는 담력이 있어야 영웅 되고 미국 사람은 심장이 커야 영웅 되고. 그래서 미국·소련 사람들은 심장이 큰 사람들. 세계에 큰소리하고 무서운 거. 우리는 큰소리 할 만한 힘이 없고 약자이니만치 간하고 쓸개가 커야 되는 거야.

그러니 난 우리 교포가 와서 살구 있는 이 강대국에 우리 교포는 세계의 영웅 될 수 있는 자질이 뭐이냐? 간하고 쓸개가 커야 한다 이거고. 그러자면 그 뒷받침은 뭐이냐? 우리한테는 원자나 수소가 없어. 그러면 그 뒷받침은 지혜가 필요하다 이거야. 전 세계를 손안에 쥐고 전 세계 민족을 눈앞에 하인같이 보아야 되는데, 하인같이 그 사람들이 놀아주느냐?

지혜가 있으면 놀아주는 거. 그러기에 배우는 것만 가지고 능사가 아니야. 간이 크고 쓸개도 커야 해. 나는 오늘까지 왜놈의 총에서 백 번 죽는 한이 있어도 쓸개가 작아 가지고 무서워한 적은 한 번도 없어. 나는 천하가 내게 와서 원자나 수소를 터뜨려도 눈도 깜빡 안 했을 거요.

그건 뭐이냐? 나는 영웅심이 둘이다 그거야. 강대국의, 소련이나 미국 같은 강대국의 영웅들은 심장이 튼튼해. 그건 뱃심이 좋아 그래. 난 그걸 알고 살기 때문에 그런 데 있어서는 차이점이 있을 겁니다. 그래서 우리 민족은 어디로 가든지 동족이며 동포야. 언제고 간이 커야 [해요]. 약자가 뱃심은 있을 수 없고 간이 크자면 지혜가 앞서야지.

지혜가 없는[없이] 간이 크면 비명에 죽는 거이 똑 알맞아. 난 다 살고 죽으니까 지금은 무슨 일이 있어도 비명은 아니야. 여든하나까지 살았으면, 80이 넘어 죽는데 비명이랄 사람은 없을 거야. 그러나 그전에 얼추 비밀은 세상에 드러났으니까 앞으로 비밀이 좀 남아봐야 얼마 안 될 거요.

그러면 오늘 이야기 중에, 여러분은 꿈과 같은 이야기 또 있는데 그게 뭐이냐? 한국에 진주[경남 진주]가 있는 건 다 알겠지.

진주 사람 하나가 혈관(血管)에 독사가 이뤄지는데, 같은 혈관암 속에 상상도 못 할, 혈관에 독사가 커지는데 그건 그 사람 자체가 아는 게 아니라 그 사람이 죽는다고 칼을 들고 팔이나 넓적다리를 막 찢어놓으면 독사가 튀어나와 죽는 걸 동네 사람들 눈으로 보았는데, 그건 병원에선 팔다리를 다 자르고 육신 잘라야만 된다고 할 수도 없고, 그래 치료법이 없어서 고통으로 그냥 숨넘어가는 걸 기두르는데, 나하고 아는 사람이 내게 와 사정해.

그런 병이 지금 있으니 아무리 독성은 무섭다 하나 공해독이 그렇게도 극심하니 어떤 방법이 없느냐고 해.

그래서 "그 사람이 이제는 그만치 병에 시달리면 마음속에 독기도 그만치 강해질 거다. 그러니 견우(肩髃)·곡지(曲池)의 양쪽에 15분짜리 뜸을 떠라. 또 환도(環跳)와 족삼리(足三里)에 15분짜리 뜸을 뜨고, 여하간 팔에서 먼저 일곱 하니 어깨와 팔을 먼저 치료한 후에 다리를 치료하자. 가서 해보라" 그래 해보는데 견우·곡지에다가 15분짜리 뜸을 능히 참는다 이거야. 하도 아픈 데 데어 가지고 그래 참는데.

몸속에 독사 생기는 혈관암

그걸 참으니까 다시 다리에서 독사가 이는 거 시작된다. 그래서 환도하고 족삼리에다 15분 이상짜리, 정 죽는다고 궁글[뒹굴] 때는 여럿이 붙들고 30분까지 타는 걸 막 떠제꼈답니다. 그렇게 해 가지고 깨끗이 지금 나아서 건강한 사람이 됐는데.

그 사람은 산에 기도드리기를 좋아하는 사람인데, [나더러] "선생님이 일러주었지만, 살려준 건 산신(山神)이었습니다" 해.

아, 그렇거나 저렇거나 살면 되는 거야. 그걸 가지고 탓할 건 없어요.

골수암·혈관암 고친 쑥뜸·죽염

그런데 한 사람은, 그런 것 몇 사람이 있었는데, 뼛속에 지네가 생겼는데 골수암(骨髓癌)이라도 상상을 초월한 일이야. 그래서 그렇게 똑같이 아픈 사람이 병원에서 하도 급해 자르니까 다리 속에서 지네가 나오더라 이거야, 골수에서. 꼭 지네와 같더라 그건데. 그래 그 이후에 또 그렇게 아파 시작한다 이거야. 그래 그 사람은 다리를 자르고 며칠 고생하다 죽고 말았는데, 또 그런 병이 있다 이거야.

그래서 환도와 족삼리에 15분, 30분짜릴 떠보라, 어떻게 되나? 그래 뜨니까 그 사람 살았어요. 그래서 뜸이 좋은 걸, 현실에 상상도 못 할 병들이 있어요. 난 많은 사람을 지금 보고 있는데. 그래 그런 사람들이 살아서 좋다고 생각하는 겁니다, 그런데.

어떤 사람이 있었더냐? 전북 이리[현 익산] 사람인데 점잖은, 학교 교장 하는 사람인데 이 사람이 뭐이냐? 아들, 하나밖에 없는 아들이 혈관암인데 미국 와서 못 고쳤답니다. 그래 서독에 가서도 못 고치고 집에 가 죽도록 빨리 가라고 해서 왔는데, 그 사람이 내외가 외아들을 죽이고 살 수 없다고 생각해 가지고 내게 와서 거기 가서 못 살리면 이젠 끝이니 살려달라고 애걸하는 수밖에 없다 해서 와서 애걸을 하는데, 그래 해보라고 일러줬는데 그게 뭐이냐?

죽염을 더운물에다가 아주 진하게 풀어 가지고 그 애가 들어가서 모가지까지 잠길 만하게, 독을 허리 끊어 가지고 그 속에다가 죽염을 물에다 푸는데, 풀어놓고 애는 들어가 있어도 손대면 좀 뜨거울 정도로 곁에다가 밑에 숯불을 늘 피워두라 해 가지고, 아침에 그러게 되면 점심때에 정 힘들어 나오고 저녁에 또 들어가면 한 5~6시간 후에 또 나오는데, 하루 두 차례를 하는데 그 애를 데리고 왔는데 보니까, 혈관암이래두 죽을 땐 이상한 혈관암이 있어요.

살이 전체 숯꺼멍[숯검정]이 돼 가지고 살을 뜨면 숯꺼멍이 부서지듯 해요. 그게 골수가 완전히 새까맣게 숯꺼멍이 되면 죽는 병인데 골수가 숯꺼멍이 되기 전에 치료를 했어요. 한 5~6시간 들어가 있으면 그 물이 먹물이 된대요. 전신에서 고름이 나오고 이상한 피가 나와서 먹물같이 되는데 그렇게 하는 걸 보름 만에 살이 보이더랍니다. 그래 가지고 지금 앤 대학 댕기고 건강해요.

그러면 옛날 의서(醫書)에 있을 수 있는 병이냐? 의서에 골수암이 뼛속에 지네 생긴다는 의서는 없어요. 그걸 또 15분 이상 타는 뜸을 뜨면 산다는 것도 없어요. 난 나 자신이 이런 무서운 독을 푸는덴, 독으로 풀어라. 독으로 푸는데 다른 쑥불 피워놓으면 죽을 겁니다. 약쑥불은 죽지 않아요. 그래서 내가 상상도 못 할 병을 고친 일이 몇 번 있어요. 그건 다 지금 살아 있으니까, 이러고.

구강암은 난반과 죽염이 良藥

아주 불쌍한 처녀 고친 이야기를 어제 했는데 그것도 뜸으로 고친 거야. 돈이 있어도 거 안 됩니다. 그런데 이 구강암 속에, 구강암이 오게 되면 이틀도 모두 곪으니까 이빨을 다 뽑아 던지고 파상풍(破傷風)에 걸려 가지고 죽을 적에 그것도 전신이 새까맣게 타서 죽어요.

거기[거기에] 뭐이 있느냐? 죽염을 가지고 그것도 고치는데 거기엔 난반이라고, 백반을 오골계 계란 흰자위를 법제한 것을 가지고 고치라고 했지. 그것밖에 고치는 약이 없어요. 그걸 밤낮 입에 물고 있다가 침은 요강에 뱉고 또 물고 있는 걸 계속하면 2주에 목숨은 건져요. 3주에 깨끗이 나아요.

그런 사람이 여럿인데, 그러면 그렇게만 끝나면 좋은데 파상풍으로 얼굴의 광대뼈 속의 골수가 완전히 상해 가지고 이빨이에서 얻은 치골수암이라는 거이 지금 있어요. 그거이 있으면 뇌가 또 녹아나요. 그래 뇌암인데, 눈이 어둡고 눈알이 뚜드러지면 그 뒤이어는 죽음이 오는데, 그런 사람들을 죽염하고 난반으로 고치다가 얼른 듣지 않기에 어려운 사람은 청색 난반, 그 녹반을 법제한 거, 그걸 적당히 배합해 가지고 밤낮 물고 있는데 누구도 살아요. 치료법이 전연 없는 건 아니야.

누구도 살아서 뇌암까지 올라가도, 숨넘어가기 전에 구할 수 있는 거이 녹반의 힘이라. 죽염하고 난반하고 녹반하고 세 가지를 배합해 가지고 밤낮 물고 있다 뱉곤 하면, 그 녹반의 강한 힘이 치골수를 완전히 독을 다 풀어서 고름 기운은 싹 삭아 없어져요. 그래서 그런 사람을, 상당수가 지금은 있어요. 외국에도 있을 겁니다. 한국엔 많았던 거고, 지금 계속하고. 나 모르게 죽는 이가 많이 있을 거요.

惡瘡 다스리는 마늘뜸의 신비

그러면 부인들이 자궁암이면 자궁암 하나로 끝나면 좋은데 그 여러 가지 자궁암 중에 결국 대장(大腸)하고 자궁하고 사이의 막(膜)이 모두 상(傷)해 가지고 죽어가는 사람을 많이 보는데 거기에 생각 못 한 일은 하반신이 붓는다. 죽을 때 신장(腎臟) 기운 떨어지면 하반신이 붓는 건 누구도 아는 거지마는 이건 상상을 할 수 없는 일이 뭐이냐?

다리가 전체 살이 모두 터져 가지고 누런 물이 흐르는데 병원에선 다리 잘라도 죽고 그대로 두어도 죽고 약물치료 해도 죽으니 안 된다고 해서 사정사정하다가 죽기 싫어서 처녀야 애를 쓰는데, 그걸 내가 그런 처녀 하나는, 그 유명한 수술에 아시아에 이름난 서 박사라고 있는데 그 사람의 큰며느리 동생이었거니와 하나는 이상한 병이라. 자궁암을 앓다가 자궁을 수술했다는데 하반신이 그렇게 되어 가.

그래서 그것도 양 복사뼈에 마늘뜸을 떠 가지고 전신에 있는 염증을,

고름도 있고 전부 염증인데, 염증을 뽑아내는데 일신의, 한 몸뚱이의 누런 물이 몇 초롱은 나와요. 그래서 살려놓은 일이 있는데 지금은 얼마 됐으니 시집갔는지 모르고, 요 근자엔 소식 몰라요, 이런데….

산다는 건 확실해요. 그건 마늘 뜸이야. 마늘을 한 1cm가량 두껍게 거기다 깔아놓고 30분짜리 뜸을 떠께끼니까 처음에는 마늘의 끓는 물로 살을 데치고 그다음에 마늘의 타는 독으로 그 안에 있는 독을 끌어들이니까 자연히 불속에 있는 무서운 인력이 전신에 있는 염증을 끌어내는데 그건 상상을 할 수 없도록 어려운 일인데 그래도 돼서[치료가 돼서] 살아나요. 거 살아나면 그것은 치료법이냐 하면 치료법이 아녀. 의서에도 없고 아무 데도 없는 치료법이니 그 이외의 할 길이 없어서 그렇게 하는 거라.

마늘은 옛날 양반이 "악창(惡瘡)을 다스릴 수 있느니라"고 했어요. 거 본초에도 있는 거요. 그러면 악창은 뭐이냐? 지금 독성으로 일어나는 암 중엔 대개 악창류의 하나이지 그거 아닌 건 없어요. 그래 마늘의 힘이 그만한 약쑥불의 힘을 얻으면 된다는 걸 마음으로 생각한 게 아니라, 난 실지의 실험을 많이 해보니 어려서 많은 병을 고친 일이 있지만 지금은 어려서 생각할 수 없는 생각이, 자꾸 새로 나오는 병이 있어요.

앞으로 올 무서운 괴질의 처방

앞으로 더 무서운 병이 나올 걸 나도 짐작을 하고 있어요. 독성이 극에 달하면 핏줄은 결국 상해 가지고 터져서 사방으로 피가 쏟아지고 죽게 돼 있는데 그 시기를 어떻게 구하느냐? 그거이 죽염하고 백반 법제하고 녹반 법제로써 배합해서 살리는 이외엔 살릴 방법이 없어. 그래서 토종오골계가 꼭 필요한데 한국엔 지금 유(類)가 적어 가지고 기르는 사람들이 있으나 그것 가지고 하대명년(何待明年), 언제쯤 수억 마리를 길러 가지고 많은 죽어가는 사람을 구하느냐? 죽염은 태평양 오대양 물 가지고 만들 수 있지만 그건 그렇게 할 수 없어. 우리 힘으로 길러야 돼.

자연의 힘은 소금 만드는 거와 소금에 있는 모든 공해 물질을 제거하면 되는데 계란 같은 건 우리나라의 백닭 오골계 같은 거, 하루 이틀에 번식할 수는 없으니까 그게 조금 아쉽고, 토종오이 같은 건 우리가 구할 수 있지만 지금은 드물고. 그거이 번식하기 쉬우니까 그런 건 번식이 될 거고 토종홍화씨도 구할 수 있는 거고, 앞으로 자꾸 번식하니까, 이런데.

내가 볼 적에, 최고의 지금 급한 것은 출혈열(出血熱)인데, 과거의 출혈열이라는 병하곤 [요즘의] 출혈열이 근본적으로 달라요. 독기(毒氣)가 간(肝)에서 심장으로 들어올 땐 누구도 죽어요. 그러니 그런 사람이 더러 있어서 죽염을 쉬질 않고 퍼먹으니까 살아 있어서 지금 산 사람이 여럿이 있어요. 그런데 내게 안 온 사람이 죽고, 온 사람이 산 걸 보면 약 되는 것도 확실해요.

그래서 앞으로 오는 병은 과거에 있는 그것만 오는 거 아니고, 그러니 의서에다가 과거에 있던 병을 경험담으로 쓰면, 내가 써놓은 것도 앞으로 오는 병 처방은 없어요. 그래서 앞으로 오는 병의 처방은 경험한 그때까지지, 경험 못 한 미래의 처방은 힘들어요. 그건 상상에 불과하지. 그래서 지금부터 내가 말하는 건, 미래의 병을 어떡하느냐? 그거이 녹반이면 되는데 오골계가 완전히 이뤄지기 전엔 좋은 약을 제조하긴 힘들어요. 대용을 할 뿐이지, 이러니. 그런 대용에만 치우칠 수밖에 지금은 없어요.

강대국은 지혜와 담력으로 이길 수 있다

나도 그런 걸 애타게 생각하지만 내 힘으론 안 되고, 대중은 대중의 힘으로 대중을 구할 수 있는 거지, 대중을 한 사람의 힘으로 구한다는 건 가르치는 이외엔 없소. 가르쳐 가지고 대중의 머리가 나만 한 경험을 얻으면 나보다가 나아지는 건 사실이오. 과거에는 지금처럼 무서운 병이 적으니까 경험해도 쉬운 병을 한 거지만, 앞으로 경험은 어려운 병을 하기 때문에 나보다가 경험의 지혜를 더 얻을 수 있을 거라고 봐요.

그래서 나라는 이쪽이 강대국이고, 인간은, 인간은 아무리 약세에 몰려 있는 인간이래도 담력은 가져라 이거요. 지혜가 아무리 있어도 담력이 없으면 땅에 엎드려서 굽신거리고, 옛적에 당나라 되놈들이 땅을 다 빼앗아가도 고개 못 들고 땅에 엎드려서 굽신거리는 그 민족을 계속 그렇게 할 수는 없어. 나는 그런 강대국에, 지혜를 가지고 강대국을 이끌고 나갈 수 있어.

지혜라는 건, 소도[힘센 소라도] 사람이 부릴 수 있는데 천하의 어려운 일은 지혜로 하는 거. 그러니 아무리 무력이 무서워도 지혜 앞에 필요한 거라. 지혜 앞에 무력이 무서울 수 없어요. 무력을 가지고도 죽을 땐 지혜를 찾아가서 구원을 청할 수밖에 없을 거요. 그래서 우리 교포의 자존심을, 지혜 앞세우는 자존심을 가져라 이거고.

또 우리 민족은 물에 빠진 사람 건지면 보따리를 찾아내라고 찍자 붙고, 사촌이 개와집 지으면 배 앓는 민족인데, 이런 강대국에 와서도 그런 분열을 일삼고 서로 승기자염지(勝己者厭之 : 즉, 자기보다 나은 자를 싫어함) 하고 살아갈 순 없는 거고 어디까지나 약한 사람일수록 뭉치면 강해지는 거니까 약한 사람은 첫째, 뭉쳐야 하고, 둘째는 지혜가 힘이니까 지혜를 태양보다 밝은 지혜, 자기 몸에 있지 없는 거 아닌데 그걸 숨겨두는 게 아니라 버려두는 거야.

그걸 버리지 않고 완전히 지혜가 다 밝아진 후에 세상 사람들이 그 지혜 속에서 행복하게 살 수 있어. 천하 사람이 행복할 수 있는 지혜를 버릴 순 없는 거니까. 그건 오직 우리 교포만이 그렇게 된다고 하는 건 나도 편견의 말인데, 왜 그러냐? 화교(華僑)는 내가 화교를 가르칠 만한 말을 못 해. 가르칠 수 있는 말이 있으면 내가 가르칠 거요. 그것도 가르칠 말이 없어요.
　또 외국 사람 가르칠 말이 내겐 없어. 그러니 팔이 들이굽는다고 천상 우리 교포의 지혜를 밝히는 길 외에는 내가 택할 수 없어서 이쪽에 내가 이 세상을 떠나기 전에, 교포를 만나는 것이 가장 필요한 일이 아니냐 해서, 나도 필요하다고 생각해서 지금 이야긴데. 앞으로 하나로 뭉치는 건 지혜가 있으면 도덕(道德)이 밝아질 수 있고 도덕이 밝은 사람이 예의(禮儀)에 어두운 사람이 없어요.
　예의에 밝은 사람들이 불화(不和)가 있을 수 없는 거라. 불화라는 건 어디까지나 예의에 어두워서 생기는 거. 예의가 어두운 건 도덕에 밝지 못해서 그렇게 된 거니까. 우리는 인도(人道)에 앞서고 인도를 앞세울라면 지혜가 앞서야 되니까 나는 교포의 힘이 지구의 힘이 될 수 있도록 노력해 달라는 걸 오늘 부탁하는 바이고.

재발 않는 치질 치료법

　그러고 치질이 있는데, 내가 그 치질 경험을 왜 하느냐? 하도 많아요. 치질이 많은데, 여러 종류인데, 할 수 없이 치료법이 수술이니까 도려내게 되면 몇 해 안 가서 또 도지고 해서, 내가 9번 도진 사람 이야기를 듣고 내가 시키는 대로 해봐라. 해보니까, 뿌리가 빠지고 일생에 도지질 않아요.
　그래서 내게 젊은 사람들이 오면 7~8번 수술한 건 해보라 하면 다 뿌리 빠지고 재발은 일절 없어요. 안 빠지는 사람도 없고, 그 뿌럭지[뿌리]의 심한 사람은 도토리만 한 거 노란, 계란 노른자위 같은 거, 아주 야무진 거 나와요. 그거이 빠지기 전에 도저히 낫는 법이 없어요. 아무리 약 써서 나아도 그거 안 빠지면 재발해.
　그래서 그건 내가 이야기한 죽염하고 난반하고 녹반하고 세 가지를 말한 그대로 11월호[월간 《민의약》 1989년 11월호]에 나온 잡지에 내게서 배운 애들이 그런 걸 경험해서 고친 그 약 제조하는 비례가 있는데, 그건 뜨끈하게 해야 잘 풀어지지 차게 되면 응고돼요. 굳어져요.

그걸 고운 광목 같은 데에 물을 받아 가지고 그 물을 한 5g 정도 들어가는 조그만 주사기에다가 당처에 주사하는데, 한 1cm가량 치질 그 뿌럭지에다가 좀 섶으로[바로 옆에] 찌르면 찔러서 주사약을 넣는데, 양 섶으로 두 군데 찌르나 세 군데 찌르나 빠져나가긴 비슷한데 대개 수술한 사람들이기 때문에 한 번에 싹 끝나질 않아요.

9번 수술했던 사람은 9번 만에 빠졌는데 그렇다고 해서 7번 수술한 것도 9번에 빠지느냐? 그것도 9번, 8번에 빠져나가고 재발은 일절 없어요. 거기에 노른자위 같은 뭉친 덩어리가 빠지지 않은 걸 합창을 시키면 재발해요. 치질은 완전히 재발이 없게 낫는 건 확실해요. 이제는 재발이 없어요. 내가 세상에 전하는 건 뭐이고 재발이 있도록 전하질 않아요. 중풍에 보해탕(保解湯) 같은 것도 시초엔 재발이 일절 없어요.

그래서 치질을 많은 사람이 나았는데 그 청색 난반 들어가면 상당히 뻐근한 것, 좀 급하다고 처음엔 그래요. 한 몇 분간 뻐근대요. 그러나 참아 가지고 다 치료한 걸, 많은 사람을 지금까지 보고 있어요. 그래서 치질의 신비는 청색 난반이 최고요. 그리고 청색을 쓰지 않고 되는 건 수술하지 않은 건 쉽게 나아요. 죽염하고 난반만 섞어 해도 돼요. 여러 번 수술해 가지고 불치병은 청색 난반 들어가야 뿌럭지가 얼른 다 빠져나와요.

脫肛에는 율모기가 약 된다

그리고 부인은 지금은 산부인과에서 애기를 낳으니깐 [거의 없지만] 그래도 혹 있어요. 애기집이 빠지는 일이 적은데, 있어요. 또 탈홍(탈항 : 脫肛)도 더러 있어요. 탈홍증에 걸린 사람들, 자꾸 빠져 내려오는 창자를 자르곤 하면 살아나기 힘들어요. 그런 사람들은 우리나라에 늘메기[율모기]라는 화사(花蛇)가 있는데 퍼런 뱀이 모가지 뻘건 점이 있는 거 있어요. 그 배암이 두 마리에다가 독사 한 마리를 뱀탕 하는 집에다 부탁해 가지고 끓여달라고 하면 끓여줘요.

그걸 먹으면 한 번에 들어가는 건 그건 어린애들 홍역하다가 탈홍되는 거, 그러지 않으면 한두 번 탈홍해서 오래지 않은 거, 거 한 번에 들어가고 안 나와요. 그런데 오랜 사람은 하반신이 아주 얼음장 같은데 한두 번에 들어가지 않아요. 들어가도록 하면 만에 하나 실수 없이 들어가요.

일본 때 자전거[로] 일본 사람 밑에[서] 배달하다가 그때 빠져 가지고 60이 되도록 고생하는 이들이 있었는데, 광복 후에, 그들이 그걸 가지고 다 고쳤는데 7번에 되는 사람, 9번에 되는 사람, 6번 안에는 오랜 거이 되는 사람 없어요. 평생 나오지 않아요.

그래서 부인 탈홍에도 마찬가지요. 들어가면 안 나와. 그래서 상당히 직장이 강해지고 자궁 힘이 강해지니까 다시 빠져나오질 않아. 그런 사람들을 수다히[수많이] 보았기 때문에 된다고 일러주는 거요. 내가 한평생 경험 속에 수천 가지겠지만 안 되는 걸 된다고 일러줄 수는 없는 거. 내가 안 되는데 다른 사람이 될까?

간암약 – 민물고둥·웅담

그런데 요즘에 어려운 건 뭐이냐? 암이 많은데, 그건 상상을 초월하는 암들인데, 거기에 음식을, 암 환자가 간암이면 간암에 필요한 약물이 있고 식품이 있는데, 민물고둥 같은 걸 흠씬 고아 가지고 그 물에다가 죽을 쒀서 죽염을 가지고 간을 맞춰 멕이는데 그것만도 벌써 간염은 나아요. 그러니 간암 환자는 약을 쓰나 주사를 놓으나 간암 환자의 주사는, 웅담을 술에다 타게 되면 알코올에 타도 돼요. 술에다 타게 되면 노랗게 돼요. 그 물을 가지고 주사하는데 그 물을 천에다가, 종이에다 한 사람도 있지만, 광목 같은 데다 그 물을 찍어 가지고 자꾸 말리면 그 웅담을 푼 물이 알코올이나 소주에 푸는 건데, 거기 배어서 마른 연[연후]에 그 마른 천을 상하지 않도록 잘 보관해 두면 여름이면 며칠에 한 번씩 말리어서 두게 되면 썩지 않아요.

옛날에 웅담이 흔할 때 나도 그렇게 해서 보관하고 싶어두 하두 보따리만 들고 이사 돌아댕기니 그런 걸 가지고 댕길 수 없어. 그리고 뭐이고 저축은 할 수 없고. 그래서 여러 사람의 실험이 그렇게 좋아도 그걸 오늘까지 나 자신만은 지금 보관하고 있지 않아요. 옛날에 그 백 년 이상 묵은 곰의 쓸개를 가지고도 오늘날에 약을 못 하는 이유는 저축을 못 하고 간직을 못 하니까 그리되는 거야.

예비할 수 있는데도 옛날엔 곰의 쓸개를 안 써요. 쓰지 않는 것도 그건 지금 와서는 귀물(貴物)인데, 그 주사를 놓으면서 민물고둥 가지고 죽을 쒀서 내내 멕이면 그렇게 신비스러운데, 간암 치료에 신비한 걸 알면서 못 하고 있어요.

담석증·담도결석 치료법

담석증 또 담도결석, 담관에 결석이 있어요. 담관결석, 그게 낫는데 지금 우리나라의 곰의 쓸개, 지리산에도 곰이 좀 있긴 있어요. 내가 지리산에 살아서 잘 아는데, 지금 많은 사람이 아픈데, 고거 한두 마리 잡아 가지고 많은 사람 도와주긴 힘들어요.

그래서 처방으로 일러주니까 그건 요행히 되는 거지. 처방에 뭐이냐? 민물고둥하고 인진쑥[茵蔯蒿]이 황달에는 필요한 약이고 원시호(元柴胡)가 간약이고 천황련(川黃連)이 간약인데 거기에다가 유근피(榆根皮)를, 느릅나무 뿌리 껍데기인데, 유근피를 쓰겠다. 그걸 유근피하고 합해 가지고 벌나무[蜂木]는 남한에 전연 없어요.

우리 한국에 없기 때문에 그건 안 되고 진짜 노나무 있어요. 개오동나무 말고. 그러니 지금은 개오동나무 외엔 쓸 수 없어요. 노나무를 주장으로 쓰는데 다른 혈액형은 노나무만 달여 먹어도 해롭지 않은데 O형 중에 진짜에 가차운[가까운] O형은 노나무를 달여 먹이면 몇 시간 안에 죽어 버려요.

그래서 다른 약물에 합성하되 석고가 노나무 5돈이면 석고도 5돈, 노나무 5냥이면 석고도 5냥을 넣어 가지고 처방을 한 약은 O형도 병 고쳐요. 그래서 O형의 처방은 상당히 신중해야 돼요. 꿀을 먹고 골이 터지게 아프다, 숨차다, 그건 다 진성에 가차운 O형. 또 인삼차 같은 거 먹고 답답하다든지 손발이 저리다든지 하면 그것도 O형에 좀 가차운 사람. 건소양(少陽)에 가차운 체질인데, 그런 사람들은 각별히 주의해야 돼요.

O형 속에는 진짜 소양에 가차운 사람이 있어요. O형은 전체적으로 소양하고 근사한 사람이오. 왜 그러냐? 단전에 뜸을 뜨다 보면 O형 체질엔 부작용이 전반적으로 와요. A나 AB, B형은 하나도 부작용이 오질 않고, 조금씩 떠 나가면 아주 좋은데 O형은 그렇게 떠 나가도 얼마간 가게 되면 O형 핏속에서 화기(火氣)를 받을 때에는 부작용이 와.

O형 체질의 쑥뜸 火毒 푸는 법

O형 피가 30%인데 70%가 딴 피게 되면 가상[가령] 다른 사람이 1,000장을 뜰 수 있으면 [O형은] 500장이 넘으면 벌써 부작용이 와. 200~300장에 멎으면 건강을 회복할 수 있는 사람이 많아요. 그러니 O형은 전체적으로 소양하고 가찹다는 걸로 봐야 되겠고. 나는 일생에 약만 가지고 실험이 아니라 뜸 뜨는 덴 O형은 너무 많이 뜨면 부작용이 누구도 와요.

그리고 A형이 많이 떠서 부작용은 별로 없어요. 가상 젊어서 건강을 위해서 좋다는 말만 들으면, 젊어서 피가 심장부에 37도인데 36도7부에서

37도 온도를 가진 사람이 뜸을 많이 떠 가지고 40도에 올라갈 때엔 전신이 불같이 끓는데 부작용이 없을 리가 있어요? 젊은 세대, 한 20, 30대에 한꺼번에 뜸을 많이 뜨면 좋다고 떠 가지고 고생하는 사람, 생강·대추·원감초에 석고(石膏)를, 감초 5돈이면 석고도 5돈 넣고 흠씬 고아놓고 차로 마시고 그러면 화독(火毒)이 금방 풀려요.

또 심한 사람은 생강·대추·감초 다 1냥씩이 넣고 석고도 1냥, 내가 석고 1냥 반을 뜸 많이 뜨다가 부작용이 와 가지고 1년 반 만에 완전 회복된 사람이 지금 몇 사람이 있어요. 그건 진짜 소양에 가차운 사람. 그런 사람 뜸을 많이 뜨면 까딱하면 죽어요. 그러니 뜸이 아무리 좋아도 그 혈액형을 분명히 알아야 돼요. 그래서 그 혈액형을 무시하는 사람은 반드시 위기에 처할 땐 석고 안 들어가면 안 돼요.

죽염은 백설풍에도 神藥

그런데 머리 빠지는 사람들 있어요. 그 사람들이 중국에서 나오는 약, 좋은 생발수(生髮水), 결국 완전하지가 않더래요. 그런 사람들이 백설풍(白屑風)이라고 머리에 하얀 눈 같은 가루가 있는 병 있어요. 백설풍에 걸려 가지고 내게 사정하기에 죽염을 갖다 진하게 풀어서 늘 머리에 발라두라 했는데, 아니 이거 백설풍이 나았는데 이상하게 머리가 나왔더라 이거야. 그래서 또 빠지려니 하고 기둘려도 지금까지 안 빠진 사람들이 있어요. 그래서 죽염은 틀림없이 생발(生髮)의 신약(神藥)이라.

난 지금 머리 나오길 원치 않으니까 바르지 않았어요. 지금 나와서 내게, 뭐 이제 나와 가지고 좋은 일이 털끝만치도 없지. 다 빠져도 할 수 없고. 그래서 난 바르지를 않아서 내가 경험한 걸 말하는 건 아니야. 다른 사람들이 모두 그렇게 약을 많이 써서 머리 나오지 않던 데다가 백설풍(白屑風)에 걸려 가지고 죽염물을 진하게 풀어서 늘 바르다가 언제 머리

나온 것도 모르게 머리 나오고 지금 완전하다고들 하니. 거 여러 사람 보고 난 우스갯소리 해요. 난 안 해 본 외삼촌 서울구경 이야기하듯이 나도 그런 말 해요. 머리 나왔다고 모두 와서 자랑하니, 거 아마 나오는 것 같구나 나도 그래요. 백설풍은 확실히 나아요.

또 그리고 상상도 할 수 없는 이상한 피부질환, 그게 습진으로 오는 것도 있고 그런데. 그걸 죽염하고 난반을 적당히 배합해 가지고 항시 물에다가 진하게 풀어서 발라두면 처음에 바르면 기막히게 아프다고들 해요. 그래도 잠깐이지 오래 안 가는데 그거 아무 뭐 못 고치는 피부병이다 하지만 피부암이다 하는데 피부암에 그걸 가지고 여하간 되나 안 되나 해보라 하면 끈질기게 해서 안 되는 사람이 없어. 그럼 그게 약이다, 이거야.

피부암과 습진엔 죽염과 난반을 쓰라

그래서 피부암에 좋거니와 또 다리의 습진에 그렇게 좋은데, 습진으로 오는 무좀이 있어요. 일반 무좀은 발가락이 조금씩 뚫어지는 무좀인데 그건 쉽고, 습진으로 와 가지고 발가죽이 훌렁 벗어지는 무좀, 거기다가 난반을 배합해 가지고 훑치면 처음엔 다리를 들고 눈물이 뚝뚝 떨어지더래. 그러다 얼마 안 가서 싹 낫는데, 40년이 된 사람이 있어요. 광복 전에 이북에서 나왔는데, 그 사람이 날 따라 넘어왔는데, 지금 늙어도 도지지 않아.

그런 걸 볼 때에 약 되는 건 확실하고, 내 발에 그런 습진이 온 걸 난 만주에서 발을 하도 얼구어서[얼려서] 발가락이 다 끊어져 나간 사람이라. 습진이 와 가지고 아주 그건 무좀이 아닌 습진이 다리를 잘라야 될 판인데, 아 그 죽염을 자꾸 발라서 아프긴 해도 참으니까 깨끗이 나은 후에 지금 아무리 양말을 신고 오래 댕겨도 그런 흔적이 없어요, 오늘까지. 그걸 봐서 약이 좋다는 건 사실이고, 그런 좋은 약을 두고 않는다는 건 몰라서 그러겠지. 좋은 약이 있는 줄 알고 앓을 필요 없는데 내가 좋은 약을 두고 죽는 사람을 여러 사람을 보았는데 이웃의 사람들이겠다?

연탄독에 마른 명태를 고아 먹으면 산다. 그건 지금 동해태(東海太)지 태평양태는 잘 안 돼요. 되긴 되는데 빨리 안 돼요. 그런 소릴 미쳤다고 욕을 한다. 어느 정신 빠진 놈이 명태를 고아 먹고 연탄독에 살았느냐? 그러고 욕을 해. 그런데 자기 자식이 연탄독에 걸리니 큰 종합병원에 가서 죽었다. 죽은 후에 후회를 해. 나하고 아는 사람인데 큰 종합병원에 가면 된다고 믿었는데 그 촌영감이 명태 같은 걸 고아 먹으면 좋다는 걸 코웃음 치고 욕하다가, 자기 자식을 내 앞에 사정할 순 없고 큰 종합병원에 가 죽으니 다른 사람들은 고아 먹고 다 나았는데 자기 자식은 죽었다.

옳은 말 해도 경고장 보내는 세상

그때 후회는 다 소용이 없는 거야. 그게 미개하다는 건 근본적으로 상식 부족이야. 자기 상식이 충분하면 개똥도 약에 쓴다고, 해볼 필요 있어. 그거 큰돈도 안 가는 거고 큰 힘도 안 가는데 무엇 때문에 불신하느냐? 그게 우리나라 민족의 제도가 나빠서 그래. 덮어놓고 저명인사의 말은 듣고 촌에 사는 사람 말은 무조건 안 들어요.

내가 신현확이 보건장관 하는 때에 어느 최 박사라고 하는 이가 연탄독에 식초를 코에 대주라 하니까, 그런 사람이 많았는데 그 사람들이 부작용을 얻어 가지고 폐인 된 사람이 있어요. 그래 내가 편질 하되 좋지 않게 편지했지. 일국의 보사장관 되는 사람이 그렇게 몰상식이야, 있을 수 있느냐? 식초를 코에 대 오래면, O형 뇌에 간으로 통하는 세포는 파괴되는데 그 사람은 죽을 때까지 정신병자 되지 완치는 안 된다.

그런데 너 같은 게 어떻게 장관이냐 했다고 아 이놈이 경고장을 보내서 두 번 그런 말 하면 당국에 고발한다 그래서 이것도 장관이구나, 대한민국은 저런 애들이 대통령·장관 하니 별 미친놈들 해먹는 판에 산골에서 아무도 모르게 편케 살다 죽는 게 좋다고 난 생각해요.

전두환이 거진 끝나갈 적에 보안사령관이라고 하는 사람이 밤중에 내게 다 명령을 해, 전화로. "내일 아침 몇 시 차에 서울에 꼭 도착하시오" 이거라. "넌 누구냐?" 하니, "보안사령부의 책임자요" "전두환이가 순 개새끼니까 네가 순 개새끼 틀림없을 거구나" 했더니, 아 이놈이 마구 우들거리고 두고 보자고 해. 저런 미친 자식. 제가 날 두고 보면 어쩔 건고, 그래서 얼마간 여러 달 지나니 노태우가 뭐 6·29 선언인가 합디다.

그 후에 애들이 어떻게 하나 보았더니 결국 소환장이 오지 않았어. 소환장이 오면 그런 애들 소환장을 가지고 찾아댕길까? 그래서 종말은 즈그가[저희가] 물러가. 그런데 그때에 겁을 내는 친구가 여럿이 있어. 반드시 고생을 한다 이거라. 이 미친 영감들, 아무 소리도 마. 전두환이 물러가는 날은 결정된 거고 내게 대한 공판은 결정된 거 아니다. 지방법원·고등법원·대법원을 거쳐 가지고 최후심사를 거쳐서 확정판결은 몇 해 걸린다.

전두환이 몇 해를 해먹으라고 누가 하더냐? 나는 내 앞날을 계산하고 욕하는데, 겁을 낼 일이 있어서 겁을 내야지 겁낼 일이 아닌 겁을 왜 내느냐? 그 사람 세도가 꺾일 날이 있고 내게 대한 판결은 요원한데, 그런 놈들 개새끼 아니라 뭐 개돼지 종지[종자]라고 별욕 다 한다고 금방 내게 사형은 못 해. 왜놈한테 잡혔을 때에도 금방 사형은 못 해.

그러니 인간이 그렇게 무지막지할 수 있느냐 이거야. 보사장관이면 자기의 부족처를 일러주면 와서 사과드려도 시원찮은데 경고장을 보내다니. 그런 사람이 지금 한국엔 아직도 살아 있는데 거물이야. 거물 정치가고. 그런 사람들이 당(黨)에 들어가면 당수가 될 만한 인물들이야. 그런 정치꾼들이 나와 정치해. 정치꾼이란 다 그래. 노동꾼하고 정치꾼하고 똑같다고 그래. 난 노동꾼이야. 평생 일하던 노동꾼인데, 나보다 못해. 내가 아무리 모자라도 그런 정치는 안 할 거요. 하루아침에 달라질 거요.

정치가 잘못으로 백성만 비참해진다

제갈량이 서촉(西蜀)에 들어갔을 때 유장은 유약하니 서촉 백성은 법을 무시한다. 엄벌을 가해야 된다. 그거이 제갈량이 한 말인데 우리나라 국민은 모든 것이 불신되던 시기가 광복 전부터야. 나라의 대감이 나라를 팔아먹고 의병들이 나와도 무참하게 다 죽어가니 우리나라의 운명은 평생 5백 년을 내려와도 풍전등화(風前燈火), 임란 시절에도 대감의 과오(過誤)고, 병자호란 시절에도 대감들이 잘못해 가지고 항시 백성은 비참하게 죽어.

그러니 6·25도 마찬가지야. 6·25에 대해서 걱정하는 사람이 한둘이 아닌데 나하고 잘 아는 백성욱 박사도 6·25 오는 걸 알고 상당한 걱정을 해서 되는 게 아니야. 난 안 될 줄 알고 주의하시는 게 옳을 거라고 말하고 말았는데 다른 친구가 어떻게 생각하시오. 아, 부산 가서 조용히 있는 게 옳지.

난 근본이 이북서 넘어왔어. 이북서 치고 넘어온단 말 하면 난 간첩으로 몰려. 조봉암(曺奉巖)이 간첩으로 당하는데 내가 정신 빠진 소릴 하겠느냐? 백범(白凡) 선생은 억울하게 당하는데, 간첩으로 몰려. 누구도 억울하게 당하는 간첩으로 몰려요. 몰릴 소재가 많고, 그래서 앞으로도 우리나라엔 좋지 않은 현상이 많아요. 정치에도 그러고. 조용하게 살다 죽는 게 편안하다고 생각해요.

함석헌(咸錫憲)이를 내가 '영감 미쳤소' 해놔서 내게 와서 물른[묻는] 일이 없었어요. 함석헌이를 따르던 장준하(張俊河)가 재미 못 봤어. 그런데 요즘엔 백(白 : 백기완 씨를 지칭)이라고 하는 사람이 내내 애들이 데모하면 앞장서는 그런 사람이 있어요. 그래 가지고 정보부에 들어가 골병들었어. 날 보고 또 살려달래. 제가 잘못해 골병들고 죽게 되면 내게 사정해. 그래서 곰의 쓸개를 친구한테 구해서 소주에 타 먹고 솔잎을 뚜꺼이[두껍게] 깔고 솔잎땀을 흠씬 내라. 그걸 두 번 내고 지금 또 댕기며 데모하는데 앞장서. 내가 미친 사람이니까 앞으로 정신병원에 가둬두기 전에 집에서 근신해라 해도 지금도 말 안 들어요.

그 사람이 나가서 그 사람 힘으로 우리나라가 하루아침에 병을 고친다면 나도 도와줘요. 병도 못 고치고 제 몸에 병만 들어. 소주에다 웅담 타 먹고 죽을 골병든 걸 깨끗이 고쳤으면 건강하게 편하게 좀 살 일이지 또 나가 덤비고 있어요. 그러면 건강회복이라는 건 약물에 있는 게 아니고 자기가 주의하는 데 있다고 봐야 될 겁니다.

무절임은 위궤양·폐암·늑막염에 신비

무를 절구는데[절이는데] 여기 무도 마찬가질 거요. 무를 죽염으로 절궈 가지고 좀 짜게 절구는데, 그 채 쳐 가지고[가늘게 썰어 가지고] 하루 저녁을 죽염에 절구면 그 무를 기계에다 꼭 짜니까 물이 많아요. 그 물을 가지고 죽염·난반 배합해 가지고 그 물을 조금씩 먹는데 위궤양은 그렇게 신비해요, 식도궤양도 그렇고. 암에는 조금 강하게 먹으면 다 돼요.

암약을 뭐 특별히 애쓸 것도 없고 무 절인 물에 무라는 건 소화제는 틀림없는데 소화제만 아니고 해독제, 또 대소변이 잘 나오는 약, 죽염은 상당히 좋은 약인데, 그걸 절궈 가지고 기계에다 꼭 짜 가지고 그 물에다가 죽염·난반을 배합해서 먹는 사람 위암 시초에 해보라고 하니 누구도 나아요. 그런데 폐암엔 좀 더디 나아요.

그럼 폐암은 어떻게 하느냐? 백개자(白芥子)·행인(杏仁)을 곱게 초(炒)해 가지고 분말해서 그걸 무 절굴 때 그 분말을 같이 넣고 무를 절궈 가지고 기계에 짜 가지고 그 물에 죽염을 먹으면, 죽염·난반을 먹으면 폐암에 잘 나아요.

그런데 폐에서 물이 고이는 때 있어요. 늑막염 말고, 폐가 완전히 상해 들어오는 폐에 물이 고이는 때가 있어요. 그런 폐암이 있는데 거기에는 금은화·포공영·유근피를 달인 물에다가 같이 멕이는 것이 제일 좋아요. 그렇게 해본 일이 있는데 그건 오리에다가 고아서 먹는 거이 월등 유리한 걸 내가 지금까지도 경험으로 일러주는데 많은 사람이 거기에 도움을 받아요. 그래서 그런 건 상식상 꼭 필요해요.

무는 미국에도 무는 같을 거요. 조금 성분이 한국 성분과 조금 다르겠지. 왜 다르냐? 일일이 댕겨보니 화산이 화구 분출한 지 오래지 않은 곳이야. 수천 억을 가고 그런 게 아니야. 수십만 년 전에 대화구가 분출해 가지고 태평양에서 올라오는 화구에서, 여기가 화산이야. 화산이고 돌은 석회석이야. 그리고 흙도 석회고 백두산 석회석하곤 틀려요. 백두산 석회석은 연조(年條)가 오랜 석회석이고 여기 석회석은 연조가 오래지 않아요.

그래서 이건 연조가 오래지 않기 때문에 아직도 화구가 조금씩이 남아 있을 거라. 그러면 혹 흔들릴 수도 있어요. 그건 땅속에는 유황 성분이 오래면 자꾸 생겨요. 그래 생기는 건 화구에서 모든 광석물이 유황이 화하는 법은 그건 정확한 거고, 물속에서 석유가 화하는 것도 정확한 거니 여기는 흔들릴 수 있는 지역이라고 봐야 될 겁니다.

[※강의가 끝난 직후 캘리포니아주 한의사회 박철규 회장의 사회로 질의·응답 시간이 마련되었다. 질의는 박 회장이 대신 전달하는 형식으로 진행되었다.]

자폐증은 죽염과 난반으로 고친다

박철규 : 여기 앉아 계신 여러분이 질문하실 게 상당히 많이 있을 줄로 압니다. 그런데 지금 김 선생님께서 어려운 여행 중에 계시고, 또 시간 관

계상 질문을 저희가 받은 순서대로 진행을 하겠습니다.

여기 지금 남아(男兒)가 11살 먹었는데 이 질문을 하신 분이 증상은 자폐증이라고 말씀을 하시고 증세는 어떻게 되어 있느냐 하면 말을 못 하고 행동이 잠시도 가만히 있지 못하고 음식을 편식이 심하고 정신이 때때로 왔다갔다한답니다. 그리고 위험한 것을 모르고, 이런 증세가 생후 약 20개월 때부터 증상이 나타났다고 합니다. 그런데 이 아이의 나이는 11살이고 남자 아이입니다. 이런 것을 어떻게 치료하면 좋을는지요 하는 질문입니다. 우리 김 선생님께서 답변이 있으시겠습니다.

선생님 : 그 애기가 분만할 적에 애기가 회전하게 되어 있는데 그 회전기(回轉期)에 애기의 발육이 미진해 가지고 사람의 몸에 있는 자궁 속의 양수를 다른 애기보다 양이 좀 초과되게 흡수하면 그 애기 나와서 위에, 양수 때문에 위가 이상한 담(痰)이 붙어 있어요.

그 이상한 담이 붙어 있으면 정신이 분열이 되는 수 있고 분열이 되지 않으면 분열하고 근사한 병을 앓아요. 성한 애래도 다른 사람이 보기 이상하다고 할 정도, 그렇게 돼 있는데, 그 애기는 혈액형을 막론하고 죽염하고 난반을 배합해 가지고 항시 그 애기는 생강차에 멕여야 돼.

생강차에 늘 달여서 멕여주면 그 위에 붙은 위벽이 정상으로 회복이 오는데 위벽이 정상으로 회복이 와 가지고 위신경이 뇌신경하고 연속된 부분이 회복되는 시간은 싹 나아요.

그날까지 부모의 책임이고, 된다는 건 내가 일러준 거지 내가 꼭 되게 할 수는 없어요. 그러니 되게 할 수 있는 건 부모의 힘이니까, 거 꼭 되게 해주면 틀림없는 거니까 고렇게 해요.

백전풍·백납에는 호두기름을 쓴다

박철규 : 다음은, 지금 조금 전에도 말씀을 하셨는데 백전풍(白癜風)에

대해서, 그런데 백납이라고 피부에 곰팡이가 끼는 것을 말하겠죠. 그것을 어떤 방법으로 치료했으면 좋겠습니까 하는 질문입니다.

선생님 : 백납이 두 종류인데 하나는 백전풍, 하나는 백납. 백납이라는 건 쉬운데 백전풍은 난치라. 그런데 어느 거인지는 나도 지금은 모르는 대답인데 백납은 가을에 호두가 알이 영글기 전에 기름을 짜 가지고 그 호두를 막 찌끄뜨려 가지고 껍데기는 독해요. 껍데기까지 한꺼번에 기름을 짜 가지고 그 기름을 바른 위에다가 죽염을 살이 좀 아프도록 비비는데 그래 자꾸 비비게 되면 모세혈관이 정상으로 돌아올 때까지 그렇게 해요.

박철규 : 그다음에 이것은 어제 저희가, 김 선생님께서 말씀을 하셨는데 고혈압에 대해서 질문을 하신 분이 있습니다. 그것은 어제 한 걸로 해서 대신 그냥 끝을 맺겠습니다. 왜 그러느냐 하면 하신 걸 또 하시는 것이 곤란할 것 같으니까. 그다음에 여기 질문이 무슨 증세냐 하면 오골계에 대한 질문이 들어왔는데 이것은 나중에 다른 시간에 말씀을 하시도록 하구요.

중풍에 대해서 질문이 들어왔습니다. 이 중풍은 가미보해탕(加味保解湯)을 자신이 처방을 내서 아마 김 선생님 말씀하신 대로 잡숴보신 모양인데, 전충을 법제하는 방법에 대해서 잘 몰라 가지고 전충 법제를 프라이팬에다 구워 가지고 했는데 이것이 잘 된 것인지 안 된 것인지 아니면 잘못됐으면 해독을 어떻게 해야 되는지 하는 걸 질문했어요. 그래서 이걸 그냥 넘기기는 어렵고 해서 다 아시는 것 같은데 아마 이 질문을 하신 분은 잘 모르시는 것 같아요. 그래서 김 선생님한테 잠깐 말씀을 듣겠습니다.

선생님 : 전충은 열대지방의 버럭지인데 가재같이 생긴 놈이지. 몸뚱이는 작아도 아주 독이 많아요. 그걸 생강을 좀 두껍게 손 뚜께이[두께] 이상 두껍게 한 치는 못 돼도 7푼 정도 두껍게, 7푼이면 한 2cm 이상 되겠

지. 그런 두께로 생강을 얇게 썰어 깔아놓고 그 위에다가 전충을 얹어놓고서 불에다가 쪄내는데 생강에 김이 나다가 얼마 안 가서 연기가 나는데 연기가 나도 두꺼우니까 한 1푼은 생강이 타도 좋아요.

그렇게 연기가 푸욱 난 연에 말리어서 써보면 전충독은 전연 없어요. 두 번 하면 더 좋고 많이 할 필요도 또 없고. 한번 흠씬 연기 한참 나도록 두었다가 내놓아서 냄새를 맡으면 전충은 독한 내 나는데 그 냄새가 전연 없어요.

지네고 전충이고 모든 독극물은 그렇게 해 쓰는데 거 옛날 양반들은 거두거족(去頭去足) 하는데, 머리를 잘라 버리고 발을 잘라 버리고 거토(去土) 하고, 속에 흙을 빼내고 쓰라 하는데 그걸 버리지 않고 쓰는 것이 좋다고 생각하는 건 지네를 해보면 고대로 생강에 쪄 가지고 약하는 건 신경통 같은데, 늑막염에도 쓰는 약이지만 신경통 같은 데 아주 좋아요.

그 대구리[머리]하고 발은 독이 있기 때문에 생강에다 법제하면 그 독을 풀어놓은 후에는 약성은 아주 좋아요. 몸뚱이보다 훨씬 나아요. 전충도 그래요. 그러니 그렇게 쪄서 한번 냄새를 맡아보고 독한 내가 전연 없을 때에는 안심하고 써도 좋아요.

설궤양증에는 죽염 물고 있으라

박철규 : 여기 어떤 선생님이 여러 가지를 많이 적으셨는데 그 내용은 어저께 김 선생님이 설명하신 가운데 다 있었던 것으로 해서, 그것은 생략하기로 하고 만성 설궤양증, 그러니까 혓바닥이 하얗게 패면서 아마 아픈 증세를 말씀하시는 것 같아요. 그것을 어떻게 치료하면 좋겠는지요 하는 말씀입니다. 사흘에 한 번씩 아마 일주일에 한두 번씩 그런 증세가 생긴다고 그래요.

선생님 : 그런 증상은 심장의 열인데, 심장열이 두 가지로 있어요. 한 가

지는 혓바닥에 음성적(陰性的)으로 생기는 백태 낀다는 말이지. 백태 끼는 것처럼 종기도 아니고 종기 비슷하게 생기는 거고, 한 가지는 병적으로 머리도 아프고 전신에 열이 생기며 종처가 사방에 나는 거. 그게 심장열 중에 양성적(陽性的)으로 나오는 것, 종처 같은 것이 사방에 나오고 음성적으론 혓바닥에 백태 같은 거 끼는 걸 말하는데 그것은 두 가지 다 죽염을 가지고 고치면 돼요. 죽염 가루를 조금씩 혓바닥에 흩쳤다가 그 침을 뱉든지 넘기든지 그건 자유고, 침을 넘겨도 균은 없어졌기 때문에 상당히 위장엔 좋아요. 그 침을 뱉어요 병은 나아요.

허리 아프고 손발 찬 데는 익모초가 약

박철규 : 그다음에 여기 35세, 남자 되시는 분이 허리가 아프고 피로하고 손발이 무척 차갑고 여름에도 양말을 신어야 된다고 했는데 이런 증세는 어떻게 치료하면 됩니까 하는 얘깁니다.

선생님 : 그 사람 혈액형을 좀 물어봐요.

박철규 : O형이랍니다.

선생님 : O형이면 익모초(益母草)를, 익모초를 생강·감초를 똑같은 양을 넣고서 흠씬 고아 가지고 그 물에다가 쌍화탕 한 제를 넣고서 달여요. 달여 가지고 부지런히 두고 먹어요. 먹고 떨어지면 또 그렇게 하고 건 낫게 돼 있어요. 아까 혓바닥에 죽염 흩치는 것도 깨끗이 다 뿌리 빠지도록 고쳐야 돼요. 심장열이 완전히 가시도록.

박철규 : 또 하나는 O형 30세의 여자인데 불빛에도 눈을 잘 못 뜨고 손이나 발을 주무르면 매일 트림이 나옵니다. 1년 정도 된 것 같습니다. 이런 얘깁니다. 불빛에도 눈을 잘 못 뜨고 매일 손이나 발바닥을 주무르면 트림이 나온다고 하는데 위장이 나쁘다 아니다 이런 얘긴 없고, 1년 정도 된 것 같다고만 그랬습니다. 30세의 여잔데 O형이고요.

선생님 : 그런 사람은 시신경(視神經)에 미열(微熱)이 있어서 그래. 심한 열이 있으면 눈이 빨개지고 피가 고여요. 시신경의 미열로 오는 건데 그것은 목적(木賊)이라는 약이 있어요. 속새풀·목적·결명자(決明子)·천황련(川黃連), 그걸 푹 달여 가지고 항시 조금씩 두고 먹게 해요. 그러면서 죽염을 눈에다가, 항시 조금씩 입에 물고 그 침을 눈에 발라요. 자고 일어나면 그렇게 하곤 해요. 그리고 죽염을 계속 먹게 해요. 그러게 되면 그 미열이 싹 가십니다.

성대신경 마비는 중완에 뜸 뜬다

박철규 : 아, 대충 지금까지 들어온 질문 중에서 저희가 어제 김 선생님이 말씀하신 걸 뺀 이외의 것은 다 여쭤봤습니다. 아직 시간이 한 30분 더 있으니까 다른 질문하실 게 있으신 분은 그 자리에서 손을 들고 말씀을 하시고 질문을 조금 더 받겠습니다. 아까 11살 먹은 남자 아이죠. 자폐증인데 그렇게 치료하면 말도 할 수 있느냐고 묻는데요?

선생님 : 말을 못 하는 것은 그 신경 속에 폐신경에 성대신경 마비라고 있어요. 그건 내가 어저께 이야기하듯이 벙어리가 중완에다 뜸 뜨고 낫는 그 식인데 그 애기는 중완에다가 지금이라도 돼요. 중완에다가 뜸을 3분짜리 정도는 나이 어려도 됩니다. 3분짜리 뜸을 어른들이 붙들고 하루 7장씩이 저녁때 떠줘요.

아침에 떠주면 종일토록 칭얼거리고 부모를 귀찮게 해. 저녁때 떠주면, 저녁을 먹은 후에 떠주게 되면 피곤해서 자요. 7장, 9장 3분짜리. 그러면 그 7장 뜨는 동안에 기진맥진도 하거니와 욕이란 욕은 다하고 싶어도 소리가 나오지 않아서 말이 나오지 않아서 못 해. 그거이 이제 말이 나오도록 애를 괴롭히는 건 할 수 없는 거니까 옳은 사람 만들기 위해서 괴롭히는 거니 그건 부모의 힘으로 되는 겁니다. 3분짜리 뜸을 그렇게 7장 뜨든지 9장 뜨든지 저녁 먹은 후에 한참 있다가 떠주곤 해요.

박철규 : 다음은 장암이었다가 뇌암으로 된 환자분의 이야기인 것 같은데요, 병력을 보면 88년 3월 장암 수술을 했답니다. 89년 10월 갑자기 졸도해서 좌편 눈이 감기고 우편 다리에 이상이 있었다고 하구요. 금년 11월달에 병원에 가보니까 뇌암이라고 진단이 나왔는데 연세는 79살이고 혈액형은 A형이라고 그럽니다. 어떻게 하면 좋을는지요 하는 내용인데요.

선생님 : 그 양반은 염라국의 최 판관이 뻘건 줄 쳤는데 내 힘으로 되느냐? 내 힘으론 거 안 돼요. 그러니 염라국에 가서 최 판관하고 담판할 일이지.

요통·좌골신경통·견비통·심장부정맥 처방

박철규 : 그다음에 또 하나는요, 요통·좌골신경통·견비통·심장부정맥·디스크 이런 병이, 한 몸에 병도 여러 가지 있네요. 이런 병이 있는 분인데 어떻게 하면 좋겠습니까 하는 얘깁니다. 심장부정맥이 있다고 그래요. 혈액형은 O형이랍니다.

선생님 : 그럼 그 종합병은 종합약을 써야 되는 거니까 그 종합약은 대추·생강을, 대추라는 게 중화제(中和劑)요. 생강은 중화·해독제고. 대추·생강을 흠씬 고아 가지고 조청처럼 고아요. 그 차를 늘 먹으며 죽염하고 난반을 적당히 배합해 가지고 쉬지 않고 그 대추차 먹는 때에 늘 먹게 해요. 다 낫도록. 조금 먹고 중간에 치워버릴 건 안 먹는 게 좋아요.

박철규 : 지금 또 한 분은 혈액형은 A형인데 30세의 남자랍니다. 중학교 3학년 때 간질을 한 달에 한 번, 두 달에 한 번씩 했는데 그것을 지금까지 종종 간질을 한답니다.

선생님 : 그건 뇌의 염증인데 위벽에 담이 말라 가지고 위벽을 이루는 신경, 뇌신경에 그런 염증을 일으키게 되는데 위신경 계통의 마비 처(處)

에서 염증을 일으켜요. 그러면 그 사람은 죽염이 5스푼이면, 난반을 2스푼을 타 가지고 캡슐에다 넣어 가지고 한번에 처음에는 2개, 3개씩 먹다가 그다음에 5개, 6개씩 먹는 걸 하루 10번 이상을 먹어야 돼요. 그렇게 먹어 가지고 위의 담이 완전히 삭고 위벽의 신경이 회복되면 깨끗이 나아요. 다 낫도록 노력하면 돼요.

박철규 : 그 이외에 다른 질문하실 분 말씀하세요.

중풍 후유증에는 솔잎감주 쓰라

질문자 : 중풍의 후유증으로 혓바닥이 가끔 굳어지고 백태도 안 끼었는데 언어가 조금 나빠지는 상황이 가끔 있습니다. 어떻게 하면 좋겠습니까?

선생님 : 중풍으로 왔어요?

질문자 : 예, 그렇습니다.

선생님 : 혓바닥이 굳어지는 병이 중풍 끝에 왔다면 여기에 솔잎 가지곤 좀 힘들고 그거 좀 어려운 이야기인데, 솔잎을 감주(甘酒)하는 법이 있어요. 그런데 여기의 솔잎 가지고 난 경험이 없는데 해는 봐요. 솔잎을 따다가 그것도 식전에 이슬이 있는 놈을 따다가 새로운 단지를 사 가지고 솔잎을 한 켜[층] 놓고서 황설탕을 또 한 켜 놓아요.

그렇게 놓아 가지고 물은 오래 끓여 가지고 식혀서 찬물을 단지에다 부어요. 붓고서 깨끗한 돌멩이를 솔잎 위에다 지질궈[지질러 : 무거운 물건으로 내리누름] 놓고 비닐 같은 걸 꼭 봉해둬요. 뒤 가지고 춥지 않은 아랫목에다가 두게 되면 한 열흘 되면 솔잎이 다 삭아서 당화되니까 빨개져요. 그 솔잎도 중풍에 약이니까. 그리고 거 혓바닥이 굳어지는 걸 막아요. 그런데 우리나라 솔잎하고 차이점은 난 지금 말하긴 힘들고, 해봐요.

박철규 : 여자분이 49세인데요, 자궁 속에 조그마한 혹이 나서 수술을

649

했는데 그게 또다시 나왔다고 합니다. 그래서 다시 수술할 수는 없고 해서 이걸 약으로 한번 치료를 해봤으면 하는데 나을 수 있는지요 하는 얘기데요.

선생님: 나을 수 있는지요? 말 자체는 거 안 낫는 소리고, 죽을 뻔했어요 하는 건 살았다는 말이고, 살 뻔했다는 건 죽었다는 말이고. 그 말이 묘한 거이 말인데 그《민의약》이라는 잡지의 11월호[1989년]에 그런 걸 고치는 법이 거기에 나와 있슴든다[있습니다]. 그걸 사다가 보고 고대로 해요. 그건 낫게 되어 있어요. 자궁암 같은 거, 난소암, 경부암 그거 애기들이 누워서 떡 먹는 거하고 비해서 비슷할 거요. 잘 고쳐져요.

박철규: 나이는 39세이며 항시 뒷목이 아픕니다. 침을 맞아도 별 효력이 없고 병원에서 의사의 약처방에도 잘 낫지 않습니다. 어떻게 하면 좋겠습니까 하는 이야깁니다. B형이래요. 39세의 남자입니다. 뒷목이 아프고 병원에 가서 치료를 해도 낫지 않고 침을 맞아도 낫질 않는답니다.

선생님: 약물에 원방풍, 중국서 아마 나올 겁니다. 강활(羌活) 거기다가 송근(松根), 소나무 뿌리, 똑같은 약을 서 근 반씩이 큰 들통에다 그걸 고아요. 그걸 고아 가지고 그 물에다가 죽염을 항시 먹어요. 그러면 자연히 강활하고 원방풍은 그것도 일종의 바람인데, 바람을 다스리고 솔뿌린 목뼈를 튼튼하게 하고 힘줄을 튼튼하게 하니까 바람이 물러가면 목뼈가 힘을 쓰니까 그런 증상 싹 가실 거요.

그렇지만 한 번 먹고 낫지는 않으니, 공짜라고 너무 좋아하면 못 고쳐요. 아까 그 나이 많은 할아버지는 내가 싫은 소리를 했지만 내가 지금 약을 먹고 약효가 안 나는데 그 할아버지 약효가 날까? 그래서 이야기를 안 했으니까 서운하겠지만 내 힘으로 안 되는 걸 된다고 하는 거짓말은 힘들어요.

박철규: 아까 말씀하신 거와 비슷한 내용인데 좌골신경통으로 요통인데요. A형 B형 O형 이 세 가지 사람들이 똑같은 좌골신경통 증세가 있

는 거 같습니다.

선생님: 거기다가 약으로 쓸 것은, 여기에도 오리가 있으니까 오리 두 마리에다가 마늘을 두 접을 넣어요. 마늘이라는 건, 거 상당히 신비한 약물인데 오리에다가 고아 먹게 되면 위장에도 좋고 폐에도 좋고 대장염에도 좋으니 다 좋은데, 마늘을 두 접을 넣고서 우슬·강활·원방풍은 다 서 근 반씩이 넣고 솔뿌리는 7근 반을 넣어요. 그렇게 넣어 가지고 오래 달여 가지고 그 물을 두고 먹으면 아마 안 낫는 사람이 별로 없을 거요.

척추뼈 軟骨이 굳어가는 데는 도마뱀이 좋다

박철규: 됐습니다. 그러면 질문이 없으신 걸로 하고 이제 오늘 김 선생님께서 피로도 하시고 하니까 오늘 말씀을 이걸로 마칠까 합니다. 뭐 다른 질문 없으시죠. [잠시 뒤 질문을 듣고 나서] 지금 막 이상한 질문이 하나 들어와 이 질문까지만 선생님의 답변을 듣도록 하겠습니다.

나이는 45세고 혈액형은 A형이랍니다. 10년 전부터 허리가 심할 때는 끊어지는 것같이 아파서 병원의 진통제로 치료하였는데 병원은 척추 마디마디 뼈에 연골(軟骨)이 굳어가는 병으로 치료약이 없다고 하여 치료는 적당한 운동, 지금은 허리뼈가 굳어 있는 것을 느낄 수 있고 목도 움직이기가 매우 불편하며 조금밖에 움직이지 못합니다. 여기에 처방이 있으면 좀 내어주십사 하는 이야기입니다.

선생님: 거기의 처방은 우리나라의 석룡자(石龍子)는 도마뱀인데, 오공(蜈蚣)은 지네인데 우리나라 괴산[충북 괴산] 토종 자오공(紫蜈蚣)이래야 되니까 그걸 내가 아까 말한 생강에 법제를 잘 해 가지고 쓰도록 하고. 그걸 그렇게 모두 한데다 두고 약을 하는데 그 약물은 요통엔 속단(續斷)이라고 한방에 있어요.

그러면 방풍(防風)·우슬(牛膝)·속단이 필요한데, 어깨 아픈 덴 강활이고 다리 아픈 덴 우슬이고 그다음엔 허리 아픈 데 속단인데 그 셋을 다 넣어도 좋을 거요. 강활·원방풍·우슬·속단, 그걸 다 넣고서 거기도 솔 뿌린 좀 들어가야 돼요. 적당히 똑같은 양을, 그렇게 해 가지고 먹는데 지네도 비싸고 석룡자도 비싸요. 건 비싼 약으로 되는데 거기에 녹용, 가장 좋은 용, 같은 양으로 한데다 고아두고 먹게 해요.

박철규 : 그러면 마치겠습니다. 선생님 수고 많이 하셨습니다.

〈제5회 특별강연회 녹음 全文 : 1989. 12. 7〉

/제20장/

臘猪油 이용한
나병 치료법

河漢祚의 전설 같은 이야기

　내 여기 함양에, 그전에 아는 친구의 고담(古談)을 하나 얘기할 텐데, 그게 뭐이냐? 바로 이 집[경남 함양군 함양읍 용평리 소재 금호장 여관집을 지칭] 주인이야. 이 집 주인이 나하구 잘 알구, 친한 사람의 둘째 아들이거든. 이 집 주인 죽었는데, 둘째 아들. 큰아들은 그보다 먼저 죽었구. 그런데, 또 이 집 주인 아우가 하종렬이라구, 그도 죽었거든. 다 부자야, 하종렬인 더 부자야, 이 집보다는, 이런데.
　이 집 주인 지금 그 마담의 시아버지 되는 이가 하한조(河漢祚)인데, 그가 부지하허인(不知何許人)이야. 어디서 돌아댕기는지도 모르고 어디서 살던지도 모르구 그러구 떠돌아댕기던 사람인데. 그 아버지, 어머니두 그렇게 떠돌아댕기다가 늘그막에 그 아들이 여랍살[여남 살, 즉 열 살 남짓] 시절에 함양에 들어왔어요.
　들어와서 요 상림(上林 : 함양읍의 상림숲)이라는 데 숲속에 들어와서 땅을 좀 후비구선 거기서 저 오소리처럼 굴 조금 파놓구 거기서 세 식구가 사는데, 어느 겨울에 그 영감이 죽었다. 나이도 많지 않았어. 그래 죽었는데, 죽구 보니까 이걸 갖다 장사지낼 방법이 없다.

그래서 두 모자가, 이때[이맘때 : 1월 초순]래도 옛날에는 눈이 많이 왔대, 여기가. 그래 눈 속에 어떻게 할 수 없어 가지고 그 땅속에 움막을 치구서 거기다 거지처럼 천막을 하나 해놓고 사는데, 그런 일을 당했으니 삽이 있나, 괭이가 있나, 그 이튿날 아침에 이웃에 가서, 이웃이라는 건 고 위에 지금도 동네 있어요. 그 동네에 가서 괭이하구 삽을 얻어다가, 땅을 팔 수는 없구, 땡땡 얼었으니. 그래 살피는데 고 건너 지금 묘가 있거든.

거기다 묘를 모실려구, 아주 고걸, 해만 뜨면 눈이 금방 녹아버리는 고런 양달이 있어요. 고기 가니, 거길 내다보니 눈 녹은 덴 거기밖엔 없다. 그래 모자가 거길 가보니, 눈이 녹아 가지고 땅을 파니, 딱 사람이 들어가 서면 몸을 움직일 수 없도록 고렇게 딱 녹아 가지고 그다음에 꽝꽝 얼고. 그래서 고렇게 팠다. 고렇게 팠는데, 아무리 파도 거기에다가 모실 수는 없다. 이 죽었으니 빳빳한데 거기다가 뭐 접어 가지고 집어넣을 수도 없고.

그래서 아주 고통을 치르다가 속으로 애가. 하루종일 두 모자가 긁어낸 것이 한 길을 긁었더래. 한 길 되도록 긁었더래. 뭐 이걸 눕힐 수는 없고 너무 땡땡 얼어 가지고. 그래 긁었는데, 긁어놓고 보니, 두 모자간의 상의가, 뒷날 해동(解凍)하면 파 가지고 다른 데, 여기 가로 모셔도 모실 수 있으니 그때 해동한 후에 파서 제대로 모시자.

그렇지만 지금은 할 수 없다. 여기다 세워서 넣어야 되느냐 까꾸로[거꾸로] 넣어야 되느냐? 그래 이제 해골을 두 모자가 눈 위에다가 다리 하나씩이 들고서리 두 모자가 끌고 갔다, 눈에. 끌고 올라갔는데, 끌고 올라가서 발을 먼저 넣고서 딱 세워놓으니까, 아 이놈 머리가 올라온다. 그래 머리가 올라오니까, 머리 천상 위에 올라온 거, 거기다 이제 흙을 파내 흙을 좀 덮으면 되는데, 그러면 여우란 놈이 다 파먹어버린다.

그걸 이제 애들이 알거든. 이래 가지고 그 부인이 알구서, 자 이러지 말구 다리를 여우가 좀 뜯어 먹는 한이 있어두, 머릴 뜯어 먹게 해서는 안 되겠다. 까꾸로 집어넣자. 그래 거기다 까꾸로 집어넣었다. 까꾸로 집어넣었는데, 까꾸로 집어넣고 파낸 흙은 거기다 덮어두고 그리고 눈은 쌓아놓고 이제 갔는데.

그래 바가지 들구 날이 밝으며 이젠 얻어먹는 사람들인데, 그러다가 봄날에 해동해서 고걸 파서 이제 바로 쓸려고 할 적에 합방되었다. 합방되어 가지구 왜놈이 나왔다. 왜놈이 나와서 함양 바닥에서 큰 점포를 차렸는데 심부름꾼 애를 둘려고 하는데, 거 얻어먹으러 댕기는 애가 아주 똑똑해 보이거든, 그래 그놈 불러다가 심부름시킨다.

거 심부름시키는데, 10살이 넘어 가지구 잘 듣거든. 그래 이제 심부름시켜 가지고 아주 일을 거기다, 그러면 낯 놓고 기억자 모른다는 게 그런 사람이거든. 일을 아주 거기다 맡겨. 아주 신용 있고 애가 똑똑하니까. 그래 맡겼는데, 아 거기다 그렇게 맡기니 이 사람이 아주 돈을, 함양 돈 다 긁는다 왜놈이. 그래 부자 되는데, 왜놈 내외가 '그놈의 자식이 우리 집에 와 가지고 돈더미에 앉게 되니 저놈이 업(業)이다. 저놈의 복으로 우리가 되는가 보다. 저놈 잘 대우하자' 그래 이제 아주 친자식같이 키웠다.

이러고 나가는데, 아 이 사람이 한 20살 나 가지구 하씨는 하씨래두 종적이 없어, 떠돌아댕기던 하씨라. 근본도 아무것도 모르고 캄캄해. 그래 이 집 주인도 통 몰라요. 여기 하씨들이 있어서 그저 어떻게 붙어 가지고 하씨라고 하지, 영 아무것도 모르거든. 이런데.

아 이놈 그렇게 되자 바빠 가지구 그 집에 매여서, 아 이거 파내다가 바로 쓰지 못했다. 까꾸로 집어넣은 그대로 있다, 이런데. 그다음에 그 집에 대우받고 돈도 좀 벌게 되고, 그 일이 많아 가지고 뭐 1초도 움직이지

두 못하고 거기서 먹고 자고 그저 있으니 묘에 가볼 수 없었다 이거라. 그래 봉분도 안 하고 평토나 다름없이 그 흙을 발에다 좀 얹어논 그대로거든. 이런데. 한 20살이 나 가지구 보니까 철이 들어서 주인한테 사정사정해 가지구 그 묘를 파서 이제 고쳐 쓰는데.

飛天蜈蚣의 명당 쓰고 發福

그땐 지관(地官)도 모실 만한 돈이 있다 여유가. 그래 용타는 지관을 모시고 가서 "이걸 지금 우리가 파서 옮겨야겠는데 어디다 옮기면 좋겠습니까" 하니, "그래 이 묘 쓰고 재미보는데 왜 옮길려고 하느냐?" "거 이 묘 쓰면 어찌 좋다는 거요?" 요놈이 원래 머리 좋으니까 그 일본놈 앞에서 사람을 많이 상대하는 장사를 하다 보니까 아주 약아졌다. 그래 물으니까, "이 묘가 다 좋은데 형국은 무어라고 합니까?" 하니까 "이거 비천오공격(飛天蜈蚣格)이다" 지네가 하늘로 승천하는 격이다.

그런데 여기에 한 가지 흠이 있다. "흠이 뭡니까?" "이 묘를 거꾸로 집어넣으면[이 묘에 시체를 거꾸로 집어넣으면] 이 고을에 전부 부자가 될 기라, 네 자식. 그런데 이걸 바로 써 놓으면 네 당대 부자는 돼도 이 고을에서 네 자식 전부가 갑부 되는 일은 안 될 게다." 그게 그래 딱 들어맞는다. 두 모자가 끌고 가서 까꾸로 집어넣은 그대로거든.

그대론데 지금 발복(發福)하고 있다. 그래서 사실을 이야기하니까, "건드리면 넌 망한다. 건드리지 말아라. 너 건드리지 말고 과부댁을 먼저 봐라. 과부댁을 보면 대번 아들 두니라. 과부댁을 봐서 아들 두고 난 후에 장가 가라. 그럼 너는 자손이 다 이 고을에서는 왕초 노릇 할 수도 있다. 부자 노릇 하니 걱정 말아라" 그래서 그 사람이 그 묘를 크게 봉분하고 지금 비석도 다 해놨어요. 이런데.

그러구 참 과부댁을 얻어 가지구, 이 집 주인이 작은아들이야. 큰아들은 나하고 나이 조금 아래요. 그런 사람이 있는데. 그전에 여기 정미소를 크게 하고 부자였거든. 근데 일찍 죽었어. 이 사람보다 퍽 먼저 죽었어, 이런데. 그러구 이 사람하고 하종렬이 하고는 죽은 지 얼마 안 되고 그것도 죽은 지 몇 해 됐어, 이런데.

그래 이제, 새로 장가가는데 으젓한 좋은 집에 처녀장가 갔거든. 거기서 큰아들이 난 사람이 바로 하종렬이라고 부자야, 저기 밤나무, 밭도 많고. 그 아들부터 내리 났거든. 그래서 그 손이 전부 이 함양군에서 잘살아요. 그게 요 위에 비천오공(飛天蜈蚣)이라는 까꾸로 파묻은 묘 있어요. 그러니 그런 걸 웃는 사람은 웃겠지만, 지금 이 집 자손들은 아주 묘만 옳게 써놓으면 된다는데 아주 그만 들어서 알거든 반대 일절 안 해요. 유식하고 무식한 거 그건 따질 게 없어, 이런데.

그래서 나하구 아는 친구들은 거기부터 우선 놀러 가자고 해서 거기가 소주 한잔 묘 앞에서 먹으며 얘기하는 게 그 얘기야, 모두. 그 얘기합니다, 그 얘기하는데. 그거이 쟤[양찬호] 할아버지[양태용]도 그런 걸 좋아하거든. 그래 같이 거기 가서 소주 먹으며 얘기하고 웃은 일이 있어요, 있는데.

그렇지만 지금은 기독교인도 묘 쓰는 건 반대하고 좌익들도 묘 쓰는 건 반대하고, 지금 젊은 세대들도 묘 쓰는 건 반대하고, 그래서 나도 젊은 사람들한테 매여 사니까, 늙은이 갈 데 없잖아? 늙은이 어데 가나? 아들집에 가두 젊은 사람들이지, 손자나 아들이나 젊은 사람들이지. 같은 늙은이 어디 있나? 이러니 젊은 세대에 굴(屈)하는 거야. 굴하지 않는다는 건, 거 거짓말이야. 자식들하구 대립하고 혼자 사는 것도 있겠지만 그건 안 돼요. 그래서 묘 쓰는 건, 거 소용없습니다 하면 나두 그저 그런가 하지.

난 아마 내가 댕기며 그런 걸 모두 친구들이 끌고 댕기며 여기 와서도 많이 끌려댕겼어요. 끌려댕기며 보는 건 아마 여기 와서도 수백일 거요.

그렇지만 내 생전에 수수천이오. 연산, 노성 이런데 모두 회덕 친구들이, 기어코 어디 좋은 거 있으니 자네가 안 가보고 되느냐고 이래서 많이 따라댕겨 봤는데, 내 마음에 땅김을 떠날 수 없다, 이건데. 세상에서는 그 뭐 코웃음 치면 할 수 없지. 나두 '예' 하지 뭐. 젊은 세대 하자는 대로지.

젊은 사람들이 힘이 있잖아? 내가 우선 따라가야 할 게 힘을 따라가야 되잖아? 젊은 사람들은 머리가 맑아서 머리가 좋잖아? 그래 머리를 따르고, 힘을 따르고, 그러면 젊은 사람들의 행방은 분명하거든. 늙은이 망령이 들어서 행방도 분명치 않아. 그러니 젊은 사람 세대를 부인하구 산다, 내가 그걸 할 수 있나? 그러니 이유 없이, 젊은 사람들 하구 가차이[가까이]할라면 따라야 돼. 배짱부릴 만한 형편이 나는 안 되거든.

묏자리 좋은 집안서 큰 인물 나온다

그래서 이 비천오공 얘기를 하는데 여기 쓸 만한 묘들 가보면 여기 풍취나대(風吹羅臺)라고 이 노씨들 시조(始祖) 산소거든. 가보면 다 고을에 제일 명당자리들이야. 그래 가지구 그거 참 판서(判書), 참판(參判), 참의(參議)가 많이 났어요. 그러니 그걸 뭐라고 해. 또 하동에 하동 정씨가 여기 많은데. 하동에 하동 정씨 시조산이 아주 좋아요. 바닷가의 명당이거든. 그러더니 그 묏자리를 천하에 대우받는 공자문묘에 배향(配享)한 정일두(鄭一蠹 : 鄭汝昌)라구, 아주 대현(大賢)이 났거든. 함양에 어린 걸 업구 와서 함양에서 컸거든. 그 서원(書院)이 여기 있어요, 이러니.

그런 걸 본다면 나두 지금 속으론 묏자리를 반대해선 못쓰는데 하면서도, 겉충으론 묏자리를 반대하진 말아라 하는 말은 안 해요. 내 힘으로 내가 묏자리를 잡을라면 산을 쳐다만 봐도 현기증 나는데 거 댕기길 하나 어쩌나. 아무 도린[도리는] 내게 이젠 없으니, 이제 옛말. 이야기만 하는 거야. 내 지금 이 집에 앉았기 때문에 이 집 주인의 아버지가 나하구,

거 내게 아주 극진해. 사람이 원래 마음씨 곱고 어려서 천하게 천대받고 밟혀 살던 사람이라. 거 왜놈의 덕에 왜놈이 밀어 가지구, 왜놈의 덕에 함양군의 갑부였거든, 이런데.

함양군의 갑부래두 그렇게 마음씨가 고와요, 고운데. 그 반면에 옛날 사람이래두 자기 아버지를 까꾸로 모시고 발복(發福)하는 걸 눈으로 보구 겪으니까, 자기가 당대 발복해 가지구 함양군에 갑부가 돼 놓으니 여기 3,500석 하는 갑부인데, 그보단 월등 부자야. 거 하한조 오기 전에 그가 부자거든, 이런데. 그런 상당한 부자요.

근데 그 영감이 내게 원하는 건 자기 춘부장 위선(爲先 : 선조를 명당자리에 잘 모시는 것)한 것두 내 말을 꼭 들어보고 싶어 하구. 그전 지관 말만 믿는 게 아니거든. 믿으면서두, 자기 모친을 모셨는데, 용타는 지관을, 돈이 많으니까 모시구 가서 모셨는데 암만해도 모두 나쁘다 나쁘다 하니 마음에 안 들거든. 그래서 나한테 사정사정하는데, 그런 뭐이 꿍꿍이속이 있어 가지구, 내게는 아주 극진했어요.

재들[김일훈 선생의 자제] 아주 젖먹을 땐데, 그저 자기 집도 내놓고 여름엔 시원한, 저기 높은 데 올라가 있으라고 하며, 자기 별장에 나를 가 있게 하고 양식 대주고, 그렇게 고마이 하는데, 이유가 자기 아쉬운 걸 좀 물어볼라는 속셈이 또 있었던 거야 그 속엔. 그래서 그 하종렬이라구 죽은 그 사람이 살던 집이 그전에 내, 그 아버지 살았을 때 당신 생일이나 그럴 때 오라구 하지, 당신 집에 기고(忌故) 아버지, 어머니 돌아간 제사가, 조상은 일절 모르니까 아버지, 어머니 돌아간 날짜만 알거든 고걸 명심하구.

그래서 그런 기고 있을 땐 내게 특별히 우대했어. 내 그 집하군 잊지 못할 만침 친했어요. 신세도 많았구 그 영감의. 그래서 이 집 주인 아버지였거든. 그런데 내가 살아서, 그 아들이 지금 이젠 셋이 죽었거든. 그러니 세상이 그렇게 허망해, 허망한데. 그 할머니 산소가 조금 잘못됐어.

아무리 그 비천오공 발복이 크다 해도 이 묘 때문에 수한(壽限)은 짧은 거요. 아들들이 앞으로 상수(上壽)는 전연 없을 게요. 그러니 이 묘를 아무 데 옮겨두 그동안 손(孫)들한테 해(害)는 많은 해가, 보이지 않는 힘이 미쳐 있어요.

그러니 "이걸 아무 데다 옮기시오. 옮겨보면 알 거요" 옮겨보니까 이 지관들이 물속에다 잡아넣었다. 파니까 그 속이 샘이더라 그거야. 그러니 세상을 그거 믿을 수 있나? 난 그렇게 지관 모시구 다니며 묘 쓰는 거 그건 환영 안 해. 그건 이 집 옛말을 이제 했구.

나병은 土性分子의 결함으로 생겨

그런데 묏자리 얘기를 하는 건, 내가 말하는 토성분자(土性分子)라는 학설이 이제 앞으로 나온다. 그건 내가 말했으니까, 후세에 이제 전하는데, 그런데 거기에 뭐 있느냐? 나병(癩病)이라구 문둥병인데 나병을 앓는 집안은, 이 땅에서 영천(永川 : 경북 영천군) 저쪽에 가면 지리(地理)가 아주 묘해요. 그 토성분자의 불순세력이 거기엔 많아요. 거기서 태어난 사람은 조상 음덕이 모자라구, 또 자기 어머니 핏속에서 받은 피가 하자가 약간이래두 있으면 그 토성분자 결함으로 나병이 오기루 돼 있어.

그래서 나병은 진찰을 해두 세밀한 진찰이 있을 수 없구, 약두 치료약이 있을 수 없이 돼 있어요. 거 연구한다는 건 돈 얻어먹으니까, 다 한다구 그저 벌제위명(伐齊爲名). 거, 다 이름만 지어놓고 돈 얻어먹는 일이지, 거 연구는 안 돼요. 이건 지금 토성분자에 대한 불순 성분을 정밀히 검사하는 건, 과학의 능력은 절대 안 돼. 산천지리(山川地理)에 밝아야 되구 하늘의 별기운이 어디 통하는 걸 세밀히 알지 않으면 그건 절대 안 돼요.

근데 저쪽에, 영천 저쪽에 모두 가게 되면 그런 몇 고을이 있어요. 그래서 그런 데선 가끔 나병 환자가 기숭하는 데 있거든. 그래 나도 지금 아는데. 그걸 내가 영원히 못 고치는 거냐? 내가 이 세상에 나와서 이걸 확실히 일러주지 않고 가면 어떻게 되느냐? 또 몇천 년, 몇만 년 이대로 넘어가야 되느냐? 그래서 내가 저쪽, 경북에 영해, 영덕으로 해서 가끔 댕기며 보거든. 지금은 지나가도 이제는 모르고 지나가니까. 그렇지만 한 20시절에는 알구 지나가요.

그래서 내가 이 땅을 몇 바퀴 돌았다는 거지. 허청(虛廳 : 헛청)에서 자구 굶고 허청에서 자다가 또 쫓겨가요, 도둑놈이 들어왔다구. 이런 일이 내가 많아요, 많은데. 이 미개하다는 건 아무리 순임금이나 요임금이 찾아와도 도둑놈같이 보니까, 제가 모르니까, 그러니 내가 허청에서 자는 걸 도둑질하러 온 놈이라고 쫓듯이 그런 데 여러 군데요, 여러 군데인데.

그러면 지역적으로 봐 가지구 무슨 몹쓸 병이 많이 생길 수 있는 고을이 어디냐? 또 물이 나쁜 고을이 몇 군데나 있느냐? 그 수토(水土)에 수토병이 많아요, 이런데. 그래 내가 많이, 나이 젊어서 고생한 이유가, 돈을 가지구 댕길라면 집에 돈 털어 가지구 댕길 수는 없구. 그 한이 없이 댕기는 거, 그래 자연히 밑천이 굶는 게 밑천이야.

잘 굶기만 하면 돌아댕길 수 있어. 그래 내가 금강산에도 여러 번 갈 적에 배고픈 구경도 했구. 그다음엔 돈 좀 가지구 내가 그렇게 고생하는 걸 보구 선친이, 너 그리 나가서 객지에서 고생만 하구 댕기지 말구, 대우, 융숭한 대우를 받는 거 지관(地官)질 하는 거야.

불타버린 보광암이 주는 교훈

그래서 돈을 가지고 금강산에 가서 구경을 좀 하는데, 구경도 하고 뭐, 보던 거니까. 그래 구경도 좀 하구. 여름엔 휴양도 좀 할려구 가서 놀게 되면, 내가 스님들한테 호감이 없는 이유는, 나를 아주 인간취급을 안 하는 건 좋은데 돈이 생기지 않는 인간이니까. 돈맛을 알았기 때문에 일본놈 시절에 일본놈보다 서양 사람도 오구, 휴양객이 아주 여름에는 돈을 막 달라는 대로 집어 준다.

그때 쌀 한 가마 한 달 요식비요. 최고 비싼 하숙에선 쌀 한 가마 받고 밥해 줘요, 이런데. 아주 잘해줘요. 옷도 다 빨아주고 이런데, 아 이놈의 절에 가면 한 달에 쌀 세 가마 줘도 잘해주지 않아. 그게 얼마나 지독하게 비싸요, 이런데. 그때 내가 처음에 갔을 때 쌀 한 가마니에 5원인데 15원을 주니까 막 지랄해.

"네가 도대체 뭐인데 이렇게 받구서리 너를 밥해 멕이겠느냐?" "그래 얼마나 하면 되겠소?" "25원 내면 해주마." "그렇게 비싸게는 안 되겠소." "그럼 나가." 그래 쫓겨나갔다. 쫓겨나가서. 보광암이야. 지금 잊어버리지 않아. 다 잊어버리고 캄캄한데 쫓겨나간 생각해서 거기 보광암이야. 금강산 외금강 보광암(寶光庵)이거든, 이런데. 신계사(神溪寺) 바로 위인데.

보광암 주지한테 아주 혼침이 나고 쫓겨나갔지, 쫓겨나갔는데. 거 뭐 애들 시절이라. 그걸 두드려 패면 좋지만 그거 아무것도 아닌 중을 때려 팰 수도 없구. 이유도 없지. 지금 돈 더 받을려구 하는 거구. 또 서울서 귀한 손님들 내려와서 25원, 30원, 50원도 막 줄려구 하는데, 나두 인간인데 미안하지 않아요? 그래 고게[거기에] 바로 그 곁에 보운암(普雲庵)이구, 보운암 위에 상운암(上雲庵)이 있어요.

그래 상운암 주지는 한 70 난 노장(老長)이야. 거기 올라가서 "보광사에서 좀 올려 받겠다는데 노장님 생각은 어떠시오?" "아, 한 달에 15원이면 좋은 일등미 세 가마니인데, 더 받을 수야 있어요?" "참, 노장님 양심이오. 그럼 내 15원 드리지" 그러고 그날부터 거게 가 있거든. 그런데 이거 이 어떻게 안 될라는 일이 착 걸려들 수 있어요.

내가 이번에 뉴욕 갈 적에, 고 가는 앞날에 눈이 뭐 많이 와 가지고 경사났다구 하듯이, 그리고 하와이도 가니까 비가 많이 와서 또 서늘했잖아? 나, 이렇게 겨울옷을 입고도 땀을 흘리지 않구 지냈잖아? 이러듯이 보광암에서 날 쫓아냈는데, 난 상운암에 가 자는데, 그날 저녁에 거기에 불이 붙어 가지구 아주 보광암이 없어져 버렸다.

자다가 밤중에 불이 나 가지구 아주 중녀석이 벌거벗고 뛰어나가 버렸다. 그러니 그 보운암이다, 상운암이다, 신계사다, 여기서 아 그 녀석이 이상한 녀석이지, 그 녀석이 쫓겨나가곤 그 녀석이 와서 불 놓을 일도 없고, 그 상운암 높은 데에 가 있는데 밤중에 거기에 내려와 불 놓을 수도 없는데, 아 그게 어떻게 되는 거냐? 내려와서 불 놨다고 할라면 보광암에서 보운암에 가 있으면 가차와요[가까워요]. 그건 뭐 한 천m도 되나마나 한데. 거기서 몇천m 되는 산속에 들어가 있는 상운암에 가 있는 놈이 밤중에 거기 내려올 수 없어요. 그러구 달두 없구.

그런데 보광암에서 불은 일어났다. 불 아마 그 귀한 손님들 온다구 구들 뜨끈하게 하고 어쩌고 하다 불을 질렀던 모양이야. 이래 가지구 불이 붙었는데 그 불이 붙고 나니까 보광암 주지가 벌거숭이 돼 가지구, 뭐 50원 받는 건커녕 아주 집도 절도 없어졌으니 그건 아주 어디 가버렸지. 가버리고 이런데.

내가 살아서 그렇게 되는 일 많이 눈으로 보는데 그러면 내가 심통이 나 가지고 악담하구 댕기느냐? 난 모르는 일이야 전연, 그래두 그런 일이 뒤따르거든. 그래서, 야 이거 참 사람이 저 녀석이 너무도 마음에 재앙을 불러들이더니, 결국엔 좋진 않구나.

그래서 그 마음이라는 거이 아무 욕심에 화를 불러들이지 말라는 거이 후집(後集)에도 욕불가종(欲不可縱)이니 종욕성재(從欲成災)라고 했거든. 욕심을 너무 부리진 말아라. 욕심만 쫓아가다간 재화(災禍)가 오구야 만다 이거거든. 종욕성재야. 욕심만 따르면 재화가 일어난다, 이건데. 그래서 내가 그 보광암에서 나이 17인가 20살 전인데 나이 16인가 17인가 난 어린놈이 쫓겨나가던 생각하면, 참 마음이 좀, 그 마음이 쾌해진 않아.

그렇다고 해서 귀신이, 내 마음대로 그런 짓을 할 리는 없구. 그 사람이 마음이 변한 건, 내가 그 집에 있으면 자다가 혼침이 나니까, 그저 날 쫓아내서 나만 편해진 거지. 그래 천우신조(天佑神助)라. 이건 참 있긴 가끔 있어요. 내가 만주서도 왜놈의 총에 죽지 않은 건 그런 일이 가끔 있어. 그래서 나를 따르는 사람들은 다 무사해. 백두산까지 들어왔거든, 광복되고.

죽은피에 독성이 가해지면 암

그래서 이 토성분자에 대한 얘기를 했는데, 거기의 신비를 지금 말하는 거야. 그 토성분자에 결함이 있는 땐 그 지역에서 나병 환자가 나더라. 그게 뭐이냐? 어머니 피가 들어올 적에 어머니 핏속에서 토성분자 결함이 와요. 거 땅에서도 생기는 거구, 핏속에서도 이제 들어와 가지구 토성분자 하자가 결함이지. 토성분자의 결함이 들어오면, 이 살 속에, 우리는 몰라도, 이 지금 내가 늙어 가지구 어혈(瘀血)이 눈에 보이도록, 여기 상(傷)한 피가 있거든. 그 피가 살 속에 나와서 가죽에 점이 배겼거든[박혔거든].

그런데, 이거 이제 마음 편하고, 또 그러면 이거 싸악 또 없어져요, 없어지는데. 늙은이들의 얼굴도 검버섯이 모두 쓸어나오구 하는 거이 그게 죽은핀데, 어혈이라. 어혈인데. 이것은 뭐이냐? 죽은피가 어혈이니까 생혈(生血)의 부족이 죽은피가 있어서 부족하다.

그러면 생혈이 부족하면 뭐이냐? 죽은피다. 죽은피가 많으면 어떻게 되느냐? 독성을 가하면 암이 되고 독성을 가하기 전엔 염증된다. 이거거든, 이건데. 이 염증이 많을 땐 뭐 관절염이다, 신경통이다, 모두 오다가 역절풍(歷節風)이란 통풍인데, 뼈마디가 아주 굵어져 가지구 사지가 오그라드는 병이 있거든. 그러니 그건 아주 드문 거라. 핏속에 독기가 어느 한도 내에 서리면 거, 와요, 이건데. 그러면 어머니 피가 들어올 적에 거기에 하자가 뭐이냐 하면 토성분자의 결함이 그거라.

그런데 또 그 지역에 하늘의 별 기운도 살성(殺星) 기운이 들어오구 땅에서 토성분자의 결함이 있구, 어머니 핏속에서 청혈(淸血)의 부족처가 또 있다. 그래서 사람이 이루어지게 되면 그 사람 살 속엔 이 보이지 않는 반점(班點)은 이루어지지 않으면서, 보이지 않는 살이 있어요. 거 뭐이냐? 살은 살인데 죽은 살이라는 게 뭐이냐 하면 시커먼 게 죽은 살인데 시커멓지 않고 죽은 살이 있다.

그건 사람이 허여멀끔한 거 황기(黃氣)가 뜨지 않는 사람이 있거든. 허여멀끔한 거. 이 사람은 그건 벌써 피가 잘못돼 가는 거라. 그럼 그 사람은 뭐, 궂은 병이 오든지 뭐인가 몹쓸 병이 오거든, 이런데.

나병 환자의 發病 징조

그 살 속에, 다 온전한 살인데 살 속에 가끔 그렇게 허여멀끔한 거, 이상한 분 바른 것 같은 살이 살갗이 보이는 사람이 있는데, 그 사람은 나병 환자야. 그 사람이 이제 한 10년이구 20년 후에는 발병(發病)하거든. 그땐 누구도 알게 되거든. 병원에 가 진찰해도 나병이거든.

근데 벌써 그전에 그런 징조가 보이는 건, 어려서부터 보이면, 40에 오는 수도 있구, 20에 오는 수도 있고 그런데. 그 지역을 따라서 좋지 못한 터에서 나게 되면 빨리 나병 환자 되고 조금 나은 터에서 나게 되면, 늙어 가지구 좋지 않은 증상으로 죽어요, 이런데.

그래서 그건 토성분자의 결함인데 거기서 얻은 염증은 염증이 아니라. 염증은 균인데 이건 염증이 아니고, 살은 똑같은 살인데 이 살은 유독히 혈색이 부족해. 그래서 황명(黃明)하질 않아. 누르고[누렇고] 맑질 않거든. 사람의 살은 황명한 것이 진짜배긴데, 늙은이는 황명한 색이 늘 부족하거든 늘 흐리거든, 이런데.

그러면 이 병을 진찰할 수 있느냐 하면, 처음에 어렸을 때, 저 애긴 나병 환자 될 애기요 할 수는 없거든. 그런 못 할 소리 세상에 하면 맞아 죽어요. 그러니 아무리, 언제쯤 병 오는데 그걸 좀 고쳐주고 싶지만 그건 안 돼. 그런 건 말해서는 안 돼.

그러니 자연히 나병은 못 고치고 있다가, 발병되게 되면 수용소에 안 가면 집에서 골방 같은 데 혼자 은근히 사는 건 몰라도 제대로 나와 댕기지 못하는 때가 결국엔 와요. 그래서 내가 그 토성분자 결함이 얼마나 무서운 병이 오느냐 보느라고 내가 이 경북 지역에 어려서는 자주 들랑거렸거든. 그러니 남 보는 덴 미쳤지.

나 자신은 그걸 좀 분명히 하려고 하지만, 세상은 미친 거라. 이러니 이 모르는 세상에 내놓고는 안 돼. 미쳤다고 매나 맞지 그게 될 거요? 이 지역엔 댕겨보면 문둥병 시초가 많더라, 그럼 거 가서[거기 가서] 하숙해서 자들 못 해요. 저녁에 매 맞고 죽지 않으면 쫓겨가야 돼요, 이러니.

토성분자의 결함을 보충하는 건 黃土

이런 지역을 댕길 때엔 유독히 살피고 아무 말도 없이 가버려야 되거든. 그래서 내가 이걸 고치는 데 어렵구나 하는 거이 그거구. 또 완전무결한 약물은 뭐이냐? 죽염에다가, 죽염엔 난반(卵礬)이라는 약이 있는데, 청색 난반을 거기다가 가미해 가지구, 나병은 그거 없이는 못 고쳐요. 그래서 캡슐에다 넣어가지구 먹는데, 15대 1이라는 거이 죽어가는 암에 써서 낫는 사람들이 그거거든, 이런데.

그러면 이 죽염 속에 내가 왜 심산(深山)의 황토(黃土)를 갖다가 제대로 하게 하느냐? 토성분자의 하자를 보충시키는 거야. 난 나병을 고치기 위해서 토성분자의 결함을 보충시키는 약을 제조하는데 세상 사람은 웃는 거야. 아무 흙이고 파다 하면 되지, 왜 거 꼭 심산 양지(陽地) 쪽의 황토를 씁니까 하는데, 건 세상이 날 알아줄 수는 없는 거라. 내가 날 아는 것도 너무도 힘든데, 세상이 나를 알아달라구 할 수는 없잖아? 그러니까 늘 인간대우를 못 받고, 사람 행세를 하구 살 수는 없는 거야, 없는데.

근데 지금 와서는 이젠 정체가 자꾸 드러나. 천지개벽 후에 내가 왔다면, 나병 고치는 법을 일러주지 않고 당뇨 고치는 법도 일러주지 않고 암 고치는 법도 안 일러주었겠느냐? 안 왔다는 거야. 내가 와 볼 적에는 안 왔어. 옛날 양반 의서(醫書)를 다 보면 화학 사회에는 화공약이 극성부릴 땐 생각 못 할 병이 오는데, 무명괴질이라고 추수(推數)의 점괘(占卦)에만 나왔다.

그래서 비결만 내려오구. 이조 말에 무명괴질이 판을 친다고 했는데. 그리고 거긴 약두 없다. 그러면 완전히 아는 분이면 약을 일러주었을 거야. 지금이 코쟁이 정도에서 배워 가지고 박사 돼 가지구야 어떻게 그런 약물을 세밀히 알게 돼 있나. 귀신 외엔 모르는 걸, 사람이 알게 돼 있나, 이런데.

그래서 이 황토라는 거이 가장 나병에 신비약이 죽염으로 이루어지는데 그걸 내가 지금 앞으로 세밀히 거기에 대한 얘기를 해 가지구, 이게 지금 그거거든. 해 가지고 나병 치료를 완전무결하게 일러주고 가야 되는 거야. 역대 역사가 만 년이 넘는 나라가 많은데 나병 치료에 정확한 처방을 일러주고 간 사람은 없어. 그런데 그 하나만이래두 정확한 사람이 없는데 천만 가지의 약을 정확하게 일러줄 수 있느냐 하면 없어.

그래 내가 어려서 나를 볼 때 하늘이 생긴 후에는 아마 처음일 게다. 나는 어려서 자부해. 그런데 요새 엉터리 옥황상제가 수북하오. 하늘님이 하강한 사람이 뭐 하난가, 이런데. 난 천지개벽 후에는 아마 내가 처음 왔지 않았느냐 하는 걸 알구 있는데. 그렇다고 해서 장담하구 자부하고 살 형편은 안돼. 그래서 내 세상은 비참한 한세상이 끝났어.

이젠 비참하겐 살지 않아요. 내가 지금 집에서 옷을 입구 이불 뒤집어

쓰고 그저 자구 깨두, 옛날에 숲속에서 열흘 보름 굶어 자던 그땐 아니야. 그래 이젠 호사하는 거지. 내겐 이게 최고 호사야. 옷을 입고 홑이불 이래두 덮구 뜨스한 구들에서 자구 일어나는 거이 내겐 최고 호사야. 이걸루 끝내야지 자식들이 뭐 대통령 돼두 관저에 가서 안 잘 영감이야.

그건 내가 내 분수를 잘 알기 때문에. 그래서, 고깃국도 또 며칠 계속 먹으면 배탈나요. 호사는 못 해. 그러고 비단옷두 오래 입으면 뭐인가 설사 나. 그럼 그 똥 쌀 놈이라는 말이 있는데 그러구 살 필요 없잖아. 그저 죽이고 뭐이구 되는 대로 닥치는 대로 한술씩 먹다 죽는 게 옳은데, 그래서 나는 개처럼 살다 죽어두 내가 죽은 뒤에 이 지구에 영원하게 사는 인간들은, 깨끗하게 호사스럽게 살게 해주어야겠다.

나병 치료는 죽염·백반으로

그건 뭐이냐? 첫째, 나병, 당뇨, 에이즈 이런 걸 아주 신비한 약물로다 고치도록 일러주고, 암이구, 전부 일러주고서 그러고는 그 약물 제조법이 간단해야 되니까, 간단해야 되구, 또 양이 무궁해야 돼. 그건 태평양 물 가지구 제조한다. 그게 태평양 물이 마르도록 오대양이 마르도록 약 만들 힘 있나? 그런데 양은 무궁해.

무궁무진한 양으로 원료를 가지고 약 제조하니 문제는 간단해. 대나무다, 뭐 이런 거, 송진이다, 이런 건 해마다 나와서 크니까, 그것도 또 무궁무진해, 이런데. 그래서 내가 그런데 머리를 쓰는 거구. 고다음에 그런 걸 보조해 가지구 암을 완치시킨다든가, 나병, 당뇨 완치시킨다든가 이런 약물 보존은, 절대 이 공해하고 거리 먼 약들이야.

과일도 공해, 채소도 공해, 쌀도 공해, 그럼 우리는 어떻게 살아야 되느냐? 이런 건 먹긴 먹되, 이걸 완전무결하게 해결 짓는 법은 죽염에다가 백반을 구워 가지구, 아주 토종계란 흰자위로 해라. 그런데 어떤 박사들은 약사 보구 절대 계란 흰자위로 하는 건 백반이 제대로 약이 되지 않는다, 백반 그대로 구워 가지고 쓰면 제대로 약이 된다, 우리 분석해 봤다.

근데 그게, 내가 그 소리 들은 사람 보구, 그게 약간 미친 사람이 아니구 조금 도수가 높은 사람이야. 그렇게 도수가 높은 미치광이는 믿지 말아라. 그런 말 하는데 그건 왜 그러냐? 이 백반을 구워 가지고 입에 대고 조금 대고 먹어보면 그렇게 시질 않아요. 생걸 먹어보게 되면 시면서, 그 속에 좋지 않은 맛이 많이 들어 있어요. 그 불순물이라. 그런데 이걸 오래 구워서 불순물이 싹 제거되면 신맛이 덜려요. 훨씬 고백반 오래 구워 가지고 먹어봐요. 훨씬 시질 않아요, 이런데.

아주 좋은 촌 계란 흰자위 가지고 그 흰자위 속에 있는 석회질 완전무결한 석회질이라. 그건 공해 있을 수 없어요. 그건 땅속에서 파낸 게 아니니까. 그러면 이걸 가지구 법제해라. 그러면 고열이 일어난 뒤에 백반을 그때 먹어보면 요게 진짜 백반이야. 아주 시구 뒤에 뒷맛이 향기 내 나요. 그러면 이런 신비의 세계가 열린다구 나는 신인(神人)세계를 열구 간다고 한 사람이야. 창조하구 간다구 했거든, 이런데.

그런 걸 나는 맛을 보면서. 기계로 분석하는 건 과학잔데. 난 입에 맛을 보구, 완전무결하게 알구 있으니, 세상에 내놓고 얘기하긴 좀 힘들어. 그래서 과학자가 처음엔 날 보고 저보다 못한 줄 알구 얘기하다가 핵심처에 들어가면, 아주 혼내 오면, 그땐 무서워서 '아이구 이게 귀신이지 사람이 요렇게까지 무섭게 알 수 있느냐' 해요. 이러니. 지금은 머리 어두워서 순서 있게 말은 못 해도 핵심처에 들어가면, 아주 또 순서 있게 말하는 재료가 상당수 많아요.

이제 고백반 같은 거, 근데 요거 암약(癌藥)의 보조약이지. 이런데. 그러면 요 죽염에다가 이건 왜 5대 1이냐? 죽염 다섯 숟가락에 요거 한 숟가락이게 되면, 죽염의 부족처를 완전히 보충시켜요. 그러구 또 이 약에는 죽염두 공해가 있을 수 없구, 이 약에는 공해가 전연 있을 수 없어. 닭의 배 속에서 나온 계란 흰자위 속에 공해가 왜 있겠어. 그러기 때문에, 또 백반을 고도의 불에다가 바싹 태웠는데, 그 속에 있을 수 있나, 부족 물품은 전연 없어요.

이래서 내가 제조하는 건 이 화공약 속에서 병들어 죽어가는 사람을, 다시 화공약으로 약을 맨든다? 그게 좀 어색한 말이야. 그러구 그런 일은 아주 완전한 일이 못 돼요. 내가 하는 일은 완전무결한 일 해놓고 갈라고 온 사람이지 여기서 밥 한 그릇만 따끈하게 해먹으면 좋다. 그 세상을 살러 온 건 아니야. 내가 미국 가서도 말한 건, 나는 중생의 행복을 위해 살다 가는 거구, 내가 행복하기 위해서 산 일은 없었다, 그거구.

지혜 이용하면 세계 강대국 된다

또 미국은 세계 선진국이구 강대국이다. 그런데 장벽이 뭐이냐? 암 같은 쉬운 병도 못 고치구 에이즈 같은 것도 못 고치니, 이 사람들 장벽에 걸려서 허덕이는 걸 너희가 열어주어라. 독일 장벽보다 더 무서운 장벽이 이거다. 그럼 너는 이 장벽을 열어주어라.

그러면 우리나라 교포는, 미국에서 강대국을 등에 업고 세계를 호령할 수 있는 시간이 온다. 그러면 교포 천지가 세계에서 대우받는데, 나는 그런 대우를 받게 할 수 있는 지혜가, 내가 말하기를 태양보다 밝은 지혜다 하는데, 그런 지혜를 가진 자가 세상을 위해서 그 사람들 가르쳐서 조금만 노력하면, 세계에서 미국에 이런 사람들이 있다 하면 그땐 다 머리 숙여요. 한국에 이런 사람 있다 하면 콧방귀도 안 뀌어요. 그 쓰레기 같은 놈의 나라에 그런 인간의 종지 어디 있느냐? 그러면 그걸로 끝난 거야.

그렇지만 앞으로 중국에 들어가도 인류가 많은 대국이라, 인간이 아주 그건 물결치는 나라라, 그 나라의 교포가 또 그 나라의 앞잡이[先導者]로 서면, 그 나라의 인구가 많으니 그것도 대국이야, 강대국은 못 돼도 강대국에 따라갈 나라야. 그럼 그 나라에 앞장서는 교포도 세계에서 무시를 당할 리가 없어. 우리는 무시당하고 살 수 있지만, 그들은 알기만 하면 실천에 옮기고 무시당하지 않아. 또 미국 교포도 그런데.

일본은 왜 내가 싫어하느냐? 나는 왜놈의 손에 너무도 억울하게 당했어. 자다가도 왜놈을 생각하면 피가 끓는데 그 땅을 내가 왜 쳐다보냐? 그 땅에 가 사는 교포를 왜 도와주겠냐? 이건 편심(偏心)이야. 편심이 생기는 이유가 뭐이냐? 뼈가 가루 되게 매 맞으면서, 매국적이 나라를 팔아먹어서 우리가 모두 당했는데, 그런 왜놈을, 이승만일 욕하는 건 있을 수 없어요. 왜놈하고 손 안 잡을려고 하는 걸. 난 죽을 때까지 왜놈의 곁으로 안 갈려고 하는 거 마찬가지야. 되게 겪은 사람들은 죽는 시간까지 왜놈이 머릿속에서 떠나질 않아요.

일본인의 총칼에 당한 고통

그래서 나는 첫째, 일본의 교포를 도와줘야 되는데, 왜놈을 그렇게 원수로 알고 있다가 보니 죽는 시간까지 교포도 도와주지 않아. 그건 내게 편성(偏性), 편견(偏見)이 그렇게 심하다는 걸 나두 알아요. 알지만 하두 선배들이랑 같이 왜놈의 칼, 총에 죽었는데, 나두 그놈들 몽둥이에 뼈가 가루 됐는데 그 세상에 내가 숨 떨어지기 전에 그 원수의 나라, 건 있을 수 없어. 그래서 내가 편(偏)된 점이 너무 강해요.

백 번 총에 맞아 죽어도 그 편견은 지금 물러가지 않아요. 그래서 이런 좋은 비법을 세상에 전하면서도 편견이 앞선다 하는 건 좀 잘못된 거요. 나두 알구 하는 거라. 알구 고집 부리는 데야 말릴 사람이 어디 있나, 막을 수도 없어요. 그래서 미국하구 중공엔 내가 발벗고 도와주겠지만, 교포를 도와주겠지만 일본 교포는 속으로 가차우나 왜놈이 미워서 겉으론 가차이 안 한다. 이게 오늘까지야.

그러고 죽은 후에도 귀신도 그럴 거요. 난 귀신이 돼두 왜놈의 영혼은 아주 보면 보는 대로 없애면 없애지 도와는 안 줘요. 난 그렇게 왜놈 앞엔 참 지독하게 한(恨)을 품은 놈이오, 이런데. 자식들이 내가 죽은 뒤에 왜놈의 덕을 보겠다고 쫓아댕기며 굽신거리더래도 죽은 뒤엔 할 수 없지. 살아선 안 돼. 그렇게 고집이라는 거이 나쁜 줄 알면서도 버리지 못하는 고집이 내게 그거야, 그건데.

그래서 이 나병을 완전무결하게 고치는 법이 죽염인데 여기에 난반을 보조해라. 또 여기에 청색 난반, 녹반(綠礬)이라는 거이 가장 좋은데, 그대로는 독해요, 그런데. 내가 실험하는 애들이 유죽액(榆竹液)으로 해서 사용하니 그렇게 좋더라 해서, 그거 참, 잘 알아냈구나 했는데, 다른 사람들이 실험하는 데 그건 안 됩디다 해서 그 실험 오래 해보고 여러 번 해보고 하는 말은 그건 불신할 순 없어요. 그래서 나도 그런가 하는데, 내가 한 것은 다르다.

臘猪油와 녹반 이용한 나병 치료법

그건 뭐이냐? 앞으로 이 납일(臘日)이라는 거 있어요. 납일날 납일 드는 시간에 잡은 돼지 있어요. 그 돼지기름을 가지고 녹반하구 에이즈 약을 반죽해 가지구 부인들이 에이즈에 걸리면 자궁에 관장(灌腸)해두 되거든. 남자들이 에이즈에 걸리면 청색 난반을 옳게 해 가지구 섞어서 그걸 뜨끈하게 끓이면 아주 물이 돼요. 그건 돼지기름에다 한 거니까 난 그 생각을 못 했더라 그거야.

유죽액은 느릅나무 물에다 해논 건, 기름이 아니야. 그러니까 이거 굳어져서 안 되겠어요 해서 가만히 생각하니 나는 납저유(臘猪油)에다 해 가지고 전부 고친 병인데 이건 딴 얘기거든. 그럼 애들이 실험한 데 혹 거기에 미비점이 있구나 하는 걸 지금도 알구 있는 거이 그겁니다, 그런데.

여러 사람이 문의하기 때문에 그것도 알게 되지. 그래 내 말을 많이 경험하라 그거야.

나는 지금 납저유만은 써봤으니 납저유에다가 해라 하는데, 이거 지금 납일날이 오기 전에 죽어가는 사람 언제 납일날 기두르고 약 쓰겠나. 그건 죽으라는 말밖에 안 되잖아? 봄날에 아파도 금년 납일날 돼지기름에 해라, 그것도 안 되고. 여름에도 그러고. 지금도 납일이 아직도 얼마 더 남았지. 이러기 때문에 내가 쓴 것은 완전무결하게 해놓고 쓰면서 그걸 일러주는 데는 시간 차이가 있고 절후(節侯)의 문제라 안 됐거든.

거 하두 찾아와서 모두 졸라대니까 그걸 가지고 할 수 없고 그저 유근피는 파서 얼마든지 할 수 있으니까 일러준 건데 거기에는 하자가 있어요, 분명히. 그 사람들이 "끓이니까 떡이 돼 가지고 물러지지 안 돼요" 하는 걸 듣구선, "난반을 넣으니까 되는데 청색 난반, 녹반은 절대 안 됩디다" "그래 알겠다, 절대 안 되는 걸 가지고 내가 모르구 된다고 했구나. 난 납저유 가지구 한 사람이라, 거기에 대해서 경험 안 하니까, 다른 사람 경험을 믿었구나. 알겠구나" 지금 와서 그렇게 말했지요, 이런데.

앞으로 납일이 오니까 납일날 돼지기름을 좀 많이 해두면 그건 굳어져도 일 없어요. 녹이면 물이 되니까 거기다가 하는 겁니다. 거기다 하면 아무리 몹쓸 병에 관장주사 하든지 멕이든지 참으로 좋아요. 나는 그걸 가지고 그전에 모두 고쳤거든. 그래서 그 생각을 내가 미처 못 한 일이 있어요.

그래서 이 나병 치료에도 녹반을 이용할 때에는 납저유에 하는 것이 원 치료법이라. 그거 없으면 그냥 캡슐에 넣어서 먹으면서, 주사는 난반만 죽염하구 해서 하는 게 좋구. 그건 자궁이구 직장, 대장, 소장이지, 이런데.

이 나병 약은 주사구 뭐이구 필요 없어요. 그건 캡슐에 넣어서 먹으며 치료하면 돼. 안 낫는 법이 없어요. 그러구 이 당뇨가 안 낫는 예는 없구. 그러면 된다는 증거를 나는 어려서부터 오늘까지 경험해 가지구 되는데,

그걸 반대하는 사람들이 있다면 해보라고 하는 것뿐이지. 안 해보구 이론으로 반대는 그건 못써. 절대 해보구 반대하면 그게 완전한 반대야. 경험에서 얻어가지구 틀림없는 걸 가지구 반대하면 되는 거요.

그런데 이 녹반이 끓이니까 안 됩디다 하는 건 이거 완전 경험을 해서 다섯 번, 여섯 번 이렇게 한 사람도 있어요. 세 번 한 사람도 있구. 대전엔 아주 연구단지의 연구원들이 한 건데 자기가 직장(直腸) 치료를 해 가지고 난반을 가지구 하구, 그걸 가지구 그 청색 난반은 캡슐에 넣어 먹으며 하는데 낫는 건 확실합디다. 다 고쳤어요. 그거야, 자기들 친구가. 그런 걸 보면 돼지기름에 하게 되면 하자가 전연 없어요. 내가 그전에 하던 생각 안 하고 또 하던 생각 할 수 없어요. 일 년 내내 쫓아댕기면서리 묻는데 그걸 납일날 돼지기름까지 언제 일러줘요. 그래서 그거이 잘못된 예도 더러 있어요.

자궁암·직장암·대장암 등에도 신비

근데 앞으로 납일날 돼지기름을 준비해 둔 사람들은 문제없어요. 굳어서 못 씁니다 하는 말, 아무도 안 할 거요. 난 그건 많은 사람 경험해 준 거니까. 부인 자궁암·직장·대장·소장암·위문암까지 다 나아요. 그러구 그걸 먹으니까 위암에 신비한 약물이구. 지금 어디서 그것두 준비돼 있지 않은데, 납일날이 오기 전에 납저유 가지고 해먹으라고 하겠어요. 그러니까 느릅나무 삶아서 해라 이거지.

그래서 내가 지금 얘기는 납일날 전에 그러지 않아도 회원 중에 대표적으로 시간이 있는 사람은 만나서 이 얘기를 꼭 할라고 하던 참이야. 근데 오늘 마침 잘됐는데 이런 얘기는 기회가 있어야 되는데. 내가 지금 댕기기 귀찮고 해서 안 댕기니까 약간 실수해도 내 평생 옳게 못 죽어요. 다치면 이제는 정상 회복이 안 와요. 그래서 어디로 안 나가려구 하는데,

이 납저유의 신비는 내가 전부 고쳐본 경험인데, 고걸 지금 납일날이 언제라는 걸 알아요?

[청중 중의 한 사람] 동지 후 세 번째 술일 아닙니까?

동지 후 세 번째 술일? 동지 후 세 번째 술일이면 지나갔지. 동지 지난 지 열흘이 넘었는데. 동지 후 술일이 한 번, 두 번, 세 번, 세 번째 술일이게 되면 잘못하면 삼칠은 이십일일(3×7=21)이 되지. 아니, 그럼 한 번 지나간 게 12일이지. 술일이 한 번 오면 열이틀이지. 그럼 아직도 한 달 가차이 있겠네[납일은 동지 이후 셋째 未日이다].

아, 그거, 돼지가 똥금인데, 돼지를 그 시간에 딱 그 납일이 드는 시간에 납시간에 잡아 가지구, 돼지고기는 똥금[똥값]이니까 똥금에 팔아도 되지만 그 지름은 괴물이야. 무슨 병이고 다 고쳐요. 암이란 암은 다 고치는데, 이 청색 난반으로 반죽해 가지구 피부암 있잖아? 그거 외에 피부암의 신비약 있나? 그건 나병도 에이즈도, 또 당뇨도 안 낫는 병이 없어요. 거기다 모두 해놓으면, 이런데. 이번엔 그걸 해 가지구 기히 이제는 발벗구 나서서 일하면 완전무결하게 좀 해요.

그 돼지기름을, 납저유를, 또 사해유(四亥油 : 亥年 亥月 亥時에 잡은 돼지기름)는 아직 멀었어. 해년(亥年)이 지금 몇 해 있어야 되잖아? 그래 지금 금년이 기사년(己巳年 : 1989년)이지? 5년 후인가? 그러니 5년 전 앓아 죽는 건, 거 5년 기두릴 시간이 없잖아? 그래 그건 안 되고, 납일은 지금 오니까, 그건 아주 명심하면 돼요. 그래 가지구 앞으로 사해유까지 제조할 수 있지요.

그래서 나는 이번에 화공약 사회를 완전하게 도와주면, 그 뒤에 이것이 계승하게 되면 앞으로 어떤 사회에도 이건 돼요. 이번 같은 화공약이 계속하더래도 돼요. 아주 무서운 화공약이 지금 사람을 해치는데 이것보다 더한 화공약이 사람을 해칠 시간은 또 올 리 없어. 그러니 그런 게 와도 이거면 된다, 내 말은 그거지. 그래서 내가 죽은 후엔 세상엔 좋은 걸루 이건 큰돈도 안 들고 큰 힘도 안 들어요. 그런 신비가 있는데 버려둬.

내가 어려서부터 오늘까지 마음에 괴로운 건 대통령이 쓸 만한 사람이 나오면 좋은데 이승만인 그건 절대 안 되는 얼간이구, 그 이기붕이만 박살냈지. 또 장면(張勉)이는 그저 도망질치느라고 정신이 없고. 내가 노루 '장'(獐)자라고 그러지. 빈 총에 맞아 가지고 도망질만 해, 이런데.

지구 생긴 이래 처음 온 사람을 돌팔이로 매도

박정희는 간덩어리인데도, 거 하두 유아독존이라. 내가 볼 적에는 아무것도 모르는 천치가 유아독존이야. 그래두 고집이 세구 배짱놀음을 해서 이 나라에 지금 부강(富强)은 이뤄놓았거든. 근데 미국놈이 맞서는 걸 꼴보기 싫다고 죽여버려서 그러지.

또 그 앞잽이로 죽이는 놈이 그놈이 죽일 놈이지. 거 친한 놈이 그렇게 할 수 있나? 그렇지만 그 뒤에 또 나오는 대통령도 그건 나하군 통할 수 있는 사람은 전연 없었어. 그러니 이젠 이 바닥에서 굳혀나가는 수밖에 없어요. 바닥에서 굳혀나가면 꼭대기도 쫓아댕기는 날이 오니까 그렇게 하는 수밖에 없구. 지금 앞으로, 사해유는 몇 해 더 있어야 하구. 내가 그때 살았다는 건 그때 가봐야 알지.

그러구 이 납저유는 확실히 멀지 않아요. 시간이 며칠 안 남았으니, 그때 가서 이 납저유 제조하면 돼요. 그래 가지구 이 무서운 병들 고치는 데 꼭 필요해요. 이 피부암이다 각종 암에도 그게 최고 좋아요. 그 암약을 거기다 모두 섞어 가지구 먹기 좋구 굳어지지 않구, 자궁 주사도 그러구, 소장·대장·직장·관장주사도 그러고 다 좋아요. 난 그전에 그걸 가지구 관장치료·자궁치료·대장치료를 전부 해 가지구, 그건 아주 어린 애기도 하면 돼요. 아주 부드러워요. 그러고 아프길 덜 아파요.

그런데 이놈 유근피도 아프긴 덜 아픈데 유근피 물에다가 청색 난반이 들어가면 눈에서 불이 막 난대요. 돼지기름에 하면 납저유에 하면 그렇지 않구, 사해유는 더 좋아요. 난 그거 다 경험한 후에 집어 버린 건데, 오늘을 위해서 그걸 난 뭐 짐승처럼 살면서도, 나 죽은 뒤 세상 사는 걸 도와줄려고 한 일이야. 그런데 내게 와서 밤낮 고발을 한다, 돌팔이라구. 아, 하늘이 난 후에 처음 온 사람이, 이놈의 나라에선 돌팔이라구 늘 고발해. 요 얼마 전에도 고발했어.

경찰이 아주 골을 앓아. 경찰은 또 그걸 틈타 가지고 뭐 좀 국물이 조금 있을까 하고 셋바닥[혓바닥] 빼들구 댕기니, 내가 무슨 돈이 있어서 국물이 있을 거야? 아, 이런 놈의 탈 있나? 그래두 그 뭐 말린 뼈가지래두 국이 조금 나오긴 나오겠지. 그거 얻어먹겠다고 셋바닥 빼들구 뛰어댕기니 그거 참 볼 만하지. 이건 영원히 후세에 참 웃을거리요.

어떻게 천지간에 없는 재주를 지닌 사람이 왔는데 그걸 그렇게 돈 뜯어 먹겠다구 터럭끝만 한 고발이 들어왔다구, 쫓아댕기며 사정사정하나. 내게 와서 을러대진 못하거든. 을러대면 들어주나? 왜놈의 총도 우습게 아는데. 아, 지금 사람 총을 내가 그거 대단하게 여길 게 뭐야. 젊어서 죽는 것도 무섭지 않은데, 죽을 때가 와서 죽는 걸 무서워할 거 뭐 있나? 그래 놓으니 내게 와서는 협박이나 공갈은 없으니까 그건 안 되고.

여기 정보부에서 왔다는 공갈 박사가 한번 산에 날 찾아왔어. 야, 이놈의 새끼, 정보라는 거이 뭐이 정보냐? 댕기며 협박해 가지구, 돈 빼앗을라구 애쓰니, 너 같은 건 찢어 죽이면 딱 알맞겠다 해놨어요. 이놈이 막 우들거리고[투덜거리고] 가며 잡아넣겠노라. 참 개를 붙여 만든 놈의 새끼는 다르구나. 아, 이놈이 분해서 우들거리구 갔는데.

그때 바로 여기 함양에 사는 송 기사라고 송 기사 차 타구 올라왔다가, 송 기사 차 타구 내려가니 갈 적에 나가보니까 송 기사 차 타고 내려가. 그러니 이런 놈들이 사는 나라에 정보부라는 거이 대체 뭐하는 데야? 늙은일 가서 졸라서 돈 좀 빼앗아내는 게 정보부야? 그걸 이름을 적어두기도 싫고 거 짐승, 수북한테 그것만 알아 뭐하나.

그래서 내 생전에 그런 꼴 본 것이 10만은 될 거요. 별 고발 다 해요. 그전엔 뭐 하루 세 건, 네 건이 있어. 그게 대한민국이야. 대통령이 얼마나 훌륭한 사람들이 나오면 정치가 그렇게 훌륭하냐? 그건 내가 골 아픈 세상을 살아왔으니 말인데…

습진·무좀·치질의 神藥

그러구 이제 납저유에다가 위암약이구 뭐이구 전부 하라는 말을 하는 거요. 피부암에는 아주 귀신 같은 약들이오. 아, 그리고 무좀에다 한번 발라봐요. 그건 난반이다, 청색 난반이다 모두 제대로 반죽해 가지구, 뜨끈뜨끈하게 해서 그 습진, 무좀에다가 발라봐요. 발이 막 끊어져 오거나 그러지도 않아요. 부드러워요. 좀 아프긴 해요. 그 죽염이 때끔[뜨끔]하고 좀 아프긴 해요. 그래두 신비하게 낫고 나은 뒤에 도지는 법은 전연 없어요.

내가 젊은 사람들 그 가루만 흩쳐라 하게 되면 밤에 잠을 못 잔대. 다리 들고 돌아댕기느라고. 너무 아프니까, 이런데. 여기 인필[함양읍 돌북 주민 정인필 씨]이 있잖아? 아, 그걸 그렇게 했더니 그거 고등학교 댕길 때 죽는 짓을 했다는데 한 번 그러구 무서워서 다신 못 하구 싹 나았는데, 그도 이제는 나이 50이 넘었는데, 지금까지 그인 내가 여기 와서 몇 해 있다가 일러줬어. 한 3년 있다가 일러줬나? 그게 지금 한 30년 넘었지. 내가 여기 온 지 35년, 그래 지금 한 32년 전인데, 아 지금까지도 거긴 무좀이 오질 못해. 죽염으로 혼난 자리. 그래서 여러 사람을 혼내왔는데 평생을 가.

그러구 이 치질엔 그건 무조건 나아. 치질에 안 낫는 법은 없어. 그거 일반 치질은 안티프라민이라고 있잖아? 안티프라민 반죽을 해서 그저 붙일 만한 정도 죽염을 반죽해요. 반죽할 적에 그 청색 난반을 15대 1을 넣으면, 조금 많이 넣으면 아파요. 그 난반은 5대 1, 15대 1을 고렇게 넣어서 거기다 반죽해서 치질에다 붙여놓구, 반창고를 딱 붙여두구 하루 한 번씩 갈아 붙여봐요. 고 속에 노란 콩알 같은 거이 빠져나오면 다신 도지지 않아요. 그게 빠져나와요.

그러구 주사를 놓아도 되고 다 되는데 안티프라민으로 붙여도 다 나아요. 이런데. 이제 10여 번 수술해 가지구 똥창자 보이도록 모두 맨들어놓은 치질은, 그걸 붙이는 데 좀, 양이 많이 붙여야 되는 사람도 있어요. 그건 시간이 좀 걸려도 무조건 나아요. 안 낫는 법은 없어요. 주사 놓으면 좀 빠르고, 그걸 붙이면 조금 시간이 더 걸려요.

그러니 두 가지 중에 해두, 바르기만 해도 마찬가지야. 꼭 나아. 안 낫는 것두 있구 그렇다면 모르겠는데 백에 하나 안 낫는 사람이 있으면 모르겠는데 그런 거 없어요. 싹 나아요. 그래서 치질, 피부 다 되는데, 돼지기름에다 죽염하고 그걸 해 가지구 그저 늘 조금씩 먹어놓으면 숟가락으로 한 숟가락씩 떠먹고 나면 얼굴에 검은 버섯, 시커먼 거 그건 싹 없어져. 또 여드름이 싹 없어지고. 그리고 얼굴이 고와지긴 틀림없어요.

여드름 없어지고 얼굴 고와지는 법

그래서 내가 늙은이가 망령부려 가지구 많은 사람한테 욕먹는 건, 화장품 장수한텐 혼날 수도 있어요. 거, 얼굴이 고와지니까 화장품 돈 주고 사나? 화장품, 요새 그거 얼굴 버리는 화장품이 많은데, 아가씨들이 그걸 알기만 하게 되면 그걸 퍼먹지 왜 화장품 바르겠나? 그러니, 내가 하는 말은 대중적으론 유익해두 혹 그중에 원수같이 생각하는 사람이 많아져요. 이 의학계에서도 그래. 나만 두각을 나타내면 많은 사람한테 서리 오는 거야. 그런데 이거이 경험 다 해보면 화장품 장수가 우선 도망질해야 돼.

그게 지금 파랑새가 녹두밭에 앉으면 청포장수 울고 간다는 그 소리야.

그래서 내가 나오지 말아야 돼. 나오면 또 화장품 장수가 울고 가. 그러니 이게 참 곤란하지 않은가 말이야. 이거 상당히 사람한테는 이렇게 좋은 비법이 수북해요. 무궁무진해요. 그건 내가 머리가 더 어두워서 똥오줌 받아내기 전에 다 말해놓고 가겠지마는 내가 그전에 내라는 인간이 괴물이다 하는 건 비상국 먹어도 끄덕 안 하니 그게 괴물이고, 어느 건 비상국이라는 말이 있는데 난 비상국 먹어도 끄떡 안 하니 괴물이고. 연탄독은 먹을수록 밥맛이 오니 이건 있을 수 없어.

그전에 서울서 연탄독을 오래 맡으니 위장이 아주 좋아져. 지금도 연탄내를 좀 많이 맡으면 어쩌나 보느라고 내가 늘 탄을 갈 거든. 거기서 코를 대고 좀 많이 맡고 그 이튿날 아침밥을 먹어보면 아직도 뭐인가 밥맛이 더 와. 그래 그게 무언가 뭐 어딘가는 병신은 병신이야. 그렇다고 해서 아주 고자는 또 아니야. 거, 이상은 이상 있어요.

연탄독·독사독 침범 못 하는 毒種 피

그런데 그중에 가장 핵심 문제는 이 엄지가락[엄지손가락]을 그놈[독사]을 모가질 잡을라구 하니까, 이걸 물었는데[뱀이 엄지손가락 끝을 물었는데] 모가질 꼭 쥐구서 물고 있는 놈을 본다. 그놈이 이걸 물고 있는데 꼬리가 흔들지 못하고 죽어 올라와, 빳빳이 죽어. 고래 고걸 쥐고 보니까 한 3분 지났을 거야. 그러나 이건 끊어져 와. 어떻게 이놈이 힘 있게 무는지. 어린애들 뼈가지니까. 그런데 꼬리가 죽어 올라오더니 그땐 아프지도 않고 맥이 없어 버려. 그러더니 완전히 죽어.

에이 빌어먹을, 송곳니로 깝데기를 깨물어, 몇 번 깨물면 뚝 잘라지거든, 깨물어 가지고 채니까 쭉 벗겨져. 그놈을 생걸 뜯어 먹어버려. 그러니 독종은 독종이지. 그걸 생걸 다 뜯어 먹어버렸어.

그리고 할아버지한테 가 그런 얘길 하니, "아, 이놈의 자식. 오늘 저녁

너 꼭 죽는다. 독사독은 그건 도저히 풀 수 없다, 지금. 내가 약을 평생 해두 너 같은 놈의 독사독 풀어본 적은 없다".

할아버지 같은 그 뭐 엮은 머리 깎지 않아 가지고 상투 틀어 가지고 골속이 썩어서 지금 썩은 냄새 피우는 말씀을 하누만, 난 늘 할아버지 보는데 "그 상투 때문에 골속이 썩어서 지금 냄새 나요" 늘 그런 소리하지. 이런데, 아침에 끄떡없다. 아침도 먹기 싫어, 어떻게 든든하고 배부른지. 그리고 또 아침에 나가보니 조금 더 컸으리라고 나도 생각해, 보약 좋은 걸 먹어놓아서. 그걸 볼 때에 완전히 이거 별종은 별종이야.

그런데 우리 형제들이 다 그러냐? 그렇지도 않아. 그래서 내가 율곡 자당님[신사임당]의 태교(胎敎)가 있는데 율곡 형도 아우도 전부 태교를 안 하고 왜 율곡 하나만 하느냐? 공자님 자당님이 태교 있다면 공자님 누나도 태교 있을 게구, 형도 태교 있을 게구, 근데 왜 공자만 성자(聖者)냐? 아, 그런 법은 없어. 아무리 태교가 있다고 해도, 그 양반 자손 중에 쓸 손(孫 : 자손)이 있긴 있지만 다 있진 않아.

우리 어머니 형제들이 많아도 나 같은 괴물단지는 하나밖엔 없어. 그래서 그건 아무나 할 수 있는 일이라고 나는 안 봐. 그 만주서 얼어 들어올 적에 모두 손발이 얼어 빠지는데, 그 왜놈이 그때 관동군 토벌이 들어올 적에 숲속에서 얼어죽는 판인데, 배갈[중국 고량주] 모두 지고 댕겨요, 얼어죽으니. 어디서 죽을지 모르니까. 그런데 배갈에다가 비상을 좁쌀만치 집어넣었다가 좀 있다가 그걸 마시면 전부 육신이 불덩어리 돼 가지구 얼지 않거든. 전부 육신이 불이야. 손끝이 불이야. 이런데.

비상을 먹어도 끄떡 안 하는 원리

나두 그렇게 하니까 그거 않는 것보다도 못해. 그래서 고걸 10배를 또 넣어봤거든, 난 괴물이니까. 독사한테 물려도 끄떡 안 하니. 그래 10배를 넣어봐도 안 돼. 아마 다른 사람 죽을 양을 백 사람 죽을 걸 아마 먹어야 되는 판이야. 그렇게 먹으니까 비로소 손끝이 후끈후끈해. 비상값을 못 당해. 그게 당(唐)비상인데 다른 친구가 가지구 있는 걸 모조리 빼앗아서 먹어도 그저 후끈하고 말아. 다른 사람이 모조리 저놈이 조금 있다 죽을 게다. 조금 있다 죽긴 뭘 죽어.

저보다 아침에 뭐 끄떡없는데. 이러니, 이것을 볼 때에 그 사람들이 동지두 천지간에 독종이구나, 비상을 저렇게 많이 비상국을 먹구도 끄떡없는 인간이 있으니 저놈이 얼마나 독하느냐. 저놈의 피의 독기는, 그 피는 어디 가서 한 방울만 떨어져도 쇠가 녹아날 게다. 그런 말을 했는데.

그래 내가 칼에 버혀져서[베어서] 피가 나와도 칼이 녹질 않아. 쇠 녹는 건 아닌데 독하긴 확실히 독해. 그럼 그 속에 독이 뭐이냐? 눈엔 안 보여. 내가 독한 줄은 아는데 그 핏속의 독은 안 보여. 그래서 내가 핏속의 독은 볼 수 없어도 있긴 있을 게다.

그래서 단전에 뜸을 좀 떠보거든? 뜸은 떠보면 내 살도 뜨거워요. 독해 가지고 그까짓 거 창자가 끊어지거나 익거나 모르구 뜨긴 떠두 뜨겁긴 해요. 뜨겁긴 한데. 죽으면 태울 때에 생각하면 그것보단 좀 나을 거라. 그러니 그까짓 것 뭐 우습게 알지. 아, 화장(火葬)도 하는데 타는 것보다, 시체 다 태우는 것보다 그게 훨씬 더 낫지, 그래 그까짓 거 배에다 뜸 좀 뜨는데 그걸 죽겠다고 발발 떨고 뭐 더 못 뜨겠다고 발발 떠는 걸 보면, 야 저 버럭지도 밥버럭지니까 그래도 저거 호적에 올랐구나. 우리나라 밥버럭지가 호적에 오른 사람이 얼만지 알아? 거, 상당수요.

조금만 크게 놓으면 사람 죽인다고, 죽어도 못 뜬다고 하니 그게 얼마나 한심해. 그러니까 돈 있는 사람한테 가서 굽신거리구 미국 사람이다, 중국, 일본 이런 데 아라사[소련] 사람한테 그저 밤낮 굽신거리고, 이게 있을 수 있나? 독종은 굽신거리지 않아. 부잔 제가 부자지 뭐 냉수 한 사발 먹으면 되는데. 부자의 밥 한 그릇 먹는 거, 난 돈도 안 드는 샘에 가

냉수 한 사발 먹으면 되잖아? 그런데 왜 굽신거리고 살아야 되느냐? 또 강대국 사람은 뭐이냐? 머리가 돌대가리래두 가서 굽신거려. 그놈들이 내게 와서 굽신거려도 쳐다볼 필요 없는데 내가 거기 가 굽신거릴 수 있나?

쑥뜸 뜨는 정신은 百折不屈

그런데 옛날에 선배들이 자기는 아무 양반 몇 대 손이구 책은 무슨 책 무슨 책까지 읽었고, 그러니까 내가 지휘관이 돼야 한다. 아 그걸 쳐다볼 때 얼마나 우스워. 지휘관이라는 건 아는 사람이 해야 되지, 얼마나 무서운 위급한 시긴데 지혜가 앞서야지 족보가 앞서야 되나? 족보를 앞세우고 총에 맞으면 안 죽는대? 지혜가 왜 총에 맞나? 이렇게 미련해.

그래서 나는 나를 따르는 동지도 안 죽었겠지만. 그래 이 장덕수(張德秀)가 날 무서워하는 건 여하간 아무리 상사래두 순전한 애국지사래두 재목이 못 되면 쏴버려라 거 박살낼 거 없다. 그게 세상에 있을 수 없는 독종이라. 그래 우리 파(派 : 독립군 만주 소장파)가 인간대우를 못 받아요.

그러게 광복 후에 선배들이 아니까 거 만주 아무 데 있어서 아무개 파인데, 아무개 파의 아무 놈, 내가 그때 지가야[독립투쟁 당시 신원을 감추기 위해 지(池)씨 성으로 위장했음]. 지 아무개란 놈은 천하의 독종이고 상사(上司)도 모르는 놈인데, 동지도 수틀리면 칼로 목을 찔러버리는데, 그놈한테 인정사정 무슨 필요냐? 그걸 아는 영감들이 있어요.

여기 허영백이라구 그전에 광복동지회 부회장이야. 그 영감들이 날 잘 알아요. 그런데 내가 만주에서 잘했다는 게 터럭끝만이나 있을 턱 있나? 못된 짓만 했겠지. 그러니 수틀리면 저거 죽여라 이러는 놈의 인간이니까 동지들 앞에서 욕벌이만 했으니.

광복 후에 나와 가지고 나도 뭐 독립운동했다? 독립운동이 뭐 그런 놈의 독립운동이 있나? 동지 패 죽이는 독립운동? 거 어디 가서 대접받겠나? 그러게 난 광복 후에 독립운동했다는 말 일절 안 했어. 일절 안 해서 연금도 못 탔어. 그래서 유석현 씨 살았으면 늦게라도 연금을 타게 할라구 애쓸 게요. 근데 또 못 타먹을 팔자라, 죽데. 그것도 팔자야. 안 되는 거야.

이래서 내가 한세상을 살아오는 것이 파란만장(波瀾萬丈)? 난 파란만장이 없어. 파란승천(波瀾勝天)이야. 파란이 하늘을 이기고 말았어. 그게 어디 인간이 할 짓이야? 그러고두 아직까지 시퍼렇게 살아 있다? 우리 동지 중에 같은 나이, 산 사람이 나밖에 없어. 다 모두 하두 취조(取調: 조사, 고문을 하면서 신문함)를 심하게 받아서 다 일찍 죽었어. 그러니 그때에 내가 그 동지를 살릴 수 있는 건 뭐이냐?

단전에 뜸을 뜨면 산다 이거야. 그렇지만 죽어도 못 뜬대. 그런 인간이 독립운동하니 그거 무슨 독립이 되겠나? 팔다릴 끊어도 눈두 깜박 안 해야 되는데. 이명룡(李明龍) 선생님을 내가 존대한 건 모다구[못]를 밟고 댕겨도 눈도 깜박 안 한 이야. 거 얼마나 지독한 이요? 이승만이가 그 영감을 늘 형님 형님 하지만, 거 참 대우받을 이요.

[한 청중이 모다구를 모닥으로 잘못 듣고 질문] 모닥이 무엇입니까?

나무에다 못을 쭉 박아요. 이런 걸 박고 그 위에 걸어댕기면 뼈가지에 살은 하나 없어요, 한참 댕기면. 전부 살은 싸악 떨어져 나가요. 그래도 끄떡 안 해요. 그 양반[이명룡 선생]이 3·1운동 했지만 그 양반이 한 생전에 왜놈한테 왜 머리 숙이겠어? 이승만에 비하면 백 배 독해요. 이승만이도 독해요. 눈도 깜빡 안 해요. 그러니 우리나라의 그 무서운 독종들 몇이 다르지.

안도산(島山: 安昌浩)은 아주 점잖고 훌륭한데 독한 건 이명룡 선생님 같진 못해. 왜놈한테 맞아 가지고 활활 불고, 그런 양반이야. 독하지 못해. 독하긴 저 윤치호(尹致昊)라고 윤치영의 이복형 윤치호 박사가 독해요. 거, 내가 얼굴도 보구 잘 아는 이지만, 거 아까운 분들이 돌아간 거지. 이런데….

쑥뜸 뜨면 靈物 되는 원리

단전에 뜸을 떠 가지고 눈도 깜빡 안 하는 사람들은, 15분짜릴 떠도 눈도 깜박 안 하면 이건 극에 달한 독종들이오. 이런 정신 속에는 절대 굴(屈)하지 않아. 또 추하게 놀지 않아. 아주 그 마음씨가 청렴결백한 건 틀림없어. 그러구 죽을 일이라면, 세상을 구하는 데 필요한 일에 죽는다면, 앞장서는 친구들이야.

그래 내가 뜸 뜨는 데, 내가 35분짜리를 석 장을 떠보구 그 35분짜리 같은 건 목침이만 한데, 그걸 석 장 뜨면 배창자가 익어 가지구, 그 안에 김이 서려 가지고 배가 터져나갈 거라구 생각하지만, 똥구녕이 빠져도 빠진다구 생각하지만 그렇지도 않아. 그게 뜸이야. 35분짜리 석 장 탔는데 배창자가 익나? 다 타고 없지, 이런데. 그거 어떻게 살아 있구, 배 속에서 그 끓는 김이 폭파되지 않나? 호흡으로 다 통해버려, 끄떡없다 이거야.

숨 쉴 적에 쑥연기가 나와요. 쑥연기가 나오고 그 독한 불기운이 목으로 막 올라와요. 그걸 보면 그렇게 통하는 데 있으니 터지지 않아. 통하는 데 그렇게 통하지 않으면 똥구녕이 빠져나가도 나가요. 똥창자 익어 가지구 증기 도는데 제가 견디나? 그래서 그걸 경험해 보구 이건 목구멍으로 올라오누나 하는 걸, 불기운이란 건 상승하니까.

그래서 내가 35분짜리 석 장만 타게 되면 똥창자 확 빠져나갈 거다. 그걸 경험해 보느라고 죽으면 그뿐이지, 그게 다시 살아날 수 있나? 그런데 믿는 건 뭐이냐? 천지신(天地神)이 날 호위하고 있으니까 내가 죽었다 하면 이것이 세상에 공개되나? 우주의 비밀은 또 몇천 년을 간직하고 있게 된다. 그래서 자신이, 아무리 총으로 쏘고 칼로 찔러도 안 죽게 된다 하는 건 그거야. 믿는 건, 내가 이걸 살아서 다 털어놓고 죽게 돼 있는 인간인데 거 뭐 똥창자 터져 죽나?

그래서 석 장 떠보구, 석 장 뜨니까 눈이 다 캄캄한 게 앞이 안 보이네. 35분짜리 석 장 탄 후에 그렇게 독한 인간도 눈이 안 보여, 석 장 만에. 그걸 보구, 야 이거 아무도 못 하겠구나. 거 아마 기록으론 35분짜리 한 장 타게 되믄 벌써 뻐드러질 건데 석 장까지 기록 내긴 힘들어.

그래서 그건 위험하니 세상에 있을 수 없는 일은 하지 말아라 이거겠지만 15분짜린 죽지 않아요. 장정들이 15분짜린 태울 수 있어요. 독해지니까 사람은 독해지는 데서 영물(靈物)이 돼. 천지간에 영물이 되면 우리나라 사람은 세상에 최고의 선각자가 되는데, 거 왜 좋은 세상이 안 오겠어.

난 단전에 뜨라는 건 여러 가지 의미야. 건강도 필요하구, 장수도 필요하구. 돈 벌어서 먹구살 만하면 중병 걸려 죽으면 되나? 그러니까 한 백 살 사는 덴, 족삼리만 늙은이가 장[늘] 해마다 한 500장씩이라두 늘 뜨면 가을봄으로 뜨면 1,000장이야. 족삼리에만 1,000장씩 떠두, 백 살 살아서 얼른 죽진 않아. 병두 없구. 그래서 나는 뜸으로 수(壽)를 좀 가(加)해주고, 약으로 병을 고쳐주고. 그래서 행복하게 네 세상을 살아라 하는 거이 내가 죽은 후 젊은 세대에 일러주는 말이야.

살아서 하는 건 우스갯소리를 막 하지만, 죽을 때야 책에 우스갯소리만 하구 죽겠나? 좋은 소리 많이 나올 거요. 자, 이제 좀 힘들어서, 이거 월급받고 하는 거 같으면 시간 채워야 하는데, 난 돈 안 받았어. 이제 좀 마치겠소.

〈제6회 특별강연회 녹음 全文 : 1990. 1. 1〉

/ 제21장 /
계룡산 시대에는 정신병이 는다

계룡산 운은 태극기와 함께 시작

　이렇게 오신 분들 앞에 감사한 얘기는 약(略)하고, 다 생략하고 오늘 할 이야기는 건강에 대한 비법인데, 그 앞서 하나 마무리할 얘기가 뭐이냐? 우리나라에 태극기가 있는데 태극기에 대해서 분명치 않은 점이 더러 있어요.

　그러면 나는 어떤 학술이고 죽기 전에 다 깨끗이 마무리하고 간다는 것이 내 평생인데, 그 태극기를 선배 양반들이 잘 하시고 계시나? 내가 볼 적엔 모르는 점이 너무 많아. 그래서 많은 학설을 참고해 가지고 잘 하려니 했는데 결국 마무리는 잘 안 됐어요. 그래서 나는 무에고 마지막 마무리는 내가 하려니 생각하고 있는 거요. 그래 오늘은 처음에 몇 마디 태극기의 마무리를 말하고, 그리고 건강 이야길 할 겁니다.

　우리나라에 개성, 고려 왕도(王都)가 있는데, 그 송악산(松嶽山)은 승려가 송낙[松蘿]을 쓴 형국(形局)이라. 송낙을 쓰고 앉은 형국이라. 그래서 불운(佛運)이 5백 년을 갔고, 그 뒤에는 삼각산은 선비가 관을 쓰고 앉은 형국이라. 그래서 유운(儒運)이 5백 년을 또 왔어요. 5백 년을 오고 난 뒤에 자연의 힘이라. 정신이 우리나라 국기는 태극으로 해야겠다. 그래서 태극기가 시작해요.

난 그걸 볼 때에 이씨 조선은 이제 완전히 끝나구 계룡산 운이 왔구나. 그래서 계룡산 운을 상징하는 태극기를 내가 말하고 싶어도, 그 당시는 옛날의 유풍(儒風)으로 나이 어린 사람이 나이 먹은 사람 앞에 함부로 불공(不恭)한 말이 되는 건, 아무리 옳은 소리라도 그 양반들 무시해도 안 되고, 그 양반들 하는 일에 너무 경하게 뛰어들어도 안 되니까, 조상을 욕되게 해요. 버릇없다는 게 다 조상의 욕인데.

國運 좌우하는 國旗에 결함 있다

그래서 그 양반들이 물러간 뒤에는 내가 말할 수 있는 시기가 오는 거니까 급하질 않아. 천 년 후에도 백 년 후에도 다 오게 돼 있어요. 그래서 그 당시에 안 가르치면 안 될 이야기를 항시 정리되려니 하고 기두르는데[기다리는데], 지금까지 정리되지 않아서 우리나라 국운(國運)을 좌우하는 국가의 상징적인 국기가 결함이 있었기 때문에 그 피해는 적지 않은데 눈으로 보이진 않아요. 그래서 내가 서울에서 그런 걸 마무리할라고도 생각해 봤지만, 외국에 가 할 순 없고 그랬는데 오늘 광주에서 마침 간단하게 거기에 대한 이야길 먼저 하고 그러고 건강에 대한 비결을 말할 거요.

그건 뭐이냐? 계룡산 운이 온다는 증거를 태극기로 이야기하는 건, 우리가 오늘까지 내려오는 4천 년 넘은 역사 속에 태극기라는 말은 나온 적이 없어요. 그런데 이씨 조선 말(末)에 나와 시작해요. 그래서 이것이 계룡산 운이었구나. 계룡산 운이 시작하니까 앞으로 9백 년간 계룡산 운이 존속할 거다. 계룡산이라고 하는 건 서대궐(西大闕)은 무성(無城) 5백 년, 동대궐(東大闕)은 유성(有城) 4백 년, 9백 년 운인데. 서대궐은 금계포란(金鷄抱卵)이요, 동대궐은 비룡농주(飛龍弄珠)라. 그래서 계룡산이라고 해요.

그런데 계룡산은 앞의 위왕산(衛王山)이 9궁 8괘(九宮八卦) 구봉산(九峯山)이고, 또 계룡산에서 장군봉, 계룡산 뒤의 육인봉(六人峯). 팔봉은 팔괘형이오. 또 계룡산은 산태극(山太極)·수태극(水太極)인데, 하늘의 은하계에서 2억이라는 별세계에 태극성이 있어요. 그게 완전무결한 태극이라. 그래서 그 별이 있고, 또 북극성이 있고 남극성이 있는데, 북극성은 수정(水精)을 좌우하고 남극성은 화기(火氣)를 좌우해서 그래 수화(水火)의 정기로 계룡산이 이루어질 적에 계룡산은 산태극(山太極), 수태극(水太極)이라.

그런데 건남곤북(乾南坤北)에 이동감서(離東坎西)라. 거긴 고렇게 붓으로 그린 듯이 돼 있어요. 그러면 물 하(河)자 하는 은하계에 가게 되면 태극이 있다. 태극별이 있다는 말이고, 또 동해 용궁에서 용마(龍馬)가 그 태극도를 그리고 나와서, 팔괘는 복희씨(伏羲氏)가《주역(周易)》을 설(說)한 일이 있었는데 그것이 팔괘의 근본이고, 동해 용궁에서 용마가 태극도를 지고 나온 걸 하도(河圖)라고 그래요.

그러면 계룡산의 동방엔 이허중(離虛中 : ☲)이라. 이위화괘(離爲火卦)인데. 역적봉(逆賊峯) 나와서 아주 잘라지고 평지가 된 후에 다시 이뤄지니 그건 이허중이고, 허리가 잘라졌기 때문에.

또 서대문은, 그건 서문달이라고 하는데 서문달이 하고 멘재는 완전히 국사봉(國師峯)하고 계룡산하고 연결되는 한 일(一)자로 큰 산이 연결이 돼 있어요. 그건 자(子)에 감중련(坎中連 : ☵)이겠다. 그리고 북은 미신(未申)에 곤삼절(坤三絶 : ☷)인데, 완전히 백두산 가는 데까지 가보면 늘 잘라져 있어요. 그래서 곤삼절이오.

계룡산 앞에는 건삼련(乾三連 : ☰)이 있는데 대둔산 안산(案山)이고 또 계룡산이 들어간 회룡고조(回龍顧祖) 하는 그 주봉은 덕유산이고, 그래 대둔산 덕유산 마지막에 지리산. 그걸 건삼련이라고 해요. 그러면 완전무결한 이허중, 감중련, 건삼련, 곤삼절인데 그건 하나도 거짓이 없는 태극도형이라. 그래 태극기는 계룡산에 가 앉아 보면서 그리면 완전무결합니다. 이런데.

계룡산은 완전무결한 지구의 太極山

거기에, 다 이제는 이뤄지는데 한 가지 큰 문제는 색이 좀 잘못된 거라. 색이 잘못되는 것도 큰 환란(患亂)을 일으키는 수화상극(水火相剋)으로 잘못돼 가. 동방은 푸른빛이면 목생화(木生火)라고 해서 되긴 되겠으나 안 되는 거고, 서방은 붉은색이 들어와서는 안 됩니다. 그래서 서북은 흑색이고 동남은 홍색이라. 목생화(木生火), 흑색은 금생수(金生水).

그래서 계룡산에 가 앉으면 그 사실 그대로였는데 하늘에는 태극성이 있고 북극, 남극이 있고, 지구에는 계룡산 산태극, 수태극이 있고 건삼련, 곤삼절, 이허중, 감중련이 있는데, 또 팔봉산 팔괘와 구봉산 구궁이 그대로 있는데, 그걸 가 앉아 보면 확실한데, 나는 젊어서 알면서도 이야기하지 않은 건 조상을 욕되게 하지 않기 위해서 오늘까지 말하지 않은 거. 그래서 앞으론 역학(易學)에 밝은 사람들이 나오면 내 말을 따르지 않고는 환란이 계승하니까 안 돼요.

내가 하는 말은 어디까지나 인류의 약이 되는 말이지. 또 증거만 확실하냐? 모든 경험도 확실해야 돼요. 그래 태극기 이야기 나오면서 환란이 오늘까지 계승해. 동족의 환란이 계승하는데 그 흑색을 홍색(紅色)으로 했기 때문에 수화상극이 자멸(自滅)이 오는 건데, 꼭 자멸이 되도록 국운에 좌우되는 국기(國紀) 문란하는 태극기를 그렇게까지 할 수 있느냐?

그건 나 혼자만이 80이 넘도록 가슴 아픈 생각은 했어도 조상을 욕되게 할까 봐 오늘까지 말하지 않았어. 왜 알고도 모르는 척해야 되느냐? 이 제도가 항시 늘 잘못돼 있어요. 좀 표현을 잘못하면 욕되는 말이지만, 뭐인가 좀 모자라는 사람들이라. 그건 왜 그러냐?

태종께서는 고려를 뒤집어놓고도 양민을 학살하는 왕자고, 또 세조는 당신 아버지가 하던 일을 뒤집어놓고 충신을 다 없애는 그런 왕자고, 그 후엔 충신을 없애는 것이 계속해. 그래서 아직까지도 그 골 빈 사람의 정치는 계승해요. 그러니 잘못되는 건 앞으로 좋지 않은 일이 온다 해도 말을 못 하고 넘어가는 건 내 평생이라. 나는 그렇게 불운(不運)에 살다 죽기로 돼 있는 사람이 돼서 할 수 없고.

6·25전쟁을 막지 못한 사연

6·25 때 백성욱 박사가 점술(占術)에 능하고, 같이 있는 손(孫) 보살이 신(神)이 들려 가지고 아주 점(占)에 밝아요. 그래서 그 양반이 나를 찾아 가지고, 나는 항시 인간의 최하의 거지인데 날 찾아 가지고 비밀을 알고 싶어 애쓰기에 "앞으로 실천에 옮기면 안 될 게요" 그러니, "안 될 리가 있습니까?" 이거라. "곤란한 일이오" 그랬는데, 그 후에 내무장관으로서 저녁에 들어가 이야기하다 프란체스카한테 그만 면박을 당하고 쫓겨나고 말았는데, 그래 6·25 때 이승만이가 연락도 안 하고 수원으로 도망해 가지고 서울을 사수(死守)한다고 한 일이 있어요.

그러면 그때 백성욱 박사는 점술이 능하고 추수(推數)에 밝아서 이북서 넘어오는 시간을 정확히 말해요. 손 보살이 뒷받침하고. 나는 손 보살을 미치광이로 보지만 아는 건 알아요. 그런데 들어가서 내무부 장관 파면된 후에 다시 나하고 만나 가지고 "인산 선생님의 그 비밀은 한이 없으니 프란체스카한테 변을 당할 거요 말씀까지 했으니 그 이유를 한번 알아봅시다" 해. "거 왜 학술에만 밝으시지 머린 왜 그렇게 어두우시오" 한 적이 있었어요. 그건 왜 그러냐?

프란체스카는 미국이 핵무기로 세계를 해방시키고, 핵을 보유한 나라의 후원을 받는 한국이 어떤 나라고 침략은 할 수 없다. 그래서 프란체스카가 우리를 볼 때에 미개한 족속이라. 저런 천치들이라고 호통을 치고 당장 밀어 던진 거요. 그러니 그것은 프란체스카 마음속에 생각하는 바를 미리 알고 들어가서 대처했으면 되는데 이 박사는 프란체스카 말이 옳지, 백 박사 말이 옳다고 생각 안 하기 때문에 우리 일은 실패고 이 민족은 수백만이 죽을 거요.

그러나 "그런 시기는 더 큰 변이 다음에 와도 나는 그때까지 살고 있을지라도 나는 말을 못 하고 속으로 혼자만이 가슴 아픈 세상을 살고 죽을 사람이기 때문에 그건 도리 없는 거요" 하고 한 얘기 있어요, 있는데. 금년부터 하늘은 우리를 돕지 않아요. 3년간을 하늘이 우리를 돕지 않으면 신(神)도 우리를 안 도와요. 그럼 모든 사람이 환심(換心)이 돼 가지고 사람 죽이는 게 일이요, 데모하는 게 일이요, 서로 반목하는 게 일이요, 민족분열을 일삼는 게 일이면, 그건 어부지리(漁夫之利)가 생기는 놈이 따로 있어요.

잘못된 太極旗로 많은 사람 시달려

그러기 때문에 언제고 나는 혼자 조용히 살다 죽는 것뿐이지 할 말이 없어. 그러나 이 태극기에 대해서는 국가 운명이기 때문에 처음에 한마디로 하는 건데, 그 색은 서북은 흑색이고 동남은 홍색이오. 목생화의 홍색이고 금생수의 흑색인데, 그래 이동감서에 들어가서 청색을 놓는다. 또 서방에다가 홍색을 놓는다.

그러면 이 나라에 분열은 둘째고, 자멸이 오는 날까지 그걸 지키고 있어야 되느냐? 그래서 우선 그런 건 급한 일이, 현실은 돼 있어요. 많은, 오늘까지 시달린 태극기라, 태극기 때문에 시달리고 죽은 사람 수가 얼만고.

그래서 제자리로 가는 건 계룡산이 있는데 계룡산은 지구의 태극산이야. 계룡산은 지구의 태극산인데 태극산을 놓고 우리는 태극도형에 홍색을 서쪽에 놓는다? 그건 있을 수 없고, 계속할 수도 없는 일이오. 앞으로 대학자는 거기 들어가서 재고(再考)할 수밖에 없는 일이니까. 내가 하는 말은 마지막 마무리에 들어가서는 완전한 소리지. 난 터럭끝만이[털끝만큼] 의심나는 말을 하든지, 또 사실이 아닌 말을 하게 돼 있지 않아요.

모든 의학도 그거야. 모든 의학도 내가 마무리하고 가는 건 그 많은 글을, 《동의보감》 한 질을 외워 이르고 약을 잘 쓴다? 그건 지금 핵세상엔 약을 잘 쓸 수 없어요. 아무래도[누구라도] 약을 쓸 수 있도록 간편해야 된다 이거요. 지금에 와서는 신인세계가 나올라면 무에도[무엇도] 신비해야 돼. 어려운 장면을 영원히 계속시키면 이 민족은 죽어가는 날 도움을 못 받는 일이 오니까, 내가 왔다 가는 게 허사라.

그래서 나는 평생에 비참하게 늙어 죽는 인간이, 다음에 태어나는 세대는 행복하게 살다 죽게 해주어야지. 첫째, 병이 있으면 병 고치고, 병 없으면 건강하고, 건강하게 되면 모든 일에 능률을 올려 가지고 행복하게 살게 해주고. 행복한 뒤에는 바로 죽어선 안 되니까 행복을 오래 누리도록 장소를 일러줘야 하는데 장소의 비결을 빼놓고는 안 될 거요.

北極星과 南極星의 정기 모은 계룡산

그래 내가 하는 말은, 모든 대성자(大聖者)의 학설을 마무리하고 죽는 거이 내가 할 일이라. 그래서 내가 젊어서도 천지가 생긴 후에 전무후무(前無後無)한 사람이란 그런 말을 하는데, 모르는 사람들은 웃고 욕하지마는 계룡산이 은하계에 가서 태극성이 있는 걸 안다는 사람은 지구의 누구던가? 또 북극성의 수정과 남극성의 하기로 정기를 모은 계룡산이 있는데, 지구엔 태극산이 하나 있어요. 그것밖에 없어요.

산태극, 수태극에 건남곤북(乾南坤北)에 이동감서(離東坎西)가 고렇게 자상(仔詳)하게 될 수 없고. 팔괘로 팔봉산, 구궁으로 구봉산, 그러면서 이 민족은 허덕이고 있어. 허덕이고 있는 건 선배들이 가르칠 힘이 없다는 증거야. 아무리 자기가 하늘님이라 하는 강증산이도 있었으나, 내가 어려서 그 양반 막 돌아간 후고, 그 양반 이야기 전하는 걸 모두 보면 한심한 양반이고. 그 후에 미륵불이라고 하고 오래 못 살고 젊어서 돌아갔는데, 내가 볼 적에 선배래도 그건 참 엉터리 선배.

그리고 우리나라에 미륵불이 많은데 거 엉터리 부처고. 또 하늘님의 독생자 구세주가 많은데 거 엉터리 구세주. 박태선이도 간 후에 지금 남겨놓은 거이 그렇게 대단한 건 없어. 그건 철없는 사람. 나하고 얼굴 알고, 홍파동에서 인사는 있어도 난 그런 인간하곤 두 번 대하질 않아. 그래서 오늘까지 고독하게 오막살이 방구석에서 혼자 늙어 죽어도 내게는 가장 마음 편해.

그래서 태극기에 대해서 우선 한마디 하는 건, 계룡산 운이 오면 태극기부터 생각하게 된다. 그게 우연의 일치라. 누가 일러주는 게 아니에요. 그런데 모르는 일이 그 속에 있으니 후세에 《주역》에 밝은 이가 있으면 이 사실을 완전무결하게 고쳐놓을 거다. 그땐 올 거요. 내가 말한 뒤에는 사실로 돌아가고 말아요.

그리고 다음에 건강하고 조금 살 수 있도록, 건강하면 능률이 생겨요. 하고 싶은 일 하는데 능률이 생기지 않는 법이 있나? 능률이 생기면 잘 살 수 있어요. 잘살게 되면 죽기 싫은 건 사람이라. 짐승도 죽기 싫어하는데 행복한 세상에 죽기 좋아할 사람이 누굴까? 그래서 미국 사람들은 오래 살기 위해서 갖은 애를 쓰지만 그 머리는 순 돌멩이지마는 기술엔 능해. 우리는 그 기술에 지금 굴(屈)하고 있는 거요.

광복 후에 내가 이 공해를 물리칠 수 있는 심산(深山)에 약초 재배를, 아주 필요한 비밀 약초를 모두 키워 가지고 오늘날에 이용하면 한국엔 지금 세계 사람이 와서, 어느 집이고 와서 묵어야 될 형편인데. 그러면 세계 돈이 우리 돈인데 광복 후에 나를 멀리하기 때문에 계룡산에 가서 함지배기[함지박] 판다, 뭐 나무장수를 한다 이러고 살았으니. 지금 지리산에 와 산 지도 35년이야. 건 이승만이 때 내려와 가지고 은거했는데. 거 왜 만고의 전무후무한 각자(覺者)라고 하는 사람이 지게를 지고, 5년이나 나무지게를 지고 댕겨야 되느냐? 이거 참으로 운명이라. 누구를 탓할까?

소금은 그 속의 독성 제거가 문제

그러고 지금 죽염은 내가 65년 전에 병인정묘(丙寅丁卯, 1926년, 1927년) 그땐데, 친구를 살리는 건 살리는 거고 친구를 살리는 데 돈이 없는 친구의 도움이 내 힘으론 될 수 없어. 그래서 돈 있는 사람의 위암과 폐암을 고쳐주고 그 약을 이용해서 친구를 살리기 위해서 한 건데 요즘에는 가짜가 많이 나와요.

또 종교서도 그런 걸 가짜로 많이 하는데, 내가 볼 적엔 양잿물 가짜보다는 훨씬 나아요. 양잿물 간장은 가짜라도 사람을 해치는데, 또 내가 양잿물 소주 만드는 친구를 아는데 거 많은 사람을 해치지만 그걸 내가 고발할 수는 없는 형편이고. 그래서 그런 일은 좋지 않은 일이라고 나는 보나 이 죽염은 맛소금보다는 나아요. 아무리 가짜래도 그 속에 있는 불순물이나 중금속이나 독극물은 해독(解毒)돼요.

그러면 소금 속의 청강수(靑剛水 : 염산·Hcl) 기운이 만의 하나냐, 천의 하나냐? 이런 걸 정확히 아는 사람은 없어요. 그래서 소금에 청강수 기운이 있기 때문에 좀 많이 먹으면 속에서 불이 일어요. 나도 그걸 먹고 늘 경험해요. 속에서 불이 이는데 그건 청강수 기운이 소금 속의 몇 %를 점유하고 있다.

그리고 소금 많이 먹으면 좋지 않은 일이 오는 건 중금속이나 불순물이 개재(介在)돼서 그래요. 그러면 그걸 옛날 양반이 무를 썰어서 절궈서[절여서] 그 무김치나 김칫국을 먹었는데, 상당히 해독이 많이 돼요. 그러나 좀 과히 먹으면 거기서 비상 기운하고 청강수 기운이 발효하는 건 확실해요. 물이 켜요. 또 간장을 담은 것이 중화(中和)인데 그것도 많이 먹으면 청강수 기운이 나타나요. 그래 물이 켜요. 이런데.

내가 볼 적에 오늘날에 2000년까지 가면 점점 위기가 오는데 무슨 힘으로 구하느냐? 그건 약인데, 이 나라에 제일 거기에 필요한 약은 곰의 쓸개인데, 백 년 이상 묵은 곰의 쓸개가 얼마나 있어서 50억이 먹을 수 있느냐? 5천억이라도 먹고 남는 태평양 물이 있다 이거라.

태평양 물은 수정 기운(水精氣運)인데 수정의 모체가 태평양 물인데 수정 기운이 많이 함유된 물인데, 그런데 이 연안에서 퍼다가 소금을 굽고 보니 자연히 모든 폐수에서 오는 중금속 오염, 독극물, 이런 거이 전부 함유된 것을 우리는 소금 만들어 먹고 있는데 그걸 내가 어려서 가장 무섭게 생각하는 거야.

죽염을 꼭 아홉 번 구워야 되는 이유

그러면 오늘 현실에는 그대로 먹고 죽는 것보다는 방법이 필요하다. 그래서 내가 친구를 도와주는 데 실험해 본 거요. 그렇지만 체면도 위신도 모르는 사람들은 방송이나 신문이 떠드는 건 그건 철없어 그러는 거니까. 그건 욕이라는 건 욕할 만한 사람을 욕해야지. 강아지가 주인을 보고 짖는다고, 강아지는 색맹이오. 색맹이 옷을 바꿔 입으면 주인 보고도 짖는데 그걸 뚜드리는 주인은 좀 부족한 사람이야.

자기 체면이나 위신도 모르고 함부로 지껄이는 걸 잘못한다고 말하는 건, 건 있을 수 없는 일이야. 모르는 사람은, 서울을 모르게 되면 부산을 서울인 줄 알고 갈 수도 있어요. 그래 모르는 사람에 대해서 나쁘다고 하는 건 모르는 사람을 깨치도록 일러준 후에 잘못하는 걸 나쁘다고 해야지, 모르는 사람을 가르치지 않고 나쁘다고 하면, 건 나쁘다고 하는 사람도 나쁜 사람이야.

그리고 가짜를 맨들어도 사람한테 큰 해는 없으니까. 그러나 완전 도움은 안 되니까, 거 진짜 만들도록 일러줘야 되는 거이 아는 사람의 일이라. 아는 사람은 모르는 사람 잘못을 덮어두어 가지고 많은 사람에 해가 오도록 하는 건 그건 아는 사람이 아니야.

그래서 모든 이야기를 앞으로 하기 전에, 나는 원래 잘 잊어버리니까. 지금 정신이 염라국에 삼 분(三分), 두 분(分)[삼분지 이]이 있어요. 그래서 정신은 염라국 사람이고 육신만 지금 호적에 올라 있어요. 그래 놓으니 잘 잊어버려요. 그래서 잊어버리기 전에 그 죽염 제조법을, 아무리 가짜를 맨드는 사람도 진짜를 맨들고 진짜를 채 못 만들어도 많이 먹는 사람한테 해는 없도록 일러줘야 돼.

꼭 아홉 번을 하지 않으면 안 되는 이유가 있어요. 그게 뭐이냐? 대나무는 천 년 후에 말라 죽으면, 토옥(土沃)한 데서 말라 죽은 놈은 몇 억을 지나는 동안에 누런 황옥(黃玉)으로 변해요. 그건 옥적(玉笛)이다, 옥퉁소다 만드는 원료요, 속이 비어 있어요.

그런데 그 옥이 몇 억을 지나기 전엔 되질 않아요. 소나무에는 송진이 천 년 후에, 송진이 땅속에서 몇만 년, 몇천 년만 지나도 호박이라는 구슬이 되고 그게 몇억 지나면 야광주(夜光珠)가 되는데, 이 대나무도 몇억을 지난 후에는 옥이 야광주로 변해요.

그리고 소나무의 호박이 몇억 후엔 야광주로 변하고. 그러면 그 송진을 이용하라 하는 건 십장생(十長生：山水芝日鹿雲鶴竹龜松)의 신비가 아니고 그 자연의 신비의 원료라. 그래서 송진을 이용하라. 또 대나무를 이용하라. 대나무는 옥퉁소 만드는 원료고, 황옥으로서 야광주까지 이뤄질 수 있는 건 몇십 억 지내야 돼요. 호박보다 연조가 더 오래요.

그런데 거기 황토가 이용되는 건, 황토는 뭐이냐? 황토에서는 모든 보물이 다 나오나 야광주가 최고의 보물이오. 보석이니까 금은보다 더 중한 거라. 그래서 황토에서는 안 되는 게 없이 신비의 주인공이니까 황토를 아홉 번 이용해라. 황토가 녹아 가지고 죽염으로 소금하고 같이 들어가면 그 소금은 수정(水精)이라.

독극물 제거된 소금은 水精이요, 神藥

소금은 모든 불순물이 다 제거되고 독극물을 완전히 제거하면 수정(水精)만 남는데 그 수정은 나병 환자의 신약(神藥)이요, 당뇨병 환자의 신약인 건 수정 관계로 그리되는데, 그 수정에다가 야광주가 될 수 있는 보물이 화하는 대나무, 소나무, 황토, 그리고 그다음에는 철정(鐵精)을 이용하는데, 금은(金銀)은 금은동(金銀銅)은 기(氣), 금기(金氣)고, 쇠는 철정, 화력이 높으면 쇠가 녹아날 수 있는 시기엔 철정이 나와요.

또 공기 중에 불을 따라 들어가는 금속물이 있어요. 그래서 철정 기운이 함유되고 아홉 번이면 많은 양이 함유돼요. 그러고 화기(火氣)가 아홉 번이면 상당한 양이 함유돼요. 그래서 여기에서 나오는 신비는 안 낫는 병이 있을 수 있겠나 한번 생각해 보시오.

인류에는 없어서 안 되고, 또 태평양 물이 마르도록 먹을 수도 없고, 그러니 양이 풍부하고 2000년대에 괴질에 막 죽어가는 그때에도, 괴질이 오기 전에 미리 먹어서 예방하고 몸에 있는 병은 고쳐라 이건데.

거기에 대한 한 가지 이야기는 지금 사람들이, 나이 젊은 사람은 어머니 배 속에서 어머니 피가 벌써 얼마를 독성을 가하고 있으니, 그 피로 생기기 때문에 육신이 생길 적에 벌써 태중에서 독성을 가해 가지고 오는 거.

나서 숨 쉴 때에 이런 데 공해가 심하니까 이 공해를 흡수해서 자꾸 독극성을 강하게 해주니 그 육신이 필경엔 녹아 없어지는데 그게 뭐이냐?

이 지구는 생명이 토성분자(土性分子), 토성분자라는 건 그 속에 있는 분자세계(分子世界)는 무한이라. 세균도 거기서 나오고 곤충·미물이 전부 거기서 나오는데, 가상(假想) 불개미가 하나 생기면 거기에 보이지 않는 놈이 있는데 세균에 가차운[가까운] 불개미도 있어요. 그것도 토성의 힘으로 개성(個性)은 있어요. 먹고살기 위해서 뭘 물고 댕겨요. 개성은 있고. 그놈이 토성분자의 힘으로 분자세계에서 개체를 이루고 있다. 그러면 그 개체는 분자세계에서 오는데 토성분자, 개성은 토성에서 오는 거.

그래서 이런 미물에 들어가도 곤충·미물도 개체·개성은 전부 토성분자에서 화하는 거. 그래 토성분자라는 건 들어가 보면 한이 없는데 이 속에 토성분자 몇%냐? 그건 아는 사람만이 알아. 인간은 알아내기 힘든 거. 귀신만 아는 거.

그러면 이 토성분자가 이 속에서 왜 양이 적으냐? 모든 공해가 앞지르고 있어. 그러면 인간의 몸에 모든 공해가 지름[기름]이 되고 피가 되고 살이 되고 뼈가 되면 거기에 70% 독성에서, 70% 초과될 적엔 극성으로 변하는데 그건 독소가 극소(劇素)로 변하는 거야. 그게 청강수 기운이라고 하는 거야. 그러면 신경도 타고, 살도 타고, 피도 타고, 뼈도 타고, 다 타면 어떻게 될까? 그건 죽은 사람이야. 그래서 그건 수정분자(水精分子)의 힘이 토성분자를 완성시키는 원료라.

두부, 현미, 땅콩이 오히려 건강 해친다

죽염에 대한 신비는 그런 깊은 이유가 있어요. 그런 깊은 이유를 내가 세밀하게 말할라면 지금 힘으론 계속할 수도 없고, 거 완전무결하게 그 이야기를 다 끝낼라면 한두 시간에 되는 건 아니니까. 그 요령을 말하는 건데…. 그래서 지구의 수정체는 바닷물이다. 태평양 물인데, 태평양은 많은 양을 가지고 있으니까 완전한 수정체라. 태평양·대서양, 오대양이 다 그런데, 그러면 그런 수정체를 우리가 이용하면 신비의 약물인데, 그걸 제대로 정성들여 복용하면 당뇨가 안 낫는다? 그건 말이 안 되고.

당뇨를 앓는 걸 이 골 빈 사람들은 코쟁이한테서 배운 상식이라. 두부 먹으면 좋으니라. 두부라는 건 당(糖)이 부족한 몸에는 간수가 들어가서 간(肝)이 완전히 녹아요. 그러면 눈이 어둡고 말을 못 하고 떨다가 죽어 버리는데, 이렇게 모르는 세상이 있으니 내가 어려서 모르는 사람들 볼 때 그 많은 일이 있지만 그건 지금 다 이야기는 못 하고 간단한 건강법만 이야긴데, 그러면 두부에 들어가서, 간수가 당이 부족한 체질에 어떤 부작용이 온다는 걸 모르고 어떤 방해물이라는 걸 모르니 이렇게 답답한 것이 현실이야.

또 그리고 현미가 좋다? 현미라는 건 그 겉껍데기에서, 왕겨에서 농약독을 다 받아줄 수 없으면 현미의 고운 겨에 스며드는데 그것이 독이 독을 제하는 동안엔 체내에 있는 모든 불순물과 독성을 제하는 시간까진 큰 해(害)가 없고 오히려 건강을 도와주는 것 같아요. 그렇지만 독이 어느 정도 물러간 뒤에는, 현미독이 들어올 적에는 어떻게 되느냐? 그건 못 고치는 병이 와요. 농약독이 스며 들어간 건데, 거기에 걸리면 그거 살아날 거냐? 그땐 아주 위험기가 오는데.

그러면 현미라는 건 조금은 먹는 거이 좋지만 오래 먹어서 현미독에 걸리진 말아라. 두부도 간수 기운이 대번 사람을 해치는데 영양은 좋거니와 간수는 죽이는 약이다. 땅콩은 비상 기운이 많으니 간에 비상 기운을 함축시켜서 죽는 건 사람의 잘못이다. 그런 걸 알고 일러주면 좋아.

박태선이 제가 하늘님이다, 뭐 강증산이 제가 하늘님이다 하면서 하늘님이 그렇게 무지막지한 하늘님도 있나? 하늘님이 그렇게 무지한 걸 어떻게 하늘님이라고 하나? 인간의 작해(作害)라는 건 약간이 아니오. 내가 죽을 적에 마지막 쓴 책이 세상에 전해진 후에 이런 일이 계속하나 봐요. 나는 죽을 때 사실대로 밝히고 죽으니 이런 일은 계속할 수 없어요. 가짜가 교주 노릇 하는 것도 한계가 이젠 왔어요.

그리고 의학도 옛날 할아버지 쓴 의학이 한계점에 왔고, 그거 어느 문장들이 공부해 가지고 어떤 총명이 그걸 다 기억해 가지고 명의가 되겠나? 명의가 된다면 오늘날의 이 공해 세상에서 도움이 될 수 있는 명의는 자각한 사람들이오. 자각하기 전에 책 보곤 힘들어요.

홍화씨 잘 이용하면 長生不死의 藥

그래서 나는 아무도 할 수 있도록 비법만 말해주는 거, 모든 학술을 고대로 말할라면 그건 총명하고 학자만이 필요한 거지, 사람마다 필요친 않아. 아무도 다 할 수 있는 비법이 사람마다 필요한 거야. 그래서 모든 사람을 도와주는 건 반드시 비법으로 해야지 학술로는 안 돼요. 옛날의 학술에 모든 이야기가 나오지 않은 걸 내가 전부 말하는 거요.

이 홍화(紅花)라는 건 3푼이게 되면 생혈(生血)이고 5푼 이상은 파혈(破血)인데, 어혈제인데, 그건 《본초》에 자세히 설명되어 있으니, 그 영감들 경험으로 자세히 알아낸 거. 그것보다 신비는 홍화씨인데, 홍화는 장생불사(長生不死)하는 약은 못 되나 홍화씨는 잘하면 장생불사하는 금단(金丹)과 같은 약이오. 뼈가 부서진 데 정상복구, 뼈가 불러진[부러진] 데 신비한 효과 있는데.

우리 애들이 죽염 하는 데서 노인이 일하는데, 술을 얼근히 먹고 높은 다리에서 떨어져 가지고 어깨뼈, 팔 모두 부러졌는데 거 병원에 가서 공걸일[석고붕대] 해놓으니 그게 하대명년(何待明年). 늙은이 뼈는 빨리 아물지 않으면 속에서 염증이 생겨 가지고 골수암으로 죽어. 거 안 되는 거. 그땐 어깨하고 팔하고 다 잘라버리고 죽으면 어떻게 되나?

그래서 내가 사흘 만에 공걸일 다 해놓은 걸 고대로 들고 가라. 그래 고대로 들고 가서 홍화씨를 구해다가 며칠 먹어봐라. 약간 볶아서 슬쩍 볶아 가지고 한 줌씩 넣고 삶아서 찻물로 먹는데 그렇게 고소할 수 없더래. 볶은 콩을 고아 먹듯이 그렇게 고소하더래. 그런 걸 사흘 먹으니까 어깨 부러진 거이 나아가더래요. 그래서 지금 아주 건강체고 혈색이 좋아지고 사람이 더 좋아져요. 70이 넘은 늙은이가 혈색이 좋아질 수 없지. 거 어혈(瘀血)로 모든 육신이 곯았는데. 거 왜 그렇게 좋아질까? 수(壽)하는 약이라.

약물 중에 산삼이 수해요. 걸 적당히 먹으면 백세상수(百歲上壽)는 누구도 해요. 그리고 홍화씨가, 적당히 늘 차를 해두고 먹으면 백세상수는 누구도 해요. 그런데 옛날 《본초》에 보게 되면 홍화씨의 신비는 말한 데 없고 오리의 신비도 말하지 않고 모든 약물이, 내가 말한 마른 명태가 독사독이나 연탄독에 신비한 약이란 말이 없어요. 내가 원자탄에 죽는다는 사람, 동생이 징용 가 가지고 광도(廣島 : 히로시마)에서 원자탄에 멀리서 쏘여 가지고 불구가 되었다. 그걸 그럼 마른 명태 좀 갖다 고아 멕여라. 이젠 광복 후엔 태평양태 없어요. 동해태라.

萬古의 聖者가 돌팔이로 고발당한 사연

그래 마른 명태 가지고 가는데 밀선으로 가니까 굵은 것 100개는 못 가지고 가고, 손가락 같은 걸 100개 묶어 가지고 보재기에[보자기에] 싸들고 들어갔대요. 그걸 먹으니까 이 사람이 정신들어 가지고 폐인인데, 식물인간 되었던 자가 정신 차리고 말을 하면서 "이렇게 정신이 나고 몸이 가벼워지니 이게 무슨 약이요?" "그거 동해엔 그런 약 있다. 우리 조선에만 있다" 그런데 "그걸 좀 더 구해주시오" 하는데 이 사람이 조금 더 구해 가지고 가서 "동생이 깨끗이 나았습니다" 하는 말 해요. 그래 일본에 살고 있지 않으면 여기에 나왔을 건데 여기선 못 만났어요. 일본에 살고 있을 거요, 이러니. 왜놈들은 의학박사가 수북한데 오늘까지도 원자병에 대해서 식물인간을 만들고 있어요.

그리고 우리나라 사람들 물리치료하는 걸 보면 그거 개가 웃는 게 아니라 똥버러지가 웃을 짓을 해요. 그러면서 나를 만날 돌팔이라고 고발해. 또 고발하면 좋아하는 자들은 약식재판해. 이 얼마 전에도 벌금 백만 원씩 받아가. 이런 나라가 지구엔 대한민국이 있어요. 대한민국의 족속은 얼마나 무지하면 나를, 만고의 성자가 끝맺지 못한 걸 다 끝맺고 갈 사람을 보고, 아 의학을 창조하러 온 자가 돌팔이야? 그런 놈의 나라가 대한민국이 아니냐?

대한민국은 태종 때부터 골 빈 사람들이 정치를 하기 때문에 그건 나는 할 수 없다고 보지만 너무해. 내가 볼 적에 개새끼라고 하면 싫어해. 짐승만 못한 놈들이 정치를 하고, 뭐 법을 쥐고 앉아서 운영하면 그 법이 법이냐? 전두환이 사람을 많이 죽이고 일해재단이고 뭐이고 돈 막 거둬도, 전두환이한텐 법이 없고 불쌍한 사람들한테는 길 건너가다가도 붙들리면 갖다가 범죄자라고 취급하니 이게 어떻게 되는 거야.

나 같은 건 말만 해도 큰일 나. 이승만이 세상엔 자유당 인물들이 날 아니까 그때 내게 경찰이나 검·판사가 고갤 들고 말하는 사람이 없었어요. 그러나 그 시기가 지나가니 이건 뭐 인간 취급을 안 해. 그자들이 인간 취급을 안 한다고 해서 애매한 양반들이 해를 받아야 되느냐? 그자들은 그러면서도 내게 와서 처방 얻어가겠다고 애걸복걸해. 이거이 인간사회야.

그자들은 어쨌든 간 억울한 자들은 도와주고 싶은데 또 억울한 자들을 돕는 데도 문제가 너무 많아. 병원에서 다 죽는다고 나가서 정리하라. 그러면 내가 볼 적에 건 농약독에서 큰 약을 달여 멕이면서 고치지 못할 사람, 백날을 먹어야 겨우 효과 있을 사람이 살려달라고 하는데 보면 1개월 안에 다 죽을 사람이 전반적으로 와요.

6백 년 弊習에 골 빈 사람들만 득세

그럼 1개월 안에 죽을 사람을 백날 후에 효(效) 나는 약을 일러준다? 거 일러주는 내가 정신도 뭐 좀 잘못된 거고 마음도 어두운 거라. 그 사람들은 그러거나 저러거나 쫓아버려야 되는데 차마 쫓진 못해. 그래서 일러주면 이 사람은 가서 달여서 먹는 도중에 죽을 게다. 그렇게 지금 비참한 사람 수가 너무 많아.

광복 후에 내가 제대로 약세상을 창조했으면 전 세계에 지금 이렇게 비참하게 죽어가는 사람이 몇십 억이 될 리가 없어. 박사라는 사람들은 미국을 숭배하는데, 미국은 약학(藥學)은 돌대가리고 병리학(病理學)에도 돌대가리야. 순 돌멩이야. 비행기나 만들고 이런 기술은 우리나라에 비하면 백 배를 앞선다 해도, 약학이나 의료계에 들어가면 나보다가 천 년 후에도 안 돼요.

우리나라에 지금 철부지들이 암을 잘 고치는 사람들이 있어요. 여자도 있고. 그러면 그 사람들 세상이 오고 있는데 그 세상이 완전히 온 뒤에는 어떻게 되느냐? 코쟁이들이 코가 납작한 게 아니라 싹 없어질 거요. 코가 완전히 없어지면 뭐이 되느냐? 문둥병 환자가 아니고 에이즈 환자처럼 돼 가요. 에이즈 환자는 심할 적에 코가 다 없어요.

그러니 내가 볼 적에 우리나라 제도가 태종 때부터 잘못된 제도, 6백 년 폐습(弊習)이 물러가기는 힘들어요. 그래서 나는 기성세대엔 바랄 거이 뭐이 있느냐? 누가 와서 물어도 그런 말 해요. 새로 태어나는 어린 것들은 내가 말한 말이 그것들 앞에는 아주 좋은 싹을 틔우고 좋은 꽃 피고 열매 열 거니까 어린 것들이 태어나면 그 결실은 완전할 거다. 기성세대는 안 된다. 그런 말 내가 해요. 기성세대는 6백 년 폐습에 젖었고 그때 학술에 밝으니 거 안 되게 돼 있어. 학술이라는 건 한번 세상을 점령하면 바로 물러가질 않아요.

  죽염에 대해서 내가 수정(水精)에 대한 근본을 말한 건데 그걸 지금 좀 옳게 하게 일러준다 했으니 그건 뭐이냐? 우리 애들이 하는 걸 도와 가지고 절대비밀이다. 그건 애들 세상은 통하나 내겐 통하지 않아. 왜놈한테 총에 맞아 죽어도 좋다고 생각하는 사람이 그런 걸 비밀에만 부치고 살까? 죽기 전에 가짜를 맨들어서 많은 사람의 종말은 도움이 안 되는 일이라면 완전한 도움이 되도록 일러주는 게 내가 죽기 전에 할 일이야.

소나무 숯불로 완전한 죽염 만드는 법

  그러면 그게 뭐이냐? 소나무로 숯을 구워 가지고, 소나무 숯도 마른 소나무는 비를 오래 맞아서 공해물질이 있어요. 서서 있는 생소나무 뽀여[베어] 가지고 숯가마를 만들어 가지고 숯을 구워요. 그래 숯을 구우면 그 소나무 숯에서 나오는 탄소는 송진 성분이 있어요. 소회존성(燒灰存性), 송진 성분이 있는데 그 숯을 가지고 보조 부엌을 만드는데 원통에서 대나무가 다 타서 대나무재가 다 내려온 연후에 그거 보조를 해 가지고, 밑에다가 불을 세게 해 가지고 녹아내리게 하는 건 잘못된 거고, 간접으로 해선 절대 안 되는 거이 비밀약이라. 직접이지.

  그 숯이 다 내려온 연후에 싹 쓸어내고서, 보조한 부엌은 보조한 통이 그 소나무 숯을 두고 불을 살려놓고 풀무를 새로 맞추어야 됩니다. 그래 바람이 세야 되는데, 불이라는 건 건드리면 화를 내요. 불 화(火)자 화야. 불은 건드리면 화를 내는데 고도의 바람이 들어가면 화가 극에 달해. 그러면 불은 화가 날수록 열이 가해져요.

  그래서 풀무에서 바람이 올라오면 불길이 더 세고 쇳물이 녹아요. 고걸 이용하면 돼요. 그래서 그 풀무에서 들어가는 바람이 보조 부엌통이 커야 돼요. 도라무통[드럼통]처럼은 안 커도 커야 돼요. 그 함석초롱, 석유 초롱만 한 정도의 크기는 좀 작아요. 그보다는 더 커야 돼요.

거기다 소나무 숯에다 불을 피워놓고 송진을 자꾸 때면서 바람이 센 풀무로 붙이면 그 부엌은 좀 어구가 좁아야 돼요. 좁게 해 가지고 통의 부엌을 고거[그것]하고 맞춰 거기다 보조를 모두 해놓고, 그러고 그 불이 들어가면 통이 복판에 불기운이 들어가기 때문에 변두리의 통이 금방 녹아 물 앉지 않아요. 그런데 그 화력은 팽창돼 가지고 금방 녹아서 물이 돼 내려오고 말아요.

그러면 그렇게 되면 수정(水精)은 완전 소멸이 되지 않고 보존이 되면서 중금속은 전연 없고, 그러나 백금 기운은 남아 있어요. 그것까지 없이 하면 수정까지 없어져요. 그리고 그다음에 불순물이라는 건 하나도 없고, 청강수 기운은 거기에 흔적도 없어. 그것이 우리 인간에 지금 당면한 문제, 해결 짓는 식품이라.

좋은 약은 태평양 물속에 가득하건만

아, 이 미개한 인종들이 정치하는 나라에서 그런 걸 제대로 먹게 해주느냐, 또 보조해 주느냐? 나는 오늘까지도 65년 전에 다 경험을 끝내고도 광복 후에 못 하는 건, 형편이 안 된 거 아니오? 지금도 형편이 안 돼. 우리나라 국민 말구 지구의 모든 인간이 지금 공해에 시달리는데, 태평양 물 같은 좋은 수정을 버려두고, 먹으면 안 되는 약만 모두 만들어놓고 먹어. 얼마나 미개하면 이러냐 이거야.

그래서 이 나라의 지금 체내에 있는 화공약 기운이 독소가 70%에 가게 되면 극소인 비상, 또 청강수, 이런 기운으로 화할 적엔 암으로 돌아가는데 그게 약이 있느냐 이거야. 청강수 기운으로 변한 암을 약 쓴다는 건 있을 수 없으나 도와줄 수는 있긴 있어요. 그기[그것이] 죽염이고 또 백반을 오래 구워 가지고, 백반이라는 건 신맛이 불순물이라. 불순물의 신맛을 싹 제거하고.

그러고 난 뒤에 토종계란이나 오골계란 흰자위로 법제하는데, 오골계란은 13개, 600g 한 근에, 고백반 600g 한 근에 곱게 분말해서 계란 흰자위가 13개. 토종계란 좀 굵은 건, 묵은 계란은 9개면 돼요. 요새 쌍계란은 7개도 돼요. 그렇게 반죽해 놓으면 열이 나는데, 그 열이 나는 열이 진짜 초가 되는 거요. 그때에 고백반에 계란 법제한 데 신맛이, 그게 완전히 자연의 신맛이라. 모든 초목(草木)의 산성(酸性), 고대로 이용하는 거라.

그러면 산성의 변화가 온 후에 인간에 가장 좋은 식품이 돼요. 그것도 잡지책에 나오는 걸 보면 쓰는 용법이 다 있고. 최고에 가서 녹반인데 녹반은 아주 위기에만 쓰는 약이오. 그래서 녹반에 계란 법제는, 녹반은 백반보다 10배 이상 강해요. 밤중에 보게 되면 오골계 흰자위로 하게 되면 새파란 불이 올라가요. 그 불은 무한(無限) 강한 독이 있어요. 그래 가지고 거기에서 나오는 신맛이 그거 자연의 신맛 고대로라. 그건 화학반응인데 그렇게 해 가지고 이용하는데 책에 나오는 걸 보고 고대로 하는 거이 좋아요.

그러고 죽염을, 태모(胎母)가 죽염을 조금씩 부지런히 먹는 걸 애기를 낳을 때까지 먹으면 태모가 건강하고 입덧도 없으려니와, 그 애기가 커서 차멀미다 뭐 배멀미다 그런 게 없고, 홍역까지 하지 않는 건 확실한 거요. 그렇게 10달을 태모가 죽염을 부지런히 먹고 낳은 애기가 감기가 들거나 몹쓸 병이 있거나 그러면 그 죽염은 헛거 아니오? 완전무결하게 제조된 죽염은 그런 거 없어요. 그래서 가짜를 암만 만들어도 사람에 도움을 주도록 본전이 들고 정신 들이고 노력하고, 그래서 완전한 제품을 해서 세상에 내놓으면 가짜가 될 리가 없어요. 사람의 생명을 구하는 데 가짜가 있어서야 되겠느냐?

죽염은 첫째 당뇨, 둘째 나병에 神藥

그러고 또 내가 하는 것만이 옳다는 거 있을 수 없어요. 많은 사람이 같이 해 가지고 많은 사람을 도와줘야지. 일당백이라? 거 혼자서 잘한다. 그건 안 돼요. 독불장군이라고 했는데 혼자 잘하는 것만이 잘하는 거 아니오. 그러니 누구도 완전하게 제조해 가지고 속이진 말고 아홉 번을 하게 되면 아홉 번 속엔 그 완전비밀이 다 해결돼요. 그래 가지고 모든 사람을 도와주면 그걸 마다할 수는 없는 거 아니겠소?

그래서 죽염의 신비는 첫째, 당뇨의 신약이요, 둘째 나병의 신약이요, 그다음은 모든 체내에 다 좋은데, 코에다가, 느릅나무 껍데기 삶은 물에다가 반죽해서 솜에다 찍어 코에다가 찍어 넣고 자 봐요. 며칠 그러면 축농증이나 비후염이나 안 낫는 게 있나? 또 눈 아플 적에 입에다 물고 그 침을 가지고 눈을 바르는 거 아침저녁으로 몇 번 발라서, 백태가 안 벗어지거나 또 눈에 피가 안 삭거나 눈병이 안 낫는 법이 있으면 거 잘못된 거요.

축농증, 중이염. 중이염 속에 뇌암으로 시작한 중이염은 그건 상당히 공들여 고치면 돼요. 또 축농증도 뇌암으로 들어오는 축농증은 공들여 고쳐야 되고. 그러고 이빨이 아프다고 뽑아 가지고 파상풍으로 치근암이다. 치골수암으로 뇌암까지 올라가면 그거 치료법은 잡지[월간 《民醫藥》]에 나와 있어요. 잡지에 나와 있는 걸 보고 고대로 치료하되 의심하면 안 돼요. 못 고쳐요.

그 촌영감이, 저 지리산서 빌어먹고 사는 촌영감 하는 소리 믿어낼 수 있을까 하는 자는 죽어요. 내가 어려서부터 오늘까지 보는데, 총각 죽은 귀신을 믿는 자들은 내 말을 안 믿는 자가 많아요. 총각 죽은 귀신 믿는 자들이 나를 마귀라고 해. 그럴 수 있겠나?

쑥뜸은 핏속 공해물과 염증제거 妙法

　석가모니가 나와서는 물증(物證)으로 가르치는 거이 사리(舍利)고, 나는 지금 현실을 모든 학술로 가르치는데 총각은 하늘님의 독생자라 해서 그 학술이 천지간에 없는 위대한 비법이 들어 있더냐? 기적이라는 건 있을 수 없어. 사람이란, 자연은 어디까지나 원리에 밝아야 돼. 원리에 밝은 것이 자연에 앞장설 수 있는 거지. 원리가 캄캄한테 자연에 앞장선다? 그건 다 잘못된 사람들이야.

　그래서 내가 지금 정신이 모자라서 죽염에 대한 비밀을 세밀히 말하지 않았는데 앞으로 책자에, 잡지가 있어요. 그건 《신약본초》가 나오는 원고가 가끔 있어요. 그걸 모두 보구서 아는 게 좋겠고. 또 건강하고 오래 살고, 불치병·난치병을 고치는 약쑥으로 뜨는 법이 있어요. 약쑥에 대한 세밀한 얘기는 다 할 수 없으나 그 뜸이라는 건 좋아요.

　뜸이라는 건 좋은데 그 뜸의 자극은 신경회복이 오겠지마는 경락(經絡)을 회복시키고 또 쑥불의 힘으로 핏속에 있는 모든 공해물을 제거하고 염증이 싹 없어지면 그 피가 살이 될 적에 살이 옥같이 고와져요. 얼굴에 검버섯 돋고, 뭐 여드름 많은 여자들 중완에 오래 떠봐요. 얼굴이 고와지지 않냐? 거 만날 무슨 밀가루나 흙가루나 주워 발라 가지고 그거이 해결되진 않아요. 인간의 가장 좋은 비법은 노력과 정성을 게을리하곤 안 돼.

　또 홍화씨가 장수할 수 있는 비결은, 뼈가 가루 되어도 낫게 하고 뼈가 부러져도 빨리 낫게 하는데, 뼈가 야무진 사람이 바로 죽느냐? 중풍이 오느냐? 이런 거 없어. 그러기 때문에 요새 뼈가 없는 애기들이 있는데 그것 가지고 뼈가 안 생기는 애기는 없어요. 그런데 오래 살 수 없다는 이 야기가 말이 될까?

　뜸을 떠 가지고 모든 건강을 회복시키면 몸에 염증 생기지 않아서 병균이 침해하지 않고 생기지 않는데, 그 사람이 오래 산다는 건 사실이겠지. 나는 경험한 사람이야. 왜정시대에 넓적다리가 썩어서 구데기 와글거려도 나는 광복 후에 뜸을 떠 가지고 완전히 건강체가 되었으니 뜸이 좋다는 거 사실이고, 나하고 같이 고생하던 선배들이, 박열(朴烈)이 같은 이는 스물한 해 만에 옥(獄)에서 나왔어요.

그리고 정이형(鄭伊衡)인 열아홉 해 만에 나오고 그들이 다 나하고 아는데, "단전에 뜨면 될 거요" 하니까 거 무섭다고 벌벌 떨고 안 떠. 그래 가지고 박열인 이북 가서 세상 떠나고 정이형 씨는 그 후에 바로 세상 떠나고, 난 오늘까지 살고 있어. 뜸이 나쁘다고 할 수 있겠어요? 나는 다리가 뼈가 가루 되도록 매 맞은 사람이야. 그 뼈가 성하고 육신이 성하고 80이 아니라 90 이상 살아도 건강하게 산다면 뜸이 좋다는 증거는 확실한 거 아니겠어요?

그래서 나는 왜놈을 볼 때 불공대천지수(不共戴天之讎)라고 생각해 가지고, 우리 선배들이 그 손에 죽었고 우리 동족이 그 손에 죽는데 친일파를 욕할 순 없겠지만 왜놈은 너무해. 내가 그 손에 당해보니 너무해. 잔인해. 그래서 왜놈이 몇 사람이 내게 온 걸 개새끼 취급해 가지고, 그것도 또 인간이라고 자존심이 있어. 개새끼 다루듯 하니까 자존심 상하니까 안 댕겨. 오면 난 미친 개새끼 취급해. 그놈들이 미친 개새끼 아니고 죄 없는 민족을 그렇게 죽일 수 있느냐?

나는 내가 죽은 후에 내 자식들이 왜놈하고 살기 위해서 손잡고 돈을 번다면 나는 영혼이래도 도와주지 않을 거요. 난 철천지 한(恨)이 맺힌 사람. 이승만이를 난 욕하지 않아요. 나는 오늘까지 일본을 고갤 들고 쳐다본 적도 없고, 한번 거기에 들르고 싶질 않아요. 그래서 동지들이 일본에서 기념품을 더러 가져오면 그걸 내다 불 놓진 않아도 나는 일절 사용하지 않아요. 내게 맺힌 한이 죽어야 풀리지, 왜 풀리겠나? 죽어도 원혼이 되지, 그렇게 풀리지 않을 거요.

소아 뇌염엔 少商穴에 침놓고 쑥뜸 뜨라

그래서 뜸에 대한 비밀이 제한이 없이 좋아요. 중완·관원·족삼리에 떠 가지고 건강은 완전하고 오래 살 수 있는 비법이 완전해요. 내가 지금 건강하게 살아 있는데 비법이 아니라면 말이 될까? 나는 오늘까지 살 수 있는 사람이 아니고 광복 후에 바로 죽었을 건데, 육신이 다 썩어나가는 데도 그걸 구해냈는데 뜸이 안 좋고 뭐이 좋을까? 건 산삼·녹용 먹어서는 도저히 안 되는 거, 나는 살았어.

그러기 때문에 어린 애기들 뇌염에 걸렸다? 그걸 얼음에다 담가두면, 숨넘어가기 전에 혹여 내게래도 와서 어린 애길 구한다면, 병원에서는 정배기[정수리, 百會穴]에 뜸 뜰 순 없고, 또 그러기엔 귀찮고. 그래서 아무리 친한 친구의 손자라도 내가 침을 가지고 소상혈(少商穴)에, 그 병원에서 뭐 사방에 찌를 수는 없고, 의사들이 보는 데서. 그래서 소상혈에다가 남좌여우(男左女右)로 동침을 끼우고서 그 부모들 보고 손가락을 잘 주물러서 피가 한 다섯 방울 나오도록 해라. 거 양쪽을 찔러서 한 다섯 방울 나오니까 애기가 눈을 뜨고 울고 있어.

그러면 의사들은 끝났는데 다시 산다? 그게 쇠꼬쟁이[쇠꼬챙이]로 살을 찔러 가지고 그렇게 살아나는 이유를 말씀해 주시오. 그건 다른 거 아니다. 소상혈에서 피가 한 방울이 나오면 판막에서 피가 한 방울이 들어가야 되는데, 피 한 방울 들어갈 적에 판막이 움직이지 않고 들어가느냐? 다섯 방울이 들어가면 판막이 다섯 번 움직일 때에 계속 움직이게 된다. 수도꼭지 물 나오듯이 한번 나와 시작하면 계속 나온다. 그래서 심장에서 피가 이동하면 간에서 모든 피를 걸러서 심장에 계속 보내니까 그 애기는 완전하다.

그러나 위험은 뭐이냐? 소아마비 오지 않으면 저능아, 그러지 않으면 간질, 고 세 가지 중에 어느 게 와도 와요. 얼음에 담근 애기는 절대 와요. 얼음에 담그지 않은 애기는 오지 않아요. 그래서 내가 여러 사람을 보는데 정배기에다 불로 떠 가지고 얼음독을, 냉독을 완전히 풀어주면 아주 건강체고 정신이 맑아요. 그러나 침을 놓아 가지고 임시변통을 하면 살긴 살아도 간질이 아니면 소아마비, 저능아, 세 가지 중 하나가 와요. 지금 그런 애들이 살고 있는 거이 하나가 아니오.

그건 왜 그러냐? 병원에서 살려만 놓고 나는 바빠서 가고 그 후에 다시 가서 정배기를 떠주고 싶으나 그 부모들은 안쓰러워서 정배기를 뜨는 걸 겁을 내. 그러면 애는 병신 되는 거지? 그러게 세상사를 내 마음대로 한 일은 없어요. 세상사를 내 마음대로 했다면 오늘 지구에 불구가 왜 있을까?

간질 고쳐주고 못 본 체하는 이유

내가 꼽추라든가 앉은뱅이라든가 이런 사람 살린 것이, 완전무결하게 건강체를 만든 사람 수가 한국에도 여러 사람이 살고 있어요. 나는 일절 주소를 모르지만 더러 아는 사람한테 가면 볼 수도 있어요. 내가 간질을 고치고는 이사 가라고 해요. 왜 그러냐? 아들이 지랄쟁이라고 장가가기 힘들고 딸은 시집보내기 힘드니까 부모가 이사 가면 모르는 데서는 허물이 없다.

그리고 시집가서 남편이 있는 사람이 날 보고 인사하지 말아라. 왜 그러냐? 남편이 물으면 뭐라고 하느냐? 일가(一家)도 아니고 아무도 아니고 그저 안다. 그저 아는 사람한테 그렇게 반갑게 인사할 이유가 있느냐 물으면 대답하기 힘들다. 너는 나 때문에 살았으니 날 만나면 코이[코가] 깨지게 인사하는데 그렇지만 상대는 의심한다. 네가 뭐인가 괴질이 없으면 저 양반한테 저렇게 할 리가 없다고 본다 그거요. 그래서 내가 간질이나 나병 고친 사람은 내 앞에서 인사를 못 하게 해요. 난 받지도 않고 지나가. 그게 오늘까진데.

715

그러면 이 세상에 많은 비밀이 제한이 없는데 그 제한이 없는 비밀 속에 대략은 이 자리에서도 말을 하는 거지. 마른 명태의 신비, 홍화씨의 신비. 이런 거이 원래 수가 많아요. 수가 많은데 내가 지금 정신이 흐려 가지고 기억이 안 나서 세밀한 이야기는 못 하고, 대략만 이야길 하고 기운이 차차 물러가서 큰소리는 이제는 안 되고. 그러면 내가 지금까지 한 이야기 속에 태극기는 이야기한 거고, 뜸에 대해서는 제한이 없는 비밀이 있어요.

그래서 아랫다리, 바짝 말라서 뼈밖엔 없어도 족삼리를 조금씩 조금씩 뜨면서 살이 붙는 걸 보면, 백날 이전에 완전하게 살이 붙고 성한 다리고 건강체가 돼요. 그러면 관원하고 족삼린데, 그렇게 하면 되는데 그렇게 안 하는 건 또 뭐이냐? 육신이 다 말라서 숨넘어가는 시간에는, 배에는 살이 조금 있고 죽어요. 그럴 적에 중완에다가 뜸을 떠 가지고 중완에서부터 살이 붙어 가지고 관원까지 살이 붙으면 단전은 살이 붙은 후에 또 떠 가지고 단전에 살이 붙으면 넓적다리에 또 살이 붙어요.

넓적다리에 살이 붙은 후에 환도(環跳)에다 뜨게 되면 무릎까지 또 살이 붙어요. 무릎에 살이 붙은 후에는 족삼리를 오래 떠 가지고 완전무결한데 거기에 어려운 여건이 뭐이 있느냐? 처음에는 살겠다는 욕심으로 악을 쓰고 뜨다가 완전히 나아서 걸어댕길 적에는 마음이 차차 차차 진력해 가지고 힘든데, 진력해서 염증이 생겨. 너무 힘들다. 싫은 생각이 나 가지고 마지막 마무리의 발가락 하나라도 조금 부족한데 생기는 예가 열 사람에 한 사람씩 있어요.

죽은 뒤의 마지막 책이 완전한 학술

그리고 내가 자궁암이 대·소장암으로 변해 가지고 장격막이 다 녹아 없어져 가지고 오줌이고 똥이고 물 먹은 대로 앞으로 쏟아져 나오는 사람, 살린 적이 하나가 아닌데 이건 과부댁은 다 살아요. 내외간에 갖춘 사람은 마지막에 건강 후에, 그 기간 내에 성관계 있다면 이상이 와요.

그걸 비밀을 다 말하면 너무 상스러우니까 그건 그렇게 약(略)해버리고. 만일 장이˚ 전부 녹았고 장격막이 전부 녹은 사람을 떠서 고친 적도 있지만 약을 멕여도 고쳐져요. 그건 자궁에 관장기 주사법. 대장·소장·직장에 관장기 주사법으로 완치는 돼요.

그런데 완치는 되는데 부족처가 뭐이냐? 오물이 자궁으로 모르게 스며나와서 냄새가 난다? 그거 여러 사람인데, 그걸 마지막 마무리시켜 달라고 애쓰는 건 유명짜한[유명한] 박사의 생질녀도 있고 그런 사람들이오, 이런데. 내가 그 박사 보고 이야길 해줘요. 알아들으니까.

처음에 입맛이 없어 먹지 못해 가지고 뼈밖엔 없고, 다 말랐을 때엔 약을 써 가지고 밥맛이 돌아오면 다 마른 뼈, 살이 붙을라고 악을 쓰고 먹는데, 먹어 가지고 똥창자가 터지도록 팽창해지는데 그것이 마지막 마무리된다는 건 오물이 스며나가는 거까지 마무리되는 건 인간의 힘으로 거 안 된다.

그러니 거기다 인공항문을 내줘라. 그렇게 하고 수십 년 산 사람들이 있어요. 지금도 마찬가지요. 돼요, 되는데. 그렇게 고칠 수 있는 건 사실이나 현실엔, 너무 칼을 대면 안 되는 병을 칼을 대 가지고 죽을 때에 찾아오면 내 힘으론 도저히 불가능. 그런 예가 많이 있어요. 그런 것도 기적은 또 많이 있어요.

나는 어려서부터 기적이 예수님은 몇 사람의 기적이고 나는 수십 만의 기적이면 나를 마귀라고 하는 교인은 잘못된 거고 또 있을 수도 없고. 그래서 내가 나를 볼 적에는 억만 년 가도 지구에 또 올 거냐? 의서는 완전히 내가 마지막 처리를 하고 가는데, 의서에 마지막 마무리하고 약학도 마지막 마무리하고 가는데. 내가 인간에서 마귀라는 욕을 먹은 일이 있으니 한다는 건 잘못된 거고, 나는 그런 욕먹을 인간이 아니고.

어떻게 고금(古今)에, 전무후무라고 하는 건 석가모니는 사리로써 물증을 가지고 전했지만 난 그게 아니고 완전한 학술로 전하는데 내 힘이 세상에 도움이 안 된다. 그런 말이 어디 있을까? 죽은 뒤에 마지막 책이 나오면 인간엔 있을 수 없는 비밀이 나오는데 그게 인간에 도움이 안 될까?

계룡산 운의 최첨단 세상은 神世界

그래서 마지막 마무리하는 책은 앞으로 계룡산 운에는 최첨단이라는 세상이 오기 때문에 그땐 귀신세계로 돌아가요. 그러면 여우도 구름 타고 댕기고 지네·독사도 구름 타고 댕길 수 있는데 사람이 안 되느냐? 그땐 그런 데 몰두하다가 보면 이상한 병이 생기고 이상한 정신병이 와요. 그때 치료법을 지금 일러줘야 돼.

나는 1천 년 후의 병을, 병명을 아르쳐[알게 해]주고 치료법을 아르쳐주고 죽으니 나는 의서에 약학에 마무리한다는 말이 그거요. 그러면 그건 현실에선 꿈 같은 이야기고 그 당시 사람들만이 필요해. 만약 1천 년 전에, 2000년대에 공해는 극심하니 공해독에 걸려 죽는 괴질은 어떻게 치료해라. 그런 의서가 지금 와 있으면 내가 할 말은 전연 없을 거요. 다 끝난 말인데.

그런데 내가 지금 몇천 년 후의 병명과 약리와 치료법을 일러주었으면 몇천 년 후에도 나를 제외하고 새로운 학설이, 의서, 약학이 나올 수 있느냐? 그때 가도 안 나와요. 그렇다면 내가 나를 전무후무라고 하는 말이 순진한 거짓말인지, 죽은 뒤의 학설을 봐야 알 거 아니오.

또 몇백 년 후에 고대로 되는가 안 되는가 봐야 알 거고. 단순한 판단은 있을 수 없는 거요. 내가 무언가 기운이 좀 딸리는가 봐요. 큰소린 해도, 이젠 여러분 앞에 좀 미안하나 오늘은 이만 여러분 이해를 구할 수밖에 없어요.

백내장을 수술 않고 치료하는 비법

질문자 : 백내장 초기, 그것을 미리 예방해서 수술 않고도 치료할 수 있는지, 어떤 비법이 있는가 한번 말씀해 주십시오.

선생님 : 백내장 초기가 여러 가진데 시신경의 염증도 여러 줄로 들어오는데 시신경, 음성으로 된 시신경, 양성으로 된 시신경, 또 음성 양성에서 합작 염증이 있어요. 그건 양 눈이 다 폐양(廢陽)되는데, 그러면 그 백내장은, 어떤 양성·음성 중에 어느 거든지 혈액형도 막론하고 죽염을, 가장 좋은 죽염을 구해 가지고, 좋은 죽염이라는 건 믿을 만한 9번 처리하고도 마지막에 고열로 완전무결한 죽염.

그런걸 구해 가지고 입에 물고 있다가 죽염이 완전히 녹아서 침이 된 후에 그 침을 자고 일어나면 눈에다 바르고, 저녁에 잘 적에 바르고 그렇게 해 가지고 눈이 완전히 맑아지는 날까지 고쳐요. 그건 날이 오래도 낫는 것.

빨리 낫는 건 애들이고, 애들 눈에 다래끼를 어른이 입에다가 물고 있다가 그걸 애들 다래끼에다 발라줘도 금방 낫지만, 다른 유근피 삶은 물이나 그런 데에 개 가지고 다래끼에 바르든지 가루 그대로 발라도 서서 보게 되면 30분 안에 싹 없어져요.

그러니 백내장은 그렇게 치료해요. 그리고 단전에 뜸을 떠서 낫는 것도 확실하고, 단전에 뜸 뜰 사람은 뜸 떠 고쳐도 되고 그렇지 못하면 죽염을 물고 있으면 침을 가지고 아침저녁 발라서 낫게 해도 돼요.

질문자 : 혈종양으로 고생하고 계신 분이 문의를 했습니다. 어떻게 하면 좋겠습니까?

선생님 : 그건 간(肝)에 대한 처방 속에 석위초(石葦草)라는 약이 있어요. 석위초하고 또 지팽이 장(杖)자 쓰는 호장근(虎杖根). 통초(通草) 가미하고 거기에 금은화, 포공영이 있으니까 그렇게 해서 오래 복용하면 모

르게 모르게 삭아버려요. 간 처방에다 해요. 간 처방이 있어요.

질문자 : 폐암 진단이 나왔는데 6개월 산다는 진단이 나왔습니다. 혈액형은 AB형이고 폐에 완전히 암이 퍼졌다고 합니다.

선생님 : 그건 집에서 엿을 달여서 먹으면서 엿 처방이 있어야 되니까, 그러면서 약을 일러줘요. 절채보폐탕(截瘵保肺湯)註이라고 책에 있잖아요? 《신약(神藥)》 책에 있어요. 폐에 절채보폐탕, 《신약》 책에 있는 거, 하초동충(夏草冬蟲)이 없으면 없는 대로라도 쓰도록 하고, 그러고 무엇에 대한 처방은 일러줄 거니, 거 적어요.

무 100근에 마늘은 35근, 또 생강을 35근, 그리고 백개자를 잘 볶아서 5근 반, 살구씨를 잘 볶아서 5근 반, 공사인(貢砂仁)을 잘 볶아서 5근 반, 그리고 산조인(酸棗仁)을 검게 볶아서 5근 반. 그렇게 넣고서 삶아서 엿기름을 두고 삭혀서 엿을 달이라고 해요. 달여두고 밤낮으로 퍼먹이면 건 상당히 몸에 좋고, 건 이로워요. 아주 보(補)하니까. 그렇게 하면서 절채보폐탕을 하루 2첩씩 달여 먹게 해요.

〈제15회 강연회 녹음 全文 : 1990. 3. 2〉

※편자註 : 절채보폐탕(截瘵保肺湯)은 폐병이나 간담병에 쓴다.
별갑(鱉甲 : 炒) 5돈, 하수오(何首烏) 5돈, 지율분(地栗粉) 3돈, 상백피(桑白皮) 3돈, 맥문동(麥門冬 : 去心) 2돈, 신곡(神曲 : 炒) 2돈, 인삼(人蔘) 1돈, 백미(白薇) 1돈, 상녹용(上鹿茸) 2돈, 하초동충(夏草冬蟲) 1돈, 속껍질과 뾰족한 끝을 제거한 행인(杏仁)을 찬물에 담가 하룻밤 지난 뒤 짜낸 은행(銀杏) 생즙에 볶은 것[杏仁去皮尖銀杏汁炒] 1돈 5푼.

/제22장/
甘露水 머금은 三大神藥

3대 神藥이란 죽염·홍화씨·산삼

이렇게 모이셨으니까 감사하다는 말뿐이올시다. 그리고 그다음은 감사한 뒤에, 감사한 표시를 말로만 하는 거올시다. 내가 앞으로 《신약본초(神藥本草)》에 대한 원고 마무리하기 위해서 오늘까지 여러 번 얘길 했는데 아주 어려운 데 들어가면 이해가 참 어렵고, 알기 쉬운 말로는 극히 어려운 예가 많아요. 그게 뭐이냐? 지금 삼대 신약(三大神藥)을 오늘은 세밀히 설명해야 되는데 그 말 앞에 내가 원고에 잊어버릴 뻔한 걸 생각해 가지고 또 한마디 드릴 일이 있고, 삼대 신약이 뭐이냐?

첫째, 죽염(竹鹽)이라는 거 있어요. 여기 모인 분들도 아는 분 있을 거요. 그리고 둘째, 홍화씨[紅花仁]라는 거 있어요. 옛날 학설로 설명이 없는. 그건 내가, 자신이 모든 경험을 토대로 한 경험방인데, 홍화씨라는 신비의 약과 고다음 셋째, 우리나라 전역에 산삼이라는 거 있어요.

그 산삼의 비밀이 셋째로 가는 이유가 뭐이냐? 건강의 최고인데. 그건 만병을 고치는 데 가장 신비한 것은 죽염이 첫째고, 또 장수하는 데는 홍화씨가 첫째고. 그러면 죽염은 만병을 고치는 데 첫째고 장수에도 둘째 가고, 홍화씨는 만병을 고치는 데 죽염보담 둘째 가고 장수엔 첫째 가고, 산삼은 장수에 셋째 가면서 건강에는 첫째 가고.

그래서 사람의 원기를 돋우는데, 모든 신경을 강화시키는 비밀과 신경 강화되는 이유는 장부(臟腑)의 온도를 증가시켜 가지고 신경을 강화시키고. 그러면 그 신비의 약물이 세 가지가 있는데 그게 삼대 신약이라. 그러면 그 삼대 신약에 대해서 왜 기준을 정한다고 말하느냐? 그건 내가 어려서 알고 있는 거라. 기준이 확실히 정해져 있어요. 이 우리나라엔 지구에 없는 감로수(甘露水)가 있어요.

그 이야길 다 할라면 한이 없으니 안 되고 책으로 더러 나오는 걸 보면 알 겁니다. 근데 감로수가 있는데, 감로수라는 건 한 잔을 먹으면 무병장수하고 불로장생한다. 그런 신비의 물이 있어요. 그 물, 먹기 힘들어 그러지 없는 건 아니라.

죽염의 甘露精 기운은 1만1천분지 1

그래서 죽염이 만병통치한다고 하면, 그 혹 법에서도 웃는 소린데, 모르면 호랭이도 강아지만 못하다고 할 수 있는 거요. 죽염에 뭐이 들어 있느냐? 모든 땅에서 저녁에만 솟아나는 감로정(甘露精)이 있는데 감로수의 기운인데, 그 감로정의 물이 흘러 가지고 우리나라 바다 연안에 모여 있는데, 연안에 이르면 그 물을 퍼다가 소금을 만들어. 그거이 염전에서 이루는 거지. 소금을 만들면 그 소금 속에 모든 독극물도 있겠지마는 모든 오염, 모든 독극물, 모든 불순물, 금속물이 다 있어요. 중금속이 다 있는데, 그 속에 감로수라는 게 유독히 있다. 그게 얼마냐? 1만1천분지 1이 있다.

그러면 홍화씨의 감로수 기운은 얼마냐? 1만2천분지 1이 있다. 산삼의 감로수 기운은 얼마를 가지고 있느냐? 1만3천분지 1이다. 그러면 수명장수에 왜 홍화씨가 첫가락 가느냐? 감로수 기운이 1만2천분지 1인데 그 홍화의 약성은 가장 장수에 대해서 앞서 있고, 만병을 치료하는 덴 뼈가 가루 되든지 애기가 뼈가 없든지 이런 데 뼈를 만드는 신약(神藥)이지마는, 만병을 고치는 신약엔 죽염만 못해요. 죽염의 감로수의 신비는 만병을 고치는 데 앞장서 있고, 장수에는 둘째 간다? 홍화씨는 만병을 고치는 덴 둘째 가고 장수에는 앞장선다. 이런 신비를 가지고 있어요.

그래서 내가 아는 것이 얼마나 나도 믿을 수 없느냐를 경험하기 위해서 개나 송아지나 다리를 분지르고 멕여보면 거 신비인데, 거 우리나라 토산 홍화씨야. 그건 애기들이 운동 철봉대에서 떨어져 팔이 부러지든지 다리 부러지든지 허리 부러진 데, 국민학교 학생들은 10시간 안에 깨끗이 회복되는 신비의 약이고 짐승 다리 부러진 건 세 시간이면 뛰댕겨요[뛰어다녀요]. 이러니.

이걸 볼 때에 옛날 양반이 의서(醫書)를 쓸 때 이건 확실히 몰랐구나. 그건 하늘에 별기운이 내려오는데 해 '세'(歲)자 쓰는 세성(歲星), 목숨 '수'(壽)자 수성(壽星)인데, 수성정(壽星精)이 통하는 풀이 바로 홍화라. 그래서 홍화씨의 신비를 나는 이용했고, 그게 또 확실해. 그러면 애기가 뼈 없이 생긴 애기를, 그걸 멕이는데 불에다 잘 곱게 볶아 가지고 절구에 찧어 가지고 폭 달이면 그 물이 아주 고소하고 향내가 나.

그게 뭐냐? 감로수 기운이다 이거야. 그리고 죽염도 쬐금 좁쌀보다 작게, 손끝에 조금 묻히고 침을 가지고 맛을 보면 죽염도 아주 달고 향내가 있어요. 그게 감로수 기운이라. 산삼도 쬐금 떼서 맛을 보면 달고 아주 향내가 나요. 그러니 산삼도 많은 건 쓰고 조그만 건 달아요. 그러구 향내는 진동해요. 거 감로수 기운이라.

그러면 삼대 신약이 왜 오늘까지 빛을 못 보고 이렇게 세상 사람이 모르고 있느냐? 그건 내가 《신약(神藥)》을 쓸 때 우선 써야 되는데, 죽염 이야긴 했지마는 그 신비의 세계를 열어주지 않는 이유가 뭐이냐? 내가 써놓으면 앞장서는 사람들이 있어. 죽염도 가짜를 맨들어 가지고 많은 사람에 불미스러운 일이 오더라도 돈밖엔 모르는 사람이 많아요.

心不全·腎不全 치료하는 神方

그런데 하필이면 불자(佛子)도 그 속에서 가짜 죽염 제조에 자기가 아는 것처럼 그런 짓을 해요. 그런데, 그러면 그런 사람들이 온다는 걸 모르고 안다는 건 거짓말이라. 내가 발표한 후에 죽염에 대한 가짜가 많이 성할 거다. 그 원리는 뭐이냐? 돈에 눈이 어두운 사람도 있고 체면이 어두운 사람도 있어요. 그 체면에 어두운 사람들은 돈밖엔 몰라. 또 눈이 어두운 사람은 다른 거이 보이지 않고 돈만 보여. 그래서 내가 발표한 후에 가짜가 많이 나오면 법에 금지받을 시간도 올 거다. 그걸 기두르고[기다리고] 있었는데, 한 번은 지나갔어요.

그래 한 번 지나간 후에 완전히 그 비밀을 완전 공개하면 다음에는 일반 사람이 속지 않아야 되니까, 이제는 한 번은 속았으니 두 번 속는 건 미련해서 속는 사람도 있고, 또 곁의 사람한테 꼬임에 속는 사람도 있겠지? 그러나 내 말을 들은 후에 가짜를 꼭 믿을 순 없다고 나는 생각했어. 죽염의 정체를 완전무결하게 파헤치면 그 정체는 참으로 신(神)의 세계요.

그래서 나는 앞으로 부처님이 시작해 놓은 신인세계를 내가 3천 년 후에 와서 마무리하고 간다는 것이 나로서는 너무 지나치는 생각이라고 해서, 죽음 임박해서 신의 세계를 열어놓지, 지금은 건강을 위해서 병을 치료하든지 장수하든지 이런 데 대한 얘기만을 앞세우는 거요.

그런데 이 비밀, 삼대 신약의 비밀을 털어놓기 전에 먼저 잊어버렸던 얘길 하고 넘어간다는 것이 뭐이냐? 세상에서 못 고치는 9가지 심장병 중에 판막이나 협심(狹心)이나 심방·심실에 대한 어려운 난치병도 있겠지마는 심장에 심부전(心不全)이 있어요. 그건 이야기하기 힘들게 못 고치는 병이라. 그래서 심장이식 수술해도 건강하게 살지도 못하고 오래가지도 않아요.

그래서 그건 뭐이냐? 그건 약으로 한다면 아홉 해 전에 도지고 오래 못 사는데, 약이 아니고 약쑥불로 30초라는 단시간에 조금씩 조금씩 뜨는데 15초에서 20~30초인데 그건 쌀알보다 조금 커요. 이렇게 젖가슴 복판에다가 뜨는데, 하루 100장씩이 보름 뜨게 되면 심부전이 완전히 낫지 않으면 어느 정도 나아요. 그때엔 믿어주니까 깨끗이 낫도록 떠라, 그건 됩니다. 그래 싹 고치면 그 사람이 1백 년 살고 죽어도 도지지 않아요. 그래서 심부전을 고치는 건 비법이고, 건 옛 사람의 의서에도 있어요. 전중혈(膻中穴)이라고 가슴에 구종심통(九種心痛)에 뜨라 하는 게 있어요.

그러고 또 하나는 뭐이냐? 콩팥 신부전(腎不全)이 또 있어요. 신장염은 부증병(浮症病)인데 또 신장염에다가 신부전이 있고 신장암이 있고, 또 전립선염(前立腺炎)이 있고 방광염이 있는데, 여기에 한 가지 가지고 치료하는 건 또 뭐이냐? 우리나라 토종닭 있어요. 토종닭의 달구똥[닭똥]은 그 똥을 싸고 난 뒤에 위에 하얀 점 있어요. 그걸 의서엔 계분백(鷄糞白)이라고 하는데 그거 어느 옛날 양반 비방(祕方)에 나와 있는데, 고거이 조금 미비해도 확실한 거요.

계분백 이용해 신장병 치료하는 비법

그런데 《향약집성방(鄕藥集成方)》이나 모든 옛날 양반 비방 속에는 제대로 나와 있지 않아도 계분백에 대한 치료법은 있어요. 그래서 그건 나는 꼭 된다고 일러주어요. 완전무결하다, 그래 일러주는데. 이 현실에는 신장에 신부전은 투석(透析)이나 하고 돌리면 되는 줄 아는데 그것도 얼마 못 가요. 또 신장암은 이식수술해 가지고 좀 더 살게 한다고 하면서 얼마 못 가요. 그런데다 항암제까지 놓으면 극약이라, 건 살아날 가망이 없고, 이런데….

계분백이라는 건 뭐이냐? 닭은 흰자위 속에 석회질이 많이 있어요. 그래서 계란 깝데기가 생기는데, 계분백이라는 건 석회정(石灰精)이라는 거 있어요. 돌인데, 그놈의 돌을 주워 먹고 살게 되면 돌 속에 있는 정(精)이 계분백으로 화(化)해요. 그래서 토종닭은 똥 싸게 되면 꼭대기에 하얀 점이 있어요. 그런데 개량종도 있긴 해도 약을 하면 잘 안 돼요. 토종만이 되는데, 그래도 신장암은 어차피 죽는데 그걸 가지고 하면 하나도 실수 (失手) 없이 산다고 봐야 될 겁니다.

또 신부전도 지구상에선 못 고치게 돼 있어. 투석하고 일찍 수술하고 좀 더 살고 죽는데 계분백이면 완치돼. 또 그러고 오래 살 수도 있어요. 오래 사는데 들어가면 홍화씨도 외래산(外來産)이래도 계속 잘 볶아서 절구에 찧어서 차를 달여서 조금씩 늘 먹어두면 자기 수명은 연장해요. 건 내가 여러 사람을 지키고 보는데 바로 죽는 사람이 있다면 나도 그런 소리 안 할 건데, 또 죽염도 오래 장복(長服)하면 확실히 수명을 연장하고 배 속에 애기 밸 때 열 달을 죽염을 부지런히 먹으면 그 애기 홍역도 안 하려니와 잔병이 일절 없어요.

그리고 차멀미하는 이들이 걸 늘 먹다가 차 탈 적엔 덩어리를 조금 입에 물고 가면 내내 녹아서, 침을 넘기며 가면 차멀미하는 사람이 없어요. 그러면 그 죽염을 너무 광고를 푸짐하게 하다가 혼날 순 있어도 많은 사람이 먹어 가지고 완전한 감로수의 비법을 알면 장수한다, 만병을 통치한다, 그건 있을 수 있어.

무병 건강이란 말이 따라와요. 건 산삼보다 죽염이 앞서고 또 신비한 약물 속에 장수를 앞세우는 건 아까 말한 홍화씨고, 또 건강에 힘깨나 더 도와주는 산삼이 있고 그래 삼대 신약인데, 그 앞서서 내가 지금 계분백을 설명하는데 그걸 불에다가 살짝 볶아 가지고 계분백이라는 건 달구 똥의 흰 건데 고것만 긁어낼 수 없으니까 한 절반쯤 쓸다가 많이 모아 가지고 그것이 가상 한 반 되, 소두 한 되겠다? 소두 한 되쯤 되게 되면 이틀은 먹을 수 있어요.

그걸 어떡하느냐? 신곡(神曲 : 神麯)이라고 누룩이 있어요. 맥아(麥芽) 라고 엿기름이 있고. 그 신곡을 갖다가 불에다가 곱게 볶아 가지고 타지 않게 곱게 분말하고, 또 엿기름을 곱게 볶아 가지고 또 분말하고, 그렇게 해 가지고 그 세 가지를 똑같은 양이면 어떻게 되느냐? 등분한다 그거요.

그렇게 해 가지고 얇은 광목을 사다가 투가리[뚝배기·항아리]에다가 광목을 얹어놓고 광목 위에다가 엿기름 보리차라고 있어요. 보리차를 많이, 보리 한 되쯤 넣고 오래 끓여 가지고 그 물을 한 투가리 담아놓고서 거기다가 계분백 분말한 거, 엿기름하고 누룩하고 볶은 가루지.

그 세 가지를 합해서 가루 낸 거, 그걸 그 물에다가 담가놓으면 하루만 지나면 다 우러나요. 그런 연후에 그 얇은 광목을 들고 슬그머니 짜 가지고 그 찌께기는[찌꺼기는] 버리고 그러고 그 물을, 그 물이 가상 한 반 되쯤 되면 이틀을 먹거나 하루 먹어도 돼요. 장정은 하루 먹어도 돼요.

죽을 사람 살리고 고발당해 벌금 물고

그러면 한쪽으로 자꾸 해둬야 해요. 그래 먹는데. 신장암이라면, 신장암이나 방광암이라면 좀 부지런히 먹어야 살고 신부전도 그래요. 좀 부지런히 먹으면 사는데, 그걸 하기 싫어서 게을러 가지고 그런 건 다 싫고 그저 가만 누워서 떡이 궁그러[굴러] 들어오든지 호박이 궁그러 오는 걸 바라는 사람은 죽는 수밖에 없어요.

난 죽는 사람은 명(命)에다 맡기는 게 아니라 게을러 죽는다고 봐. 누구도 게을러 죽는다고 나는 말해요. 얼마든지 살 수 있는데 왜 남의 말을 안 듣고 죽느냐? 그건 내 평생에 보는데. 그걸 지나가다가 "아, 거기 거 독사한테 물려 죽지 말고, 거 명태 같은 거 마른 걸 좀 갖다 삶아 먹어 보지" 아무도 웃으며 미친놈이라고 해. 나는 한평생 미친놈 소리 들어요.

또 박사들은 꺼떡하면 내 손에 장 지진다고, 그런 소릴 잘해. 돌팔이가 그런 병 고치면 내 손에 장 지진다고. 그러면서 고치고 가서 "장 지지는 구경 좀 해봅시다" 하면 또 대답 안 하는데. 그래 그 유명짜한 양반들은 다 꿀 도적놈이니라. 벙어리 꿀 도적질해 먹구서리 찾으면 고갤 돌리고 말도 없이 형용도 안 한다. 거 마찬가지다.

내가 그런 세상을 광복 직후에서 오늘까진데. 돌팔이라고 고발하면 법관은 의료법 위반이라고, 벌금을 9번 냈소. 공화당 이후에 자유당 땐 내가, 자유당 사람들이 날 취체(取締)할 사람이 없어. 그 당시엔 경찰이 내게 접근할 수가 없는 사람이니까. 이랬지만 공화당 이후엔 외톨이가 되니까, 선배들이 다 죽고 자꾸 수가 적어지니 내겐 벌금이 나와. 의료법 위반이라. 아무 사람이 고발해도 벌금이 나와. 9번 벌금한 영수증을 돌아댕기며 잃어버리기도 했지만, 그걸 또 뒤서 뭐하련만 너무 한심한 나라라.

만고에 내가 전무후무(前無後無)라고 했다고 내게 와 따지는 사람이 많아. 전무후무라고 하는 사람 머릿속에 아는 건 귀신도 무서워하는데, 사람이 어떻게 그런 사람 앞에 와서 따질 사람이 세상에 나와 있나? 그래서 내가 오늘까지 비참하게 살다 가는 이유가 그 미개한 사람 속에서는 인간대우 못 받게 돼 있어. 모르게 돼 있어. 내가 아는 걸 알 수가 있느냐 하면 없어. 그래서 이제 그 이야기는 신장암이나 또 심장부전증이나 여러 가지 심장병이나 이런 데 신비한 치료법을 말했으니 이것이 앞으로 잡지로 나오고 또 훗날에《신약본초》라는 책에 나옵니다, 오늘 이야기는.

그리고 삼대 신약엔 뭐이 있느냐? 내가 아까 말하던 첫째가 죽염인데, 죽염의 비밀에 감로수가 고열로 처리해 가지고 독극물을 다 제거하는데 감로수가 남아 있느냐. 남아 있도록 노력해야 되는 거. 정신 쓰고 지혜를 짜야 됩니다. 그건 뭐이냐?

대나무 속에다가 소금을 다지는데 그 대나무엔 죽력(竹瀝)이란 약이 들어 있어요. 또 대나무는 1천 년 이상을 살게 되면 좋은 황토에 선 놈은 그거이 죽어도 말라서 썩질 않아요. 썩질 않고, 몇천 년, 몇만 년 지내다가 몇억을 지내게 되면 누런 옥(玉)으로 변해요.

黃土에서 夜光珠 생기는 원리

그래서 구멍이 뚫린 옥이라는 게 땅속에 있어요. 그건 퉁소나 젓대 만들 수 있어요. 그래서 몇 억을 지난 후에는 그게 옥으로 변하는데 그것을 가지고 옥퉁소도 만들 수 있고 옥적(玉笛)도 만들 수 있어요.

그러고 옥쟁반이 나와요. 그런데 그게 황토에서 화씨벽(和氏璧)으로 되는 옥이 있고 야광주(夜光珠)니까. 이 퉁소도 몇십 억 지난 대나무는 야광주로 변해요. 이래서 대나무는 십장생(十長生)에 들면서도 십장생 중에 제일 가는 소나무 다음에 가는 거라. 송죽(松竹)이니까요.

고다음에 송진을 가지고, 내내 9번을 송진 가지고 때며 구워내는데, 그 송진은 뭐이냐? 소나무에서 진이 나왔지마는 그놈이 오래게 되면 땅속에 들어가 호박(琥珀)이라는 구슬이 되는데 그 한방에 약이 되는데 그게 몇만 년, 몇억 지나면 몇억 후에는 호박이 야광주로 변해.

그래서 야광주라는 구슬이 되는데 그거 억만 년 지내면 점점 더 좋은 구슬이 돼. 대나무가 그러고. 그래서 십장생에 제일 가는 송죽(松竹)은 그건 신비의 물체라. 그래서 그 송진을 이용하는 건 감로수를 완전무결하게 보관하는 방법, 또 모든 신비의 약성을 합성시키는 방법, 또 그다음에 황토가 있다.

심산(深山)에 황토. 그건 보물(寶物)이, 요새 보석이라 하는 보물이 금은보화가 이뤄지는 황토인데, 그 황토를 가지고 대나무를 구멍을 막아놓고 구워 나오는데 그 황토의 신비가 또 뭐냐? 모든 보물이 거기서 나와요. 그래서 보석이 전부 황토에서 이뤄지는 거라. 그래서 내가 신의 세계는, 토성분자(土性分子) 세계를 완전 설명할 수 있는 힘이 있기 때문에 그런 말을 해도 누가 와서 따져도 수학(數學)에 한 자 틀림없는 계산이 있을 거요. 그래서 이뤄지는 거이 황토 속에 모든 보물이 이뤄져요.

甘露水를 인공합성시킨 것, 죽염

그러고 그다음에는 소금은 뭐냐? 감로수가 들어 있는 바닷물이라고 했겠다. 그래서 그런 걸 가지고 그 소금의 감로수의 근원을 살려 나가는데 거기다가 쇠통의 철정(鐵精)을 합(合)하고 또 화력(火力)을 가해 가지고 고열처리를 한다. 그러면 불속에는 화기(火氣)가 있고 화기에는 화독(火毒)이 따르는 거라.

화독은 모든 독성을 서로 제(除)해 버리고 그래서 소금 속에 있는 모든 중금속이 물러가고 거기에 무서운 독극물의 독성을 다 제거시키니 그 속에서 생기는 거이 뭐냐? 여러 가지 보물로 화할 수 있는 원료가 합성돼 있기 때문에 지구에 최고 가는 비밀, 감로수가 완전무결하게 된다.

그러면 그 감로수가 죽염 속에 1만1천분지 1이라. 고건 쌀알보다 작게 손바닥에 놓고 맛을 보면서 감정하면 나와요. 웅담도 보이지 않게 좁쌀보다도 작게 물고 있으면 향내도 나고, 사향만 나는 게 아니고 웅담도 나요. 그러고 그렇게 쓰지 않아요. 그러면 그런 속에 뭐가 있느냐? 보이지 않는 그놈이, 과일이고 뭐이고 많이 먹다 보니까 감로수에 대한 비밀이 그 속에 잠재해 있다.

그런 엄청난 비밀이 감로수의 원리이기 때문에 외국산은 우리나라 토산(土産)보다가 나은 거이 없어요. 없는데. 우리나라 토산의 신비라는 건 우리나라 땅에는 감로수가 나오는데 그전에 내가 설명한 것은 백두산 천지에서 감로수 이뤄지는 비법을 약간 말한 바 있어요.

 그러면 그 감로수의 비법을 다 설(說)할라면 태평양 속엔 몇 %, 대서양 속엔 몇 %라는 걸 죄다 밝힐 수 있는 거요. 그것이 천지(天池)로 모여 가지고, 천지는 한쪽은 서해(西海) 한쪽은 동해(東海) 북해(北海), 한쪽은 서해 남해(南海). 이렇게 돼 가지고 거기에서 모으는 수정(水精), 그것이 백두산 속에 들어와 천지에서는 왜 감로수로 변화할 수 있느냐? 그건 오대양(五大洋)의 물속에 있는 수정 기운을 히말라야에서부터 지구의 모든 산천정기와 황토의 정을 합하면 이 속에서 이뤄지는 게 감로수라.

홍화씨는 水星精氣로 甘露水 함유

 그래서 감로수의 신비는 형언이 잘 안 되는 거요. 그런데 그걸 어떻게 살리느냐. 죽염이란 자체에선 그걸 인공으로 합성시키는 묘법(妙法)이 그거요. 그리고 이제 홍화씨는 하늘의 목성정기(木星精氣)로 화하기 때문에 감로수 기운이 자동적으로 수생목(水生木)의 원리로 이뤄지게 돼 있어요.

 그리고 산삼은 금성정(金星精)의 원리로, 금생수(金生水)의 원리로 감로수의 비밀이 이뤄지게 돼 있고, 그러면 그것은 우리에게 가장 중요한 식품이면서 약물이라. 감로수는 먹는 물이나 신비한 불로장생(不老長生) 약이라. 만병통치하고.

 그러면 그 감로수가 세 군데 왜 양이 많으냐? 다른 물체에서는 십만·백만분의 1이 안 되는데. 제일 많은 건 죽염에 1만1천분지 1, 홍화씨에 1만2천분지 1, 산삼에는 오래 묵은 진짜 산삼은 1만3천분지 1이 있다. 이런데. 이것을 이용하라는 건 병만 고치는 게 아니라 병을 고쳐놓으면 건강한 데는 그걸 계속해 먹어 가지고 건강해야 되고, 그 홍화를 많이 심어 가지고 생산을 얼마든지 할 수 있어요.

그걸[홍화씨를] 불에다가 잘 볶아서 차처럼 가끔 먹을 수 있는데 게을러서 안 하는 거 할 수 없는 거고, 돈이 많으면 사 먹어도 되고, 홍콩서 오는 건 가짜래도 약은 돼요. 팔다리 부러지고 등심이 모두 부서진 사람, 그거 먹으면 금방 며칠 안에 싹 나아요. 70이 넘은 사람들이 술을 먹고 높은 자리에서 떨어져서 허리 부러지고 뭐, 모가지 부러지고 했는데 금방 나아요. 지금도 그거 먹으면 금방 낫는 걸 눈으로 볼 수 얼마든지 있어요.

그런 신비한 홍화씨가 의서에는 없다. 거 왜 그러냐? 그 양반들이 하늘에 목성정기가 홍화로 화(化)했다, 이걸 나보다 더 알았으면 나왔을 게요. 또 그리고 부처님이 모든 세계에서 세존(世尊)인데, 세존인데 알면서도 말씀 안 할 수 있는 거이 뭐이냐? 후세에 이 화공약의 피해가 심하고 인간이 극심한 병고에 신음할 적에 그땐 아무개가 나와 가지고 그 세상을 구해주리라. 그걸 알으셨으면, 그동안에 구전심수(口傳心授) 해도 다 잊어버릴 게니까 말씀을 안 해도 될 거다.

그래서 대도(大道)의 진리는 말씀하고 그런 세세(細細)한 얘긴 안 했는데 오늘에 닥치면 내가 그런 실험을 다 하고 승려들이 손가락을 태우면 손가락 뼈 속에 있는 골수(骨髓)에 불만 붙으면 전신 골수에 화독이 들고 그 화독은 뇌에 가서 뇌암으로 죽는데, 그 사람들은 단전에 떠 가지고 얼마나 명랑하게 사는가, 가 찾아보면 알아요. 내가 온 후에 뇌암으로 죽는 승려는 있을 수 없어요.

또 반신불수도 있을 수 없고, 참선(參禪)한다고 하반신을 전부 마비시켜도 얼마든지 고치는 법은 알고 있어요. 그러니 어느 세상 사람이고 배우면 되는 걸 일러준다면 다 되는 거고, 배워도 안 되는 거. 그건 지금 양의학상의 박사는 될 수 있는데 못 고치는 병 고치는 박사는 없어요.

그러니 내가 못 고치는 병이 있었다는 건 거짓말이라고 할 수 있어요. 그리고 손에다 장 지진다? 그런 말을 하면서도 장 지진 사람은 없고. 나는 그런 말 하는 사람이 보라는 듯이 고쳐놓은 숫자가 지금도 많은 사람 속에서, 난 주소도 아무것도 모르는 이유가 뭐이냐? 죽을 사람을 살려놓으면 그 뒤에 딴 사람이 자꾸 따라오게 매련이라.

그래서 전연 모르면 되는데 고쳐놓은 뒤엔 그 자릴 떠나고. 이사를, 광복 후에 78번. 이번에 한 번 더 하면 79번. 그래서 80회 가차운[가까운] 이사를 댕기니 내가 사는 주소를 아무도 몰라요.

에이즈 치료에 죽염과 卵礬을 이용하는 법

내가 고쳐놓은 기적은 수만(數萬)에 10만이 넘을 수 있는데 그 기적은 상상을 못 하는 기적들이오. 이 부인들이, 젊은 과부가 양딸을 데려다가 동성연애라는 게 있어요. 그래 가지고 아래 누워 있는 처녀는 국부(局部)적 마찰이 심하면 거기에서 그 모든 음부(陰部)의 마찰에서 이뤄지는 병균은 아주 무서운 병균인데, 그거이 에이즈라는 병균이겠지. 이런데.

이거이 심한 사람은 윗사람보다 아랫사람은 그렇게 당해요. 심한 사람은 항문도 다 녹아 빠지고 소문(小門)도 없어져, 자궁이 다 녹아 빠졌으니까. 그런데 죽지 않고 목숨이 살아 있어.

그런 사람들이 날 보고 살려달라고 애걸하는데 살려주는 건, 모든 치료법은 물론 약물치료도 하겠지만 지금 약물은 그 무서운 파라티온 농약을 쳐 가지고 나도 그걸 삶아 먹어라, 삶아 먹어라 하기엔 위험해서 마음에 불안하지만 어디서 구해올 순 없어요.

중국서 나오면 믿을 수 있는데 내가 눈으로 보면서 농약으로 키운 걸 먹으라 하는 덴 그렇게 믿어지질 않지만 할 수 없어. 그거 먹고도 살아나는 예가 있는데, 그건 뭐이냐? 죽염을 앞세워 되는 거라. 그래서 그 여자의 살아난다는 기적은, 거 다 손에 장 지질 만한 기적이오. 항문이 다 녹아 빠지고 소장·대장·직장암인데, 자궁암이고. 이 사람이 살아난다? 근데 그 약은 처방이 다 책에 이제 나올 겁니다.

또 주사(注射)는 죽염하고 난반(卵礬)이라는 거이 백반을 오래 구워서 만드는데, 백반이라는 건 십니다[신맛이 납니다], 떫고. 그런데 시어도 그것이 완전히 풀에서 오미자 신 거와 달라. 그건 잡된 맛이라. 그리고 떫어도 소나무 잎사구 떫은 거와 또 달라요. 그러면 그게 모두 잡미(雜味)라.

그 잡스러운 걸 다 제거하고 어떡하느냐? 오래 구워 가지고, 24시간 이상 구워서 그 잡미는 다 제거해서 떫지도 않고 시지도 않은데, 토종계란 오골계란 흰자위가 있는데 그 흰자위 속에 식초라는 게, 가장 신비한 식초가 들어 있어요. 그 계란, 토종계란 속에 들어가 있는 흰자위인데 그 식초를 이용하면 돼요.

그 백반을 오래 구워 가지고 600g 한 근에다가 토종계란은 큰 놈은 9개, 작은 건 11개. 흰자위를 까서 섞어봐요. 뜨거워지지 않는가? 그러고 오골계란은 13개에서 15개. 섞어놓으면 뜨거워져요. 뜨거워지는데. 녹반(綠礬)이라는 건 원래 신비한 약물인데. 그건 새파란 불이 이는데 가스라. 가스불이 일어요. 그러면 그 계란 흰자위 속에서 나오는 초(醋)는 완전무결한 자연 그대로라. 그래서 인공을 가미한 초는 절대 자연미와 합하긴 좀 힘들어요. 그래서 그 자연을 이용하는 거라.

그러게 되면 그 계란으로 신맛을 얻어내면, 거 완전히 자연의 신맛이라. 건 불순물이 개재(介在)되지 않아요. 그런 것을 이용하라. 그래서 그런 걸 가지고 관장(灌腸) 주사법이 있어요. 관장기 그걸 그전에 잡지[월간 《민의약》]에 나온 걸 구해보면 알 거요. 그래 관장 주사법으로 이용하고, 또 페니실린 주사 1cc 같은 거나 2cc 놓는데 그건 소문이나 항문이 다 녹아서 없어질 적에 약은 먹고 관장 주사 하고, 또 음부에다가 국부적인 주사는 4군데 3군데 찔러 가지고 계속하게 되면 국부적으로 나이 들어가고 장부에서 나아서 나오고.

박사들도 못 하는 걸 철부지 애들이 해

그렇게 신비한 치료법은, 나는 세상을 위해서 필요하다고 하는데 누구도 날 믿지 않으니까 아무것도 모르는 철부지 애들을 가르치면 호기심으로 암을 고칠 수 있다, 병원에서 죽을 때 퇴원시킨 걸 해보겠다, 다 돼요. 지금 그런 어린 애들이 있어요. 박사의 힘으론 캄캄하나 그건 어린 애들 머릿속엔 호기심으로 세상에서 다 못 고쳐도 전지전능한 할아버지 시키는 걸 한번 해본다, 해보면 확실히 되니까. 지금 세상에서 대우받고, 대구도 아마 혹 왔다 갈 거요. 부산은 자주 왔다 가고 하는 어린 애들이 있어요.

그러니 아는 사람을 시키면 의심나 가지고, 이렇게 죽어가는 사람한테 치료법이란 있을 수 없다. 무서워서 하질 않아. 하룻강아지 범 무서운 줄 모른다고 철모르는 사람들, 의서(醫書)가 뭔지 모르는 사람들, 이런 애들은 호기심으로 기히 죽는 걸 해본다. 해보면 돼요. 내가 전지전능한 사람이다 하는 말 해주니까, 하면 되니까, 고쳐 가지고 지금 많은 사람이 살고 있는데. 그러면 내가 순수한 거짓말을 하느냐? 그런 건 아니고 경험방이라, 경험방인데.

거 지금 죽염 제조법의 비밀은 아까 얘기한 그건데. 또 홍화씨의 비밀은 목성정으로 화해. 또 산삼은 태백성정(太白星情)으로 화해. 그런 별정[星精]을 이용하는 거. 그런데 죽염은, 땅에 있는 우리나라 감로수를 고대로 살려나가는 거. 그건 신비의 약물이래도 사람의 인력으로 가공한 거요. 그 한 가지는 인력으로 가공한 거고, 두 가지는 별정기로 화한 거고.

그래서 그 삼대 신약에 들어서 모든 묘(妙)는 별정으로 화하는 게 둘이고, 사람의 지혜로 가공한 것이 하나인데, 그것이 제일이다 이거야. 그건 만병통치약이 되고 또 장생비결이 들어 있고, 그래서 장생비결엔 홍화씨가 으뜸이지만 뒤를 따르는 죽염이 있어요. 그래서 내가 여러 사람을 그전에 실험했는데 그 사람은 집에다가 홍화를 심어 가지고 평생을 먹는데 100세 넘어도 늙지 않아. 그래서 좋은데, 난 그걸 오늘까지 먹어본 일이 없다.

완전한 침법, 정신통일로 이뤄져

왜 그러냐? 자식들이 백발이 돼 가는데 내가 그런 짓을 해 가지고 늙지 않고 지금 한 40 먹은 고대로 있으면, 늙어간 자식들 볼 적에 그게 아버지 행세는 아니라. 아버지는 아버지 행세를 하다 죽어야지, 아버지가 아들 행세할 순 없잖느냐? 이것도 문제가 있는 거지 없는 거 아니야.

그러면 사람이 왜 문제 있는 인간이 되느냐? 그래서 나는 70이 넘어서부턴 허튼 살림을 살아. 그래서 푹푹 늙는 게 좋아. 그래서 지금 머리도 좀 희고, 머리 조금 흰 게 아니겠지 백발이겠지. 수염이도 희고 다 희니까 자식보다 조금 나이를 먹어 보이지, 자식보다가 나이를 먹어 보이는 게 아버지지, 자식보다 젊어 보이는 아버지, 그건 아버지가 아니라. 그건 뭔가 망령을 부리는 영감이라. 그래서 나는 망령꾼이 되진 않아요.

그런데 무에 있느냐? 손바닥에 장을 지지겠다는 속에는 상당수가 있는데. 그 상당수는, 나는 20 전후에는 침(鍼)에 신의 조화를 가지고 있었어. 그래서 암에 죽는다? 그건 말이 안 되지. 침 한 대면 죽을 사람이 없어요. 그건 신의 침인데 그걸 내게서 배운 사람이 이북에 두 사람 있어요. 그러고 여길 따라오지 않으니 그 사람이 여기엔 없소. 여기에선 가르치질 못했고 가르쳐야 그 지경까진 못 가요.

그건 10년을 하루같이, 그것도 열댓 살 먹어 가지고 밤 12시게 되면 일어나서 아침에 해 뜰 때까지 침을 비비는 법을 배워요. 그래 가지고 정신이 통일 되게 되면, 정신통일이 완전하다면 뭐이 되느냐? 최면도 돼요. 침(鍼) 끝에다가 침을 바르고 정신을 모으면 그 침 끝에서 침이 한 방울이지만 수돗물처럼 나올 수 있어요. 그건 완전한 침법(鍼法)은 채 못 되고, 그 이상의 폭포 같은 물이 나오는 건 그건 완전한 조화(造化)가 무궁한 침법이라.

그런 침법에 들어가서 못 고치는 병은 없어요. 그건 내가 된 사람이니까. 또 가르쳐서 된 사람들이 있고. 그러나 그렇게까지 공들고 그렇게까지 성공하는 사람은 원래 힘들기 때문에 잘 일러주지 않고 20살 후엔 되도 않아요. 그래서 나는 7살부터, 아까도 소개말씀 있었지만, 7살부터 정신을 모으는 인간이라. 거, 다 될 수 있어요.

내가 침을 들고 12사람의 죽을 병 환자를 앞혀놓고 정신을 모아 가지고 내 침 끝을 쳐다보라. 몸에, 침 끝에서 어떤 기운이 와닿느냐? 자신이 알고 나면 병이 낫는다. 근데 정신을 바짝 모으고 긴장한 사람은 몸에 얼음 같은 싸늘한 바람이 들어온대. 그러면 무슨 병이고 싹 나아.

또 냉증(冷症)으로 고생하던 사람은 불덩어리 같은 기운이 배 속으로 들어온다. 또 그러면 나아. 그런데 그건 내가 마음으로 하는 게 아니고 정신력이 그만침 비상하면 되게 돼 있어요. 그래서 그건 내가 해본 거니까 된다는 거이고 안 하고 안 되는 건 할 수 없는 거고.

열댓 시절에 밤 12시 정각에 일어나서 양푼에다가 그것도 놋양푼이래야 돼요. 토기(土器) 그릇은 안 돼요. 놋양푼에다가 물을 한 양푼 떠놓고 그 새벽 자시(子時)에 12시 정각 물[子正水]이지. 떠놓고 그 물 위에다가 처음엔 소나무 목침(木枕)을 놓고 침(鍼)을 비비는데 그거이 한 3년 되게 되면 소나무 목침이가 침을 비비면 절로 침이 들어가요. 그건 천 일(天日)인데, 그 후에 10년 안에 쇠도 뚫어져요. 그 사람 침이면 병을 못 고친다, 그건 있을 수 없어요.

침으로 안 되는 건 쑥뜸으로 해결

그래서 내가 지키고 가르친 사람들이 성공하는 걸 봐왔어요. 근데 그게 얼마나 힘드냐? 들으면 힘든 건 알게 돼 있잖아요. 이런데. 내가 지금엔 침을 할 수 없으니까 약쑥으로 떠 가지고 고쳐요. 일러주니까, 나는 안 떠도. 이 불은 누구도 뜨거워요. 정신통일한 사람 불만 뜨거운 거 아니오. 정신통일하지 않은 아무 사람이 불붙여도 약쑥을 놓고 뜨면 뜨거워요. 그래서 강자극, 고도의 온도, 거 전부 다 통해요. 그래서 침으로 내가, 신비의 세계가 많이 열렸는데 그건 지금엔 옛날 이야기고 소용없고.

뜸으로 많은 이야기 있는데 그건 세상에 상상도 못 하는 전신 골수암에다가 근육암으로 변해서 서둘러서 퇴원시켜 버리는데 박사들 곁에서 죽기 원해도 냉정하게 내보내니, 건 나올 적에 그 아는 사람이 같이 퇴원할 적에 "우리나라에 이런 선생님이 있는데 그 양반 곁에 가면 하루 저녁에도 이거 고칠 수 있는 병이다" 하니까 그 사람들 말이, "세계에서 그걸 고치는 박사는 없다. 만일 그걸 고친다면 내가 손가락에 장을 지진다" 두고 보자 약속했는데, 그 사람들 와서 그 당시에 그런 말 하면 내가 기분이 덜 좋아서 안 봐줄까 보아 겁이 나서 그저 살려달라고 애원만 하는데…

그래서 그건 어떻게 하느냐? 거 전신에 있는 골수암 또 근육암, 넓적다리부터 복부까지 살이 상해 가지고 물러나요. 물러나는데. 누런 물이 쏟아져요. 누운 자리에. 이런데. 이걸 고친다는 건 물론 한심한 이야기지. 그러나 우리나라 토종마늘 잔잔한 놈을 찌끄뜨려[짓찧어] 가지고 다져서, 그 안, 복사뼈라고 발목에 있어요. 그 복사뼈 위에다가 손두께 이상 두껍게 놓고 그러고 약쑥을, 30분에서 35분 타는 약쑥을 얹어놓고 불을 붙이는데 양다리에다 불 놓는 거요.

불을 붙이는데, 배에는 중완·관원에 뜨고, 그래 이제 뜸을 뜨는데, 어차피 죽을 놈을, 거 하여간 치료나 해보자. 나는 자신 있어. 그거이 마늘의 끓는 물이, 그저 끓는 거 아니고 약쑥불에서 끓는 물이라. 그러면 그 끓는 물이 살에 닿으니까 그 살 속에는 모든 염증을 끌어당기는 인력(引力)이 강해.

그래서 배 속에서부터 누런 물이 복사뼈로 내려오는 거, 35분짜리 석장 뜬 후부터 내려와요. 그래 내려와 가지고 그땐 넓적다리가 9시간 안에 싹 회복돼요. 배 속에 있는 물은 싹 빠지고, 거 중완을 떠 가지고 위는 살았고, 관원을 떠 가지고 하장부(下臟腑)의 대소장도 다 살았고. 그러면 깨끗이 나았는데 그게 얼마 걸리느냐? 9시간 걸렸어.

9시간을 뜨니 벌써 나았어. 그러면 하루에 고쳐버렸다. 그 사람들이 병원에 가서 진찰해 보니 완전히 깨끗이 나았다. "어디서 이렇게 고쳤느냐?" "거 아무 양반이라고 하는 데 가서 고쳤소. 그 양반이 일러줘서 그대로 집에서 하니 됐소. 그 양반이 와서 지키고, 시키는 대로 하라고 해서 했소. 이젠 박사님은 손에 장 지질 차례인데, 지금 좀 지지는 걸 나 보고 가겠소." 고개를 돌리고 대답이 없다고 와서 그래. 그때 말해요. 처음에 그런 얘길 하면 내가 기분 나빠서 쫓아버리고 상대 안 할까 봐 무서워서 말 안 했대.

선생님의 지혜로 안 되는 일 있소?

그리고 한 사람은 달성 서씨(徐氏)요. 서병문이라고 여기 아는 사람이 있을지 몰라요. 서병문 박사라고, 이 외과(外科)에 유명한 자 있어요. 건 나하고 나이 비슷하고 나하고 친해요. 그가 십이지장암으로 죽을 때 그 부인이 학교 선생. 나한테 사정해서, 약 처방을 일러주면 이건 산다. "아, 우리 영감 따르는 제자들이 지금 수술 안 하면 죽는다고 저렇게 아우성인데 수술 안 하고 이거 살까요?" "싫으면 고만두고 싫지 않으면 써요." 그래, 가서 고대로 쓰니까 한 첩 먹고 좋아지고 두 첩 먹고 아침에 싹 나았소.

그러면 그때 언제냐. 20년 전이라. 그땐 우리나라 토웅담·토사향이 많을 때요. 또 죽염도 있고. 그래서 깨끗이 십이지장암이 나았는데. 그걸 그 따르는 제자들이 모두 의학박사, 그걸 눈으로 보았다. "참, 이거 신비한 일이오" 이래 버리고 기적이라고만 해.

그런데 그 사람의 생질녀가, 종로에 '용호정'이라는 요릿집이 있어요. 그 마담, 고씨(高氏)인데 고 마담인데. 이 이가 자궁암을 앓는데 이게 오래니까, 못 고치니까, 수술할래도 다 상해서 못 한다. 그래 못 하니까, 그 대장·소장하고 자궁하고 사이에 장이 있는데, 그거이 대소장의 장격막(腸膈膜)이라. 그 장으로 막을 쳐놓은 장격막인데, 그놈이 다 상해 가지고 대소변이 냉수라도 먹으면 앞으로 쏟아져. 그래서 일절 미음도 못 먹고 먹기만 하면 쓸어 나와. 그런데 그 외숙이 원래 의학에 고명(高明)한 분이니까 영양제 주사로 숨만 안 떨어지고 있어.

근데 그가, 우리나라에 이런 양반이 있는데 이 양반이 사정만 들어주면 니가 살지도 모른다. 그러니까 젊은 새댁이 죽기 싫어서 소원이라. 근데 그 친정 아버지, 어머니 그 소릴 듣고 내게 와서 매달리고, 서 박사가 같이 와서 그저 살려달라고 애원이라. 그래 가보니 들은 말과 같이 그걸 살린다는 건 막연한 일이고, 다 썩었는데. 그래서 관장 주사법, 그다음에 약물 복용법, 그러고서 얼마 있으니까 좋아진다 이거라.

그래 좋아진 연후에 내가, "아무리 좋아져도 마지막에 오물이 비치는 건 호스를 박아둬라. 도리 없니라" "아, 선생님이 계시는데, 죽을 적에도 살려주는데 그까짓 오물이 좀 비치는 거 고게 안 낫겠어요?" 그게 사람의 생각으론 전부 그런 단점이 다 있어요. 나는 경험자라 아는데, 왜 그러냐? 뼈밖엔 없고 창자도 다 마르고 지금 영양주사 힘으로 숨만 쉬고 있는데 그땐 창자가 전부, 먹은 게 없이 말라붙어 있어요.

그러니까 좋은 약물, 좋은 주사, 그건 지금 죽염 주사지 관장기로, 건 좋은 주사로 나아가니까. "야, 이제는 말라 죽어 가던 사람이 구미가 생겨 가지고 밥을 먹어대니 창자가 팽창해지는데, 찢어져 나갈 판인데 아물어 붙느냐?" 난 경험도 경험이고 상식적 판단도 안 되는 거고, 그건 안 되게 돼 있어. 창자가 터지게 자꾸 먹어제끼는데[먹어대는데] 어떻게 그걸 합창(合瘡)시키느냐 이거야.

그래서 서 박사도 와서 사정사정해. "선생님 지혜 가지고 안 되는 일이 어디 있소" 이거라. "지혜도 되는 건 되지, 안 되는 건 안 되오. 이건, 친구가 여기다가 하루에 오물이 한 숟가락씩이래도 나오니 이 구멍을 막을 수 없어. 창자가 터지게 팽창하는데 이 구멍이 맥히질 않는다. 그러니 호스를 박아줘라." 그래서 호스를 박고 살아요. 이런데.

12시간 시한부 환자 9시간 만에 소생

이것도 서 박사하고 아는 친구들이 서 박사 듣는데, "그 사람 병 고치겠다는 미친놈이 거 사람이냐? 내 손에 장을 지질망정 그건 안 된다" 그런 말을 했는데, 그런 말 한 박사도 내가 얼굴 알아요. 이런 자인데, 그 '용호정' 고 마담이 살아 가지고 건강해진 후엔 날 보고 고갤 숙이고 쩍 소리도 안 해. 만약에 그게 죽었으면, 날 보고 웃을 겐데. 그래서 그런 세상은 내가 많은 사람을 보고 경험했는데…

또 그 서 박사의 장조카의 질부가 폐암으로 죽어간다. 그러니까 이거 아무 선생님이 아니면 살기 힘든다. 그러니 그 또 가족들도 원이지. 근데 여기 그전에 서재문, 서 뭐인가 있어요. 그래서 내가 일러주었는데 깨끗이 나았다고 해서 반갑다고 해. 난 고쳐주는 데 목적이 있지, 반갑다는 인사엔 목적이 없어. 그리고 또 담배 한 대 얻어먹는 감사는 내게 필요 없어. 이런 사람인데….

그 부인의, 폐암으로 죽다 살아난 부인의 친정 동생이 그때 19인가 먹었는데 여동생인데, 이 이가 하반신 골수암에 근육암이라. 그래 가지고 넓적다리가 몽땅 상해 가지고 누런 물이 또 쏟아진다. 그러니까 병원에서 급해서, "오늘 저녁 12시 안으로 숨넘어가니 지금 저녁때가 다 됐는데 빨리 나가라" 그래서 이건 죽기 싫어서, 19인데 죽고 싶겠나? 죽기 싫어서 애를 쓰고 안 나올라고 들어도, 강제로 막 수속 밟아서 퇴원시키더래.

그래서 그 언니가 하는 말이, "내가 폐암으로 죽을 때고, 우리 시숙이 십이지장암으로 죽을 때고, '용호정' 고 마담이 그렇게 창자가 다 썩어서 물러앉았는데, 지금 얼마나 건강하냐? 그 선생님을 만나기만 하면 넌 산다" 그러니 그 박사가 그 자리에서, "그런 미친 소리 어디 있느냐? 그 애 병을 고치면 내 손에 장을 지져라. 내 손에 장을 지질 순 있어도 그 애 병 고칠 순 없다" 그래서 나와 가지고 날 보고 매달리는 거라. 그래서 박사하고 둘이 가서 지키고 고쳤어요.

그 언니라는 사람 보고, "여기 안 복사뼈에다가 마늘을 찌끄뜨려 이렇게 놓고 약쑥을 이렇게 해서 뜨라" 그래서 지키고 뜨는데 누런 물이 쏟아지는데 35분짜리 석 장 뜨고 나니까 이건 전신 골수암보다 좀 빨라요. 석 장 뜨고 나니까 복사뼈 속으로 스며와요. 그래 누런 물이 나와 가지고 그것도 9시간 되니까 일어나 돌아가며 아무 일 없어. 깨끗이 나아. 그러고 밥 잘 먹고.

이놈이 뭐라 하느냐 하면, "박산가 뭔가 이놈의 새끼들을 가서 아주 모든 사람이 보는데 두들겨 패겠노라" "거 왜 두들겨 패느냐?" "아, 선생님은 하루 저녁에 거든히 고치는데 박사란 주제가 이거 뭐냐? 12시간 안에 죽는다던 사람이 하루 저녁에 이렇게 깨끗이 건강할 수 있습니까?" 이거라.

돈암동 송장이 되살아난 이야기

"그건 니가 철부지지. 너 무당한테 가서 암에 대한 화제(和劑)를 써달라고 하면, 그렇게 아는 사람이 그것도 못 쓰느냐고 하면 써줄 상 부르냐? 아는 게 각각이다. 넌 그렇게 철부지구나. 너도 모르는 소릴 하고 있는 거 아니냐? 부처는 사람마다 부처고 구세주는 사람마다 구세준 줄 아니? 이 답답한 놈아." 그러고 서 박사하고 둘이 돌아오다 술 한잔 먹은 일이 있어요. 이런데. 그렇게 손바닥에 장을 지진다는 소리는 지금도 계속해요.

지금 나하고 주소를 아는 애가 하나 있는데 그건 아주 불쌍해. 그 애를, 서울 돈암동에 살다 지금은 부산 내려가 있어요. 그 애가 숨넘어갈 적에, 이웃에서 죽을 시간이 됐다고 기두르고[기다리고] 있는 애라. 그런데 어떤 아는 부인이 내가 돈암동에 볼일 있어 간다 하니 쫓아와서 그 집에 잠깐 들어가 보고 갑시다 이거라. 그래 들어가 보니까 이미 다 끝났어. 지금 금방 숨 떨어질 애야.

코에서 이상한 냄새 나고 집안에서 온통 송장 썩은 내 난다는 애인데, 거 다 죽은 애라. 배창자가 다 썩어 가지고 송장 냄새가 코에서 터지게 나서 숨을 쉴 수 없다고 하는 정도라. 그래서 그 애 어머니 하나뿐이야. 다 죽고 없어요. 그리고 그 애 때문에 미국이고 돌아댕기며 싹 털어먹고 없어요.

그래서 "애는 내가 시키는 대로 하면 한 달 안에 살아날 거요. 그러니 시키는 대로 하시오. 첫째, 애가 이 냄새 나 가지고 피도 다 상하고 기관지도 다 상하고 위도 다 상했으니, 이 중완(中脘)에다가 요롷게 떠라. 숨 넘어가지 않는다" 그래서 사흘을 뜨니까 냄새가 좀 덜 나더래. 일주일을 뜨니까 물이 넘어가. 그리고 미음도 넘어가고. 그리고 냄새 안 나고. 그리고 난 후에 얼마 뜨니까 배창자에 살이 붙고 그다음에 자꾸 먹는다.

그런 연후에 가보고, 단전에 배꼽 아래 단전에 또 뜨게 했거든. 떠 가지고 또 한 달 후에 가보니까 넓적다리, 거 하얗게 조개 깝데기같이 마른 뼈가지가 가죽에 살이 붙었어. 그래 가지고 넓적다리에 살이 있어. 그래 계속 떠라. 뜨니까 무릎까지 살이 내려왔어. 이젠 무릎에 뜰 수 있다. 족삼리(足三里)를 떠라, 족삼릴 뜨게 되면 돌아댕긴다. 그래 무릎을 떠 가지고, 족삼릴 떠서 지금은 건강하게 또 살아요. 이런데.

그걸 고치는 사람이 있으면 내 손에 장을 지질지언정 누가 고치겠느냐 했는데, 그것도 나은 후에 그 박사들이 손에 장 지지는 일은 없어. 그래서 내가 평생에 많은 욕을 먹고 그런 일은 있어도, 날 욕한 사람들이 말대로 손에 장 지진 일은 없어. 그러면 내가 못 고칠 병을 고칠 힘은 있어도 자기 손바닥에 장 지지는 일은 또 못 해. 그래서 내가 볼 적에, 그 남의 소리처럼 하기 쉬우면 세상에 어려운 일이 없어.

두부의 간수가 肝을 녹이는 원리

그래서 이 죽염의 비밀을 일부 얘길 했는데, 이젠 그 죽염의 완전한 비밀이 감로수야. 그러면 그게 왜 신비냐? 당뇨병을 못 고친다. 당뇨병은 먹으면 죽는 거만 일러주겠다. 그게 박사야. 그게 뭐이냐? 두부를 먹으면 좋다. 두부라는 건 사람의 몸에 당(糖)이 부족할 적엔, 비장(脾臟)에 당이 부족하면 간(肝)에서 모든 피가 돌아와 정화되는데 당 부족으로 정화 못 시켜요. 이럴 적에 두부 먹으면 두부의 간수가 간을 녹여요. 녹인다는 건 썩는다는 거야.

그러면 두부의 간수가 간을 녹이면 그 간에서는 시신경도 다 타 끊어지고, 인후(咽喉) 신경도 타게 되면 벙어리 되고 소경 되고 결국은 죽는다. 그래 놓고 당뇨는 못 고치니라. 또 땅콩을 먹으면, 땅콩 속에 비상(砒霜)은 상당량 있어요. 거 절대 죽입니다. 또 현미도 현미의 고운 겨가 무서운 독을 가지고 있어요. 그것도 오래 먹고 현미독에 걸리면 죽어요.

이러니 이 사람들은 무엔가 약물에 대한 신비를 알아볼 것도 없고 세상에 이런 사람이 있다 하는데도 와서 배운 사람이 없어요. 배운다는 건 가서 저 혼자만 해먹어. 내게서 배운 사람이 여럿이 있어요. 양의학이고 한의학이고. 몰래 해먹지, 많은 사람 가르쳐주진 않아요.

그래서 배워주는 보람이 없다는 증거가 그거고. 그러면 그 사람들 재주가 당뇨를 못 고치느냐? 내게서 배운 사람은 잘 고쳐요. 잘 고치지만, 곁의 사람도 모르게 고쳐줘요. 전반적으로 자기만 알고 남 알게 하는 건 싫어해. 이게 너무 잘못된 거라.

그리고 나병(癩病)을 고치는데, 난 거 여러 가지 좋지 않은 걸 눈으로 봤기 때문에 잘 일러주진 않아도 낫는 건 확실해. 내가 일러줘서 안 나은 사람이 없어요. 그게 뭐이냐? 그게 죽염이야. 죽염의 감로수의 신비를 내가 세밀히 아는 사람이, 나병의 근원을 그렇게도 모를까? 건 확실히 되는데, 그걸 내가 비밀리에 와서 사정해서 몇 사람은 살아도 아직까지 그걸 공개하지 않아. 죽염이 있으면서, 죽염은 거기 신약인 줄 알면, 감로수 기운이 얼마가 그 몸에 가면 나병은 나아요.

甘露精 미달돼 생긴 나병, 감로수로 고친다

감로수 기운이 얼마 가면 당뇨가 없어지는데, 나병 고치는 신비는 감로수라. 그러면서 왜 일러주지 않느냐? 그건 내가 심술이 있어 그런 거 아니야. 이 사람들 속에서는 불미스러운 일이 많아.

그래서 아예 그만 건드리지 않아. 내가 죽을 적엔 전해준다. 살아서 그 귀찮은 인간들 가차이[가까이]하기 싫다 이거지. 그러나 그거이 너무 내가 개인의 감정으로 가는 소리지. 세상을 위해서는 그 사람들이 깨끗이 나아 가지고 사회의 온전한 일꾼이 됐으면 좋은데 그걸 내가 오늘까지 말해주지 않았어. 감로수의 비밀을 알면서.

나병은 지방 수토(水土)의 병이요, 지방 수토는 감로정이 미달되는 데서만은 나병이 생겨요. 그래서 감로수 기운이 있는 약물은 절대 회복되는 걸 알면서 그런 데 대한 말을 안 해줘. 그러니 나도 거기에 있어서는 내 자신도 좀 후회한 때도 있어요. 그 많은 사람이 지구의 나병 환자가 얼마야? 많은데, 그 사람들이 깨끗이 나아 가지고 세상에 옳은 사람 되면 내게 해로울 거이 없는데. 옛날엔 그런 거 일러주면 '삼대가 무후(無後)한다' 이런 말 있어요. 그러면 내가 일러주고 죽어선 나는 지옥 간다는 걸 명심하고 살면 돼요.

난 죽어 지옥 가고 자식들한테 화(禍)될 말은 안 한다. 그렇지만 살려 달라고 오면 살려줘요. 자식들한테 화되지 않게 하는 건, 나는 명심코 죽어서 지옥 간다. 하늘이 준 병을, 천명(天命)을 거역했으니 지옥 가야 된다. 그 생각은 밤이고 낮이고 잊지 않고, 또 나는 지금 옥고(獄苦) 치르는 사람 한 가지요. 어떤 땐 빈방에서 새우잠을 잔다.

왜 그러냐? 간질병을 원래 많이 고쳤으니 죄 받아야 하고 나병을 여러 사람 고쳐주었으니 죄 받아야 한다. 나는 이렇게 죄 받다가 죽을 거고, 죄 받고 죽은 후에 지옥 가면 되지 않느냐. 그러나 이 죄를 자식들한테 물릴 순 없다. 그래서 나는 지금도 죄 받고.

또 한 가지는 동지들이 총에 맞아 죽으며 만주 숲속에서 대한독립 만세를 부르고 죽는 걸 내 눈으로 본 사람이야. 그 사람들이 숲속에서 다 썩어서 백골이 돼도 다시 가서 찾아본 적이 없어. 그러면 동지애가 없다. 이게 있을 수 있는 말이야? 없다 하는 건 지금 38선이 맥히고[막히고] 만주로 갈 수 없는데. 내게 돈도 없고 걸어갈 수도 없고.

그러나 그 사람들 해골이 그때 밤에 어디서 죽고 어디 있는지도 모르니까. 나는 동지들이 비참하게 총에 맞아 죽으며 대한독립 만세 부르고 숲속에서 썩어버린 걸 알면서 내 육신은 살았다고 행복하게 살아? 난 이승만이 하고 달라. 그래서 이승만이도 왜놈을 싫어하는데, 난 왜놈의 땅에 비행기 내리면 미국도 안 간다 하는 일이 있는 게 그거요.

화공약독 세상에 뜸쑥은 필수품

그러면 그 편견이 편견이라는 건 옹고집인데, 옹고집이 좋을 건 없다는 거이 나도 알고 있어요. 그래도 살아서 그 죄를 다 받고, 죽어서 지옥 가서 마저 받으 되는 거지. 내가 자식들이 해롭다는 일을 했으니까 절대 자식한테 안 가도록, 앙급자손(殃及子孫)이란 말 있어요. 재앙은 자손까지 미친다고[미친다고]. 난 그런 건 명심하고 늙어 죽어요. 앞으로 백 살을 살아도 죄인으로 살고 고행을 하다가, 옥고 이상의 고행을 하다 죽을 거고.

그러는 이유는 여러 가지, 동지들이 비참하게 죽어서 숲속에서 뼈도 누가 묻어주지 않는 거. 나도 그때 나만 살겠다고 도망했고, 그게 있을 수 있느냐 하면, 같이 죽지 않는 동지 그건 동지가 아냐. 내가 살아서 동지 아닌 행세를 오늘 잊어버렸다면 그건 더욱 인간이 아니야.

그래서 나는 여러 가지로, 간질병하고 나병을, 간질병을 원래 많이 고쳐. 난 이 땅에 간질이 없도록 싹 고쳐버릴려고 했어요. 광복 후에 고치니까 금산(錦山)에 간질이, 한 고을에 몇천 명 있어. 그때 나는 손들고 치워버린 거요. 내 힘으로 감당할 수 없구나 하고.

그러고 나병도 점잖게 살려달라는 사람은 좋지만, 이건 불량무식하게 노는 사람이 개중에 있어. 그래서 일절 누구를 멀리 해요. 젊어서는 호기심으로 누구도 고치겠다고 하지만, 지금은 경험 다 끝내고 마지막에 이젠 《신약본초》까지 마무리하고 끝낼 판에 누굴 그렇게 내가 반가이 대할까?

난 이제 힘이 없어서 안 되고. 그래서 오늘 하는 얘기는 내가 뜸으로 불쌍한 사람을 수수만(數數萬)을 살려줬어요. 일본 때고 광복 후고.

그러나 뜸이라는 건 상당한 고통을 줘요. 살을 태우니까. 내가 남을 그렇게 고통 주고 나는 잠깐이라도 편케 살지 않아. 나도 그런 고통을 같이하며 사는 거야. 그래서 이렇게 나왔을 때에는 고급 호텔도 가요. 미국 가서도 고급 호텔도 가고 고급 식사도 하는데, 집에서는 짐승보다가 조금 낫게 먹으면 그걸로 만족해. 부잣집 돼지처럼 잘 먹진 못해도 가난한 집 돼지보다간 낫게 먹는다고 생각하면 돼요. 돼지나 개보다가 낫게 먹었으면 그걸로 족하지, 그 이상을 바란다는 건 한 가지 허망한 욕심이라.

그래서 내가 뜸으로 많은 사람 고치는 이유는 나는 기히 죽어 지옥 가지만 돈 없는 사람 생명을 구할 길이 없으니, 내가 돈 있어서 약을 써줄 거냐? 또 외상으로 어디 가 약을 얻어다 줄 거냐? 그래서 돈 안 드는 약쑥으로 우겨대면, 거 아까 부산 그 처녀애기 살리는 것도 약쑥으로만 살려. 전부 처녀들 살린 거, 전신 골수암에 전신 근육암도 그러고, 하반신 골수암에 하반신 근육암, 서 박사 그 장질부(長姪婦)의 친정 동생. 그걸 모두 내가 살릴 때 전부 약쑥이라. 그 집들은 잘살겠지만, 그때 그 병은 약으론 도저히 못 돌려. 그건 웅담·사향도 돌릴 수 없어. 뜸이 아니면 못 살려요.

그러고 지금은 왜 뜸이 필요하냐? 화공약의 공해가 인체에 들어가면 뭐이 되느냐? 사람 몸에 공해독이 70%면, 70% 공해독이 팽창하면 그때부터 독성은 떠나고 극성(劇性)으로 변하는데, 독극물의 극성으로 오는데, 극성으로 오게 되면 세포의 고운 피가 죽어 가지고, 독이 들어서 상해 가지고, 핏줄이 맥히게 되는 땐 신경도 마비돼. 거 핏줄이 못 가는 신경은, 핏줄 하나에 신경 하나, 보이지 않는 핏줄 하나에 보이지 않는 신경 하난데.

인체의 신경합선으로 癌 발생

그러면 사람 몸에 전류(電流)가 좌편으로 도는 건 양(陽)이요, 우편으로 도는 건 음(陰)인데, 그럼 양전류하고 음전류가 회전하는데 그 교체하는 장소가 어디냐? 간(肝)이야. 간에 와서 교체하고 피도 죽은피가 간에 와서 재생(再生)하는데, 그럼 간에 와서 교체하는 전류 속에는 합선된 부위에서는 그게 뭐이냐? 암(癌)으로 변한다 이거라.

전류가 합선되면 이 지구의 전류는 구름 속에서 남·북 전류가 충돌하면 번개 치는 거이, 그거이 핵(核)이라. 핵이 이르게 되면 그거 벼락이라. 나무나 돌이나 때리면 벼락이오. 그러면 사람 몸의 전류가 합선되게 되면 그거 벼락인데 그게 뭐이냐? 암이라.

암인데 이 독성을, 공해독이 70%가 될 적엔, 100%에서 70%라면 그땐 극성으로 변하는데 극성으로 변하면 전류가 충돌이 오는 시간이라. 그때 그걸 암이라고 그러는데 그 암은 전류의 유통시키는 근원이 밝아야 되고 또 모든 독성을 제거하는 약물에 밝아야 하는데 그걸 세밀히 배우겠다는 사람은 있어도 세밀히 일러주면 알아들을 사람이 전연 없어요.

내가 오늘까지 전신에 유통되는 전류과정을 세밀히 얘길 해야 통하지 않아. 건 왜 그러냐? 적혈은 심장부에서 64선이 있다. 그러면 그 64선 거게, 한 선에 12선이 합류돼 있는데, 그러면 12면 768선이라. 거 합류하면 보조선이 있어요. 이런데. 그렇다면 그 전류가 얼마나 무서우냐? 그거이 심장부에서 간으로 통해가지고 췌장(膵臟)으로 가요. 그거이 적혈을 조성하는, 적혈공장을 차리는 거이 췌장이라.

또 폐에서 백혈을 조성하는 폐선이 36선이라. 건 비장을 거쳐 가지고 수장(水臟)을 거쳐서 췌장으로 가는데 췌장에 가서는 백혈을 조성하는 거라. 그래 가지고 적혈·백혈이 합류해서 간에 가는 걸 피라고 그러는데.

그러면 거기에 대한 비밀을 세밀히 말하면 결국엔 귀신이라. 그 모든 인체 내에 신경조직의 세포혈관 이야길 세밀히 하면 고걸 신(神)이라고 그래. 귀신이라는 건 보이지 않는 이 속엔, 이게 전부 신이야. 그 부처님도 보이지 않는 세상은 신이 꽉 차 있다 했어요. 신은 무소부재(無所不在)라. 그런데 불(佛)을 신이라 했어요. 불은 무소부재라. 불이 안 계신 곳은 없다 그거야.

공간엔 전부 신이 꽉 차 있어. 그러면 그 신은 뭐이냐? 음신(陰神)은 음전류고 양신(陽神)은 양전류인데, 전류의 유통과정을 세밀히 따지면 그 것도 신이라. 그럼 사람 몸에도 그런 신의 힘이 있는데, 백혈을 조성하는 폐의 비선(脾腺)도 그거이 신이고, 적혈을 조성하는 심장의 비선도 그것도 신이라.

그러면 신의 세계를 밝힐 적에는 우리가 먹고 있는 밥 속에 토성분자 세계에서 영지선(靈脂腺)분자 세계가 이뤄져. 거기에 또 육식을 많이 하면, 육식에선 응지선분자(凝脂腺分子)가 이뤄져. 응지선이라는 건 소고기나 양고기나 간에, 육수는 식으면 지름이 굳어져요. 거 사람 몸에 들어가면 피가 아주, 36도 7부 되는 37도 되는 그런 사람들은 응지선의 피해를 덜 받아요. 그렇지만 조금 온도가 낮은 사람은 응지선 피해를 받아요. 그 영지선에 참기름과 들기름 이런 영지선에, 전신에 배부되는 유통과정을 차단시켜 줘. 그런 신비세계가 사람 몸에 있는데….

佛家에 육식 금하는 건 道를 위한 것

그래서 육식을 많이 하는 부자의 자식이나 또 미국 사람 정도는 성불(成佛)하기 힘들다. 건 뭐이냐? 응지선분자를 완성시키면 불(佛)은 안 된다. 곧 도(道)를 못 한다. 우리나라 옛날에 지혜가 많은 건 영지선분자 세계에서 이뤄지는 거지. 이 풀 같은 거 먹고 채소를 좋아하고, 뭐 참기름, 들기름을 좋아하니까. 그건 육식을 덜 했기 때문이야. 육식을 많이 해 가지고 핏줄에서 피가 자꾸 걸어 들어가면 응지선분자라고 하는데, 그것은 모든 풀 속에서 올라오는 지름 세계의 방해물이라.

그건 왜 그러냐? 소나 양이나 풀을 뜯어 먹으면 풀 속에서 올라오는 지름은 소나 양의 몸에 있는 거지. 그래서 그런 건 오래 살면 점점 영물(靈物)이 되는데 그 고기를 먹으면 그건 간접적으로 취(取)하는 거라. 직접 취하는 건 풀이나 과일이나 이런 거고, 간접으로 취하는 건 그걸 먹고서 이뤄진 걸 다시 먹는 거라.

그래서 응지선분자 세계에선 절대 성불을 못 하고 도통(道通)을 못 한다. 그리고 석가모니가 육식을 하지 말라는 건, 살생을 금지하는 데도 필요하겠지만 육식을 많이 하면 그 분자세계에서 방해물이 크면 절대 안 되는 걸 말하는 거라. 그래서 나는 응지선분자 세계엔 반드시 도를 통하는 길이 멀어진다.

그러면 그건 뭐이냐? 약쑥으로 떠야 하는데, 약쑥으로 떠 가지고 응지선분자를 완전 파멸시켜야 되는데 살이 멀쩡게 진 사람, 불로 떠봐요. 그 피부에 지름 기운이 많아서 불기운이 가면 반은 죽지 않는가. 그렇게 응지선분자 세계에서는 성불하기도 어렵겠지만 건강을 유지하는 데 뜸 뜨긴 힘들어요. 거 약물로 해야 되는데, 그 약물 속에 뭐이 있느냐?

홍화씨하고 산삼을 못 먹으면 홍화씨하고 죽염을 먹어라. 죽염은 피를 맑히는 데 왕자라. 그래서 피를 맑히면 응지선의 지름 기운이 모르게 모르게 서서히 물러가요. 많이 먹어서 다 물러가면 그땐 머리가 점점 비상해져. 그래서 공부하는 사람도 잠이 덜 오고, 또 일하는 사람도 몸이 덜 무거워.

그래서 죽염세계는 반드시 필요한데 이거이 내가 세상에 전했기 때문에 지지부진(遲遲不進)해. 이병철이 전했으면 금방 될 수 있는 법이 많았을 거요. 그건 돈이라. 난 돈이 없고, 또 이 모든 파란곡절(波瀾曲折)을 미리미리 예측해 놓으면 지지부진해요. 그 가짜들이 나와서 설친 뒤에 가르쳐줘야 가짜의 해를 면할 수 있는 거. 그건 양잿물 간장과 달라서, 큰 해는 안 보더래도 불미한 점이 많아요. 가짜에 들어서 불미한 점은 그 응지선분자의 소멸(消滅)이 어떻게 되느냐? 그런 어려운 점을 들고 이야기하긴 어려워요.

그러면 이 세상에서 첫째, 병 없어야 하고, 병나면 고쳐야 하고, 고친 후에는 건강해야 되고, 건강 후에는 모든 활동을 자유롭게 하니까 행복할 수 있다. 행복한 후에는 오래 살아야 된다. 그러면 홍화씨의 비밀, 죽염의 비밀, 산삼의 비밀, 이 세 가지인데. 이 세 가지를 떠나고 되는 건 뭐이냐? 육식(肉食)보다 채식(菜食)이 낫다. 채식을 먹되 채식엔 채독(菜毒)이라는 게 조금씩 다 있어요. 그러면 들기름이나 참기름을 조금씩 먹는데 거기다 쳐 먹는 게 유리해요.

식용유는 좋으나 광복 후에 대전(大田)서 내가 식용유 처음에 발명한 사람, 아무리 애써도 사람은 먹을 수 없으니 무척 애쓰고 있는 거라. 지름은 많이 나요. 그거 쌀겨인데 고운 겨거든. 이 현미에서 나오는 고운 겨. 그래서 그 친구가 나하고 만나서 그런 하소연을 해. "응, 알겠다." 내가 가보고서, 탱크에 가보니 지름은 수십 드럼을 짜놓고 지금 정화시키지 못해서 못 팔아먹어. 그걸 먹으면 사람 죽으니까.

쌀겨 기름독, 양잿물로 제독

그래서 "양잿물 가져오라" 그래 양잿물 가져오니까 "내가 시키는 대로, 여기에 양잿물 한 초롱 저 식용유 한 초롱 여기다 부어봐라" 부으니까 식용유에 걸쭉한 것이 싹 양잿물 속으로 흡수되고 없어져. 그러고 아주 맑아. "자네 이걸 떠서 저 짐승 멕여라." 짐승이 먹으니까 꼬릴 치고 좋아해. "그러면 자네도 이걸 좀 먹어봐라." 나도 먹어보고. 거 지름 맛이 좀 나요. 그러나 조금도 위험하지 않아.

그 사람이 묻기를, "이것이 무슨 이유냐?" "야 이 사람아. 그 고운 겨의 지름은 청강수(靑剛水 : 염산) 같은 화독(火毒)이 많다. 그거 화독이다. 양잿물은 화독을 제거하는 수정 기운이다" 그래서 완전 제독(除毒)하는 걸 일러줬더니 그게 지금 식용유로 나와요. 그래서 나는 그걸 안 먹어요. 내가 전부 중화시켜 가지고 세상에서 이용되는데, 먹으면 좋긴 하나 마음에 꺼림칙해요. 내가 식용유 마지막 정밀한, 분해작용을 시켜준 사람이기 때문에, 그걸 식용유를 먹지 말라는 건 아니고 나는 알고 했기 때문에 그 장면을 보고 먹고 싶지 않아서 안 먹지만, 거 먹어서 해(害) 보는 사람은 없어요.

근데 그 정화작업이 좀 부진해서 잘못됐다면 거 사람 먹으면 대장염이 올 수 있어요. 그게 식용유 속엔 고운 겨 기름이 있어요. 콩기름하곤 달라요. 그래서 내가 그런 정화작업을 일러준 일이 있어도 사람 해치는 건 못 하게 하지요. 하는데. 청강수를 가상 한 댓 병을 쏟아놓고 거기다 양잿물을 한 댓 병 쏟아놓고 그 물을 개를 멕여봐요, 죽나? 건 중화돼 버려요. 청강수도 없어지고 양잿물도 없어지고. 중화돼요.

거기서 나오는 물은, 일종의 폐수가 나와요. 폐수라는 건 못 쓰는 물이지. 거 못 쓰는 물로 변해요. 그런 것을 이 휘발유에다가 들기름 떨궈나[떨어뜨려]봐요. 휘발유라는 게 전연 없어지는데.

그건 왜 그러냐? 휘발성이 강한 땅속의 지름 기운이 스며 나와서 모든 초목의 지름은 그걸로 이뤄지는데, 초목에서 이뤄지는 지름은 그 휘발유의 원료를 정반대 작용을 해요. 초목에서 이뤄진 건 수분이 함유된 예가 많아. 휘발유의 수분은 약해요. 휘발유는 물을 뽑으면 전부 지름이지 물은 적어요. 석유는 물이 조금 더 많고, 폐유는 물이 더 많고. 이렇소. 이런데. 그러면 들기름 이런 덴 기름보다가 물이 많아요. 그래서 참기름도 그러고, 그런 건 휘발유하고 합류하면 휘발유는 싹 정화돼 버려요.

그러기 때문에 우리 몸에 모든 핏속에 있는 맑은 피가, 우리가 숨 쉬는 여기서 지금 공해 물질이 얼마가 하루에 흡수되느냐? 이걸 10년 동안에 내 몸에 암세포가 얼마나 조직체계를 이루느냐? 그러면 50년 안에 완전히 암에 걸리느냐? 40년 안에 걸리느냐? 이걸 모르니까 죽염을 부지런히 먹어놓으면 암세포 조직은 완전히 이루질 못하고 없어지고, 또 홍화씨를 심어 가지고 부지런히 볶아서 먹어도 암세포 이뤄지지 않아요. 그리고 오래 살 수 있는 비결인데….

뜸을 뜨면 3대 神藥 필요 없어

우리가 산삼을 구해 먹고 오래 산다, 그건 말이 안 돼. 산삼이 우릴 먹으라고 그렇게 뭐, 저 무뿌리처럼 수북한 것도 아냐. 그러니까 홍화씨는 얼마든지 우리가 심어서 만들 수 있고, 또 죽염은 얼마든지 정밀하게 제조해 가지고 완성품을 만들 수가 있어요. 거 필경엔 감로수의 수정분자를 합성시킨다면 감로수, 감로분자라. 그래서 수정분자하고 정반대인데. 그런 감로정분자 세계를 이루게 해주면 거 얼마나 좋으냐? 산삼에서 얻을 수 있고, 홍화씨에서 얻을 수 있고, 죽염에서 얻을 수 있으니, 죽염하고 홍화씨는 우리가 노력하면 먹을 수 있는 거라.

그리고 그다음에 약쑥으로 뜨는 거. 이렇게 지금 공해독이 체내에서 조직을 이루고 있을 적에 단전에다가만 떠도 돼요. 1년에 조금씩이. 젊은 사람은 많이 떠선 해로워요. 또 O형은 고집 부리고 떠선 절대 해(害) 받아요. 조금씩 뜨곤 해요. 이런데. 몸에 있는 암세포가 완성되기 전에 뜨게 되면 다 삭아 없어져요. 피가 맑아지니까 싹 염증으로 빠져 물러가요. 그래서 몸에 있는 염증이 완전히 물러가면 그 사람은 암이 걸린다는 건 있을 수 없고, 중풍에 걸린다? 거 없어요.

또 혈압이 높아진다? 동맥경화? 건 있을 수 없어. 고혈압이나 동맥경화는 피의 독기가 이뤄져 가지고, 피가 죽어 가지고 몸은 차지는데 그 죽은피가 자꾸 아래로 밀려 내려가요. 하반신에 내려가면 하반신이 전부 냉(冷)해 들어오면서 다리가 천 근이나 무거우면 결국에 쓰러지는 날이 와요. 또 동맥이 굳어서 경화돼도 안 되고.

하반신에 죽은피가 내려가면 과혈증(過血症)으로 산 피는 머리로 몰려 올라와 가지고 동맥이 경화되고 머리에 화기가 자꾸 모여드니까. 동맥경화, 고혈압 이런데. 그러다간 뇌출혈·뇌일혈·뇌혈전이 오는데 우리가 그런 어려운 여건 속에 살고 있는데, 뜸 뜨는 것이 어렵지만 부자의 집에서 잘 먹고 큰 사람은 힘들지만 그렇지 않은 사람은 다 돼요.

아무리 부자의 집 손(孫)이래도 암으로 죽기 싫어서는 이빨 사려 물고 조름씩 늘 뜨면 필경엔 그런 폐단은 안 오고. 몹쓸 병 속에서 고생 안 하다가 편케 늙어 죽으니 오래 살자면 홍화씨, 또 죽염, 산삼 세 가지인데. 삼대 신약을 버리고도 얼마든지 장수비결은 있어요. 뜸만 계속 떠도 돼요.

유근피 달인 물에 죽염 섞어서 암 치료

그러니 내가 죽염을 유근피를 달인 물에, 누룩나무라고 있어요. 느릅나무라고도 하고. 느릅나무 껍데기 벗겨다가 달인 물에다가 죽염을 타 가지고, 그 주사를 암에다가 계속 놓으면서 좋은 약물을 계속 먹으면 확실히 좋아져요. 그리고 자궁암·직장·대장·소장, 이런 데는 전부 관장 주사법으로 하고. 치질(痔疾)이, 못 고치는 치질이 많은데 수술을 자꾸 해 가지고 치핵(痔核)이 이뤄지면 잘 고쳐지지 않아요.

그럴 적엔 페니실린 주사 가지고 그 유근피 물에다가 죽염을 타 가지고 주사를 한번에 1cc 정도 한 1cm 속으로 주사 놓아주면, 고걸 며칠 놓게 되면 그 속에서 곪아서 빠지는데 아주 노란 대추씩 같은 거이 빠지면 뿌럭지가 빠지는데, 수술을 오래 한 사람은 대추만 한 뿌럭지 있어요. 노란 뿌럭지가 있는데 그게 치핵이야. 그거이 빠지기 전에 완치는 안 돼요. 다 빠져서 완치된 후에는 그땐 분명히 치질이란 재발이 없어요.

치핵을 그대로 두고 겉층만 다스리면 또 오랜 후에 얼마 안 가서, 몇 해 안돼서 또 나와요. 그렇게 자꾸 나오면 그 치질은 결국에 암(癌)으로 돌아가고 마는데, 그런 일이 없이 할라면 전반적으로 주사를 잘 이용하고. 유방암 치료법은 가장 쉬운 것 같으면서 그 치료법을 잡지에 나온 걸 늘 계속 찾아서 보고서 그 치료법을 배워 가지고 하면 쉬워요.

거기에 대한 치료법을 죄다 이야기할라니 건 나도 지금 용기를 내서 말은 해도 피로가, 아마도 다른 젊었을 때하곤 너무 틀리누만. 지금도 모든 경험담을 다 하고 싶은데. 거 이상한 암들 고치는 법, 걸 죄다 하고 싶어도 기운이 어떻게 좀 모자라는데. 뭐이 있느냐 하면, 발가락이 저 히말라야 이런 데 올라가다가 동상(凍傷)을 입는 일 있어요.

凍傷은 火傷, 以熱治熱로 다스려야

그건 말인즉, 동상이야 얼었다는 게 어는 거 아니오. 이 발이 얼도록 시리면 몸에 있는 모든 온도(溫度)가 대결(對決)을 해요. 거 얼도록 시린 극냉(極冷)하고 몸에 있는 온도가 극열(極熱)로 화해요. 그래서 냉하고 열하고 대결할 적에 이 속에서 얻은 게 뭐이냐? 화상(火傷)이야. 우리 눈엔 보이지 않아도 불에 타요. 그래서 그 동상을 입어서 죽는 사람 살을 봐 봐요. 새카맣게, 뼈도 새카맣게 타 죽지 않나.

그래서 그런 거, 거 남의 비밀 전부 거기에 털어놓으면 안 되는 비밀도 많아요. 그게 지금 등산협회가 있어요. 그 비밀은 다 털어놓으면 안 돼요. 거기서 보조금이 나와요. 다리를 자르면 보조금 나오고, 거 좋은 치료법으로 고치면 보조금이 안 나와요. 그런 일을 내가 여러 사람 겪었기 때문에 그런 비밀은 다 세상에 공개할 비밀이 아니고, 또 현실은 그렇게 살아가니까 난 그런 데 관여하지 않으면 그뿐이지, 그걸 가지고 털어놓을 필요는 없어요.

그러고 그걸 고치는 덴 뭐이냐? 그거이 지금 고치는데 그게 마늘뜸이야. 마늘을 거기다 찌끄뜨려[짓찧어]놓고 살이 막 타들어가게 떠야 돼요. 그러면 그 뼛속에서 화독이, 뼈가 다 삭아서 타 없어지는데 그게 깨끗이 이열치열(以熱治熱), 불로 불을 다스리는 거야. 그렇게 해서 얼음독이라고 하지만 화독(火毒)이야. 거 화독을 깨끗이 물리면 절대 안전해요. 그건 완전무결하게 다 낫는 법인데, 그걸 내게 와서 고쳐달라? 내가 지금 가만 앉아도 삭신이 안 아픈 데 없는데 그런 걸 꾸물거릴 힘이 내겐 전연 없어요. 그래서 요즘엔 누구도 이젠 만나주질 않아요.

눈병·습진·무좀에 손쉬운 처방

그러고 이 눈에 백태(白苔)가 끼는데 백태 끼는 건 안구(眼球)의 조직신경이 전부 녹아 나가는 백태가 있고, 안구에서부터 시작하는 백태 있고, 겉층에 덮인 백태가 있는데. 그건 죽염을 식전에 입에 물고 있다가, 침 뱉기 전에 물고 있다가 그 짠 침을 눈에다 자꾸 발라요. 양쪽 눈에 자꾸 바르고, 한참 바르다가 그 침은 뱉어도 되고 넘겨도 되고. 저녁에 잘 적에 그러고, 그건 몇 번에 싹 벗어지느냐 해보면 아는 거. 그리고 한 열댓 살 먹었을 때에는 약쑥으로 눈알 떠 가지고 고치는 법이 있는데 그건 나도 지금 정신이 희미해서 그 온도의 비밀을 지금은 일러줄 수 없고···.

그래서 제일 무흠(無欠)한 거이 죽염을 입에 물고 있다가 눈을 닦아라. 세 번이고 네 번이고 닦고 침을 넘기든지 뱉든지 하고. 그러고는 한잠 누워 자도 좋고 그대로 일해도 좋고. 저녁에 잘 땐 여러 번 닦고서 그대로 누워 자면 얼마 안 가서 그게 싹 고쳐져요.

그리고 눈에 피[피가] 선 건 죽염만 그대로 조금 넣어둬도 나아요. 침에 그렇게 하면 더 빨리 낫고. 또 다래끼 난 데도 그렇게 빨리 낫고. 또 아랫다리에 습진이 있어 가지고 전부 물이 흐르는데 죽염을 흩치면 너무 아파요. 그러면 유근피 달인 물에다가, 느릅나무 껍데기지요. 달인 물에다가 죽염을 좀 연하게 타 가지고 처음엔 바르다가 그다음에 자꾸 진하게 타서 바른다. 몇 번 그렇게 하면 싹 나아요. 죽을 때까지 안 도져요.

이 습진으로 오는 무좀도, 발에 무좀도 그거요. 처음에 대번, 가루로 흩치면 발을 들고서 한참 궁글고 죽는 짓을 해요. 그러나 한두 번에 나아요. 느릅나무 달인 물에다가 연하게 타서 담아놓고 있다가 또 진하게 타서 바르곤 하면 몇 번에 싹 낫는데 건 100살 먹어도 도지지 않아요

난 지금 왜놈의 시절에 육신이 전부 망가져 가지고 습진이 아니라 전신이 녹아나도 단전에다가 10분, 15분짜릴 1년에 5,000장씩 뜨는 걸 몇 해에 싹 그 녹아 빠지는 살을 고쳐놓았어요. 좋다는 건 내가 알고. 같이 들어가 고생한 영감들은 죽어도 못 뜨겠다고 하더니 그해 안 죽으면 그 이듬해 싹 죽어 없어요.

그렇다면 내가 나를 볼 적에 경험이고, 많은 사람을 일러줘서 경험인데, 경험이라는 건 확실히 증거물이라. 충분한 증거물 가지고 일러주는 게 해로울 까닭이 없지 않아요? 그래서 나는 내 세상을 이전엔 그렇게 비참하게 살아갔으니 죽어서는 그보다 더 비참하게 살아 가지고 모든 죄가를[죗값을] 대신할 거요. 나병을 고치고 간질을 고치고, 못 고치는 걸 너무 많이 고쳤어. 그 대신에 대한민국에선 아홉 번 벌금 냈어. 그게 현실이야.

자, 이젠 이만할 수밖에 없어요. 나도 너무 피로하구먼.

〈제16회 강연회 녹음 全文 : 1990. 4. 13〉

/제23장/
萬病 神藥 – 甘露精 합성법

극약 먹고 죽는 사람들에 대한 경험담

여러분 오시라고 한 후에 뭐 특별한 얘기도 못 되는 얘기지만 나도 경험은 있으니까 경험담을 한마디씩 해도 혹여 도움은 될 거올시다. 아주 좋은 말이라고 자신할 순 없으나 도움은 될 거니까. 난 일곱 살에 병고(病苦)에 시달리는 사람을 하나하나 실험해 성공한 후에 왜놈의 손에 죽지 않고 사느라고 참 천(賤)하게 살아왔어요.

그동안에 많은 사람을 구한 일이 있었을 겁니다. 거기에 가장 힘든 구원의 방법은 건 내가 인간으로서는 부족하나 영물(靈物)이기 때문에 인간의 병고를 구할 수 있고 어려운 역경에 살아날 수 있는 일이 많았어요.

그건 뭐이냐? 옛날에 이 80년 전까지도 시집살이가 힘들어서 새댁들이 목을 매고 죽거나 이런 일이 있어요. 또 그땐 극약이 귀해 가지고 비상(砒霜)도 구할 수 없어서 간수를, 그 두부 만드는, 콩에다 두부 만드는 간수를 먹고 죽는 일이 있어요. 그런데 그 후에 일본놈들이 양잿물이라는 걸 발명해서 양잿물로 죽는 예가 또 있어요.

그리고 광복 후엔 원자력 쥐약이라는 거이, 코 큰 사람들이 만들어 온 거이 있어요. 그거 먹고 죽는 예도 있고, 또 광산에 쓰는 싸이나(Cyanide)나 여러 가지 극약, 또 수면제 같은 거, 그런 거 먹고 죽는 예를 봤는데 농약이나 지금 저쪽에 가면 제초제(除草劑)라고 기음[김]매기 싫어서 땅에다가 약을 흩치면 풀이 전멸해요. 그거 먹고 죽는 일도 있고, 그런 데 대해서 경험은 누구보다도 내가 많지 않은가 그런 생각도 해요.

그래 어려서 목을 매고 죽은 새댁이 있는데 건 죽었다고 버려두는 수밖에 없고 갖다 묻으려는 찰나에 내가 좀 노력해 보겠다. 건 누구도 망상의 짓인 줄 알지만 철없으니까 정신이상자라고도 볼 수 있어요. 그 당시 의학이 빛을 못 볼 때니까.

그래서 그때에 내 정신 속에는 무엇이 있느냐? 맥(脈) 볼 줄 안다, 그게 맥 볼 줄 아는 게 아니고 이 손에서 모든 감각이 상대의 감촉이 되는데, 그거와 같이 죽은 사람의 가슴에 손을 얹어 가지고 온도가 완전히 물러간 때엔 심장의 피가 굳어 가지고 판막이 움직이지 않아. 그래 협심이 되는 것도 아니고. 그래서 내가 가슴에다가 손을 대보면 그 사람의 생명이 완전히 끝났으면 거 사람의 감촉이 통하지를 않아요.

쑥불의 강자극이 판막신경 소생시켜

그렇지만 가슴에 손을 대보면 그 가슴 속에 심장의 피가 완전히 굳어 있지 않으니까 감촉이 통해요. 그게 뭐이냐? 내 손이 가면 내 몸의 온도가 미자극(微刺戟)인 감촉이 서로 통하기로 돼 있어서 거기에 손을 대면 심장은 완전히 굳어 있지 않다는 감각이 전달이 돼요.

그럴 적에는 죽지 않은 사람이야. 전체적으로 살아 있는 사람인데, 심장의 판막이 목을 매고 있는 동안에 기절해 가지고 신경이 완전마비되진 않아도 중간 상태의 마비라. 그럼 그건 쉬운 거라. 그래서 완전히 죽어 뻐드러져서[뻗어서] 모조리 죽었다고 하는데 나는 가슴에 손대보니 살았다는 증거가 확실하고 살릴 수 있다는 건 틀림없어.

그래서 15분에서 35분을 탈 수 있는 약쑥을 중완혈(中脘穴)에다 얹어놓고 불을 지르면 그 약쑥이 타 가지고 그 불기운이 온도가 상당히 높은 온도, 자극은 상상 외의 강자극, 그래 가지고 그 온도가 심장으로 통해서 피는 이미 녹아서 정상으로 돌아오고 심장의 온도가 정상이니까. 그다음에는 판막신경이 강자극으로, 또 약쑥불의 온도로 정상을 찾게 돼 있어요.

정상회복이 되면 모든 심장의 피는 동맥으로 통할 수 있으니, 그러면 눈을 뜨고 말을 하게 된다. 거 살아난 거야. 그런 일을 내가 볼 때에 그 수가 얼마냐? 약 먹고 죽든지, 목을 매고 죽든지, 차에 깔려 죽든지, 어떻게 죽었든 간 급사(急死)에 갖다 묻을 순 없고 내가 급사한 사람을, 많은 사람을 시험하는데, 침은 원래 신침(神鍼)이기 때문에 그걸 혹여 이용합니다. 혹여 이용하는데. 이용할 적엔 내게 있는 모든 영력(靈力)이나 정신력이 상대를 구원할 수 있는 능력을 가지고 있어.

그래 구해 주는데. 그러면 내가 나를 볼 때 사람 될 수 없다는 증거가 그거요. 모르는 사람 사는데 모르는 사람 속에 아는 것도 비슷하게 알아 가지고 성서(聖書)에 나오는 기적(奇跡)처럼 그 어쩌다가 요행이 있어야지, 난 그런 사람이 못 된다 이거야. 상상을 초월했으니까 이건 인간사회에서는 통할 길이 없어. 그래 내가 인간을 등지고 산 일이 원래 많아도 환경에 따라서 위급한 사람을 살리는 일은 별로 피하지 않았어요. 그래 많은 사람을 구하는데….

급사자 살려내곤 姓 바꿔 살아야 해

내가 물에 빠져 죽은 사람을 구할 적에 가슴에 손을 대면 물에 빠진 사람은 모든 피부가 싸늘하게 얼어 있어요. 그렇지만 항문이 완전히 열려 가지고 창자가 빠지지 않은 사람은 살게 돼 있어요. 그 피부는 더운 손으로 한참만 마찰하면 온도가 다시 돌아오고, 심장의 온도가 정상으로 돌아오지 않으면 그땐 내 몸에 있는 모든 영력(靈力)으로 통하는 온도가, 내 침 끝으로 중완에다 침놓으면 가슴으로 통하는데, 거 심장 회복이 되는데.

그러면 그 침은 중완혈에 8푼[分]이라는 건 고대(古代) 편작(扁鵲) 이후엔 다 한 말씀이고, 나는 '삼팔이 이십사'(3×8=24) 24푼[分]을 놓는다. 건 왜 그러냐? 강자극이 필요한 것도 되겠지만 내 몸에 있는 정신력으로 전신의 온도를 그 사람의 심장으로 보내는데 그건 일종의 기압술이라. 기압술로 보내는데 그게 나이 젊어서는 가능했어요. 그러면 침이 들어가는 시간에 그 사람은 완전히 완쾌되고 말았어.

그렇게 된 일이 있는데 그건 소문나게 되면 일본 세상이 두려워서 뜸이나 다른 걸로 일러주고 나의 정체는 밝힌 데 없어요. 난 오리무중(五里霧中)으로 도와주면 피해버리고, 세상에 살지 않았어요. 그래 가지고 광복 후에 나를 알게 되지, 광복 전에 나를 알게 돼 있지 않아요. 이 땅에 지나댕길 때에도 내게 있는 정체를 확실히 알면 거 또 나를 음해(陰害)할 사람도 있어요. 없지 않아요. 고발(告發)이 있는 세상이지?

그런데 그때 여기 내가 지나갈 땐 못 '지'자 지(池)가로 지나갔으니 그 후에 광복 후에 아무라는 거이 그 당시에 여기의 누구라는 건 알 수 없어요. 그러고 어디 가든지 그렇게 댕겼어요. 그래 성(姓)은, 만주 일대에 댕길 땐 성(姓)은 여럿이오. 그러니, 그게 도적질 댕겨서 성을 바꾸는 게 아니고 도적질하지 않아도 성을 바꾸고 살았으니 불쾌하다고 봐야겠지요.

그러면 물에 빠져 죽은 사람의 온도, 모든 내게 영력(靈力)이나, 가장 쉬운 건 약쑥불의 온도와 자극이라. 그러면 내가 그걸 많이 약쑥불로 뜸 뜨는 걸 이용하는 건, 약도 잘 안 쓰고, 거 왜 그러냐? 급사(急死)엔 약으로 못 고쳐요. 그래서 침하고 뜸인데, 침은 내가 자신이 전능(全能)한 사람이지, 지구에 내가 또 있질 않아.

그럼 거 어디 전하느냐? 그래서 신통자재(神通自在)한 침법은 저 묘향산 속에서 나이 나보다 어린 사람 두 사람이 내게서 배우는데, 거 10년에 성공했어요. 그러면 자력(自力)으로 얻는 영물(靈物)이란 영력(靈力)이 얼마나 무섭다는 걸 나 자신은 충분히 알기 때문에 광복 후에 여기에 나와서, 남조선 나와서는 일절 침을 가르친 일이 없어요.

가르쳐봐야 신통한 술(術)은 얻을 수 없을 게니까. 그래서 거게 대한 방법 설명은 시간이 너무 오래요. 그래서 그건 시간 때문에 그렇다는 것뿐이고, 그 책엔 이제 그 침구법(鍼灸法)이 더러 나올 거요. 이런데. 그러면 뜸으로, 극약을 먹고 죽었는데 산소호흡을 시키고 있다.

그러면 산소호흡시켜도 완전히 죽은 사람하곤 좀 다르게 된다. 그럼 그런 사람은 산소호흡기를 떼지 말고 그 창자가 다 끊어져 가지고 입으로 쏠어 나와요. 피하고 같이. 산소호흡긴 떼지 말고 시체실에도 가져가지 말아라, 내가 깨끗이 이런 건 살릴 수 있다, 그게 광복 후인데. 그 종합병원엔 그 당시는 코쟁이가 원장인데 코 큰 사람 앞에 우리 같은 거 인간대우 못 받아요. 가봐야 사람 취급 안 해요.

끊어진 창자도 쑥뜸으로 완전회복

그렇지만 그 죽은 사람의 부모는, 죽은 거 아니라 죽는 사람 부모지. 부모는 믿는 게 나뿐이야. 살려달라고 애걸이야. 그래서 내가 약쑥으로 35분이라는 시간을 타는 뜸장을 놓으니, 그 의학박사들은 다 웃을 테지. 건 성한 사람 장난이 아니야. 그런데 그게 한 장 타고 두 장 타고 석 장 타고 나면 대개 눈 뜨고 살려달라고, 너무 뜨거우니까 소리쳐요. 그래서 다시 모두 붙들라 하고 한 장 더 떠야 됩니다. 그럼 깨끗이, 약독이 전신에 퍼져도 다 소멸돼요. 그러고 나면 속에서 불이 이니까, 물을 혀요(켜요). 그래 미리 우유를 데워둔 거라. 그래 우유를 먹어라. 그래 우유 먹고, 네가 지금 속이 허기져 가지고 고깃국이나 그런 게 생각날 테니, 고깃국에 지금 밥 말아 줘라.

그때에 코 큰 사람들은, 물론 미친 사람이니까 상대 안 할라고 하고 가고, 난 또 저건 개새끼니까 이 앞에 얼씬하지 못하게 해라. 그러니까 그놈도 조선말 할 줄 아니까, 조선놈은 저렇게 무지한 상놈이다. 그래서 나와서 간섭 안 해요. 그 소리를 들은 박사들도 입장이 난(難)하지. 간섭할라면, 이 개새끼 하니까. 그래서 간섭을 잘 안 하는데 밥을 멕일 땐 말을 해요.

"창자가 완전히 끊어진 걸 아는 우리가 밥 멕이는데 어찌 가만히 있겠습니까? 저는 주치의(主治醫)올시다." "이 건방진 새끼, 내 앞에서 네가 무슨 주치의냐? 밥 먹는 거 봐라." 거 밥 한 그릇 먹고 더 달래. 배 속이 텅텅 비었으니까. 그러고 35분짜리 뜸이 타는 동안에 위(胃)의 만능의 기능 발휘하는데 거기 뭐가 남아 있나? 똥창자로 싹 내려가 버려요. 끊어진 건 끊어져도, 그 시간에 연속(連續)돼요. 그러니 살아난 거라.

그런데 그 사람들이, 창자는 끊어졌다는 증거를 우리는 눈으로 봤고 저 쓸어 나온 거 있고, "어떻게 그 창자에 먹어도 복부(腹部)에 음식물이, 찌꺼기가 쓸어 나가지 않습니까?" 묻는 거라. "너 생각만 그렇지." 내 생각은 그렇지 않은 이유가, 여기의 온도가 상당한 높은 온도다. 몇백 도에 간다. 그러고 자극은 말할 수 없는 100도에 달하는 강자극이다.

그런데 그 몇백 도에 달하는 온도에서 끌어당기는 인력(引力)은 무지한 힘이 있다. 창자에 온도가 있고 핏속에도 온도가 남아 있는데 거기다가 그런 온도를 가했으니 그 핏속에서 모든 육신에 있는 피를 모아다가 창자를 완전회복시킬 수 있는 힘이 뭐냐? 온도다. 온도의 힘으로 끊어진 창자를 연속시키고 체내에 있는 피를 끌어다가 창자를 다시 만드는데.

그러면 그 35분짜리 넉 장을 태우면 그 시간이 여러 시간이 걸렸다. 그럼 그동안에 깨끗이 회복됐다는 증거는 뭐냐? 사람의 몸은 심장온도가 36도 7부이게 되면 24시간 안에 음식물은 살로 돌아간다. 그러면 그걸 분명히 아는 내가 여기에 온도가 몇 도요, 여기에 인력(引力)이, 흡수력(吸收力)이 몇 도다, 강자극은 100도에 달한다. 그럼 여기 창자는 새로 생기기 쉬운 시간이 되고도 남았다. 그럼 배 속의 창자는 깨끗이 회복된 거다.

요도·방광결석에 쓰는 세 가지 主將藥

그러니까 밥은 물론 돌멩이를 먹어도 산다. 그래 아무 걱정 없다. 이건 100살 나도 재발(再發)이 없니라. 그러니 걱정 말아라. 붙들고 한 장 더 떠준 건, 아프다고 그 자리에서 그만두게 되면 체내에 말초(末梢)에 나간 독성(毒性)은 깨끗이 소멸되지 않으면 그것이 다시 호흡으로 들어오는 공해독하고 음식으로 들어오는 공해독하고 피부의 털구멍에서 들어오는 공해독, 이 셋이 합하면 언제 가서 죽는다는 게 정확하다. 그러기 때문에 그 기(氣)를 완전히 소멸시키는 시간이 35분짜리 한 장으로 끝낸다. 그러니 아무 일 없이 100살도 살 거다 그런 얘기 해준 일 있어요.

그러고 내가 침으로 신비의 세계를, 세상 사람이 모르고 나를 그때에 신(神)이 왔다 갔다고 했을 거고. 사람은 그런 사람이 지구엔 없으니까. 또 그렇게 할 수도 없고 누구도. 그래서 내가 성서(聖書)의 기적을 어려서 코웃음 치고, 성서는 애들 장난하느라고 쓴 걸로 알고 불경(佛經)도 그러고. 그러니 세상에 무식한 상놈이란 말 들을 수 있는 이유가 공부라는 건 내가 코웃음을 하는 거. 그러면 내가 그랬다고 책을 써서 전해놓고 그러면 좋은데, 어려서는 책을 쓸 형편이 안 돼요. 제 명(命)에 못 죽을 그 세상인데.

그래서 지금 와서는 코 큰 사람들이 어려운 암에는, 그 하찮은 에이즈도, 여기 중국에서는 뜸을 잘 떠요. 뜸을 떠도 낫는 것이 에이즈요. 그런데 그 사람들이 어디 뜸을 뜨나? 약이라는 건 시원찮은 양약이지. 거 에이즈에 쓰는 약이 중국엔 뭐이냐? 석위초(石葦草)라고 있어요. 돌 '석'(石)자, 갈대 '위'(葦)자 석위초가 있는데, 석위초에다가 호장근(虎杖根)이라고, 지팽이 '장'자, 호장근이 있어요. 손바닥 '장'자는 안 돼요. 범 '호'자, 지팽이 '장'자, 호장근이 있어요. 그건 한약 취급하는 이들은 다 알아요.

또 으름나무라고, 조선말로는 으름나무. 그게 통초(通草). 으름나무가 통초인데, 그 통초, 세 가지가 주장약입니다. 거기다가 뭘 가미하든지 자기 마음대로, 생산약(生山藥), 뭐 오미자(五味子) 마음대로 가미해 가지고 그 콩팥에 필요한 약, 이런 걸 마음대로 가미해서 써도 틀림없이 나아요.

거기에 석위초, 호장근, 통초가 이수도(利水導)만 잘 시키는 게 아니고 한 번 그 오줌통에, 콩팥에 돌이 배긴[박힌] 거 신장결석이나 요도결석, 방광결석에 이제 말하는 그걸 주장으로, 또 의서 공부 했으면 다른 본초(本草)의 약성을 봐서 짐작이 가지. 그걸 좀 가미해 써봐요. 얼마나 신비하게 낫나. 그 신장결석은, 요도결석이나 돌멩이는 스르스르 빨리 삭아요. 그래서 오줌이 술술 잘 나가요. 그런 건 약이 있어요. 없는 거 아니오. 이런데.

靈灸法 놔두고 왜 인체에 칼질하나

그게 에이즈에 약이라. 그런데 이게 코이 큰 놈은 중국에 와서 그런 약재를 구해간 것도 없고, 그런 약이 거기에 약 되는 것도 모르고 뜸 뜨는 것도 모르고. 뜸은 단전에다가 깨끗이 낫도록 뜨면 안 낫는 법이 없어요. 이런데. 그 사람들은 못 고치게 돼 있어. 요도결석이나 이런 것도 못 고치게 돼 있어요. 그걸 째고 수술해야 되니 왜 사람을, 창자를 째고 자르고 해야 될까? 수북한 약이 있는데. 그리고 비법이 천지인데.

그래서 내가 하찮은 약 가지고 병 고치는 사회에서도 죽는데, 너무 지구상에 죽어가는 사람이 많아요. 중국 대륙도 11억이 넘는 인구가 그런 거 저런 거 모르고 죽는 이도 많을 거요. 그러면 이 연변에 와서 내가 이런 하찮은 이야기를 해도, 11억의 생명은 크게 도움이 돼.

그리고 연변에 사는 사람은 지구의, 50억의 선각자가 되는 건 사실이고 또 자치주라. 과거를 생각해서 조상들이 피 흘린 생각해도 결심할 수 있는 사람들이고. 내가 여기에, 70년 가차이 되는 동안에 처음 또 와보는 거라. 그 당시에 생각하면, 그 비참하게 죽은 동지는 얼마고, 우리 동포는 얼마고, 여기 어느 촌(村)에 왜놈이 불질러서 얼마 죽었다. 그걸 여기 사람은 다 알 거 아니오.

그러니 그런 원한이 맺힌 곳인데 여기에 있는 교포가, 자치주에 사는 조선족이 단결이 안 되고 서로 해치고 고발한다면 그건 인간이 아니라. 그건 미국 같은 데는 행복스러운 곳이니까 서로 고발하고 서로 해치지만 여기에 사는 사람들이 그럴 수 있느냐, 생각해 볼 필요가 있어요.

그래서 나는 죽기 전에 내가 알고 있는 것도 사실이겠지만 경험한 것도 사실이고 이 땅에 와서 홍범도(洪範圖) 때에도, 그 양반들도 보았고 여러 사람 여기에 와 봤어요. 이시영(李始榮) 선생, 신흥무관학교 그거 설립할 때도 와 있었어요. 그러니 내가 이 땅에 살아서 오고 싶지 않을 리가 없어요.

그래서 여기에 와서 경험담을 세밀하게 하는 건, 나도 지금 기운이 너무 모자라. 그러고 또 시간이 걸려야 됩니다. 세세한 이야기는 상당한 시간이 걸려요. 그래서 이제 거 엉터리 이야기는 엉터리요. 아, 시체실에 안 가져간다고 코쟁이들이 막 화를 내고 그러는 걸 내가 못 가져가게 했으니, 거 순 엉터리라. 그렇지만 그 시간에 깨끗이 나아. 그런 숫자가 상당히 많은데, 성서의 기적처럼 그렇게 엉터리는 아니지. 나는 신비의 세계를 열어줄 수 있는 실력자이고. 그런 엉터리 거짓말 기적은 말하지 않아요.

그런데 뭐가 있느냐? 아까도 더러 말씀한 일 있지만 죽염(竹鹽)이라는 얘기 나옵디다. 거기엔 뭐가 있느냐? 내가 백두산 곰의 쓸개, 묘향산 곰의 쓸개, 다 웅담이 약이 돼요. 되는데. 그걸 지금 11억이 그걸 먹고 산다? 그건 이야기가 안 되고 또 사향도 그러고. 그러면 지구의 50억을 그런 걸 구해서 살린다는 말은, 거 차라리 책을 안 쓰는 게 좋아요.

불행한 세상에 꼭 남겨놓아야 될 글들

내가 그런 거 좋다고 책을 쓰면 호기심은 가나, 어디서 구하나 이거야. 지구에 없는 걸 먹고 살아나? 거 다 죽으란 말이야. 그럼 죽으란 말과 같은 책을 써놓고 갈 수는 없어요. 그래서 나는 살아서 경험 다 하고, 꼭 되는 법을 일러주고 가는 거라. 거 엉터리로 일러주고 뭘 믿으면 된다. 그런 건 일절 안 해요. 일절 안 하고. 천당이나 극락이나 그런 데 좋다고 안 해요.

왜 그러냐? 자기가 건강하고 행복하면 죽기 싫어하는데 그럼 오래 살 수 있는 법을 일러줘야 되지 않느냐 이거야. 병을 고치고 건강하고 행복하고 그럼 오래 살아야 병 고친 보람, 건강한 보람을 느끼는 거라. 그래서 나는 그런 데 머리를 쓰고 살았지. 난 독립운동 연금도 탄 일이 없고, 난 뭐 좋은 일은 했다고 하나 내가 앞장서서 한 건 없어요.

홍범도 여기 포수들 모아 가지고 싸우던 골짜기도 알았는데 지금은 이름을 잊어버렸어. 도문(圖們)에 가서 그 골짜기만 쳐다보고, 이름을 아나 무얼 아나. 그러면 여기 이시영씨 신흥무관학교도 그래. 그 동네도 몰라. 동네도 모르고. 옛날에 간도(間島) 용정(龍井) 대성중학(大成中學)이라고 어디 있다는 걸 알면서도 지금은 뭐 용정촌이 어디 가 붙은 것도 몰라요.

이러니 나도 이젠 내가 나를 생각할 때 송장은 송장이야. 그저 숨만 살아 돌아가지. 그래도 경험담을 전하고 가는 거이 내겐 도리야. 그런데 하필이면 연변에 꼭 전해야 되느냐? 건 내가 여기에 역사가 깊어요. 그 이야기는 할 필요 없고, 너무 많고. 그 역사를 말하러 온 건 아니니까.

그러니 그 당시에 우리 동족이 불쌍하게 죽어가는 거를 내 마음으로 몰랐을까? 그리고 우리 동지들이 저 많은 숲속에서 지금 뼈도 어디 있는 거 나도 몰라요. 이러면서 늙어 죽는데. 왜 내가 불행한 세상을 굳이 오래 살아야 되느냐? 내가 아직도 여기 와 이야기한 것이 이제 책으로 나와요. 나오지만 그 뒤에는 죽은 후에 또 책으로 나올 원고를 다 남겨놓고 가야 돼요. 그럴 적엔 여기에 와서 간도 용정 누구하고 누구하고도 이름을 잊어서 이야기 못 하니 그 자손들이 여기에 있어도 내가 몰라요.

그래서 죽은 후에 나오는 비밀은 확실히 인류에 영원히 행복될 거요. 그건 참으로 보물이 되는 책들을 남기고 갈라고 하는 거. 그걸 남기기 위해서 나는 90 넘거나 100살 넘어도 내 세상은 거기다 바치고 끝나는데, 그래 뭐 어디 가서 옛날 엽총 들고 댕기면서 몇 방 쐈다고 그걸 연금 타먹겠다고 뛰어댕기며, 그렇게는 안 살았어. 그거 좀 얻어먹겠다고 주먹 쥐고 달려 댕긴 일은 없어요.

지구상의 부족처 메워주고 가리라

보사부에서 오라고 해도 난 간 일이 없어요. 동지들이 붙들고 사정해도 말한 일이 없고. 그건 내가 오직 지구상에 있는 인간을 위해서 하고 갈 일이 많아 그러지, 그런 거 얻어먹고 살다 죽을라고 난 그런 짓은 안 했어.

그러기 때문에 인간이 고독하다. 그건 내가 하는 말이야. 왜 고독하냐? 소갈머리 그렇게 생겼으니 이웃이 있느냐 말이야. 없어. 아는 사람이 있느냐 하면, 없어. 대한민국은 자유 민족이야. 제 맘대로 사는 곳이야. 그 사람들 다 제 맘대로 행복하게 사는데 나는 왜 꼭 불행해야 되느냐? 지구에 사는 사람들 위해서는 행복할 수 내겐 없어요. 그러니까 불행이라는 건 내 팔자라. 내 팔자고. 우스갯소리로 하는 때 많아요. 늙어서 마누라한테 쫓겨 댕기는 주제에 뭐 똑똑한 척한다고. 내가, "나 아무것도 모른다" 이래 버리고 말아요. 마는데.

여기에 와서는 내가 미련할 수 없어요. 세상의 경험과 만고에 전무후무(前無後無)하다는 지혜를 늘 전하고 간다고 했어요. 지구가 생긴 후에 전무후무한, 처음 온 사람이라고 했는데. 그러면 만고성자에 학술로 부족처(不足處), 또 모든 경험으로 부족처, 그리고 종교에도 시원찮은 종교의 부족처, 그걸 메워야 되는데 메우지 못할 건 내가 아주 포기하라고 일러주고 가니까 죽은 후에 나오는 책이 다르다 그겁니다.

종교는, 지구에 있는 가족을 완전히 구할 사람이 나와 쓴 건 없어요. 그러면 저희가 행복하게 살다 가기 위해서 많은 사람을 오라 가라 하고 믿지 않으면 안 된다, 이런 말을 잘해요. 날 믿으라고 할 리가 있나? 왜 믿으라고 해요? 내가 써놓은 책 안 보면 저 자신이 해로운데. 세상은 자신을 위해서 노력하는 거고 자신에 도움이 된다면 쫓아댕기는 거요. 자신에 해된다면 쫓아댕길 사람이 누굴까?

그래서 내가 나를 볼 때 나는 나 자신을 잊어버리고 오직, 억만 년을 가도 지구에 사는 가족만은 행복하고 무병하고 건강하게 되면 오래 살아야 되는데, 그런 것을 완전무결하게 남겨놓고 가는 것이 내 일생의 보람도 아니고 책임이야.

다른 사람이 나만치 알고 안 하면 그 사람은 무책임이겠지. 그런데 내가 볼 적에 그런 사람이 오늘까지 오지 않았어. 책을 써도 그렇게 완전한 책을 쓴 일이 없어요. 그래 나는 그렇게 남 웃는 짓만 하고 살다 가는데 지금도 난, 웃는 사람 많겠지요 세상엔. 천하에 그런 사람이 그저 거짓말이지, 참말이 되느냐? 나 듣는데도 그래요.

나 듣는데도, 참말로 그런 사람이 지구에 없을 건데 할아버지 그런 거 짓말 잘해요. 그런 말 해요. 그것 참, 잘 생각하고 옳은 말이다. 그게 옳은 말이오. 자기 생각이 다 옳지요. 자기 생각이 잘못됐다면 좋아하는 사람이 있어요?

소금 속의 공해물 제거하면 神藥

그런데 죽염이란 그럼 대체 뭐이냐? 바닷물인데. 우리가 50억이란 사람이 하루에 도라무통[드럼통]을 들고 1만 도라무를 먹어도 남을 건 오대양. 오대양 물은 50억이 1만 도라무씩 먹어도 죄다 남아요. 다 못 먹고 죽어요. 그러면 그런 엄청난 양을 가지고 있는 가족의, 지구에 사는 가족의 건강을 도와줄 수 있고 생명을, 오래 살아서 수명 연장할 수 있고. 이러니, 이거 좋은 거지. 뭐, 웅담·사향이 좋다 그건 말이지, 영원히 50억 가족이 행복할 순 없어요.

그래서 내가 하는 짓은 전부가 내게는 궁색한 짓이라. 하루도 편하게 산 일이 없고, 하루도 마음 편치 않고, 육신이 편치 않고, 정신도 편치 않고, 그런 불행으로 끝나. 그걸 마누라도 속썩겠지만 자식들은 또 편할까? 도와주는 사람도 많은데 그 도움도 소용없고, 밀어주는 사람도 다 냉정히 거절하고. 그러면 지금 지구에서 날 밀어주는 사람을 받아주는 일이 없는 이유는 내가 가장 비참하게 사는 사람이기 때문에 그래. 내가 행복하게, 뜨스한[따뜻한] 방에서 행복하게 살며 지구의 영원한 행복을 위해서 머리를 쓰고 경험하고 살다가 갈 수는 없어요.

죽염을 어떻게 만드느냐? 이젠 그 소린데. 이 바닷물은 물 '수'자, 정신이라고 쓰는 '정'자 수정(水精). 바닷물이라는 건 수정체인데. 수정체에 태양에서 오는, 말하게 되면 불순물이 많아요. 태양에서 오는 공해도 많지. 모든 별세계의 공해가 발(發)하는 별이 많아요. 그건 천강성(天罡星), 하괴성(河魁星) 또 형혹성(熒惑星). 그리고 여러 가지 별 중에 많은 공해물이 들어오는데 은하수에서도 오는 지역이 많아요. 은하수에는 2억이라는 개체의 큰 별들이 있어요. 거기서도 많이 와요.

그러면 거기서 모여드는 공해도 크거니와 우리가 사는 이 땅속엔 화구(火球)가 있어요. 큰 불덩어리가 있어요. 이 지구라는 건 태양에서 떨어져 나오다가 다 식어 들어가질 않았어요. 다 식어 들어가면 뚝 떨어져요. 중량이 무거워서. 전부 돌멩이니까, 돌멩이하고 흙하고 물인데 그게 왜 못 떨어지느냐? 그건 땅속에 있는 큰 불덩어리가 밖으로 스며 나오면서 태양에서 비추는 광선을 끌어들여 가지고 광선하고 합류하고 있어요. 지금 눈에 안 보여도. 그게 뭐이냐?

대기층을 이루는 기층이 어디서 오느냐. 지구에서 올라가는 화력, 태양에서 내려오는 화력, 이것이 중간 지점에 오게 되면 별 억천만 종의 기층을 이뤄요. 그래서 대기층은 우리 사는 여[이곳]까지 와 있어요. 그런데 그 세상을 내가 볼 적에, 이 수정체에 불순물이 얼마나 첨가되느냐? 수정체보다가 10배 이상 첨가돼 있어요. 물에서 나오는 수정체 소금, 소금의 10배 이상이 사람 먹어선 안 되는 거요. 소금을 그대로 오래 먹으면 그 독에 있는 모든 독성의 피해를 받으면, 그것도 못 고치는 병 생겨 죽어요.

체질이 다른 건 몸속의 분자세계 차이

그러면 공해를 흡수해서 오는 거와 또 음식물의 공해독을 먹어서 오는 거와 몸의 털구녕에서 들어오는 공해독을 받아 가지고 피부의 별 암(癌)이 다 생기고 별 염증이 다 오는데, 그러면 이런 것을 하나하나 완전무결하게 제거하는 방법이 뭐이 있느냐? 내가 죽염을 가지고 퇴치하는 수밖에 없다. 오대양의 물의 힘이면 만족하게 될 거다. 그래서 거기에 모든 불순 공해물을 완전 제거하고, 우리가 행복하게 사는 날이 오고, 행복하게 살게 되면 그 행복을 누리기 위해서 수명도 좀 연장시켜 주는 거이 도리 아니냐?

그래서 나는 지구에 처음이자 마지막인 의서와 의학과 약학, 치료법, 치료법은 어린 애기라도 가족을 고칠 수 있는 간단한 법이 아니면, 그걸 가지고 세상에 내놓기 힘들어요. 아주 의서에 나온 것처럼 치료법이 어렵고《본초강목(本草綱目)》에 나온 약을 다 고대로 외워 내 가지고 오늘 공해독에 죽는 암세포에 대해서 도움이 되느냐? 거 어려워요.

그러면 이제 내가 말하는 죽염 같은 건, 건 별것도 아닌데 그 비밀의 내용을 알게 되면 그게 신비라. 요술쟁이 장난하는 거 보면 별것도 아니지만 거기도 신통력이 있어요. 도술 말고도. 그런데 이 물체라는 건 개별적으로 분산시키고 연구하면 거기에 별 신통력이 다 있어요. 그러기 때문에 그 죽염은 만드는 법이 별것도 아닌데 거기에 합성 예가 상당히 신비해요. 신비한데, 그러면 그 속에 뭐이 있느냐?

사람의 몸에 형이 4가지 있어요. 서양놈 말로 O형, B형 있는데, 우리나라 말로는 소양인(少陽人), 소음인(少陰人) 이런 거 넷이 있어요. 있는데. 그런 혈액형들이 죽염에 대해서 오래게 되면 가상 소양인 체질은 소양인이 흡수하는 대기층이, 소양인 대기층이 따로 있어요. 소양인 대기층이 따로 있는데 소양인 대기층엔 뭐이 있느냐? 적색소에서 이뤄지는 대기층이 있어요. 거기에는 소양인만이 해당되는 분자(分子)가 있는데 그 분자가 뭐이냐? 그 전분(澱粉) 속에 있어요.

공기 중에 색소(色素)가 있고 색소 중에 전분이 있고, 전분 속에서 분자가 이뤄져요. 그러면 그게 지금 소양인 분자, O형 분자지? 거 이뤄지는데. 그 분자세계에서 불순물이 개재되니 O형은 불순물 속에서 많은 사람이 먼저 죽어요, 이런데. 죽염을 부지런히 조금씩 자주 먹어 가지고 죽염에 대한 효능을 얻는 날이면, 그 대기층에 조직된 분자세계가 내거 되고 말아.

그러면 왜 나도 지구의 한가족인데, 또 우주에도 한가족인데 우주가 날 버렸을 리 없고. 지구의 한가족인데 지구가 날 버리느냐? 동물세계에도 한가족인데 동물세계에선 인간이 왕자라. 왕자 노릇 할 수 있는 분자세계에 투철해야 돼. 그러면 이런 건 모든 고대나 현대나 학술에 없는 소리기 때문에 상당히 모두 듣기 힘들고 알기도 힘들어요.

그렇지만 앞으로 이제 잡지가 나오고 저 녹음 테이프를 자꾸 들어보면 머릿속에서 하나하나 열리면 그땐 도움이 돼요. 그리고 B형도 그러고 A형도 그러고 또 AB형도 그래요. 그런 세계가 열려요, 열리는데. 그건 이제 잡지 속에서도 내가 쓴 원고 속에도 나올 거니까, 이런데.

그러면 A형은 태음인(太陰人)에 가차운데 태음인 분자세계가 어떻게 이뤄지느냐? 이건 수정체(水精體)로 이뤄진다. 그리고 소음인 분자체는 뭐이냐? 이건 산소(酸素)로 이뤄져요. 이뤄지니, 그러면 이 태양인(太陽人)분자도 마찬가지라. 건 산소가 아니고 그건 전분 속에서 백색소(白色素)가 따로 있어요.

공해로 뼈 없는 아기 홍화씨 먹이면 돼

백색소에서 이뤄지는 걸 죽염을 많이 먹게 되면 폐가 강해 가지고 그 색소를 흡수할 적에 색소 중에 있는 전분이 그 태양인 피를 만들고 태양인 체질을 돕는 태양인 색소가 흡수된다. 흡수되는데, 그때에 모든 공해물이 따라 들어간다. 따라 들어가는데, 그걸 어떻게 처리하느냐?

이 죽염 속에서는 이 금 성분이 가장 많은 황토, 또 철정(鐵精)을 이용해요. 거 아주 좋은 강철통을 이용해요. 그러면 이 철정의 도움, 또 황토 속에 있는 백금 기운의 도움, 이런 거이 충분해요.

그러면 나는 지구에 사는 가족을 위해서 내 세상을 끝내는데. 내 자신도 그래, 내가 아는 거이 범연(凡然)히 알 거냐? 귀신이 무서워서 내 앞에서 의학이나 약학에 아는 척할 수 없다. 그렇다면 귀신도 명함 못 드릴 인간이라면 사람세계에서 어떻게 사느냐 이거야. 사람들이 날 지구에 처음 온 자라고 할 리도 없고, 지구에 처음 온 자 머릿속에 어느 정도 안다는 걸 말할 사람도 없고. 이 대기층에 몇천억의 대기층 속에 어떤 분자세계가 어디가 중심부다, 그걸 안다고 해서 우리 눈에 보이느냐 하면 안 보여.

죽염을 많이 먹어 가지고 자기 육신이 완전히 건강할 때엔 중심부위에서 어떤 역할을 하게 된다는 게 나와요. 그래서 자기가 자기를 알게 해줘야지, 내가 저 캄캄한 사람 데리고 그런다고 이뤄질까? 그래서 단전에 떠라. 그건 신비의 세계엔 꼭 필요해요. 죽염을 부지런히 먹어라. 또 그건 건강하고 장수하고 병 고치고, 꼭 필요하고.

거기에 도움이 뭐이냐? 뼈가 부서지고 뼈가 없는 애기가 나와요. 거 애기 엄마의 죄 아니야, 애기 아빠의 죄도 아니고. 이 모든 공해 속엔 그런 예도 있어요. 그러면 그건 여기에 홍화씨가 많아요. 홍화씨를 곱게 볶아 가지고 빻아서 차를 달여 먹으면 거 설탕보다 못하지 않아요. 꿀하고 비슷해요. 아주 달구 구수하고 좋아요. 그런데 난 먹질 않아요. 난 아니까, 모르는 사람들을 멕여보지요. 좋대. 그러면 뼈 없는 애기 뼈가 이뤄지고, 그게 신비의 약물이야. 몰라 그렇지.

그런데 옛날 양반 의서 쓴 데, 《본초》에도 홍화씨가 그런 거이니라, 써놓은 거 없어요. 그리고 뼈가 부러진 데 멕여봐요, 얼마나 빨리 낫나. 또 뼈가 바싹 부서져 가지고 살하고 뼈하고 떡이 된 걸, 그걸 잘라버리지 말고 고대로 주물러서 모아놓고 공구리[깁스 붕대·석고 붕대]를 해놓고 걸 멕여봐요. 얼마나 뼈가 야무지게 이뤄지나. 그럼 뼈가 부러지거나 부서지거나 쪼개지거나 뼈가 부족하거나, 이 늙은 영감들이 뼈가 삭아서 바삭

바삭해 넘어지면 부러져도 이어지질 않아요.

그러면 그런 영감들이 그 홍화씨를 볶아 가지고 차를 늘 해두고 먹어봐요. 자손들이 효심이 있으면 좋겠지마는 효심이 없다면 자신이 애쓰고 해야지. 어떻게 자식들이 바쁜데, 벌어먹기도 힘든데 꼭 내게만 잘해라, 그것도 안 될 거요. 나도 아들, 손자 있어도 저것들 덕을 내가 보리라. 난 뭐, 팔다리에 다 뭐 돌을 묶어놓구 있나? 내가 부지런하면 내가 살아요.

그러면 홍화씨를 그렇게 해 가지고 오래 먹이면, 장수에 도움이 죽염을 돕는 데 제일 최고입니다. 그래 그 삼대 신약이라는 잡지가 나왔을 거요. 그리고 고다음에 산삼인데, 산삼은 뭐이냐?

甘露精 올라올 땐 공기도 맑아져

상고에 지구가 생길 적에 화구가 식어 들어가면 용암이 생겨요. 그러면 화구라는 건 태양에서 용액이 모여 가지고 중량이 많으면 흘러서 뚝 떨어져요. 그런 흘러나가는 데서 또 생긴 별들이 있는데, 거 달 말고도 있어요. 그건 조무래기 별들이라. 지구보다 작은 거. 그러면 지구보다 1천 배, 1만 배 큰 별이 떨어질 적에 내려오다가 똥 싸버린 게 지구라.

지구가 똥 싸면 달 같은 것도 생겨요. 생기는데. 그러게 요샛말로 그놈 똥댕이[똥덩이]만 한 놈이라고 욕한다. 우리 지구도 아주 큰 별이 똥 싼 거요. 태양에서 분리돼 가지고 유출된 것도 사실이겠지만 지구보다 몇백 배 큰 별들이 흩어져 나올 적에 똥 싼 일도 있어요.

그러면 이 지구에 사는 가족의 수는 50억이라면 5천억이 넘는 별세계도 있을 거 아니겠어요? 그런 세계 있어요. 명왕성 같은 데 올라가면 수가 얼마인지 우린 모를 거요. 이런데, 그러면 우리 오대양 물을 가지고 지구의 가족을 구하는 데는 충분하거니와 모든 우주세계의 생물을 구하는 데도 충분할 거요.

그렇게 우리는 많은 약물을 가지고 있어요. 그걸 만들어 먹을 줄 모르고 앓는다? 또 오래 살 수 있는 법이 있는데 오래 못 산다? 그러면 이 연변에도 상당히 넓은 땅들이 많아요. 그걸 아주 대량생산해 가지고 다수확을 본다면 여기에 연길시에 사는 사람들이 천 배도 살 수 있어요. 그리고 지금 1천 평에 1백 사람 먹고살 수 있는 다수확을 하면 1년에 농사짓는 게 얼마요? 그런데 여기엔 아직 그런 개발은 안 했으니 앞으로 할거요. 한다고 나도 믿어요.

그런데 내가 그 다수확에 대한 얘기하러 온 게 아니고 농사·농공(農功)을 설(說)하러 온 거 아닙니다. 그래서 그런 얘기는 안 하는 거고. 어디까지나 아프면 병 고치고, 병 고치고 건강하면 오래 살고. 건강하게 되면, 부지런하지 않은 사람은 건강을 유지 못 해요. 밤낮 부지런하면 돈도 벌어요. 그리고 행복하게 살고. 그리고 오래 살아 가지고 그 세상에서 완전히 행복을 다 누리고 가면 얼마나 좋아. 그건 왜 가야 되느냐? 자손들이 꽉 우겨져 가지고 자손 천지야. 자손이 다 늙어 죽기 전에 자기가 먼저 늙어 죽어야지. 그게 인간 도리야.

그래서 죽염이라는 자체가 이렇게 좋으니라. 그게 지금 우리나라 소금이 좋으니라. 그건 왜 그러냐? 이 바닷물이 수정체인데 여기에 우주 공해와 지구의 공해물이 전부 모여드는데 우리나라는 밤 12시가 되면 감로수(甘露水)라는 감로수 기운이 떠요. 12시면 떠요. 그걸 감로정(甘露精)이라고 하지, 이런데. 그 감로정이 올라오면 새벽엔 모든 공기가 맑아요. 아주 신선해요. 그 감로정 때문에 그래. 그런 감로정이 오르는데.

죽염 마지막 처리는 甘露精 합성법

그 감로정이 풀잎이나 모두 이슬하고 합류해서 구름하고 합류해서 땅에 떨어지면 그놈이 연안으로 흘러 들어가요, 바다로. 그래 모든 독극물이나 공해물하고 합류해서 바닷가에 가면, 해변에 가면 그거이 소금을 만드는 해수(海水)로 이용된다. 그러면 그 소금 속에 불순물이나 독극물이 많이 들어 있으나 수정체가 안 되는 거 아닙니다. 수정 기운 있어요.

그러면 여기 수정 기운을, 이걸 더 가해주고 모든 독극물이나 공해독을 싹 제거하고 그래서 불순세력을 거기서 몰아내는 거요. 그 소금 속에 있는 불순세력을 싹 몰아내면 우리가 지구에서 볼 적에 불순세력이 있다면 그것도 물러가야겠지? 소금 속의 불순세력도 싹 물러가야 되고.

그래야 인체에 약물이 되고 도움이 돼요. 그건 뭐이냐? 이제 황토가 거기에, 주요 성분이 들어 있어요. 소금 속에. 그거 구울 때에 황토로 위주해요. 또 대나무에다 넣고 구워요. 대나무는 십장생(十長生)에, 소나무, 대나무야. 그러면 송진 가지고 전연 하는데. 그 송죽을 왜 필요로 하느냐? 거 십장생에 제일이오. 소나무의 송진이. 땅속에 들어가 오래게 되면 그 썩는 법이 없어요. 호박(琥珀)이라는 약이 되고 호박이 몇만 년, 몇억년 넘어가는 동안에 야광주(夜光珠)라는 보석이 돼요.

또 대나무도 그래요. 황토에, 가장 좋은 황토에 선 놈은 1천 년 후에 죽어도 썩질 않아요. 그놈은 오래게 되면 땅속에서 옥(玉)으로 변해요. 옥으로 변해 가지고 그것도 몇십 억을 경과하는 동안에 야광주가 돼요. 그것도 보석이 돼요.

그러면 고런 원료가 들어 있는 놈을 이용하라. 또 이 황토는 거기서 금은보화 보석이 다 이뤄지지, 황토에서. 황토에서는 이뤄지지 않는 게 없어요. 그러면 그놈을 또 이용할 가치가 있지 않아요? 그놈이 꼭 필요한 놈이라. 그건 필요하고, 송죽이 필요하고. 그러면 대나무에다가 소금을 다지고 거기다가 황토를 메우고 아주 심산(深山)의 아주 좋은 황토를 이기어서[짓이겨서] 거기다 잘 메워 바릅니다.

그리고 그다음엔 송진 가지고 9번을 해내는데, 소나무 장작을 때고 8번 마지막 고열처리해서 완전무결한 수정체에다 감로정·감로수를 합류시키는 법인데. 그래서 죽염 속에 감로수는 1만1천분지 1, 그런 성분이 들어 있어요. 그래서 오래 산다, 병 고치기만 하는 거 아니고.

감로수라는 자체가 맹물이야. 맹물이지만 그렇게 달고 그렇게 향내가 진동하는 물이고 그걸 먹으면 병이라는 건 있을 수 없고, 불로장생한다는 말 있지요? 그러니 그런 좋은 성분을 얻어내는 거라. 그래서 죽염의 신비는 그거에 들어 있고.

그다음에 쇠통은 상당히 강철이고 건 철정, 그 철정이 나오고. 황토에서는 백금 성분이 또 나오고. 불에서는 화기(火氣)를 이용하는 거. 이래가지고 다섯 가지 성분 속에서 가장 신비스러운 건, 병 고치고 건강하고 오래 산다. 그렇게 좋은데….

이 홍화씨라는 건 땅에서 모든 보이지 않는 토성분자 합성물이지만 이놈은 감로수의 성분이 1만2천분지 1이라. 그런데 가장 좋은, 지구가 생길 적에 화(化)해서 씨 떨어진 산삼(山蔘)이 있는데 씨로 화해 나온 게 아니고 건 풀이 여러 번 변화하다가 이뤄지는 산삼. 여기에도 건강을 위해서는 원기왕성시키는 데 가장 좋은 약, 또 기부족(氣不足)으로 기운이 떨어져서 빌빌하면, 신경쇠약 같은 데 가장 신비한 약물이라.

연평도 소금이 좋은 이유는 歲星精 때문

그런데 그놈한테도 1만3천분지 1이라는 감로수가 들어 있어. 그래서 아무리 산삼이, 많이 먹으면 쓰지만 콩알만 하게 넣고 오래 물고 있으면 향내가 진동해요. 달고. 홍화씨는 근본이 달고 향내 나고. 죽염도 여기에 서속쌀을 좁쌀이라고 하는데, 죽염도 담배씨나 좁쌀만이[좁쌀만큼] 떼서 입에 넣고 오래 물고 있으면 향내가 나요. 달고. 많이 먹으면 쓰고 짜고 이래요. 그런데 고런 좋은 약물이 있지, 없는 거 아닌데, 그걸 합성하는 데 힘든다.

또 그리고 서해안에 옹진반도, 옹진도라고 있어요. 옹진섬이 있는데, 옹진섬에 연평도 있는데, 연평도의 소금이 왜 좋으냐? 거 천일염이라면, 연평도 땅속엔 보물이 있어요. 그리고 천상에 장수를 주장하는 목성(木星) 세성정(歲星精)이라고, 세성이 있어요. 그래서 그 정(精)이 땅속과 땅 위, 이것이 바닷속으로 왕래하기 때문에 그 소금이 제일 좋아요. 옹진바다의 소금도 좋아요. 그렇지만 다른 데의 소금은 그렇게 좋은 거 없어요. 동해(東海)에 가도 안 됩니다. 동해 소금도 안 되고, 그런 좋은 소금이 없어요.

그리고 대나무가, 한국 땅에서 대나무보다 더 좋은 거 없어요. 남한엔 대만죽(臺灣竹)이 많이 와요. 이 남한엔, 남조선엔 대만죽이 많아요. 거 실험해 보니 못 쓰겠고. 또 일본 충승도(沖繩島 : 오키나와섬) 대나무가 많아요. 그거이 온 걸 값이 싸니까 실험해 봤는데 아무리 연평도 소금으로 구워도 건 완전무결한 죽염은 안 돼. 그건 그저 아픈 걸, 종창약이나 뭐 여러 가지 주사약은 제대로 안 되고. 약으로 쓸 수는 있어도 건 신비의 장수까지 오기는 힘들어요.

내가 그걸 다 실험해 보고. 앞으로 남조선에 대나무 없을 때에는 천상 대만에서나, 이 중국에도 대나무 있어요. 상해 저쪽에 나가도 있을 게요. 그러면 다른 데 대나무를 이용하는 수도 있지요, 없을 리는 없어요. 그런데 한국의 대나무가 끝날려면 그 상당한 양을 수출해야 끝나요. 그거 몇 천만 가마씩 수출하면 몰라도 그거 오래 쓸 수도 있어요. 있는데….

내가 지구에 사는 인간을 위해서는 경험을, 한두 가지만 하고 끝내면 안 되지요. 가장 정밀하게 끝내야 돼요. 그래서 이 죽염에 대한 신비는 확실히 묘(妙)가 있어요. 그건 뭐 이야기 다 할라면, 눈에는 눈이요 코에는 코요. 뭐 그런 설명 죄다 할라면 한이 없어요. 이런데. 고걸 좁쌀만큼 조금씩 입에 물고 있으면 처음에 맛들이기 좋아요. 그 맛을 많이 들이고 나면, 그 맛들인 후에 조금씩 더 먹어도 돼요.

痰이 많아지면 癌이 생기는 증거

그런데 사람은 뭐이냐? 담(痰)이라는 게 있어요. 모든 진액(津液)이, 공식적으로 이뤄지게 되면 진액이고 공식적으로 이뤄지지 않으면 담(痰)으로 변해요. 침이 담이 되는 거지. 그래 가지고 배 속에 담이 지금 몇%가 생겼느냐? 그 % 수에 따라서 그걸 좀 많이 물고 있으면, 죽염 많이 물면 역해요. 넘기게 되면 막 토하고. 그런 사람들은 배 속에 있는 담이 40%를 초과했다. 그러면 앞으로 이상한 암이 오겠구나, 그 증거요.

누구도 처음에 먹으면 울렁거리기는 하나 확 토하거나 이러지는 않아요. 그거이 담이 배 속에 조금도 없는 사람은 죽어요. 그런데 너무 많으면 또 병이라. 그래서 20%를 초과할 때부턴 울렁울렁해요. 40%, 50% 초과하면 창자가 끊어지게 토해요. 그러니 조금씩 조금씩 먹어 가지고 담이 다 소멸되면 토하는 일은 전연 없어요.

그리고 암에 걸렸다. 암에 걸리면 그걸 조금만 먹어도 막 울렁거려요. 그러기 때문에 건 왜 울렁거리느냐? 그 침 속에 진액이 전부 없어지고 살 속의 전부, 진액이 조성될 수 있는 조직이 다 망가져 들어가. 그럼 그게 뭐이냐? 모든 독극성을 띠고 있는 독액이라. 독액이라는 건 암세포가 조직됐다는 증거요.

그래서 그걸 조금 입에다 물고 있으면 그 침 속에 있는 독이 고만한 양은 줄어든다. 그 침을 넘긴다. 그럼 배 속에 벌써 고만한 독은 물러갔다. 그걸 자꾸 집어넣고 자꾸 넘기면, 하루에 1천 번 이상 1만 번이 더 좋겠지. 더 좋게 그렇게 자꾸 먹어놓으면, 그 침이 1만 번 넘어가면 벌써 독은 1만 번 동안에 얼마 물러갔다는 증거가 있어. 그럼 그때에는 쌀알만 한 게 콩알만 하고 콩알만 한 게 도토리만 하게 된다.

그러면 그때엔 독액이란 스루스루 없어지고 살 속에서 다시 조직으로 완성해 가지고 재조직이 이뤄지면 그 침 속에 진액이 조성돼요. 그 진액은, 모든 피부에 암이 걸렸다 하면 암이 전체적으로 퍼져가는데 그런 진액엔 퍼져가지 않아요. 자꾸 줄어들어요. 그럼 그런 세포에 진액이 조성되면 암세포는 모르게 모르게 오그라 들어가요. 줄어든다는 말이지.

그래서 완전히 물러간 뒤에는 밥은, 쌀맛이 입맛이 좋으면 달아요. 꿀같이 달아요. 밥맛이 달고 소화가 정상으로 되고 모든 대소변이 정상이면 그 사람은 완전히 나은 사람이야. 그렇지도 않고 죽어가던 게 조금 나으면 나았다고 생각하면 그 세포에서 완성되지 않은 조직이 다시 병을 일으키는 시간이 와요.

1백 년 후엔 지구에 教主 없을 것

그래서 내가 볼 적에 미개하다. 많은 사람을 봐요. 간암으로 죽을 때 금방 낫게 하는 법이 많아요. 나으면 유명한 박사, 종합병원의 박사한테 가서 진찰해 보니 싹 나았다. 이거이 재발이 없도록 좀 노력해 주시오. 재발이 없이 할라면 항암제밖에 우린 없소. 그럼 수고해 주시오. 그걸 일곱 대 이상 아홉 대에 벌써 들어가면, 아홉 방 맞아놓으면 먹지도 못한다. 죽어간다. 그때엔 내게 와도 낸들 할 수 없어요.

그건 이미 조직은 다 끝나고 저세상인데. 저세상을 가는 그때엔, 거 갑자기 죽는 사람은 되지만 그렇게 오랜 병으로 죽어가는 사람은 모든 세포의 조직이 다 죽은 건데, 세포에 살아 있는 거 하나도 없어. 말초신경에 산 신경은 하나도 없어요. 전부 다 독인데, 거기에 약을 써서 고치느냐? 거 앓는 사람은, 아무 양반쯤은 도져도 가면 나을 거다. 그건 그 사람 생각하는 바이고, 내가 생각하는 바는 아니라.

그래서 나는 말초신경까지 완전히 회복이 된 후에는 다시 재발이 없도록 조심은 해야지요. 주색(酒色)만 삼가는 게 아니고 모든 음식물 노력, 적당한 운동으로 체력을 유지해야지, 병들었던 사람이 체력을 향상시키려고 올림픽 선수 될 순 없어요. 그건 아예 죽게 돼 있어요.

그러니 이 좋은 이야기란 얼마나 힘드냐? 지구에 지금 무서운 병자 수가 얼마냐? 그게 좋은 얘기 한마디에 다 낫느냐? 그 사람들 정신이 나보다 더 강하고 모든 퇴치의 투병생활이 나보다 더 강한 정신 속엔 죽을 리는 없으나 그렇게 되기 힘들어. 그러니 그렇게 되게 할 수밖에 없는 거이 우리 현실이야. 난 날 믿으라는 말 안 해. 자기가 애쓰고 노력해야 되는 거지, 날 믿어 가지고 병이 낫는 거 같으면 무슨 걱정인가? 난 그런 교주(敎主)도 아니고 그런 세상에 왔다 가는 것도 아니고.

그렇지만 내가 죽은 후에 1백 년 안에 지구에 교주라는 사람은 나오지 못해요. 나오게 돼 있지 않아. 지구에 교주가 될라면 나보다 더 알고 돼야 하는데 나보다 더 아는 사람이 나와서 교주가 될 건가?

내가 쓴 책이 세상에 다 공개되고 세상 사람이 다 숙독(熟讀)했으면 진부(眞否)를 알게 돼요. 진부를 알게 되면 진짜 가짜 아는 사람들이 남한테 속을까? 지금은 모르니까 와 쓸어 댕기며 속아 살아요. 속아 사는 건 몰랐다는 거. 그러면 내가 과거에 몇백 년 전에도 왔다 갔는데 이러냐? 그럼 지금 내가 하는 말도 거짓말이지? 내가 지나간 뒤엔 그런 일은 없어요. 오늘같인 안 살아요. 그러니 결심이라는 게 무섭다. 결심해 안 되는 일이 있다면 내가 항시 거짓말하는 거 돼요.

오리의 뇌수로 三寶注射 만드는 법

그리고 삼보주사(三寶注射)가 좋은데 그 원료가 너무 귀해요. 이 백두산(白頭山)이나 곤륜산(崑崙山)에 가도 되겠지요. 저런 데 곰의 쓸개 가지고 그 곰의 쓸개를 혓바닥에 대보면, 마른 연[연후]이지요. 대보면 혓바닥에 살이 끊어지게 잡아댕기며 아픈 건 그건 1백 년 이상 묵은 곰의 쓸개고, 혓바닥이 끊어지게 아파도 무섭지 않게 아픈 정도는 거 1백 년 이하라.

그리고 1백 년 이상 된 곰의 쓸개, 또 한 냥 이상 나가는 그 수십 년 묵은 사향, 그러고 담석증에 걸려 고생하는 게 소 우황(牛黃)인데 우황 든 소인데, 그 우황이 커야 돼요. 크게 되면 담낭에 그런 돌멩이 배겨[박혀]가지고 소가 오래 앓고 보면 소가 숨 쉬는데 숨 쉴 때 그 노랗고 불깃한 이 공기 중에 색소가 있어요. 그놈이 합성되는 게 우황이라. 그놈이 많이 되는 건 오랜 후에 커져요. 그걸 가지고 우황인데 우황도 좀 큰 놈을 비싸게 사야 돼요. 그거 삼보주사 만드는 원료라.

그걸 만들어 가지고 그게 뭐 아무 냉수에도 되긴 되나 가장 좋은 건 오리 머릿속에 있는 뇌(腦)가 있어요. 오리 뇌를 3개를 구해서, 그러지 못하면 오리 머리 터러구[털]를 싹 뽑구서 오리 머리 3개를 잘라 넣고 오래 끓여서 증류수를 맨들어요.

그 증류수를 맨들어 가지고 거기다 타요. 거기다 타서 혈관주사 놓아 봐요, 얼마나 신비한가? 그것도 내가 다 해보고 신비하니까 일러드리는데, 그건 여기서도 할 수 있어요. 할 수 있는데, 오핵단(五核丹)은 힘들어요. 건 될 수 없다고 봐요. 이러고, 토종들이 전부 없어요.

그래서 그걸 주사 놓는데 처음에는 반cc[0.5cc]도 많아요. 그건 처음엔 아주 적은 양을 혈관에 놓고 또 하루 두 번 놓고 자꾸 늘려 가지고 필경엔 한 5cc 이상 혈관에 놓을 수 있는 때 와요. 그땐 간암이 있을 리가 없어요. 간암·간경화·담낭에도 결석이 돼요, 암이 되고.

담도(膽道)도 그래요. 담관(膽管)도 그래. 담관은 비장(脾臟)하고 다 한데 연결이 된 놈이라. 거기도 있어요. 또 지금은 저 공해 심한 곳에는 간에 돌이 원래 많아요. 간석(肝石)이 굉장히 많아요. 수술해서 꺼내도 자꾸 돌이 또 커져요, 이런데. 그런 사람들한테 아주 좋아요.

그렇게 주사 놓고 처음에는, 조금씩 할 땐 솔잎땀[註] 내지 말고. 그 좀 많이, 한 5cc 정도 주사 놓고는, 혈관주사 놓는 여기도 솔잎이 좋은 솔잎이 많아요. 동쪽 가지의 잎사귀만 뜯어요. 그건 시키는 대로만 하면 돼요. 그래 가지고 온돌방 아주, 우리나라 사람들은 온돌 잘 놓으니까 온돌을 아주 달구고, 그 위에다 그걸 한 일곱 치가량 두껍게 펴요. 넓이는 한 1m 넓이에다가 길이는 한 2m. 이렇게 펴 가지고 그 위에다가 삼베 홑이불을 깔고 그 5cc 이상 삼보주사를 놓고는 땀을 흠씬 내요. 그 이불 두꺼운 걸 덮고.

그러나 살이 익지 않도록, 손대서 손대기 힘들만치 뜨거우면 솔잎이 일곱 치 정도면 한 네 치쯤은 누렇게 익어요. 그러면 그렇게 땀을 흠씬 내고 나면 그 이상 신비한 치료법은 없어요. 중풍이고 뭐이고 다 좋아요. 좋은데, 그건 간암에 유독히 좋고 간경화 또 담낭, 간석 이거 다 물러가는데.

그렇게 땀을 흠씬 내고 나면 몇 번은 낼 수 있어요. 한 번은 뒤집어서 퍼런 게 밑에 가게 하고 더 낼 수 있어요. 그래서 몇 번 내고 나면 그 삼보주사의 힘이 신비하다는 증거는 거기에서 찾을 수 있어요. 그렇게 되는데, 그건 왜 좋다고 하느냐? 고건 세밀한 설명을, 시간이 있으니까 잠깐 이야기할 수 있어요.

솔잎땀으로 간암·간석·담낭암 치료해

거 솔잎은 송진이라. 그래 동쪽에 걸[동쪽으로 향한 걸] 뜯어라. 그 송진이 제일 양이 많아요. 동쪽 솔잎이 좀 떫긴 더 떫어요. 이러니, 거 솔잎땀을 내게 되면 몸에서 웅담 기운이 모든 염증을 제거시키는데, 이 염증들이, 그 균이 도망할 데 없어서 애쓰다가 땀을 내면 땀구녕을 따라서 싹 도망해요. 그래서 도둑질 많이 한 사람들이 산속으로 도망해 가듯이 요것들이 싹 도망해요. 도망해 나가면 그 이불 속에는 솔잎이 익어 가지고 송진이 꽉 차 있어요. 송진은 소염제(消炎劑), 치어혈(治瘀血) 이건데.

장근골(壯筋骨)하고 치어혈하고 다소염(多消炎)하고. 염증 다스리는 데는 제일 많다. 많을 '다' 다소염, 치어혈, 장근골, 힘줄과 뼈는 튼튼하게 해준다. 그건 의서(醫書) 그대로야. 난 옛날 글을 안 보면서도 지금 욕먹을 소릴 해요. 이거이 이렇게 말하지 않으면 내가 또 주워 만든 말을 알기 어려워요. 그래서 이렇게 옛날 말 쓰는 겁니다. 그런데.

그러면 털구녕에서 염증은 나왔고 염증 나오고 흡수하는 데 들어가지 않으면 안 나와요. 들어갈라니까 여기서 뭐이 들어가느냐? 송진밖엔 들어갈 게 없어. 송진이 그 털구녕 밑으로 잔뜩 쓸어 들어가는데. 그러면 다시 살 속에서 그 염증이 그 속으로 모이느냐? 모일 수가 없어요. 들어오면 송진한테, 염증 다스리는 데 왕자가 들어왔는데 녹았지. 그러면 소금독[단지]에다가 물 한 숟가락 떠놓았다고 물 찾을까? 없어져요. 없어지는데.

그렇게 하게 되면 그건 치료법에 사실이니까. 내가 말하는 건 완전무결한 사실을 버릴 수 없다 이거요. 그래서 그렇게 땀내 두면 그 몇 차례 내 두면 간암이 안 낫고, 간석이다, 담석이다, 담낭암이다, 아 이런 게 안 나으면 그 치료법이 될까? 치료법이라는 게 꼭 되는 게 치료법이지. 되게 되면 또 슬쩍 해놓고 바로 도지는 거. 그게 어떻게 치료법이오?

그러게 나는 암수(暗數) 좋아 가지고 슬쩍 고치는 그런 거, 또 절에 가서 불공드려서 임시 좀 낫는 거, 그 정신력으로 좀 물러갈 수 있겠지. 정신이 또 해이(解弛)하면 또 달려들 거고. 그런 법은 써서 안 되지요.

그러면 나도 이제는 잔등에서 땀이 흐를 정도로 힘들어요. 그러니 아프다는 사람 이야길 좀 들어보겠습니다. 내 얘기는 이젠 이만하고.

〈제17회 강연회 녹음 全文 : 1990. 6. 11〉

※편자註 : 솔잎땀[松葉取汗]은 일종의 모공 주사법(毛孔注射法)으로 솔잎을 이용하여 흠씬 땀을 내는 방법이다. 골수암·간암·간경화·소아뇌염·간질·부인 경도불순·산후풍·

늑막염·신경통·고혈압·저혈압 등 각종 공해병과 난치병 치료에 활용된다. 솔잎땀이 신비로운 것은 배 속[腹腔]의 병균인 염증(炎症)이나 자궁(子宮)의 병균인 염증이 깊숙이 자리 잡고 있다가 솔잎땀을 내면 땀과 같이 증발(蒸發)하여 모공(毛孔)을 통하여 밖으로 나온다.

인체(人體)의 외부에는 우주공해(宇宙公害)와 병독(病毒)을 전염하는 세균(細菌), 암병(癌病)을 유발(誘發)하는 병핵소(病核素) 및 산소(酸素) 중의 산핵소(酸核素)를 침해하는 요인(要因)들이 있어서 이들이 체내의 기(氣)가 약해짐을 틈타 인체의 내부로 깊숙이 침입하게 된다.

솔잎땀을 내게 되면 증발하는 송진[松脂]의 기운이 모공을 통하여 체내(體內)로 들어가게 되는데 송진은 힘줄[筋]과 뼈[骨]를 튼튼하게 해주고 모든 기생충(寄生蟲)을 죽이며, 썩은 살을 제거하는 동시에 새살이 나오게 하는 작용을 한다.

솔잎땀을 내는 방법은 우선 솔잎 2가마니 정도를 준비하여 이를 방바닥에 약 10cm 두께, 1.2m 폭, 1.8m 길이로 펴고 그 가운데 부분에 약쑥을 2근가량 깐 다음 그 위에 다시 약 10cm 두께로 솔잎을 편다. 여기에 홑이불을 깔고 온돌방을 달군 다음 환자는 병에 따른 약을 복용한 뒤 그 속에서 푹 땀을 낸다. 땀낼 때 숨막히지 않도록 해야 하며 땀을 식힐 때에는 갑자기 식지 않도록 주의해야 한다. 솔잎땀을 내면서 내복하는 약으로는 토산웅담·천마탕(天麻湯)·보해탕(保解湯) 등이 있다[내복약의 자세한 용법은 《神藥》 참조].

제24장
토종오이·홍화씨·밭마늘의 약성

공해독 제거에 단전 쑥뜸이 신비

여러분을 모신 이 자리에 늙은이가 망령된 말을 많이 할 거요. 그렇다고 누굴 해치진 않으니까 그저 이해하시오.

내가 그동안에 많은 얘기 중에 단전(丹田)에 뜸을 뜨라, 그런 말을 많이 했어요. 귀에 익히 들은 말이지마는 이 공해 세상에서 화공약이 오늘같이 발달한 세상은 처음이라. 이 화공약이 발달한 공해 세상에서 단전에 뜸을 뜨라, 그 약쑥의 신비를 내가 잘 알아요.

그 약쑥이란 상상을 할 수 없어요. 지질(地質)이 좋은 데서 큰 놈이 좋지만 해풍(海風)을 쐰 놈은 더 좋아요. 그래서 강화(江華) 약쑥이다, 남양(南陽) 쑥이다, 모두 제주도 쑥이다, 다 좋은데. 그 속엔 상당히 묘한 힘이 들어 있어요. 그건 우리가 생각 못 하는 감로수(甘露水)라는 신비의 약성이 그 속에 약간씩 비추고 있다는 거.

그러면 바닷가에서 왜 그러냐? 바다엔 수정체(水精體)가 바닷물이야.

소금이 수정체인데. 그러면 수정체에는 감로수 기운이 통하기로 돼 있어요. 건 서로 쇠에는 전기가 통하듯이 거 통한다는 사실은 우리가 못 본다고 없는 거 아니고, 없다고 해서 통하지도 않는 건 아니라.

그래서 내가 이런 어려운 고비에는 단전에 약쑥으로 뜸을 뜨게 되면 그 신비한 증거를 나는 세상에다 전하는 거라. 뭐이 있느냐? 단전에다가 35분짜리 뜸을 뜨면 그 자리에서 죽을 상 불러도[죽을 것 같아도] 죽지 않아요. 그러나 그걸 몇 장을 뜨면 코에서 약쑥 연기가 나오느냐? 다섯 장까지는 안 가고 석 장에서 나와요. 그럼 그건 뭐이냐?

단전이라는 건 배꼽줄이 생길 적에 그 흉(凶)한 영혼이 어머니 배 속에 들어가서, 왜 흉하냐? 어머니한테 현몽(現夢)도 하지 않고 들어간 영혼이 많아요. 이 세상 사람으로서 어머니한테 예고하고 현몽 후에 들어간 영혼은 드물어요. 그런데 어머니 모르게 들어간 영혼이 어머니 피도 모르게 모아 가지고 어머니야 입덧이 나든지 몸살이 오든지 아랑곳없어요.

그리고 피를 모아 가지고 그 피가 어느 정도에 오게 되면 배꼽줄이라는 게 생겨요. 그건 콩팥이 생길 수 있는 시간이 와서 그래요. 그런 배꼽줄이 생긴 연후에는 그게 단전인데, 배꼽으로 밖으로 자리 잡아요. 그걸 배꼽이라고 그래요. 이런데.

그러면 단전에서, 약쑥으로 떠야지 다른 걸로 뜨면 화독(火毒)이 들어 죽으니까, 그 약쑥 연기가 30분짜릴 태워도 코로 나와요. 그런데 35분짜릴 태우면 확실히 많은 양이 나와요. 그러면 그 배꼽줄 자리가, 단전은 사람의 배 속에 통할 수 있는 자리가 있기 때문에 연기가 통해요. 연기가 통하는데 불기운이 안 갈 수가 없어요. 연기도 가는데, 연기가 통해서.

나는 자신이 실험하고 확실하다는 걸 세상에 전하는 거요. 모르고 거짓말로 전하는 건 그건 천당도 극락도 있을 수 있겠지. 그렇지만 난 알고는 그런 걸 전하지 않아요. 그러면 그 약쑥의 신비를 세밀히 다 이야기할라면 한이 없는 시간이라.

그래서 오늘 같은 세상에는 화공약의 피해를 막아야 되겠고. 또 모든 오염이, 우리한테 공해로 많은 오염이 오는데 그 오염을 피하지 않으면 안 돼. 어떻게 피하느냐? 그걸 가지고 들어오질 못하게 하고 들어오면 없애 버리고. 그러면 몸에 있는 병은 자동적으로 없애야 되겠고 몸을 튼튼하게 하는 덴 피가 맑고 화력으로써 신경은 강하고, 피가 맑고 신경 강해지면 힘줄도 뼈도 다 강해지니까. 살은 죽은피가 없으면 자연히 모든 염증은 통하지 않아요. 죽은피가 없는데 머리가 맑지 않을 순 없어요. 또 머리가 맑고 기억력이 안 오는 순 없어요.

그래서 그 약쑥의 힘이 내생(來生)에 좋은 결과를 전해주는 이유가 뭐이냐? 그건 단전에 강한 자극을 주고 또 높은 온도를 가해 가지고 모든 신경은 정상이 되면 호흡으로 통하는 전류는 단전에 와서 전신으로 통하는데, 그러면 사람한테 전류가 회전하는 걸 보고 그 선이 신경이라. 전류가 회전할 적에 신경 마비되면 그 전류는 합선이 되는 거겠다.

그러면 모든 병의 근원이 전류의 합선으로 오는데 우리는 그걸 막기 위해서는 단전에 뜸을 뜨게 되면 신경은 정상으로 회복되니까 온도가 강하고 전류는 따라댕기기로 돼 있고. 전류가 따라댕기면 맑은 피는 전류를 통해서 핏줄로 자연히 찾아댕기는 거이 자연의 원리라. 그러면 이 자연의 원리를 살려 가지고 인간은 자연의 표본인데, 다른 짐승은 오장육부가 없어도 사람은 오장육부가 있고, 모든 음양의 결함이 없어요. 그게 인간인데, 그러면 그 인간은 약쑥의 힘을 얻으면 더욱 좋다.

그 약쑥이, 다른 불을 그렇게 놓으면 화상·화독으로 죽어버리지만 약쑥엔 그런 일이 없어. 그러면 신비라는 증거가 거기에 있고. 그런 신비의 힘을 얻으면 자연히 몸에 있는 병은 없어지고 모든 공해의 피해를 안 받고 건강을 확실히 유지하게 되는데 그러면 거기에 뭐이 있느냐?

가상(假想) 약자(弱者)가 마음이 튼튼해지는 건 건강에서 시작되는 거고 단전의 구법(灸法)이 얼마나 강인한 체력을 만들며 또 마음이 얼마나 강해지며 정신력이 얼마나 강해지느냐? 그러면 그게 영물(靈物)이 되는 건 틀림없는 힘이라. 영물이라는 건 남한테 지는 걸 싫어해요. 어떤 영물이고 천하영웅들 남한테 지는 걸 좋아하는 영웅은 없어요. 짐승 중에도 호랭이나 사자 같은 거 다른 짐승한테 지는 걸 죽을지언정 싫어해요. 그러면 단전에 뜸을 많이 떠 가지고 금생에 건강하고 병 없고 장수하면 장수하는 대가가 뭐이냐? 행복해지는 거라. 할 일을 맘 놓고 하니까 행복한 거라.

그러면 인간은 세상에 와서 건강을 원하는 거고 행복하면 오래 살길 원하는 거고. 그러면 건강하고 행복하고 오래 사는 데서 좋지 않은 결과가 올 수 있느냐? 오질 않는다, 이거요. 그래서 천하의 영물이 되면 그걸 보고 선진국이라고 하겠다. 일본놈들이 우리나라 먹을 때 우리나라의 상투들은 그 활 들고 댕기며 쓸데없는 짓이나 하지, 선진국 대열에 갈 만한 인재는 많아도 양성을 안 해.

우리나라 식품은 萬病의 良藥

우리나라의 식품은 세계적으로 명약(名藥)인데 사람 해치는 약 달러(dollar)를 주고 사다가 국민을 해쳐선 안 되겠지. 그러면 그게 이유가 뭐이냐? 우리가 불쌍한 농민의 세금, 또 어렵게 일하는 노동자의 노력, 이걸 수출해 가지고 달러 좀 들어오면 국민 건강을 해치는 약을 사다 먹는다. 그거이 잘 된 일은 아니라.

그래서 거기에 대한 대안(代案)이 완전치 않고 그걸 비방한다는 건 있을 수 없어. 나쁜 걸 비방할라면 대신 좋은 걸 내놓고 나쁜 걸 비방하면 큰 욕은 없을 게요. 욕은 있어도 돼. 그러면 나쁜 걸 비방하지 않고, 대안에 좋은 약물이 있으면 그걸 먹어본 사람은 그걸 다 원하고 몸에 이롭지 않은 외래산을 즐겨 먹을 리가 없어요.

그게 뭐이냐? 약학(藥學)에 대해서 혁명을 해야 하고, 의학(醫學)에 대해서 혁명을 해 가지고 과거는 깨끗이 청산하고, 현재가 존속하게 했으면 종합병원에 약간 백을 가지고 들어갈 수 없다? 그건 있을 수 없는 얘기라. 자기 집에서 자기가 자기 집에 있는 식품으로 만종(萬種)의 암을 다 고칠 수 있다면 왜 그런 일이 있느냐? 없을 거요.

그런데 그게 왜 늦어지느냐? 늦어지는 건 힘도 어느 때까지 쓰게 되면 지쳐요. 항암제 같은 단위가 높은 주사약을 살에다가 한 방울 떨궈봐요. 청강수(靑剛水 : 염산)하고 그거하고 어느 편이 승(勝)한가. 또 방사선은 광석물독이지만, 건 그렇게 항암제 주사약 같은 극약은 아니라. 건 독은 있겠지. 그렇지만 그건 살인독은 없어. 그것도 오래 맞으면 해는 받겠지. 이러면 어떻게 국민의 생명에 위협되는 약물을 달러를 주고 사오느냐? 그것도 잘 생각 못 한 일이고. 높은 사람이라는 자체가 높은 데서 고상한 인물이 앉아 있어야 높은 사람이지, 저질(低質)이 앉아 있는 데도 높은 사람이냐?

그러면 약쑥 같은 거이 우리나라에 있는데도 불구하고 단전에 떠 가지고 모든 화공약의 피해를 깨끗하게 해주고 또 공해가 침투해도 병을 일으킬 수 있는 힘이 없고. 그렇다면 살기 편하다는 건 사실이겠지. 살기 편하게 해주면서 국민의 치안문제도 따르는 거라. 아파서 죽어가는데 치안을 생각할 시간이 어디 있어? 그러면 모든 행복은 건강 속에서 오기로 돼 있어요.

그래서 나는 뜸을 뜨는 것이 이 세상에 꼭 필요하고, 우리는 뜸 뜰 수 있는 재료를 가지고 있고. 그런 재료를 두고서 나쁜 병에 걸린다, 그건 좀 생각을 잘못한 일이라. 그래서 나쁜 병 없이 한 세상을 살게 하는 데는 모든 좋은 약물이 나오고 좋은 약물은 식탁에 있다.

그리고 옛날에 그 문장(文章 : 문장의 대가)들이 쓴 의서(醫書)는, 건 지금 국민학교 학생은 못 볼 거라. 그래서 나는 국민학교 학생, 자기 병을 자기 눈으로 보고 고칠 수 있도록 그런 하찮은 문법으로도 세상은 도움을 받는다 이거고.

그럴 적에 뜸을 많이 떠 가지고 오래 뜨게 되면 말년에 심장부(心臟腑)에 어떤 현상이 들어오느냐? 그게 영력(靈力)으로 달라지는 면이 오는데. 마음이라는 건 일체유심론(一切唯心論)으로 부처님도 말씀하셨는데. 그러나 마음의 정체는 밝히지 않았어. 오늘까지 책에 없어요. 난 어려서 옛날 양반들이 마음을 말씀만 했지, 정체를 밝혀놓은 덴 없어요. 건 왜 그러냐?

성품 '성'(性)자에 습성(習性)은 있어요. 습관성, 습관성이 있는데, 그 습관성은 전생에 무당질했으면 무당질하던 습관성이 있어 가지고 금생에 와서 꽹과릴 잘 쳐도 잘 쳐요. 그러면 그 습관성을 버릴 수 있느냐? 버리진 못하게 돼 있어요. 그러면 그 습관성 속에서 그렇게 마음 '심'(心)변에 날 '생'(生)이 성품 '성'(性)자인데, 습관성 속에서 뭐이 이뤄지느냐? 심장에 마음이라는 자체가 생겨요.

건 왜 그러냐? 성(性)은 목(木)이요, 간(肝)에서 이뤄지니까. 그 성혼(性魂)은 간에서 이뤄지기 때문에 목인데, 목이라는 건 불[火]을 생(生)하는 근원이라. 그래 목생화(木生火)기 때문에 심장은 성품에서 오는데 어디서 오느냐? 습관성, 습관성에서 오는 게 마음이라.

그래 가지고 전생(前生)에 도적질에 아주 능한 사람은 금생(今生)에 뭘 척 보게 되면 견물생심(見物生心)이다, 호기심이 생겨. 고거 어느 시간에 슬쩍꿍하고 싶다. 그거이 마음인데, 그러면 마음이라는 거이 성품을 따라온 거이 아니고 성품은 습관성을 버릴 수 없고. 그럼 습관성에서 오는 마음인데, 그게 이뤄지는 거라.

그래서 마음이라는 건 모든 습관성 습관에서 습성(習性)이라는 말이 있어요. 습관성에서 화(化)해 나오는데, 그 화하는 장면에 들어가면 심장신(心藏神). 심장에는 근본이 귀신 '신'(神)자 '신'이라. 신이 왕래해요. 그러면 신이 왕래하기 때문에 그 모든 습관성을 신의 변화로 마음으로 돌아가. 그래서 마음이라는 건 일신(一身)의 주재(主宰)가 되고 말아요. 신(神)하고 하나라. 그래 신하고 하나가 되는데, 일신의 주재가 마음이라. 이러면 그건 습관성에서 이뤄지는 거. 그걸 신이 변화하는 걸 마음이라고 그래요.

조병옥 박사가 비명에 죽은 이유

그런데 내가, 기독교에 천주교에 천당이 있고 불교에 극락이 있는데 거기에 있어서도 착오(錯誤)를 시정하는 게 좋을 것 같다고 생각하는 건데, 건 뭐이냐? 어려서부터 알고 있어도 그걸 함부로 말할 수는 없는 거. 그 이상의 좋은 얘긴 많지만 종교는 어디까지나 자유야. 언론도 자유야. 종교를 평할 수 있는 언론도 자유지. 종교는 절대 말하면 못쓴다, 그건 없어요. 그래서 종교의 약간 좀 시정할 수 있는 면이 어디냐? 천당 가는 거와 극락 가는 거. 건 착한 일 하지 않으면 못 가. 좋은 일 안 하고 가는 법은 없어요.

그러니 착한 일 하고 간다, 착한 일 하면 복 받는다. 그래서 옛날 글에도 착한 일 하는 사람은 하늘이 복을 준다고 했어요. 위선자(僞善者)는 천(天)이 보지이복(報之以福)이라고 있어요. 그래서 내가 볼 때 글이라는 건 반드시 착한 일 하도록 하는 게 글인데, 그렇다고 해서 전부라고 봐선 안 돼요. 왜 전부라고 보면 안 되느냐? 그 증거가 있어야 돼.

그 증거는 뭐이냐? 내가 볼 적엔 호랭이나 사자는 배고프면 잔인무도해. 그렇지만 그놈들은 위대한 영력을 지니고 있기 때문에 죽은 후에 천하영웅 아니면 천하의 갑부 되는 자가 많아요. 대체로 그렇게 돼요. 그전에 부통령 록펠러[즉 Nelson Rockfeller]의 할아버지 1세 록펠러가 내가 어렸을 때, 한창 돈을 모을 적에 그는 사진 나오는 거 보면 사자하고 똑같은 인간이라. 그러더니 그는 천하의 갑부라. 지금 그 손자도 잘살고 있지만, 부통령까지 하고.

그런데 그전에 루스벨트, 트루먼 전의 대통령. 그가 얼굴이 사자상이라. 그리고 그가 일할 적에 뱃심이 두둑해요. 그렇게 잘 흔들리지 않아요. 트루먼처럼 약자는 아니라. 이러면 그런 인물들이 지구에 많이 왔다 갔어요.

그걸 볼 때에 우리나라에 신익희(申翼熙)나 조병옥(趙炳玉)인 호랭이상인데, 신익희는 호랭이상이래도 마음이 부드럽고 조병옥인 호랭이상이래도 마음이 조금 고약해요. 술을 폭음하길 좋아하고. 나하곤 다시 없는 잘 아는 분이지만 내가 늘 그를 볼 때 잘못된 점을 못 고치는 건 불출(不出)이라고 했어. 내게서는 늘 미안하게 생각하고 살았어요.

그런데 그 어떤 선배 양반이, "조병옥이 그 오양[외양 : 外樣]이 사람질하겠소?" "사람질하지요. 세상에서 저명인사 될 겁니다" "그 무슨 상이오?" 그래 내가 우스갯소릴 했어요. "웅사청뢰지상(雄獅聽雷之相)이라. 영웅 사자가 우레 소릴 듣고 눈 번쩍 뜨는 형상인데 그간 간보가 커서 행세할 사람이오. 상모(相貌)는 호상(虎相)이고. 거 쓸모 있는 사람이오" 그랬는데.

미국 갈 일이 있어 내가 함양에 갔을 때 그런 소식을 듣고 쫓아 올라가서 "유석(維石 : 조병옥의 호)은 절대 미국 갈 적에 나 모르게 가면 뒤 좋지 않소. 이건 자유당 시절인 줄 알아요" 나 그런 말 하고 하루 저녁 돈암동 자택에서 술을 같이할 적에 그가 날 보고 간곡히 물어요. "그 이유가 있습니까?" 물어.

"있습니다. 증거 없는 말을 왜 유석 앞에서 내가 욕먹을려고 하겠소?"
"무슨 증거요?" 적사관정(赤絲貫睛) 하니 필유횡사(必有橫死)라. 눈동자에 붉은 실이 건너간 거 보니 비명(非命)에 죽는 건 확실하다. 그래 타국에 가서 비명에 죽을 거 있느냐? 날 만나면 내가 제갈량만은 못해도 그만한 힘은 있다. 만나고 가라. 그래 약속했는데. 지리산에서 나무장수를 하며 라디오를 들으니까 미국 떠났대. 아차, 죽었구나. 그러나 그걸 명(命)에다가 맡겨야지, 사람의 잘못이라고 생각하진 않았어요. 그게 다 명이라. 이기붕(李起鵬)이 가는 것도 명이라. 그건 인력으로 못 하는 일들이오. 이런데.

그럼 천당 가는 길이나 극락 가는 길이 확실히 있어서 옛 양반이 있다고 한 거이냐. 부처님 당시에는 사람들이 숲속에서 농사를 제대로 못하다 보니까 짐승도 막 잡아먹고 사니 살생을 너무해. 그래서 첫째 금지하는 거이, 첫 조건이 살생을 하지 말아라. 그러면 그 양반은 방편을 앞세우는 거라. 원아조득선방편(願我早得善方便)이라고 방편을 늘 앞세우는 양반이라. 그래서 오백나한에도 방편을 말씀한 양반이라.

그래 가지고 그 양반이 살생을 금지시킬 적에 말 안 듣는 자는 지옥 간다, 지옥중생이 이렇느니라 하는 걸 보여준 거라. 그게 다 방편이 아니면 안 되는 거. 또 지옥을 말하고 극락이 없다면 누가 좋은 일을 할까? 그래서 그런 방편을 설했는데, 내가 볼 적에 증거가 없더라 이거야. 그게 뭐이냐? 옛적에 많은 증거가 있어요, 역사에.

천하의 靈物도 지옥 가나

황제(黃帝)가 탁록(涿鹿)들에서 치우(蚩尤)하고 싸울 적에 치우라는 자는 기인(其人)이 동철액(銅鐵額)이라. 이마가 구리·쇠같이 벌건 이마가 능작대무(能作大霧)라. 능히 큰 안개도 짓고 구름도 일으켜. 풍운(風雲) 조화가 있어. 그래서 황제가 지남거(指南車)를 맨들어 가지고 그자를 죽였는데, 그 지역이 어떻게 흉패가 심한지 그 당(堂)을 짓고 치우를 모셔 가지고 춘추(春秋)로 소를 몇 마리씩 잡고 제사를 잘 모시니까 그 흉패가 물러. 치우라는 자는 죽은 후에도 그렇게 무서운 놈이야. 이런데.

그렇게 내려오는 걸 순임금 땐, 순임금 그래 내내 내려오다가 많은 이야기지만 너무도 간단하게 줄이니까 좀 알아듣기 힘든 말이 많아요. 순임금은 구의산(九疑山)에 능을 모시고 구의산에 아황봉, 여영봉 있어요. 거기에 아황(娥皇), 여영(女英)의 묘당이 있어요. 거기서 춘추로 제사를 모셔요. 그래서 말인즉 순임금은 구의산 신이 되는데 아황, 여영을 데리고 있다. 그런 말은 선비들 하는 소리고.

그러면 그 후에 내려오다가 삼국 적에 오면 동탁(董卓)이라는 자가 있는데, 동탁의 아버지 동 장군이 천하 명궁(名弓)이라. 유궁후예 같은 명궁인데. 동탁이 이무기인데, 사람을 너무 많이 해쳐. 그래서 구름 속에 날아가는 걸 쏴 죽였다고 해서 동탁이가 동 장군의 아들로 태어나 가지고 동씨(董氏) 집안을 멸문(滅門)을 시켰어. 그건 동탁이 여포(呂布) 손에 죽었고 여포는 동탁의 문중(門中)을 싹 죽여버렸어. 이러니 그 보복인데.

우리나라의 이조엔 신라, 고려에도 있지만, 이조엔 누구냐? 이괄(李适)이 있어요. 광주 이씨(李氏)요. 동고 대감 후손이지. 이런데. 그 양반도 인조반정(仁祖反正) 공신인데, 역적 한 건 다 아는 거고. 지네 후신(後身)이라. 이괄의 아버지가, 온 동네를 지름 끓여 가지고 죽이는데, 이괄의 아버지가 먼저 들이부어서 온동네 사람이 들이부어 죽었는데, 그 보복으로 광주 이씨 집안에 태어나 가지고 저를 죽인 사람의 아들로 태어나서 역적을 했기 때문에 그 집안은 당하고 말았어요.

그러고 그래도 그 호사를 얼마나 했어요. 동탁이 이무기, 거 사람 많이 잡아먹어도 사자(使者 : 저승사자)들이 지옥에 끌고 간 일은 없고. 그가 다시 환도(還道)해 가지고, 그 자리에 환도해요. 해 가지고 많은 부귀를 누리고 한(漢)나라 대승상 동탁이라. 그런 인물인데. 이괄이도 인조반정 공신으로 영변 관찰사까지 하고 역적으로 허수아비 왕자를 갖다놓고 당신이 왕 노릇 하기를 3~4개월간 해먹었어요. 이러니.

그러면 만약에 지옥이 있는데 지옥으로 끌고 갈 힘이 없느냐? 그렇다면 사자(使者)는 거짓말이고. 지옥이 있으면 사자들이 지옥에 갖다가 환쇄·족쇄 다 있어요. 채워 가지고 꼼짝 못 하게 했을 건데 그는 왜 환도인생(環道人生)해 가지고 그런 부귀공명을 누리고 가느냐? 복수를 다 하고 가느냐? 삼국 적에 관운장(關雲長 : 關羽)도 여몽부터 당신 죽인 사람은 싹 죽이고, 그러고서 옥천산상에서 오(吳)나라를 향해서 "환아두래(還我頭來)하라. 내 머리를 빨리 가져오라" 소리지른다.

밤이면 그 소리가 그 인근이 자질 못하고 몸서리치는데, 죽마고우에 보정선사가 있어요. 그가 밤에 올라가서, "장군이 장군의 머리를 오나라에다가 달라고 소리치면 안량(顔良)·문추(文醜)의 머리는 누굴 보고 달라고 해야 되느냐?" 관운장이 그만 거기서 기가 죽어 가지고 그 시간에 없어지고 말았어요. 항우(項羽)의 사당이 그렇게 없어진 건 우리나라 성삼문(成三問)이 없애버렸고.

그런데 숙종 때의 허적(許積)이, 허 정승이 있어요. 허미수(許眉叟) 백씨(伯氏), 이런데. 이때에 구월산에 천 년 묵은 독사가 승려하고 선비를 다 주워다 먹는다. 그래 숙종께서 당신이 "덕이 부족해 가지고 이런 흉물의 작해가 있으니 이거 어찌하면 좋겠소?" 그러니 허 정승이 "책임지고 내가 올라가서 치워버릴랍니다" 그래 "가 치우고 오시오" 했어. 거 독사굴에 가서 독사를 치웠는데, 그 피가 손등에 떨어진 건 유학자는 누구도 다 알아요.

거 재취(再娶)가 있는데 나이 들도록 손(孫)이 없어요. 재취 부인 방에 갔다 오니 그 핏자욱이 없어져. 그 이튿날 허미수가 와서 "엊저녁에 천문(天文)을 보니 형님집에 흉한 일이 있으니 내가 낙태약 세 첩 가지고 왔으니 이걸 달여서 대접하겠습니다" "거 안 된다. 내가 원하던 자식이 태어나는데 걸 어떻게 잔인하게 떨구겠느냐? 태모(胎母)까지 죽으면 어떻게 하느냐? 건 못 한다" "형님 그러면 파족(罷族)합시다" "그건 할 수 있지만 이 일은 못 하겠다" 그래서 본(本 : 본관)을 바꾸는 상소(上疏)를 올려서 봉고파족(奉告罷族)이라고 합니다. 이런 일이 있는데.

그 아들이 태어난 거이 허견(許堅)이라, 굳을 '견'(堅)자. 허균의 사촌 허견인데. 이 양반이, 이 사람이 천하의 인물이야. 숙종이 아주 거기에 미치다시피 하는데, 대신들이 다 따르는 거라. 그래 가지고 숙종을 치워 버릴라고 하는데, 천우신조(天佑神助)로 허견이를 치우고 그리고 허적이를 벌을 주는데, 허적이는 독사를 죽인 죄를 받아서 죽는 건 당연하겠지마는, 그놈의 독사는 승려하고 선비를 그렇게 주워 먹어도 지옥으로 안 가. 그 이유가 있다 그거요.

그게 무슨 이유냐? 천하의 영물은 사자(使者)한테 끌려댕기는 영물(靈物)은 없어요. 그래서 삼장법사(三藏法師)에 나오는 마왕들도 사자(使者)들한테 끌려댕기는 신(神)은 아니라. 그래 허견이, 독사 죽은 귀신이 허견인데 걸 못 잡아가. 그건 천 년 묵은 독사의 영력이 그만침 무섭다 이거라.

그러면 나는 단전에 뜸을 떠 가지고 그 이상의 무서운 영력을 지니면 어찌되느냐? 천하에 고개를 숙이지 않을 게고 우리나라가 천하에 굴하지도 않을 거라. 그런 날이 오도록 하기 위해서 내가 죽기 전에 그런 법은 다 일러주고 죽어놓으면 죽은 후에 나를 욕하는 사람은 욕하겠지만 나는 할 일을 하고 죽는 거라. 살아서 가장 비참하게 죽도 못 얻어먹고 굶은 적이 상당한 수지만 그건 내 죽을 위해서 온 건 아니야.

전할 걸 전하고 가면 되는 거지, 지구가 얼마나 살기 좋다고 거기에 애착이 있을까? 거 애착을 가지는 사람은 다 부귀공명을 누릴라고 하는 사람들이고. 난 뒤에 사람의 부귀공명은 이룩하길 원하지만 내가 그 속에서 참여하긴 원치 않아. 그래 오늘까지 비참한 한세상을 살았는데.

그 영력의 대가가 뭐이냐? 사자(使者)가 어디 있느냐 그거야. 그 영력 앞에는 사자가 나타날 수도 없고 지옥에 끌고 갈 수도 없고. 그 앞엔 지옥이 없어요. 천하의 부귀공명 다 누려도 그 앞엔 지옥이 없어. 그렇다면 종교에서 말하는 지옥은 어따 쓰는 거냐? 거 어느 허청[헛간] 속에 있는

지 난 몰라.

거 상고의 역사가 내가 아는 거이 수천 명인데, 수천 명 속에 그런 위대한 영물들은 지옥에 안 가. 옛날엔 공자님 시절에 있던 장자(莊子)라고 있는데 그가 죽은 귀신, 사자가 못 잡아가. 당신 마음대로라. 노자도 태상노군(太上老君)인데 마음대로고. 마음대로 할 수 있는 힘을 나는 키우라는 거요. 그거이 내가 전하고 가는 거라. 그거이 내가 부탁하는 거고.

공해로 색소층 파괴될 때 세계대전 온다

그렇다면 이제는 뭘 또 이야기하느냐? 정신이 흐리고 정신이 오락가락하는 망령이 들어 가지고 뭐 이야기하다가도 제대로 못 할 수 있어요. 그 점은 이해하시오. 아무도 80이 넘은 뒤에 큰소릴 치는 건, 거 암만 해도 좀 모자라는 소릴 게요. 그래서 다른 거 아니고 지금은 또 뭐이냐?

앞으로 우리가 조심할 일이, 영력을 키운 후에는 뭐이냐? 재난(災難)이 온다 이거라. 그 재난이 뭐냐? 우린 공해 속에서 살고 있어 병고도 재난이라. 많은 병에 시달리다 죽는 거이 재난이 아닐 수 없고, 천재·인재 다 재난이라. 그런데 이 보이지 않는 우리 이 안의 공간에도 색소층(色素層)이 있어요.

이걸 대기층(大氣層)이라고 하는데, 대기층은 색소가 12색소요. 자·축·인·묘, 황색(黃色)은 네 가지로 돼 있어요. 황색은 네 가지고 다른 건 다 두 가지라. 그래 12색소인데, 12색소의 힘으로 이뤄지는 대기층이 있는데, 독일에서 공학이나 과학이 처음 발달이 됐을 때 모든 살인무기를 맨들다 보니까 그 공해가 심해. 그때에 독일 백림(伯林 : 베를린)의 공해는 오늘 우리나라 서울의 공해처럼 심하지 않아요. 그래서 그 공해는 대기층에 산소가 강하기 때문에 산소에 밀려 가지고 가는 걸 1,000m까지 올라가 없어져요.

그런데 그 공해 속에서 저 카이제르[빌헬름 2세] 머리가 왜 도느냐? 그는 그 공해의 피해를 덜 받는 궁중에 있어도 이 양반이 신경을 너무 쓰다 보니까 세계의 황제가 하나래야 하는데 내가 황제 된 이상 세계는 다 내 치하(治下)에 있어야 된다, 그래서 당신 치하에 둘라고 머리 쓰다 보니까 머리가 좀 돌아요. 그래서 당신 치하에 넣을 수 있는 힘이 모자라는데도 불구하고 1차 세계대전 일으켜 가지고 경신년(庚申年 : 1920년)에 와서 망했어요. 망했는데. 경신년이 지금 70년 전이라.

이러면 그때에 세계에서 죽는 사람들이 누구라. 불란서·이태리·백이의(白耳義 : 벨기에)·소련·영국 모두 죽어가는데, 우리나라처럼 공학이 뭐인지도 모르고 화공약품이 뭐인지도 모르고 과학이 뭐인지도 모르는 나라에서는 그리 많은 사람이 1차 세계대전에 죽을 수가 없어요. 산소(酸素 : 靑色素)가 충분하고 대기층에 아무 피해가 없는데 우리나라의 생명이 그렇게 피해를 당할 리가 없었어요. 이랬는데.

2차 세계대전은 어찌되느냐? 히틀러가 그 공해가 그때보다도 몇십 배나 강하니까 히틀러 머리가 완전히 돌아. 그래 미쳐 가지고 카이제르 못한 일을 자기가 할라고 원자탄도 충분히 만들어놓지 않고 시작해 가지고 불란서의 마지노선을 5,000도 고열포로 막 쏴제끼니까 거저먹기라.

그래서 세계를 하루 아침에 삼킬라고 하다가 연합군에서 밀고 들어오니, 그거이 전쟁인데, 그땐 세계에서 많은 나라, 일본도 대판(大阪 : 오사카), 동경(東京)의 공해가 극심할 때라. 그래 일본도 미쳐 가지고 중국하고 싸움 붙고 뭐 대동아전 일으키고 또 구암도[괌도]인가 뭔가 거기에도 싸움을 일으키고 광태(狂態)를 부리다가 그만 원자탄 세례를 두 번 받고 손 들고 말았는데.

그때에 남을 얼마를 죽이고 자기들은 얼마나 죽었느냐? 이거이 화공약의 피해라. 그런데 2차전에는 일본서부터 사람 죽인 숫자, 죽은 숫자 이게 1차 세계전에 비하면 상당수가 더 죽었어요. 이번엔 뭐이냐? 우리나라까지 이런 공해가 극심해. 그래서 산소층이 다 무너져 가니까 산소의 힘으로 그 공해는 땅바닥에 있어. 그러면 개개인이 다 환장해. 정신이상자야. 그래서 서로 죽이는 것밖에 몰라. 서로 해치는 거야. 그러다가 큰 해를 받을 거라고 나는 보는 거.

그러면 우리나라의 공해가 이렇게 심한 이때에 세계전이 온다? 그럼 그때엔 모든 준비한 핵이 상당수라. 그거이 급할 적엔 던지곤 할 테니 그 피해를 당할 적에 뭐이냐? 일본에서 원자병(原子病 : 방사선 피폭자의 병) 하나도 못 고치듯이 우리나라에 뜸을 많이 뜨고 죽염 같은 신비한 약을 오래 먹은 사람은 거기에 대해서 상당한 방어력, 또 지속성 충분해요. 내가 죽염의 발명자라고 해서 감로수 기운이 있으니 그렇느니라 하지만, 약장수가 돼서 지금 약장수의 선전은 아니라. 지구에 사는 인류를 영원히 행복하게 해줄 이야긴데, 오해하는 사람은 욕해도 좋아.

나라 구할 위인을 陰害하는 세상

그런데 내가 지금 하는 소리는 우리나라 공해가 너무도 지금 심하게 돼있어. 2차 세계전에 대판의 공해를 비할 때 이렇게 심하진 않았어. 그러고 독일이나 영국의 공해가 이렇게 심하진 않아. 불란서도 그러고. 그러면 우리는 지역이 좁아. 중국이나 미국이나 소련이나 지역이 넓어서 산소층이 완전히 무너져 앉질 않는데 우리는 지역이 너무 좁아서 산소층이 아주 박살이 나.

그러면 여기서 호흡기 장애는 물론이거니와 뇌의 세포가 어떻게 되느냐? 또 장부의 공해독은 어떻게 되느냐? 이거이 가장 위험하기 때문에 나는 65년 전 병인년(丙寅年 : 1926년)에 묘향산 앞의 영변에서 죽염을 구워서 친구들 구한 일 있어요.

그때부터 앞으로 이것이 꼭 필요한데 지금은 공해독이 없으니까 약효가 잘 나는데, 죽염의 신비는 이렇게 신비하나 앞으로 공해가 극성 부릴 때엔 이 신비의 약효가 얼마나 부족하냐? 거기에 대한 걱정을 하면서 그런 식품이 나왔다. 몰라도 약간 몰라야지, 너무 모르는 사람들 속엔 그걸 가지고 별 트집을 다 건다. 만병통치가 틀림없는데 만병통치라고 과대 선전 한다고도 혼내우고 뭘 괜히 트집 걸고도 혼내우고 나를 나쁜 놈이라고 신문에 내고, 그거이 오늘 현실이라.

그렇다면 아는 사람 앞에 와서 정체를 물어보고 실상을 알고 난 뒤에 조처해도 늦지 않아. 그런데 어떻게 미개족(未開族)은 알지도 못하고 덮어놓고 남을 해칠라고만 생각하느냐? 이조 5백 년에 남을 해치기만 하다가 매국적(賣國賊)이 나라를 팔아먹고 말았는데 오늘은 무엇하는 거냐? 나를 해친다. 내가 얼마 전에도 나는 지구 생긴 후에 전무후무(前無後無)한 사람이라고 했다. 전무후무한 사람의 머리는 천지간에서 당할 자가 없다.

그런 옛날의 성자(聖者)들이 못 한 걸 모조리 다 하고 갈 수 있는, 이 대기층에 색소층이 완전히 무너져 가지고 인류가 멸하는 시기에도 구할 힘이 있는 사람인데, 그런 사람을 강제로 막 욕을 하고 박해를 가할라고 들면 그게 얼마나 불출이며 얼마나 한심한 사회냐? 죽염의 신비를 말하면 욕을 해. 감로수인데 그게 신비가 없다고 봐서 되느냐? 그게 모든 사람 머리에 이해가 안 갈 뿐이지, 먹어보면 아는 거야.

흑사병(黑死病)으로 죽을 때 입에다 넣고 넘기면 새카맣게 타 죽는 거이 대번 가시고, 출혈열(出血熱)이 생겨 가지고 콧구멍이고 눈이고 피가 막 쏟아질 적에 몇 숟가락 안 먹고도 대번 멈추는데. 또 산에 가서 갈증이 나서 샘이 없고 죽어갈 적에 입에다가 조금씩 넣고 넘기면 그 당시에 갈증이 깨끗이 멎어. 탈수증(脫水症)이 와서 죽어 뻐드러질 때에도 조금만 먹으면 대번 멎어.

그런데 그걸 가지고 모르면 알아보는 게 옳지, 이 모르는 자들은 우선,

이조 5백 년엔 죽여놓고 보는 거야. 김덕령(金德齡) 장군도 죽여놓고 보니까 호남 일대에 많은 양민이 왜놈의 손에 학살이 됐어. 이러듯이 우리는 남이(南怡) 장군부터 우선 죽여놓고 본다. 그건 무엔가 내려오면서 습관이 너무 잘못됐어.

오늘도 그 습관을 고대로 계속하니 이거 있을 수 있느냐 말이야. 지구가 생긴 후에 처음 왔다고 해도 그저 해칠라고 별짓 다 해. 날 생전에 알지도 못하는 자들이 신문에다 욕을 하고. 그게 어디 있을 수 있느냐? 숲속에 호랭이 있는지도 모르고 주먹질하는 거 한 가지라.

그래서 내가 단전에 뜸 뜨는 걸 백 번 강조해도 좋은 이유가 그거의 힘이 얼마나 무섭다는 걸 우선 경험해 볼 필요가 있고. 그러나 O형 속에는 과히 뜨면 화독이 들어와요. O형은 소양(少陽) 체질이 분명해요. 가짜 O형이래도 뜸을 많이 뜨면 심장부에 화기가 닿으면 부작용이 굉장히 커요.

거기에는 그 석고(石膏) 들어가는 좋은 약도 1년 반, 2년을 먹어야 화독을 풀 수 있어요. 그렇게 진짜 O형은 무서워요. 진짜 O형은 지금 이 공기 중에 O형 피를 녹이는 독소가 상당량이 있어요. 그래서 참으로 병 걸리면 힘들어요.

토종오이·홍화씨·밭마늘의 약성

그러면 이제부터, 색소층에 대해 간단히 이야기도 끝났고 뜸 이야기도 그저 간단하게 해야지 다 할 순 없고. 그러면 식품에 대해서 약간 얘길 하겠는데 내가 몇 번 이야기한 그대로 오이 생즙이 좋니라. 아, 우리나라 토종오인 종자를 꼭 받아둬야 해요.

건 왜 그러냐? 여하간 불에 데서 죽은 자는 안 되고, 가서 흔들어서 빳빳하면 안 되고 조금 부들부들하면 이빨이를 까고래도 오이 생즙을 입에다 퍼넣어 봐요. 목구멍으로 넘어가면 그건 틀림없이 나아. 눈 뜨고 일어나게 돼 있어요. 그러니 이거이 신비의 하나지. 거 하늘의 28수 여성정(女星精)이라. 여성정은 그렇게 신비해요. 명태도 동해태가 마른 건 그렇게 신비해요.

여성정이면서 동해는 뭐이냐? 감로수 기운이 있어요. 소금의 수정체에 감로수 기운이 있는데, 그러면 동해의 명태는 여성정으로만 보는 게 아니라 감로정이 있다 이거라. 그래서 동해 명태도 우리나라 토종오이도 재래종 오이는 그런 신비의 하나라. 주독(酒毒)에는 오이하고 칡뿌리하고 고아서 주독이 싹 낫도록 먹어야 돼요. 거 얼마 안 가서 깨끗해요.

그리고 화상으로 그 상처가 살이 훌렁 벗겨져도 거기다 오이 생즙을 흘치면[뿌리면, 바르면] 우선 아프지 않아요. 심장 판막으로 들어가던 화독이 금방 풀리고 전신에 화상을 입어서 통증으로 숨넘어가던 거이 오이 생즙으로 흘치면 금방 통증이 멎으니 이렇게 좋은 법이 우리나라의 식품 중에 있다 이거라. 마른 명태를 고아서 연탄독이나 독사독에 얼마나 신비인가 누구도 다 실험해 볼 필요 있는데, 요새도 독사독에 입원하고 죽는다? 거 있을 수 없는 말.

내가 세상의 암(癌)을 실험해 본 지 76년. 그동안에 우리나라 사람들은 무얼 해? 내게서 나은 사람 수가 얼마인데 전부 외면하고 거짓말로만 알고 있으니. "아, 촌영감이 그런 재주 있으면 그런 산속에서 짐승처럼 살겠느냐?" 이런 말을 전부들 다 하니까, 전부가. 그게 미개족이라는 거이 증거가 그런 거야. 그리고 오이하고 마른 명태도 그렇고.

그다음에는 뭐가 있느냐? 홍화씨는 뼈가 부서진 데나 뭐 부러진 데 신비하다고 이야길 했고. 오래 달여 먹으면 장생약(長生藥)으로 최고라고 이야길 했으니, 홍화씨는 책[《神藥》, 월간 《民醫藥》, 월간 《건강저널》, 월간 《시사춘추》 등의 책을 총칭한 것]을 보면 다 나와 있어요. 건 그렇게 알면 되는 거고.

그다음에 집오리도 마찬가지요. 집오리도 책에 다 나와 있어요. 나와 있는데 거 굉장히 좋은 약이오. 거기에 화제(和劑)도 다 있어요. 그리고 밭마늘에 대해서도 얘기했지만 거 못 들어본 사람도 많겠지만 건 세밀한 이야기는 안 했을 거요. 세밀한 이야기는 밭마늘을, 밭에 심은 마늘을 가스불에다 구워 가지고, 장작불이 더 좋겠지.

장작불에 구워 가지고 껍데기를 벗기고서 죽염을 좀 심하게 찍어 가지고 먹기 좀 역할 정도로 짜게 찍어 먹으면서 걸 계속 먹어봐요. 위궤양에 얼마나 신약이며, 식도궤양·위궤양·장궤양에 신비려니와 식도암·위암에 시초에는 백발백중 안 낫는 예가 없어요. 그렇게 신비스러운데.

그 마늘이 우리나라에 없어서 죽느냐? 달러를 주고서 시원찮은 약을 사다 먹고 죽는 것보다, 자기 집에 있는 걸 먹으라 하면 미쳤다고 욕할 수밖에 없어. 거 어떻게 미쳤느냐? 자기가 미쳤다고 안 하고 나를 미쳤다고 해. 내가 어려서부터 그 소리를 늘 들어왔어요.

그런데 밭에 심은 마늘의 신비는 대단해요. 그런데 위가 헐든지 장이 헐든지 식도가 헌 데다가 그 생마늘을 찍어 먹으면 쓰리고 아파요. 구워서 먹으면 좀 부드러워서 통증이 적어요. 그러기 때문에 나는 그걸 수백 수천을 경험한 사람이지만 모르는 사람 먹으라고 하면 욕해. 종창에도 신비하고 암에도 신비하고.

그런 모든 암에 신비한 약을 두고서 왜 우리는 달러만 소비하고 종합병원에 들어가 죽어야 되느냐? 항암제는 왜 그런 신비의 약을 식품 중에 두고 사용해야 되느냐? 이건 뭔가 그 머리엔 좀 이상이 왔어요. 거, 난 그 머리에 이상 왔다고 보는 거요. 그게 왜 그럴 거냐? 안 그럴 수가 있어요. 그런데도 불구하고 오늘까지 사용하지 않는다.

임파선·갑상선·골수암 완치법

암종으로, 임파선이나 갑상선암이나 또 골수성암 속에도 겉층으로 터지게 붓는 사람이 많아요. 메주만치 부은 사람이 내게 가끔 와요. 그런데 밭마늘을 곱게 다져서 손뚜껑이만침 놓고 한 4푼 뚜껑이지? 그러구서 약쑥으로 15분에서 30분짜리 뜸을 뜨라.

그래 뜸을 뜨게 되면 약쑥의 신비와 그 마늘이 약쑥불에 익으면서 마늘의 신비와 그 마늘의 끓는 물이, 끓는 물은 약쑥불이 들어 있어서 끓는 거요. 끓는 물에 데는 거지, 찬물에 데지 않아요. 끓는 물엔 불이 있어서 데는 거라. 물속에 불이라. 그러면 약쑥물이 내려가는 거이 아니고 약쑥불로 끓이는 마늘즙이 내려가는 거라. 그래 마늘즙이 내려가서 그 종처에 닿으면 그 종처는 자동으로 터져요. 터지는데.

그 뜸을 뜨기 전에 죽염을 가지고 진하게 타서 고운 광목천에다가 두어 번 받아[걸러] 가지고 그걸 페니실린 주사기로 주사를 놓되 그 종처 중간에서 좀 윗부분으로 올라와서 세 군데에다 한 3cc씩 주사약을 주입해요. 주삿바늘로, 페니실린 주삿바늘로 찔러 가지고, 그렇게 아침저녁으로 주삿바늘로 주사약을 찔러놓으면 4~5일 안에 흐물흐물하게 물러져요. 그게 벌써 염증이 생기면서 곪는다는 증거라.

그럴 적에 약쑥으로 마늘을 다져놓고 뜨면 확 터져나가요. 확 터져나간 연후에 그 곪았던 자리가 다 빠져나간 뒤에 그 밑에 내려가서, 종처 밑에 살하고 닿은 데 가서 주사를 세 군데씩 찌르는 걸 그땐 네 군데, 다섯 군데를 찔러도 돼요. 찔러 가지고 거악생신(去惡生新)이라고 새살이 나오도록 하는 겁니다.

그래 가지고 살 속에 있는 모든 독성과 염증은 싹 풀어주고 새살이 나와서 빨리 아물게 하는 거라. 그럼 그때에 죽염을 살살 흩쳐주고 그러고 무슨 고약이고 고약을 붙여둬도 좋은데 그렇게 넓은 데 고약 붙이긴 좀 힘들어요. 그래도 붙일 수 있어요. 많은 사람이 그러고 살았어요.

그러니 그런 치료법에 들어가서 힘드는 건 사실이겠지. 그렇다고 가만히 누워서 침대에서 간호원이 고쳐주길 기두르면 그저 염라국이 제일이

라. 그런 사람은 등에다 '염라국'이라고 간판 지고 있는 사람이라. 건 할 수 없고. 자기가 자기를 구하는 힘이 있어야지, 자기가 자기를 버리는데 누가 구해주나? 건 인간엔 있을 수 없어요.

그래서 나는 네 생명이 네가 중하지 않은데 내가 중하다고 애쓰겠느냐? 어서 가 죽으면 된다, 그런 말을 해요. 거 듣는데 막 그래. 욕해 쫓아요. 그러면 그 영감이 욕 잘하고 나쁘다 한다. 강아지는 아무나 보고 막 짖으면 그걸 물론 강아지라고 보겠지.

그렇지만 난 아무나 보고 욕하지 않아. 자기 생명을 자기가 버리는 자를 내가 구할 생각을 하질 않아. 그거이 오늘날에 내가 많은 사람한테 좋은 일이 열에 하나고 나쁜 일이 열에 아홉이래도 나는 사람을 버리진 않아. 백에 하나라도 버리질 않고 다 도와주는데 자기가 자기를 버린 사람은 백에 하나래도 그걸 도와주지 않아.

그리고 폐암이나 위암이나 그 암약은 처방이 있어요. 그 처방대로 하고 마늘에다가 죽염을 찍어 먹는 건 쉬질 않고 밤낮 부지런히 찍어 먹으면 그 암이 물러가는 것만은 고정된 사실이야. 건 어디까지나 식품이야. 우리가 먹고 있는 가정에 마늘이 없어서 죽을 사람은 없어요. 그러니 그런 일이 어렵다고 생각하는 건 그건 살아남기 어려워요.

그래서 각종 암에, 그 앞으로 10월호에 잡지[월간 《건강저널》]에 나올 거요, 이번에 하는 소리가. 그러면 그걸 모든 잡지를 열람해 보고 실험해 봐요. 실험해 보고 당신들 힘으로 할 수 있느냐 없느냐? 거 실험해 보면 돼요. 되는데. 실험 안 할라고 하는 건 내가 버리는 게 아냐. 자기가 자기를 버리면서 나를 원망하는 건, 건 잘못된 거야.

그리고 어린 애기들이 급성폐렴으로 3일 안에 숨 떨어지는 거, 호두기름 짜는 법이 나오는데 그걸 여기서 세밀한 이야길 하면 상당 시간이 걸려요. 그래서 호두기름[註] 짜는 법은 거 책을 보고 고대로 해요. 해 가지고 애기들 급성폐렴으로 죽일 필요 없어요. 누구도 살아요. 못 사는 사람은 아무도 없어요. 그런데 백일해(百日咳)에도 귀룡탕이라고 녹용 든 처방이 있어요, 책에. 그걸 보면서 호두기름을 그렇게 해서 멕이고 죽은 애는 없어요. 안 낫는 애도 없고.

그리고 우리나라에 무궁화라고 있어요. 무궁화꽃을 뜯어서 술을 뿜어서 시루에 쪄 가지고 바짝 말리어서 고놈을 푹 삶아서 늘 멕이면, 그러면 호두기름을 멕여도 백일해에 잘 들어요. 그런데 우리나라에 그런 거이 없느냐? 있어요. 무궁화 없느냐? 있어요. 그래서 수북한 신비의 약은 버려두고 좋지 못한 걸 달러를 주고 사다가 많은 사람을 죽인다는 건 잘못된 거.

폐병·위장병·간병의 神藥 – 무엿

그런데 내가 지금 답답하게 생각하는 건 우리나라 가을에 김장무가 있어요. 그놈이 그렇게 좋아요. 재래종은 물론 더 좋고. 재래종이 아니래도 몸집이 좀 야무지고 길이 짧게 생긴 놈은, 길다란 건 그건 양무[서양 무] 그대로고. 토종으로 좀 변화한 거 있어요. 좀 짧은 놈이 있는데, 딱딱한 방울무도 있지.

그놈들이 가을에 가서 서리 맞은 후에, 서리 맞기 전엔 안 돼요. 서리가 오게 되면 땅속에 이상한 기운이 와요. 그걸 토성분자(土性分子)라고 하겠다. 서리가 온 뒤에 그 무 뽑아 가지고 그 무 100근에다가, 그 무를 심을 적에 고산지대의 500m 이상에 거기에 인분하고 돼지통 거름에다가 유황을 적당히 섞어서 밑거름을 하고 그리고 심는 거요.

그래서 서리 온 후에 뽑아 가지고 그 무 가상 100근이라면, 그 무 100근에 생강은 15근, 밭에 심은 마늘도 15근, 백개자를 잘 볶아서 5근, 또 살구씨도 잘 볶아서 5근, 산대추라고 산조인이 있어요. 그것도 잘 볶아서 5근, 공사인도 잘 볶아서 5근. 이걸 한데 두고서 흠씬 고아 가지고 엿기름을 두고 삭콰[삭혜] 가지고 엿을 만들어 두고 먹는데 이거이 안 좋은 데 없어요. 폐병은 폐병이 낫고 위장병은 위장병이 낫고 장이면 장이 낫고 간이면 간이 좋아지고, 이런데.

이런 건 해두고 먹을 수 있는데, 이거 못 할 것도 아닌데 일러주지 않았던가 나도 지금 모르겠어요. 해수(咳嗽) 같은 덴 아주 좋아요. 거 앞으로 이런 건 유의하고 있다가 서리 온 후에 만들어 놓고 가족들이 먹으면 모든 공해세상에, 이 속에서 공해가 왜 물러가느냐? 무한테 마늘, 생강 이거이 공해를 물리는 데 이 힘들이 모여서 상당히 좋아요.

그래서 이런 걸 버려두고 고생하지 말라. 또 병원에 못 들어가서 백을 넣고 돈 쓰고 애쓰면서 죽을 거 없다는 겁니다. 역부러 백을 쓰고 돈 쓰고 죽는 건, 건 잘하는 거고. 그러기 싫은 사람은 내가 시키는 대로 해볼 필요가 있어요.

그리고 도마뱀이라는 자체가 상당히 좋은데, 그놈이 지금은 수가 별로 없어요. 싹 잡아먹고 수가 없는데, 도마뱀의 영혼들은 나를 원망하는 걸 꿈에 나타나지 않아도 짐작이 가요. 광복 후에 나 때문에 우리나라 도마뱀이는 씨알갱이가 없이 말랐어요.

그러면 그게 늙은 사람의 보양은 B형에 한해서만 되지, A형이나 O형은 안 돼요. 별 재미없어요. AB형도 좀 나나 B형만 못해요. 그 도마뱀이 부인병에 참으로 신비하나 그 수가 없으니까 할 수 없어요, 할 수 없고.

그다음에 또 이 세상에서 웃을 약이 있는데 우리나라에 엿기름이라고 있어요. 그거와 누룩이 있는데, 그걸 곱게 잘 볶아 가지고 계분백(鷄糞白)이라고 촌에 가면 촌닭의 똥 꼭대기에 하얀 점이 있어요. 그 하얀 점을 잘라 가지고 그걸 아주 공들여 볶아요.

잘 볶으면, 누룩하고 엿기름하고 공들여 잘 볶고 그리고 보리차를 흠씬 진하게 달여 가지고 그 물을 뚝배기에다가, 흙으로 만든 뚝배기 다 집집이 있으니까 그 뚝배기에다가 물 한 되 이상을 보리차를 끓여서 두고

[넣고], 진하게 끓여야 돼요. 끓여서 두고. 그 달구똥[닭똥] 흰 부분 그걸 계분백이라고 해요.

또 신곡(神曲), 맥아(麥芽), 누룩과 엿기름 그걸 곱게 빻아 가지고 모두 삼베 보자기에 싸 가지고 그 투가리의 보리차에다 담가두면 24시간 후에 가만히 건져서 물을 따르면, 그 물에 모두 우러나요. 그 물을 세상에선 고칠 수 없는 콩팥의 신부전(腎不全)이 있어요. 신장암이 있어요. 또 방광암이 있고 전립선암이 있는데, 이거 이외의 고치는 약이 없어요.

이건 우스운 약인데 엿기름이 그렇게 좋을 리가 없지만 엿기름은 옛날 양반도 파적지재(破積之材)라고 했어요. 누룩도 그러고. 누룩이 쌀이 녹아서 술이 되는데 파적지재가 안 될 수 있어요, 이런데.

이런 것들 가지고 세상에선 안 되는 병 잘되니 이거이 그렇게 돈 드는 것도 아니고 그렇게 큰 힘 드는 것도 아니고 어려운 것도 아닌데 목숨을 구하는 덴 염라대왕도 못 할 걸 해요. 그렇다면 이거이 달러 주고 사온 약도 아닌데 왜 그렇게 신비하냐? 내가 한평생 있으면서 코쟁이 앞에 가서 굽신거리고 달러 주고 사와야 한시름 놓지, 나 같은 영감한테서 공짜로 해 가지고 무얼 덕 보겠다고 마음 놓고 먹을 수 있느냐? 그것도 생각해 볼 필요가 있어요.

그래서 내가 함부로 와서 사정하지 않는 사람 일러주지 않는 이유가 그거요. 난 평생 살려달라고 애걸하지 않는 사람을 지나가다 일러주지 않는 건, 건 내가 자존심이 상해서 그런 거 아니오. 침 뱉고 욕하는 소릴 할 수 없어서 안 해요. 침을 젊어서 놓을 적엔 뇌염·뇌막염으로 죽어가든지 중풍이 걸려 가지고 비틀거리며 병원으로 찾아가는 건 길바닥에서 붙들고 고쳐주지만 침으로 안 하는 건 약은 함부로 일러줘선 안 돼요. 성의없는 사람한텐 욕먹어요. 그래서 이 신장암·신부전·방광암·전립선암에 이렇게 신비 약이 있는데, 또 애들이고 어른이고 부종병으로 못 고치고 신장염으로 죽어가는 거 먹여봐요. 얼마나 장난삼아 낫는가.

그러면 이렇게 장난삼아 낫는 이것을 믿어줄 수도 있고 미쳤다고 안 믿어줘도 되는 거니까 난 이거 공짜라. 돈 들이고 듣는 거 아니고 돈 들이고 배운 거 아니니까 버려도 좋아요. 난 한평생 꼭 시킨 대로 하라고 한 적은 없어요.

죽염을 이용한 舌腫癌 치료법

요도염에 그렇게 신비하고 그런 약이 있는데 거기에 뒷받침하는 것도 앞으로 책으로 나올 거요. 석위초(石葦草)란 거 있어요. 거 오줌통에 돌이 들든지 콩팥에 돌이 들든지 그 요도에 돌이 든 거 돌이 오줌통보다 커도 녹아버려요. 그런 여기 약초가 기록돼 있어요. 석위초랑 통초(通草) 몇 가지 있어요.

그리고 죽염에 대해서 사건이 많고 욕먹고 하는 약인데 그거이 식품이라고 해서 오이가 신비한 약이라고 해서 오이점(店 : 오이가게)을 압수할 순 없는 거. 마늘이 신비한 암약이라고 해서 마늘을 마늘상(商 : 마늘가게)에 압수할 수도 없는 거. 이건 우리나라 제도의 잘못이지, 마늘장수가 약으로 파는 거 아니라. 죽염도 식품으로 팔지 약으로 파는 건 아니라. 그러나 만병통치로 돼 있으니 마늘도 암을 고쳐서 암약으로 되면 식품으로 사다가 암을 고치면 되는 거 아니냔 말이지.

그래서 죽염에 대한 이야기는 죽염 속에 들어 있는 감로수의 신비가 얼마나 무서운 힘을 가지고 있느냐? 그러면 그게 장생약(長生藥)이 되며 불사약(不死藥)이 되는데. 화공약의 피해, 또 공해독의 피해, 최상의 약인데. 그러고 수련을 오래 해서 혜안(慧眼)이 열리는 데 뒷받침이 최상이라. 그런 수도자의 뒷받침을 잘하는 최상의 식품이 왜 이것이 나쁘냐?

병신은 아무 데 가 앉아도 육갑한다고, 우리나라의 잘못은 아무 데 가 앉아도 육갑하는 인물이 너무 많아. 그래서 난 욕은 잘하지만 무턱대고 하지 않아요. 맞아 죽을 짓 하는 사람 욕 한마디 했다고 큰일은 아니라. 건 참 살려두기 힘든 인간들이 많아요.

그런데 거기에 뭐이 있느냐? 이 구강암 속에 설종암(舌腫癌)도 있고, 설종암만 있느냐 하면 혀 '설'(舌)자, 콩팥 '신'(腎)자 설신암(舌腎癌)이라는 이상한 병이 또 있어요. 콩팥하고 동시에 썩어버리는 혀가 있어요. 그래서 설종암은 혀에 종처가 나 가지고 암종인데, 혓바닥에 나든지 혀 옆구리에 나는데, 설신암이라. 콩팥이 썩으면서 혓바닥이 동시에 썩어. 이건 있을 수 없는 병이라. 또 고치겠다는 생각을 할 수도 없고.

이런 병에 그 보리차랑 가지고 하는, 그걸 항시 멕여 가지고 콩팥의 신장암은 콩팥이 썩어 없어지는 건 고쳐야 되고. 또 혓바닥이 썩어 없어지는 건 죽염을 숟가락으로 떠서 물고 있다가 견디기 힘들면 요강에 뱉어버리고 또 떠넣고 하는 걸 계속 24시간을 자지 말고 계속해 가지고 그것이 일주일 안에 낫지 않으면 일주일 안에 안 나으면 죽으니까 일주일 안에 나아요. 그래서 그건 만 사람의 하나 안 낫는 사람이 없을 거요.

그러면 세상에 이야기도 안 되는 설신암이 있다. 그것도 구강암이라고 볼 수 있어요. 혀가 전부 녹아서 다 썩어버리는 거. 목젖까지 다 썩어요. 그러면 이것이 많으냐? 지금 스루스루 시작합디다. 그런 설신암의 약은 하나는 신부전의 약을 해야 되고 신장암 약을 하고, 하나는 죽염을 그렇게 물고 있으면 혓바닥에서 썩어 들어가는 거이 싹 나으면 콩팥도 나아요. 그래서 고쳐본 뒤에 확신이 서니까 하라는 거요.

난 확신이 서지 않는 말은 하지 않아요. 거기에도 운(運)이 나쁘고 수(數)가 불길(不吉)해서 안 되는 사람이 개중에 있으리라고 봅니다. 그러고 그 난 일곱 살부터 그런 병만 다스려와서 그런 병에 억천만 년 가도 나는 지구에 그런 병 고치는 덴 왕자라. 그런 병의 약물에도 왕자고. 그런데 만일 눈이 아프다, 눈에는 입에다 물고 있다가 그 침을 눈에 자주 발라도 백태(白苔)가 없어져요. 또 다래끼 같은 거 난 건, 거 물고 있다 침을 발라놓으면 금방 거울 보면 시간 안에 없어져요.

그런데 입에 구강암 속에 여러 가지 종류. 이틀이, 바로 이빨이 박혀 있는 이틀이 썩어 들어가는 건 내가 책에는 이, '치'(齒)자, 뿌리 '근'(根)자 치근암이라고 했겠다. 그런데 이틀암이라, 이뿌리 아니고 이틀이라. 그 뼛속이 썩어요. 그리고 치골수암이라고 하는 건 뭐냐? 사람의 얼굴에 광대뼈라고 볼따구에 있어요. 광대뼈 속에 암이 들어요. 그게 지금 상해 들어가는데 그건 뇌암도 동시에 오고, 치근암이라는 치골수암이라는 건 치근암도 동시에 오고 구강암도 동시에 오고 설종암도 동시에 오는데.

그러나 설신암은 동시에 오지 못해요. 설신암은 마지막 병이니까. 그런 사람들이 죽염을 물고 있다가 뱉곤 하는 걸 일주일간 계속해 보면 된다 안 된다 판단 나와요. 죽은 예는 별로 없어요. 난 많은 사람이 내가 시키는 대로 해서 죽은 사람은 없어요. 날 우습게 여기고 죽는 건 할 수 없고. 그래서 중이염에도 좋고 축농증에도 그 이상 좋은 약을 찾지 말아요. 그 이상 좋은 약이 없어요.

결핵과 폐암 쉽게 고치는 병

그리고 내가 오랫동안을 지금 고심하고 있는데 혈관에 독사가 커지면 죽어버리는 사람, 그걸 진주 사람은 고쳤는데. 중완·단전을 뜨면서 견우·곡지를 떠 가지고 팔에 오는 건 고치고 다리에 오는 건 풍시(風市)·족삼리를 떠 가지고 고쳤는데. 이 사람이 "주색(酒色)에 가차이[가까이] 하면 너 죽니라" 해도 걸 가차이해서 10년 안에 죽었어요.

그런가 하면 혈관암이라고 해서 핏줄에 독사가 생겨서 죽는다? 이런 혈관암은 상상도 할 수 없어요. 그리고 골수암이라고 해서 뼛속에 암이 있으면 뼛속이 상하는 거지. 골수염은 뼛속이 곪는 거고. 그런데 어떻게 뼛속에 지네가 커서 죽느냐? 독극물이 들어가서 독극물의 힘으로 핏덩어리가 빨간 지네같이 생겨서 뼛속이 터져나오도록 그놈이 성장하면 죽어요. 그래서 그런 걸 자르면 지네 같은 게 잘라졌다고 말하지. 이런데.

그걸 내가 풍시혈하고 족삼리혈을 뜨면서 죽염을 숨통이 끊어지지 않는 한 자꾸 먹어라. 그러니까 살았는데. 그 사람이 지금 종적을 감추고 산속에 가 수련한다고 가곤 내게 종적이 없는데. 죽었다는 연락, 살았다는 연락이 없어요. 건 살았다는 건 틀림없고. 간 연후에 소식 없는데. 건 틀림없이 죽염하고 쑥뜸하고 두 가지요. 다른 건 없어요. 그래서 내가 뼛속에서 지네가 커서 죽는 골수암은 건 상상 외의 골수암이고 핏줄에서 독사가 커서 죽는 혈관암도 건 상상 외의 암이고, 이런 거 있는데.

그러면 뇌암은 잘 낫는 뇌암이 개중에 있는데 폐(肺)에서 이뤄지는 뇌암, 건 잘 낫고. 간(肝)에서 이뤄지는 뇌암도 잘 낫는데 콩팥에서 이뤄지는 뇌암, 천곡궁(天谷宮) 그 뇌암은 참으로 말을 잘 안들어요. 건 눈알도 다 빠져나가고 이상하게 죽어가요. 그런데 그게 죽염으로 되더라, 이거야.

거기에 약을 좀 보충하겠지만, 약을 보충해야 지금 농약을 안 치고 키우는 약이 없으니까 그 보충이 완전하지 않지만 그래도 다소간 도움이 되니까, 죽염만 가지고 치료하기보다 좀 빨라요. 그래서 앞으로 그건 책으로 잡지에 나오고, 이건 《신약본초(神藥本草)》라는 데 마무리될 거요.

그러면 그 식품이 상당수가 있는데 걸 왜 다 말하지 않느냐? 이 여러 가지 속에는, 10가지 속에는 다 돼. 그러면 여기 적어 가지고 가는 석수어염반산(石首魚鹽礬散)이다 이거 모두 있어요. 즉반산(鯽礬散)이다 다 있는데, 붕어 가지고 하는 거. 이런 것보다는 그 10가지 속에 10배 이상 좋은 약들이야. 좋은 약들이 있어요.

그리고 내가 복어알을 말하지 않는데 복어알을 생강을 한 치 이상 두껍게 놓고 솥에다가 흠씬 김을 올리는데 생강 3분지 1 타도록 연기가 흠씬 난 연후에 그 복어알을 가만히 걷어내고서 생강을 긁어버리고 세 번만 찌게 되면 결핵에도 좋거니와 폐암에도 좋아요. 폐암약을 쓰면서 그것도 폐암약이 돼요. 마늘을 구워서 죽염을 찍어 먹으며 걸 먹어봐요, 얼마나 좋은가.

그런데 그걸 왜 내가 주장을 안 하느냐? 그 복어가 숫자가 얼마가 된다고 7천만이나 4천만이 그걸 계속 먹을 수 있느냐? 없어요. 죽염은 얼마든지 먹을 수 있어요. 그래서 나는 태평양 물 말릴 순 없으니까 충분한 걸 가지고 전해주지, 뭐 곰의 쓸개다, 노루 배꼽, 사향이다 이런 건 말로만은 좋아. 말로 좋아 가지고 실현에 옮길 수 없는 거. 그런 건 난 말하지 않아.

내가 죽은 뒤에 어려운 세상이 얼마나 무서운 고비가 많은데 그런 고비를 넘기는 덴 반드시 충분한 물자 가지고 뒷받침을 해야지, 꿈에도 상상 못 할 걸 일러줄 필요는 없어요. 그래서 이 속엔 곰의 쓸개다, 사향이다, 또 녹용이다, 그런 말 왜 안 하느냐? 산삼이다? 거 어디서 그렇게 뭐 괭이로 도라지 캐듯 해도 안 되는데 도라지가 아무리 좋아도 지금 4천만이 먹는데 그거[반찬]를 해도 모자라는데 어떻게 약으로 계속할까?

그래서 나는 뒤에 태어나는 사람들을 위해서는 옛날 할아버지들이 이렇게 완벽하다는 말을 듣도록 전해주는 거. 아, 천하 문장 아니면 볼 수 없는 의서를 그걸 어떻게 그걸 보고 거기 또 《본초강목(本草綱目)》에 보면 지지한 약성 수가 얼마인가? 간단해도 힘든데 그렇게 많은 걸 지지골골[시시콜콜]히 실험할 수도 없고. 그 책을 읽을라면 여간 글을 배워 가지고는 이를[읽을] 수 없고. 육두문자로 작대길 뚜들기며 댕기며 지게꾼도 암을 고치는 덴 전능하게 하고, 자기 집에서 자기가 먹는 식품으로 자기 집 가족 암을 고칠 수 있도록 해야지, 백을 쓰고 돈 쓰고 들어가는 병원에 가서 그런 치료를 한다. 그건 내가 바꿔놓는다.

그럼 깨끗이 저쪽은 없어지고 이쪽이 살아나야 되는데 옛것을 없애고 새것을 전한다? 그건 옛것을 완전히 없앨 힘이 있는 새것이래야지, 옛것을 따르지 못하는 새것을 누가 좋아하느냐? 병원에 안 가고 집에서 고쳐서 안 되는 걸 누가 병원에 안 가고 집에서 고치느냐? 병원에 갈 필요 없다고 해서, 집에서 만능의 치료법이 있으면 병원에 안 갈 거 아니냐 말이다. 그래서 나는 네 병은 네 힘으로 고쳐라. 네 생명은 네게 중하다. 네 생명을 내가 중하다고 할 수 있느냐? 그래서 자기 일은 자기가 하도록 아주 손쉽게 일러줘서 후세엔 영원히 그 법을 써야 하는데….

강대국 누를 수 있는 건 오직 지혜의 힘뿐

《신약본초》에 어려운 건 또 뭐이냐? 앞으로 신의 조화를 바라다가 미쳐 가지고 병나는 정신병원 치료엔 전연 해당 안 되는 정신병이 오는데 뇌가 다 타서 돌아가 버린 건 안 돼요. 그 사람한텐 뭐이 좋니라. 백 년 후엔 이런 병은 이런 약을 써라. 천 년 후엔 어떤 정치가 물러갈 땐 이런 병이 많다. 이런 유행병엔 이런 거를 가지고 치료해라. 건 내가 《신약본초》마지막 마무리엔 다 있을 거요.

그런데 바람으로 오는 풍치가 있고 버럭지 먹는 충치가 있는데 거기다가 죽염을 물고 한참 있어 보시오, 거 이빨이가 아픈가? 그리고 또 계속 얼마 하면 다시 도지는가? 그렇게 쉬운 약들이 세상에 있어요. 죽염인데, 그걸 철이 들기 아직 힘든 사람들, 그것도 또 법관이라고 그런 걸 걸고 늘어지는데 거 할 수 없는 거요.

미국 사람들이 원숭이, 고릴라한테 잡혀 가지고 노예로 부려먹고 일 시키는데 꼼짝없이 일해주고 종말은 제대로 못 먹고 죽은 거이 영화도 나오지마는 그런 사실이 있어요, 없는 거 아니라. 그러면 고릴라한테 문명국 사람들이 노예로 끌려댕기다 죽는데 할 수 없는 건 강자 앞에는 약자가 당하게 매련[마련]이라. 또 다수 앞에는 소수가 당하게 매련이라.

우리가 지금 중국하고 맞설 힘이 있느냐 하면 옛날에도 무서워하지만 지금도 마찬가지야. 12억이나 되는 사람 앞에 4천만이나 7천만이 고개를 들어? 모가지 부러질 거요. 그러면 강약(强弱)에도 부동세(不同勢)는 안 되고 다소(多少)에도 부동세는 안 돼요.

그러나 지혜는 돼요. 제갈량 한 사람에 조조의 백만 대군이 갑옷 하나 챙기지 못하고 도망했어요. 다 죽고 없어졌어요. 조조가 백만 대군을 잃어버리고 83만을 죽였으니 거 가칭 백만이오. 제갈량 한 사람의 꾀에 빠져서 백만을 잃고 도주해 갔으니. 지혜라는 자체가 12억이 아니라 120억 이래도 한 사람의 손에 당해요. 지혜의 힘이 얼마나 무서운지는 누구도 알게 되는 거요. 태양의 힘이 무섭다는 걸 알듯이 지혜의 힘이 무서운 것도 누구도 알게 돼 있어요.

그래서 나는 단전에 뜨고 죽염을 먹어 가지고 지혜가 밝아진 뒤엔 배짱이 칼로 찔러도 눈도 깜박 안 하는 배짱, 그런 영력, 그 사람이 어떻게 지구에서 선진국이 안 되고 지구에서 문명국 인물이 안 될 수 있느냐? 선각자가 되는 이유가 그거라. 그럼 선진국 되고 선각자가 되고. 문명국이 어디서 문명이 오느냐? 지혜에서 오는 건데. 선각이 어디서 오느냐? 지혜에서 오는 거라. 그러면 나는 지혜를 밝혀주는 재료를 마련해 주고 법을 마련해 주고 그 힘을 마련해 주고 가면.

내가 살아서는 나를 볼 때, 저 촌늙은이 촌영감 보잘것없다. 보잘것없다고 해서 정신도 보잘것없고 마음도 보잘것없느냐? 안 보이는 마음, 안 보이는 정신, 이걸 가지고 육신만 너절하면 저자는 보잘것없다. 그게 얼마나 안목이 없는 세상인고. 안목이 없는 세상엔 돈 많고 세도 좋고 뻔지르르한 사람이 제일이지. 돈이 없고 세도 없고 꾀죄죄한 인간은 사람 취급 안 하더라 이거야, 내 평생에 보는데.

애들 데리고 남의 집에 가면 저 거지새끼 왔다고 욕하는 걸 난 눈으로 보고. 죽은 마누라가 눈물 흘리고 밥 안 먹는 걸 내 눈으로 봤어요. 그렇지만 그 마누라나 자식만 꼭 위해서 내가 온 사람이 아니니까. 그러나 내 핏줄인 자식은 내 힘으로 거둬야 하지만 마누라는 분통이 터져 가지고 죽을라고 하니, 그 시간이 넘어가면 그것도 다 무사해.

그리고 그 시간이 넘어가고 애들이 장성하면 마누라도 분통이 터지지 않고 밥 먹고 살 수 있는데 그렇게 울화통이 터져 가지고 속끓이다가 일찍 죽었으니 나도 지금 말년에 가슴 속에 늘 맺혀 있을 거요.

젊어서 그렇게 거지로 살면서 그런 수모를 당하는데 나는 그걸 지구에 와서 달게 받는다고 생각하고 왔지만 우리 마누라는 그게 억울하다고 생각해. 그러니 나보다 먼저 가는 거요. 내가 우리나라 사람들한테 좋은 일을 하고 간다는 건 모르는 사람은 욕할 수도 있어요. 그렇게 되면 천대받고 그 세상을 위해서 산다, 건 미친 영감이다 해도 좋아. 그러나 우리나라만이 아니라 지구에 50억이 살고 있어. 그 50억이 1백 년 안에 내 힘을 버리곤 안 돼. 내 힘을 버리질 못해요. 그날이 오고야 말아요.

그러면 내가 간 뒤에 지구에 사는 모든 사람은 그 힘에 의지할 수 있는 걸 알면서 내가 마누라가 애처로워서 나가도 세도(勢道)나 가지고, 그땐 선배들이 살아 있을 때요. 관직에 나가 가지고 뭐이고 할 수 있어요. 이승만 박사를 만나서 그 양반 앞에서 무엇도 할 수 있어요. 내가 경무대 차(車) 가지고 일선에 시찰하고 온 일도 있어요. 건 대통령의 간곡한 지시니까. 6·25 때 일선에 좀 나가서 일선에 군단장 하는 거나 사단장 하는 걸 엄밀히 좀 살피고 오라.

재물이나 감투와 거리 먼 인생 일화

그래 갈 적에 일화가 많아요. 내가 완행버스를 타고 가니까, 아 이놈의 검문소마다 붙들고 보내질 않고 차장을 끌고 [검문소에] 들어가서 희롱하고 기사[운전기사]가 분통이 터져 죽어도 찍소리도 못 해. 전시하(戰時下)에 군인들 앞에 뭐 할 말 있느냐? 꼼짝 못 해요. 그래서 너무 심하기에 내가 기사를 시켰어요. 차에 높은 손님이 있으니 이 검문소에 있는 헌병 소위를 오라고 해라. 그래 검문소 책임자 헌병 상사가 있어요. 소위가 없고. 상사가 높은 사람이 왔다니까 얼른 달려나와.

"네가 상사냐? 너 이 검문소에서 일하고 있느냐?" 그렇다고. 어, 내가 권총을 빼들며 "너를 하루 만[萬 : 1만 명]을 죽여도 난 끄떡없다. 너 죽여야겠구나" 이 자식이 벌벌 떨면서 "왜 그러십니까?" "너 여기 차장 끌고 들어가서 여태 너가 희롱하니 이거 누구냐? 볼일 있어 댕기는 손님들이야. 나만 볼일 있는 게 아니다. 너 같은 새끼 눈통을 쏴 죽여야겠다. 나쁜 종지(종자 : 씨)" 이런데, 그렇게 한심스러운 거이 그 당시 현실이라.

그다음엔 전부 일선에 경무대에서 이런 손님이 왔다 하니, 아 군단장이 전부 내게 함부로 하면 당신은 옷을 벗고 육군 형무소로 보내버릴 판인데, 그래서 다 잘해주어요. 그래 그거 보고 나도 올라가서 복명(復命)하기를, 각하에 대한 충성은 털끝만치도 변함이 없습니다. 거 술잔이나 얻어먹고 거짓말한다. 나도 그런 적이 있어요.

건 내가 잘못하는 줄은 알아도 눈으로 본 사건이 없는데 거 상사 같은 걸 고자질할 순 없고. 군단장이나 사단장의 과오를 시정하면 거기서 시정하지, 대통령에게 가 보고할 순 없는 거고. 그런 걸 내가 볼 적에 출세라는 건 내겐 팔자에 없어.

오늘도 마찬가지야. 내겐 무슨 감투고 해당 안 돼요. 아무리 바람이 들락거리는 감투도 내겐 안 돼. 그래서 내 세상은 '장'(長)자['장'자 붙은 직책]의 반장도 못 해 봤으니 그 흔한 반장을 내가 못 하고 죽으니 그것도 죽을 때 귀신이 백두(白頭)라고, 반장도 못 하고 죽으니 그 귀신은 백두야. 난 죽을 때 백두 귀신이 되고 말아요.

내가 이 정신이 있나? … 5시 반에 시작했나? 힘이 왜 부치는가 했더니 시계를 보니까, 시계를 보니까 시간이 좀 이상하네요[※1시간 정도 강연 예정이었는데, 이미 2시간이 돼 이상하다는 뜻]. 그러면 앞으로 내가 쓴 중에 이 식도암이나 이런 데 신비한 처방이 이제 나갈 거요. 그걸 수정해

줄 테니, 책으로….

이야기 안 한 게 많지만 끝내야겠구먼. 이만 실례해요.

〈제18회 강연회 녹음 全文 : 1990. 9. 8〉

※편자註 : 호두기름은 소아·유아(乳兒)의 기관지염·폐렴·폐선염 치료에 효과가 좋다. 기름을 짤 때는 먼저 호두살[胡桃肉] 한 홉을 절구에 살짝 찧어 밥이 잦을 때 그 밥 위에 삼베보자기를 편 뒤 찧은 호두살을 펴서 얹고 솥뚜껑을 덮어놓는다. 이러한 방법으로 2번을 밥솥에 쪄서 그 기름을 내어 쓰며, 번거로우면 기름집에 가서 짜도 된다. 복용 시에는 약수저로 한 숟가락씩 자주 빈속에 먹으면 된다.

\제25장/
토종마늘과 죽염의 신비

귀신세계 비밀 표현할 언어 없다

오늘은 1년이 다 끝나는데, 《건강저널》 마지막 호[1990년 송년호]에다가 실을 이야기를 할라고, 그래서 녹음하라는 건데. 오늘 이야긴 참말로 힘든 이야기요. 세상 사람은 다 보이지 않는 세계를, 웃을 수 있는데, 난 어려서 보이지 않는 세계를 보기 때문에 나는 평생 웃지 않아. 귀신의 중량을 세밀히 알아. 귀신이 몇 그램에서 몇 킬로그램, 몇 톤이라는 걸 알아요.

그럼 지구에 많은 사람이 오늘까지도 많은 학설 속에 없는 이야기기 때문에 있다가 그 이야기에 대해서는, 상당히 어려운 점이 많고 나도 지금 흐린 정신 속에 거기에 대한 세밀한 이야기를 하는데 어려운 말이 많을 걸로 생각해요.

내가 거기에 대한 말을 할 수 있는 재료가 나도 지금 82년 사는 동안도 평생을 생각해 봐도 귀신세계에 대한 명사(名辭)를 제대로 설명할 수 있을까(귀신세계를 표현할 언어가 없어서 설명이 불가능하다는 뜻)? 거 오늘까지도 힘들다고 봐요. 귀신의 중량은 내가 마음대로 하는 거지마는 알고 있고, 그렇지만 거기에 대한 이야길 엮어나가는 덴 나도 힘들어서 제대로 하기 어렵다고 봐요.

그전에 금년[1990년] 마지막 호에는 이 책이 《신약본초(神藥本草)》로 나가는 원고이기 때문에 나병 이야기, 거 마지막으로 나병 치료법에 대한 이야기 이제 나오는데. 그걸 금년 마지막 호에다 실을라고, 과거엔 이야기 안 했어요. 세밀히 하진 않았어요. 그런데 그건 왜 고인(古人)의 의서에 보면 그런 건 세상에 전하지 말라는 건데, 왜 그걸 내가 꼭 전할라고 하느냐?

간질하고 나병은 안 되는 법이 없어요. 그러면 옛날 양반들이 알면서도 '자손한테 해롭다' '건 조상의 악업(惡業)이요, 전생의 업보(業報)다' '그러면 앙급자손(殃及子孫)하나니라' 그래서 나도 자손이 많은 사람이 그런 걸 세상에 안 전하는 게 옳다고 생각하면서, 거 전해도 된다는 건 또 뭐이냐? 그 죄는 내가 받으면 된다 이거야. 내가 생전에 비참하게 사는 사람이고 죽어 비참한 지옥살이를 하면 돼.

나를 버려 세상을 구하고자 하는 마음

그런데 옛날 양반 중에 그런 양반들이 있는데 대표적으로 누구냐? 손숙오(孫叔敖)라고 있어요. 초(楚)나라 명재상(名宰相). 초장왕(楚莊王)을 오패(五覇 : 중국 춘추시대에 覇業을 이룩한 다섯 제후)에 가도록 도와드린 양반이 손숙오야. 그 양반이 어려서 칠팔 시절에[일곱·여덟 살 시절에] 들에 나갔다가 쌍두사(雙頭蛇)를 만났는데 문득 생각하기를 '쌍두사를 본 사람은 죽으니까 나는 너를 보고 죽는 건 오늘에 내가 죽을 날이지마는 너는 안 죽으면 훗날에 또 죽을 사람이 있다. 그러니 나하고 너하고 둘이 죽으면 훗날에 너 때문에 죽을 사람을 살리고 내가 가니 기이(旣

己 : 이미, 이왕에) 죽는 판에, 훗날에 네게 죽을 사람이 없도록 내가 너를 죽이고 죽겠다' 그래서 너하고 나하고 같이 죽자고 돌멩이를 들고 가서 뚜드린 것이 쌍두사가 죽었다.

그러나 들판에서 죽을 순 없다. 아버지는 일찍 가고 어머니를 모시고 있는 효자인데, 어린놈이래도 어머니 보는 앞에서, 집 안에서 죽겠다고 쫓아갔어. 집에 가니까, 그래 숨차게 가니까 어머니가 "너 뭐이 그렇게 급하냐?" "나 죽으러 왔습니다" "거, 안 하던 소리인데 거 웬 소리냐?" 그 이야기를 쭉 했거든.

"너는 앞으로 초나라의 명재상이 될 놈인데 죽긴 왜 죽겠느냐?" "아니, 내가 안 죽습니까?" 하니까 "너는 초나라 사람을 다 구할 수 있는 정신, 또 담력, 쌍두사를 보면 기절하고 마는데, 너는 쌍두사를 죽여 가지고 네가 죽을 뒷사람을 도와줄라고 했으니 천우신조(天佑神助)는 그런 걸 말하는 거다. 너는 하늘이 너를 도와서 초나라 명재상이 될 거다. 너를 앞에 둔 왕은 오패에 이를 게다" 그래서 그가 커서 급제해 가지고 초나라의 명재상, 초장왕은 오패에 든 양반이지. 이러니.

그 양반들이 모두 한 행적을 보면 자기는 기이 죽을망정 자기 죽은 뒷세상을 구하겠다는 마음, 건 나도 그 마음을 어려서 가졌으니 지옥에 갈망정 후손에 해(害)가 없을 거다 하는 것도 또 믿음이 가요. 고인들 여러분이 있어요, 그런 분이. 그러면 나도 거기에 참여할 수 있거든. 그래서 내가 나병을 고치는 법을 세밀히 일러놓고 가겠다, 그거요.

나병은 五色土 중 黃色土 부족으로 생긴다

나병 자체가 그 균이 유전도 되지만 토성분자(土性分子)의 불균형에서 오는데, 지질학적으로 나와요. 지질엔 반드시 황토(黃土)에서 오르는, 황토가 하나가 아니라 흑토(黑土)도 진흙이 있어요. 백토(白土)도 진흙이 있고, 청토(靑土)도 있고, 다 그릇 만드는 진흙은 다 있어요. 그래 오색토(五色土 : 靑·黃·赤·白·黑土)에서 이는 성분 속에 황토가 왕자라. 그래서 토성분자에는 황색이 위주거든.

그래서 나병은 뭐이냐? 황색이 부족한 땅이 경북에도 있어요. 영천(永川)만이 아니고도 있어요, 있는데. 그건 황색이 부족해서 백색의 이상한 가스 기운이 들어오는 걸 가지고, 땅속에서 올라오는 공해지? 가스 기운이 들어오는 것이 백색에 접하면 나병으로 화하는 질(質)이 와요. 질이라는 게 지금은 균으로 말하지마는 옛날에는 어떤 질이고 품 '질'자요, 그런 품이 생겨요. 그래서 지역적으로 있어요, 나병은. 또 그런데 수토병(水土病)인데 고치진 못하고, 유전도 돼요. 유전 안 되는 것도 있지만 되는 것도 있어요.

그래서 그 나병에 대해서, 여러 종류입니다. 뼈가 타서 끊어지는 사람, 살이 물러져서 상해서 흐르는 사람, 그다음에 정신이 또 도는 사람, 창자에 또 균이 범하면 창자가 오래도록 앓다가 결국 암으로 판단을 내리는데, 암이 아니고 그런 나병이 많아요. 그래 지금 전립선(前立腺)이 오는데, 그런 나병도 오고. 발가락을 끊으면 발목을 끊고 무릎 끊고 하며, 끊고 죽는 사람도 나병에 속하는 이가 많아요. 지금은 그런 이상병(異常病)이 많은데. 그 나병에 대해서 치료법은 뭐이냐? 그건 단순한 치료법은 물론 힘들겠지. 그런데 거기에 재료가 하나는 뭐이냐?

소나무 뿌리인데, 소나무 뿌리는 나병 치료에 완전한 약은 못 돼요. 완전한 약은 너삼[쓴너삼=苦蔘]인데, 내 경험에는 솔뿌리가 너삼보다 낫다. 너삼은 쌀뜨물에 24시간을 담아서 너삼독을 어느 정도 강도 높은 독은 제거해야 돼. 그런데 솔뿌린 왜 그보다도 좋을 수 있느냐? 내가 생각한 거와 그 후에 경험한 거와 미루어서 내가 아는 것이 진짜구나 하는 걸 판단한 후에 후세(後世)를 도와줄 힘이 되누나 하는 거요.

뭐 박태선이처럼 그저 그 당시에 잘 해먹고 떨어질라고 하는 소린 아니고. 요즘에도 그런 사람들이 많이 있어요. 자기 생전에 해먹고 끝나는 소리 많아요. 건 어디까지나 교주(敎主) 될 재목들이고. 나는 이 세상 비참하게 살다 죽는 인간이라. 교주는커녕 자식들하고도 같이 안 있어요. 난 한 집의 어른 되는 것도 마다하는 인간. 어른질은 할 재목이 못 돼.

아는 것은 지구가 생긴 후에 내가 어려서 보니까 처음이라고 봤어요. 그래서 내가 내 말로도 나는 이 지구상에 전무후무(前無後無)다 하는 말을 한 거요. 그래서 석가모니는 천상천하유아독존(天上天下唯我獨尊)이지마는 나는 지구촌의 독존자(獨尊者)라고 한 얘기 있어요. 내가 볼 때에 억만 년을 가도 내가 또 오진 않아. 그래서 이번에 왔다 가는 때에 하자가 없이 전체적으로 다 일러주고 가야 하는데….

그러면 자기 일을 자기가 할 수 있고 어린 사람도 자기 일을 할 수 있도록 가장 쉽고 어렵지 않은 법을 전해서 아무나 하게 해야지. 문장(文章 : 문장가) 아니면 들여다볼 수 없는 글은 난 쓰질 않아. 더러 쓴 것도 있지만, 그건 마지막으로 나오는 의서(醫書)엔 그런 말 안 써요. 건 왜 그러냐?

우리나라 오이가 화상(火傷)으로 죽을 때 신비약인데, 개량오이는 좀 힘들어도 살긴 해요. 그리고 그 후유증을 단전에 뜨면 싹 끝나고 70까지 무사히 사는 사람 있어요. 그래서 된다는 거고. 또 명태도 우리나라 해역(海域)에서 잡은 명태는 겨울에 말리는데, 거 겨울에 이 하늘에 태양열이 내리비출 때는 광선으로 따라오는 공간의 간유성(肝油性)이 있어요. 명태지름 흡사한 간유성하고 합류되는 관계로 신비의 약물인데….

내가 어려서 태양광이 내려올 때 우주의 우주진(宇宙塵)이 합성되는 거와 우주진 속의 모든 영양물 속에 약성(藥性)이 얼마 들어 있다는 걸 어려서 난 보아요.

그랬기 때문에 귀신도 나 자신이 본다곤 생각하나 그건 황기(黃氣)가 뜰 적엔 무슨 신(神)이다, 백기(白氣)가 뜰 적엔 못 살고 죽은 객귀(客鬼)

이다, 그런 건 알 수 있어요. 귀신 정체를 옳게 본 일은 없어요. 기(氣)에 대한 판단으로 가상론(假想論)이지. 그래도 틀림없이 맞긴 해요.

토종 솔뿌리에는 甘露水 기운 많다

그 소나무 뿌리가 뭐이냐? 황토에 선 소나무 뿌리인데 10년 전후[소나무의 나이가 10년 전후]라. 그러면 저녁에, 10년 전후에는 그 잎사구도 제대로 성장기라. 제대로 돼 있고. 그 뿌럭지에 강한 수분 흡수해 올리는 힘이 있고 또 황토에 항시 수분이 마르지 않아서 저녁이면 황토에서 오르는 토성분자(土性分子)가 소나무 이슬 속에 제일 많다 이거라. 다른 나무는 그 분자세계의 방해물이, 나무마다 독(毒)이 있어요. 그런데 소나무는, 잣나무, 소나무는 그 독이 적고 전나무는 독이 있어요. 먹으면 독해요, 이런데.

그러면 그 토성분자가 합성되는 이슬이 맺히는데, 그 이슬이 아침에 해 뜨면 태양광선이 들어올 적에 우주진하고 합류해 올 적에 이 지상에서 감로정(甘露精)이라고 있어요, 감로수(甘露水) 기운. 새벽 1시부터 그거이 올라와 가지고 우주의 모든 공해물이나 지상의 공해물을 상당히 정화(淨化)시켜 줘요. 그래서 새로 1시 후부터 공기가 맑아지는 건 4시까지 제일 맑아지는 시간이라. 그래 가지고 아주 공기가 맑아지는데.

그것을 단군할아버지는 가장 고운 세상이 오는 것이 우리나라라고 해서 아침 세계가 그렇게 보기 찬란하다, 그래 조선(朝鮮)이라고 했어요, '선'자는 고울 '선'(鮮)자. 그 아침세계가, 가장 그런 성자(聖者)들 눈에 볼 적엔 장관이야. 그래서 '조선'이라고 국호를 한 일 있어요, 이런데.

그 태양광선 속에서 모든 나쁜 성분을 제외하고 가장 좋은 약성을 흡수할 수 있는 소나무 이슬이라. 그래서 동쪽으로 들어오는 광선을 받아 가지고 그 이슬이 다시 나무 속으로 들어가지 않으면 땅에 떨어져요. 땅에 떨어지면 거 날이 맑을 적에 많은 이슬이 맺혀 가지고 태양광선을 쏘일 때에 땅에 떨어지는 예가 많아요.
 난 아침에 나가면 일직광선이 들어올 때에 광선에서 하는 역할, 또 광선이 몰고 오는 성분, 그것이 떨어지는 양이 어디로 가느냐? 그 밑에 황토에 떨어져. 그러면 황토는 내내 습기가 있다. 그래서 그 습기가 동쪽 뿌럭지로 올라가게 매련이라. 동쪽 뿌럭지가 흡수하고 있어. 그래서 동쪽으로 뻗은 뿌럭지 속엔 상당한 좋은 약성이 들어 있어요.

나병엔 너삼과 솔뿌리가 효과

 그래서 나병 치료에 너삼보다 낫다는 증거. 또 지금 류머티스는 고치기 힘들다고 하는 관절(關節 : 관절통)을, 산후관절이나 이 골병들어 가지고 오는 관절에 그거 들어가서 안 낫는 관절염은 없어요. 거 내게 와서 잘 고쳐진다, 고쳐지는 거 아니라 거기에 합당되는 약을 일러준 것뿐이야. 그러면 내가 고치는 힘을 가진 거 아니라 고칠 수 있는 약물을 잘 안다 이거야.
 난 자연 생태계를 고대로 이용하라고 일러주는 거라. 그래서 솔뿌리의 신비가 너삼의 신비보다 좋은 증거가 거기 써 내오던 거라. 그래서 나병 치료에 이거 최고구나, 그거고. 그래 솔뿌리와 너삼, 쌀뜨물에 24시간 제독(除毒)하는 거, 거독(去毒)시키는 거, 그거이지. 두 가지인데.
 거기에 강활(羌活)이나 방풍(防風)은 원방풍(元防風)이래야지, 식방풍(食防風)은 건 약은커녕 방해물이라. 건 농약독이 잔뜩 들어 가지고 그건 사람 먹을 게 못 되고. 내가 그 약포(藥圃)하는 사람들 해칠라고 하는 말은 아니고 사람의 귀중한 생명엔 큰 도움은 안 된다 이거지. 그래서 원방풍, 저 동해 가에서 파 오는 거 있어요. 그래 강활, 방풍, 그거고.
 그다음에는 오리라는 건 지름을 제거하면 상당히 좋은 약이오. 오리는 소염(消炎), 소종(消腫)에 좋은 것만도 아니고 소염, 소종하게 되면 생신력(生新力)이 또 강해. 오린 보양제(補陽劑 : 양기, 즉 생명력을 보강하는 약)니까. 그래 거악생신(去惡生新)에 필요하고. 또 솔뿌리가 거악생신에 왕자라. 그리고 또 너삼이, 너삼을 의서엔 고삼(苦蔘)이라고 하는데, 고삼이 또 대풍창(大風瘡)엔 좋은 약이오. 대풍창은 나병이라.

그렇지만 옛날 양반이 대풍창에 그 동쪽으로 황토에 선 10년 전후 소나무 뿌린 신비의 약이다 하는 이야길 안 하고, 그 《본초》에 보면 그저 비슷한 소리만 하는데, 그 할아버지들은 글을 읽었기 때문에 문장으로만 세상을 보냈지, 이 신비의 세계를 파고 들어가진 않았어. 그래서 난 의서를 볼 적에 대략 그저 한 번 보고 집어 버리고. 이렇게 해 가지고야 세상이 어떻게 화공약 세상에 사람 죽을 때에 누굴 구할 거냐?

또 그러고 양의학이나 양약을 볼 때, 화공약으로 죽을 때 필요한 성분을 이용하진 못해. 항암젠 절대 안 되는 걸 이용하고 방사선도 코발트나 이런 광석물 속에서 나오는 독(毒)을, 그 독이 그거 사람을 도와준다? 그건 좀 제거되는 법은 약간 있지만 완치는 시키지 못해. 완치라는 건 뭐이냐? 뿌럭지 빠지는데, 뿌럭지 빠지는 건 마지막 마무리엔 영양가 높은 물건이 꼭 필요해요, 약성(藥性)도.

그래서 이 나병에 쓰는 약들은 전부가 대풍창만 쓰는 게 아니고 풍에 쓰는 약이고, 살충(殺蟲 : 살균)에 쓰는 약이고, 또 새살이 나오는 데 필요한 약이고. 이 중병은 살이 전부 녹아내려요. 그래서 새살이 전부 새로 나와야 돼요. 그 육신을 바꿔야 돼요. 뼈나 육신 속에 있는 성분을 싹 바꿔놓아야 되니까, 그거이 이제 치료법인데.

그래서 거기에다가 백개자(白芥子)는 좋은 소화제인데, 위를 돕는 약이지? 살구씨도 좋은 소화제이면서 거 여러 가지 종창까지도 좋아요. 그래서 백개자 행인(杏仁)을 잘 적당하게 볶고 분말해 가지고 모두 술을 하는 이야기인데. 그 술 속에 우리나라의 재래종 고추가 더러 고추 중엔 있는데, 그 고춧가루도 거기 들어갑니다. 고춧가루도 신경통, 관절염 약이니까. 그래서 그런 약성을 모두 종합해 가지고 술을 합니다.

술을 하는데 좋은 쌀이 더 좋겠지. 첫째, 서속(黍粟)찰이 이북에서 보았지, 백두산 근처 외엔 없어. 그러니 그건 생동찰이라고, 그거이 날 '생'(生)자, 동녘 '동'(東)자 동녘에만 날 수 있다고 해서 생동찰이고. 또 옛날에 나라님에 진상하는 여주의 대궐찰이라고 있거든, 대궐에만 보내는 그 뻘건 찰. 그런데 나락으로선 뻘건 찰이 제일이고, 서속으로선 생동찰이 제일인데. 그건 여기서 못 구하고, 대궐찰도 지금은 없어요. 여주 이천에 그것도 이젠 끊어졌어.

그러면 지금 아키바리 찹쌀도 돼요. 그걸 양을 어떻게 하느냐? 너삼하고 솔뿌리하고, 거 내가 이야기한 동쪽으로 황토질에 10년 전후 된 소나무 뿌릴 잘라서 쓰는 거지, 바싹 말리어 가지고. 그거이 너삼하고 솔뿌리하곤 동량(同量)이라. 그 술을 할 적에 너삼이 15근이면 바싹 말린 거, 송근(松根)도 15근. 그러면 원방풍 5근에 강활도 5근이라. 또 백개자도 5근, 행인도 5근, 모두 잘 볶은 거지?

이렇게 해 가지고 이걸 찹쌀밥으로 술밥을 해 가지고, 누룩은 뭘로 하는 누룩이냐? 그 누룩이 요즘엔 정종, 옛날엔 청주야. 전내기 청주로 누룩을 해야 돼요. 그거 밀기울을 전내기 청주에다가 반죽하거든. 그래서 누룩 만드는데. 거기에 누룩을 만들어 가지고 술을 할 적에 고춧가루도 5근이야. 거 상당히 술이 독해요. 그렇게 아주 독주(毒酒)를 맨드는 거요. 독주를 맨들게 되면 오래 두고 먹을 수 있어요. 그래 처음엔 조금씩 맛을 보다가 그다음엔 인이 배게 되면 한 잔, 두 잔 먹을 수 있어요. 그걸 먹는데 거기에 뭐이 들어가느냐?

토종마늘을 구워 죽염에 찍어 먹으면

마늘을 구워 가지고 요새 뭐, 전자레인지인가 뭔가 있대요. 난 구한국 말을 하기 때문에 지금 이 개화세상엔 통하지 않아요. 그건 통 모르는 이야기인데. 그런 좋은 거 가지고 구우니 좋더라, 그런 말 해요. 전자레인지인가 뭐 가스레인지인가 난 그건 잘 모르고. 그렇게 한번 먹은 사람들이 이야기해요. 전자레인지 가지고 구우니까 좋더라.

그렇게 구워 가지고 한쪽씩 깝데기 벗겨서 죽염을 좀 많이씩 찍어 먹는 걸 쉬질 않고 부지런히 먹어야 돼요. 그걸로 심장병을, 못 고치는 심장병을 그거 먹고 전중(膻中)에 뜨지 않으면 안 된다고 하는데 싹 나으니까 안 뜨는 사람이 내가 지금도 보고 그전에도 보고, 그래서 이게 참 좋긴 좋구나 하는데.

암에는 우리나라 밭에 심은 토종마늘, 죽염, 두 가지가 암에는 최고 약인 건 확실해요. 많은 사람이 그 힘을 가지고 도움을 받으니까, 그러니 그건 많은 사람을 도와주는 힘이 있으면 그건 좋은 거라. 그래서 나는 그거 확실히 좋다는 증거는 한평생이 좋으니까 좋다고 하는 거요.

그런데 거기에 뼈가 부러지고 부서진 데는 홍화씨가 최고인데, 아 외래종은 안 낫는 예가 많이 있어요. 낫는 예도 있지만 안 낫는 예가 많아요. 그래서 홍화씨에 대해서 외래종은 조금 못하구나 하는 건 사실이고.

또 미국서 왔다는 산삼이 우리나라 산삼하고 똑같은데, 거짓말 좋아하는 사람들이 그걸 산삼으로 팔아먹은 일이 있어요. 그런데 그걸 한 뿌리만 먹으면, 석 냥짜리는 우리나라엔 없어요. 그런데 "석 냥짜리를 고아 먹었는데 도라지 먹은 것만 못합니다" 하고 내게 와서 따져요. "그런 산삼이 있을 수 있습니까?" 하고 물어.

"난 그 경험 없는 이야기를 대답하기 좀 힘드오" 했더니 "그게 아메리카 산삼이라는데 처음에 와서는 강원도서 캤노라고 하고, 그게 그렇게 효과 없으니 어떻게 된 일이냐" 하니 "아메리카 산삼인데 내가 2뿌리만 더 드릴 테니 써보라" 그래 3뿌릴 먹었는데 동양(動陽)이 안 되더라 이거라. "양(陽)이 동(動)하지 않으니 이게 참말로 이상합니다" 하는 말을 하고.

또 그전에 서대문에 그 해구신(海狗腎) 파는 할아버지 있었어요. 거기에서 해구신을 암만 갖다 먹어도 효(效) 없으니, 이거 어떻게 된 겁니까 해. 그 해구신이 뭐이냐? 남양에서 잡아온 거랍디다. 그래서 남양서 잡아온 해구신을 그거 한 개 먹으면 그렇게 좋다는 걸 9개 먹고 우리나라 개고기보다 못합디다 하는 말 나보고 하는 사람, 거 여럿을 보았어요. 그게 한 30년 전이겠다. 이래서 외래종으로서는 토종만 못한 증거가 여러 가지가 있어요. 그래 나도 경험으로 그건 틀림없다고 믿어요, 믿는데.

토종의 신비는 감로정의 힘

이 너삼도 외래종이 있으면 안 될 게요. 그런데 너삼은 외래종이 없어요. 그건 돈 되는 거 아니니까 누가 속여 먹지 않아요. 그리고 솔뿌린 우리나라 토종은 누구도 보면 아니까 외래종은 안 쓰니까. 그래서 그런 건 속지 않을 게고. 또 동해안의 원방풍 거 속지 않을 수 있어요. 그리고 강활이나 이런 건 심어서 키운 거니까 속아도 그게 주(主) 약은 아니니까. 그래서 이제 마늘을 구워 먹는 덴 토종마늘이란 흔하진 않아도 개량마늘은 뭐 다마네기[양파] 같은 거지? 거, 따로 어디 갖다 심었을 리는 별로 없다고 나도 보는데, 개량마늘이 있대요. 거 나쁘다고 해요.

그래서 우리나라 토종의 신비가 감로정의 힘으로 되는 증거가 솔뿌릴 보고 나도 정확하게 생각하고, 모든 생선이 우리나라 연안에서 오는 거와, 태평양에서 오는 거이 분명히 나빠요. 태평양에서 온 건 좋지 않아요. 그래서 나도 그 많은 걸 경험해 가지고 내 평생에 알고 있는데 그걸 후세에 바른 소릴 안 할 수 없다, 이거지? 그래 내가 약성에 대해서 바른 소릴 하고 나니까 이제는 이 종교의 바른 소리, 정치는 이거 뭐 장난질이니까 바른 소리 할 건더구[건더기]도 없어요.

강영훈(姜英勳)이 같은 국무총리는 훌륭한 정치가인데, 자기를 몰라. 거 이북에서 겁쟁이가 도망질해 넘어왔는데 도망질해 댕기는 겁쟁이가 남북협상에 대표라. 내가 만일 대표로 들어갔다면 그 사람들이 날 인간으로 취급 안 해요. 나도 이북서 도망질한 자지? 광복 후에 이북 들어가 살지 않았어요. 난 그전부터 나와 있는 사람이지만 들어갔다가 그 세상을 보고 바로 도망했어요. 살 곳이 못 된다고. 살 곳이 못 된다고 도망한 사람들이 대표로 들어가면 그건 냉대받을 건 정한 거지.

그래서 그런 이야긴 내가 안 할 소릴 하는 거지마는 너무 골속이 좀 물이 조금씩 들었던 모양이야. 간에도 쓸개도 물이 좀 들고, 지금 부시(George H. W. Bush : 미국 대통령) 모양으로. 부시가 지금 중동의 먹구름 속에 무슨 기운이 뜨는 것도 모르고 또 그 기운이 구라파에 어떻게 번지고 있는 것도 모르고, 부시 같은 싱거운 애가 있어요. 난 그런 애들 볼 때 "쟤가 언제 철이 들까?" 그래요.

그전에 그 존슨(Johnson)이라고 여기 왔다 가는 거 보니까 키가 우리 두 길은 돼요. 우리 두 길이 되는 자가 싱겁게 놀긴 또 말할 수 없어. 월맹을 알기를 무슨 저으 강아지 새끼처럼 아는데, 강아지 새끼한테 물려 가지고 미국꼴이 뭐이 됐나? 카터(James E. Carter)도 그러고.

그자들이 그 월맹에 몰려 가지고 사람을 얼마를 죄 없는 양민을 갖다 죽이고 안 쓸 돈을 얼마를 썼나? 오늘까지 그 허물이 지금 가시질 않은 게 미국이라. 그랬는데, 중동을 저 완전히 잿더미로 만들어 놓으면 세계가 미국을 어떻게 대할까? 그런 걸 볼 때 애들이 노는 거지, 그게 어른인가? 어른이라는 건 철이 들어요. 철이 안 든 어른은 그게 애들 노는 거야.

항암제로는 병 치료 마무리 어렵다

그래서 내가 쓸데없는 소릴 혹 하는 건 이 약물에 들어서 쓸데없는 소리 더러 해요. 방사선이다, 건 광석물 속의 코발트랑 이런 거인데. 그 독을 인체에 이용하는 건 좋은데, 그 마지막에 마무리가 안 돼요. 그 독성 속엔 영양가가 없어요. 그러면 뿌럭지가 빠지는 법은 영양의 뒷받침인데 영양 뒷받침을 안 하면서 거 어떻게 완치되나? 또 항암제는 상상도 못할 살인약인 줄은 누구도 알겠고, 그걸 사용하는 사람 보고 너는 얼마씩이나 맞아봤느냐, 물어보시오. 그 사람들은 한 대 맞은 사람이 그중에 없어요.

그 단위가 높은 항암제의 주사약을 누구도 살에다 좀 한 방울 떨궈봐요. 청강수(靑剛水 : 염산, Hcl) 떨어져 타는 거와, 항암제 주사약 기운이, 주사약 떨어져 타는 거이 어느 쪽이 더 강한가? 그걸 사람한테 이용해. 아무리 죽을 사람이라고 해도 그렇게 죽이는 거이 당연히 옳다고 보면 것도 뭐 골속에 물이 좀 찼다고 봐요. 그 쓸개에도 물이 좀 들어갔고. 안 그러면 그럴 수 없어요.

그래서 나병 고치는 이런 덴, 그 나병 치료약이라는 건 성한 사람이 오래 못 먹어요. 내가 말하는 건 성한 사람이 먹으면 상당히 좋아요. 마늘 구워서 죽염 찍어 먹어봐요. 그 심장병 앓는 사람들이 여러 사람이 협심(狹心)이다, 판막이다, 심부전(心不全)이다, 심방심실(心房心室)이다, 모두 전중에 뜨지 않고 나은 사람들이 와서, 하나가 아니고 계속 이야기하기에, 나도 죽을 때엔 그것도 혹여 도움이 된다 하는 말을 하는 거요. 다 되는 건 아니겠으나 대체로 많이 돼요. 전중을 뜨는 건 누구도 돼요. 그래서 나는 누구도 되는 걸 하라 이거지.

그리고 내가 웃을 소릴 또 하나 하는데, 80 전까지는 자신있게 살았는데 80 후에 와서는 의심이 늘 가요. 쬐금 잘못되면 이거 고생할 거다. 그래서 경험하는데, 60 후에 3층에서 내려다보면 현기증이 나요. 자, 골속이 비어가누나. 70엔 와짝 더해. 2층에서 내려다봐도 현기증이 나. 80이 거진 될 적에 내려다보니까 떨어져 죽을 것처럼 홱 돌아가. 이게 이젠 안 되겠구나. 죽기 전에 정신이 다 나가면 죽으면 되는 거지마는 죽기 전에 할 일을 하고 가야 되니, 이 정신이 홱 돌면 안 되겠구나.

함마로 돌을 치면 뇌세포 강해져

그래서 거기에 대해서 이것저것 실험했어요. 등산하는 것도 좀 해보고 산에 올라가서 길 좋은 데서 부지런히 새벽에 걸어서 한 10리길씩 걸어댕겨 보면, 보니까 다리 힘은 조금 나는데 높은 데서 내려다보면 현기증은 그대로야. 이거 골속이 빈 것만은 채울 수 없구나. 이걸 채워야 다소간 사는 동안에 괴롭지 않을 거다. 그래서 생각해 낸 것이 함마[해머 : hammer]라는 망치가 있어요, 일곱 근짜리. 그 함마를 들어보니 높이 들 수 없어. 번쩍 들게 되면 무리가 가요, 허리가 삐끗하든지. 어깨고 어디고 삐끗하면 거, 못 고쳐요, 지금은.

그래서 고걸 한 두어 번, 서너 번 요렇게 들어보곤 들어보곤 하는 걸 5일간을 들고 또 조금 더 높이 5일간을 들고. 그래서 10일 동안에 조금 높이 들 수 있어요. 하루에 그래 5번, 10번 들어보는 거지? 그러다가 10일 후부터 번쩍 들어서 돌을 까보는데, 건 왜 돌을 까느냐? 나무 때리거나 그런 거이 아니고, 흙을 치는 거나 그런 거이 아니고 돌을 왜 치느냐? 그 쇠는 야문 거. 돌을 치게 되면 돌하고 쇠하고 마주칠 적에 단단한 데 맞으면 거기서 오는 반응이 달라요. 거 아주 가슴이 철렁하도록 반응이 오거든요.

그러면 그 반응이 뇌(腦)에 올라가서는 어떤 역할을 하느냐? 뇌에 올라가서는 모든 영양부족으로 뇌의 지금 비어가는 걸 그걸 채워줄 수 있는,

거 말하게 되면 지금 그 명사(名辭 : 單語, 말)에 이 서양 사람은 있나 몰라도 그 야무진 돌멩이를 때리게 되면 그 손끝으로 들어오는 모든 촉감이 강도가 높은 반응이라. 그게 뇌에 들어올 때 뇌에 있는 세포가 강도를 얻는 시간이 오는데, 그때에 뇌가 완전히 비었던 것이 조금씩 물이 차듯이 차요. 그래 그걸 한 20일, 30일 경험해 보니까 도움이 약간씩 되는 증거가 있어요.

그래서 오늘은 백날을 해본 경험인데, 백날 동안의 경험이 상당히 몸에 유리해요. 그래서 3층에서 내려다봐도 현기증이 안 나. 그 정도니까 좋다는 증거지? 그걸 몇십 년을 지속할 순 없고 자식들이 늙어 죽을 때까지 살겠다고 욕심은 안 부려요. 다만 10년이래도 지속하면 그거 좋을 거구나 하는 거. 영감들이 그거 해볼 필요 있는 건 80 후에 90 되면 골속이 다 말라붙는데 그거이 도움이 돼요. 내가 확실히 도움이 된 거이 백날의 경험을 얻었거든. 그러니 이제 앞으로 지속하면 몇 해까지 가서 끝난다는 건 말할 수 있을 거요. 그건 그때 봐야 알겠고.

내가 친한 친구가 요가(yoga)에 가서, 인도서 그 요가 가르치는 사람이 선생이 젊은 사람인데 30대인데, 그 80 늙은이들이 가서 아주 박살났거든. 그래서 전부 입원하고 있다 다 죽었는데, 내가 볼 때에 30대 젊은 사람 손끝으로 늙은이 뼈를 야물게 한다? 이게 얼마나 웃을 말이야. 30대 젊은이가 백 살도 안 됐는데 평생 경험인가? 이런 데 가서 늙은 사람들 뼈가 다 삭아서 석회질이 부서지는 때에 거기 가서 뼈를 야물게 한다고 하니 그게 웃지 않을 수 없는데, 그 사람들이 다 해(害) 보고 끝났어요.

앞일 말하면 비웃고 안 하면 원망

그 서울에 평화당 인쇄소라고 이근택이 있어요. 거 일본 때부터 나, 그 사람 잘 아는 영감이오. 그런데 거, 인수당 한의원이랑 상당수요. 여기에 그, 그전에 보사부 장관까지 하던 손씨가 있어요, 손 박사라고. 또 산부인과 유명한 김석환 박사도 있고. 그 영감들이 나를 안 간다고 원망을 해. 내가 가서 몸에 해로운 줄 아는데 갈까? 그 영감들이 가서 얼마 댕겨보고 모두 입원하고선 "아, 그 아무개 인산(仁山 : 김일훈 선생의 호)은 참으로 선견지명(先見之明)을 가졌는데 우리가 몰랐다" 그때야 와서 그 소릴 해요, 친구들이.

그러니 세상 일은 말을 하면 도리어 원망, 말을 안 하면 후회를 하게 돼 있어요. 그 모든 일이 전부 다 그런데, 6·25 때에도 왜 나를 원망한 사람 수가 많아요. 저 혼자 몰래 나가곤 하지, 말을 하지 않는다. 말을 하면 난 이북서 온 사람이야. 간첩으로 몰아세울 수도 있어요. 경찰 수준이 뭐, 석가모니인가? 그러니 말을 안 하면 또 말을 안 한다고 원망을 해.

그것이 언제고 현실이야. 그 당시나 오늘이나 현실인데, 지금도 이 서울은 위험하다, 바닥에 지금 화약이 몇 톤이 들어 있는지 모르지 않느냐? 그런 소릴 공공연하게 할 수 있을까? 건 언제고 안 돼요.

백성욱 박사가 내무장관만 되면 담판짓겠노라고 했는데 그 양반이 학술에 아주 밝아요. 학술에 밝기 때문에 그 양반은 6·25 나는 걸 학술로, 거 말하면 점서(占書)지, 추수(推數)니까. 알았던 건데. "나하고 거기에 대한 뒷받침할 수 있는 머리가 있으니 도와달라." "뒷받침은 할 수 있으나 도움은 안 됩니다." "거, 왜 그런 말 하느냐?" "백 박사는 나보다 나이 위니까 내가 선배 대접은 할 수 있으나, 거 안 될 걸 된다는 약속은 있을 수 없소." "거, 어찌 그렇소?" "만일 내무장관 되는 건 확정한다 할지라도 그날로 떨어질 이야긴 안 하는 게 좋을 거요." "거, 왜 떨어질까?" "프란체스카가 누군지 알아야 됩니다. 들어가 보시면 압니다."

"그러면 만일 내가 프란체스카나 이 박사가 우리 의견을 들어 가지고 준비한다면 준비할 자신은 있습니까?" "백 번 있어요." 탱크를 몰고 나옵니다, 이북선. 비행기도 거, 장난감 가지고 나오니까 스탈린이란 놈이 독일을 점령하고 전리품을 얻어놓고 사후처리가 너무 힘드니까 김일성일 불러다 그런 짓을 했는데, 그럼 여기에 있는 미국 물자, 다음에 여기서 생산되는 건 다 스탈린의 불로소득이니 그런 꾀를 부린 놈인데, 개인의 힘으로 세계의 강대국 아라사[러시아]를 뒤집은 놈인데, 그놈의 머릴 거 함부로 장악할 수 없소.

그러니 6·25 나는 건 확정적이지만 우리가 프란체스카 머리를 돌릴 순 없소. 그건 확실히 미국은 세계를 해방시킨 강대국이고, 핵으로 해방시켰는데, 핵을 보유하고 있는데 한국에 전란이 있을 수 있느냐 할 거니, 한국을 치고 들어오는 나라가 어디 있을 거냐? 건 상상도 못 할 말을 하면 우릴 개만치도 안 여기게 돼 있소. 그러니 그런 이야긴 꼭 한다면 지나보면 알 거요. 그래 가서 당하고 나와서 그 이후엔 나하고 자주 접촉이 없었어요. 그도 그다음엔 아주 들어앉아 버리고 말았지, 이런데.

원자병 약은 죽염과 마늘

세상 일이라는 건 학술 이야기는 어디까지나 학술에 기재(記載)된 것만 탐구하고 끝나지, 이 자연 전체에 있어서는 학술 가지곤 되잖아요. 이 모든 의학이 책으로만 본다면 오늘 화공약이 지금 어떤 형, 체질엔 어떤 조직을 이루고 있으니 그 사람은 몇 살쯤 되면 어떤 형(型 : 혈액형) 어떤 조직 속엔 암이 되느라.

그런데 지금 원자병이 전반 이젠 성해요. 내가 여러 사람을 보고 있는데 지금도 가끔 와요. 처음에는 몸속에 있는 지름이 몽땅 내의(內衣)로 옮아요, 노랗게 옮아요(분비물이 속옷에 묻어나옴). 옮다가 그것이 어느 한도 차게 되면 벌건 피로 변해요. 그다음엔 살 속에서 털구멍으로 피가 나와 가지고 옷이 전부 벌겋게 물들어요. 그런데 죽을 임박해서는 아무리 솜바지 저고리를 입어도 하루저녁에 안팎에 벌겋게 물들어요. 그게 죽을 때라.

그래서 내가 원자병으로 그걸 내 이야기 원자병이라고 합니다. 그건 모두 화공약으로 죽으니까. 원자병으로 죽는 사람 수효를 내가 많은 사람을 보는데, 내게 온 사람은 다른, 여기에 그 농약을 친 약(藥 : 농약을 치면서 재배한 약재) 가지고 산다곤 안 해요. 그걸 좀 보조할 수 있으니 지어다 먹고 마늘을 구워서 죽염을 찍어 먹는 건 배가 불러서 터지도록 먹지 말고 토하도록 먹지도 말고 먹을 수 있는 한도 내에서는 하루에 백 통이고 천 통이고 먹어내라. 어찌되나 보자.

그래 가지고 그 지금 몸에 노랗게 늘 나오던 사람이 이제는 붉은빛이 있습니다 해서 일러줬는데, 그 일러준 지 한 달이 안 됐는데 핏기운은 싹 멎었습니다. 거 죽염이 지혈 기운이 많으니. 그래서 핏기운은 멎고 지름은 아직도 멎지 않았습니다. 그래 조금 더 먹어봐라. 마늘 속에 있는 성분이 그 지름을 완전히 흡수하니라. 그래서 요 며칠 사이엔 소식 못 들었어요. 그러니 내가 볼 적에 자기 집에서 자기를 살릴 수 있는 약 있는데 왜 돈 주고 사먹느냐? 난 그걸 답답하게 생각해요.

화랑정신 물러가면 나라 기운다

그건 그렇고, 답답한 이야기가 또 있는데 뭐이냐? 우리가 잘하게 되면 천당 가고 못하면 지옥으로 가는데, 또 천당만 있느냐 하면 극락도 있어요. 거기도 지옥은 있어요. 그러니 극락 가고 지옥 가고 하는 걸 분명히 설(說)해 놓은 종교들이 있는 건 다 알 거고. 그런데 내게 와서 물으면 난 거기에 반대야. 거 왜 그러냐? 종교에 의사(意思)가 없어 반대가 아니라 그 종교를 믿을 수 없는 증거가 전부 있어요, 난 알고 있으니까. 건 뭐이냐?

김유신 장군 화랑정신은 당태종이 무서워해요. 그 신라의 화랑군은 천하에 막강한 군대인데, 우리가 화랑군을 무찌르면 우리 당나라가 위태하다. 그러니 소정방(蘇定方)이나 유인궤(劉仁軌) 보고 백제가 신라하고 통일이 됐으면 거기서 멎고 들어오라. 그래서 뭐 처녀 같은 걸 좀 데려갔겠지. 이렇게 되는데.

그 후에 원효대사가 부처님이 제일이다 하고 대자대비(大慈大悲)를 말씀하고 인연을 설(說)한 후에 우리나라 화랑정신이 스루스루 물러가더니 우리 조상에 경순대왕 할아버지가, 그 나이 어린 왕건(王建) 앞에 가 무릎 꿇은 일 있어요. 그게 뭐이냐? 대자대비에 기울어진 나라. 신라의 불교 전성 후에는 기울어지고 말았어.

그리고 그게 고려에 또 내려왔는데 상투 튼 할아버지들이 볼 때에 그걸 없애야겠다고 해서 없애놓고 상투 튼 할아버지들은 또 주자학을 연구해 가지고 주자는 조상의 유훈(遺訓)을 받들어라. 수택(手澤)이 상신(尙新)이라 해 가지고 아버지 살던 집은 다 썩어 넘어져도 고대로 짓고 살지, 더 잘 지으면 불효다. 또 아버지 먹던 음식보다 더 좋은 걸 먹어도 불효다[三年無改於父之道]. 그게 이조 5백 년에 남의 노예 되는 것밖에는 방법이 없어요.

국민 전체가 남의 나라의 군인이 들어오면 학살이나 당하고 남의 나라에서 항복하라면 항복이나 하고, 그래서 노예생활 해야 되는데. 나도 거기에 되게 당한 사람이지만 선배들은 억울하게 죽어갔고, 되게 당하고 죽은 사람이 원래 많고.

그래서 난 화랑정신이 물러가고 당하는 걸 내 눈으로 보았기 때문에, 난 종교를 찬성하지 않아. 그건 반드시 병인양난(丙寅洋亂)을 봐도 불란서 선교사가 "우리나라의 종교를 깊이 심어놓으면 그놈들은 우리 노예다. 그 땅은 우리 땅이다" 이게 어떻게 되나? 결국에 아라사[러시아]가 먹을라고 하다가 일·노전(日露戰)에 패하고 왜놈이 먹고 말았는데. 그러면 이건 죽은 소고기라. 늑대고 여우고 아무나 뜯어 먹게 매련이라. 그런 짓을 하는 영감들이 누구냐 그거야. 그 우리 조상이다 이거야.

종교의 힘으로 세상 구할 수 없다

그리고 종교가 도대체, 그렇게 하는 종교를 그걸 꼭 믿어야 되느냐? 그걸 오늘까지 믿고 있다. 오늘은 더 성하면 안 될 거이 성한다. 거 왜 그러냐? 세계의 강대국이라고 큰소리하는 아라사가 천주교와 기독교로 망했는데, 것도 개인 스탈린 몇 사람 힘으로 뒤집는다. 그래서 나 20 시절에 소련 말도 제대로 못 하고 더러 알아듣는 정도로 배워 가지고 들어가 댕기며 세밀히 알아보니, 꼭대기는 천주교가 일색인데 공후백자남[公侯伯子男 : 공작·후작 등 귀족]이 전부 천주교인이야.

또 황제·황후·황태자·황태자비가 전부 천주교의 골신자야. 이러고. 바닥은 전부 기독교인들이고. 기독교의 선교사들이 가서 모두 행세하는데 그 단체에서 1년에 들어온 돈이 상당한 선거자금이야. 공작자금이지 선거자금이 아니라. 그래서 전도비가 그렇게 들어오는데.

그러면 그 돈을 가지고 결국에는 아라사를 다 손에 쥐었는데. 거기에 기독교인들이, 선교사 기독교인들이 그 농장을 설(設 : 설치하고, 차리고)하고 인부를 부리던 이야길 들어보면 피눈물이 날 정도로 인부를 가혹하게 했어. 거기서 모두 돌아선 거라. 절 땅은 전부 그 사람들 수중으로 돌아왔고 그리고 중은 갈 데 없어 거기 가서 지게 지고 밥 벌어먹는데, 한이 맺힌 사람들을 스탈린이 나와 가지고 이용해서 고런 조그만 지역부터 들고 일어나 가지고 필경(畢竟)에 황실을 점령하고 말았는데.

그 당시에 아라사에 투하체프스키 원수라고 있어요. 그자 일당을 묶어서 학살할 적에 흑룡강가에서 사흘간의 학살이 7백만, 이 히틀러가 아이히만 시켜 가지고 유대인 학살이 6백만, 그럼 그보다 수가 많다 이거라.

그러면 종교의 힘이 신의 가호인데 신의 가호가 분명하면 스탈린 일파가 행복하게 살다 죽느냐? 저주받을 게다. 그런데 광복 후에 이북에서 당하는 건, 김일성이 일파가 나와서, 당했는데 오늘까지 김일성인 살아 있다? 또 모택동이나 스탈린 행복하게 살다 죽었다? 그러면 김일성이 오늘까지 행복하게 살고 있다? 그 종교의 힘이 도시[도대체] 어디 있느냐 이거야.

그래도 한경직(韓景職 : 영락교회 원로목사)인 이북서 도망질해 넘어와서 김일성이 손엔 안 죽었는데 강양욱인 돌아서서 안 죽었고. 이런데. 넘어서 그때를 회상하면 마음에 소름이 칠 텐데, 기독교를 믿어야 산다고 하는 말을 그 입으로 해. 내가 그 사람 볼 적에 좀 뭐이 잘못된 사람이라고 봐요. 쓸개 어디가 뭐이 좀 잘못됐어, 이러니.

이것이 종교의 힘이라면 그 힘을 어떻게 바라고 믿어야 되느냐? 김유신 장군의 화랑정신은 삼국통일하고도 천하의 강국인 당나라가, 당태종이 그 강병을 천하강병이라고 건드리지 않고 말았으니. 당신이 그 막강한 강병을 건드리고 당신도 망하면 양실(兩失)이라, 신라도 망하고 당나라도 망하는 거라. 그러니 신라를 살리면 당나라도 산다 이거라. 그런 사람들 머리는 지금 고르바초프가 하는 듯이 그 비슷합디다.

그러면 종교에 대해서 나는 불신하는 게 아니라 그 모든 사실을 알아보고 마음이 내키지 않아서 평생 종교라는 건 내가 믿어본 적이 없어요. 그런데 마누란 기독교를 40년 이상을 믿어. 그래서 집사까지 했지, 감투를 썼어요. 난 평생 반장을 못 해서 감투가 없는데 마누란 감투를 썼어요, 그 덕분에, 이러고.

딸년 하나는 이제 기독교의 진실한 신자인데 전도사가 됐어요. 신학대학 나와 가지고. 전도사도 상당히 대우받는 전도사야. 그래도 날 보고 기독교 믿으라는 말은 못 해요, 이러니. 집안도 자기 마음 내키는 대로 모두 가는데 그렇지만 아들들은 기독교에 못 들어가요.

왜 그러냐? 조상을 모셔야 하는 아들이 기독교에 들어간다면 그 집안 조상 모실 때에 늘 이론이 분분하고 반대세력이 생기면 그게 커지는 날은 큰일이야. 그래서 내 앞에선 죽기 전에 아들 손자, 남자들은 기독교를 절대 못 믿게 해요. 그런데 딸은 왜 믿게 하느냐? 그거이 남이 볼 적에 날 나쁘다고 보지. 그건 아부지를 배신하고 떠날 마음이 있는 애들이라.

내가 못 믿게 해도 저희끼리 은근히, 너 마(魔)에 걸렸으니 마에 굴(屈)하진 말아라 하는 사람들끼리 그놈들한텐 내가 마라. 마에 걸렸다고 저희끼리 그러니. 마에 굴하지 말라고 하는데 내가 단속할 생각이 없는 이유가 그거라. 그래서 나를 이기고 너 세상만 잘살면 된다. 건 나가서 기히 배신하고 갈 놈을 제 세상이나 행복하면 되지, 그걸 기어코 내리누를 생각은 없었어요.

보이지 않는 귀신세계의 비밀

그래서 종교에 대한 세상은 참으로 복잡한데 거기에 세밀한 세칙을 말하면 너무 혹평이 됩니다. 혹평은 안 해요. 지금도 혹평에 가차운데, 그건 뭐이냐? 귀신세계를 이야기하는데 귀신의 중량을 나는 세밀히 알아요. 1g짜리 귀신이 누구냐? 2g에서 1만g짜리 귀신은 누구냐? 거, 사람이 가다가 몸이 오싹하는 때에는 건 좋지 못한 신이 지나간 때고, 또 발길이 무겁고 몸이 묵직하고 피곤이 들어오면서 이상 오는 때가 건 큰 신이 지나가는 때고, 공간에 가끔 그런 일 있어요, 그런 일 있는데.

그 신의 중량이 왜 1g이라고 표현할 수 있느냐? 1g이 못 되는 귀신도 있어요. 그거 저 무당들이 잡아서 병에다 집어넣는 건 1g이 못 되는 쪼끄맹이들이야[조그만 것들이야]. 것도 귀신이라, 이런데.

이 배암[뱀]이 같은 데 가서 태어나는 귀신은 사실 그램(g) 수도 제대로 못 가요. 그런 수를 나는 많이 보고 있는데. 그러면 사람의 영혼이 배암이한테 간다? 건 있을 수 없는 말인데 있어요. 내가 그걸 어느 지역이라 제대로 말하진 않아도 내가 아는 사람 보고, "너 저거 누구 죽은 귀신이라고 내가 하면 니가 알겠느냐? 저걸 한번 가서 죽여라. 그럼 안다" "걸 어떻게 죽이느냐?" "상관없다. 아무리 여긴 절이래도 저런 건 죽여 가지고, 저 탈을 쓰게 되면 일입풍도(一入風刀)에 갱불환도(更不還道)라. 저거 언제 사람으로 올 시간 있느냐? 그럼 모든 인연이 끊어지고 저건 다시 인간으로 오지 못하는 날이 오는 수 있다. 그래 저거 지금 죽이면 된다. 얼른 가 죽여라" 그래 죽였다고 하니까 "죽였으면 너, 눈을 감았느냐 떴느냐?" "배암이 어떻게 눈을 감고 죽겠습니까?" "글쎄 보아라" "이거 감고 죽었습니다" "그럼 그 입을 벌리고 봐라. 혀끝이 갈라졌느냐?" "갈라지지 않았습니다" "너 그거 고아 먹으면 즉사한다" 거 영독(靈毒)이라는 걸 말하는 거다.

소도 눈을 감고 죽은 소를 말하지 않아 그러지 그 소고기 먹은 사람들은 대개 육체(肉滯)에 걸리지 않으면 육독(肉毒)에 걸려 가지고 고생한다. 이 잔칫집에 가 돼지고기 먹고 고생하고 죽고 하는 거이 전부 그 육독에 걸린 거다. 그 돼진 눈 감고 죽은 돼지다. "뭐이고 전부가 그러니 너 그게 누구 죽은 거라고 내가 일러주면 너 이젠 믿겠느냐?" "믿습니다." "거 아무가 죽은 거다."

종교는 자기 신(神)이, 그램(g) 수도 못 가게, 조금 잘못되면 벌 받는다, 착해야 된다. 그래 가지고 자기가 하고 싶은 일도 남을 해치지 않을라고 안 한다, 또 죽여야 될 놈의 인간도 안 죽인다, 그러면 그게 뭐이 되느냐? 신이 그만침 중량을 잃어버린다, 그만침 약화된다. 완전히 약화되면 환도하지 못한다. 사람으로 올라면 중량이 있다. 중량에 미달이 되면 사람으론 못 온다.

종교의 공포심 조장이 인간의 앞길 막는다

그래서 환도하지 못하기 때문에 그건 결국 그런 데로 들어가고 만다. 그러니 토끼 죽은 귀신이 호랭이 새끼 되는 법은 없다. 개 죽은 귀신도 호랭이 되는 법은 없다. 노루 죽은 귀신이 사자 되겠느냐? 건 노루 죽은 귀신은 사자 근처에 가면 다 벌써 삭아 없어진다, 환도할 수 있는 힘이 있느냐?

그러면 이 신의 중량은 1천층 9만층이다, 9만층으로 나뉜 건데. 가상 항우(項羽) 죽은 귀신 같은 건 그램(g)에도 못 가는 귀신 될 순 없지 않으냐? 관운장 같은 죽은 귀신은 사람을 댕기며 죽이는데 얼마나 중량이 무서우면 거기에 그렇게 피해를 보느냐? 사자 죽은 귀신이 개에게 태어날 수 없다. 개에게 들어오면 개는 벌써 죽었다. 호랭이도 그런다. 그러면 그런 위대한 신은 그 중량에 막중한 중량을 가지고 있고 막중한 힘을 가지고 있다. 막강한 힘에 막중한 중량, 그게 뭐이냐?

바람이 오는데 바람에 대한 중량이 없다고 보면 없지만 있는 거다. 건 왜 그러냐? 가상 태풍이 들어오는데 태풍을 묶어놓고 보면 중량이 있다. 청풍(淸風)이 들어오는데 청풍을 묶어놓고 보면 중량이 아주 없다시피 된다. 맑은 바람엔 중량이 없다. 그러면 모든 맑은 기운이 중량이 적으면서 맑은 기운 속엔 상서(祥瑞)도 있고 길한 기운이 있다.

그래서 그 기운이 모이게 되면 상서라고 하는데, 그러면 그 맑은 기운이 중량을 얻을 때에는 천하영웅 아니면 대성자(大聖者)가 된다. 흐린 기운이 중량을 얻을 때에는 이무기 같은 독물(毒物)이 나온다. 그러지 않으면 악(惡)한 사람이 나온다.

악한 사람들은 그 흐린 기운의 중량을 따라서 이뤄지기 때문에 그자는 나오면 평생 나쁜 짓을 하지, 좋은 일은 안 하니라. 맑은 기운이 중량을 얻어 나오면 평생에 좋은 일 하다 가지, 나쁜 일은 안 하니라. 그래서 천

851

성(天性)은 난개(難改)라고 하는데, 그 귀신세계에 들어가게 되면 무게이 가[무거운 게] 성신(聖神)이고 가벼운 건 성신이 될 수 없다.

그래서 내가 병에다가 잡아넣는 걸 저런 조그만 귀신들이 댕기며 작해 (作害)하는 일이 있지, 없는 거 아니다. 그걸 파내 가지고 장난하다가 귀신동토 만난 일을 내가 많이 보았어요. 옛날엔 그 경(經: 판수가 읽어서 귀신을 쫓는 경을 뜻함)을 일르고[읽고] 무당이 굿을 하고 이런 일 있어요. 지금은 그게 별로 없지만 아직도 산간지대엔 있을 거요.

그래서 내가 엉터리 세상을 살면서 많은 경험 속에, 지금 정신이 흐려가지고 그 세칙에 들어가선 말하지 않아요, 일절. 세칙에 들어가 말하면 혹평이 돼요. 심한 평을 할 수 있어요. 건 눈으로 본 거니까, 이런데. 그래서 이 귀신의 세계를 화랑정신 가진 사람들은 무거운 중량을 가진 신이라. 건 죽으면 짐승한테 태어나지 않아요. 그러면 도(道)라는 게 뭐이냐?

자기 신의 중량을 얻어 가지고 위대한 인물로 태어나는데, 그 중량을 공포심을 주어 가지고 노루, 토끼처럼 발발 떨다가 솔개미고 매고 뭐 늑대고 개고 다 잡아먹게 되니, 그렇게 되면 그놈의 신은 없어지고 마는 거라. 그러면 사람을 그렇게 공포심을 가지게 하고 대인군자가 못 되게 만드는 세상의 교(敎)라고 한다면 건 있을 수 없다.

교라는 건 쪼끔 잘못하면 벌 받는다. 뭐 지옥으로 간다, 이런 이야긴 있을 수 없고. 또 천당 가는 것도 착해야 천당 간다, 착해야 천당 가게 되면 만고에 저 악한 사람들이 천하영웅 대복(大福) 받는데 금생에 오면 다 복 받는 자들이 착하지 못한 자의 영혼이라. 그 증거는 많이 있어요.

강한 자의 길은 있으나 약한 자의 길은 없다

지네가 죽은 후신(後身) 이괄(李适)이도 대리왕(代理王 : 반란을 일으켜 일시 왕을 대리하여 왕 노릇 한 사실을 뜻하는 말)까지 해먹어요. 얼마나 반정공신(反正功臣)으로 대우받던 인물이며, 또 허 정승의 아들 허견(許堅)이도 천 년 묵은 독사 후신인데, 그런데 그들이 어떻게 사람을 그렇게 많이 잡아먹고 죽었는데, 지옥이 없고, 종교에만 지옥 있느냐? 이게 있을 수 있어요? 옛날에 동탁(董卓)이도 그런 이무기 후신인데 동탁이 나서 별 못된 짓 다 해도 그런 인간들은 또 죽으면 또 그런 인간이 돼 와요.

그러니 많은 일을 볼 때에 천하에 못된 짓 한 놈이 또 와서 천하의 갑부 되고 거물이 되는 일이 많아. 호랭이 같은 건 만날 노루, 돼지, 사슴 잡아먹는 놈이 사람으로 오게 되면 천하영웅 되고 일국의 갑부 되고, 사자는 더하고. 내가 늘 말하지만 지금 록펠러의 할아버지, 1세 록펠러는 내가 열댓 시절에 그가 벌써 한 50 됐어. 그때에 천하의 갑부라.

그런데 사진 놓고 가만히 봐도 사자, 루스벨트 모양으로 사자같이 되고. 그런데 그는 천하의 갑부야. 그리고 그 후손이, 록펠러(Nelson Rockfeller)는 부통령까지 했어. 그 재산이 지금도 오고, 이러니.

내가 볼 적에 상고(上古)의 일을 미루어보면 교를 믿는 사람들 후에 되는 건 없고 그런 사람들은 호랭이나 사자나 천하의 거물 노릇 하던 사람들은 뒤에 없어지는 예가 별로 없어요. 다 거물로 다시 나오지, 이러니. 환도하는 길이 뭐냐? 강한 자의 길을 환도하는 길이라고 하는 거. 강한 자는 그 힘이 길이야. 강한 자의 힘은 길이고 약한 자의 힘은 길이 없어요. 건 없어지고 마는 거. 그러게 일입풍도(一入風刀)에 갱불환도(更不還道), 풍도에 들어가 놓으면 헛거야. 구렁이나 돼 가지고 천 년 이상을 땅 속에서 못 나오면 그 신세 어찌될 건가?

그런 일이 있어요. 내가 어느 지역에서 수백, 수천을 보았기 때문에 그 배암이 많은 데 있어요. 그 배암이 굴이라고 또 따로 있고. 그리고 산속에 들어가 배암이를 볼 적에 사시(巳時)에 죽이면 그 11시야. 사시에 배암이를 죽이면 그날 배암이 때문에 채약(採藥)도 못 하는 일이 있어요. 그걸 경험해 보면 틀림없이 있어요. 산속에 들어가 11시에 배암이를 죽여보면 알아요, 이러니.

그런 일이 세상에 있기 때문에 신(神)의 세계에 들어가서는 힘이 필요해. 힘이 뭐이냐? 담력이야. 담력을 키워 가지고 천하의 막강한 힘을 가지면 그 사람은 타락되질 않아요. 그래서 독일 같은 저런 인간들은 사람을 많이 죽인 인간들인데. 꼭, 영국이 그래요.

인도를 밟아 치울 때 전 세계 식민지를 많이 가지고 있을 때 얼마나 무서운 잔인한 짓을 했을까? 그래 재산 싹 거둬가고 보물을 싹 거둬가고. 우리나라의 보물은 중국에서 조금 가져가고 일본이 싹 쓸어가고. 일본사람은 지금도 강해. 세계의 강대국이 될 수 있어요, 경제대국이지.

화랑정신 앞세우면 武運長久

그러니 일본놈들은 임란 때에 우리나라에 와서 학살이 잔인무도해. 그 자들은 왜 벌을 받지 않고 내내 그렇게 승승장구하나? 그 사람들 말이 무운장구(武運長久)야. 무운장구라고 했지, 대자대비장구라는 건 없어요. 어느 나라고, 독일이고 영국이고 무사도(武士道)에 들어가서 강대국이 됐지, 대자대비하고 강대국이, 인도가 지금 된 게 꼴이 뭐요? 태국이나 월남이나 버마나 모두 돼 가는 걸 눈으로 볼 거요.

그래서 나는 신라에서 화랑정신 물러가면서 당하는 걸 역사가 있어서 눈으로 역사를 보는 거. 오늘까지 우리는 이렇게까지 약화시켜 가지고 우리 민족은 강대국에는 벌벌 떨고 저희끼리 조금만 약한 놈은 공연히 잡아먹어. 그게 지금 우리나라 현실이라. 이래서 '도'라는 건 뭐이냐? 도라는 건 자연의 힘이 나인데, 내가 자연의 힘인데, 자연의 힘은 내 거라. 내가 강한 정신, 강한 마음, 강한 체력을 얻어놓으면 힘이 체력이야.

강한 정신과 강한 마음은 강한 체력을 얻게 돼 있어요. 강한 체력을 얻어놓게 되면 약자 될 수 없지 않소? 남한테 머리 숙이고 벌벌 떨까? 태권도가 좋으나 그건 화랑정신을 앞세우면서 태권도를 가르치면 그것도 무사도의 하나라. 이래서 화랑정신을 앞세우는 세상엔 반드시 무운장구가 있어요. 왜놈들이 임란 때부터 그런 정신을 오늘까지 가지고 있어. 독일이나 영국이나 불란서 강대국은 다 그런 정신이 있지, 없는 건 아닌데. 아, 우리는 지옥 간다고 떨고 또 죄받는다고 떨고 떨다가 볼일 못 보는데 강대국은커녕 옳게 살지도 못할 거요.

지금 우리가 돈이 좀 있다고 소련놈들도 살살 꼬여서 창자까지 다 뽑아갈 거니, 거 그렇게 하고 끝장까지 견뎌낼 수 있느냐 하면, 없어요. 우리가 뒷받침은 화랑정신 가지고 무사도가 천하의 강국이면 뒷받침이 돼요. 지금 텅텅 빈 속에 큰소리 무슨 일 있어요. 남의 꼬임에 빠져서 남의 밥으로 끝날 거니까. 그거이 이조 5백 년이 합방될 때에도 전 세계가 와서 먹으라고 죽은 소고기니까, 어느 나라고 제 거라. 그래 모두 먹을라고 불란서 선교사도 오고 병인양란 나고 하는데, 결국에 일본놈이 아라사를 물리친 후에 일본 거 되고 말았어요.

중국도 그 당시에 원래 크니까 전 세계가 서로 먹을라고 꾀어 들다가 조차지(租借地)로 끝났지. 완전히 다 먹은 나라는 없어요. 우린 너무 작으니까 손바닥 끝에서 그만 홀랑 해버려. 앞으로도 이런 세상이 온다면 있을 수 없기 때문에 난 김유신 장군의 화랑정신이 있는데 우린 이렇게까지 끝장을 볼 거냐? 종교의 허구성을 알고도 앞으로 또 그렇게 없어지는 날이 와야 되겠느냐?

난 없어지는 날을 고대하다시피 '천당 간다, 극락 간다'는 내 마음에 쾌하지 않아요. 난 그런 불쾌한 생각을 하고 있기 때문에 어디 가도 인간대우는 안 받아. 인간대우 받을 만한 인간이 못 돼. 후손들은 이런 인간들이 되지 말라, 난 그거요.

내가 지금 하는 이야기 너무 지나친 것 같구먼. 자, 이젠 뭐 그렇게 더 할 이야기는 건강을 앞세워달라. 건강 앞세울 적엔 정신과 마음과 체력을 삼위일체(三位一體)로 합성하도록 노력해 달라 그겁니다. 자, 이만 실례하겠어요.

〈제7회 특별강연회 녹음 全文 : 1990. 11. 10〉

/제26장/

胃·肺의 良藥
무·배추엿

무·배추로 神藥 만드는 법

　여러분은 바쁘신 양반들인데도 불구하고 이렇게 왕림하시니 그저 감사의 뜻만 표할 뿐이올시다. 오늘 이야기할 것은 물하고 불의 힘으로 지상 생물이 생겨나고 살아가고 그 힘의 비밀이 뭐이었느냐? 그 힘의 비밀을 자세히 얘기할라면 며칠 해도 못다 하니까 요약해서 요긴한 부분만 얘기 드릴 거고.
　그전에 답답하고 우울한 마음 하나 있는데 그거이 혹 여러분에도 도움이 되면 다행한 일이기 때문에 그 이야기를, 우선 답답한 심정만 한마디 하고 그러고 이야기할 겁니다. 답답한 심정은 뭐이냐?
　내가 광복 후에 자유당 시절에 밭에서 무, 배추가 썩는다? 우린 죽을 악을 쓰면서 없는 돈 들여서 걸궈 가지고[비료를 쳐서] 가꿨는데, 그걸 밭에서 썩혀야 되니 그때에도 물론 답답했고, 그 후에 공화당 시절에도 있었고 민정당 시절에도 있었어요. 그건 뭐이냐?

이, 한 6~7년 전에 우연히 시장에 나갔더니 경운기에다 무를 아주 좋은 놈을 골라서 하나를 잔뜩 싣고 와서 청소부가 싣고 나가라고 쫓는 바람에 그 젊은 사람은 총각이라, 사정사정해. "나는 집에 한 푼 돈 될 거 없고 아무 날 장가가는데 나를 부주[부조]하는 셈 치고 이거라도 좀 팔게 놔두시오" 하니 "너 같은 놈의 새끼들 때문에 부려놓고 달아나곤 해서 골탕먹는 건 우리 청소부다. 그러니 우리를 도와주는 셈 치고 싣고 가라."

그래서 실갱이하는데 나도 자식 있는 인간으로서 장가갈 적에 한 푼도 도움이 되는 돈 될 거이 없어서 싣고 왔으니 도와달라고 하는 걸 그 무참하게 쫓아낸다? 그래서 "자네 어느 동네에 사느냐?" 하니 "아무데 삽니다" "그래 알겠다. 이거 지금 시세 얼마나 가느냐?" "거 암만이 갑니다" "내가 조금 더 주지. 내가 부주를 하는 셈 치고 좀 더 줄 테니까, 저 멀리까지 실어다 주겠느냐?" "아무 데도 싣고 갑니다" 그거야.

그래 "그 차삯까지 넉넉히 줄 테니 거까지 실어다 달라" 그래 실어다 놓구서 모든 도구를 사 가지고 그 애 보고, 한 여러 경운기 더 있대. "다 실어온나[실어오너라] 내가 쓸모가 있어 그렇다." "그래 할아버지, 이거 김치 담그실 겁니까?" 하기에 "내야 김치를 담그든지 썩혀 내버리든지 내 일이니 넌 네 일만 가서 해라. 시키는 대로 실어와" 그래 실어왔어요.

그래서 마누라를 시켜서 동네 부인들 얻어 가지고 그 무엇을 달입니다. 그 엿을 달여 가지고 해수나 천식이나 결핵이나 폐암이나 다 좋아. 그러고 소화 잘 되고 잠이 잘 오고. 그래 좋은데. 그걸 가지고 그 많은 무, 배추 썩는 걸 도와줄 힘은 없고 세상은 나하고 거리가 머니까. 나하고 정치는 또 거리가 멀고. 그래서 실험해 보니 그렇게 좋은데. 지금도 무엇이 좋다는 사람은 많아요. 먹어본 사람들이, 이런데.

금년에도 뭐, 배추를 실어다 뭐, 어떻게 처분하겠다고 하는 소리 들려요, 방송을 들어보니까. 그거이 내가 광복 후에 겪는데 열 차례나 넘어요. 이게 있을 수 없구나, 생각이 들어가서 혹여 배추를 버리든지 무를 버릴 사람이 있으면 연락해서 엿이라도 고아두고 시장에 갖다가 팔게 하지 않으면 이웃과 나눠 먹어도 거, 사람한테는 그렇게 좋다 하는 이야길 하는 건데.

배추하고 무하고 같은 백 근이라면 무에 있는 성분보다 배추에 있는 성분은 아주 약해요. 약한 반면에 뭐이 있느냐? 상당히 천식에 좋아요. 어린 애기들 폐가 든든해지는 데 좋고. 그걸 어떻게 증거할 수 있느냐?

옛날엔 배추가 당종(唐種)이라고 하는데 뿌럭지가 굵어요. 그 배추 뿌럭지[뿌리]를 오래 고아 가지고 수수쌀이나 좀 두고서 엿을 달입니다. 그래 수수쌀 두는 데는 거기에 백개자(白芥子)나 살구씨나 이런 걸 잘 볶아 가지고 둡니다. 분말해 두고서 엿을 고는데, 그걸 내가 어려서 많은 엿 가지고 도움을 본 사람이 있어요.

그러면 그 배추 뿌럭지에 그렇게 좋은 약성이 있는데 지금 배추는 뿌럭지가 없어요. 뿌럭지가 없으면 그 대신으로 잎사귀에 가도 갔을 거요. 그러면 옛날 당종은 뿌럭지가 크니까 뿌럭지에만 성분이 모여 있는데 지금 개량종은 몸뗴기가 크니까 몸뗴기에 있어도 있을 거요.

그래서 옛날 토종돼지는 근수가 안 나가도 약성은 더 좋고 지금 돼지는 근수가 많이 나가도 약성이 좀 약하지만 돼지는 돼지일 거요. 그 성분을 분석하면 돼지에 해당되는 성분이 있지, 소에 해당되는 성분이 있는 건 아니라.

그럼 배추에 무 성분이 있을 순 없어. 배추 성분은 있을 게니까 뿌럭지에서 모이는 성분은 잎사구에 가 있어도 있을 거요.

그래서 그 배추에 100근, 무 100근에다가 생강 30근에 마늘 30근, 또 백개자라는 건 무씨인데, 저 배추씨인가 이런데, 겨자인인데. 그 백개자서 근 반을 곱게 볶고 세상 일은 공들여야 되니까. 또 행인(杏仁)은 살구씨인데 깝데기를 슬쩍 벗기고서 잘 볶아 가지고 분말하고, 그러면 겨자 분말, 행인 분말, 그러고 거기에 산대추라고 산조인(酸棗仁)이 있어요. 그 진짜 좋은 거 아니래도 엿 달이는 덴 쓸 수밖에 없어요.

  그 산조인 서 근 반도 좀 검게 볶아야 돼요. 거 사람한테 도움이 돼요. 그래서 서 근 반을 분말하고. 그렇게 하고서, 거기에다가 공사인(貢砂仁)을 또 볶아서 분말하면, 다 서 근 반씩인데 그건 위장에 도움이 되기 위해서 하는 건데. 그렇게 해 가지고 겨자하고 행인은 여러 가지 소화제도 되고 가래가 잘 삭고 또 늑막염에도 말이 좋다고 하는 거고 나도 좋아진 걸 봤고.

  그다음에 산대추, 산조인이라는 건 생것은 잠이 안 오는 약이고 잘 볶아서, 검게 볶으면 잠이 잘 오는 약인데 건 신경안정 되니까 잠이 와요. 그래 잘 볶으면 신경안정제라. 여기 양약(洋藥)의 신경안정제는 상당히 위를 깎으나, 이 산조인의 신경안정제는 상당히 위(胃)를 보(補)하면서 안정되고, 공사인은 위를 돕는 소화제고.

  이렇게 해서 이걸 한데 두고 엿을 달이면 이 공사인은 배추의 성분을 도와서 소화제가 되고, 산조인도 무의 성분을 도와서 신경안정제가 되는데. 그다음에 백개자하고 행인은 무를 도와 가지고 상당히 폐도 좋아지고 위도 좋아져요. 이러며 이런 걸 엿을 달여두고 이웃과 비싸지 않은 돈 들여서 나눠 먹으면 이것은 참으로 좋은데, '폐물이용'이라는 말 있는데 이거요.

  이러면 배추를 정부에서 돈을 주고 사서 실어다 버린다? 그거 폐기처분하는 걸 정부에서 기히 폐기처분할 거면 정부에다 전화 걸어 가지고 농림부 장관이나 어느 장관한테 전화 걸어서 거 우리가 버리면 이용할 테니 기히 버릴 거면 우리한테 버려달라 하면 실어다 버릴 수도 있을 거요. 한 번 그렇게 사정해 가지고 많은 엿을 고아놓고 이웃에서 먹어보고 좋으면 다른 데서도 많은 사람이 도움이 될 거니까 내 생각은 돈 주고 사서 버리는 거 어느 동네에서고 우리 동네에다 좀 버려달라 하면, 거 엿 달여두고 많은 사람이 좋아질 건데.

저 먹긴 싫고 개 주기도 싫고. 버린다는 소린, 건 옛날 이야기인데. 아마 정부에서 그렇게 난(難)하면 실어다 줄지 모르지 않겠어요? 난 잠꼬대가 아니고 실어다 버린다는 소릴 듣고 하는 말인데. 기히 버릴 거라면 거 엿을 달여 가지고 많은 사람이 도움을 받을 건데, 거 얼마나 좋은 엿이 나오는데 그런 재료를 버려야 되느냐 이거야.

그래서 그건 연결이 되는 분들은 촌에다 연락해 가지고 농림부 장관 시켜서 우리 집에 갖다버려라 하면 또 버릴지도 몰라요. 그렇게 해 가지고 엿을 달이도록 한번 해보시오. 상당히 신비스러운 위장약이며 폐병약인데 애기들이 먹으면 그렇게 건강에 도움이 되고 어른도 도움이 되고 늙은이는 숨찬 해수가 물러가는데.

거 늙은이는 숨찬 해수가 물러가고 어린 애기들이 폐가 든든하고 결핵이 없어지고, 그렇게 좋은 우리나라의 약물을 폐기처분한다니 내가 듣는덴 그전엔 밭에다 버렸으니 내가 아무 소리도 안 했는데. 기히 돈 주고 사서 실어다 버릴진대, 달라는 사람은 실어다 주면 좋은 약물, 좋은 양식 거 얼마나 좋을 거요? 것도 먹으면 양식의 하나인데, 좋은 약물이 되고 양식이 되고. 그래서 거기에 마늘하고 성분을 죄다 설명한다면 그 약성가(藥性歌)를 외우는 거니까 안 되고, 배추도 그렇고. 그래 대략 좋다는 이야기만 하는 겁니다. 그렇고.

鹽性과 분자세계 생성의 비밀

또 물하고 불에 대한 이야기를 이제 시작인데. 물은 뭐이냐? 세상이 다 아는 게 물이오. 물이라는 건 우리가 보는 물은 물 '수'(水)자, 형이라는 '형'(形)자 수형(水形), 수형은 물이고. 또 수정체(水精體)는 소금인데 수정체는 소금이오. 또 소금엔 지구상의 온갖 불순물이 다 모아들었지만 거기엔 신비한 핵(核)이 들어 있어요.

그러면 수정체에서 변하는 건 도수라는 '도'(度)자의 염도(鹽度), 염도에 들어가 놓으면 염도라는 건 상당히 신비한 핵이 들어 있어요. 건 소금 속에서 나오는 핵이 있는데. 그 핵은 우리가 모든 동물이 사는데 뼈가 그건데, 뼈가 이뤄지는 핵이 염도라. 염도의 힘으로 뼈가 이뤄져요.

그리고 염도의 변화는 뭐냐? 짤 '함'(鹹)자 함성(鹹性). 함성은 뭐이냐? 공기 중의 산소, 산소의 모체가 함성. 함성의 힘으로 산소는 분자세계를 이루고 있다. 그러면 그 분자세계를 이루는 산소의 모체는 뭐이냐? 염도. 그러면 함성과 염도, 이것은 하나이 둘 돼 나오는 이야긴데. 그 염도라는 속에는 뼈의 석회질이 굳어지는 백금 성분(百金成分)이 들어 있는데, 이거이 신비의 세계를 이루는 데 요소라.

그래서 염도의 부족처가 이 모든 공해를 처리할 수 없어서 암(癌)이 오기로 되어 있다. 그러면 세계적으로 암이 많기는 40대에 죽는 생명이 한국이 최고고, 암이 많기는 식구가 많지 않은 데서 숫자가 세계적으로 최고로 가는데. 또 거기서 골속에 냉수 들어간 의학박사가 세계적으로 최고 많아. 이건 완전한 뇌수 가지곤 그런 박사가 나올 수 없어. 짜게 먹으면 암이 생긴다고 하고, 저희가 짜게 먹고 얼마나 건강하냐 하는 걸 세상에 알려 보이면 좋은데, 날 짜게 먹는다고 걱정하는 의학박사는 지금 하나도 없어요. 다 죽었어요.

그걸 볼 적에 20년 된 사람 10년 된 사람인데 나보다도 더 아는 사람이 어찌 가족을 그렇게 구할 힘이 없느냐? 가족을 구할 힘이 없는 사람이 지구의 가족을 구할 순 있느냐? 이것이 수수께끼의 하나라. 소금 먹으면 못쓴다는 사람이오. 그런 사람이 전반적이지, 이런데.

그러면 이 수성 분야에 들어가서 요건 시초(始初)의 이야기고 이거이 합성비례가 화성(火性) 분야에 들어가서 나오는데. 불이란 자체는 화형(火形)이고 불에 귀신 '신'(神)자 쓰는 화신체(火神體)가 나오는데 화신체는 뭐이냐? 땅속의 휘발유나 지상의 모든 기름이 이거 화신체인데, 휘발유라는 건 뭐이냐?

불이, 땅 위에 불기운이 올라와 가지고 물속으로 들어가서 광석물을 통과할 적엔 석유라는 기름으로 변하고. 또 황토흙에 스며들어 가지고 황토흙 속에서 풀뿌리나 나무뿌리로 흡수된 때에는 참지름이나, 나무에는 제일 기름이 많고 아주 맛이 좋은 나무가 뭐이냐? 깨금나무라고도 하고 개암나무라고도 하는데 그놈을 까서 먹으면 생놈도 아주 달고 그걸 많이 까서 볶아서 먹으면 굉장히 달고, 산조인보다 더 달아요.

그리고 그건 기름이 산조인보다 더 많아요. 기름을 짜면 참지름하곤 틀려요. 나무에서 얻은 기름으론 최고의 맛이 있는데, 그거이 불란서 깨금은 갖다 심으면 좀 변질은 돼도 상당히 알맹이가 굵어요. 그래서 그걸 내가 실험해 보고 이렇게 사람한테 좋은 식품이 있구나 하는 건 알고. 그게 어디서 오느냐?

휘발유나 석유가 황토에 스며들면 황토에 스며든 지 몇십 년, 몇천 년, 몇백 년을 가는데. 이것을 풀뿌리가 흡수하면 풀의 기름이 그렇게 참지름, 들지름, 콩지름 다 있는데 참지름이 제일 좋고. 나무도 여러 나무의 기름이 짜면 있는데 호두도 기름이 많아요. 그렇지만 개암처럼 단 기름은 없어요. 또 영양가가 높고, 이런데.

그러면 이 물과 불에 대해서 이런 신비로 우리가, 지상 생물이 살고 있는 거야. 그거이, 그것들이 공급해 살아요, 사는데. 그러면 화신체는 기름인데 기름에서 이뤄진 물체는 그런 초목의 기름인데 짐승의 기름도 다 있고, 어별(魚鼈 : 물고기와 자라)의 기름도 다 있고, 물속의 고기도 기름은 있어요, 이런데.

그 기름세계가 물속의 고기의 기름, 어떻게 되느냐? 물속에도 그 기름은 다 통해요. 그거이 흙에서 이뤄지는 게 물속으로도 가고 돌에서 이뤄지는 것도 물속으로 가고. 그래서 석유의 기름, 황토에서 참기름 같은 좋은 기름, 이런 것 전부 다 이뤄지는데, 그러면 이것이 다시 변화하는데 기름 '유'(油)자, 성품 '성'(性)자 유성(油性), 이 변화는 합성하고 대조를 이루는데. 합성도 분자세계에 들어가서는 합성비례를 따라서 이뤄지고. 이 유성(油性)도 그래. 분자세계에 들어가선 합성비례를 따라 이뤄지는데. 이것이 화신체, 또 수정체, 여기서부터 시작해 오는데.

靈脂腺분자의 火神體와 凝脂腺분자의 害毒

그러면 이 기름 성분이 분산돼 가지고 증발돼서 공기 중에 들어가 산소, 산소 중에 들어가서 모든 전분으로 합성되는데. 그건 분자세계에서 전분이 이뤄지는데. 그러면 이 유성세계의 분자는 뭐이냐? 찹쌀이라면 차진 풀이 있어요. 차진 풀은 물에선 안 와요, 불에서 와요. 그래서 이건 찹쌀이 되는 데 원료, 이건 화신체에서 이뤄지는 기름. 기름에서 유도해서 다시 유성체로 들어갈 적에 화하는 과정을, 그 과정에 들어가는 이야기는 옛적에 성자들이 한마디도 안 해서 내가 그걸 마음대로 지어서 불러놓으면 후세에 이론거리도 될 수 있어요. 그래서 요령만 말하는 거.

난 어려서 큰소릴 했어요. 지금도 늙어서 망령에 큰소린 해요. 억만 년 가도 난 또 오지 않는다고 해요, 이런데. 그러면 유성세계의 분자가 이 함성세계의 분자와 합성할 적에 모든 나무고 풀이고 쌀이고 다 이뤄지지만 어족(魚族)에 들어가서는 어떻게 되느냐?

어족에 들어가서는 풀이나 나무는 뿌럭지에서 흡수하는 거지마는 어족은 전체적으로 비늘이나 또 머리의 뼈, 생물은 그렇게 머리가 달다, 그거요. 생물은 머리의 뼛속에서 흡수되는 생물이 많아요. 명태 같은 건 비늘이 없으니까, 건 머리에서 흡수해요. 그래서 물속에서 흐르는 기름을 몸에다가 흡수하도록 돼 있어요. 거기서 살고 있으니까. 먹어서 되는 것만이 아니고 또 비늘이 있는 놈은 비늘을 타고 흡수돼요, 이런데.

그래서 어족은 어족대로 곤충은 곤충대로 초목은 초목대로 금수는 금수대로, 금수도 뭐 주워 먹으면 그 영양공급이 충분하니까 기름은 다 있어요. 소 같은 건 풀을 뜯어 먹는데 백 가지 풀을 뜯어 먹으면 백 가지 분자세계가 소고기 속에 있어요. 그래서 소고기 속에 있는 분자세계는 그건 응지선(凝脂腺)분자 세계가 이뤄지기 때문에 양고기나 소고기 속엔, 많이 먹어선 안 된다 하는 이야긴 뭐냐? 건 식으면 굳어져.

그래서 병자들이 허약할 적에 그 신경의 온도가 미달(未達)이니까 온도가 미달되고 미흡한 사람한텐 먹이면 고운 핏줄을 통과시키는, 응지선분자가 방해물이야. 영지선(靈脂腺)분자는 참기름 이런 건데, 참기름, 들기름은 절대 방해물이 아닌데. 또 정신이 흐려지질 않고.

그런데 이 소고기나 양고기나 염소고기 이런 건 응지선분자라. 엉킬 '응'(凝)자. 옛날 성자에 부여응지(膚如凝脂)라는 글이 시전에 있어요. 그래서 응지선분자라고 내가 하는 건 옛 양반 한 말씀을 그대로 하고, 영지선분자라는 건 내가 응지선에 따라서 대를 놔준 것뿐이지, 옛 양반 무시하고 한 소린 안 하는 거요, 이런데.

그 모든 분자세계가 합성될 적에 물에서 최종 함성이 있으니 함성세계가 이뤄지고 불에서 최종 유성세계가 있으니 유성세계가 이뤄지고. 양대세계가 이뤄지는데 양대 세계 속에, 이 불속에서는 유성세계를 타고 전류가 흘러요, 전류가 흐르고. 또 함성세계를 타고 수정이 흘러요. 건 수기(水氣)인데, 수기라는 건 금기(金氣)라. 금생수(金生水)의 원리로 금기가 흘러요.

그래서 이 흐르는 기운을 따라 가지고 분자세계에서 억천 만물이 화생(化生)하고 억천 만물이 생장하는데 소는 그걸 다소간 뜯어 먹는 데서 이뤄지는데 그게 왜 영지선분자 세계에서 응지선분자로 화하느냐? 소 자체가 생겨날 적에 자축인묘(子丑寅卯)의 축(丑)이라. 축이라는 건 모든 짐승이 축에 들어가면 미(未)는 양 '미'자 축미(丑未)가 음토(陰土)라. 그래서 이 속에서 이상한 분자세계가 오는데 그것은 식으면 굳어지는 딱딱한 양초가 되는 그거지. 이런 것이 이뤄지는 묘한 세계가 나온다.

그럼 그 세계에서 뭐에 종말이 오느냐? 사람을 둔화시킬 수 있고 정신도 둔화시키고 고기를 많이 먹어서 육신도 비대해지면 습(濕)이 생겨, 습이 오는 원료라. 그러면 몹쓸 병 고혈압도 오고, 몹쓸 병이 자꾸 들어오는데. 종처(腫處)도 많이 생기고 습이 생겨 가지고, 이런데. 그렇다면 영지선분자란 왜 그렇지 않으냐? 영지선분자란 그런 일이 오게 돼 있지 않아요.

그 묘(卯)에 들어가 토끼 '묘'잔데 토끼 간은 사람한테 좋다는 게 그거요. 그래서 묘에 들어가게 되면 초목이 전부 묘에 속하기 때문에 해묘미(亥卯未)는 목국(木局)이라. 그래서 옛 양반 한 말씀을 다소간 보탤지언정 전연 버리고 엉터리로 하면 그게 후세에는 잘못됐다고 욕할 수 있으니까 그렇게 할 수가 없고. 그래서 옛 양반의 말씀이 옳기 때문에 옳은 말씀을 따라서 거기서 더할 얘기를 내가 하는 거지. 옛것을 나쁘다고 버리는 건 없어요.

화공약독으로 인한 괴질의 발생

근데 요즘에 양의학에서는 한의학이 나쁘다, 이런 말 한다면 그거이 얼마나 머릿속이 물든 사람들이냐 하는 건 나는 공공연하게 말해요. 내 앞에 와서 지구에 사는 의사들이 나를 모른다고 하는 사람이 지구에 살고 있으면 내가 욕먹어야 되겠지. 내가 볼 적엔 내가 죽어서 1만 년 가도 양의학에서는 날 욕할 사람, 날 웃을 사람 생기지 않아요.

그래서 이 양대 세력이 물과 불이라. 여기에서 도움이 되는 건 그 중간에 금(金)이다, 토(土)다, 목(木)이다, 도움을 줘요. 주나, 주장(主將)은 아니고 주장은 물세계, 불세계인데 그 색소세계에서 전류(電流)가 흐른다, 또 공기가 흐른다, 모든 기류(氣流)가 전류도 음양으로 흘러요. 좌선우선

(左旋右旋) 있어요, 음전양전(陰電陽電).

그러면 공기도 음기양기(陰氣陽氣 : 즉 음공기, 양공기)가 있어요, 좌선우선이 있어요. 그래서 양대 세력이 흐르는데 전류가 충돌할 적에 번개가 나오는 거 이 음기양기가 개재되지 않으면 충돌하지 않아요. 음기양기가 개재되는 덴 전류가 합선이 돼버려요, 막혀요. 막혀서 한데 붙어 가지고 싸우는 것이 번개 치고 우레질 하는 거라.

그러면 사람 몸에도 이것인데 신경을 타고서 양대 전류가 흐르는데 여기에도 몸의 원기가, 음기양기가 있는데. 이것이 음기가 부족하면 음전류는 양전류의 충돌이고 양기가 부족하면 음전류가 충돌하고 이렇게 해 가지고 암을 일으키는데 이 암을 일으키는 것이 어디서 오느냐?

이건 지금 화공약 피해가 심하기 때문에 화공약독으로, 이 공해독인데. 화공약독으로 빚어지는 일이 전반적인데 내가 지금 많은 사람이 찾아오는 중에 화공약독으로 상상 외의 괴질이 상상할 수 없이 많아요. 그러면 고금의서(古今醫書)에 있느냐 하면 없어. 또 양의학자들이 그런 괴질에 들어가서 머릿속으로 판단이 오냐 하면 안 와.

그럼 그게 음전류와 양전류가 신경을 타고 회전하는데 그게 왜 음기와 양기가 주를 이루고 있느냐? 음기양기는 물에서 오기 때문에 수극화(水克火). 그 원리가 앞서게 돼 있고, 힘이 더 세게 돼 있고 불이라는 건 물보다 힘 있는 것 같아도 물속에 들어가면 맥을 못 추고 꺼져요. 또 물이 아무리 강해도 약한 물이 불속에 들어가 남아 있을 수는 없겠지. 그러나 양대 세력이 균형을 얻었을 때 지구가 평화하고 안정되는 데 균형을 잃으면 안 된다. 그게 뭐이냐?

그게 지금 화공약독은 피해를 입어가면 모든 음기양기와 음전류 양전류의 피해가 들어오기 때문에 정신이 홱 돌아버리면 부모도 모르고 자식도 모르고 형제도 모르고 부모 말도 안 듣고 형의 말도 안 듣고 서로 죽이는 일이 생기면서 그전에는 사회에서 이상한 죽음이 온다.

한 가족을 갖다 파묻는 그런 처참하고 처참한 일이 오는 이유가 그거이 사람 몸속에서 돌고 있는 전류세계에서 음기양기에 공해독을 합성해 놓으면 음기양기에 공해독이 들어오는 때는 전류하고 합성이 되게 돼 있어요. 전류라는 건 불인데 불은 독을 따르는데 그럼 이 공해독을 따르는 건 전류라.

그래서 합선이 돼 가지고 죽어가는 판인데 죽을 병이 오지 않으면 미쳐버린다. 사람을 죽이든지 못된 짓 하고 결국 암으로 죽지 않으면 사형받고 죽어간다. 사형받고 죽는 거와 암으로 죽는 거가 다르냐? 죽는 건 하나라.

水精 성분 – 죽염과 화공약독 – 불의 상극성

그러면 이런 세계를 예방할 수 있는 건 뭐이냐? 죽염의 신비를 다 말하지 않았지만 그전에도 많이 말을 해서 일반이 들은 적이 있을 겁니다. 그 죽염 속에 황토흙이 주장이라. 그 황토흙을 써야 되는 이유는 뭐이냐? 이제 말하던 그거라.

모든 지름이 송진도 소나무 지름이고. 대나무의 죽력(竹瀝)도 대나무 지름인데 이것이 황토를 만날 때에는 그 힘이 신비에 들어가 있어. 그래서 수정체인 소금에 모든 불순물이 합성된 것은 물러가고 앞으로 이렇게 무서운 세계에서 생명을 구할 수 있는 능력, 이것이 이뤄진다 이거요.

그래서 거기 합성되는 비밀을 죄다 말하는 건 나도 지금 나 자신이 힘이 너무 모자란다는 생각을 하고 너무 자꾸 약해 들어가니까 열 마디 할 거 한 마디, 백 마디 할 거도 한 마디로 하니 알아듣지 못할 말이 이 속에도 많을 거요. 나로서는 다소 짐작이 가게 말하지만 짐작 안 갈 사람도 많아요. 그래서 고걸 세밀히 파헤치면 그거 하나 가지고 하루종일 세월이 가니 안 되고. 그래서 그 죽염의 세계에서 그런 비밀이 오는데 거기 뭐이 있느냐?

쇠 속에는 철정(鐵精). 철정이 소금 속에 있는 백금을 도와줘요. 그래서 그 신비가 상당히 신비인데. 그러면 그것도 9번을 불을 때다가 마지막에 고열(高熱)로 처리하는데 그 불이 9번을 가고 거기 전부 소금을 가지고 해내는데. 소금은 수정체고 불속의 화신체(火神體)는 기름인데 대나무 기름, 소나무 기름. 그럼 화신체와 수정체(水精體)가 합성될 적에 그 속의 비밀을 다 파헤쳐 가지고 화공약독으로 죽는 사람은 살려라.

내가 병인년(丙寅年 : 1926년)에 친구들 죽을 때 암으로 죽는데 그걸 살리기 위해서 죽염을 제조한 게 처음인데. 그러면 그 죽염은 앞으로 이런 공해 세상에서는 죽어가는 사람 위해서는 그것 없이는 안 되니까.

지금 약을 키우는데 약초 재배하는 분들이 여기에도 왔겠지만, 들으면 알겠지만 농약으로 키울 수 없고. 자고 나면 썩어버리니까 아까워서 한 푼이라도 건질려고 거기엔 극약을 쳐요. 극약을 한 번 치곤 수확을 못 해요. 여러 번 쳐요. 여러 번 치고 수확을 하니 내가 볼 때 그걸 사람을 먹으라고 할 수가 없다.

그러면 그때 오게 되면 죽염하고 마늘, 마늘은 극약을 쳐도 해독성이 강해서 극약독을 그렇게 안 받아요. 그리고 죽염하고 합성되면 사람의 입에 침이라고 있어요. 침은 진액(津液)이라. 암을 앓는 사람의 침은 독액이라. 독액이 진액으로 변하는 건, 죽염하고 마늘하고 깨물 적에 침은 아무리 독액이지만 독이 물러가며 해독될 때는 그 침이 진액이라.

진액으로 변하니까 그 사람은 진액이 자꾸 배 속에 들어가서 조성되면 배 속에서 모든 독액이 팽창해서 독수(毒水) 차 죽든지, 죽어갈 적에 스루스루 살리고, 또 담이 성해 가지고 숨구멍을 막으러 올라와서 물도 안 넘어가고 자꾸 토하는데 토할 적에 그걸 자꾸 먹으면 토하다가도 그 힘이 모르게 모르게 담을 소화시켜서 담이 삭아 가지고 결국에 음식도 잘 먹고 낫게 되는데, 병은 커지는 시간이 굉장히 무섭고 화공약독이니까.

약은 좋다는 약을 맛을 보면서 병을 키워 죽는 건 그건 할 수 없고, 살겠다고 애를 쓰고 쉬지 않고 자꾸 먹어 가지고 사는 것은 살 사람이고. 아무리 좋은 것도 좋게 받아주지 않으면 나쁜 것 되고 말아요. 옛날 양반 성자도 사면(四面)에 그물 치면 못쓴다. 다 잡아서는 어떡하느냐? 삼면(三面)에 그물을 다 쳐놓고 내 말을 듣지 않는 새짐승은 죽어도 어쩔 수 없다 한 것과 같이 아무리 좋은 말도 안 들으면 끝나는 거요. 그건 자유라. 나는 뭐든 자유에 맡기는 거지. 꼭 내 말을 들어야 된다, 그런 법은 없어요.

내 말 안 들으면 벌 받는다, 그것도 없어요. 내가 죽은 후에 나를 아무리 숭배해도, 나를 욕해도, 벌(罰)도 없고 복(福)도 없어요. 나를 숭배한다고 죽은 후에 복을 줄 힘이 있을까. 죽으면 복을 줄 힘이 없다는 걸 알기 때문에 살아서 복을 줄 수 있는 모든 기록을 죽기 전에 다 남기고 가면 내가 죽은 후에 그 기록이 복을 주는 거지.

기록이 미비하다면 죽어서 영혼이 복 준다? 그건 불가(佛家)에서 부처님이 복 준다 하는데, 제가 복을 타고 오고 제가 전생(前生)에 복을 짓고 와야지 제가 복을 짓지 않고 부처님 덕을 바라고 있으면 그것도 문제가 있는 사람이고. 예수님 뜻만 바라도 문제 있는 사람이오. 종교의 허구성은 문제가 많아요. 그래서 나는 완전한 기록을 남겨주면서 나를 믿지 않으면 할 수 없다 이거지. 그 기록을 보고 실천에 옮기라 이거지.

그래서 그 기록 속에 남는 것은 뭐이냐? 자기가 자기를 구할 수 있도록 한글로 되어야 한다 이거요. 그전에 한문으로 《우주와 신약》을 좀 써 보니 거 힘들다는 사람이 전반적이야. 그러면 지금은 국민학교 입학할 사람이 유치원생인데, 유치원생들이 읽고 제 몸의 병을 치료할 수 있도록 하는 건 될 수 있으나 고단위 의학자들이 읽고 써먹는 건 옛날에 지나간 것. 그래서 마늘을 죽염에다 찍어서 깨물 때 그걸 씹으면 입에서 침으로 독액이 해독되면 진액으로 변하는 그 세계를 나는 진실히 믿는 거고.

病厄을 몰아내는 단전 쑥뜸의 妙

또 쑥뜸을 떠라. 내가 아까 화신체가 기름인데 사람의 몸속에 있는 기름이 습도가 많아 가지고 습이 생겨서 살이 멀겋게 붓는 사람은 그거이 화신체의 부족처인데, 그 부족처를 보존할려면 막 불로 지져라. 그것도 혈을 따라서 불로 지지면 그 화력이 화신체의 부족처를 충분히 살려줘. 그래서 몸속에 있는 기름이 완전무결해져.

그렇게 되면 그 기름은 피가 될 적에 하나도 습도가 범하지 않아요. 그래 가지고 심장에서 적혈을 조성하는 비선(脾腺)이 64선(腺)이고 그전에 말한 것, 그 이뤄지는 법도 다 그전에 설명했을 거요. 설명 안 했으면 내가 다시 참고해 보고 후제에 세밀히 보고 일러줄 수 있어요.

그리고 백혈을 조성하는 폐에서 36선. 이것이 피를 만들어 낼 적에 수분이 있으면 그 수분은 사람한테 습(濕)이 생겨 가지고 상당히, 부증병(浮症病 : 신장병)도 오고 혈압도 오고 중풍도 오고 별게 다 오는데, 이런 일이 없도록 내가 약쑥으로 좀 뜨라. 지금은 공해독을 풀어야 되겠고.

또 모든 화신체가 기름인데, 기름이 화신체로 이뤄져야 하는데 화신체로 이뤄지지 못하고 습도가 강하면 그건 병액(病厄)이라. 병액을 물리치는 건 불로 막 지져라. 그걸 약으로 한다면 어려운 사람이 그 회복되는 때까지 그 비싼 약을 어떻게 먹으며, 산삼 같은 것 먹으면 좋으나 혈액형에 안 맞는 사람은 못 먹어요. 그리고 지금 인삼은 중금속이 있어요. 불순물이 개재돼 가지고 농약독의 피해를 보고 있으니 그거 먹어 좋다고 난 하고 싶지 않아요, 이런데.

약쑥으로 뜸을 뜨게 되면 농약독이 없어요. 농약독이 없고 화공약독이 없어요. 싹 풀어줘요. 농약독이나 화공약독을 풀어 가지고 화신체가 완성될 수 있으니 이런 세계를 부탁하는데 이거이 뜸 뜨는 건 너무 힘들어. 너무 힘드니까 죽어서 화장하는 셈 치고 모의화장을 해보라 하는 건데 내가 죽느냐, 안 죽느냐? 내가 단전에다 35분짜리 떠보고 안 죽는다는 걸 내가 체험해 보고 지금도 세상에 그렇게 떠본 사람 있어요. 절대 죽지 않아요. 35분짜린 상당히 화력이 강한데 그러면 창자가 익어서 뭉그러지느냐, 터지느냐? 그런 것 없어요.

그래서 세상에다 권하는데 화공약독을 피할 수 있는 법, 또 모든 몸에 있는 화신체를 살리는 묘법이니까 수정체를 살리는 염(鹽)은 내가 직접 만들어서 먹어보라는 죽염(竹鹽)이고 화신체는 지금 직접으로 만들 수 나도 없어요. 기름은 다 있지만 그것만 먹어 가지고는 화신체가 완성되진 않아요. 그래서 약쑥으로 떠라. 그건 완성돼요. 그건 신비의 하나라.

내가 힘든 걸 알고 남을 시키는 거니까 힘든 건 아무나 할 수 없어요. 그래도 악을 쓰고 뜨게 되면 김유신 장군의 화랑정신처럼 정신력이 고도에 달하면 굉장히 무서운 인간이 돼. 거 뭐 강대국 사람 보고 땅에 엎드려 벌벌 떠는 그런 사람은 안 되고. 또 영이 다 축소돼 가지고 개구리나 뱀이 되어가지 않아요. 지금 천당을 간다? 영(靈)이 축소돼서, 즉 다시 돌아올 힘이 없는데 천당을 갈 힘은 있나? 이런 세상은 나는 권하지 않아. 거 안 된다는 증거를 나는 알고 있어요.

쬐그만 데 쥐 같은 거 돼 가는 것도 천당인가? 영력을 자꾸 감소시켜서 완전 축소판이 이뤄지면 쥐 같은 거 돼 가고, 토끼나 노루 같은 거 돼 가는데 그거이 천당이 될 수 있느냐? 이거이 인간적으로 완전치 못한 일은 하지 말라 이거야. 난 일러주는 게 전체적으로 완전한 걸 일러주니까. 완전한 데도 하자가 있느냐? 결점이 없다 이거야.

그래서 화신체에 들어가서 기름을 완전한 기름을 만들 법이 있어도 그건 먹어 가지고 몸속에 있는 기름을, 완전하게 하는 건 힘은 상당히 요원하고 어렵고 약쑥으로 떠제끼면 바로 이룰 수 있어요. 그래서 수정체에 들어가서는 완전한 수정체를, 모든 뼈가 순백금으로 이뤄지도록 죽염을 만들어서 마늘에 찍어서 침이 완전 진액이 되어 가지고 배 속에 들어가는 데 하자가 없니라.

宗敎의 허구성을 말하자면

난 완전한 걸 일러주고, 죽어도 완전한 걸 일러주고 죽어야지. 거 뭐 잘 믿으면 된다? 진실히 믿어서 될 것 같으면 사람마다 믿기나 하고 살면 되는 것 아닌가. 난 그런 것 없다고 봐요.

거 왜 그러냐? 사자 같은 건 믿지 않아요. 믿지 않고 자유라. 잔인한 짓을 해요. 배고프면 사람도 막 잡아먹어요. 사자가 사람 잡아먹었다고 죽어서 천하영웅 안 되고 천하갑부 안 되나? 그런 건 없어요. 그 증거는 옛날에 이괄(李适 : 조선왕조 仁祖 때의 逆臣) 같은 사람, 그 지네가 처녀를 그렇게 많이 먹었는데 그래도 대감집에 태어나서 호사하고 반정공신으로 대접받고. 못된 짓을 해서 그 이씨들 문중을 욕되게 하니 그러지, 호사는 맘대로 했어요. 이러니 그것이 지옥 가느냐 그거요.

또 허 정승의 아들 허견도 독사가 천 년 묵어 가지고 많은 사람을 잡아먹었어요. 그게 구월산에서 절의 중도 잡아먹고 학자도 많이 죄다 먹었는데, 그랬다고 학자 많이 주워 먹었으니 공자님의 영혼이 벌 주느냐? 중을 많이 주워다 먹었으니 부처님이 벌 주느냐? 벌 받은 일이 없어요. 죽어 가지고 허 정승의 아들로 태어났느니 얼마나 호사했으며 죽을 때엔 비참하지만 호사는 맘껏 누려.

지금 스탈린이 종교인을 그렇게 죽여 가지고 호사는 맘대로 누리다 죽었는데 죽을 때도 비참하게 안 죽고. 지금 지옥에 가서 누워 있는지 앉아 있는지 나는 몰라요. 김일성인 아직 지옥에 안 갔는데 오늘까지 호사해. 신부, 목사가 그 손에서 죽은 숫자가 얼마고 종교인 숙청한 숫자가 얼만데. 난 그걸 소련 땅에 가서 천주교인, 기독교인이 비참하게 학살된 사적을 다 가보고 그 지역을 알고 그 소리 듣고. 그러구 와서 종교의 허구성은 이렇구나 하는 거.

김일성이 지금 우리가 이웃에서 보고 있는 것, 오늘까지 맛있는 거 먹어요. 맛있는 거 먹는데 잠도 잘 자구. 나이는 이제는 팔십이요, 쥐띠니까. 이젠 금년[1990년]이 다 갔으니 팔십 다 먹었는데 어떻게 신의 저주가 없이 신의 가호를 받는 사람들이 그 손에서 그렇게 비참해도 신의 가호가 없고, 스탈린 손에 그렇게 비참해도 신의 가호가 없었어요.

그러니 이런 세상을 내가 눈으로 보았는데 내가 지금까지도 보고 있구. 그렇다면 나는 수정체의 분자세계나 화산체의 분자세계를 완성시켜 가지고 훌륭한 사람이 되라고는 해도 허무맹랑한 짓을 해 가지고 좋은 세상을 가고 잘된다는 것은 절대 말하고 싶지 않아요. 자기가 자기 손으로 이빨 갈면서 이루는 거이 이뤄지는 거이지, 가만히 앉아서 신의 가호를 바란다? 얼마나 허구이면 신의 가호를 바라고 있느냐. 모든 세상에 나는 지금 허구성을 면하라고 말하는 거야. 천추만대의 허구성은 있어서는 안된다는 거야.

그래서 내가 많은 데 대한 얘기를 더러 하는데 그 웃을 소리도 하도 많으니까 버리고 내가 당한 얘기를 더러 하는데 평양의 무당 일곱이 새로 무당 내린 사람들, 처녀네, 새댁이네, 새로 무당 내리는 사람 신길을 열어준다고 묘향산에 데리고 와서 나 있는 절에 조용하다고 찾아온 거라. 찾아와서 참으로 해괴망측한 짓을 해요. 신길을 열어준다고, 부잣집 딸은 돈도 많이 받아 가지고 와서 잘 차려놓고 굿하는데 아무리 굿해야 그 사람들 대가 내리질 않아.

대라는 건 막대기를 들고 흔드는 건데. 대가 내리질 않아서 애를 쓰고 그러다가 일주일이 넘으니까 그 무당 너무도 애를 쓰다가 기진맥진해서 거품 물고 쓰러져버려. 쓰러져버려서 혓바닥을 아주 빼들고 죽어. 눈 뒤져[뒤집어] 보이고 죽으니 내가 그때 숲속으로 숨어다니는 인간이 그 소문이 나면 내게 또 극히 해로워. 멀리 또 도망가야 해. 그래서 내가 침을 놔서 살려주었는데, 살려주고서 다 쫓아버렸어요.

거 미친 짓 하지 말라고 쫓았는데 그 여자들이 가만히 보니까 그 몹쓸 놈이 그런 반대꾼이 있어서 대가 안 내린다고 새로 무당 될 사람들한테 얘기해 가지고 저놈을 우리가 내려가서 굿을 해서 산신령에 빌어 가지고 호랭이 물어가게 하자. 그러면 대가 내릴 거다.

그래서 내려가서 암만 꽹과리를 뚜드리고 돌아다녀도 호랭이가 와서 물어갔다는 소식이 없다. 그 소식을 들을 때까지 꽹과리 두들겨봐야, 볼 일 있어서 내게 왔다 가는 사람은, 아 그 사람이 편하게 사는데 호랭이가 어떡할 수 있나? 그럴 수 없다. 우리가 기어코 물어가는 걸 보고야 간다. 아무리 해도 안 되니까 무당도 다 틀리고 팔자에 없나 보다 하고 그냥 갔어요, 갔는데.

그러면 그 귀신이, 그 무당 말하는 귀신이 참말로 있다면, 있기야 있겠지. 그렇지만 무당 시키는 대로 다 하느냐? 그게 안 되기 때문에 호랭이 물어가라고 그렇게 굿을 몇 주일을 뚜드리고 하는데 안 되니 다 되는 건 아니고. 비는 것도 혹여 있기야 있겠지. 그러나 그것은 사실은 아니고 정의에 설 수는 없는 거. 불의에 서는 것, 그게 다 거짓이 포함됐으니까. 난 정의에 세울 수 없다고 말하는 것뿐이오.

독립운동했다고 대접받을 생각 없어

그래서 내 세상에 그런 허무한 일을 많이 보았는데 내가 죄지은 일이 많은데 그건 뭐이냐? 내가 잘못한 죄겠지. 그건 왜 그러냐? 내가 왜놈한테 죄를 안 지었으면 많은 사람 죽이질 않는데 왜놈한테 죄를 지었기 때문에 많은 사람을 죽인 사실 있어요. 건 뭐이냐? 천마산 영덕사에서 그게 임오년(壬午年 : 1942년)인데 나를 포위하고 생포할 수 없다면 사살하라는 명령을 받고 평양에서도 오고 갑산에 있는 회산진 있어요, 회산진

부대도 오고 나남 연대도 일부 왔는데.

그래 수천 병력이 포위하고 올라오는데 올라온다는 소식을 듣고 나하고 친한 이가 아주 좋은 묵은 꿀을 갖다주며 "빨리 이걸 쥐고 목이 탈 적에 몇 술 타 먹으며 빨리 이 산을 빠져라. 빨리 빠지지 않으면 내일 몇 시에는 쓰러지니까 내일 저녁에는 꼭 사살된다. 아주 그런 명령을 받고 오니 피할 길이 없다. 네가 손 들고 나가면 생포되고 아무래도 가서 죽을 걸 그러지 않으면 사살되고. 내가 네 심보 잘 아는데 너는 백 번 죽여도 손 들고 그런 인간이 아니니 빨리 도망하라" "그래 형님 참으로 고맙소. 그 은혜는 마음속에 평생 잊지 않고 살겠소" 그러구 보내구 그 소리를 듣고 생각해 보니 거기서 내가 갈 곳이 멀어.

그래서 도망해 가다 총에 맞아 죽으나, 가만 누워서 한 시간이라도 편하게 살다 총에 맞아 죽으나 똑같은데, 비겁하게 총에 맞는 것보다 자신만만하게 간덩이로 총에 맞아 죽겠다 하고 누우니까 잠이 와서 한잠 푹 자고 그날 저녁에 도망 안 하고 새벽녘에 악수(큰비)가 내리붓는데 비 오는 소리에 깨 문 열어보니까 비가 내리붓는다. 지금은 포위 다 하고는 죄어 들어왔을 텐데 이거 어떻게 되느냐? 아주 되게 부어요.

그리고 돌이 궁글고[뒹굴고] 거 뭐 물소리도 요란하고 사태가 나서 쓸어 내려가는데 거기서 죽는 사람은 한국 순사나 한국 사람들이야. 그때 경방단이나 이런 사람들이 앞장서 가지고 오다가 많은 생명이 다쳤는데 그건 내가 죽인 것보담도 내가 왜놈한테 죄를 안 지었으면 그런 참변이 안 왔을 거다 해서 마음으로 무척 죄송한 생각을 했지만 이건 불가항력이라. 내가 하고 싶어 한 게 아니고 나는 조상을 위해서 조국을 위해서 생명을 걸고 싸운 것뿐이지 내가 여러 사람 죽일라고 그런 것 아니지.

또 묘향산 설령암에서 그 이듬해 계미년에 또 있었어요. 꼭 이번엔 죽여라. 근데 잡히질 않았어요. 또 그런 폭우에 그 사람들이 다치니까 싹 도망해 가버리고. 그러고 계미년 이듬해 갑신, 그 이듬해 을유년, 광복돼서 서울로 나왔는데 그런 걸 볼 적에 본의가 아닌 죄를 짓는 일이 많이 있어요. 나는 본의가 아닌 죄를 지었어요, 짓고.

동지들이 같이 다니다가 남의 피땀 흘려 지은 농사, 옥수수를 북에서는 강냉이라 해요. 남이 먹어도 안 보고 지신(地神)에 고사도 안 드린 옥수수를 막 뜯어 가지고 주인이 나와 보거나 말거나 나무를 주워다 불 놓고 굽는데, 열에 한 알이 익었을까 말았을까, 배고파서 숨이 넘어가는 판에 익거나 말거나 먹으면 되는 거라.

그래서 그런 건 도적놈은 도적놈인데 요새 도둑놈은 사람 죽이고 빼앗는데, 사람 안 죽인 것만 해도 난 잘했다고 봐요. 요새 도둑놈보다간 잘한 도둑놈이라. 그런 짓을 한 일이 있으니, 내라고 해서 다 착한 일 하느냐? 좋은 일 하는 거 만(萬)이면 못된 짓 하는 것도 열 가진 넘을 게요.

그래서 선배 양반들이 "애국동지 원호회가 생겼으니 빨리 명부에 등재하라" "거 형님, 정신 나갔소? 아, 댕기면서리 배고프다고 훔쳐 먹던 땐 언제고 지금 애국지사 양반들 앞에서 대열에 들어가? 내가 무슨 그런 대열에 들어갈 놈이오. 세상에 못된 짓 하고. 난 그런 데 안 가오" 이러고 군정 당시에 적산가옥(敵產家屋) 배정할 때도 난 저 산속에 가버렸어. 오늘까지라, 오늘까지인데. 나는 욕먹을 짓도 많이 했고 내 힘으로 이 나라에 도움이 된 건 없어.

그래서 이 민족을 도와줄 수 있는 힘은 오직 약성(藥性)을 제대로 일러줘 가지고 도와주는 건 내가 할 일이고 독립에 관해서는 털끝만 한 도움이 안 돼. 그래서 거기엔 무슨 소릴 해도 대접받고 싶지 않고. 사람 살려준 데는 술이라도 한잔 가져오면 고맙다고 해요.

난 사람 살려준 덴 죄 될 일을 한 일이 없어요. 전부 내 지성껏 도와줬지, 이런데. 거기도 욕 벌이 더러 있겠지요. 너무 건방지게 굴고 저까짓 늙은이 촌 늙은이, 사람이 몇 푼짜리인데 저런 거 앞에 와서 구구하게 이거 물어보느냐 하면서 아주 거드름피우고 참 한심한 소릴 해요. 너 같은 놈은 내 앞에 나타날 필요 없다, 가라. 그런 일이 있지, 없는 것도 아니오.

공해독의 解毒劑 – 유황 먹인 오리

그래서 내가 배추나 무를 버리기 아까우니 엿 달이는 이야길 했고, 또 침이라는 것이 암이 걸리면 독액이라. 화공약독의 피해니까 독액이 진액으로 변하는 이야기는 마늘을 구워 가지고, 그것도 연탄불에 굽는 건 효과가 적다는 증거를 내가 봤어요. 연탄불에 굽지 말고 뭐, 가스불에 굽든지 요새 뭐, 전자레인지인가 있데요. 그런 데도 굽고. 소나무 장작불에도 굽고, 이렇게 해서 죽염을 찍어서 먹는 걸 약 되게 먹어야지.

병은 화공약독으로 만날 커지는데 약은 쥐꼬리만 하게 먹으면 병을 키워 죽는 건 확실한데 그렇게 먹지를 말라고 당부하는 거. 또 그렇게 좋은 걸 병을 키우도록 먹어선 안 된다 하는 거.

그리고 죽염 주사의 신비는 거 말할 수 없이 좋은데 그걸 일러주었다가 아주 참패한 일도 있어요. 왜 그러냐? 이 마누라가 죽으면 장개[장가]는 가야겠는데 그 누구라는 이야길 하면 그것도 내가 또 욕 더 먹을 거니까 아무개라는 말은 안 해요. 그거이 죽으면 장개를 가야 되는데 마누라가 임파선암으로 꼭 죽을 텐데 이걸 아는 약국에서 내가 일러준 대로 그 사람 보고 해보라 했는데, 해보니까 그거이 순 죽은피 악혈(惡血)이 모여 가지고 독혈인데, 악혈이 모여 가지고 커졌는데 이것은 곪지 않고 죽어요.

그걸 곪게 하게 되면 그때엔 새살이 올라오는 주사를 놓아 가지고 거악생신(去惡生新)시켜 가지고 깨끗이 낫게 해야 되는데. 이걸 곪게 하니까 곪게 할 적에 얼른 마늘뜸을 뜨게 되면 빨리 터져나가고 밑에다가 주사를 잘 하면 새살이 빨리 올라오는데, 이걸 곪아서 터지도록 가만둔다, 터졌다? 터지니 성한 사람을 죽인다고 싸워 가지고 상당히 고초를 겪은 약국이 있어요. 이거이 인도(人道)상에는 둘째고 사람엔 있을 수 없어.

그 마누라가 살아야 되는데 다시 물어 가지고 새살을 빨리 올라오게 하고 다시 썩어 들어가지 않도록 해서 살려야 되는데, 어찌하든지 이걸 장례비랑 위자료랑 먼저 받아 가지고 그거 죽는 시간에 장개갈 준비만 할라고 했으니. 오늘 현실에 가족을 생매장하는 거하고 마누라를 생으로 죽여 가지고 위자료까지 받아 가지고 거, 무슨 장례비를 달라는 거야.

이래 가지고 모든 손해까지 청해서 장개갈 준비를 하니 그자가 한국 사람이라. 한국은 이런 사람이 살고 있다면 가족을 생매장하나 그거 뭐 다를 게 없어. 그래 내가 볼 적에 이런 세상이 이거 너무 심하지 않으냐. 너무 가혹해. 그러고 내가 지금 무엇, 배추엿 얘기를 한 건 그거이 너무 아까워서 그러고. 농민이 너무 피땀 흘린 결과가 그렇게 된다는 건 있을 수 없어. 또 정부에서 대책이 "이걸 요긴하게 쓸모가 없느냐?" 물어보는 게 아니라 돈 주고 사서 폐기처분한대. 그 머릿속엔 냉수가 수북한 사람들인데 그게 이야기 통하지 않을 거 같아요, 이러고.

그다음엔 뭐이냐? 지금 털구멍이 잘못돼 있어요. 공해가 자꾸 흡수되기 때문에 털구멍이 잘못되는데, 털구멍이 잘못되게 되면 거 피부에 암이 많이 와요. 지금 상당한 피부병이 많아요. 그래서 털구멍이 잘못되는 걸 이제 말하던 죽염을 부지런히 먹어서 그건 물러가야 되는데 죽염을 바르라는 게 아니고, 발라도 좋아요. 부지런히 먹어서 털구멍에 지금 화공약독의 피해를 받는 거, 좀 막아주라 이거야.

그래서 앞으로 이런 세상을 어떻게 구해야 되느냐? 해독제나 이런 거이 좋아도 뜸 뜨는 것보다 앞서는 해독은 없어요. 건 최상의 방법. 또 힘든다는 것도 최상의 힘드는 일이라. 그걸 알고 화공약독으로 피해를 받으면 암인데 암으로 죽기보단 좀 나을 거다 하고 뜨는 걸 나는 권장하는 거. 그래 많은 사람이 뜸의 효과를 본다면 내가 말한 것이 헛소린 아닐 거라. 나는 밤낮 헛소리하고 죽기는 싫어. 그런데 뭐이 있느냐?

앞으로 내가 오리에다가 유황(硫黃)을 멕이라 했지마는 그거이 상당히 비법인데, 이 화신체를 도와주는 유황이 있는데 그 화신체의 가장 모체(母體)라고 볼 수 있는 유황, 기름을 도와주는 데 최고입니다. 기름을 도와줄 수 있는 유황을 그대로 먹으면 유황독이 원래 무서워요, 사람을 해쳐요.

그래서 그 유황을 오리에 멕이라고 하는 건데. 그걸 보리밥 식혀 가지고 부지런히, 한두 마리 멕이는 건 서울도 될 거요. 여러 마리 멕이면 위생문제로 걸려 들어가겠지. 그래서 멕여 가지고 잡아먹고, 또 길러 잡아먹고, 그걸 좀 하는 것이 유익한데. 그건 상당히 보양제고 해독제고 상당히 좋아요, 이런데. 뭐이 있느냐?

마른 명태의 신비가 좋은데 그거이 지금 동해에서 잡은 마른 명태도 신비하지 않다 하는 이유가 요새 그 이상한 무슨 말리는 도구가 있대요. 뭐, 후앙[Fan : 부쳐서 바람으로 말리는 것]이라나. 그 말리는 도구가 있는데. 그 도구를 전부 가지고 말리어서 그 명태가 옛날에 태양에, 밤이면 얼고 낮이면 녹고 하는 태양광선에 말리는 게 아니기 때문에 약효가 전혀 안 납디다 하는 거 있어요.

외래산은 토종보다 약성이 적다

그리고 홍화씨가 그렇게 신비해도 외래산은 완전치 못하다 이거요. 그러나 없으니까 대용으로 좀 끈질기게 먹어서 효(效) 보는 거이 당연해요. 끈질기게 먹고 효 보는 건 나도 지금 보았어요. 그래 전연 안 되는 건 아니라.

우리나라의 오리 아니고 외래종 오리래도 오리는 약이 됩니다. 유황을 잘 먹여 길러서 잡아먹는 게 가장 좋고. 마른 명태는 사람이 그렇게 인공으로 말리어 가지고 아무 도움이 안 되는 건 물론 맛도 틀리더랍니다. 그걸 지금 말리어서 먹을라면 강원도에다가 산에 올라가서 속초서 잡은 명태를 돈 있는 이들이 모아서 말리어 가지고 비싸게 팔아도 좋아요. 독사독이나 연탄독에 신약(神藥)이고 이 모든 공해에 좋은 해독제니까. 그렇게 해서 명탯국을 끓여 먹으면 좋은데. 지금 좋지 않게 말리어 가지고 약이 안 되는 건 그건 좀 잘못된 거요.

앞으로 그런 일이 있지 않으면 좋으나 그건 지금 당장 말리어 팔아먹기 위해서는 장삿속으론 할 수 있어요. 그러니 장삿속으로 또 산상(山上)에서 말리어 가지고 또 비싸게 받아도 좋은 거라. 약이 안 되는 명태보다 열 배를 더 받아도 사람 살려야 되는 거니까 그걸 욕할 사람은 없어요. 그래서 나는 '여러 가지 인간의 어려운 면은 서로 도와 삽시다' 하는 말을 하고 싶어요.

그리고 이 양대 능력이 세력인데 수화(水火)라. 여기 아까 수정체, 화신체, 여기에 대한 근본을 다시 살 속으로 들어가는 이유를 세밀히 말했는데, 거 세밀하진 않지만 대략은 말했는데. 우리가 살 속에 지금 모든 분자세계에서 산채(山菜)를 많이 먹을 적에 이뤄지는 피에서 된 살이 어디 제일 많으냐? 그러면 그걸 산채를 못 먹는 시기에 화공약독의 피해는 어디로 오느냐? 이런 걸 생각해 가지고 죽염을 앞세우면, 마늘하고. 그 여러 가지 공해독이 물러가요.

어족(魚族)에 대한 기름, 또 음식물에 대해서 여러 가지 기름, 이것 가지고 이뤄지는 살이 달라요. 또 산채나 야채나 채소에서 이뤄지는 살이 달라요. 채소가 장수에 좋다고 하는데 살은 뭐이냐? 습도가 강해요. 살이 물러요, 허여멀끔해요. 그래서 습도가 강해 가지고 이상한 암종이 생기면 그것도 곤란해요. 거 덮어놓고 좋다고 하는 건 잘못된 거, 덮어놓고 좋은 건 없어요. 그래서 채소도 절궈서, 김치를 먹는 덴 그렇게 나쁠 거 없으나 김치를 먹지 않고 생채(生菜)를 요새 좋아하데? 생채를 먹어 가지고 그 이상한 습진에 걸려 들어가면 그 습진은 고칠 수 없어요. 살이 전부 물렁살이라. 내가 많은 사람을 눈으로 보고 지금 하는 소리인데, 그런 걸 채소를 먹되 적당히 절궈 먹고, 김치 같은 거 해서.

소금 기운이 없는 채소를 먹어 가지고 습(濕)이 걸리게 하는 거, 그거 이 습이 얼마나 무서운 병인데 무서운 병을 만들며 살아야 되나? 그렇게 사는 걸 산다고? 그건 미리 죽은 사람이야. 그래서 그런 건 가장 생각해 볼 필요 있으니 그건 주의해야 될 겁니다.

나도 기운이 좀 부치는 것 같으니 이만 실례를 해야겠어요.

〈제19회 강연회 녹음 全文 : 1990. 12. 8〉

※편자註 : 죽염으로 담근 무 절임은 우수한 소화제이자 거악생신제(去惡生新劑)로 평상시 일반인들의 질병예방과 건강유지를 위한 이상적인 음식물이다.

죽염 무 절임식의 정확한 재료 혼합률은 무 100근, 죽염 10근, 백개자(白芥子) 3.5근, 살구씨[杏仁] 3.5근, 누룩[神曲] 3.5근, 산조인(酸棗仁) 3.5근, 엿기름 3.5근, 생강 35근, 마늘 35근.

제27장

核病 靈藥
서목태 죽염간장

大覺할 수 있는 재료 - 광명분자

추운 날에 여러분이 이렇게 오셨는데, 오늘도 새해에 가차우니까 새해의 복을 얼마나 받게 할 수 있는 힘이 내게 있었더냐? 금년[1991년] 일년 지나가는 동안에 알게 될 거요.

오늘 할 이야기는 늘 하는 소리가 아니고 고금(古今)에 먼저 간 양반들의 한(恨) 맺힌 생각을 내 대(代)에 와서 완전히 풀고 가는 오늘 하루에 대한 이야기인데. 그걸 할 수 있느냐? 내가 죽은 후엔 아무도 못 한다고 생각해서 살아서 하고 갈라고 오늘 이야기 나오는데.

과거의 이야기라면 일본 때나 광복 후나 너무도 미개한 사회라 통하지 않아요. 오늘은 당장 급하니까, 모든 기록이 나가면 실천해 보지 않고 견뎌낼 수 없는 시기가 왔어요. 이제 공해는 점점 더 심하고 화공약 피해가, 일본에서 원자병(原子病) 시작했지만 앞으론 원자병 아닌 핵병(核病)이 지금도 많이 나와요. 가만히 육신의 살이 녹아 가지고 뼈만 남아 가지곤 죽는 일이 지금 있어요, 내겐 와요. 그래서 이제는 닥쳐왔구나 하는 건데.

그 시절을 무사히 넘길 수 있느냐? 있다고 봐요. 그래서 옛 양반들이 전할 수 없어 못 전하고 몰라서 못 전하고. 앞으로 좋지 않은 어려운 세상에 누가 나와서 만고에 없는 성자(聖者)의 한을 모두 완전히 마무리하고 가는 사람이 있을 거냐? 그건 먼저 간 양반들이 갈 때까지 궁금해한 수수께끼인데. 내가 어려서 그걸 풀 수 있는 능력이 충분해.

그래서 내가 안 풀고, 그 당시에 구름이나 타고 가는, 공부하고 혼자 잘살기 위해서 갔으면 가서 마음 놓고 구름 속이나 좋은 명산대처에 살 수 없다는 걸 알기 때문에 빌어먹으면서도 이 궁색한 지역에서 늙도록 살았어요. 그동안에 얼마나 비참하게 지냈겠느냐? 그건 참, 이야기할 수 없는 문제라.

그런데 오늘 하는 이야긴 뭐이냐? 종교는 있는데 종교의 혜택이 없다? 건 왜 그러냐? 옛날 양반들이, 하늘님의 은혜나 신의 가호가 있지, 없는 거 아니야. 그건 사람이 전하는 거라. 그런데 전하지 않고 거짓말하고 달아나버렸어. 달아난 게 아니라 죽었겠지. 난 죽은 걸 도망했다고 해요. 자기들이 거짓말 많이 해놓고 피할 길이 없으니 이거 도망쳤나 보다, 이건데.

그러면 그 양반들 거짓말이, 거짓말이 아니다, 그게 참말이다, 하늘님의 은혜도, 신의 가호도 틀림없다. 그건 내가 완전하게 세상에 전하고 가면 그 양반들 허물은 면해, 욕도 면하고. 그래서 그 양반들의 때를 깨끗이 씻고 갈 수 있는 문제는 말 한마디에 이뤄질 수 있는 문제도 수북해요. 그래서 뭐이냐?

이 모든, 이게 음반(音盤)에 대한 문제인데. 그거이 옛날 양반들이 음파선(音波線)이 있는데 그 음파선을 과학의 힘으로 전파선으로 새것이 또 나왔어요. 그러면 그 음파선하고 전파선의 문제는 전파선은 송신기가 있으면 수신기가 있고 그래서 서로 통할 수 있는데. 음파선은 뭐이냐? 어떤 영물(靈物)의 영력(靈力)으로 발성(發聲)하면 어떤 영물의 영력으로 그게 조명(照明)된다. 조명되게 되면 생이지지(生而知之)한다. 다음 세대는 생이지지야. 당신이 전생에 다 조명해 놓은 걸 나면 다 알게 돼 있어요.

내가 어려서 있다는 증거가 뭐이냐? 전생에 완전무결한 조명을, 한글 한자 들어도 그게 다 전생에 머릿속에 들어와 있던 거라 대번 알게 되고. 책 하나 봐도 다 아는 거고. 전생에 알고 있는 걸 금생에 애쓰고 공부할 필요가 없다고 생각할 수 있는 거이 그거라.

그래서 그 음파선에 대한 조명은 완전무결한 거야. 내가 어려서 알고 있는 거니까 거짓이 없고. 또 요새 과학은 수신기가, 무전기가 수신기이니까. 수신기가 있으면 저쪽에서, 여기서 송신기, 수신기. 저쪽에서 수신기가 있으면 받아요. 그래 송신기 있으면 수신기가 받으니 그거이 서로 통하는 건데, 그거와 똑같은 문제는 뭐이냐?

광명색소(光明色素)가 있어요. 광명색소 아니면 눈이란 볼 수 없고. 광명분자(光明分子)가 또 있어요. 광명분자 없이는 대각(大覺)을 하질 못해요. 석가모니가 대각한 것도 광명분자의 힘이고 노자(老子)도 그렇고. 나도 어려서 광명분자의 비밀을 알았기 때문에 죽기 전에 그걸 후세에 전하면 누구도 이룰 수 있다. 거 영물이 되면 돼요.

그래서 영물이 되는 덴 단전(丹田)에 뜸을 떠라. 그러면 참는 힘도 강하고 독해지고 영력을 키울 수 있는데. 피는 맑아지고 피가 맑아지면 정신도 맑아지고. 마음은 발라지고[正] 자연히 음파선 세계가 통하는데. 거기에다가 광명분자가 합성되는 원리가 분명하니까 그건 각(覺)을 할 수 있다 이거라. 그래서 거기에 대한 이야기도 오늘 마무리해야 되겠고.

화공약독의 神藥 – 서목태 간장

또 우리 식품 중에 먹어야 될 수 있는 된장·간장·고추장이 있는데 이 세 가지 장, 그거 없이는 안 될 수 있다 하는 거이 옛날엔 식품 문제로 그리돼 있지만 오늘은 이 화공약 사회에서 어차피 육신이 물이 돼서 뼈만 남아 죽어가는 사람이 앞으로 완전무결하면 어떻게 되느냐? 인구는 멸(滅)한다 이거야. 핵이 터져 죽는 지역은 죽겠지마는 핵 피해를 받아 가지고 죽는 지역은 뼈만 가지고 끝나니 지금 내가 눈으로 보는 숫자도 헤면 여러 사람이야.

그렇다면 이걸 보고 내가 말하지 않고 갈 수 있느냐? 그러면 다음에 기성세대가 물러가고 새 세대가 오지 않으면 끝나는 거라. 그러면 지구엔 완전파멸인데. 완전파멸이 될 수 없다는 건 그중에도 사람의 존재는 남아, 남는데. 그게 뭐이냐? 전부 불구자라. 똥오줌 받아내지 않으면 지팽이를 짚고도 겨우 댕길 수 있는 시기가 온다면 어떡하느냐? 그런 일이 없도록 내가 일러주고 가는 거이 역대에 없었으니까. 내가 어려서도 한 말이오.

지구엔 내가 전무후무(前無後無)다. 인간의 역사(歷史) 전, 역사 후엔 역사가 흐르는 동안엔 내가 전무후무라고 했으니, 그런 인간이 종말에 아무 기적도 없고 아무 기록도 제대로 남기지 않고 갔다면 그것도 또 거짓말쟁이라. 거짓말쟁이 사기꾼이야.

그래서 간장법이 뭐이냐? 개량메주다 이거야. 개량메주의 원료는 뭐이냐? 콩인데, 콩 중에 새카만 서목태(鼠目太)가 있는데 그것도 쥐눈이콩이라고 아주 작은 것 따로 있어요. 그 콩나물콩을 내가 어려서, 옛날엔 그거 아주 작은 것도 있어요, 약에 쓰느라고. 우리 할아버진 약을 알기 때문에 서목태를 심어서 많이 이용해요.

그래서 농사짓는, 일하는 사람들 일하는 데 서목태 심은 콩밭에 가서 콩뿌리를 하나 뽑아 본다? 이놈이 하늘의 태백성정(太白星精 : 金星精)을 받는데 그것만도 아니다. 여기에 왜 목성정(木星精)이 합성되느냐?

나는 어려서 천문(天文)을 보고 잘 알아요. 지금은 눈이 어두워서 별도 안 보여요. 그래서 어느 별기운이 어느 풀하고 연결이 되는 걸 보고 알기 때문에 태백성정으로 화(化)하는 콩이 왜 목성정까지 합성되느냐? 그건 오직 서목태야. 서목태는 색이 검어요.

그래서 내가 뽑아 보니까 그 뿌럭지에 뭐이 있느냐? 분자낭(分子囊). 분자낭이라고 하는 분자의 주머니가 있다 그거요. 콩뿌리를 뽑아 보면 거기에 알맹이가 잔잔히 모두 맺혀 있어요. 고걸 손톱으로 긁어보고 분자낭에 대한 원리가 분명한 걸 나는 눈으로 보았고, 천문도 보았고, 합성비례를 알고 있고.

그러면 이런 분자낭의 합성비례를 알 사람이 고금에 있었더냐? 없다 이거야. 있어도 학술로 발표 못 하고. 그러니 자연히 그건, 아는 사람은 알아도 말할 수 없어서 못 했고 후세에 전할 기록을 남길 수 없었고. 그랬으면 지금 와서는 녹음이 된다면, 가상 50억이면 50억을 복사할 수 있으면 사람마다 하나씩 가지고 있을 수 있다 이거야. 그리고 잡지에 기록해도 50억 권이게 되면 젖먹는 애까지 보관하고 있을 수 있다.

그러면 오늘은 완전무결한 시기야. 그때 내가 나왔으면 때를 맞춰서 세상에 나온 인간이 할 일을 안 하고 숲속에 혼자 조용히 있다 갈 수도 없고 도적질 많이 하고 사기를 많이 해 가지고 행복하다 갈 수도 없고.

그래서 비참하게 사는 이유도 많은 사람을 위해서 하늘님의 은혜도 있다, 신의 가호도 있다. 그 감사를 사람마다 알도록 해줘야 되니 그게 오늘에 이르러서 내가 지금 여러 가지 광명색소로 눈은 보지만 광명분자로 각(覺)을 하게 돼 있는, 그 속에 들어가 이뤄지는 원리를, 건 오늘 일찌감치 시작하면 대략 할 수 있으나 늦게 시작하면 건 되도 않을 게고.

단군할아버지 아들 삼형제의 비밀

그래서 이 간장 이야기 끝나면 바로 그런 소린 해야 되는데. 그래서 그 개중에 다른 거 비밀을 또 털어놓으면, 시간이 모자라면 힘이 모자라고 오늘 다 끝내지 못하는 날에는 문제가 또 달라져요. 훗날에 기운이 없으면 안 될 수도 있고. 그 뒤에는 또 복잡한 이야기가 뭐이냐?

단군할아버지는 왔다 가셨는데 그 아들 삼형제에 대한 비밀은 아무도 모르고, 부루(扶婁)는 하우씨(夏禹氏) 도산회의(塗山會議 : 塗山諸候會議)에 갔다 온 건 알지만 내가 늘 잘 잊어버려요. 도산회의인가 여산회의인가 부루가 참석한 건 아는데.

그 아우, 가지 '지'(枝)자의 지루(枝婁)가 중국의 동삼성(東三省 : 遼寧, 吉林, 黑龍江省의 3省. 山海關 東쪽에 있다고 東三省이라고 중국인은 이름 붙였다)을 창립한 창립주야. 그거 동삼성은 어디냐?

만주인데, 건 중국에서 한 말이고 그때에 단군 둘째 아들 지루가 한 말씀은 서검성(西儉城)이라. 서녁 '서'(西)자 왕검성(王儉城) '검'(儉)자. 서검성은 지금 봉천(奉天)인데.

그 양반이 형이 왕검성을 맡는 게 옳다고 생각하고 당신은 만주벌에 가서 중국을 언제고 내 손에 넣겠다는, 내 자손 대엔 중국이 내 자손 거다 하고 만주에 가서 봉천에 자리 잡아서, 평양서 봉천이 멀지 않아요. 옛날에 걸어다닐 때 말 타고 하루면, 하루도 안 걸려요. 오전이면 갈 수 있어요.

그래 서검성에 가서, 아는 친구들하고 가서 자리 잡은 것이 지금 봉천이라. 그거이 고종(高宗 : 殷) 30년(단기 1024년, 辛未年)에 빼앗겼어요. 그 역사는 지구에 없어요. 그 사람들은 아주 근거를 싹 소멸시켜서 완전 마멸(磨滅)이라.

그래서 그 자손들 중에 몽고족이 있는데 그 몽고족은 그때 거기서 살아 도망한 자들이기 때문에, 단군할아버지의 핏줄이기 때문에, 그 말이 아직도 남아 있어요.

　몽고에 가게 되면 아직도 조선 옛날 고어(古語)가 남아 있어요. 남아 있어서 지금 우리한테 내려오는 명사(名辭)에 똑같은 명사도 있고 비슷한 명사도 있고. 그래서 그 사람들이 '지게'를 '지게'라고 한다. 중국엔 '난자'(籃子)라고 어깨에 메고 다니는데, 그자들은 바오리에 [담아 가지고] 전부 어깨에 지고 다닌다. 바오리에 지고 다니는 건 우리는 지게라고 안 하는데 그 사람들은 바오리에 지고 댕기는 밧줄에 매서 지는 걸 지게질이라고 한다. 그리고 지게도 있긴 있어요.

　그러고 발방아가 있고 절구질을 하고. 그 사람들은 콩나물을 키우게 되면 잎사구[잎사귀] 나올 때까지 키워요. 이 화족(華族)은, 화교들은 콩나물 키우면 잎사구 나올 때까지 키우는 콩나물은 그건 단군족이고 단군손이고, 화족은 없어요. 화교들은 두 치 이상 가면 썩어요. 세 치까지 키우지 못하는 그 콩나물이라. 그래서 그런 걸 전부 분석으로 완전해요, 하고.

　인디언이 단군족이라는 증거는 그쪽으로 연해주로 해서 몇십 대수를 고생고생하면서 저쪽으로, 캐나다 저쪽으로 해서 요행히 어떻게 좋은 터 전 잡았는데, 그 백인종들한테 싹 당해버리고 조상이 어딘지도 모르고, 몽고족은 조상이 만주라는 거 알아요. 만주의 조상은 단군이라는 것도 알고 있는 사람이 있어요. 그래서 그 이야기는 너무도 길어요. 그게 지금 세상에서 모르는 역사설(역사 이야기)이라. 이번에 얘기 요긴한 걸 하다가 시간이 남으면 할 겁니다.

서목태 죽염간장 만드는 법

　그래서 이 서목태라는 콩나물콩, 그 분자낭에 대해서 신비는 상상을 초월해요. 그 상당한 신비요. 그게 뭐이냐? 거 시커먼 기장, 그 시커먼 기장을 거서(秬黍)라고 하는데 그 시커먼 기장의 신비와 마찬가지로 이 서목태의 신비는 인간의 생명을 위해서는 더 이상 없어요.

그걸 키울 때 어떻게 키우느냐? 우선 유황을 비료보다간 조금 더 쳐야 돼요. 유황을 비료보다 더 치고 거기에다가 비료를 하고 심으면, 그러면 알맹이 잘아도 조금 더 크고 수확이 많아요. 그 수확이 많으면 그 콩이 다 큰 연[연후]에 거두게 되면 그 알맹이를 삶아 가지고 메주 쑤는데. 그 알맹이를 오래도록 삶으면 그것이 완전히 퍼지는데 그 퍼질 적에 이상한 김이 나옵니다.

처음에는 허연 김이 쏟아져 나오다가, 다른 김은 물이 다 줄어들 때에 누런데 이건 물이 줄 때에 붉은 기운이, 누런 기운하고 합쳐서 나온다. 거기에 신비를 표현하는 거고. 그래 나올 적에 누런 기운이 어느 정도까지 나오면 물이 다 말라붙을 때인데. 물이 말라붙은 때에 솥에다가 귀를 대고 들으면 바작바작 소리가 나요. 그때 불을 바짝 치우고 오랫동안 뜸을 들이면 밑의 물은 바짝 말랐고 그 중간 지점에 있던 수분이 스루스루 다 없어지는데.

그런 후에, 그건 몇 시간 있어야 되니까 뜸을 푹 들이고 난 뒤에 그 콩을 누룩으로 슬쩍 반죽해 가지고 띄우는데, 그 누룩은 어떤 누룩이냐? 물론 밀가루겠지. 그 밀가루에다가 우리가 쌀로 술을 해 가지고 아주 좋은 전내기[물을 조금도 타지 않은 순수한 술]가 있는데 그 전내기는 25°에서 30°[알코올度數] 가는데 그 전내기 술을 가지고 반죽해요. 그 술을 가지고 반죽해서 띄우면 실수 없이 잘 뜨고 곰팡이 전혀 없고, 곱게 뜨는데.

그 누룩이 뭐이냐? 밀가루는 밀가루고 전내기는 쌀로 빚은 술인데 그 거이 뜰 적에 그 효소(酵素)라는 거이 생기는데, 곰팡이인데. 효소가 생길 수 없고 그 곰팡이는 영양소로만 화(化)해 있다. 그래서 노랗게 떠 가지고 냄새를 맡으면 아주 고소해요. 이것이 완전무결한 누룩이라. 그게 진짜배기라. 그 누룩을 말리어 가지고 분말해서 그 서목태 콩으로 삶아서 만든 메주를, 그걸 가지고 가상 쌀 한 말에 술을 하게 되면 누룩이 얼마 든다. 그걸 계산해서 비슷이 넣으면 그 빨리 떠요, 얼른 띄우는 건데. 둘 다 사람 몸엔 상당히 도움이 되는 거고.

그래서 띄울 적에 그 아키바리 같은 볏짚은 돼요. 이 통일볏짚 같은 건 상당히 나쁘니까. 볏짚을, 30℃ 온도를 구들을 맞춰 가지고 온돌에다가 볏짚을 깔고서 거기다 여섯 치가량 두껍게 콩을 펴 놓고 그게 내가 세상에서 개발한 개량메주법이오. 이번 세상엔 그거 없이 사람 살릴 순 없어요. 그래서 이제 위에다가도 볏짚을 쬐금 깔고서, 그리고 지금은 좋아요. 옛날엔 없어서 종이에다가 밀을 먹여서 했지만 지금은 비닐을 덮고. 비닐이 아무리 화공물질이래도 그 위에 갑바[천막] 덮고 그러고 두꺼운 요나 이불 덮어서 흠씬 띄우면 그 흠씬 띄우는 동안에 효소가 발하니까. 그 효소는 순전히 영양소지. 건 곰팡이 아니라. 곰팡이래도 영양 곰팡이라, 이런데.

이것이 한 사흘쯤 있다가 열어보면 흠씬 떠 가지고 아주 진짜 메주 잘 뜬 것처럼 진이 나요. 그런데 아주 진이 잘 나도록 제대로 폭 뜨면 냄새도 아주 고소한 내 나요. 그게 아주 잘 뜬 연에[연후에] 사흘이면 되고 사흘 더 되면 나흘이면 끝나는데 그 메주를 바짝 말리어요. 바짝 말리는데, 그 바깥에 갖다 펴 놓으면 태양에 바짝 마르는데, 말리어 가지고 분말하면, 제분해 놓는 거지? 분말하면 그걸 두고 죽염을 가지고 간장을 담그는데, 장을 마는데.

죽염간장(註)을 만드는데 죽염은 어떻게 해야 되느냐? 집오리, 물, 간장 한 동이에 집오리 두 마리씩 둔다. 건 터러구[털]는 뽑고 창자의 똥을 깨끗이 씻고 발도 깨끗이 씻어 가지고 더러운 껍데기는 싹 벗기고서 깨끗이 씻어서 몽땅 넣고 솥에다가 한 열두 시간 이상 고아놓으면 거기에 살은 전부 죽이 된다. 그럴 적에 이제 간장 한 동이에 마늘을 한 접을 넣는다

[강연 후 1991. 10. 1. 마늘 한 접을 두 접으로 정정했음].

 마늘 한 접을 까서 넣고 같이 끓이면 마늘이 먼저 죽이 되지만 괜찮으니까, 오리고기도 죽 되고. 그런 연에 그걸 기계로 꼭 삼베자루에 넣어서 짜 가지고 그 물을 두고 서목태 간장 담그는 거야.

죽염간장은 核病 고칠 수 있는 靈藥

 분말한 가루를 거기다 넣고 그 물을 소금 몇 되에 간장 한 동이 되느냐, 그걸 부인들은 잘 아니까. 난 지금 잊어버렸어. 이야길 잘못하면 많은 웃음거리 되니까 건 많이 해본 부인들이 지금 살고 있는데, 간장 한 동이에 소금 몇 되 들어가면 쉬가 안 나도록[파리 알이 안 슬도록] 짜다. 그렇게 쉬가 안 나도록 짜야 돼요. 그렇게 해 가지고 솥에다가 몇 시간 푹 달여 가지고 퍼 두고. 그것은 이 원자병보다도 더 무서운, 앞으로 핵병(核病) 고치는 데 있어야 되는 거야. 누구도 머리가 하늘님보다 더 밝아도 그 병에 들어가서 그거 없이 산다? 그건 잠꼬대야. 돼도 않아.

 그런 간장을 담가 가지고 그 간장의 힘이 피부암은 피부암, 뭐 입안이고 목이고 배 속이고 육신의 암은 전부가, 뼛속의 암이고, 그걸 먹을 적에 아침저녁 뭐, 공복 어느 때고 할 거 없이 숟가락으로 조금씩 떠먹는데. 그거이 된장 나온다? 그 된장도 약은 분명하겠지. 또 그 가루를 가지고 고추장 담가도 약이 되겠지, 죽염으로 하면. 이런 게 간장이라. 그 간장의 신비를 내가 어려서 할머니하고 이야길 해서 이 신비의 간장은 내가 죽을 적에 일러주고 죽을 거니 해봅시다 해서 하니, 머리 좋은 할머니는 날 귀신인 줄 아니까 귀신이 일러주는 걸 실험 안 할 수 없고 하면 되는 거. 그래서 해서 할아버지도 생전에 맛을 본 일이 있어요.

 그러고 저놈은 사람이 아니고 귀신이니 저런 귀신 같은 놈이 오래 사는 놈이 있을까 했어요. 그래도 나는 지금까지 살았어. 귀신 같은 놈이,

귀신이 빨리 죽나? 귀신이 뭐, 전염병 걸려 죽은 귀신은 없어요. 사람이 귀신 같으면 아무 데나 걸려 죽을 순 없잖아?

그래서 내가 그걸 경험해 보고 된다는 거요. 핵병이 걸려 가지고, 원자병 걸리는 건 못 고치는 정도겠지만 핵병 걸리면 못 고치는 것보다 전신이 녹아 가지고 뼈만 하얗게 죽어나가는 걸 사람이 본다.

그 시기가 오는 줄 알면서 지금부터, 지금 오고 있으니까. 그걸 전해 가지고 받아들이지 않는 사람은 죽으면 되는 거고 죽기 싫은 사람은 받아들이는 거야.

지구에 사는 사람 치고 저 죽는 걸 외면하고 죽을라고만 할 사람은 없어요. 몰라서 실행을 못 하는 거. 알기만 하면 덤비는 게 인간이라. 급할 적에 급한 줄 알면 달려들어요. 그건 인간의 피할 수 없는 사실이라. 그것도 자연이라, 이러니.

거기에 뭐이 있느냐? 죽염을 그렇게 해서 죽염간장 가지고, 서목태 죽염간장이지? 이걸 가지고 만병통치는 물론 귀신이 사람으로 변할 수도 있을 거요. 귀신이 안 먹어 그러지. 거 먹었다면 사람 될 거요. 그런 신(神)의 세계인데, 그것이.

그걸 앞으로 내가 한 말이 녹음에 기록돼 있으니까 그걸 세밀히 그대로 세상 사람이 알도록 말을 해 가지고, 난 어떤 땐 발음이 좀 서툴고 말이 좀 시원찮아요. 그건 늙어서만 그런 거 아니라. 젊어서 고생을 너무 해서 육신은 뭐인가 완전치 못해요.

그러니 그걸 다시 해석해 가지고 쓰는 사람들이 정신 들여서 잘 써놓으면 오늘 하는 이야긴 아무렇게나 써서는 안 되는 이야기들이요, 전반이. 거기다가 뭐이 있느냐? 마늘에 대한 이야기, 그 마늘 가지고 마늘을 구워서 이제 죽염 알약 만들어서 그걸 겸복하라 이거요. 그걸 겸복하면서 간장은 국 끓여 먹든지 그냥 퍼먹든지. 축농증 뭐, 안병(眼病), 중이염 할 것 없이 전부 신(神)의 약이라.

종교인들이 연구해야 할 神의 섭리

그러면 집 안에서 자기가 먹기 위해서 하는 걸, 이 대한민국 법은 내가 벌금도 여러 번 했어. 대한민국 법은 대한민국을 위해서 하는 것이래도 꼬투리 잡기만 하면 벌금 받아먹고, 뜯어가고[경찰이나 수사기관원이 입건하여 공갈협박으로 돈을 뜯어가고]. 그래 오늘은 더한다? 그게 현실이야.

그전에도 그랬어요. 그러면 내가 볼 때 대한민국에 딱 두 사람이 살고 있구나. 한 사람은 도둑놈이고, 그건 높이 앉은 사람이고. 한 사람은 사기꾼이고, 훌륭하다고 교주 뭐, 해먹는 거. 그래 이렇게 딱 두 사람인데. 그 두 사람 속에서 내가 오늘까지 늙은 사람이라. 그러니 뭐, 벌금도 하고 불려댕기기도 하지. 그런 걸 모두 실험하면 거 약사법에 또 걸린다. 간장이 아니라 약사법이라. 이런 훌륭한 나라가 있나?

난 그러게 그 나라에서 훌륭한 정치 속에서 오늘까지 살고 있는데. 내가 지금 와서 하는 말이, 이승만이 때도 그래. 저놈은 도둑놈인데, 도둑놈 앞에 가서 내가 하루면 먹고살겠느냐? 오늘도 마찬가지야. 도둑놈하고 가차울 수 있느냐? 도둑놈이 내 곁에 와서 하루나 이야기할 수 있느냐 하면, 없어요. 난 직방 도둑놈이라고 욕하니까. 그래서 그 사람들이 내게 안 와요. 한둘이 와서 욕먹었는데 다 퍼지고 있지. 그 내게 다니겠어요? 욕쟁이라는 건 세상이 다 알 거요, 앞으로.

그래서 나는 두 사람 밑에 살고 있어요. 높은 사람은 도둑놈이오, 훌륭한 사람은 사기꾼이오. 거게서 지금 내가 오늘까지 늙었어. 그래 나는 바닥에서 한 푼 없이 어렵게 사니까 우습게 보고 별짓 다 하는 거이 대한민국이야. 내게는 못 할 짓이 없어. 협박 공갈 별짓 다 해요. 그래서 나는 두고 보면서 천고에 전무후무한 사람이 사는 나라에 이런 일이 있으니 내가, 기성세대가 물러간 뒤에 다음 세대는 완전히 딴 세상이 될 거다.

건 내가 살았으니까 딴 세상이 된다는 거요.

　그전에 김유신(金庾信) 장군이 오신 후에 화랑군(花郎軍)이 삼국통일해, 당(唐)나라가 무서워서 도망질해, 이랬는데. 원효(元曉)대사가 "부처님이 제일이라" 한 후에 가만 앉아서 발발 떨고 항복하고 망해버렸어. 또 고려도 원(元)나라가 밟아 치우고. 그거이 부처님이라. 실지 부처님은 그런 말씀 한 일이 없어. 원효대사의 불교라.

　원효대사가 초발심(初發心)이라고 쓴 거 있어요. 이 몹쓸 영감이 나와가지고 많은 해 주었구나, 하는 거 나도 알지. 또 그리스도가 나와 가지고 많은 해를 줬어요. 소련 땅에 가서 천주교, 기독교가 멸할 때에 그 비참. 또 이북의 김일성(金日成)이라는 자가 또 천주교, 기독교를 멸하는데. 모택동(毛澤東)이 그러고 다 그러는데.

　거기에서 신의 저주를 받은 자가 있는데 누구냐? 차우셰스쿠인가 뭔가 한 놈이 하나 있어요. 그러곤 전부 행복해. 지금 고르비인가 뭔가 이자도 행복하게 살아요. 그것도 스탈린 밑에서 큰 사람이라. 그럼 그것도 진빨갱이라. 빨갱이라는 건 천당 갈 사람들인데, 대주교나 추기경이나 신부, 목사를 많이 죽였을 때 그때 소련 가서 선교사 중에 내가 아는 양반이 있는데, 친구의 아버지도 거기 가서 선교사로 있다가 죽은 걸. 죽은 지역에 가 들어보면 거참, 피맺힌 한(恨)인데. 한이야 그것도. 억울하게 저 스탈린 계열(系列)에서 죽였어요.

　그런 걸 내가 볼 때에 이 종교인을 많이 죽이면 왜 행복하냐? 왜 오래 사느냐? 신의 가호를 받고 하늘님의 은혜를 받느냐? 종교인들은 연구할 필요 있어요. 김일성이가 왜 행복하며, 왜 오래 사느냐? 그게 신의 가호고 하늘님의 은혜면 난 종교를 안 믿어. 그렇게 되기 위해서 믿을 필요는 없어.

마늘과 三精水의 비밀

　내가 아까 마늘 가지고 중요한 이야길 시작했지? 그 마늘이 삼정수(三精水)라는 거 있어요. 마늘 속의 수분이 세 가지가 있는데. 하나는 뭐이냐? 하나는 마늘 속에 있는 혈정수(血精水). 기름에도 물이 있고 핏속에도 물 있어요. 휘발유도 아무리 좋은 휘발유도 수분이 전연 없는 휘발유는 보관을 못 해요. 화약이라 터져서 불이 붙어버려요. 그래서 그거 억제하는 억제력이 뭐이냐? 수분이야. 수분이 최고의 좋은 휘발유, 건드리기만 하면 폭발하는 휘발유는 수분이 5%야, 95%가 기름이고 알코올도 주정(酒精)이 95%지, 100% 알코올은 보관하기 힘들어요. 오래 못 가서 일이 나요.

　그러면 뭐이고 거기에 해당되는 조절은 다 자연의 힘이라 그러면 기름 속에 기름을 보호할 수 있는 수분이 얼마냐? 그것도 5%에서 20%까지 있어. 또 피를 보호할 수 있는 수분이 얼마냐? 피도 수분이 없이 순피[순수한 피]라면 지름인데, 그것도 회전하는데 어느 정도까지 돌아서 심장에 몇 번 오면 그것도 화병(火病)이 생겨 죽어요. 심장에 불이 나요. 그러니 그거이 하나. 기름이 피로 넘어갈 적에 앞장서는 수분이 기름에 있고 피에 있어서 그것이 합류하면 음양배합(陰陽配合)이라. 그래 기름은 전부 피로 넘어가. 그건 혈정수.

　또 살 속에 넘어가는 건, 살 속엔 육정수(肉精水)가 있어요. 육정수가 핏속에 들어오는 기름을 받아 가지고 그 피가 된 후에, 그 피를 끌어들이면 살이 돼요. 그 살이 될 수 있는 원료가 살 속에 있는 육정수가 핏속에 있는 혈정수를 끌어들여 가지고 그 피가 살이 돼요. 그래서 그건 혈정수, 육정수, 이렇게 두 가지인데.

　하나는 또 뭐이냐? 뼛속에 또 골수가 있어요. 건 골정수(骨精水). 그놈이 또 핏속에 있는 모든 석회질하고 여러 가지 비밀 성분을 흡수해 가지고 골수가 이뤄지고 석회질은 뼈가 이뤄지고. 백금(白金)은 뼈껍데기의 야문[단단한] 하얀 뼈인데, 이런 것이 전부 다 이뤄지게 돼 있어요.

그런데 마늘 속에 고놈이 셋이 있다. 그래 악창(惡瘡)에 최고 약(藥)이다. 《본초강목(本草綱目)》에 옛날 양반도 말씀한 거. 그 완전비밀은 옛날엔 몰랐다는 증거요. 책을 보면 거 순 엉터리라. 그러면 마늘 속에 있는 삼정수에 그 삼정수가 있는데 그래서 악창에도 거악생신(去惡生新)하는 데 가장 신비한 비밀이 있어요. 또 모든 썩어 들어가는 걸 살리는 덴 거 악생신하니까 아주 비밀이 있고.

그다음이 영양가가 가장 높아요. 인삼엔 중금속이 있어 가지고 인체에 필요치 않은 점도 있겠지만 마늘은 그거 있어도 그거이 맥을 못 춰요. 중금속이 마늘 속에선 맥을 못 춰요. 그렇지만 매운 놈은 가스 기운이라 중금속도 들어 있어요. 불에다가 구우면 가스는 없어져요. 가스가 없어지게 되면 공해가 자연히 물러간 거. 아주 맵지 않으면 공해는 없어요.

그놈을 잘 다져서 바싹 말리어 분말하면 그 분말하고 죽염하고 섞어 가지고 반죽 잘하는 사람한테, 이 제분하는 데 가서 제환(製丸)하는 데서 로울러라고 지금 이기는 거 있어요. 거기다 잘 이겨 가지고 알약을 만들면 쉬워요. 그 알약을 만들어두고 항시 복용하면서 죽염간장을, 그 서목태 죽염간장이니까 계속 먹으면 앞으로 핵병(核病)에 걸릴 일도 없고 핵병 시초엔 무조건 나아요.

공해보다 더 무서운 원자핵독

그렇지만 핵병 악화된 후엔 뭐이고 없어요. 뜸 떠도 안 돼요. 최고의 치료법이 통하지 않아요. 내가 지금 죽어가는 사람 여럿을 보고 "중완·단전에 족삼리까지 떠라" 해도 못 고치고 죽었어요. 그건 아무것도 통하지 않아요. 그건 핵병인데. 전신 살이 전부 독이 뻗쳐 가지고 싹 녹아 죽는 건데. 그래서 독사를 많이 먹고 독에 걸려 죽는 사람보다 핵병은 무서워요. 그래서 이 핵병에 치료약이 있느냐? 없다고 봐요. 시초에는 서목태 간장은 만능의 요법이니까 되는데, 또 예방도 잘되고. 죽을 땐 절대 안 된다 이거라.

그래서 이 마늘을 가지고 제조한 죽염환을 계속 먹으면 그 비밀의 간장, 거 비밀의 간장입니다. 그 속에 있는 성분은 상상을 못 해요. 원래 무서워요. 불에 데어 죽을 적에 조금 먹이고 발라봐요. 다른 간장은 아파서 꼼짝을 못 하는데 그 간장은 아프지 않아요.

거기에 오리 곤 국에다가 만들어서 더하고, 상당히 좋아요. 그걸 내가 늑막염(肋膜炎)에다가 그걸 조금 먹여봤는데, 어려서 집에서 만들어놓은 걸 늑막염으로 죽는다는데, 옛날엔 늑막염이 내종병(內腫病)이라. 내종으로 죽는다고 해서 눈까지 다 곪아 있어요.

그래서 그 약으로 이제는 고칠 시기 지났다고 무서워할 적에 내가 할머니하고 이야길 하고 그 간장을 한 병을 넣어다 주었어요. 그 간장 한 병을 한 절반 먹으니까 살았어요. 그 신비의 이야기는 절반 먹고 나아 가지고 몸에 병이 싹 없으니까 음식을 돼지처럼 잘 먹어. 그래서 내가 신비의 약이 있구나 하는 건데.

내가 신비의 세계를 개척한다는 말 해놓고, 막연한 사람이 그런 말 했으면 거짓말쟁이라. 난 어려서 다 경험해 놓고 한 말이오. 지구엔 전무후무다. 그 밖에 또 나올 건 있질 않아요. 인간의 생명을 위해서 가장 건강하게 살고, 가장 병 없이 살고, 오래 살고 행복하게 살고. 그런 비밀은 죽염간장 속에서 얻어라 이거야. 해서 경험한 거니까.

마늘에 대해서 심을 때에도 유황가루를 흩쳐야 돼요. 서목태만 그런 거 아니고 유황가루를 흩치게 되면 유황가루 속에는 그 해독성도 상당히 강하지만 독성도 강해요. 그러고 상당히 보양제(補陽劑)요. 유황가루는 영양에 최고 좋고 금단(金丹)을 만드는 약이기 때문에 거 아주 영양물인데, 독이 무서워서 못 써요. 해독만 완전하게 된다면 참으로 좋은 약이요, 보양제니까. 그래서 그 이야기는 앞으로 이 세상에서 그런 신비의 간장을 만들어놓고 안 살면 도저히 어려운 시기를 살아 넘어갈 수 없어. 이제는 어려운 시기가 왔으니까, 난 눈으로 보고 얘기하는 거라. 앞으로 저 흉물로 생긴 후세인이라는 놈이 어떤 흉조를 꾸밀 줄 누가 알아요? 핵이 막 쏟아지는 땐 우린 어떻게 죽어야 돼? 그때에 이야기할 순 없어. 막 죽어갈 적에 이야길 하는 건 통하지 않아. 지금부터 이 사실을 우리나라에 서래도 먼저 알아야 되고.

또 서목태가 일본서 와도 안 되고 중국서 와도 안 돼요. 그건 왜 안 된다고 하느냐? 그건 실험 안 했어요. 내가 홍화씨가 중국서 온 건 확실히 약이 털끝만치만 돼요. 또 중국서 온 웅담도 쬐끔 되지. 그런데 홍화씨는 더욱더 해. 우리나라 건 뼈 부러진 데다가 써보면 하루에 신비의 효(效) 나는데 중국 건 열흘 후에 효 나. 어른들은 열흘 이상 가서 효 나는 사람도 많아. 한국 건 아무리 늙은이래도 하루에 깨끗해 버려. 이러니 홍화씨도 중국 건 신통치 않은 걸 봐서 서목태도 그럴 거다.

土種의 약성과 甘露精의 힘

화살에 혼난 새는 까부장한[꾸부정한] 나뭇가지엔 무서워 앉지 않아. 그거하고 마찬가지로 나도 홍화씨에 데어 가지고 무조건 외래산은 배척하는데, 일본에서 나온 정어리도 실험해 본 일이 있으니 우리나라 연안에 들어와 사흘만 지나면 무척 맛있어요. 북양(北洋)에서 온 청어가 2월달에 춘분이 지나봐요. 내가 어려서 많은 실험 했어요. 그거이 뭐이냐? 감로수(甘露水)의 정(精), 감로정(甘露精)의 힘이더라 그거야.

그래서 그 지금 삼정수의 비밀, 또 서목태 간장의 비밀, 이거는 확실히 알아둬야 되고 실천해야 되고. 땅의 삼정수는 백두산서 내려오다가 홍원

(洪原 : 함경남도 홍원군)이라는 데 내가 가보니까 장항리(獐項里)에 있는데. 삼정수(三井水) 셋이 샘이 나오는데, 건 샘 '정'(井)자인데. 그 물에서, 미개한 사람들이 돼지를 잡아먹는데 그 샘이 달아나버렸어.

어디로 갔느냐? 그 아래 한 십 리 있는, 한 시오 리 가 가지고, 이십 리는 다 안 되고 시오리 밖에 한 절이 있는데. 그 절의 주지한테 가서 현몽(現夢)을 하고, "내가 이 몹쓸 놈들한테 모욕을 당하고 거기에 있을 수 있느냐? 너 절터 앞마당 끝에 내가 오니 그리 알아라" 그래서 내가 그 샘을 가봤는데. 그 샘을 가지고 천 두락(斗落)이 넘는 논을 농사짓고 있어요.

그 샘이 온 후에 거 밭인데, 거 얼마나 커요? 샘 하나가 천 두락의, 천 마지기 논을 잠그니. 6인치 파이프로 쏟아져 나오는 물보다는 커요. 그런 물이 그 절 마당 앞에, 대문 밖에 있어요. 나도 그 샘을 먹어보고 그 샘에 세수도 해보고 다 해보고 참으로 신비라는 걸 알아요. 그래서 지구의 삼정수(三井水)는 거기 가 셋이 있고.

그다음에 풀에는 마늘 하나뿐이야. 그 삼정수(三精水)의 마늘은 내가 정밀 '정'(精)자라고 하는 거. 모든 정력을 돕는데. 애기들이, 오줌싸개를 그 마늘을 그렇게 구워서 죽염 찍어 며칠 멕이면 오줌싸개라는 말이 없어요. 또 변비도, 죽어갈 때 변비라는 말도 없고. 할아버지들이 여든이 넘어서 밤낮 오줌 흘리고 있는데 그거 먹고 흘리는 사람이 지금 하나도 없어요.

진주 쪽에 경로당 염감들, 노인정 영감들이 그걸 모두 먹고 그렇게 좋다고 내게 와서 고맙다고 해요. 그래서 나도 먹어보는데, 나도 얼마나 늘그막에 신장이 허(虛)하면 방광에서 오줌을 못 참느냐? 변비가 심하고, 변비 아니면 설사가 심하고, 있을 수 있느냐? 마늘은 윤장(潤腸)하고 다 좋지만 내가 좀 더 있다 먹어본다. 그래 먹어보고 거기에 신비가 내게도 통해요. 나도 인간이니까. 나라고 안 통할 리가 없다 이거야. 그래서 내가 그걸 지금도 먹고 있어요.

지금도 먹고 있는데. 그걸 먹고 이번 추위를 겪어보니까, 거 먹은 지 한 달 넘었어요. 이번 추위를 겪어보니까 손이 그렇게 시리질 않아요. 그렇다면 이거이 뭐, 회춘(回春)은 있을 수 없고 나빠지지 않는 증거는 분명해. 그래서 지금 밤에 화장실에 소변 때문에 가는 일은 없어요. 열두 시에 자면 아침 일곱 시나 여덟 시, 밥 먹을 때 소변 보니. 그거이 있을 수 없어. 그전엔 다섯 번 안 가면 안 됐는데.

그래서 이런 것을 세상에 전했는데 나를 욕하고 받아주지 않아서 좋을 거 있느냐? 그래 나는, 아무리 내가 세상을 욕해도 내 말을 배신하고 살 사람은 지구에 한 사람도 없어요. 그러면 내가 큰소리하는 거이 잘못이 아니야. 큰소리라는 게 별거요? 장담이라. 콩으로 메주 쑤니라. 콩으로 메주 쑨다는 건 장담 왜 못 해요? 팥으로 메주 쑨다는 건 장담이 안 돼.

인체 五臟六腑가 이뤄지는 원리

그래서 장담하는 걸 무지한 인간들은 아무것도 모르는 놈이, 아 박사도 모르는 걸 제가 뭘 아느냐? 내게 와 그런 소리 하는 사람들이 많았어요. 만고에 전무후무라고 하는 사람 앞에 와서, 저게 얼마나 미개족(未開族)이니까 저런 인간들이 있느냐? 내가 오늘도 욕해요. 그거이 현실이야.

이 현실 속에 또 뭐이 있느냐? 우선 도사가 많은데. 도사가 될 수 있는 비법을 알아야 도사가 돼요. 단전호흡도 비법이 있어야 돼요. 그건 뭐이냐?

단전호흡은, 인간이 어머니 배 속에 들어갈 적에 어머니 앞에 가서 승낙을 얻고 들어간 인간은 없어요, 전부 도둑놈이야. 그걸 대성자(大聖者)의 윤리로 가르쳐야 옳은 사람 되지, 안 가르치면 습성 그대로 도둑놈이야.

어머니 배 속에 들어갈 적에 어머니 승낙 얻은 사람은 지구엔 없어요. 공자라고 해서 승낙 얻었느냐, 없어요. 안(顔)씨가 니구산(尼丘山) 기도

드리고 나는 성자 아들을 둔다는 생각은 해도, 공자님이 내가 들어갈 테니 승낙해 주시오 물은 적은 없어요. 기록에 그런 게 없어요.

인간은 어머니 배 속에 들어갈 적에 승낙을 안 받고 들어가도 비밀이라. 들어가서 어머니 피를 모을 때 피가 몇 g의 한도에 콩팥이 생겨야 돼. 피가 어느 정도까지 모이면 콩팥이 생겨야 하는데 그 피를 모을 적에 어머니가 입덧이 나거나 말거나, 빈혈이 오거나 말거나, 이건 냉정해. 귀신이라는 건 그렇게 냉정하고 무정한 거요. 그걸 봐서 알아야 돼.

자기가 어머니 배 속에서 얼마나 냉정했더냐? 어머니 배 속에서 얼마나 무정했더냐?

또 무례도 하지. 어머니 입덧이 나서 먹지 못하고 죽을 고초 겪는데 털 끝만치도 미안한 마음이 없는 게 영(靈)이라. 그 영이 어머니 배 속에 들어가서 제가 살기 위해서 피를 모으고 제가 세상에 나오기 위해서 장부(臟腑)까지 만들면서 미안이 없는 게, 그러게 선천적으로 보면 인간은 미안이라는 걸 예의범절이 나온 후에 알게 되지, 그러지 않으면 자연 그대로 미안이 없어요.

그래서 어머니 피를 어느 한도까지 모으면 우선 콩팥이 생긴다? 그래서 옛날 양반이, 귀곡자(鬼谷子)도 하신 말씀, 천일생수(天一生水)야. 그 한자 한 '일'(一)자 해당되는 물이라. 그래 수왈(水曰) 일(一)이라. 일왈(一曰) 수(水)야. 이왈(二曰) 화(火)요. 그래 천일생수인데.

콩팥에 해당되는 색소(色素)가 뭐이었더냐? 어머니 숨 쉬는 데서 검은빛을 가진 흑색소(黑色素)가 있어요. 그걸 어머니한테 얼마가 감량(減量)이 되면 신장암이 온다, 방광암이 온다, 전립선암이 온다, 이걸 아는 것이 신이라. 그래서 어머니한테 신장암이나 방광암이나 전립선암이 오지 않도록 어머니 소변은 마려우면 참지 못할 그 정도까지 가게 흑색소를 흡수해 들이는 얌체가 있어요. 영혼 속에도 얌체 영혼이 상당수가 있어요.

그래 가지고 자기 콩팥을 이룬다? 콩팥을 이루고 오줌통을 이룬다? 그래 놓으면 그때에 오줌통이 이뤄졌다? 그러나 오줌을 눌 수 있는 길이 열리지 않았으니 오줌은 못 눈다.

그럼 바로 또 뭐이 있느냐? 수생목(水生木), 그 나무에 대해서 간(肝)이 이뤄져야 된다. 건 청색소(靑色素). 청색소를 어머니가 간병(肝病)도 안 오고 쓸개도 못 쓰게 안 되도록 살살 모아다가 간이 이뤄지면 간하고 쓸개가 된다. 그런 뒤에는 그다음에는 목생화(木生火), 심·소장, 심장엔 심소장 음화양화(陰火陽火)인데. 음화엔 왜 장부가 셋이 붙어야 되느냐? 심포락이 있고 상·중·하 삼초화(三焦火)가 있어요. 삼초화가 있는데. 또 소장에는 명문화(命門火)가 있어요.

그래서 심장엔 여러 장부가 붙어 있어요. 그래 심장이 이뤄진 후에 적색소는 끝나면 그때 화생토의 원리로 황색소를 모아다가 비위(脾胃)가 생기고 췌장까지 생겨요. 그러고 난 후엔 또 토생금(土生金), 백색소(白色素)를 모아다가 폐·대장이 생겨요. 그러고 난 뒤에 오장육부가 이뤄지고 그 기운이 완전무결할 적엔 오줌이 우선 생겨요. 오줌이 생기고, 어머니 젖줄을 잡게 된다? 그러면 오줌 쌀 때는 나가게 된다. 그때 문을 열고 나오는 거라.

色素 완전 보강하면 無病長壽

그러면 그때 뭐이냐? 그 색소를 모르게 흡수해 들이는 법을 태(胎)라는 태식법(胎息法), 또 고를 '조'(調)자 조식법(調息法), 태식 조식. 그다음에는 귀신 '신'(神)자 영(靈)이 숨 쉬는 신식법(神息法)까지 세 가지 호흡법이 있는데 그거이 지금 인간으론 단전호흡이라. 그걸 조식이라고 해요, 하는데. 그걸 아는 사람은 구름 속에 가지, 인간에 안 살아요.

난 어려서 그걸 알기 때문에 육신의 결함이 생기면 호흡으로 색소를 완전히 보강하면 구름 속에서 천만 년, 내가 오줌이 생길 수 있도록 수분을 많이 흡수하면, 오줌을 싸야 되고 또 영양 과잉하면 똥도 싸야 하고. 지금 우리가 먹고사는 게 영양도 과잉되면 변소에 가야 하고 오줌도 과잉되면 변소에 가야 합니다. 만일 코에서 흡수하는 색소를 가지고 내게 부족처(不足處)만 완전히 보강하면 변이라는 건 생기지 않아요. 변이 생길 수 있는 찌꺼기가 오지 않아요. 또 오줌도 그래.

내 몸에 있는 모든 수분을 완전 보강하면 내게 오줌을 눌 수 있는 여유의 수분이 없는데 오줌을 어떻게 눠? 그래서 조식법이 어렵다는 건 내가 어려서 완전히 육신세계(肉身世界)를 알기 때문에 조식은 안 된다는 거. 잘못해 가지고 단전에서 피가 상(傷)하든지 담이 상해 담적(痰積), 피가 상해 혈적(血積), 기가 막혀 기적(氣積), 그다음에 냉이 심해 냉적(冷積), 이런 것이 오적(五積)이 오는데. 다섯 가지 적병(積病)에 걸려 가지고 고생한 사람이 많아요.

그래서 단전에 뜸을 뜨면 되니라. 거 구법(灸法)은 무조건 돼요. 모든 온도의 정상, 기류(氣流)의 정상. 기(氣)는 둘이요, 흐를 '류'(流)자 류는 둘이요, 넷입니다. 전류(電流)는, 기(氣)는 기(氣)에 들고, 전류는 류(流)에 들어요. 그래서 전류가 좌선우선(左旋右旋), 기류(氣流)가 좌선우선. 이래서 넷이 흐르고 있어요, 우리 몸에. 기류가 합선되면 그때 전류도 폭파돼요. 그걸 보고 갑자기 신경마비로 쓰러진다, 뇌출혈로 쓰러진다, 별게 다 와요.

그러면 우리는 기류에 대해서나 전류에 대해서 완전무결하게 할 수 있는 힘이 뭣이냐? 단전에 뜸을 오래 떠도 신체 내에 이상이 없도록 건강을 회복할 수 있도록 뜨면 되는데. 화독(火毒)에 걸려 가지고 고생할 정도로 뜨는 건, 뜸이 아니에요. 그건 너무 지나쳐도 안 되고, 과불급(過不及)은 다 안 돼.

건강을 완전하게 하고 사는 건 좋아요. 난 젊어서 구십까지는 건강을 완전하게 한다는 거이 그동안에 한 오십대에 술을 오십·육십 동안에 술을 너무 과음해 가지고 그 피해를 입어서 지금 늙었다는 증거가 확실해요. 그런 일이 없었으면 지금 내가 사십대에 구십까지 건강을 확보했다고 자신한 사람이 지금 와서 기울어질 순 없어요. 지금 많이 기울어 있어요. 그래서 모든 것을 고쳤다고 부주의는 고친 거 아니라. 또 재발이 와요.

그러면 인간이 조식법이 된다, 그건 다 조식법을 써놓은 책들이 많은데 난 그걸 보고 웃지. 있을 수 있느냐? 신(神)의 비밀인데 신의 비밀을 자기가 신이 아닌 사람이 신의 비밀을 말을 한다? 자기가 신이면 왜 신의 비밀을 모르겠는가? 또 신이 돼서 신의 비밀 아는 놈이 내게 와서 무엇 별걸 다 질문하는 도사가 광복 후에도 있어요. 일본 때도 가끔 만나고, 광복 후에도 도사라고. 또 절에선 보살 데리고 오는 도사 있고.

교회에서는 교인을 데리고 오는 목사도 있고. 신부는 와서 그렇게 따지고 드는 신부가 별로 없는데, 있긴 하겠지. 그런데 목사는 여러 사람 있었어요. 그래서 난 쳐다보고 웃지. 네가 만일 내가 되었으면 이런 일은 없을 거다, 그 말만 해요. 목사가 내가 되었다면 알고 있는데, 자기를 아는데 남을 모르느냐? 이런 짓은 안 하니라, 그런 말만 해줘요.

그런데 산에서 도사가 보살들 데리고 와서 뭐, 불교가 어떻고 부처님이 어떻고 하면 너는 네가 너를 너무 모르고 있다. 네가 너를 잘 알면 이런 짓은 안 하니라. 나무도 바람 맞지 않고 크면 곧아. 너처럼 바람 맞은 놈은 곧아 낼 수 없지 않니? 인간이 그렇게 속에 바람이 들었고 허황하니 거 어떻게 인간이 곧아지겠느냐? 너 같은 거이 통할 수도 없고 도사가 될 수도 없다. 난 완전히 바른 소리 해줘요. 너는, 너무 없다. 아주 비었으면 좋은데 넌 너무 모자란다. 그냥 그러고 말지.

그러면 그 보살들까지 모두 한 파(派)라. 그들은 날 모른다고. 그 소리 참 옳은 소리다. 그거 왜 옳으냐? 도적놈이 도적놈 볼 적에 뜻이 맞아서 서로 반가운데 도적질할 줄 모르는 놈이면, 저건 아무것도 모르는 놈이다. 그 말이 도적놈한텐 통할 수 있는 거다. 그래서 난 너의 말이 옳다고 본다. 너의 세계에서 너의 말이 옳지 내 말이 옳겠니? 그저 그래 두는데.

세상엔 자기 말이 잘못된 걸 꼭 아는 사람이 세상에 댕기면서 누구하고 싸우느냐? 또 세상에 댕기면 누구하고 질문하느냐? 세상에 안다는 자가 누구한테 가 배우느냐? 아는 자가 배운다? 거 있을 수 있느냐? 나도 글에 들어서는 선배한테 더러 물어요, 묻는데. 선배한테 물으면 한 가지로 나오면 좋은데 파(派)가 있어요. 주자파(朱子派)의 말씀이 다르고 왕양명파(王陽明派)의 말씀이 다르고 한퇴지파(韓退之派)가 또 있어요.

그래서 나는 묻는 건 어느 파의 의견이 옳은가, 대조해 보는 거요. 지금도 머릿속의 글이 다 나가고 없으면 이 자루라는 건 사람의 몸이 자루인데, 전부 구멍이 왕창 뚫어져 있어요. 다 새어나가요. 그래서 싹 잊어버린 건 애들한테라도 물어야 되지. 묻지 않고 보충을 못 해요. 그래서 묻는데.

전생의 靈物이 금생의 大聖者

내가 지금 무슨 이야기가 꼭 필요하냐? 도를 통할 수 있는 이야긴 건강에도 유익해요. 대근기(大根氣)니까, 소근기(小根氣)는 안 돼. 그게 뭐이냐? 음파선(音波線)에 대한 이야기인데. 전파선은 송신기, 수신기 있으면 된다 했는데, 음파선의 송신기는 뭐이냐? 위대한 영물은 대성자(大聖者)야. 위대한 영물이 하시는 말씀, 그건 위대한 영력을 통해서 조명해요. 그래 다음 세상에 오면 그는 생이지지(生而知之)야.

그게 뭐이냐? 공자님이 안자(顔子)나 증자(曾子)를 가르치는 그런 말씀은 그건 그 이상 영물(靈物)한테는 다 가요. 가서 조명(照明)돼. 그럼 세상에 나오면 다 아는데. 가상 호랭이가 배가 부른 뒤에는 사심(邪心)이 없어. 누굴 해칠 생각도 없고 잡아먹고 싶은 생각도 없고. 혼자 조용히 있으니 그놈의 영(靈) 중엔 조명(照明)돼요. 사자가 그러고, 또 이무기 그러고, 용이 그러고. 그런 동물들이 있어요.

그놈들이 죽어서 사람으로 오게 되면 생이지지야. 또 훌륭한 몇천 년 묵은 나무가 있어요. 은행목 같은 거. 소나무도 그래요. 그 나무에도 조명돼. 그 영력이 강하기 때문에. 그래서 다음 세대가 그런 놈이 사람으로 오면 생이지지라. 그래서 위대한 학자로 오는데.

그건 내가 광복 후에 만난 분이 공주에 사는데. 공주읍이 아니고 저기 탄천(灘川) 저쪽 어디 사는데. 그 양반은 이 홍천(洪川 : 강원도 홍천군)의 은행나무 목신(木神)이라. 목신이 영력이지? 영물이 사람으로 왔는데. 그거이 대단하지 못한 증거가 뭐이냐? 그 양반은 위대한 영물은 못 돼. 아는 건 기지여신(其知如神)인데. 그 양반은 못하는 거 없어. 음악을 다 잘하고 거문고, 단소 다 잘해요.

거문고, 가야금, 단소, 대금 다 잘하고 그런 분인데, 시부(詩賦)도 잘하고. 그런데 침(鍼)을 잘해. 불쌍한 사람을 돈 들여 약으로 고치는 것보다 침 한 대 가지고 다 도와줄 수 없느냐? 그래서 탄천 이인(利仁)에선 침을 안 놓는데 정 형편이 딱한 사람은 더러 놔주었다. 그런데 광복 후엔 내가 윤씨(尹氏) 친구 있는데 그 친구 집에 가니까 그가, 간다는 연락을 했더니 그한테 연락해서 와서 기다리고 있어요. 그래 내가 만나본 일 있는데. 참으로 재주가 비상해요.

그런데 그가 나는 자기를 은행나무 목신인 걸 보고 아는데 그는 내가 누군 걸 몰라. 그래 내가 웃으며, "홍천의 은행나무가 떠날 때에 말라 죽어서 영이 떠날 때 이 탄천에 와서 현몽(現夢)한 사실을 알고 있지요" 하니까, 그 소린 들어서 압니다. 그러면 대현(大賢)은 틀림없는데 대현이 되게 되면 군자(君子)인데. 현인군자가 왜놈의 세상을 피해서 그렇게 은거할 때 음악을 좋아하는 거 공자님도 거문고를 좋아해. 순임금도 좋아하고.

그러니 그건 당연한데, 하필이면 침으로 꼭 고쳐야 되느냐? 그것도 참말로 고마운 심정으로 나왔으니 난 거 고마운 일이라고 보는데. "침을 안 놓고 될 수 있는 법이 많지 않소?" "아, 그거 뭐인데요?" "아, 배추 한 포기 가지고도 만병을 고치면 되는 거 아닙니까?" "그거 아직 몰라요." 그래서 내가 저 양반이 확실친 않구나. 침에는 책도 많이 보고 능하지만 완전히 뭘 좀 알아낸 건 없구나. 목신이 사람으로 왔으면 신인데 저럴까 하는 걸, 내가 그때에 완전히 의심이 가시질 않았고.

이 광주에 가면 화순에 조갑환(曺甲煥) 선생님이 계신데, 난 그 양반 선배로 대우하는데. 가서 인사를 정중히 하고 선배대접하는데. 그 몇 군데서 만났는데 그 송요찬이도 그 양반 좋아하고 조병일이도 좋아하는데, 법무장관 하던, 그래 조병일이 생일이라고 자꾸 와달라고 그래서 갔던 일이 있어요. 그건 조갑환 씨가 왔다는 이야길 할라고 그럽니다. 그래 가니까 조갑환 씨가 거기서 비행기로 모셔왔어. 그래 만난 일이 있는데, 잘 알기 때문이야.

그래서 몇 번 만나도 그 양반이 이야기하는데 날 누군지 전혀 모르고 이야길 해. 난 당신이 무등산신(無等山神)이라고 저 양반 행세 못 한다. 김덕령(金德齡) 장군이 무등산신이기 때문에 천하에 용맹은 떨치고 문장도 뛰어났으나 출세하면 죽는다. 무등(無等)이다. 등수(等數)에 못 가는 산이다. 사람이 등수에 못 가는 사람으로 나온다. 등수에 가면 해(害) 받는다. 그런데 조갑환 씨는 세상하고 인연을 끊고 혼자 조용히 살았기 때문에 왜놈의 세상에 무사히 살아남은 거요.

그러고 이승만이 하고도 인연을 맺지 않았기 때문에 무사히 살 수 있었는데. 내가 볼 때엔 무등산신이기 때문에 지조가 훌륭하다는 건 아는데. 높은 절개 가지고 한세상을 보낸 인데. 나를 볼 때 누구라는 걸 얼른 판단이 안 가서 애를 무척 써. 저자가 참으로 이상한 자인데, 저게 얼마나 아는 거 있느냐? 그거 알기 위해서 애를 무등 쓰고 있어. 그래 나는 그저 그 양반한테도 글 이야기나 하고. 그 양반 글씨를 잘 써요. 그래 글씨. 운필(運筆)이나 필법(筆法)이나 이런 이야기나 하다 헤어지는 사이인데. 그 양반이 지금은 세상 떠났어요. 96세인가 97세인가 살다 떠났어요.

그러면 산신이 사람으로 온 분을 여러 번 봤어요. 그전에 방한암(方漢岩)이 태천 삼각산신으로 왔는데 난 대번 [알았는데] 산신으로 사람이 돼 가지고 대단할 게 뭐인고 하고. 저 양반이 대선사는 못 된다. 대선사쯤 되는 사람은 전생에 덕(德)이 있어야 된다. 산신은 일개 머리가 총명해서 보고 들은 건 다 기억하니 훌륭하다고 현실엔 하나, 건 속에 든 게 없다. 내가 산신으로 온 사람을 여럿을 보고 코웃음을 하고 다신 대면(對面) 잘 안 해요.

그런데 화순의 조갑환 씨는 상당히 지조가 높은 이라. 그리고 학술이 깊고, 천문(天文)도 아주 잘 봐요. 난 어려서 천문을 다 알고 있는 사람인데 그런 데 들어가서 무슨 말 해도 듣지 않아요.

그래서 내가, 이 세상에서 나를 충분히 아는 사람은 남을 충분히 알아요. 그런데 조갑환 씨는 자기가 무등산신인데 다음에 어디 가는 걸 확실하게 판정을 못 해. 여러분이 그런 분이 있어요. 그래서 내가 생애에 많은 선배를 대했는데 거기에 위대한 전생의 각자(覺者)가 온 일은 없어. 난 오늘까지 못 봤어. 각자가 온 이가 없기 때문에 내가 큰소리하는 거야. 전무후무(前無後無)다. 지구엔 하나밖에 없다. 그래서 《민속신약》인가 거기에 웃을 소리 한 게 그거요. 우주영내(宇宙領內) 지구촌의 독존자(獨尊者), 그런 말 했어요. 그러면 그 사람의 이야기 중에 얼마나 무서운 이야기, 앞으로 끝날 거냐? 그거이 나가지 않고는 이 세상에서 떠나질 않으니까.

단전 쑥뜸과 靈力의 상관관계

그래 영력(靈力)의 도움을 주기 위해서 단전에 떠라. 단전에 떠서 영물이 되는 때엔 조명하는, 통할 수 있고 각(覺)할 수 있는, 생이지지(生而知之)할 수 있는 그 모르는 분자세계(分子世界)가 열려요. 그래서 나는 무조건 뜨라고 하지. 거기에 대해서 모든 설명을 붙여놓고 뜨라고 하면 욕심이 나서 뜨겠지만 그건 사람의 신세를 망치는 수도 있어요. 진짜 O형은 뜸을 많이 뜨면 죽어요. 뜸을 많이 뜨다 해(害) 받으니.

그러면 진짜 O형은 A나 B형으로 바뀌는 건 어렵고 유사형은 바꿔요. 뜸을 많이 뜨면 부작용이 오든지 인삼을 많이 먹고 부작용이 와서 폐가 막 녹아나는 사람도 기관지하고 폐가 녹아나기 전에 약을 먹곤 하는데. 그래도 자꾸 뜨고 고집 부리는 사람들은 혈액형이 완전히 O형이 아니고 어느 사람은 B형이다, 어느 사람은 AB형이다, 지금 나와요.

그러면 그게 얼마나 신비스러우냐? 사람 핏속의 형(型)을 바꾸는 건 뜸밖에 없어요. 난 약을 일러줘 가지고 형을 바꾸는 건 뭐이냐? 간장이다 이거야. 만(萬) 사람이 동일한 형을 가질 수 있어요. 아까 서목태 죽염 간장인데, 건 만 사람이 동일한 형을 이룰 수 있는 신비의 식품이라.

그래서 이것도 이웃의 누가 죽어가도 돈을 받으면 안 될 게요. 쌀하고 바꾸면 될는지 몰라. 돈을 받으면 또 약으로 팔았다고. 식품을 약으로 팔아도 건 무허가 약장수니까 걸려 들어가요. 대한민국이란 나라는 노태우 같은 사람이 대통령 해야 좋은 나라. 그 머릿속에 돌멩이만 꽉 차도 그런 사람이 대통령 하기 좋은 나라지. 확실히 아는 사람이 이런 나라의 대통령 하느냐, 안 해요. 뭐 민주주의다, 공산주의다, 공화주의다, 모두 싸움질만 하니 골 아파서 그거 해내겠어요?

그래서 조명법을 말한 건 음파선 세계에서 얘기고. 그다음에 광명색소(光明色素) 세계는 이 5색소(五色素)가 있는데, 5색소에 태양광선이 들어올 때에는 5색소가 이상한 색소로 돌아가는데 그게 뭐이냐? 5색소에 적색은 광명색소로 돌아가는데 백색을 얻어야 돌아가요. 백색이라는 건 철분이라, 금기(金氣)인데. 모든 전류가 금기 없는 흐름은 없어요, 육신도 그렇고. 폐·대장이 없이 육신의 금기가 이뤄지느냐? 또 금기가 없이 모든 전류 기류가 흐르느냐? 건 되질 않아요. 이 공간엔 적색하고 백색의 힘으로, 적색은 백색을 얻어야 광명체가 흐르고 있어요.

그러면 그 적색(赤色) 속에는 뭐이냐? 적색은 불빛이고. 백색(白色)은 뭐이냐? 금(金)이라. 금은 금생수(金生水)의 원리로 맑은 기운이 저절로 나와요. 그리고 불기운이 금기를 따라서 흐르게 돼 있어요. 우주에 흘러 댕기는 유통을 말하는 거지? 회전도 되고, 이걸 말하는데. 흐르고 있는데. 그놈의 색소가 이뤄지면 그것이 광명색소라. 광명색소가 이뤄지면 그 때 사람의 몸에, 이제 말하는 흐름이 있는데, 전류 기류, 그 흐름을 따라온다. 따라서 접하면 시신경(視神經)을 통한다.

시신경은 콩팥에서 간으로 통해서 안구(眼球)로 통하는 시신경이 있는데. 시신경을 통해 가지고 안구에 들어오면 안구조직은 전부 시신경을 받아서 밖의 광명색소하고 합성시키는 접촉, 접선이지, 접선시키는 조직이 있어요. 그래서 밖에 있는 이 광명(光明)하고 접선이 돼 가지고 시력의 한계를 따라서 보도록 되어 있어요. 무한히 보는 건 아니고.

무한히 보는 건 광명분자(光明分子)지, 색소는 안 돼요. 그렇게 돼 있는데. 거기에 잘못이 있다면 시신경의 염증 때문에 그러는 거. 그런 건 약물로 하든지, 단전에 뜸을 뜨게 되면 그 염증이 싹 가신 후에 시신경은 회복돼요. 배안의 소경은 잘 낫는데, O형은 그 형이 바뀌기 전에 절대 못 고쳐요. 부작용이 자꾸 와요.

그리고 광명색소의 염증은 그렇게 되는데, 광명분자의 염증은 없어요. 분자라는 건 염증이 안 생겨요. 그래서 광명분자는 어떻게 되느냐? 광명체는 태양광선이 5색소에 들어올 때 이뤄지는데. 그러면 그 분자가 이뤄지는 게 뭐이냐? 분자가 이뤄지는 건 수정체(水精體), 화신체(火神體). 수정체나 화신체나 이것이 모두 영력(靈力)이나 성력(性力)이나 이런 데 금기의 기력(氣力)이나 합해 가지고 광명색소가 아니고 광명분자가 된다. 거기서 분자가 이뤄져요.

광명분자의 접선장소는 靈力

 분자가 이뤄지면 이놈이 어디로 가느냐? 위대한 영력 속에 조명하는 거, 그것도. 위대한 영력을 자꾸 따라가는 거이 광명분자라. 태양에서 오색소가 광명분자를 이루면 그 분자 접선장소가 영력이야. 그 위대한 영력에 와서 접선해요. 접선하면 거기서 다 합성돼요. 거 100% 합성되면 대각자(大覺者)고 100% 합성 못 되면 각(覺)은 해도 대각(大覺)까지 못 돼. 이러면 통(通)한 사람하곤 달라. 통한 사람은 조끔 떨어져요. 광명색소에서도 있고 음파선 속에도 음파분자 속에도 있어요. 그래서 통했다는 거하고, 각했다는 거하곤 아주 별도의 세계요. 전연 관련이 맺어지지 않아요.
 각(覺)이라는 건 전부 광명분자라. 광명분자가 100%냐 70%냐 이것뿐이야. 여기에서 한계점이 완전히 끝나는 거요. 100%에 갔다면 하늘님보다도 못하다고 하지 않는다, 같다고 자신할 거요. 석가모니 같은 이는 천상천하유아독존(天上天下唯我獨尊). 건 내가 하늘님보다 높다. 그건 뭐이냐? 광명분자가 100%에 달하면 공간에 올라가도 그 이상 밝은 영력은 없고, 지하에 내려와도 그 이상 밝은 영력은 없으니 거 유아독존자라. 이래서 독존자가 오는데.
 나는, 그런데 그 양반이 그때에 나하고 같이 살았느냐면 그게 아니야. 오늘에 와서 나하고 같이 살면 그 양반이 나보다 앞서서 이런 이야길 다 할는지도 몰라요. 그렇지만 그때엔 그 양반하고 나하고 같이 있어도 나는 아무 소리도 못 했을 거다. 왜 그러냐? 그 시기는 그런 말 할 수 없어. 이런띠[요즘과 같은] 시설이 전연 없고 이런 모든 유통을 할 수 있는 제도가 돼 있질 않아요. 그래서 어느 정도 성인(聖人)도 여세추이(與世推移)라고 어느 정도 과정에서는 통하는 거라.
 그래 내가 지금 광명분자의 접선장소가 어디냐? 위대한 영력이다. 그런 위대한 영물 속에는, 가서 접해요. 건 접선인데, 접하는데. 그 사람은 내생(來生)에는 대각자라. 건 나면 천상천하유아독존(天上天下唯我獨尊)이라고 하는 대각자라.

그리고 광명색소가 안구를 통하는데 그거이 음파선분자 세계와 같이 돼 가는 사람이 있어요. 건 뭐이냐? 용(龍)이 영물인데 그 영력에 조명하든지 사자나 호랭이 영력, 이무기 영력에 조명하면 그것도 각(覺)은 안 되나 통(通)하니까 상당히 밝은 지혜를 얻을 수 있어요. 밝은 지혜라는 건 각에서 오는 거고, 통에서 오는 건 차이점이 있겠지. 이래서 이런 세계가 사람한테는 종말이, 용이나 이무기나 사자나 호랭이나 종말은 사람세계에 와 가지고 빛나는 거요. 사람세계에 오지 않고는 빛나지 않아요. 땅속의 지렁이도 마찬가지고.

그래서 이 좋은 세계가 이뤄지는 법은 어디까지나 종말이 사람이라. 사람은 종착역이라. 모든 생물세계에서 산삼이 사람으로 와도 종착역, 또 큰 소나무, 느티나무, 은행나무가 사람으로 와도 종착역은 사람이 된 후엔 거게서 끝나. 그래서 내가 어려서, 인간은 모든 생물세계의 종착점이구나 하는 걸 분명한 이야길 할라면 지금은 머리가 어두워서 자꾸 잊어버려서 아는 건 말하고 모르는 건 잊어버려 못 하고 이렇게 되지만. 거 완전히 사람의 세계는 생물세계에서 종착역이라.

고시양 풀 이용한 난치병 치료법

그리고 내가 아까 봉천 이야길 했는데, 이 간장에 대한 설명은 그 이상으로 넘어갈 재료는 없어요. 그리고 내가 한 가지 다 잊어버리는 중에 또 한 가지 생각나는 거 있는데 뭐이냐? 이 시골에 가게 되면 고시양이란 신 풀이 있어요. 잎사귀는 푸른데 줄거린 붉어요.

고시양[괴시양 : 수영]이란 풀이 있는데. 책[《神藥》]에 그게 나왔는데.

그놈의 풀을 푹 삶아서 먹으면 위장병도 좋고 장(腸)에 다 좋아요. 거 상당히 보(補)해요. 마늘 한 가지요. 거 보하기 때문에 거악생신(去惡生新)에 아주 신비한 약물이야. 세상에서 몰라서 안 써서 그렇지, 이런데.

그걸 내가 어려서는 죽염(竹鹽)을 함부로 내가 만들기 너무 힘들고 돈들고. 그래서 어려선 안 했는데. 거기에 쉬운 거이 뭐이냐? 그땐 촌닭이라. 촌에서 닭 많이 키워요. 그 노른자위를 많이 받아 가지고 그것도 할머니 주머니 뒤지지 않으면 어머니 주머니 뒤져 가지고 할라면 아버지나 할아버지 안 주는 돈을 거, 용돈 가용(家用) 쓸라는 걸 조금씩 빼앗을라니 어려서 숭악[흉악]한 놈이란 욕먹지.

그래 가지고 계란을 많이 사다가 우리 집에 있는 거하고, 그래 노른자위 가지고 기름을 내는데. 그 기름 솥에다 태우면, 쇠주걱으로 누르고 어른들 보고 눌러 달라고 해서 누르면 기름이 잘 나요. 그 기름을 잘 거둬 모아 가지고 그걸, 옛날엔 천일염인데. 천일염을 기름을 조금씩 붓고 천일염을 기름이 타도록 태우곤 태우곤 하면, 그걸 9번을 그렇게 태우면 그 천일염을 분말해서 상당히 좋은 약물이 돼요.

고시양 삶은 물에다가 그 천일염을 조금씩 먹으면 안 낫는 병이 없어요. 부인들 산후풍, 신경통, 관절염, 또 구강암, 식도암, 뭐 위암 할 것 없이 모조리 효과 나요. 옛날엔 공해독이 적어서 그런 좋은 식품으로 약 하면 잘 나요[나아요]. 그래서 잘 낫는데, 내가 이 서목태 간장을 써보고 그건 필요 없다, 그런 말을 하는데. 서목태 간장 만들기 너무도 힘들고, 하면 그 고시양이 이 함양에도 많이 있어요.

그걸 해 가지고, 촌닭이라야 돼요. 계란 노른자위 기름에 천일염을 구워 가지고 그걸 하면, 그것도 또 돈이 많이 들어요. 9번 구우면. 그거 안 낫는 병이 없어요. 그거 피부암이고 종기고 다 신비해요.

그러나 서목태 간장만 못한 증거는 확실해요. 늑막염에 그걸 한 됫박 가지고 고치면 서목태 간장은 한 홉이면 나아요. 그래서 내가 그걸 전적으로 쓰라는 말은 안 해요. 고거 하나만 알면 고것밖에 없다 할 건데, 그것보다 더 좋은 거 많이 알아요. 그래 놓으니 그것도 되나라, 그저 그것뿐이오. 내가 경험담 하는 거요.

서검성 단군족 살육한 漢族의 음모

이제는 평양은 왕검성이요, 봉천은 서검성이다. 그 지루의 창업지다. 그게 뭐이냐? 단군할아버지가 신선이라. 그래서 큰아들 부루가 내내 맡아서 왕검성주 노릇 하는데. 아우는 거게 또 덧붙이로 있을 수 없고, 원래 형보다가 잘난 아우니까. 그렇지만 형을 나가라고 할 수도 없고. 이 양반이 백두산 뒤에는 큰 들이 있으니 내가, 후손은 그 들에다가 심어놓겠다 하는 포부를 가지고 간 것이 봉천이라. 거기서 말 타고 가는 데 한 댓 시간 말 달리면 도착하는 데라. 이래 가지고 거기다 자리 잡은 것이 왕검성에서 떠나서 서검성이라고 이름 지었어요. 그게 그 당시라.

그래 서검성이라고 이름을 지었는데. 그 서검성 이름 지은 후에 그때는 순임금 때라. 순임금 말년이라, 그랬는데. 그것이 고종 30년까지 오니까 너무도 극성해 가지고 중국은 망할 지경이라. 은나라가 없어진다는 걸 알았어요. 그래서 모든 대신이 이 서검성 성주가 예부터 유명한 성주니까 여게 서검성 성민의 재주가 뭐이냐? 말 타는 덴 아주 능숙하고 활 쏘고 창 쓰는 데 능숙하니 이것이 우리 은나라를 망하게 할 수 있는 힘이다. 이 힘을 어떻게 우리 힘으로, 지금 붙으면 망한다.

그럼 이걸 어떻게 해야 되느냐? 거게서 머리 좋은 사람들이 연구하는데, 그때에 무열이라는 양반도 그 당시라. 그래 모두 연구하는데. 좋은 방법은 한 가지 이외엔 없다. 싸우면 망하니까, 그걸 지금 건드리는 건 지금에 와선 망할 징조고 그대로 두면 치고 들어올 거고, 하는 방법이 어디 있느냐? 그래서 애써서 중지(衆智)를 모아놓으니 가장 배운 사람, 또 인물도 똑똑하고 근신하고, 한 스물댓 먹은 사람들은 거게 가옥 수를 세어서 다 못 차면 제일 큰, 요긴한 고을을 점령해도 그 뒷일은 쉽다. 숫자가 적으니까.

그래서 그 원 요긴통만 제거해 놓으면 변두리는 절로 우리가 빼앗을 수 있다. 그래 가지고 젊은 사람을 보냈는데. 그게 전부 하루에 몽땅 들어가면 벌써 서검성민들이 대번 알고 싹 죽였을 건데, 첩자로 몰아서. 이건 모르게 모르게 사방에서 조금씩 조금씩 스며 들어가 가지고 그 집에 가서 머슴살이하고 종살이하는 걸, 입에 혀같이 구는 걸 3년이 넘어갔다 이거야. 3년 넘어가니까 서검성, 저 말하게 되면 하얼빈 저 속에 흑룡강성 저 안으로 들어가며 사는 걸 싹 요긴통은 점령을 다 했다. 한 집에 한 사람씩이.

그래 가지고 서로 추석날이고 설날, 명절에 음식을 돌리는데 종들 시켜 돌리기 때문에 심부름 잘 듣는 그 사람들을 시킨다. 그래서 사발이 밑에다가 자기들이 언제 거사(擧事)하겠느냐, 서로 교환하는데. 그래 의견을 모아 가지고 거사한다. 그래 그 이름이 사발통문(沙鉢通文)인데. 그게 서검성 성민의 옛적 그 한(漢)나라 민족이 들어와 가지고 서검성을 점령할 때에 돌아가던 일을 말하는 거라.

그걸 사발통문이라고 해 가지고 명절에 음식을 나눠 먹는 거이 그 당시에 우리 조선법이라. 그래서 그 사발통문으로 다 연락하는데. 언제 추석날 아침에 하자. 그래 가지고 그 추석날 아침이 바로 어느 때냐? 고종 30년이야. 그래서 옛날 《사기》에는 햇수는 그 해이지만 육갑으론 무슨 갑인 거는 기록이 없다.

그래서 나도 그걸 어디서 잠깐 보았고 할머니한테, 유명한 사학가 할머니한테 이야기하니 틀림없이 내려오는 전설이고 어느 학설에도 나와 있다. 그래서 사실이다. 거 만주에 어디서 본 것이 틀림없다. 그래서 내가 그 사실을 틀림없는 증거를 보고.

또 훗날에 볼 수 있겠지마는 고종 30년에 왕검성을 한번 나왔다 들어간 고종이 서검성에 왔다, 왕검성에 왔다 간 일 있어요. 그때 압록강을 보고 이게 무슨 물이냐? 여기 이게 두 '쌍'(雙)자, 쌍천(雙川)이올시다. 쌍천은 왜 이리됐느냐? 예 쌍수, 이게 쌍수올시다. 쌍수란 말이 어인 말이냐? 예, 이수(二水)가, 백로주(白露洲)에 흐르는 이수 모양으로, 이수는 두 군데 물이 다 각각 흘러서 이수인데, 또 경수는 밑에 흐르고 위수는 위에 흐른다. 그래서 그 진시황 도읍하던 함양 앞에 위수를 말하는 거고.

그래 그런 얘길 쭉 하면 여기엔 이 쌍수라는 건, 만주물은 시커멓고 조선물은 희다고 했어요. 두 가지 물이 흐르기 때문에 쌍수라 합니다. 그래서 압록강 이름이 상고(上古)에 쌍수야. 그것이 서검성 성민들 얘기야, 이런데.

고종이 그걸 보고 이 새파란 오리처럼 오리빛깔인데. 새파란 오리 같은 오리빛이니까, 이 물을 어떻게 쌍수라고 할 수 있느냐, 건 안 된다. 물이 너무 푸르구나. 아깝다. 그래서 오리 '압'(鴨)자, 푸를 '록'(綠)자 압록수라고 했는데. 그게 고종이 30년에 명명한 압록수인데.

우리나라엔 하도 강이 없어 가지고 양자강, 황하수가 없으니. 그래도 우리나라에서는 세숫물보다는 좀 많으니까, 그걸 압록강이라고 지금 부르지요. 상고엔 압록수야. 그러고 청천강은 살수요, 대동강은 패수인데. 그래서 그게 압록수가 되었는데. 그땐 벌써 이미 왕검성민의 쓸 만한 사람은 한족(漢族)이 싹 죽였을 땝니다.

팔월 추석날 아침에 사발통문으로 합의해 가지고 추석날 명절에, 그 사람들은 명절엔 늘 칼이고 작두고 잘 갈아두는 건 그 소용이 닿으니까. 거기서 집안에서 명절에 쓸 일이 많으니까, 돼지 잡고 소 잡고. 옛날엔 도살장도 허가 없는 곳이라.

그래서 소 잡고 돼지 잡고 닭 잡고 하기 때문에 칼들 잘 갈아두고 쓰는데. 그때에 겸[낫]·작두도 소·말 키우니까 잘 갈고, 이래 두고. 머슴꾼은,

종들은 일만 하고 그 주인들은 상전이니까 조상 차례 모시고 산소에 성묘하고 와서는 술 한잔 얼큰할 적에 낮잠을 자는데. 요것들이 그 짬을 타가지고 모조리 칼로 찔러버리는데. 남자새끼는 하나도 둔 일이 없구 여자만은 그대로 두고 싹 찌르니까 여자들이 아우성을 치고 발악을 하니까 칼로 죽인다고 위협해 가지고 치마를 막 찢어서 입을 동여매고 손도 동여매 놓고 그러구 싹 살해했는데.

인디언·몽고·일본족은 모두 단군손

그럼 그때 저 변두리에서는 그 광경을 보고 처자를 데리고 그 시원찮은 몇 집씩 사는 데서는 도망해 간 것이, 연해주에 간 사람들은 거기서 모여 가지고 몇십 대 수를 살며 이동하는 거이 그게 이동민(移動民)이야. 이동민들이 어디로 갔느냐? 알래스카 저쪽으로 해서 캐나다로 미국까지 갔는데, 그게 아메리카가 그 사람들 개척지야.

그래서 그걸 후에 그 사람들이 가니까 인디언족이라 한 건데. 인디언족이 아니고 이동족이라. 인디언이 아니고 이동족. 사방으로 떠다니며 살아서 이동족이라고 했는데 그 말이 변해서 이동족이 안 되고 인디언족이 됐다. 그렇게 됐구, 건 사실이고.

또 저쪽으로 몽고가, 내몽고는 사막이오. 몽고가 가차운 지역에서 도망질친 사람들은 전부 몽고로 뿔뿔이 가 가지고 외몽고에 가서 살 만한 지역을 택해서 모으니까 건 또 몽고족이 됐다. 그래서 이게 몽고족이 됐는데. 몽고족은 단군손이라는 증거가 거기는 완전무결해요. 아직도 발방아가 저 촌 변두리에서 보았다고 해요. 절구는 확실히 있구.

또 신을 삼는데, 옛날에 나무뿌리나 풀뿌리나 가지고 신을 삼는데. 여게서 만주에서 신을 삼던 생각으로, 만주에서는, 그 풀이 있어요. 그 외삼도 있고 만주삼도 있고. 삼을 벗겨 가지고 신을 삼는데. 거기에 가서도 그렇게 하는데. 그 신을 신이라고 해요. 그래서 삼신은 삼신이고, 또 나무껍질 가지고 삼은 신은 뭐라고 하는지. 난 그건 기억을 못 하나 삼신이라고 한대. 그런데 거기 말로 참신, 참신이 아니고 삼으로 삼아서 삼신. 거기 갔다 온 친구들도 그러고, 세밀한 얘길 가서 연구하고 온 이들 있어요.

그래서 거 가서 연구한 사람들 말이 전부 지고 다니는데 걸빵으로 지고 다니는 걸 왜 지게라고 하느냐? 지게라는 건 조선 사람이 하던 일인데. 그게 서검성의 성민들이 하던 얘기. 거 동삼성 족속들이 하던 얘기인데. 동삼성의 족속은 전부 단군족인데 서검성 성민이야.

이래 가지고 이 사람들이 그때에 뿔뿔이 흩어져 가지고 몽고에 가 모은 사람들은 몽고족이 돼 가지고 아주 기마술이 능하고 활 쓰구 창 쓰구 칼 쓰구 이걸 악착같이 해 갖고 한번 중국을 밟고야 말겠다. 그 사람들이 아주 결심인데. 그 결심이 성길사한(成吉思汗 : 칭기즈칸) 뒤에 홀필열(忽必烈 : 쿠빌라이, 元世祖)이 결국 중국을 원나라가 밟아버렸는데.

이 홀필열이라는 이 자는 단군손이라는 생각을 역사가 없어서 모르고, 그땐 문헌이 싹 없어졌으니까. 조선은 고려를 나와 밟아 치우고서 늙은이는 때려 죽이라 하니 자식이 어떻게 아무리 명(命)이 중하나 부모를 때려 죽이겠느냐 했어. 그럼 저 멀리 져다 버려라. 안 보이는 데 져다 버리면 굶어 죽을 거 아니냐.

그래서 고려장(高麗葬) 법이 원나라 되놈이 물러갈 때까지 있었어요. 이러니. 원나라 되놈은 단군손이라는 것도 모르고 이 엉터리 같은 놈들이 단군손인지 뭐인지 아무것도 모르고 나와서 고려를 밟을 때 참, 지나치게 했어요.

그리고 일본족도 단군손인데, 나오면 잔인하게 지나치게 하고. 우리는 원 시조이면서 후손들한테 그렇게 당해요. 그래서 나는 김유신 장군의 화랑정신이 물러간 걸, 그게 너무 안타까워서 이번에 뜸을 떠 가지고 그 이상의 영물이 돼 가지고 모든 영 속에 조명되는 그 힘이 통(通)하고 각(覺)할 수까지 있다. 그러면 세계의 선진국은 따놓은 당상(堂上)이다. 내가 지금 틀림없다고 자신하는 말도 그거고.

오늘 와서 이야기는 지금 역대 성자가 어려운 시기에 모든 서민이 무사히 살아날 수 있는 비법을 못 전해서 애쓴 거. 난 그거, 서목태 간장으로, 한 가지 가지고 가정에서 완전한 비법이 통하는데. 그건 많은 학설이 필요하다면, 옛날 의서나 《본초강목》처럼 힘들면 그 속에 어느 한 가지 핵심문제만 나와야지. 거《본초》에 어느 가장 핵심을 전했으면 세상이 이렇게 안 돼요.

난 그래서 삭 뚜드려 치우고 전부 하나로 묶어 가지고 꼭 되는 법을 일러준다 이거야. 도통(道通)도 꼭 되는 거지 왜 안 되느냐, 그게 신의 가호인데. 신의 가호인데 모든 분자세계는 큰 영 속엔 조명되는 거이 틀림없는데 안 되긴 왜 안 되느냐? 된다 이거요.

내가 지금 적어 가지고 온 문젠 많은데 나는 노망이 커요. 지금 내 힘을 생각 못 하고, 죽 적어 가지고 왔는데. 그걸 다 이야길 하려면 지쳐 가지고 여기서 일어도 못 나겠어. 이야기할 수도 없고. 내가 쓰러지면서 뭐라고 얘기하면 거 듣는 사람도 괴로울 거요. 쓰러지기 전에 살살 걸어가야지. 자 오늘 얘긴 이만 할랍니다.[청중 박수 속에 퇴장]

〈제20회 강연회 녹음 全文 : 1991. 2. 23〉

※편자註 : 죽염간장은 우리나라 전래의 재래식 간장 담그는 방법을 보완·발전시켜 만든 것으로, 재래식 간장이 갖고 있는 본래의 맛과 약리적 효능에다가 서목태(鼠目太)·죽염(竹鹽)·집오리·유근피 등의 약리적 효능을 보강하여 각종 질환에 폭넓게 활용할 수 있는 첨단 기능의 건강간장이다.

죽염간장의 주재료로 쓰이는 서목태는 예부터 해독(解毒)·청열(淸熱) 등 약리작용을 하는 것으로 전해져 오는 약콩인데, 금성(金星)인 태백성정(太白星精)에다 천상(天上) 28수(宿) 중 수성 분야(水星分野)의 두성정(斗星精)을 함유하여 인체의 수장부(水臟腑)인 콩팥[腎]과 방광(膀胱)의 약이 되며, 색이 검고 해독작용이 강하다.

이 서목태에다가 거악생신(去惡生新)의 영약(靈藥)이며 만물의 부패를 방지하는 죽염 등이 합성되면 인체 내 파괴된 조직을 영묘한 힘으로 신속히 아물게 하는 작용을 하며 오래 묵으면 묵을수록 더욱 천지(天地)의 정기(精氣)를 합성하여 영구(永久) 불변성을 지닌 신약(神藥)으로 화한다.

죽염간장은 가정에서 담가두고 국 등 여러 가지 음식에 섞어 먹으면 요즘의 각종 공해독(公害毒)으로 인한 성인병, 괴질, 암 등 만병을 예방 치료할 수 있다. 또 정제(精製)하여 그대로 내복하거나 바르고 주사하면 암독 등 모든 독(毒)과 균을 더욱 효율적으로 소멸시킬 수 있다.

제조방법은 맑은 물, 대두 5~8말에 털과 똥만을 제거한 집오리 2마리를 넣고 10여 시간 끓이다가 여기에 토종마늘 2~3접, 유근피 2~4근을 넣고 다시 2~6시간을 더 달인 다음 찌꺼기를 짜서 버린 뒤 탕액이 1말 반 내지 3말이 되도록 끓인다.

그리고 서목태 대두 1말 내지 1말 반을 맑은 물에 푹 삶은 뒤 적당량의 누룩 또는 전내기로 반죽한 다음 이를 뜨끈한 방의 볏짚 위에 펴놓고 2~5일간 푹 띄운 개량 메주콩을 바짝 말려 분쇄한다. 그 후 서목태 개량 메주가루 1말 내지 1말 반과 오리탕액, 대두 1말 반 내지 3말에 죽염 10~15kg을 간장독에 넣고 5~50일가량 숙성시킨 뒤 이를 10~30% 줄어들 때까지 끓이면 된다.

죽염간장을 담그는 또 하나의 방법은 서목태를 개량 메주법에 따라 띄운 메주콩과 죽염만을 이용해 담그는 것으로 제조방법 및 용량은 앞서 서술한 바와 같고 집오리·유근피를 첨가하는 과정만 생략될 뿐이다. 편의상 집오리·유근피가 들어가는 것을 특수 죽염간장, 서목태와 죽염만을 이용하여 담그는 것을 보통 죽염간장이라고 분류할 수 있겠다.

제28장
미륵세계에는
사람마다 名醫

《제왕세기》 이야기를 꺼내는 이유

이렇게 오시기에 수고들 많으시니 그저 감사하다고 한마디로 끝내는 거올시다. 그런데 과거에 하던 이야기는 정신세계에서 기억을 따라서 한 마디씩 하는데 이젠 그게 점점 물러가고 기억 따라서 할 말이 없기 때문에 생각나는 걸 좀 적어 가지고 소설처럼 읽어보는 수밖에 없어요. 그렇게 이해하고 내가 적어 가지고 온 걸 그저 몇 마디 일러드릴까 합니다.

건강문제에 들어가선 뭐이 있느냐? 건강문제에 들어가서는 물론 병도 잘 고쳐야겠고 병도 생기지 않도록 해야 하는데, 그건 지금 우리가 살고 있는 이 공기 중에 모든 공해는 지금 화공약독이라, 그 화공약독이 호흡으로 따라 들어가고 피부에 접촉해 가지고 털구멍으로 따라 들어가고 모든 음식물을 따라 들어가니 우린 지금 체내에 암세포는 완전히 조직되고 있는 거지. 지금 낳은 애기들은 암세포가 완전히 조직돼 가지고 나오고.

그러면 이럴 때에는 어떤 방법이 없이는 안 될 게다. 또 이렇게 식품이 공해로 변할 적에는 또 어떻게 해야 되겠구나. 그런 건 전번에 단일체제로 뭐 만 가지를 다 하나로 묶어 국민학생도 자기 병 고치고 가정주부들도 가족 병 고칠 수 있도록 간장법을 말하듯이, 이번에도 죽염하고 간장은 신비하지만 다른 건 또 뭐이냐?

이 모든 농토가 진기(眞氣)가 완전히 이젠 빠져 가지고 독성(毒性)만 축적돼 있는데, 거기에다가 그 독성을 제거하면서 그 진기를 다시 소생시키는 수밖에 없어서 그 법을 있다가 마지막에는 자세히 이야기할까 합니다.

그리고 지금 하는 이야긴, 적어 가지고 온 것이 옛날에 《제왕세기》라는 책이 있어요. 그 역사인데, 그 책에 처녀가 성령으로 잉태한 분이 상당수가 있어요. 그런데 그걸 다 기록하질 않고 제일 저명인사, 기록해 가지고 이야길 시작하는데, 우리나라에도 중국이 무서워서 내세우지 못한 분들이 상당히 많아요.

그분들까지 포함해서 이야기하면, 이 역사에 잘못된 점, 또 역사에 미비된 점, 국민의 알아야 될 권리를 가지고도 알 수 없는 일, 국가의 위신문제나 그 종중 후손들 위신문제나 국민의 위신문제나 모든 체면문제가 걸려 있는 이야기는 대체로 이번에 하지 않으면 기운이 자신 있게 늘 댕길 형편이 안 되고 또 훗날에 하게 되는 때도 있겠지만 이번에 하는 이야기까지[《신약본초(神藥本草)》로 나올 겁니다]. 과거에 《신약》을 쓸 적에 약속한 말이, 《신약본초》를 죽은 후에 세상에 전한다. 그 말은 왜 그때 했더냐?

우리나라 사람들은 너무도 미국에 좀 미쳐버렸어요. 그 약간 뭐 좋아하는 거 아니라 옛날에 상투양반들은 중국에 미쳤고 그다음에 아라사(俄羅斯:露西亞)에 미친 양반이 많았고 그다음엔 일본에 아주 미쳤고, 지금은 또 미국하고 소련에 또 미친 사람이 수가 많아요.

이래 놓으니 그 《신약본초》같이 좋은 책을 세상에 전할 수 있느냐? 거 상당히 웃음거리도 되고 경험을 많이 한 사람들은 다 따르겠지만 그건 날이 오래면 따르게 돼 있어요. 지금 화공약의 피해를 너무도 많이 보니까 살기 위해서 따르는 거라. 거기에 대한 이야기가, 적어 가지고 왔는데 그저 보고서리 외우는 거라.

聖靈으로 잉태한 大聖者의 異蹟

상고(上古)에 성령(聖靈)으로 잉태한 분들 중에 태호복희(太昊伏犧)라고 《주역》을 저서한 양반이 있는데 그 양반은 그 성모(聖母)가 용궁(龍宮)의 용녀 화서(華胥)라. 화서부인인데, 이 양반이 처녀가 애기 뱄다고 부왕의 명을 받고 쫓겨서 육지에 나왔어. 그때에 용마(龍馬)를 태워 보내는데, 그 용마 잔등에다가 점을 찍어놓은 것이 구궁(九宮)하고 팔괘(八卦)라. 그래 그 양반이 《주역》을 세상에 전한 건데, 그게 오늘날의 《주역》이라.

그러고 복희씨는 동해에서 왔지만 신농(神農)씨가 또 동해에서 왔어. 그래 신농씨의 성모는 여등(女登). 그다음에 황제(黃帝)는 중국 사람이오. 중국 사람인데, 황제의 성모는 부보(附寶), 소호금천(少昊金天)씨의 성모는 여절(女節), 전욱고양(顓頊高陽)씨의 성모는 경복(景僕), 창의(昌意)의 부인인데, 요(堯)임금의 성모는 경도(慶都)부인이었고 순(舜)임금은 동해지인(東海之人)이라, 동해 사람인데, 그건 조선(朝鮮)이라.

그러면 순의 성모는 악등(握登)부인이라. 그 모두 처녀가 성령으로 잉태한 분들이고, 순을 모시고 있던 교육의 책임자 설(契)이라는 분은 탕(湯)임금의, 은(殷)나라 시조 탕임금의 시조라, 조상이고. 그 양반의 성모는 간적(簡狄)이고 그건 모두 역사에, 《사략(史略)》에도 있고 하니까.

기(棄)라고 농사를 맡은 양반이 순임금 밑에 있는데 그 성모는 강원(姜嫄)인데, 그 역사 본 이들은 그 강원이 고생, 그 기가 고생하던, 어려서 물에 집어넣으면 거북이 업고 나오고, 얼음에 집어넣으면 모두 학이랑 날

개를 가지고 덮어주고 깔려주고 짐승들이 와 젖먹여 주고 하는 걸 세상 사람들이 보고, 저렇게 하늘이 낸 양반을 버려둘 수 있느냐.

그래서 갖다 길러 가지고 그건 또 문왕(文王)의 시조인데, 주(周)나라 8백 년. 또 강태공(姜太公)의 성모는 북청 여(呂)씨라. 여씨 부인 소생인데, 그 후에 북청 여씨에 장량을 따라가던 여 도령이라고 있어요. 창해 역사 여 도령. 그러니 여씨들은 그 후에 신통치 않아요, 이렇고.

그다음에 노자(老子)의 성모는 이(李)씨 부인이고. 동방에 그다음에 성령으로 잉태한 분들 중에는 단군(檀君)이 재림(再臨)하신 최고운 선생님이 계시고. 그 양반이 재림 후에 이 신라 말에 솔처자입가야산(率妻子入伽倻山)이라고 건 《사기(史記)》에 다 있는 말인데, 가야산 산신으로 계세요. 계셔 가지고 계룡산은 신도(新都 : 새 서울)인데, 계룡산 도읍할 적에는 그 후손 중에 성자가 탄생하고 그 후 가야산 도읍 시절엔 그 양반 후손 중에 아주 천하게 드러나는 대성(大聖) 탄생한다 하는 거이 그 상고에 다 증거 있는 말들이고.

그러곤 6가야(六伽倻)가 있는데, 신라 착 뒤에 가야국이 있어요. 가락국이라고. 지금 김해거든요. 6가야가 있는데 그 시조는 귀신 '신'(神)자, 두루미 '곡'(鵠), 신곡부인의 소생들인데 그게 성령으로 잉태해서 태어난 사람들이야. 그랬는데, 두루미 '곡'자라고 해서 두루미 알에서 생겨났다. 그래 그 난생설(卵生說)이 있고, 있는데. 우리나라 사학가는 중국 사람 무서워서 바른 소릴 안 해요. 그래서 늘 덮어두는 겁니다. 그래 일설에 신곡을 잘못 알고서 알에서 나왔다. 그게 6가야 이야기인데.

그러면 그 가야국이, 수로왕이 신곡부인의 첫아들이라. 그래 신곡부인 첫아들 수로왕인데. 그다음은 6가야의 6형제인데, 그 수로왕 부인 허씨는 인도국의 공주 여성자(女聖者)라. 허씨 부인의 모후(母后)는 누구냐? 인도국 모후는, 국왕의 왕후는 몽고족인데. 몽고족이 인도로 이주한 후의 후손인데, 그 후손이 인도의 왕의 왕후가 됐는데, 그 양반은 실은 단군의 혈통으로 되어 있어요. 몽고는 단군손(孫)이니까.

그래서 그 양반이 금생(今生)에 당신하고 하늘이 맺어준 천륜이 누구냐? 수로왕이다. 건 어떻게 아느냐? 직성(直星)을 보고 아는데 천문에 능한 이들은 다 알아요. 그래서 좌우에 따라댕기는, 모시고 있는 사람들 데리고, 몇 사람을 데리고 돌배를 타고 바다 위로 올 적에, 그거 노 젓고 오느냐? 그거 아닙니다.

신룡(神龍)이 배를 지고 댕기는 일이 옛날에 많았어요. 일행만리(日行萬里)라. 하우(夏禹)씨 시절에 하우씨도 그랬고 여러 분이 있어요. 그래서 그 양반이 신룡이 배를 지고 김해 앞바다에 와 가지고 갈밭에서 수로왕을 만나는 건 수로왕이 선 곳에 수로왕의 기운이 서기(瑞氣)니까 뜨는 걸 보고 오면 서로 만나게 돼 있어요.

한반도는 萬古의 大聖者가 계승하는 땅

그래 영접을 나온 수로왕을 만난 건 서기(瑞氣)를 보고 아는 거라. 그건, 즉 길기(吉氣)라. 그걸 보고 식별하는데, 그런 존재가 얼마나 있느냐? 많아요. 한(漢) 사람이라면 한나라 고조(高祖), 한고조 유방(劉邦)인데. 항우(項羽)한테 패전해 가지고 쫓겨 도망질 갈 적에 중국에 망탕산이라고 《사기》에 나와 있어요.

그 무성한 숲속에 들어가 은신하고 있으니 여후(呂后)가 제장(諸將)을 데리고 찾는데 여후가 "저 숲속에 패공(覇公)이 있습니다" 그래 제장들이 물은 거죠, "거 어떻게 압니까?" "우리 친정아버지 여공이 한패공(漢覇公)을 볼 적에 너 옹치(雍齒)한테 시집보낸 걸 내가 잘못 알고 보냈다. 너는 세상에 하나밖에 없는 딸, 부귀영화를 누려야 되니 한패공 저 사람을 따르면, 저 유방은 용성오채(龍成五彩) 하니 만승지주(萬乘之主)라 했어요. 그래 천하통일은 저 사람이 한다. 그래서 한패공을 따라가고 옹치는 버려라" 그랬으니 친정아버지가 용성오채한다고 해서 저 하늘에 오색 구름이 뜨고 저 숲속에서 길한 기운이 천상으로 오르니 저건 한패공 이외의 사람은 없다. 그래서 가서 만난 일이 있어요. 그래 부인이 어떻게 아느냐고 하니 "거, 다 아버지한테 들은 말입니다" 한 일 있어요.

그러면 그 직성론(直星論)에 들어가서 이《삼국지》많이 보기 때문에 이야긴데 사마의(司馬懿)가 제갈량(諸葛亮) 별을 보고, 떨어지는 걸 보고서, 제갈량이 죽었으니 고침무우(高枕無憂) 하라. 넌 베개를 높이 베고 깊은 잠 자도 걱정 안 하고 살아도 된다. 그래서 직성을 보고 다 알기로 돼 있는데, 직성이 떨어지는 거 보고 이젠 죽었구나 아는데.

허씨 부인 큰아들은 김씨인데, 김해 '김'인데. 그 둘째 아들은 김해 '허'씨라. 그럼 김해 '김'씨하고 김해 '허'씨는 형제간이라, 시조는. 그다음에 일곱 분은 만고에 없는 대성(大聖) 칠불(七佛)이 났는데, 그걸 지금 칠불암이라고 어떻게 쬐끄맣고 아담하긴 하나 만고에 없는 양반이 그렇게 쬐끄만 암자에서 낮잠을 2천 년 자도 되느냐?

그게 지금 중국에는 유관장(劉關張 : 유비, 관우, 장비) 3인을 모셔놓고 예불조석(禮佛朝夕) 하면서 불공드리는데 우리나라만은 만고(萬古)에 없는 성자(聖者), 칠불을 그런 쬐끄만 암자에다 모셔두고 2천 년을 온다? 이건 국가의 위신도 그렇거니와 국민의 위신도 그렇고 국민의 체면이 안 됐고.

또 김해 '김'씨나 김해 '허'씨 후손들 체면도 안된 거고. 대한민국 국민의 체모도 안된 거고. 그래서 이런 대성(大聖)을 세계적으로 우리나라만 있는데 우리 민족은 이렇게 푸대접을 하니 이건 있을 수 없는 일이야.

그래서 앞으로 이 양반의 증거는 뭐이냐? 옛날엔 중국에서 석가모니는 그 당시에 세상에서 모시는 부처님인데 그 양반 하나뿐이기 때문에 좌우를 더해서 삼불을 모시게 돼 있어요. 그건 증거가 있다 이거라. 계룡산에도 삼불봉(三佛峰)이 있어요. 또 삼불산이 있고. 함흥에 가면 천불산(千

佛山)이 있고.

그러면 천불산은 5백나한(五百羅漢)을 두고 하는 이야기지만 삼불산·삼불봉을 볼 적에 세 분을 모시기로 돼 있으니 건 당연히 그렇게 된다고 보는데. 그러면 하나는 하늘을 대신해서 천불(天佛)이 되고 하난 땅을 대신해서 지불(地佛)이 되고 석가모니는 사람을 대신해 인불(人佛)이 되고. 그게 당연히 있을 수 있어요. 그래서 난 그걸 잘못된 걸로 생각 안 해요. 없더래도 그렇게 상상적으로 모셔도 돼요. 그러고 무에 있느냐?

열리는 龍華세계와 그 주인공 미륵

석가모니는 연화(蓮華)세계라. 연꽃 '연'자, 연화세계인데. 그 당시에 우자(愚者)들이 약자(弱者)를 다루는 걸 너무 심하게 다뤄. 말을 잘 안 듣고 비위에 거슬리면 죽이지 않으면 혼내우니 골병드는 자가 너무 많아. 그래서 석가모니를 찾아와서, 부처가 되었다는 건 그때에 아는 게 많다는 것뿐이지 그땐 부처를 몰라요.

그래 아는 게 많으니 아는 게 많은 이 양반을 찾아가서 애원하자. 그래 애원하면 일러주는 게 연꽃뿌리 한 줌 주며 이걸 두 번에 삶아서 두 번 먹고 뜨끈하게 자곤 해라. 거 한 번 먹고 뜨끈하게 자고 나면 죽어가던 것도 아프지 않아요. 연꽃뿌리, 그렇게 죽어가는 어혈(瘀血)에 신비해요.

그래 그거 먹고 모두 좋아지니까 이걸, 항시 미개(未開)해 가지고 무서운 사람 속에서 늘 골병드니까 그걸 많이 심게 돼 있어요. 그래 연꽃을 많이 심어 가지고 살아난 사람들이 그 은혜의 보답으로 연꽃방석을 만들어서 석가모니 앞에 갖다 모두 바치다 보니 석가모니가 계시는 덴 전부 연꽃천지라. 그래서 그 세계가 인도, 그 세계는 연화세계가 그 당시는 되었어요. 그래서 그건 연화세계인데.

거 이제, 그 양반이 연화세계인데 그 후에 지금 와서는 또 뭐이냐? 지금은 아주 달라졌어요. 그러면 칠불이 왜 지금의 주불(主佛)이 되느냐? 우리나라에서 탄생한 칠불(七佛)은 석가모니 3천 년 지난 후에는 5천 년간 지구의 주불이야. 지구에 주장하는, 말하게 되면 제도중생 하는 부처는 칠불이라 이거라.

이제는 그 양반 세상이 온다는 증거가 또 뭐냐? 그 양반 세상이 온다는 증거는 그 양반은 용화(龍華 또는 龍花)세계라. 미륵은 용화세계인데, 용화세계에는 칠불이 주불이라. 그러면 용이라는 건 구름 속으로 댕기는 건데 그 당시에 표현을 그 이상의 방법이 없어서 용 '룡'(龍)자로 표현했고.

지금에 보게 되면 사람들이, 안개를 품으며 날아댕기는데 그게 팬텀기나 제트기나 미그기나 다 그래요. 그건 날아댕겨도 용보다가 빠르지, 못하지도 않아요, 이러고. 그것도 떼지어 다니니 새처럼 무리를 지어 댕기는 거라. 그러니 용자가 비유될 만했고.

또 계룡산 운이 오게 되면 계룡산은 태극산(太極山)이라. 자연히 태극기가 그 운을 따라서 생겨 나온다, 이거지. 그래서 선배 양반들이 급하니까 태극기를 모형해서 맨들었는데 그것이 우연의 일치라. 계룡산하고 똑같이 맨들었거든. 그 색깔은 좀 잘못됐어도….

미륵세계엔 사람마다 名醫, 집집마다 부처

그리고 꽃이 왜 지금엔 그렇게 귀물(貴物)이냐? 그게 용화세계에는 날아댕기는 사람이 많고 꽃시절이라. 그래서 꽃을 많이 재배해 가지고 그것도 또 개량꽃을 많이 해 가지고 선물을 하고 꽃밭을 이루고 꽃시장을 이루고, 가가(家家)도 꽃이고. 그래 집집이 꽃을 안 보는 집이 별로 없는데, 그게 용화세계가 오는 상증[상징]. 그럼 용화세계는 왔다 이거라. 용화세계에 왔으면 용화세계는 예로부터 당래교주(當來敎主)는 자씨(慈氏) 미륵존불(彌勒尊佛)이라고 예로부터 오는 말인데, 미륵세계엔 뭐이 있느냐?

집집이 병원보다 더 훌륭한 약을 가지고 있고 사람마다 의사보다 더 훌륭한 치료법을 알고, 그래서 사람마다 명의(名醫)요, 집집이 병원이다. 이거이 미륵세계인데. 그래서 내가 《신약본초》에는 누구도 가정주부가 가정의 병을 고치도록 마지막 얘기하는 건, 죽염을 발명하는 이유는 죽염이 65년 전 병인년(丙寅年: 1926년)에 쓰던 건데, 그 죽염의 신비는 말을 더러 했지만 뭐 더 할 거 없고. 그건 안 낫는 병은 없어요. 고칠 줄 몰라서 그걸 안 쓰는 거지.

사람의 몸의 병은 지금 미국의 달러를 주고 사오는, 먹고 오래 먹으면 해(害) 받는 그런 건 지금 좋아하겠지. 그렇지만 죽염이란 지금 그렇게 나라에서 장려하지 않아요. 그래 나라에서 장려하지 않는다고 먹어본 사람이 하나둘 경험하면 다 사람은 자기가 살기 위해서 따르는 거요. 그걸 믿어보면 참으로 좋으니까 믿는 거라. 그게 날이 오래면 세상이 다 아는 거.

지금 용화세계가 누가 가르치는 게 아니고 사람이 하늘을 날아댕기며 안개를 품고 또 땅바닥엔 전부 꽃세상이고. 용화세계는 그렇게 이뤄지는데 누가 힘으로 만드는 거냐? 절대 그런 거 아니오. 자연이란 그거라. 그거이 절로 된다는 게 자연이라. 그러면 옛날 역사에도 석가모니가 그 세상을 그렇게 구해줘서 석가모닌 부처 된 거야. 아무 증거도 없이 누가 석가모닐 부처라고 할 거요?

그러고 지금에는 이 많은 화공약 피해자들이 살 곳이 없어서 그것도 병원이라고 쫓아가면 암(癌)을 잘 고치는 의사는 없으니까 자연히 자가(自家)의 치료법이 나왔다면 원할 수밖에 없는 거요. 사람은 급하면 담을 뛴다고 담을 뛰어넘는 땐 급해서 뛰는 거라. 그럼 급하면 도망하듯이 급한 사람이 따르지 않는 법은 없고 또 따르지 않으면 자기 생명은 못 구하니까. 그래서 그 모든 조건이 앞으로 《신약본초》를 보고 따르지 않을 수 없다.

이건 사람마다 명의요, 집집이 종합병원인데, 가정주부가 의학박사요, 그 가정은 종합병원이고. 어디를 갈 필요 있느냐 이거지? 가서 이리저리 잘라버리고 째고 돈만 내버리고 죽기보담 자기가 다 고칠 수 있는 법을 알고 남의 신세를 지느냐? 안 지게 돼 있을 거요. 그래서 나는 자기 일은 자기가 해라. 자기 집에 있는 식품은 신비한 약물이다. 간장 하나 가지고 만능의 요법이 나오니. 또 소금 하나 가지고 만능의 요법이 나오는데. 여기에 있어서 반대하는 건 있을 수 있겠지.

단군할아버지 욕하는 사람 저절로 없어질 것

석가모니를 마귀새끼라고 욕하는 사람도 있으면 거 있을 수 있고. 또 단군할아버질 우상숭배라고 욕하면 그것도 있을 수 있어요. 거 자손이 많으면 희한한 자손도 있는 거니까. 그래서 그걸 잘못이라고 말하기보다 있을 수 있는 거니까, 많은 사람 속에서 조금 있는 건 절로 없어져요.

그거 왜 그러냐? 쌀 속에 있는 뉘는 골라 버리지 않으면 먹을 적에 버려도 다 버리니까 결국에 다 버리게 되는 거라. 이러기 때문에 인간에도 뉘가 있어요. 인간뉘가 없다고 보는 건, 건 잘못 아는 거.

그러나 교육이 완전하면 그렇진 않을 거요. 지금 영국의 정치가 여자가, 대처 수상은 여론이 조금 어쩌면 미안하다고 얼른 사과하고 사임해요. 우리나라 수상들은 막 물러가라고 욕을 해도 눈도 깜빡 안 해요. 그렇게 미련해 가지곤 국민이 만고에 선진국 대열에 가기 힘들어요.

선진국이 어디 있느냐? 머리가 발달이 된 사람들이 선진국이지, 인도처럼 만날 소새끼 앞에 엎드려서 절하는 그게 선진국이 되는 법은 없어요. 영국놈들이 막 밟아 죽일 때에 기차를 세우지도 않고 막 잘라 죽이는데, 그런 사람들이 지금도 또 믿는 건 좋아해. 그래서 이 땅속에 우리 생명을 살려주는 힘이 다 죽어 없어지는데 우리가 사느냐? 그래서 나는 그 땅속에 우리를 죽이는 거, 그걸 없애지 않으면 안 돼요.

그건 어떻게 없애느냐? 우리가 가지고 있어요. 없어서 못 하는 게 아니라 몰라서 못 해요. 내가 애들한테 이야기하면 나 아는 애들이 다른 데가서 이야길 해서 더러 땅에다가 유황을 흩치고 나락[벼] 농사하는 사람이 있어요. 건 밥도 맛있고 차지고 합니다. 아주 무공해 식품이야.

그래서 다른 데도, 저 강원도에서도 누가 그렇게 하니 참 좋습니다 하고, 이건 선생님이 선전해야지 우리가 말하면 이웃에서 같이 농사하는 사람도 웃기만 하고 안 들어줍니다 해요. 그래서 그럼 내가 언젠가는 그건 일러줄 거요 한 겁니다.

땅에다가 유황을 좀 많이 치면 땅속에 있는 모든 화공약 기운은 절로 해독되고 그러고 땅속에 있는 진기가 모르게 모르게 소생하게 되면 황토를 새로 갖다 붓는 거하고 비슷해요. 황토의 힘이 생겨요. 그 유황은 황토의 힘을 낳기로 돼 있어요, 유황은 불이니까. 그래서 내가 이런 세상이 온다는 걸 알고 있기 때문에 젊어서 유황을 흩치고 농사지어 본 경험이 있어요. 확실히 앞으로 위기에는 필요하겠구나, 하는 거지.

그렇지만 선배들은 미국 사람 세상에 걱정할 건 아무것도 없다, 이러고 모르는 말씀만 해요. 그래서 이 유황은 도시 우리한테 생명을 구해주는 힘이 있어요. 그래서 그걸 흩치고 모를 심든지 오이 뭐, 수박, 참외 다 그걸 흩치고 해야 제대로인데. 그거 상당히 앞으로 우리가 필요로 할 식품의 하나입니다. 그런 식품을 해야 되게 돼 있어요.

우리나라 七佛이 앞으로 5천 년간 지구 지배

그러고 이제 칠불에 대한 말씀은 거 약간 그래. 김해 '김'씨 후손이나 김해 '허'씨 후손이 그런 조상을 두고도 전 세계에서 위대한 조상이 있다는 걸 모르고 살아. 내가 볼 적엔 모르고 사는 거야. 그러고 이 나라 정치가 그건 참, 천지간에 단 하나인 성역(聖域)이 돼야 하는데, 그 성역을 어떻게 하는 것도 모르고 있고 그럴 양반이 누군지도 모르고. 우리 국민도 당신들 위신이나 체면으로 보아서 그런 위대한 분이 우리나라에 탄생했다. 이렇게 지금 덮어놓고 있다. 이런 푸대접이 계속할 순 없는 거다.

그러면 앞으로 칠불암을 뜯어버리는 게 아니라 거기서 옮겨서 좋은 위치에 갖다 모시는 것도 좋겠지만, 거기에 쌍계사라는 절이 있는데 그 뒷산이 삼신산(三神山)이야. 삼신산에다가 칠불을 모셔서 나쁠 것도 없고 쌍계사터가 그렇게 좁아서 뭐, 못 할 것도 없고. 거기에다가 성역으로 정부에서 반드시 보조해야 하는 거고. 국민 전체가 힘을 모아서 세계적으로 없는 부처님 일곱 분을, 칠불전을 모셔야 하는데.

그래서 칠불대웅전을 거기다 모시고. 승가에 승려들이 앞장서서 해야 하지만 그 사람들은 석가모니가 부처인 줄만 알고 칠불이 앞으로 5천 년 주불(主佛)이라는 걸 모르고 있어. 5천 년 주불은 미륵이다. 미륵세계엔 칠불이 주불이야.

그러면 석가모니는 3천 년, 칠불은 5천 년인데. 5천 년엔 전 세계에 인구가 극성할 때라. 석가모니 때하고는 또 달라요. 그래서 모셔야 된다는 거고. 또 그렇게 안 하고 가만둬도 절로 돼요. 비행기가 생기고 꽃밭이 이뤄지는 걸 봐서 용화세계는 왔고. 태극기를 하는 걸, 맨드는 걸 봐서 계룡산 운은 왔고. 그랬는데 막을 자가 누구냐? 막을 수 없어요.

그럼 아무래도 오는 걸 힘을 조금 들이면 이뤄질 걸 김해 문중서도 안 할 리 없고 한국 국민이 또 마다할 일도 없고. 승려들이 반대할 리가 없는 일이라. 그래서 이 국가 전체에서 가야국 칠불을 앞으로 주불로 모셔야 되니까 쌍계사에다가 반드시 그 양반을 모실 수밖에 없어요. 다른 데다 모시는 건 나라에서 승려들하고 상의해서 정할 거고.

그러면 이, 지금 절에 여러 종파(宗派)가 있는데 5천 년간 칠불이 주불이 되는 때에는 종파라는 건 없어요. 여러 종교가 또 난립할 수도 없고.

그런 세상은 절로 이뤄지는 거지. 그거이 누가 맨드는 건 아니오. 누가 맨들어서 비행기 나오고, 그런 거 아니고. 누가 또 시켜 가지고 꽃세상이 오는 것도 아니고. 태극기도 누가 시켜서 맨드는 거 아니고. 급할 적에 우연의 일치로 다 맨드니 되는 거요. 그래서 수로왕 세상엔 그 칠불이 나셨고. 칠불이 오늘까지 낮잠을 자고 있으니 앞으로 깨는 날이 온다는 건 계룡산 운이야.

신라 시조 혁거세의 탄생 비밀

그러고 또 이 박씨가 우리나라에 또 시조가 있는데 신라 시조라. 신라 시조 박씨가 있는데, 그 박씨는 그 생모가 신선 '선'(仙)자, 복숭아 '도'(桃)자 선도성모(仙桃聖母)라고 사학가들은 쓰는데, 그게 아니고 누구냐? 선도공주라. 왜 선도공주냐? 한무제(漢武帝)가 있는데, 거 중국 사람이오. 한무제가 있는데 한무제가 50이 넘어 가지고 만득(晩得)으로 공주를 얻었는데, 거 하도 천상선녀같이 예뻐서 그래 가지고 그 공주 이름을 천상선녀 같다고 신선 '선'자, 또는 무릉도원의 복숭아 꽃송이 같다고 해서 복숭아 '도'자. 그래 선도(仙桃)공주인데. 이 양반이 나이 들어가면서 성령(聖靈)으로 잉태했다.

그래서 그 모후가 밤을 안 자고 속을 끓이니까 "나는 동방에 가서 개국 태조 성자를 낳을 사람이니 어머니 염려 마시오. 나, 부귀영화를 마음껏 누리고 살다 죽을 게요" 그러고 학을 타고 간 양반이 바로 선도공주라. 거 선도성모인데, 처녀가 애기 낳은 이인데. 그래 나와 가지고 시림(始林)에 왔는데, 경주 시림에 와 내리니 그때 벌써 선녀들이 처소를 다 매련[마련]해 놓고 기두르고, 선과(仙果)나 선식(仙食)을 갖다 봉양(奉養)해 가지고 편케 사는데, 그때에 박꽃이 만발할 때라.

그게 아마 이때[4월 초순]보다 조금 더 있어 나왔겠지. 그런데 그 당시에 거기에 있는 그 땅은 모두, 평양에서는 좀 먹을 걸 더러 심어서 감자라도 먹지만 그 땅엔 그런 게 적었어요. 그래서 박이 많이 성(盛)하는데 박꽃이 아주 숲속에 많이 피었고. 그 당시에 여기에 지금 말인즉 돼지감자라고 들감자 있는데, 돼지감자가 무성하고. 그래 가지고 애기 낳을 적에는 박이 다 익은 때라. 가을이라. 그래 애기를 낳으니 영특한 인물을 낳았는데. 그 양반이 12살에 왕위에 올랐는데 13살이라고도 기록이 돼 있으니 그건 뭐, 어느 거라고 할 거 없이 12살이 난 옳다고 보지.

그래 이제 왕위에 올랐는데. 혁거세가 왕위에 올랐는데 그 어머니는 선도성모인데 성령으로 잉태한 분이라. 그래 가지고 그 양반은 손자대에 가서, 손자대에 가서 유리왕의 매제(妹弟) 되는 양반이 탈해라, 탈해왕인데. 그러면 박씨는 신라 천 년에 10대 왕을 했고, 석탈해가 났는데 석탈해는 8대 왕을 했고, 그래 두 성은 18대를 왕 하는데.

석탈해의 딸님[따님]이 누구냐 하면 참 '진'(眞)자. 왜 참 '진'자 진명(眞明)공주 되느냐? 유리왕의 생질녀요. 또 혁거세의 손자, 유리왕의 생질녀라. 그러면 혁거세의 외손녀도 되는 거요. 이래서 진골(眞骨)에는 최고에 가는 진골이라. 혁거세의 손자 유리왕의 생질이고 탈해왕의 딸님[따님]이고. 그래 참 '진'자 진골이라고 참 '진'자를 넣고. 하도 명랑하고 현명하다고 해서 밝을 '명'(明)자 진명공주가 바로 알지의 생모라.

그런데 후세에 금궤 속에 알이 있는데 그거이 알지를 낳았다. 그 말은 하기 좋아 한 소리고. 그래서 알지의 7대 손인 미추왕이, 미추왕이 비로소 신라 천 년에 김씨 세상이 되는 건데. 그러면 그게 왜 그렇게 되느냐?

박씨는, 중국의 유(劉)씨들이 성(盛)하다가 보니 대창(大昌 : 크게 번창함)을 하질 않았어요. 그리고 이 김씨는, 김씨들은 석씨가 삭아 들어가서 양가에 발복(發福)을 하고 있어. 그래서 전부 앞으로 몇천 년 후에는 김씨 세상이 오는데, 이 가락국 김씨하고 경주 김씨하고 김씨 세상이 오는데, 그건 역사가 모든 증거를 말해주는 거라.

계룡산 시대가 열리게 된다

그러면 그 김씨가 38대를 왕을 했는데 그 속에 무에 있느냐? 이제 앞으로 한양은 물러갔으니 계룡산이 오고 꽃밭이 다 이뤄졌고. 그다음에는 가야산이 오고 가야산이 오고 나면 건 조 생원(趙生員)들인데. 계룡산은 정(鄭) 생원, 정 도령이고. 그다음에는 범(范)씨라고 있어요. 범씨, 그 범씨가 누구냐 하면 파평 윤씨(坡平尹氏)가 성을 바꿔 가지고 변성(變姓), 범(范)씨라고 했어요.

그런데 그때 가면 저 칠산, 전라도 칠산(七山 : 영광 법성포 앞바다의 七山島) 앞바다가 1천5백 리로 육지 된다 이거지. 육지 되면 칠산도읍이 범씨 도읍지인데, 거 옛날에 제가서(諸家書)의 비결(祕訣)에도 나와 있습니다. 도선(道詵)이도 한 소리고.

그러면 그건 누구냐? 파평 윤씨가 예산에 대흥 있는데, 대흥에 해복(蟹伏)이라고 게가 엎드린 것 같은 형국이 있는데 거기의 시조산이 원 시조는 와우형(臥牛形)이고 그 손(孫)에 해복에 모신 이 있어요. 그 양반의 후손이 범씨(范氏)로 성을 변해 가지고 칠산 앞바다 도읍해요. 그건 1천5백 리 육지 되고. 그 뒤에는 어디로 가느냐? 그 뒤에는 청풍 김씨가 수양산 앞바다 2천 리 육지 되면 가서 도읍하는데.

그러면 수양산 앞에 가 도읍한 청풍 김씨는 구월산에 엎드릴 '복'(伏)자, 꿩 '치'(雉)자 복치형(伏雉形)이 있어요. 구월산의 제일 명당 복치형 손(孫)이고. 그게 해주 앞바다 수양산 앞에서 천 년 도읍, 그러곤 또 어떻게 되느냐? 평양에 가서 광산 김이 또 천 년 도읍하는데, 그건 누구냐?

연산 김의 시조 할머니가 허씨 부인이 있는데, 봉의 둥지 형국 봉소형(鳳巢形)에다 모셨는데. 봉소형의 후손이 이씨에도 왕비다 재상이다 나지만 계승해서 내려가다가 평양에 가서 천 년 도읍한다. 그건 지리학자들이 모두 평을 하는 건데.

그러곤 경주 김씨가 경주에 다시 가 천 년 한다. 그러곤 수로왕 손이 또 해주 가 천 년 한다. 또 김해에서 천 년 한다. 이렇게 김씨들이 번갈아가면서, 김해 김씨나 신라 김씨나 서로 번갈아 하기 때문에 앞으로 5천 년 후엔 김씨 천지다, 이런 말이 그 옛날에 비결책에 나와 있어요. 건 지리학(地理學) 비결이겠지? 그래서 우리가 지금 생각하는 거와 다른 점이 뭐이냐? 그런 그 거짓말 같은 비결이 늘 나와요, 나오는데. 혁거세는 기원전에 69년 전이라고 돼 있어요.

그래서 이 모든 증거는 이 자연의 힘입니다. 거 사람이 만드는 거 아니에요, 자연의 힘인데, 자연의 힘을 어떻게 피할 수 있느냐? 건 되질 않아요. 지금 꽃을 심지 말라고 정부에서 명령해도 먹고살겠는데, 그게 직업인 사람은 심어요. 그래서 건 할 수 없고. 또 비행기도 만들지 말라고 해도 말 안 들을 거요. 그게 우리 마음대로 되는 게 아니라. 그래서 그건 되게 돼 있어요, 되게 돼 있고.

보이지 않는 세계의 비밀

이, 다른 거이 아니고 웃을 소리는 내가 친한 친구가, 무얼 좋아하느냐? 심령과학을 평생 연구하는 사람인데 영락교인(永樂敎人 : 영락교회 교인)이라. 그런데 이 친구는 나하곤 의견이 정반대라. 용이란 거 있느니라고 하면 절대 미신이라, 그건 가상설(假想說)이지 없다. 그 사람은 눈으로 보고 과학적 판단이지, 가상론은 아주 정반대라, 이러고.

또 사람이 어떻게 죽어서 짐승도 되고 배암[뱀]도 되고, 있을 수 있느냐? 그런 설은 없다. 사람은 죽으면 잘한 사람은 천당 가고 못한 사람은 지옥 간다. 건 분명한데 어떻게 그런 소릴 하느냐? 건 너무 모른다.

그래서 나도 네가 모르는 걸 증명할 힘이 없으니 사노라면 다 알게 되니라, 이랬는데. 한번은 와서 그 고향에서 늘 지관(地官)을 가지고 잘 모시고 명당에 써서 앞으로 그 자손들이 큰 부자 나고 인물이 많이 날 거다, 그랬는데. 그 자손이 나하고 같이 넘어왔는데 지금 여기에 와서 모두 큰 재벌이 되어 가지고 10대 재벌에 들어가니, 이게 참 거짓말이 아닙니다. 글쎄 그거 우자(愚者)돼서 그런 생각한 거지, 또 이랬는데.

그러면 사람이 짐승도 된다는 말을 지금은 믿느냐? 그건 나 지금도 믿을 수 없소, 했는데. 그의 친한 친구가 주마담(走馬痰)이라고 양성혈관암인데. 주마담에 걸려서 꼭 죽게 되니까, 누가 고양이를 잡아멕이는 게 제일 좋다. 그래서 고양이를 잡아멕이는데, 이 사람이 지키고 봤다는 거야. 내가 고양이 죽을 적에 눈을 감고 사족(四足)을 꼭 쥐고 까부리고 죽으면 절대 먹어서는 안 된다. 거, 먹으면 즉사(卽死)하니라. 이런 미신이 어디 있느냐 하고, 늘 그런 데를 찾아댕겨. 한번 경험하기 위해서. 찾아댕기다가 그런 고양이 죽이는 걸 보고 이거 먹고 어떻게 되나 본다고 그날 그걸 고아 가지고 먹는 걸 보고 왔다는 거라. 그걸 먹고 한 30분 있다가 피를 토하고 엎어지더니 죽었더라 이거야.

그런데 고양이가 눈을 감고 죽다니 있을 수 없는데, 그놈은 그러고 사족을 쥐고 오그리고 죽었더라. 이 미련퉁이야, 인제야 그럼 그렇다고 믿느냐? 그래서 그 사람은 환도(還道)하는 사실을 믿기 때문에 성서(聖書)에, 그 확신을 할 수 없다 하는 의심을 가지고 있어요. 그래서 예배당에 가는 날은 가고 안 가는 날은 안 가고, 주일마다 가던 사람이, 조상 때부터 믿던 사람이야. 그다음부터 잘 안 믿어요.

그리고 그 딸님이 중병에 있어서 내가 고쳐준 일이 있었는데, 일러줬는데, 그래 나하고 그 가족은 다 친한데. 그 딸님이 성신(聖神)의 은혜를 받아가지고 도통(道通)을 했다 이거야. 성령의 감화로 전 세계가 머릿속에 환히 보인다. 그래서 내가, 거 미친 소리 하고 댕기지 말고 거 빨리 고쳐주지 않으면 아주 애 버리오. 그래서 그 갈비 같은 거나 사골을 사골 곰 해서 부지런히 멕여주라. 그래 그걸 고아서 부지런히 멕여서, 한 두 달을 멕이니까 그다음에 싹 낫더라 이거야.

처음에는, 언니가 미국서 지금 바구니 들고 시장 나가 뭘 사고 있습니다. 또 브라질 간 언니들도 있는데, 그런 걸 어느 날 몇 시에 전화 오니까 기두르고 있어요. 참 전화 오더래. 그렇게 아는데, 그래 비행장에 나가면 몇 시 비행기에 내립니다. 그 후에는 하나도 안 하더라 이거야. 사골 곰을 한 두어 달 먹여놓으니까 기운이 돌아서 가지고 허(虛)한 것이 물러가니 헛것이 안 보이는 거야.

그래 그 이후엔 거 이젠 어째? "글쎄, 선생님이오, 난 선생님이 미신자라고 늘 그랬더니 참으로 선생님이오." "야, 이 총각귀신에 미친 놈아, 거 무슨 정신 나간 소릴 하고 댕기니?" 이러고 이제 지내던 처지인데, "그러나 아직 용은 믿을 수 없지?" "그건 글쎄, 내가 연구에 아직 대상이 되고 있으나 이해는 못 하고 있소" "그래 할 수 없다. 모르고 죽으면 그것도 병 되겠구나" 이러고 이제 지내는데.

龍을 보고 놀란 사람들의 龍이야기

요 한 15년 전에 정신이 없이 아침에 일찍 달려와서, "용(龍)을 보았습니다" 이거라. "어떻게 보았더냐?" "인천 월미도 앞바다에서 우리 영락교회 목사님들하고 장로님들이 전체 모아서 한 20명 가차이 가서 뱃놀이하는데 점심을 막 해서 낚시로 고기도 잡고 모두 생선 사 가지고 간 것도 있고, 점심을 해서 먹을라고 하는데 배가 느닷없이 하늘로 올라가더라" 이거야.

그래 배를 지고 올라가는 물체를 보니까 내가 말하던, 용이란 자는 비늘이 손바닥만큼씩 굵은데 거기에 못 본다. 그 광채가 눈알이 빠지게 빛난다. 그래서 자기가 유심히 봤대. 다른 사람들은 고개를 숙이고 외면하는데. 그래 유심히 보니까 참말로 그런 큰 비늘에 광채가 눈알이 빠지듯이 쪼인다 이거야.

그래 가지고 시키먼 구름 속으로 배가 쑥 들어가더니 그 물체가 없더라 이거야. 구름 속에 들어가선 보이지 않았다. 그랬는데, 구름 속에 배가 들어갔는데 배는 처음에 있던 자리에 있더라 이거야. 그래 불가사의(不可思議)야. 그 높은 구름 속에서 배가 떨어졌으면 산산조각이 나고 한 사람도 살아 있지 않아요.

그런데 어떻게 배도 고대로 처음처럼 있고 점심을 먹을라고 모두 푸던[풀던] 게 고대로 있고, 처음엔 정신 나가 가지고 죽을 줄 알았는데, 이거 점심이고 뭐이고 혼 나갔으니 빨리 가자. 그래 그 배에 운전하는 사람을 시켜서 나갔는데. 그래 선장을 불러서 빨리 나가자. 그래 나갔는데, 인천부두에는 사람 천지더라, 이거야. 인천 사람은 다 나와서 본 것 같더라 그거야.

월미도에서 용이 오른다고 전부 쓸어 나와 가지고 구경했는데 이 사람들이 가니까 용왕님을 모시고 댕겼으니 용왕님을 모시고 댕기는 양반들은 뭐인가 있을 거다. 그래 모두 와서 손을 잡고 맨지고 모두 물어보더래.

그래 용왕님 모시고 댕기는 일이 거 무슨 일인지 우릴 좀 알려주면 못 쓰느냐? 목사·장로는 용왕을 반대하던 사람들인데 알려줄 도리 없고 본 건 틀림없고. 그래서 자기가 용왕세계를 그렇게도 몰랐노라. 그러고 알았노라고 이야길 했어요, 이야길 했는데. 그 양반이 요 몇 해 전에 죽어놔서. 거기에 목사들은 다 살아 있어요, 지금.

그러니 이 세상에 눈에 보이지 않는 건 없다. 자기 모르는 건 다른 사람도 모른다, 이거이 사람한텐 병이오. 사람한텐 병이 그런 거 병이라. 그래서 그 양반은 죽기 전에 그 병은 고치고 갔다고 내가 이야기하는 겁니다, 이런데.

이 나락을 유황으로 키운 거, 이건 진짜 영양식품인데, 이걸 어떡하느냐? 내가 그 농사짓는 사람 보고 이렇게 하면 이리 되니라 하는 거, 일러줄 때에 벼라는 건 왕겨가 있는데 왕겨는 뭐이냐? 자연공해 방어벽이다. 자연공해를 완전히 방어할 수 있는 힘을 갖춘 거다. 그래서 옛날 쌀은 그렇게 맛있고 차다.

가정주부가 만능 의료인 되는 법

지금 쌀은 자연공해의 방어벽을 초과해서 인공으로 화공약을 너무 사용하니까 그 화공약이 어디 가느냐? 쌀겨에 들어가 있다 그거야. 왕겨를 넘어서 밑에 고운 겨에 들어가 있다. 그러면 고운 겨를 또 넘어서는 쌀에 들어가 있다. 우린 지금 쌀까지 공해가 침투한 쌀을 먹고 있는데, 그러면 그게 무슨 이유냐?

화공약을 흩치면 농약인데 파라티온 같은 독성을 흩쳐 놓으면 그거이 잎사구나 몸때기나 볏짚이, 그 볏짚이 조강분(糟糠粉)이라는 가루가 볏짚에 있어요. 볏짚을 곱게 뽛아 가지고 알코올을 가지고 엑기스를 뽑으면 거기 조강분이라는 가루가 나와요. 그놈의 가루가 전부 독성을 가지고 있어요. 그러고 또 전분은 독성을 가지고 있지 않은데 잎사구 터러구에서 흡수된 전분은 들어가서, 거 처음엔 청색소(靑色素)이기 때문에 파란 물이지만 그거이 이제 황색(黃色)을 띠게 되면 누른[누런] 물이 돼요.

그러고 완전히 커지면 백색(白色)인데, 그거이 이제 쌀인데. 그렇게 되는데 유황을 흩치면 청색이 황색으로 변할 때에 완전무결한 무공해식품이라. 이거이 영양식품이라. 보음(補陰), 보양(補陽)하는. 사람 뼈도 강해지고 힘줄도 강해지고 몸도 튼튼해지는 이런 건강식품인데.

이 유황을 조금 많이 쳐서 거름을, 비료를 많이 치면 썩어버리는데 썩느냐 안 썩느냐 내가 실험도 해봤어요. 좀 너무 과히 치면 이놈이 잘 크진 못하나 썩진 않아요. 적당히 치면 아주 잘 커요. 거기다 비료를 잘하니까. 그래서 내가 그 많은, 유황 사용을 늘 권할라고 하는 거고. 그래 여러 사람 실험해 보는데 지금 하고 있어요. 모두 그리 좋대, 이러고.

그 서목태(鼠目太 : 검은 약콩)의 신비는 약콩이니까 그거 가지고 간장 맨들어 가지고 가정주부들이 최고의 의학박사 될 수 있다. 그래서 이 세상을, 우리가 지금 좀 편케 살아야 되는데 편케 사는 방법이 있느냐 없느냐? 난 지금 있다고 말해요, 있다고 말하는데. 그건 지금 서목태를 유황을 많이 쳐 가지고 잘 키워서 간장 맨든 거, 또 나락을 유황을 많이 쳐 가지고 최고의 건강식품을 맨드는 거, 서속(黍粟)도 다 그런 거고. 그런데, 이 보리밭에도 그렇게 한다면 상당히 보리밥이 맛있을 거요.

식도암·구강암·뇌암·골수암과 난반의 힘

그런 일은 이 세상에서 반드시 있어야 되는 일인데. 그 일을 지금 멀리하고 산다는 건 지금 현실엔 안 돼요, 안 되는데. 우리가 지금 쓰지 않는 약물 중에 백반도 화공약으로 좀 쓰고 녹반이라는 건 전연 안 써요. 이런 신비의 약은 없어요. 그런데 안 쓰고 있다? 거 안 쓰는 이유는 뭐이냐? 심술로 안 쓰는 게 아니야. 몰라서 안 써.

녹반이란 자체가 상당한 독(毒)을 가지고 있어요. 거 독을 가지고 있는데, 그 독이 어디서 소모되느냐? 그 중화시킬 수 있느냐? 오골계 흰자위하고 구워 가지고 합성해 놓으면 그 독이 완전히 풀려요. 그래서 사람 죽진 않아요. 먹으면 좋고. 또 토종계란 가지고 하게 되면 조금 못하나 상당히 좋은 약인데. 만일 식도암, 구강암, 뇌암에 그거 없이 고친다는 건 참으로 힘들어요. 죽염간장이 아무리 좋아도 그런 걸 조금 도와줘야 돼요. 그런 걸로 돕지 않고는 안 되는데.

그 녹반을 24시간을 아주 센 불에다가 가스불에 해도 됩디다. 구워 가지고 24시간 구운 후에 그건 독한 냄새 납니다. 사람 사는 데선 못 해요. 저 산중에 가 하는 게 좋아요. 그래 구워 가지고 그걸 곱게 분말해 가지고 거기에다가 오골계 계란은 진짜는 뭐냐? 깝데기[껍데기] 아주 든든해요. 땅에 떨어져서 오그라들어도 깨지진 않아요. 터져나가진 않아요. 그런 오골계란을 구해다가 흰자위를 두고 반죽하는데.

거, 가상 녹반이 구운 놈이 600g이라면 거기다가 오골계란 흰자위 20개나 15개를 반죽하면 그건 불이 막 일어요. 불이 막 일어 가지고 불에다가 구워서 제독(除毒)한 독 말고도 또 있어요. 그 독으로 완전하게 마무리해 줘요. 그렇게 마무리시키면 녹반에서 그 살인약은 싹 물러가요. 그렇게 해서 다 물러간 뒤에 사용하면 구강암이나 치근암이나 골수암이나 또 뇌암이나 식도암을, 수술할 수 없는 식도암에는 그거 들어가지 않고 죽염간장 가지고 고쳐지는데 혹 위험한 사람은 못 고치는 수도 있어요. 그런데 이건 대체로 다 나아요.

그렇게 신비한 약물을 만드는 건 그 오골계 흰자위 속에 있는 백금이 얼마나 힘이 강하냐? 그건 한번 실험해 보고, 난 틀림없는 걸 알아요. 지금 그건 나도 구워놓고 많은 사람더러 먹으라고 일러주는 때 있어요, 이러니.

그 녹반을 오늘까지 버려둔다? 내가 볼 때에 그렇게 좋은 약물이 있는데 그걸 머리만 잘 써서 알아내면 좋은데 그게 알아지지 않는다는 증거는, 과학을 가지고 별걸 다 실험하는데 그 실험을 못 하는 이유는 오골계 흰자위 속에 백금 성분이 어떤 힘으로 중화시킨다. 그건 과학으로 안 되는 모양이야.

내가 오늘까지 다 못 하기 때문에 나는 알고 있으니까 지금은 그걸 전 세계 인간이 없이는 안 되니. 지금 골수암 같은 것도 미국놈들이 못 고쳐 가지고 쩔쩔매는데, 그걸 가지고 고치니 거뜬히 낫더라. 거 지금 미국 종합병원 임상실험이야. 그래서 그 사람들은 그런 걸 지금 세계특허를 다 내 가지고 하는데, 내가 녹반에 대한 것만은 아직 일러주지 않았지. 건 우리나라에서도 얼마든지 이용가치가 있으니까.

그런데 홍화씨는 왜 일러주느냐? 우리나라에서는 홍화씨를 가지고 하라면 말을 잘 안 들어. 미국서 홍화씨가 한국제 아니면 안 된다 하는 소리 들어오면 그때 또 들어줘요. 이거 너무도 모자라. 5백 년의 중국 사람 따르라 하는 식이니 이래 가지고는 안 된다는 거이 내가 지금 말하는 이야기인데. 이렇게 하다가는 우린 하대명년(何待明年)이야. 언제고 선각자가 될 수도 없고 선진인물이 될 수도 없으니 내가, 뜸을 떠라.

三火가 一火 되어 난치병 고치는 妙

뜸 속엔 뭐이 있느냐? 불이 있는데, 그 불은 무슨 불이냐? 약쑥불이다 이거야. 약쑥불이 살에서 붙으면 몸속에 있는 심장의 화(火)가 합성되고, 또 공간에 있는 전류에서 들어오는 화가 합성되고. 그래서 약쑥불의 화(火)하고 삼화(三火)가 하나가 돼 가지고 모든 신경을 타고 댕기면서 전신의 마비처는 고쳐주고, 피가 잘 돌게 해주고 또 피가 맑아지고 그렇게 되면 모든 기운도 강해지는데, 그 속에 참는 힘이 고도에 달해서 간도 커지고, 간이 커지면 영력(靈力)도 강해지고, 영력이 강해지면 우주에 있는 모든 영력을 조명(照明)할 수 있는 시간이 와요.

우주의 영력이 100% 조명되면 그게 석가모니야. 나보다 더 아는 사람이 될 수 있다. 그래서 나는 되는 법을 세상에 전하는 거지, 해보고 안 되는 걸 전할 리가 없어.

그러나 이 정치를 싹이 없이 해요. 이승만이 정치는 6·25에도 꼼짝 못하고 이기붕이 가족이 다 죽어도 꼼짝 못 하는 그 천치가 거물이야. 그러니 내가 이 세상의 거물을 볼 때 대체로 천치야. 그전에 박태선이랑 다 하늘님의 독생자인데 천치는 일호(一號 : 일등)에 가는 천치들이고, 이문선명이 같은 사람들은 다 훌륭한 사람들인데, 세계적으로 저명인사인데, 내가 보는 덴 천치 속의 하나라.

그렇다면 인간을 만들어줘야 선각자가 되고 선진인물도 되는데 인간을 만들어주지 않으면서 좋은 정치를 해라. 좋은 정치를 뭐 알아야 하지? 소경 보고 잘 살피고 댕기지 않으면 넘어진다고 호통을 백 번 쳐봐라. 소경이 아무리 살피고 댕긴다고 넘어지지 않을까? 소경은 지팽이가 왕이야.

모르는 사람은 배워야 돼. 잘 가르쳐 가지고 세계 사람이 다 모르는 걸 알게 되는데도, 세계 사람은 밑에 있으나 그 뒤에 있겠느냐 이거지. 온전한 사람 맨들어놓고 사람질 하라고 해야지, 온전한 사람을 만들지 않고 어떻게 사람질 하래서 사람이 되느냐? 그건 잠꼬대에 불과한 일이라.

그래 이 세상에 잠꼬대를 안 하고 옳은 소릴 할 수 있느냐 하면, 내가 생각하건대 할 수 있다고 봐요. 그런데 지금 적어 가지고 나와도 어떤 땐 얼른 생각이 안 나는 말이 이 속에 많이 있어요, 있기는. 그러니, 내가 녹반이 그렇게 신비하다, 그거고. 녹반이 신비한 거 아니라 오골계의 흰자위가 신비한 거야. 오골계를 키울라면, 가둬놓고 키울라면 모래를 넉넉히 두고 하얀 차돌을 곱게 빵가[빻아] 가지고 거기다 많이 흩쳐 놓으면 준 그릇의 양식은 먹고서 이놈들이 돌아서서 그 하얀 차돌가루를 무한 주워 먹어요.

주워 먹어 가지고 알 낳은 후에 그 알을 깨보고 아주 야무지면 그건 틀림없이 제대로 된 오골계고, 알을 깨게 되면 퍽퍽 깨지는 건 못 써요. 건 약을 해도 제대로 효(效) 안 나요. 그걸 가짜라고 하는 거지. 그건 백반도 그래요. 녹반은 더하고. 그래서 녹반은 가장 무서운 암을 고치는 데 사용하라 이건데. 사용하는 법은 그건 내가 말한 그 잡지[월간 《건강저널》]에 다 나와 있습든다. 20대 1로, 30대 1로, 50대 1로 그렇게 죽염에 몇 대 일로 하라는 게 있어요.

그러면 죽염 속에는 왜 소금이면 그대로 구워 먹으면 되는데 죽염이라고 따로 있느냐? 내가 소금에 대해서 어려서 하늘의 별기운을 볼 때 하늘에 수성(水星)이 있는데, 수성하고 28수 두성(斗星)하고 두성 분야에 칠성(七星)이 있는데 일곱 별하고 수성하고 여덟 별인데, 그 힘이 이 수성으로 전부 서로 통하는데. 거기에 방해물이 뭐이냐?

거기에 따라오는 방해물이 북두성에는 칠성 속에 사대흑성(四大黑星)이 있고, 또 하괴성(河魁星), 천강성(天罡星), 또 형혹(螢惑)이라고 화성(火星)인데 여기에서 독기(毒氣)나 흉기(凶氣)나 이런 기운이 내려온다 이거야. 그런 기운이 내려오면 이건 바다에서 받아주고. 바다에서 받아주는 이유가 뭐이냐?

소금 속의 독극물 제거하는 법

난 어려서 머리가 좋으니까 눈도 밝고, 그걸 보는데, 육지에 모든 독극물이나 초목에 독극성을 가진 놈이 썩어 가지고 바다로, 장마에 흘러 내려간다? 버력지나 이런 게 독극물, 배암이 같은 것도. 독사, 지네 이런 거이 죽어 썩어 가지고 모두 흘러 내려가면 그거이 바다에 가서 복판으로 들어갈 시간이 없이 바닷가에 들어가면, 바닷가에서 그걸 퍼올려 가지고 염전(鹽田) 하는 걸 보았는데. 그러면 저게 그 물이다 그거야.

그런 독소(毒素)에 가입된 물을 염전을 한다? 그게 될 수 있느냐? 그 소금을 쌓아놓고 장마달[7~8월]에 거기서 간수[염화마그네슘]가 흐른다? 그 간수가 흐르면 하늘에서 내려오는 독극성이 전부 간수 속에 들어가는데. 소금은 수정체(水精體)인데, 소금 100%에 간수가 20% 있다.

20% 간수 속에 불순물은 얼마냐? 독극물도 들어 있고 또 중금속도 들어 있는데, 그런 불순물을 상당량을 가지고 있는데, 그게 간수 20% 속에 전부 잠복해 있다. 그러면 소금을 아무리 찬을 해먹어도 20% 간수를 제거하는 방법은 없어요. 그대로 사람이 먹어야 돼. 그러면 소금이 100%에 그거이 20%니까 얼른 죽지 않아도 오래 먹을 때에는 몸에 해(害) 되는 사람이 많아요.

그래서 그 과학자의 분석이 나쁘다는 것도 사실이지만 그건 알다가 도 모르는 사람들이야. 그 나쁜 속에 이로운 점이 얼마냐? 이로운 점은 100%고 나쁜 점은 20%면 20%에 대한 방법을 알아야 되는데 이걸 모르더라 이거지. 그래서 짜게 먹으면 못 쓴다는 게 덮어놓고지, 그 사람들은. 소경이 하늘 쳐다보고 참나무, 소나무 몇 그루다 하는 식이야. 이런 사람들이 귀중한 생명을 마음대로 다루니 될 수 있느냐?

그 소금 속에 있는 간수가 20%인데 20% 간수 속에 독극성은 상당량을 가지고 있는데, 그걸 가지고 두부를 한다? 콩에 대한 영양은 물론 높으나 영양가 높은 건 사실이나 그건 지름 되고, 피 되고, 살이 되고, 뼈 되는데, 힘줄 되고, 그 속에 뭐이 있느냐? 간수가 있다. 간수 속에 독극물이 있다 이거야. 독극물은 인체에 도움을 줄 수 없고 중금속도 도움을 줄 수 없고, 불순물이 다 공해인데, 도움을 주지 않는다.

그러면 그것이 양이 많아지면 어떻게 되느냐? 그건 죽는 건 확실한 건데, 당뇨 환자는 당(糖)이 물러갈 때엔 그런 무서운 독극성의 피해를 제일 빨리 받아요. 건강체는 중화되기 때문에 얼른 피해를 입지 않는데, 그런 사람들은 몇십 년 안 가서 피해를 입어요.

시신경이 타 끊어지면 소경, 또 성대신경이 타 끊어지면 벙어리 되고, 또 신경이 타 끊어지면 동맥경화가 오고 뇌출혈로 쓰러지고 뇌혈전으로 쓰러지고. 그러면서 당뇨를 못 고친다. 이건 잠꼬대하는 사람들이기 때문에 내가 늘 미친놈들이라고 욕하면 듣기 싫어해요.

현미·두부·땅콩이 해로운 이유

당뇨 환자를 죽염을 부지런히 멕여봐요. 밤낮 조갈이 와서 물 퍼먹는 사람 죽염을 며칠 멕여봐요, 물을 먹나. 얼마 가서 오줌을 테이프 가지고 검사하면, 청색이 전혀 비치지도 않아요. 건 쉽게 낫는 거고, 재발이 안 되도록 돼 있어요. 그런 걸 두부를 먹어라, 또 현미밥을 먹어라.

현미밥은 아까 왕겨는 자연공해의 방어벽이지, 농약을 많이 쳐도 방어된다는 건 없어요. 그게 초월해 가지고 고운 겨에 들어가면 고운 겨 속에 있는 파라티온을 먹어서 될 거냐 안 될 거냐. 이놈의 독이 암 환자는 암독(癌毒)을 눌러주는 힘이 있는데 그걸 먹으면 어느 시기까지, 2주나 3주나 어느 시간까지 암독은 눌러놓고 조금 차도가 오는 것 같다가 그놈이 독을 발할 때에는 암 환자가 문제가 아니라, 그 독이 결국 살인독(殺人毒)이라. 그래서 현미는 안 되는 거고.

또 두부도 그 무서운 두부, 그 간수 속에 아주 무서운 맹독(猛毒)이 있는데, 그것도 두부는 다 살까지 돼 가고 뼈까지 돼 가지만, 간수라는 건 핏속에서 아무 데도 간섭할 데 없어, 될 데는 아무 데도 없어. 그럼 핏속에서 피를 썩게 하는 힘밖에 없어. 이런 무지한 짓을 우리가 하고 있어요. 그래서 이건 절대 안 되는 거고.

땅콩이라는 건 땅콩 자체가 천상의 별기운이 통하는 거 보면 잘 알아요. 그놈이 비상 기운을 흡수하는 덴 왕자요. 땅콩 속에 비상이 있어요. 잘 구워 먹으면 맛은 좋으나 구워 먹으면 비상 기운이 100%라면 가상 30% 소모돼도 되겠지. 그러나 인간엔 큰 해를 줘요. 당뇨 환자는 상당히 해로워요.

인간은 먹으면 죽는다는 걸 알고 먹을 사람은 없을 거라고 난 봐. 그래서 내가 아무리 힘이 모자라도 그런 얘긴 해주고 싶다. 내 말을 듣는 사람이 지구에 한 사람도 없으면 안 할 거지만 더러 있어요.

물에 빠진 사람 건져주고 욕먹는 세상

어떤 사람은 여기에 이 서울, 자식이 하는 사무실에서 연락해 줘 가지고, 딸이 제초제를 먹고 죽어가는데 중완에 크게 뜸을 떠주면 사니라.

그래 아주 싹 나아 가지고 건강한데, 그 애 아버지가 내게 와서 "남의 시집도 안 간 미성년인데, 이렇게 허물을 지어놓고도 미안하지 않소? 어떻게 책임질라우?" 거, 사람 많이 왔는데 와서 그러고 따져요.

그래서 "저 미친 개새끼를 모가질 매 끌고 나가 뚜드려 패라. 저거 거저 뚜들겨 팰 놈이 못 된다" 그렇게 욕을 한 적이 있어요. 그래 욕해 쫓아버렸어요, 이런데. 그런 사람이 한국 사람 속엔 있어요.

내가 한평생 사글세도 돈이 없어서 쫓겨댕기는 정도로 사니까 순경들이 와 볼 적에도 눈에 걸리는 게 없어 그러지 걸리는 것만 있으면 걸고 늘어지고, 아무가 와 보고도 걸고 늘어지고. 그전에 정보부 시절에 정보부에서 수사국장도 있고 과장도 있고, 이런 사람들이 제 마누라 위암에 걸렸는데 내가 청심환(淸心丸)에다가 사향(麝香) 한 푼씩이, 우리 토사향인데 그 진흥건재라고 이 서울에 있는데, 종로5가에 거기에 데리고 가서 그걸 전부 해서 청심환 한 30개만 먹어봐라. 이 토사향을 한 푼씩 넣어서 식전마다 먹어라. 거, 딴 거 할 것 없다. 그래 일러줬는데, 아 이걸 50개를 먹고 싹 나았대.

그런데 이 사향값이, 그 사람들이 너무 비싸게 받았다 이거야. 날 보고 가서 사향값 받아오래. 그 대한민국 정보부의 수사국장이야. 내가 그래 그걸 보고, 그 내외간에 와서 이놈이 그런 말 입으로 해. "천하에 개새긴 대한민국 정보부에 다 있구나. 너 참, 너는 너 아버지가 진짜 개구나. 사람이면 너 같은 거 낳았겠니?" 그 사람 많은 이 서울 다방에서 그래 놓으니, 아 이놈이 마누라가 끌고 나가버렸어. 거 욕 좀 더 할 건데 [청중 폭소] 욕할 수 있는 기회를 놓치는 일이 가끔 있어요.

전두환이 때 보안사령관이 그러다가, 전화로 뭐라 하다 되게 욕을 해놓으니, 건 앞에 앉았으면 쳐 죽이고 싶어. 이런 인간들이 살고 있는데, 내가 한평생이 지금 그런 인간들 보고 사는데, 그 사람들 미워하는 건 지구의 가족을 미워하는 거야. 지구의 많은 생명이 죽어가는데 그런 몹쓸 사

953

람이 밉다고 아는 걸 일러주도 않고 혼자만 알고 있다 죽으면 어떻게 되느냐?

만고성자 七佛이 잠 깨는 날

또 가락국에 성자(聖者)가 일곱이 나셨는데 2천 년간을 보자기도 쓸 거 아냐. 그래서 똥걸레 같은 보자기를 덮어놓고 오늘까지 와. 그러면 나라에도 국치요, 국민에도 수치요, 그 문중에도 수치요, 불가의 승려도 수치요, 다 수치를 지금 당하고 있으면서 모르고 있으니 이거이 어떤 인간들이 살면, 이런 인간들이 사느냐 그거야. 그래서 앞으로 빨리 들고일어나서 만고의 성자의 대접을 할 줄 알아야 되는 것이 국민이야.

세계에서 중국은 관운장·장비도 부처님으로 모시는데 우린 왜 만고에 없는 성자, 칠불(七佛)이 있는데도 부처님으로 모시기는커녕 있는 줄도 몰라. 이것이 지금 내가 보는 덴 너무 심하니까 내가 하는 말은 피할 수 없어요. 난 피할 수 있는 말은 안 해요. 앞으로 안 하면 안 되는 거이 우리나라 문제고 국민의 문제고. 문중, 승려들 문제고 다 문제고 안 되는 거 아니고. 그 문제를 풀어나갈라면 최고의 대우를 해야 돼요. 그 양반은 5천 년간이지, 천지간에 위대한 대우받을 양반들이야.

그러니 지금 그 운(運)이 왔으니 그 운엔 서둘러야 돼. 지금 용화세계라고 내가 말을 했는데, 용새끼는 비행기, 또 꽃은 어디고 만발하고. 그 용화세계는 이미 왔는데, 칠불이 그대로 넘어갈 상 불러요[싶어요]? 어느 나라에서 숭배해도 해요.

그러니까 우리가, 우리 조상은 우리가 숭배해야 되는데 내가 신라 김가라고 해서 가락국 김씨를 싫어하는 그럴 이유는 없고, 국민의 수치고 국가의 수치인데, 내가 이 나라에 살면서 그런 위대한 성자가 지금 그 모양인데, 일곱 분이나 앞으로 5천 년간 주불(主佛)로 위대한 대우받을 양반들이 지금까지 가리워 있어서는 우리의 잘못이지. 그 양반들이 신(神)으로 고함을 치고 댕길 수는 없어요. 나는 이것이 헛소리 같지만 눈으로 보니까 꽃시절이고 사람이 안개 품고 날아댕기는 거 눈으로 보면서 안 하면 어떻게 될 거냐? 그건 너무 부족처(不足處)야.

토종은 모두 지구상 최고의 靈藥

그래서 아까 녹반 이야길 하고, 홍화씨도 그렇지만 앞으로 오이를, 이제는 재래종은 구하기 힘들지만 여기서 심은 지 오랜 건 재래종하고 흡사해요. 그걸 유황을 좀 넉넉히 치고서 키워 가지고 불에 데었을 때만이 아니고, 이 지금 공장에서 공해독에 걸려 가지고 공장에서 그 일하는 사람들이 좋지 않은 병이 많아지니, 그 공해독을 푸는 데 마른 명태 고아 먹는 것보담 더 좋아요.

내가 몇 사람을 시켰는데 생거 먹어라 해도 아주 좋아요. 불에 데어 죽는 덴 물론 좋은 신비약이지만 이 공장에서 화공약의 피해를 입어 가지고 이상한 병이 오는 덴 그걸 아침마다 저녁마다 생걸 먹는데. 이거 벌써 며칠 먹으면 대번 좋아지더래.

그럼 우리나라는 이런 좋은 약물을 두고 피땀 흘려서 근로자들이 번 달러를 어떻게 사람 먹고 해로운 걸, 돈 주고 사오나? 달러를 주고 사오는데 우리나라 오이 같은 걸 사오면 난 욕하진 않아요. 정치를 아무리 비지떡같이 해도 그렇게 할 순 없어. 거, 어디서 코쟁이들한테 가서, 사람 먹고서리 고생고생하는 걸 많이 사오고, 그런 신비의 약들은 장려를 안 해.

앞으로 가정에서 가정주부들이 정신 차려 가지고 오이 몇 포기 심는 거야 안 되겠나? 호박도 그러고 수박도 그러고 다 심어 먹었으면 얼마나 좋아. 또 사기꾼들이 많은 나라라고 해서 늘 그럴 건 아니고, 진짜배기 농부가 많을 거요. 오이도 완전히, 지금은 유황이 통금이니까 앞으로 이제 극귀(極貴)하면 모르지마는 많이 치고서 오이도 심고, 그래서 그 오이는 어느 나라 사람 먹어도 신비의 약이라.

그런데 우리가 우선 살아야 되지 않아요? 우리가 그걸 안 먹으면서 그 공장에서 죽을 병들이 오고 모두, 이 진폐증이나 이런 것도 고생하고. 왜 그런 좋은 약을 두고 고생해야 되느냐? 내가 전번에 기운이 모자라서 이런 걸 싹 털어놓을라고 하다가 너무 지쳐서 못 했는데, 오늘은 지금 쓰러지기 전에 싹 할라고 하는 겁니다.

이렇게 마늘이 신비하고, 마늘도 유황을 흩치고 심으면 더 좋아요. 마늘이 신비하고, 신비한 약물이 그렇게 흔한 나라에서 병원에 입원할 수 없다. 백이 좋은 사람은 들어가지만 백이 없는 사람은 종합병원에 입원하고 죽을 순 없더라, 내게 와서 호소해요.

그래서 앞으론 가정주부들이 정신 차리고 농부들이 정신 차려 가지고 신비한 농산물이 나올 건데. 홍화씨도 그러고 마늘도 그러고 서목태도 그러고 오이도 그런데. 이 신비한 약물이 식품 중에 우리가 얼마든지 재배하는데 이게 외국에서 할 수 있느냐 하면 절대 안 돼요.

그 홍화씨로 지금 실험한 거, 세계특허가 나오는데. 임상실험에 홍화씨가 중국산은 40일이 넘으니까 뼈가 부서지고 부러지고 쪼개진 데 효(效) 오는데, 미국 씨는 시작도 안 하고 우리나라 씨는 심어서 몇 해 된 건 벌써 5일이니까 완전히 나아요.

그 사람들이 아침·저녁 사진 찍어보고 완전히 낫는 걸 보고서 거기에 대한 원리를 조금 더 보충해 줘야 우리가 특허국에 말해 가지고, 종합병원에서 데이터 나왔지만 특허국에 말해 가지고 이건 세계특허가 반드시 필요하다고 우리가 권하겠습니다, 했어. 그래 내가 작년 여름에 온 걸 세밀히 일러줬어요. 그건 하늘의 무슨 별기운, 땅의 토성분자의 어떤 성분, 그런 걸 전부 이야기해 줬지만 그 사람들은 그건 소가 과자 먹는 식이지. 그걸 알 까닭은 없어요.

우리 농산물로 세계 제패할 수 있다

그러면 우리가 지금 살고 있는 지역엔 그런 신비한 농산물이 나오는데, 우루과이인가 뭔가 미국의, 그 시집을 갔나 몰라도 가시내가 뭐 대표라고 쭐렁거리데[美 통상대표부 대표 칼라 힐스를 가리키는 말]. 그 가시내한테 가서 장관들이 굽신굽신해야 되니 이거이 요통병(腰痛病) 나서 굽신거리면 몰라도 이건 머리가 모자라 굽신거려요.

제 나라 농산물이 세계의 제일인데 왜 이런 나라에 살면서 그런 수모를 받아야 되나? 그래 지금 농산물을 개량하는 덴 오이 한 개가 다른 오이 트럭으로 한 트럭값 더 받을 수 있는데 이렇게 산다는 건 있을 수 없고. 쌀 한 가마니가 다른 쌀 백 가마니 이상 값 받을 수 있는데, 이러고 살아가니 이게 되겠느냐? 오늘은 답답한 소릴 지금 전번에 할라다 못 한 거 거 마저 이야기하는 겁니다.

그래서 앞으로 이걸 대대적으로 알려주면 좋으나 방송국이라는 건, 건 내겐 없는 거라. 이 사람들이 프로라고 짜 가지고 왔어. 묻는 데 대답해 주십시오. 야, 이 개새끼야 오지 마. 대번 쫓아버려야 돼. 거, 왜놈의 때, 내가 잡혀가서 검사놈이 앉아 그짓이야. 묻는 말에나 대답하지 무슨 말하지 마, 이래. 허허, 이 왜놈은 개새끼구나. 그랬다고 매를 한참 맞았어요. 그짓이야. 아, 이놈들이 아무것도 모르는 천치가 아는 사람 앞에 와서 묻는 말 대답하라, 거 무슨 소릴까? 그건 참, 우리나라는 웃기는 사람이 꽤 많아요.

난 그래서 지금 방송국에 탤런트가 있고 거기 코미디언이 있는데 코미디에 출연하는 사람들 가만히 볼 적에, 참 진짜 한국 사람이다. 난 그렇게 봐요. 한국은 그런 사람 살기 좋은 곳이오.

내가 와서 한평생을 사노라니 내게서 태어난 자식들이 사글세도 못 내고 쫓겨댕길 때 인간대우 받지도 않고 애들이 사람같이 크지도 않았는데, 내가 그래서 남이야 웃거나 말거나 도와주는 건 도와줘요. 그게 내가 젊어서 세상 인심을 알기 위해서 너무 자식들한테까지 가혹하게 살았어요. 이젠 자식들 그렇게 가혹하게 사는 걸 지금에 와서는 볼 수 없어서 그렇게 안 할려고 하지.

 가만 있어라, 여러분한테 승낙을 좀 얻고 지금 생각에 그만두고 싶은데 아직 이야기 더 해달라면 콧소리라도 좀 해야 되겠지? 우리가 급한 건 농산물을 우선 장려해야지요. 그리고 만고성자 칠불을 세상에 알려야 돼요. 그게 우리가 할 일이라.

〈제21회 강연회 녹음 全文 : 1991. 4. 6〉

/제29장/
쥐눈이콩 분자낭의 藥性 이용법

산후병 처방의 인삼 7돈

　모든 이야기는 생략하고, 여러분은 오시기에 수고 많았어요. 앞으로 할 이야기는 만날 하는 소리가 아니고, 또 늘 들어보던 소리도 아닌 이야기도 있어요. 그건 무슨 이야기냐?《신약본초》이야긴 그 책을 보아서 알겠고.
　오늘 이야기는 우리 집안 이야기도, 할아버지 때 내가 철없는 말 한 소리도, 또 우리나라 이야기도, 또 우리나라의 국민에 대한 모든 심신(心身)도 자세히 말할 순 없고 요령은 말할 수 있어요. 자세히 말하는 건 다 바른 소리 되니까 너무 바른 소린 할 수 없고 그저 윤곽은 있을 수 있어요.
　우리 할아버지가 한의학(韓醫學)에 밝으신데 학자이시고. 그런데 이 양반이 율(律 : 漢詩의 한 體)을 하는 건 잘하고, 와서 묻는 사람 가르치는 건 잘 일러드리는데, 내가 볼 적엔 할아버진 학술에 밝아 가지고 모든 의서를 따라서 처방을 해주는데, 건 내 마음에 안 맞아요. 그때도 벌써 일곱 여덟 살 났으니 옛날 양반 책을 덜 좋아할 때요.

이웃에 사는 어려운 처지에 계신 부인 한 분이, 40대인데, 산후병으로 아주 난치에 걸려 가지고 밤낮으로 육신이 쑤시고 뼛속이 아려서 살 수가 없고, 잠을 못 자고 제대로 먹지도 못하고 어려운 처지에 또 일은 해야 살겠고, 그래 두 내외가 안타까워하는 형편에, 그 어려운 형편에 우리 할아버지는 있는 약 가지고 무상으로 20첩이나 지어 줬어요. 10첩 쓰니까 약간 차도 온다니까 한번 더 먹어보라. 그래 20첩 먹고 너무 미안하니까 좀 나았어요만 하지, 애들 이야긴 아직도 앓고 있습니다 이거라.

그래서 내가 할아버지 보고 내가 지으라는 약, 할아버지 약 20첩 지어 먹고 완치가 안 되는 이유는 거게 한 가지가 빠졌으니 그 한 가지를 넣어서 한 첩만 지어 보내서 지성껏 달여 먹어본 후에 소식을 들어봅시다. 그래 할아버진, 애들은 글을 모르고 의서(醫書)도 모르고 약리(藥理)도 모른다는 것만 생각하고 있는 거라. 손자가 어떤 놈이 나왔는지도 모르고 그저 손자라고만 알고 있어요. 인간은 다 그래. 오늘도 그럴 겁니다.

그래서 할아버지 지어 준 약 소풍활혈탕(疏風活血湯) 20첩 먹고 미안해서 못 오는 그 부인을 오라고 해 가지고 소풍활혈탕 한 첩에 개성인삼 6년근, 그것도 영채가 나고 야무진 놈 7돈 썰어 가지고, 7돈인가 9돈인가 내가 그렇게 썰어서 지어서 할아버지 보고 주라고 한 일이 있어요. 그래 그 약을 1첩을 달여 먹고 대번 쑤시는 게 멎더래.

그러고 편하게 자고 아침에 일어나서 또 재탕을 해먹고 그날 암만 일해도 힘든 줄 모르고 했다 이거라. "저녁에 또 재탕해 먹으니 다 풀어지고 없어져서 찌꺼기 좀 남는 건 버렸습니다" 하고 와 이야기해요. "이건 날아갈 것 같으니 이게 무슨 약입니까" 그거요. 그래 "전번에 먹던 그 약이다. 그래 이젠 더 안 먹어도 되겠느냐?" 하니, "더 안 먹어도 됩니다" 하고 할아버지 보고 두 내외가 너무 좋아서 감사의 뜻을 표해요.

그러고 간 뒤에 할아버지는 생각과는 너무 틀려서 손자한테 묻는 거요. "그 약을 20첩 써 가지고 그 이상 더 안 낫는데, 너 그 한 첩이 그렇게 신비한 건 인삼 7돈이냐, 뭐이냐?" "그렇습니다" 하니까 "그거 내가 보기에는 그렇게 신비할 수 있도록 효과 나니 거기에 너 모든 용약에 대한, 고서(古書)의 용약부(用藥部)에는 없는 소리다. 그러니 너, 한번 이야기 좀 해다구나" 그래 내가 세밀히 이야기했어요.

소풍활혈탕은 전 뼛속이 쑤셔서 잠도 못 자고 일도 못 하고 제대로 못 먹는데 그걸 20첩 먹었으니 불은 껐으나 병은 안 낫습니다. 그건 왜 그러냐? 피를 맑힌 건 틀림없고 바람을 제(除)해 준 것도 틀림없는데 기운이 제대로 돌지 않아서 약기운이 완전치 않고 아직도 병은 고대로 있는데 고거이 얼마 더 가면 완전히 재발합니다. 그 인삼 7돈이 들어와 가지고 그 인삼 기운에 모든 20첩의 약기운이 바람[風]도 싹 쫓아버리고 죽은피도 깨끗이 맑게 하고 원기도 깨끗이 회복되고. 거 운권천청(雲捲天晴)이 그런 거올시다.

그러면 20첩을 인삼 7돈이 끌고 댕기면서, 인삼 7돈의 힘으로 그렇게 정화(淨化)시키는데, 건 만능의 요법인데, 옛날 양반 용약부에는 거 잔소리만 늘어놓고 머리 세도록 알아낼 수 없도록 잔소리뿐이니. 난, 앞으로 죽을 때 그런 세상을 깨끗이 없애놓고 갈 겁니다. 그런 말 했어요.

그러니 내가 사물탕(四物湯)에다가 좋은 인삼 7돈을 넣고 달여 먹어보라, 그러면 거 사군자(四君子)보다도 낫고, 인삼대보탕(人蔘大補湯)보다도 나아요. 또 사군자에다가 숙지(熟地) 1냥을 넣고 먹으면 건 사물탕보다도 나아요. 그래서 약(藥)이란 게 그 요령에 따라 가지고 꼭 필요하게 하면 되는데, 지금은 그 요령을 따를 수 없는 것이, 농약 힘이 너무 많고 극약독(劇藥毒)이 너무 많아서 그 약을 먹으라고 할 수도 없고 그 약 먹고 그 병 나을 수도 없고.

오랜 전통도 나쁜 것은 바꿔야

그러면 어떻게 하느냐? 거게 대책은 있어야 되니까 딴 걸, 화공약 기운이 안 들어가는 걸로 일러주다 보니 죽염이라는 걸 세상에 전하게 되고, 녹반(綠礬)이나 백반(白礬)의 신비를 세상에 전하게 되는데, 그렇다면 옛날 할아버지들이 잘못된 거 아니냐 모자라는 점은 있어. 그럼 모자라는 점을 완전 보완하면 좋은데 절대 옛 양반 건 고치지 못하게 하고 고대로만 따르게 하니 그게 5천 년 내려오는 역사라.

그래서 나는 5만 년을 가도 바꿀 건 바꾸라 이겁니다. 그래서 내가 지금 와서 깨끗이 바꾸는 건, 너무 지나치게 싹 쓸어버리고 새것이 나오니까. 이것도 좀 내가 생각하는 덴, 미안한 점이 더러 있어요. 거 평생을 공부한 사람들이 아무것도 모르는 사람으로 전락되니, 거 옛날 양반 쓴 책 가지고 박사네 의사네 하니, 전락될 수밖에 없어요.

내가 죽은 뒤에는 내가 기록해 놓은 게 남아서, 도저히 그걸 외면할 수도 없고, 그 책이 한두 권도 아닌데 몰수해 없앨 수도 없는 거요. 또 경험한 사람들이 죽어도 그걸 전할라고 하지 없앨라고 안 해요. 그러기 때문에 힘이 커지면 없애기 어려워요. 옛날 힘이 커져서 지금 하루아침에 안 되는 거고, 또 내가 전한 힘이 커지면 하루아침에 번복을 누구도 못 해요. 그래서 그 세상은 장구히 가게 돼 있어요. 그래서 내가 집안의 얘기는, 옛날 양반 것도 버릴 건 버리자 하는 소리요. 새것이 나오면 새것을 이용해야지.

그러고 한 가지 지금, 나라의 걱정은 뭐이냐? 집안 얘기는 할아버지 얘기를 했고. 나라의 걱정은, 우리나라의 지도자 대통령인데, 지도자는 국가의 원수(元首)라. 원수라는 건 지엄(至嚴)한 인물이야. 지극히 엄한 인물인데, 이거이 어떻게 전락되느냐? 제 입으로 나는 보통사람이다, 각하란 칭호는 빼라, 이건 있을 수 없고. 나라에는 존엄성을 버려서는 안 되는 거고, 존엄성 물러가면 위신이 물러가요. 위신이 물러가면 체면이 서느냐? 거 안 서요. 나는 거게서 가슴이 서늘한 것이 이 민족의 비참을, 어떻게 저걸 막을 거냐? 건 못 막아요, 못 막는데.

그 시기가 오는 거이, 내가 오적(五賊)이 나라를 팔고 선배들이 비참하게 죽는 걸 봤는데 그때가 지금보다가 더 나쁘냐? 이것이 문제가 보통 머리 아픈 문제가 아닌데, 그렇다고 해서 수수께끼가 풀리지는 않아요. 풀리지 않는데. 외세가 노리고 있는 걸 우리는 받아들여야 된다, 그건 말이 안 되는 거지만 힘으로 막을 수 없어요.

지금 내란(內亂)이다시피 이러니 국가 사정이 이렇게 복잡하면 이건 내란하고 같은데. 애초에 지도자의 말씀은 앞으로 내란을 꼭 내가 만들고야 만다는 소리에 불과라, 그러면 그건 무슨 소리냐? 그런 소리를 하는데다가 '범죄와의 전쟁' 선포라, 이건 내란이야.

그런 소리를 해놓고 '범죄와의 전쟁' 선포란 말을 해 가지고 무장을 하게 된다? 그러면, 국민하고 전쟁하는 건 내란이야. 그 내란을 일으켜놓고 치안을 확보하지 않는다고 경찰을 욕을 하면 내가 경찰이래도 힘이 없어요. 뒤집어놓고서 잘못됐다는 건 도리 없는 것처럼, 힘이 없어요.

또 그리고 일국의 원수는 각하라는 말은 한 최고 관부(官府)의 어른이지만, 일국의 원수는 지존(至尊)인데. 상감(上監)이라도 시원치 않은 말인데, 국가의 존엄성을 따라서 위신을 세워야 되는데, 그런 지엄한 자리에 앉아 가지고, 지존인데. 보통사람이라는 말, 입으로 한다?

그건 큰 변(變)이 그때 온 거라. 우린 그런 변을 맞았어요. 또 각하라는 칭호를 빼라, 그건 하루아침에 무너진 거라. 그 한마디에 무너진 것이, 복잡한 시기가 온다는 거고, 복잡한 시기에는 이상한 일이 온다. 이상한 일엔, 우리는 비참하게 끝나야 된다. 이게 있을 수 없는 일이지만 도리 없어요.

난 오늘 이런 소리 하는 건 내가 앞으로 계속 이야기할 수는 없고, 그런 기회가 오더래도 내 힘이 지속되느냐, 자신이 없어서 집안 얘기도 할 아버지 얘기를 했고 옛날 양반도 꼭 잘못되는 건 나는 단호히 나쁘다고 고쳐버렸다. 근데 오늘의 정책에 들어가서는 내겐 아무 말할 말이 없고 힘이 없다. 그러나 나도 살기 위해서는 좋지 않은 걸 좋지 않다는 말은 해요.

언론은 어디까지나 자유야. 언론자유에 있어 가지고 언론을 막았다는 말은 현실에 없어요. 이건 그 양반이 한 소리를 하는 거라. 내가 생소리를 지어내는 거이 아니라.

그러면 그때에 벌써 무너졌고 그때 우리는 살기 힘든 시기가 온 거라. 그러면 이 세상은 자초지화(自招之禍)라. 자수안맹(自手眼盲)하는데 누가 말리느냐? 그렇게 어려운 문제라. 그래서 국내 사정은 그날이 무너진 날이야. 오늘이 뭐 복잡하다, 그거 아니에요.

국민의 不和는 종교에서 온다

그리고 또 우리 국민은 무에 있느냐? 불화(不和)가 어디서 오느냐? 종교에서 온다 이거야. 믿는 사람은 안 믿는 사람을 적대시하는 사람들이 개중에 있어. 또 믿는 사람끼리 이름만 달라도 성결교회가 감리교회 교인을 보면 외면하듯이, 같은 교인끼리도 외면할 수 있다면 이건 친목회는 아니야. 사람이라는 건 어디까지나 친목을 앞세워야 되는데 친목을 앞세우면 그게 단결이라.

단결을 목표하는데 어디 외면하고 살 수가 있겠어요? 불교에도 잘못된 점은 서로 종파가 생겨 가지고 친목하지를 않아. 중이 중을 죽이고 선배를 죽이고 절과 절 재산 빼앗으면 건 벌써 불교는 망한 날이야, 그날이. 오늘이 망하는 거 아니고.

소화(昭和) 6년(1931년)에 사법(寺法)의 개정 시에 마누라 없는 중은 다 나가라. 마누라 얻으면 절에 있고, 얻지 않으면 나가라 해 가지고, 그 당시에 처첩을 얻어 가지고 참 흥청대다가 해방되니까 그만 무너지는데. 그랬다고 해서 조계종의 비구승은 후배라, 태고종의 대처승이고 조계종의 비구승은 후배라. 후배가 선배하고 싸워서 죽이면서 절을 빼앗고 재산을 빼앗는다? 그런 사람에는 없는 일이 불교에는 있어요.

그럼 불교인은 사람이 아니냐? 중도 사람인데 사람이 어떻게 사람 못할 짓을 하느냐 하는 데엔 벌써 망했다는 증거라. 그래 가지고 모든 종파가 들고일어나서 부처님을 위해서 불교를 믿는 게 아니라 저의 종파를 위해서 믿는다? 그래 그걸 볼 때에 어떻게 숭배하게 되느냐? 숭배라는 건 앞길이 열리고 열리는 속에서 얻는 희망을 바라고 숭배하는데, 앞길이 맥히고 열리는 희망이 없는 데서 무얼 목표로 하느냐?

또 내가 기독교에 대해서, 천주교·기독교에 대해서 완전히 알지는 못해도 철저히 연구를 했다고 나는 생각해요. 아라사(俄羅斯 : 러시아) 제국이 망할 적에 지금도 거 황실이 망하는 걸, 그 비극을 세상에서 뭐 공개한다고 해요. 그게 영화로 나오는 모양인데 나는 그 지역에 가서 거 학살한 장소를 20대 전에, 열 한 칠팔 시절에, 나는 어려서 무술(武術)이 전능한 자야. 기차 레일을 손목으로 자를라고 생각하는 그 인간이 세상에 무서운 게 어디 있어서 어디를 못 가? 하룻강아지 범 무서운 줄 모른다고 건 뭐 총칼에 죽는 걸 우습게 알아요.

그래서 거게 대한 호기심으로 소련 땅에 가서 철저히 알아봤어요. 또 우리나라에 나하고 아는 사람의 부모들이 선교사로 가서 죽은 목사가 상당수 있어요. 그래 그 지역에도 가보고, 가봤는데. 그렇게 비참한 광경을 보고서 이 사람들이 반드시 무에 있으면 모르거니와 없으면 종교의 잘못이 드러나는 거구나. 난 그렇게만 생각하고 종교의 잘못이냐? 그러지 않으면 어떤 이유냐?

그걸 좀 지키고 보기 위해서 세밀히 가보고 와서는 광복 후에 이북에,

선천이 아주 기독교 발상지요. 그쪽에, 신의주·평양에 기독교인이 상당히 많고 천주교인도 많아요. 김일성이 나와서는 스탈린의 행세를 거기서 배운 대로 한다. 그래서 다 숙청해 버리고 없앴는데 몇 사람이 여기 도망질해 넘어와서 좀 이상한 소리를 하는 건, 머리에서 뭐인가 생각이 안 나 그랬겠지. 하늘님의 은혜에 감사드렸다, 도망질해 넘어와 가지고, 다 죽었는데 혼자 무슨 감사야? 하늘님이 저 하나 살린 게 그렇게 감사야?

많은 교우들이 그렇게 학살당했는데 그걸 애도의 뜻을 표하지 않고 자기 하나 살아난 걸 하늘님 앞에 감사를 드려. 이걸 볼 때 좀 머리가 돌았다고 봐야 돼. 온전한 머리 가진 사람은 못 할 짓을 해요. 교황이 나와서 교황청 역사를 모른 척하듯이. 사람이란 건 과거를, 근본을 완전히 속이고 산다? 그건 완전하지 않아요. 다 알게 돼 있어요. 세상이 다 아는 걸, 어떻게 완전히 속이나?

大孝에는 하늘도 감복하는 법

그리고 그 당시에 그렇게 되었으면 모택동이 같은 자가 어떻게 행복하게 살며, 김일성인 지금 80이 됐는데도 살고 있어요. 스탈린 일파가 편하게 살고. 지금 고르바초프도 그 밑에서 못된 짓 하던 인간들이 행복하게 살아요. 등소평이 모택동이 따라서 하던 사람이 문화혁명 때까지 거 다 일하던 사람인데. 지금 90 나도록 행복하게 살고 있어요.

내가, 옛날에 진(秦)나라의 양민을 백사장에 파묻어 40만이나 죽인 항우(項羽)는 초(楚)나라가 망하고 자기는 자살해 버렸고. 또 아이히만을 시켜서 유대인 6백만을 학살한 히틀러도 독일이 망하고 자살했어. 그런데 스탈린은 왜, 소련이 망하지도 않고 자살도 안 하고? 중국은 왜 오늘까지 모택동이 등소평이 저러고 있고. 또 이북 김일성이 왜 부자(父子)가 저러고 있고.

그러면 그 속에 다른 사람을 많이 죽여서는, 나라가 망하고 자기가 자결했는데. 다 패망이고. 그런데 왜 종교인에 있어서는 많이 죽일수록 행복하냐? 그 속에 내용이 분명히 있는 거요. 버럭지를 많이 죽여도 좋은 일이 아닌데 인간을 많이 죽이는데 좋을 리가 있소? 그러면 죽을 짓 하고 죽었다는 증거를 보여주는 거라. 죽을 짓이 뭐냐? 그런 모든 사람이 생각할수록 다를 거요. 그래서 자기가 믿는다는 건 어디까지나 자유에 있는 거지만, 그 진리는 찾아 가지고, 자유를 택하는 게 좋아요.

승려들이 부처님 인연이 최고인데, 내가 어려서 그걸 덜 좋아하는 건 거짓말 너무 한다 이거라. 그래서 그 비밀을 다 밝힐 수는 없고, 옛날 불경에 거짓말은 싹 합방 후엔 치워버렸습든다.

이런데 부처님의 인연은 아무리 지중(至重)하다 해도, 승려들이 아침저녁 예불조석(禮佛朝夕) 하고 만날 불공 올리는데, 호랭이 와서, 승려들이 뭐 어디 갈 일 있으면 모시고 가고, 이런 일도 없고 기적도 없는데. 얼음 속에서 잉어가 나오고, 뭐 눈 위에 딸기다, 수박이다, 참외다 이런 게 있는 일도 없어요. 또 대소한(大小寒) 감나무에 홍시가 여는 일도 없고.

그러면 아버지, 어머니에 효심이 지극한 대효(大孝)는 전반적으로, 볼 일 있으면 호랭이가 모시고 댕기고 시묘(侍墓)를 살아도 3년 모시고 있고. 얼음 속에 잉어 나온다. 또 눈 위에서 딸기·수박이 모두 익어 가지고 부모 봉양을 지극히 잘하는데, 그러면 효공 같은 이는 큰 바다가 갈라져 가지고 섬에 들어가 산삼을 캐다 아버지를 대접해서 기사회생(起死回生)한 일이 있어요.

그리고 이런 이들이 수가 얼마냐? 중국의 곽거(郭巨)는 천사금부(天賜金釜) 하고 신라의 손순(孫順)이는 지출석종(地出石鍾). 그래 가지고 몇 천 석을 나라에서 내렸으니. 그래서 거 옛날엔 사(賜)받이라고 하는데, 몇십 리 허(許)의 땅에서 세금 받아서 그 사람 주라 하는 사받이가 정해져 있어요. 그런 양반들, 사실이기 때문에 그 사실을 좇는 게 옳지, 사실을 부인하는 게 옳으냐?

아버지와 아들의 인연은 조상의 영(靈)의 길이 확실히 열려 있어요. 그래서 그걸 영로(靈路)라 하는 거. 또 하늘의 길은 천도(天道), 땅의 길은 지도(地道). 이건 춘하추동 사시를 따라서 정해지는 거고 운행하는 건데, 효도는 뭐이냐? 조상 영로가 열려 있기 때문에 하면 되는 거요. 안 해서 안 되지, 하고도 안 되는 사람이 지구에 있느냐 하면 없어요. 외국 사람은 뭐 안 되고 우리나라 사람은 되고 그것도 아니고. 미국의 대효(大孝)도 다 되기는 마찬가지요.

그래서 효(孝)에 있어서는 거짓이 없어요. 그런데 종교에 있어서는 말로는 교주가 지금 너무도 많은데 상당히 그 교에 신자도 많고 한 교가 많아요. 그리고 재정도 풍부하고 그 속에 천지신명(天地神明)이 감응해 가지고 조화가 무궁한 일은 없어요. 그렇다면 낫 놓고 기역자도 모르는 무식쟁이도 효심이 지극하면 천지신(天地神)이 다 동(動)해 감응(感應)하는데, 그래서 나는 사실을 말해주는 거라. 이 터럭끝만 한 거짓이 있어서 그게 되느냐 그거요.

왜 종교는 자기의 과거를 다 감추고 좋은 점만 가지고 전도할 수 있고 포교할 수 있느냐? 그건 있을 수 없어요. 그래서 내가 죽기 전에 싫은 소리는 해도 그 속에 있는 비밀을 다 털어놓게 되면 영력의 비밀까지 다 나오니 그건 너무 혹독한 소리 나와요. 종교는 절대 인류에 있어서 안 된다. 또 인류는 종교에 들어가면 자기 하나는 영원히 끝낸다. 천당지옥설은 하는 말이고 방편이다. 그래서 거게 비밀은 다 털어놓지 않고 요령만은, 도(道)는 효도(孝道), 불도(佛道), 기독교 뭐 이런 거이 없어요.

화공약 시대의 건강보전 비결

그러기 때문에 내가 이 화공약 사회에서 죽어가는 사람들을 위해서는 우선 건강을 앞세워야 되고 건강한 후에는 살기 걱정 없어지니까 오래 살아야 되고, 오래 사는 거 별거 아니오. 내가 그전에 철없는 말, 전무후무한 인간이라고 했어. 종교계에서 내게 와서 따진 사람이 하나가 아닙니다.

그 제갈량이 전무후무인데 제갈량보다 나은 점을 대답해 주시오, 그런 일도 있어요. 내가 대한승상(大漢丞相)이면 내가 죽은 뒤에 후주(後主)가 바로 망하게 안 될 거고 또 나라를 다 망하게 하고 40만이 10년을 훈련하는 동안에 여섯 번 출병하고 또 오장원(五丈原)에 가 객사하고, 50대에 객사(客死), 난 그렇게 안 한다.

그리고 내가 죽은 후에 바로 후주가 비참하고 나라 망했으니, 나는 그렇게는 안 한다. 내가 죽은 후에 위(魏)나라 병(兵)이 경계 짬으로 오지도 못하게 할 거다. 그래도 와룡(臥龍 : 제갈량)이 나보다 나으냐? 그런 말을 해요.

정치도 내가 볼 적엔 좀 모자라더라. 옛날에 제경공(齊景公)이 정치한 건 꾀가 앞섰다. 공자님을 몰아냈기 때문에 제나라가 강국이 됐다. 공자님은 할 수 없이 도망하기로 돼 있다. 노정공(魯定公)이 공자님을 앞에 세우니 제나라가 머리 숙이는데, 제나라 안자(晏子)가 공자님을 몰아내게 제경공한테 꾀를 내니까, 노정공은 미련해서 공자를 도망질하게 했소. 그 뒤에 노나라는 자연히 망해.

그런 걸 세상에서 본다면 그 노정공 등극한 후에 대신들한테 한 얘기도 그거 훌륭한 얘기는 못 되고, 노애공(魯哀公)은 더욱 시원치 않고 이 맹자님이 찾아간 양나라의 양혜왕(梁惠王)의 아들, 거 양양왕(梁襄王)이 있는데 그는 맹자님이, 너무 볼꼴이 사나우니까 망지불사인군(望之不似人君)이라고까지 욕했어요. 그런 양반들 뒤에 오래 못 가.

정치는 무에냐? 나라의 존엄성이 전 세상에서 고개를 숙이도록 되어 있어야 하는데 존엄성이, 전 세계가 고개를 숙이면 위신이 당당해야 되고 그래야 체면이 서는 거고, 우리 오늘에 이렇게 살고 있으면 어떻게 되느냐? 무얼 가지고 나라의 존엄성, 무얼 가지고 국가의 위신, 또 우리 국민의 체면, 체모가 서느냐? 아무 건더구[건더기] 없어요.

아무 건더구 없는 백지(白紙)를 가지고 치안을 확보하라, 불쌍한 사람들이 한 푼씩 벌어서 얻은 돈, 경찰을 늘구고[늘리고] 수사관을 자꾸 늘구었다고 되느냐? 내가 볼 적엔 이렇게 들볶아 가지고 행복하다?

나라라는 거이 어디까지나 평화가 어디서 오느냐? 치안(治安)에서 오는 거라. 치안이 어디서 오느냐? 모든 질서가 안정되기 때문에 치안이 오는 거야. 질서가 무너지고 수라장판에 치안이 선다? 어떻게 거기서 치안이 확보돼? 그렇다고 해서 보통사람 노태우를 내가 오라고 소리지르면 올 거요? 너 미친놈이라고 욕한다고 내 말 듣고 시킨 대로 할 거요? 시킨 대로 하면 해요. 하루아침에 이거 평정(平定)할 수 있어요.

하루아침에 치안이 확보되고 평화를 이룩할 수 있는데 옛날에는 말을 타고 뛰면서, 파발말이라고 해요. 그러며, 하지만 지금은 방송을 해도 하루아침에 다 평정을 이룩할 수 있어요. 아, 이런 세월을 이렇게 험난하게 몰아넣어? 그럼 내가 살아 있어서 이러니, 내가 죽은 뒤에 나를, 얼마나 무능한 인간이냐. 그 인간이 살아 가지고 쩍소리 못 했느라, 거 후세의 사관(史官)들이 할 소리요. 나도 그런 말 듣는 걸 각오하고.

그랬다고 해서 지금 누가 아픈 걸 일러줘도 와서 해칠라고 별짓 다 하는 그 나라에서 높은 사람을 오라 하면 오기나 오나? 또 불러다 놓고 시킨 대로 한마디로 해라, 그럼 그 사람들 곁에 별게 다 있어요. 내가 세상에 나오지 않고 조용히 살다 죽으면 종말(終末)엔 이 나라가 비참하더래도 할 수 없다고 나는 생각해요.

그래서 지금 오늘 현실의 답답한 얘기를 하나 했고, 또 종교의 허구(虛構)한 얘기를 한마디 했고, 이제는 그 얘기를 깨끗이 끝내고서 건강에 대한 이야기를 한두 마디 하고, 나도 화가 나면 흥분돼 가지고 늙은이가 머리가 돌아 가지고 노망(老妄)만 부려요. 그러니 노망을 더 부리지 않는 소리를 좀 하다가 그만둬야 되니까 이젠 건강에 대한 비밀을 이야기해야 되겠지요.

서목태 분자낭에 담긴 신비

앞으로 화공약이 극(極)에 달하는 오늘에 있어서는 모든 비밀이 어디 있느냐? 화공약 피해를 덜어갈 수 있는 약물인데 그 약물이 있어요. 없는 거 아니오. 지금 몇 사람들이 실험하고 있어요. 이 서목태(鼠目太) 간장, 그걸 실험하고 있는데 그걸 외면하고 산다? 그건 절대 안 돼요.

죽염은 이미 나와서 세상에 알려져 있고 서목태 간장은 지금 내가 말한 거라. 세상에 앞으로 알려져요. 건 뭐이냐? 서목태라는 콩 뿌럭지에는 그 이상한 주머니가 있는데, 그 주머니가 분자(分子)가 화(化)하는 주머니야. 그래 내가 그 엉터리 이름을 분자낭(分子囊)이라고 했다? 그놈의 콩의 신비는 콩이라는 건 태백성정(太白星精:金星)인데, 색이 흰데 이건 색이 검어요. 검으면 수성기운(水星氣運)이 들어와 있기 때문에 검어요. 그걸 가지고 개량메주를 하는데.

옛날의 메주는 뜨기도 하고 부패하기도 하고 생콩이 겉층에 그대로 마르기도 하고 내가 어려서 볼 때에 이런 미개족(未開族)이 계속한다. 이걸 하루아침에 내가, 철부지가 말해서는 안 되고 이다음에 그 기회가 오면 하루아침에 이걸 바꾸고 개량메주 쑤는 법을 일러준다. 그래서 전번에 시작한 거요.

그 메주 쑤는 데 경험이 없는 사람들은 그 분자낭에서 이뤄지는 신비를 모르기 때문에 그 콩을 가지고 삶아서 메주를 만들 때에 그 종곡(種麴)이 지금 광주에서는 좋은 거 나와요. 건 누룩을 맨들지 말고 그걸 섞어 가지고 뜨스한 방에 볏짚 깔고 콩을 깔고 하는 거 해본 사람들이 지금 여럿이 있어요, 있는데. 이 사람들이 그 분자낭의 비밀을 모르기 때문에 그 서목태 속에 있는 약기운이 뭐이냐?

그 진(津)이 약간 나면 거 아주 잡아댕기면 소춤같이 흘러요, 진이 나와. 그 진이 어느 정도 좀 나오고 곰팡이 생기기 전에 그 진이 얼추 나왔으면 얼른 내다 말려야 돼요. 얼른 내다 말리게 되면 고 진이 뭐이냐? 서목태 속에 있는 모든 약성(藥性)은 거기 따라나와 있어요. 고게 이제 분자낭에서 이뤄지는 분자(分子), 거 이제 이뤄진 세포인데 그 세포를 우리가 완전히 이용하는 거요.

그래서 진이 어느 정도 나오면 얼른 내다 말려야 돼요. 그걸 말려 가지고 그걸 분말(粉末)하게 되면 며칠 내에 간장 나오고 통째로 하게 되면 한 달 이상 둬 가지고 간장을 울구면[우리면] 그 콩은 된장이고 거기서 나오는 분자낭에서 얻은 분자는 그게 신비의 약성이라.

그 신비의 약성을 내가 하라는, 책에다, 전번에 말한 고대로 해놓으면 이것이 무에 되느냐? 누룩이 들어갔어요. 개량누룩이지. 누룩이 들어갔기 때문에 술은 안 되고 장은 돼도 여게 알코올이 들어 있어요. 그래서 먹으면 알코올 기운이 머리로 화끈하고 올라가는 거, 거 먹어본 사람은 다 알아요.

화끈하고 올라가면 거기서 분자낭의 수정체(水晶體)는 병을 따라서 아픈 부위에 싹 쓸어 내려가서 집중해요. 그래서 내가 어려서 늑막염에다가, 옛날 늑막염이 아니에요. 내종(內腫)인데, 내종이라고 하는데 그 내종병에다가 그걸 한 숟가락 두 숟가락 자꾸 먹이니까 머리에 화끈하고 올라갔다가, 그 누룩 때문에 주정(酒精) 힘으로 올라갔다간 뇌에서부터 선연(鮮然)히 늑막으로 집결하더라 이거야. 집결하더니 며칠 후엔 싹 아물어 붙었어요.

그 후에 여러 가지 병에 해보면 관절염은, 그 류머티스 관절염은 옛날 말로 학슬풍(鶴膝風)인데 무릎에 물이 아주 많이 고여 가지고 띵띵 부어요. 그래서 학슬풍에 멕여보면 싹 내려가 가지고 얼마간 있은 후엔 자주 멕이면 그게 싹 염증이 가시고 고름이 생겼던 것도 가시고.

또 골수암에도 해봤어요. 다 돼요. 그래서 앞으로 화공약으로 인류가 멸하는 시기에 미련한 인간들 속엔 더러 살기도 해야지, 다 죽는 걸 모른 척할 수도 없다고 해서 전번에 일러준 거요. 이젠 어차피 위기가 왔으니까 이런 위기에는 더러 살아남아야 되겠으니까. 나를 미쳤다고 욕하는 사람은 물론 안 먹겠지, 안 하고. 그러나 자기 죽기 위해서 안 먹을 사람은 없어요. 다 해먹어요.

나는 종교의 교주 재목이 못 되는 이유는 지구의 가족이 똑같이 살기 위해서 하는 말만 하지, 내가 살기 위해서 하는 말, 자식들이 도와주면 좋아할 말, 이런 건 안 해요. 자식의 생명, 지구에 사는 가족의 생명, 생명은 하나야. 강아지도 죽기 싫어하는데 사람이 누가 다르겠어요? 생명은 하나기 때문에 하나인 생명을 위해서 말해주는 거지, 제 자식이다, 저하고 친한 사람이다, 이런 건 내게 통할 수 없어요.

그렇지만 지금은 어떤 땐 우스갯소리로 백도 더러 써요. 제일 사정 딱한 사람 먼저 일러주는 예도 있어요. 그건 내가 현실이니까 할 수 없다, 그런 말도 해요.

서목태 죽염간장의 효능과 주사법

그래서 이 서목태 간장에 들어가서, 주사는 만 가지 주사를 놔도 되는데 처음에 많이 놓게 되면 아주 전신에 열(熱)이 불같이 되더래요. 그래서 위험하다 말해도 절대 안 죽는다, 위험하지 않다, 사람 먹는 간장이 사람 죽이겠느냐? 그래도 불덩어리 같아 가지고 고생 좀 했대요. 그래서 조금씩, 처음에 링거 같은 데 한 반cc, 1cc 섞어서는 아무 흔적 없어요. 상당히 효과는 빠르고, 어디고 섞으면 효과는 빠르고 부작용이 없어요.

그런데 섞는데 처음에 혈관에 주입할 적에 서서히 힘을 쓰게 해야지, 갑자기 뭐 전신이 불덩어리 되게 해 가지고 사람 골병들이는 건 미련한 거고, 그런 미련은 없도록 하고. 또 먹을 적에 한 고뿌[컵] 쭉 마시면 반은 죽어요. 그 알코올 기운이, 정신은 마취되고 육신은 불덩어리 돼요. 그렇게만 안 하면 조금씩 조금씩 맛을 봐가며 병 고치는 덴 신비의 약이라.

그래서 만 가지 암(癌)에 안 되는 데 없어요. 안 되는 데 있으면 그걸 내가 전하지 않아요. 죽염만 그대로 두고 있지, 이건 죽염보다는 무서운 약이오. 그래서 전번에 그걸 일러줬고, 고걸 경험이 없어 가지고 너무 시간이 오래든지 너무 두껍게 하고 너무 덥게 해 가지고 부패하든지 그러지 않으면 곰팽이가 심하든지 이건 있어서 안 돼. 그저 진이 나면 돼요. 그 진을 써먹는 거니까.

진이 약이고 콩을 쓰는 거 아니에요. 콩은 된장으로 나가요. 그래 내가 그걸 일러주는데 경험을 다 했어도 지금 와서 처음 듣는 거고, 세상에 모르는 걸 하니까 자연히 처음에 실패한 사람이 더러 있어요. 거 실패하고서 다시 해보니 된다는데 아예 진이 조끔 제대로 나는 때 얼른 말려야 돼요. 실패하지 않아요. 아무리 두꺼워도 실패는 안 해요. 건 누룩이니까 누룩하고 반죽한 거라. 두꺼우면 두꺼울수록 빨리 떠요.

그러니 두껍게는 하지 말고 얇게 해도 그저 진이 나면 얼른 말려야지 곰팽이가 나도록 두지는 말아요. 효소가 메주에 좋은 거지만 그 속에도 불순물은 있어요. 진이 약간 나 가지고 제대로 된 상 부르면 불순물이 전연 없어요. 그거이 묘한 약물인데 난 어려서 그런 걸 완전 실험하고 지금 늙어서 망령이 들어오기 전에 일러주는 건데 전연 캄캄한 소리는 안 해요.

東西를 막론하고 病 고치는 법은 神聖하다

또 그러고 내가 덕 볼라고 말을 하진 않아요. 내라는 건 늙어서 애들한테 가 죽이나 얻어먹다 죽으면 끝나는데 내가 거게 덕을 봐서 내게 무슨 행복이 있으며 무슨 영화(榮華)가 있느냐? 내게 영화라는 건 이 골 아픈 세월을 얼른 안 보고 죽으면 그게 영화겠지. 내게, 살아서 지금 영화가 올 거이 뭐이, 밤에 잠을 오래 이룰 수 없이 기운이 허(虛)한데, 오래 있으면 삭신이 안 아픈 데 없어요.

기운은 없고 중량은 그대로 무겁고 중량을 견딜 수 없어서 잠이 조금 들면 또 깨니까, 일어나 좀 방안에 돌아댕기고 앉고 이래 가지고 진정한 후에 또 좀 자고. 이런 고통을 치르고 오래 살아? 그게 오래 사는 게 큰 영화가 아니요, 고통이오. 또 지금 행복이란 내게 올 수 없어. 아파서 죽어가는 사람한테 행복이 뭐일까?

그러면 세상을 위해서 일러주는데, 세상은 도적이라. 도적세상에 일러주면 내가 무얼 챙기는 줄 알아. 지금도 그런 사람, 개중에 많아요. 약국에 일러주면 거게 아니고는 안 되니까 다른 데서는 그렇게 할 수는 없으니까, 일러주면 그 사람이 차린 약국이다, 이거 얼마나 미개하냐? 전부 도둑놈이 사는 곳이면, 날, 도둑놈밖에 안 보이니까 할 수 없는 거라. 그래서 많은 사람들한테 욕먹는 건, 내가 나빠도 욕먹겠지만 세상이 나빠서 욕먹어요.

이 경찰이란 애들이 나라를 위해서 저의 생명을 바치느냐, 검사가 나라를 위해서 저의 생명을 바치면서 지공무사(至公無私)한 일만 하고 있느냐? 이거 없어요. 아 나를, 사람을 많이 가르쳐 가지고 그 속에서 사기꾼이 나왔다고, 어느 검사가 내게 좋지 않은 연락한 일 있어요. 사람 가르쳐주면 "사기꾼들이 나와 가지고 걸려 들어간 사람 있어요" 해.

그리고 또 한 사람은 내게다가 출두명령서를 보내 가지고, 출두하라.

그래 안 갔더니 담당서기한테 독촉하기를 전화로, 그 사기꾼하고 같이 사기한 책임을 왜 안 지느냐? 도둑놈의 새끼가 검사고 판사인데 도둑놈의 새끼가 나서서 나를 보고 사기꾼?

전두환이 같은 훌륭한 사람이 사기꾼이 아니고 난 사기꾼이다. 일해재단(日海財團)이 도대체 뭐하던 데야? 너희 수서사건은 노태우는 도대체 뭐하는 거냐. 너희 같은 도적새끼들이 돌아댕기면서 검사, 판사? 이놈의 새끼들 하고 욕하고 지금까지 욕하고 있어요. 지금 독촉이 오면 욕해. 그놈들 보면 때려 죽이고 싶은 판인데. 아, 내게다가 검사의 명령을 안 따른다고? 그런 한심한 놈들이오.

난 그래서 이놈의 땅에 오래 사는 거이 그렇게 영광으로 생각 안 해요. 생각 안 하고 하루래도 여게서 지금 다른 사람들은 행복하게 생각하고 나는 행복하게 생각하지 않아요. 죽어가는 사람들한테 무슨 짓을 해도 도움이 될 일이면 합력을 해야지, 양의사는 양의사끼리 한의사는 한의사끼리 또 돌팔이는 돌팔이끼리 이거 삼각으로 싸우고 있다. 그럼 그 속에 누가 골 아파지느냐? 앓는 사람들만 골병들고 말해. 망하고 죽고.

내가 지금 이런 세상을 눈으로 보고 있어요. 구한국말(舊韓國末 : 대한제국 말기)이 나쁘다고 생각했는데 오늘은 좋은 게 뭐요? 의사라면 사람 살리는 데 합세해 가지고 누구도 도와줘야지 잘 고치는 사람 있으면 거기 쫓아가서 고치는 비법을 배워 가지고 자기들도 해야 되잖아?

그런데 그걸 돌팔이라고 규정짓고 또 한약을 먹으면 죽는다고 규정짓고 한약 먹지 말라, 이거이 세상에 나라질 할 수 있느냐? 이건 나라질 할 수 있다고 난 보진 않아요. 지도자가 나라의 존엄성을 밟아버리는 판이면 이거 될 거이 뭐야? 그런 지도자를 누가 숭배하느냐, 또 그 말을 누가 듣느냐?

평생 불행으로 일관된 삶의 行路

이 세상에 지금 어려운 문제는, 한 사람이 중대한 과오를 범한 뒤에는 나라가 위험해요. 애들 나무란다, 근로자를 나무란다, 국민을 원망한다, 그게 얼마나 미련한 사람들이 하는 거요? 자기가 한 생각은 안 하고 왜 나라의 존엄성을 전 세계가 앙시(仰視)하게 하고 전 세계가 모범하고 따르고 그러면 국가의 위신이 안 서는 법이 있느냐?

난 거기서 불만이 늘 내 평생에 차 있어도 늙어서 죽을 때에 망령이니까 하지만, 노태우가 이 자리에 와서 하루아침에 치안확보가 됩니까 하면 된다고 하지, 할 수 있고 시킨 대로 하면 된다고 하지 왜 안 하겠소?

그게 내 일생에 알고도 속아 사는 거요. 난 지금 속아 사는 거라. 한평생에 속아요. 만주 가서 선배들하고 같이 댕길 때에 이건 선배 아니구나, 이건 망국지민(亡國之民)이구나. 그래서 나는 독립운동의 재목이 못 된다고 자처하고 산속에서 늘 혼자 살고 지금도 혼자 늙어 죽어요. 독립운동의 유공자는 훌륭한 선배가 많지, 많지만 그중에 열이면 아홉은 내가 따르고 싶지를 않아서 선배로 대우 안 했어요.

그래서 난 고독히, 늘 혼자라. 혼자 살고 지금도 혼자 산속에 가서 조용히 살다 죽게 될 거요. 내 평생이 내게는 행복이란 말은 필요 없고 또 운이라는 말은 필요 없어요. 운이 있으면 지구를 위해서 운은 있어요. 지구가 행복하게 할 수 있는 운이 있으면 그 운은 운이라.

그 외에 내가 행복한 운은 있을 수 없어요. 난 죽 한 그릇 먹었으면 사는데 행복이 왜 내게 있느냐? 또 내겐, 숨을 안 쉬면 죽은 거고 숨 쉬면 사는 건데 운이 무슨 운이 있느냐 이거라. 그래서 내게는 운도 없고 행복도 없고 희망도 없다. 그건 난 어려서부터 오늘까지요. 세상이 다 욕해도 난 그렇게 불행으로 일관한 사람이오.

자식들이 나 때문에 고생한 건 그 기록을 내가 쓰지를 않아요. 하도 어렵게 사니까 거지새끼라고 개 먹던 고구마를 던져주며 먹으라고 해서 먹는다고 모두 박수 치고 웃어서 죽은 마누라 며칠을 눈물 흘리는 걸 내가 눈으로 봤어요. 그랬다고 해서 그 세상을 위해서 살 수는 없어. 난 그런, 가정적으로는 좋지 못한 가장 노릇 했어요. 그러나 내가 죽은 뒤에 지구에는 나쁜 놈이란 소리를 몇백 년 후엔 아무도 안 해요. 그땐 좋은 기록이 많이 후세에 넘어가요.

두부 속에 들어 있는 간수의 독성

난 이야기는 우리나라의 좋은 걸 다 말랄라면 그건 내게 시간도 문제고 기운이 또 문제돼서 안 되고 지금 몇 마디 더 할 건 우리나라 토종(土種), 이걸 살려야 된다 하는 말은 늘 해요. 경험자는 더러 있으나 그건 쌀에 뉘보다 적어요. 그거 가지고 하대명년(何待明年), 천년하청(千年河淸)이라고 1천 년 후에 황하가 맑아진다고 천년하청을 기두를 수는 없어요. 이제는 내가 기히 세상에 내놓은 거고 죽을 시기는 왔고 그러니 빨리 서둘라 이건데. 미국에서 죽염하고 비슷한 식염을 발명했는데 거 세계특허가 나와 가지고 아주 세계에서 상당히 선전되고 있습니다 하는 걸 미국의 어느 교포가 와서, 선생님이 그런 신비한 죽염이 있는데 이건 그거 비하니, 자기가 먹어보니 아무것도 아닌 거지만 지금 사람들이 염분이 부족해 가지고 링거를 가져야만 살아갈 수 있는 사람들은 그게 상당히 좋은 효과를 본다고 합니다. 이거라.

그건 그 사람들 세계이고, 우리 세계는 우리가 개척해야 하는 거야. 우리가 개척 못 하면 거기서 도입해 들여도 하겠지, 나 그저 그런 말만 했어요. 고건 얼마 안 됐어요. 지금 90도(度 : %) 이상의 소금을 60도로 염도(鹽度)를 낮추니까 그렇게 좋더라 이거요. 그래서 내가 그 사람이 진리를 물어보기 때문에 상세히 일러주었어요.

소금에 수정체(水精體)가 100도이면 간수가 20도가 있다. 그 말을 해 주었어요. 간수가 20도가 있는데 간수 속에 무에 있느냐? 이 지상의 육대주의 모든 독극물이나 불순물이 전부, 초목도 썩고 곤충 미물이 다 썩고 물속에는 어별(魚鼈)이 다 썩어 가지고 독극물이 전부, 독성이 거기에 포함돼 있는데 그게 바다 연안에 가면 그 물을 바로 퍼 가지고 염전에서 소금을 만들었다.

 그러면 소금 속에 있는 간수 20도 소금은 수정체가, 염이 100도. 염 100도 속에 간수 20도가 불순물, 중금속 독극물이 다 들어 있어서 그 간수의 피해가 있지, 없는 게 아니다. 그럼 소금을 분석하면 독극물이 들어 있다. 중금속, 불순물이 다 들어 있다. 그럼 소금을 나쁘다고 볼 수 있지 않으냐?

 우리나라 박사애들은 연구 결과에, 더 알아볼 생각은 안 하고 쬐끔 알고는 얼른 발표부터 하니 그 애들이 전부 사람 죽이는 덴 필요한 애들이다. 병 고칠 애들은 못 된다. 난 공공연하게 그런 말을 해요. 그러니 그 사람들이 그걸 세밀하게 알아 가지고 독극물에 대한 출처는 지상의 폐수에서도 나오는 거고 다 나오는데 그렇다면 이거이 어디 가서 멎어 있을 수 있느냐?

 소금 속에 들어가면 소금은 수정체라, 수정체에 들어가면 독극물이 자연히 분산돼서 밖으로 쫓겨나가요. 거기 멎어 있을 곳은 간수 때문에 간수 속에 들어가서 멎어 있어요. 그래서 소금 속엔 간수가 사람한테 해(害)고, 간수 속엔 독극물이 해고.

 그런데 이 골빈 세상에 두부를 먹으면 좋다, 건 일반 건강체에는 영양 도움은 받으나 간이 허약한 사람은 대번 눈이 어둡고 벙어리 되고 동맥경화로 쓰러지고 이런 일이 와요. 그건 뭐이냐? 간수 속에 있는 독극물 때문에 그래. 당뇨 환자는 당(糖)이 소모되면 간(肝)에서 정화작업을 할 수 있는 수정체가 부족해요. 그런 사람한테 두부를 먹어라 하는 사람들이

오. 두부 속에 있는 독극물이 그 사람들 죽이는 덴 최고인데 그럼 당뇨를 못 고친다. 이런 답답한 사람들이오.

농약 극성 시대에 현미는 위험

먹고 죽을 걸 멕이며 못 고친대. 그걸 죽을 걸 멕이고 비상(砒霜)국을 날마다 멕이면서 건강회복이 안 된다고 하면 회복이 될까? 또 현미의 무서운 성분은 걸 철저히 연구하지 않고 현미밥이 좋다. 현미의 독(毒)이 암(癌)에 대해서 어느 정도 시간 내엔 도움이 돼요. 그렇지만 그 시간이 지나가게 되면 현미 속에 있는 독은 무서운 독이다. 그 독이 발할 때엔 빨리 가고 말아요.

그러면 그 현미는 왜 그러냐? 나락은, 나락이라는 건 신라 때 말이오. 나락은 왕겨가 있어요. 왕겨라는 건, 쌀을 위해서 자연의 방어벽을 설치한 거라. 그러면 생태계에서는 자연의 힘이라. 자연의 방어벽을 설치하고 쌀이 사람한테 유익한데 거게다가 농약을 자꾸 치니까 인공으로 독극약을 자꾸 가미하니 자연 방어벽은 초과하는 거라. 거게서 초과돼 가지고 고운 겨에 들어가요.

현미 고운 겨 속에 들어가 가지고 그 겨를, 광복 후에 겨를 쓸어 가지고 지름을 짠 이들이 있어요. 암만 해도 사람 먹을 수는 없으니 개를 멕이면 자꾸 죽고 하니 토끼를 멕여도 죽고, 저거를 사람 먹게 할 수 없느냐 묻기에 내가 생각해 볼 때에 거게 될 수 있는 건 양잿물이 될 것 같아서 양잿물을 기름 얼마게 되면 양잿물 몇 초롱씩 넣어보라. 그래 양잿물 넣어서 저어놓으니 그 지름 속에 있는 독성이 양잿물하고 전부 바닥에 엉겨 가지고 바닥에 내려가 가라앉더라 이거야.

그럴 적에 그걸 토끼를 멕여봐라. 멕여보니 아주 좋더라 이거야. 개도 좋고. 그래서 그걸 사람이 조금씩 두어 먹어보니 식용유가 되겠습디다.

그래서 그거 완전히 그러면 제독(除毒)해 가지고 해보라. 그래 지금 나오는 게 그겁니다. 이 고운 겨 기름을 식용유로 쓰고 있어요. 그래서 광복 후에 내가 그런 걸 일러줘 보고, 미련한 사람들 세상엔 어려운 문제가 너무 많아요.

전 세계인의 질병을 구할 토종의 가치

그리고 미국에서 암만 잘해도 우리나라 토산품을 앞서는 물건은 나오지 않아요. 오이를 실험한 이들이 많아요. 우리나라 토종오이의 신비를 알고 개량오이는 확실성이 없더라. 아파서, 불에 익어 죽을 적에 그 개량오이를 즙을 내서 입에 물고 품으니 아픈 건 약간 멎으면서도 그렇게 신비하지는 않더라. 토종오이로 하니까 신비하더라. 또 먹고 금방 화독(火毒)이 풀린다. 그래서 토종오이의 신비.

또 우리 토산 홍화씨도 미국에서 실험 다 한 거요. 미국산도 안 되고 중국산도. 우리나라 건, 옛날 건 하루에 끝나지마는 지금 외국 종자를 심어 가지고 하는 건 일주일 안에 다 끝나는데 중국산은 40일에도 안 돼. 그럼 그런 것은 지금 현실 임상 실험에 다 끝난 건데 자기들이 암만 머리가 좋아도 우리나라 토산을 버리고 저희 거 가지고 되느냐, 그건 안 돼요.

그래서 우리나라 서목태 버리고 우리나라 대나무, 소금 버리고 저희 손으로 만들어서 그런 효과 오느냐? 그것도 안 되고. 그래서 앞으로 우리는 토산품 장려해도 국민은 먹고살 수 있도록, 머리는 바가지 덮은 머리래도 먹고살 법은 수북해요. 그래서 이 나라에서 개발을 하라면 식품 가지고도 전 세계에서 앞으로 요긴하게 쓸 날이 와요. 그래 우리나라 서목태 아닌 간장이 그런 주사약의 신비가 있을 거냐 하면 건 없어요. 약간은 되겠지. 지금 링거도 약이라고 놓는데 신(神)의 조화를 가지고 안 될 까닭이 어디 있어요?

그러고 내가 지금 다 잊어버려서 이야기, 못 하는 이야기 많은데 이 호박을, 호박씨를 받는 법이, 거 허리를 잘라 가지고 꼬다리[꼭지] 바로 생긴 데는 열매도 영글지 않고 겨우 영근 고걸 10개 안쪽으로 골라 가지고 심어보면 그 이듬해 호박이 마디마디마다 열어요. 오이도 그러고. 그렇게 하는데 그걸 내가 지금 고 몇 개 가지고 하느냐 고걸 잊어버렸어요. 잊어버려서 거게 들어가서는 신통치 않아요. 신통치 않고.

이 포도가 옛날 포도는 임질(淋疾)에도 쓴다. 또 임질에만 쓰는 거 아니라 성병(性病)엔 다 좋다. 그런데 그게 잘 안 들어요. 그래서 내가 포도나무 뿌리에 유황을 좀 양이 많도록 몇 됫박씩이 흩쳐놓고 땅 파고 묻어놓고 거게다 비료도 넉넉히 묻어놓고 포도 알맹이 굵게 수확이 잘되게, 그렇게 해 가지고 거 포도를 경험한 일이 있어요. 거 유황을 많이 치고 열었는데 그것만은 확실히 임질에도 좋고 성병에도 좋아요. 오줌서캐[오줌소태] 다 좋아요. 그걸 먹고서리 끝장, 먹고 안 좋은 사람이 없어요.

그래서 그런 건 사람이 노력하면 되는 식품인데 내가 그걸 포도를 그렇게 하라 일러준 일이 없어요. 산속의 머루에도 그렇게 하면 되겠지만 안 해봤고, 포도는 내가 해본 거고. 그래서 그런 식품을 개발해 가지고 세계에다가 포도를 수출하면 건 남한테 욕먹지는 않을 거요. 임질에 좋고 성병에 좋고 오줌서캐에 좋고 다 좋은데, 어느 나라가 그걸 외면할까? 우린 좋은 식품 개발을 얼마든지 할 거 있어요. 내가 지금 기록하지 않아 그렇지. 정신이 흐리어서 죄다 지금 설명을 못 할 뿐이지 굉장히 좋은 식품이 많아요, 많고.

옛날에 한 80년 전에 우리나라 꿀배라는 거 있어요. 꿀배라는 거 있는데, 그건 참으로 신비한 배인데 그게 해수(咳嗽)에 아주 좋아요. 해수에 그걸 약을 좀 넣고 구워서 먹으면 그렇게 좋아요. 그런 꿀배가 있는데 그게 싹종지가, 수확이 없다고 싹 없애버렸어요. 그러면 그 일반 지금 좋지 않은 배나무도 유황을 여러 해를 두고 자꾸 흩쳐 가지고 유황에 절어 가지고 배가 열면 그 배는 속을 파 던지고 거게다가 기침약을 넣고 구워 먹으면 그렇게 폐병에 아주 신비해요. 폐암에도 신비할 거요.

폐병약은 뭐 별거 없어요. 백개자, 행인 이런 걸 모두 불에다가 잘 구워서 분말해 가지고 그런 걸 고 안에다 꼭 채워넣고 숯불에다 구워 가지고 먹는데, 건 먹을수록 사람한테 좋아요. 그런 좋은 약을 먹으며 병 고쳐야지 항암제나 방사선이 좋은 약이냐 하면 좋은 치료법이 아니고. 우리나라 약은 농약을 너무 쳐 가지고 사람 멕이면 안 되는 걸 멕이고. 그런 거 가지고 하게 되면 사람이 먹어서 안 될 거 없잖아요.

그래서 배에다가 유황을 오래 쳐 가지고, 유황에 전 배를 따 가지고 먹어보면 이상한 맛이 있어요. 그럴 적에 속을 파 던지고 백개자라는 거, 겨자 그걸 잘 볶고 또 살구씨를 잘 볶고. 그리고 거게 산조인이라고 산대추가 있어요. 그걸 새카맣게 볶아서 모두 분말해서 똑같은 양을 넣고 해 먹으면 그렇게 신비스러워요. 근데 그게 늑막염에 또 아주 좋아요. 폐병에만 좋은 거 아니고. 기관지, 천식도 다 좋고 한데.

그러면 사람이 먹고 몸에 유익한 식품이 수북한데 우리는 왜 남의 걸, 그 불쌍하게 벌어서 한 푼씩 얻은 달러 주고 전부 사다 먹어야 되느냐? 건 우리가 국력이 약하고 정치하는 사람이 나라의 존엄성이나 위신이나 체면이 전연 없이 하(下)바닥에서 놀고 있으니 무서워서 벌벌 떨고 시키는 대로 하면 안 될 거 없겠지. 우루과이라운드보다 더 백 배 무서운 것도 하라면 할 거요.

土性分子를 함유한 무엿의 신비

옛날에 한신(韓信)이, 백정[동네 깡패]이 "다리 밑에서 기면 살려주고 안 그러면 죽인다"고 하니 한신이 웃으니까 "다리 밑으로 기어 나가면 너는 무사히 나가고 기어 나가지 않으면 천하영웅이라 살릴 수 없다" 거게 기어 나간 일이 있고 걸식표모(乞食漂母)해서 밥 빌어먹고 가서 살았는데, 그 형편을 따라서 살기 때문에 우리는 힘이 모자라고 무서운 사람들이 전 세계에 너무 많고 그 무서운 사람들 앞에서 기고 댕기고 떨고 살아야 되는데 왜 제게 좋은 건 외면을 해야 되느냐?

그거 생각이 잘못돼서 그런 일이 많아요. 그러면 우리가 알면 아는 사람이 힘을 모아서 좋은 일은 해나가야지 모르는 사람을 원망할 수는 없어요. 몰라서 못 하는 거. 그리고 배만 그러냐? 배만 그런 거 아닙니다. 내가 무얼 봤느냐?

수수밭에다가 유황을 흩치고 찰수수가 있어요. 수수를 심어서 잘 가꾸니까 상당히 거름 잘하고 해서 잘 커요. 거기에는 뭐이냐? 닭의 똥거름하고 인분(人糞)이 최고의 약입니다. 그거 토성분자(土性分子)의 신비가 있어요.

그래서 그걸 흩치고 그렇게 심어 가지고 그 수수를 두고 가을에 유황을 흩친 무 썰어 엿 달였는데, 아 그게 해수에 그렇게 신비해요. 지금도 거 더러 엿 맨들어두고 써본 일 있어요. 상당히 좋아요, 좋은데. 그건 백개자·행인·생강 이런 걸 모두 넣고 한 겁니다, 한 건데. 그것 말고 수수를 유황을 흩치고 심은 놈이 그 무하고 엿 달일 적에 그 백개자·행인은 볶아서 반드시 넣고 달이면 더 좋아요.

그렇게 해서 먹는데 그건 소화에 아주 신비스럽게 위장·위암에, 폐암에 다 좋아. 근데 오래 먹으니까 구강암·식도암이 낫더라. 그런데 앞으로 그걸 해먹는 게 좋을 게요. 수수를, 찰수수가 있어요. 걸 유황을 많이 흩치고, 지금은 양계장 때문에 닭의 똥 구하기 쉽고 인분도 집어 버리니 구하기 쉬워요. 걸 흙에다 버무려서 말리면 잘 말라요. 거 바싹 말리어 가지고 분말해서 흩쳐 가지고 그걸 농사지어 가지고 토성분자의 비밀을 합성시켜서 식품이 나오면 건 참으로 좋아요.

그래서 그런 좋은 건 앞으로 생산해 가지고 먹고살도록 좀 노력하면 더 좋을 거요. 내가 잊어버려서 그 좋은 걸 더러 이야기 못 해요. 이다음에 어쩌다가 또 말을, 건강하면 말할 수도 있겠지. 자 오늘은 노망도 많이 부렸고 우스갯소리도 했어요. 이만 실례합니다.

〈제22회 강연회 녹음 全文 : 1991. 5. 9〉

/제30장\
人業 중시가
富國의 大道

人業을 중시하는 나라가 잘산다

자연의 이치에서 자연을 표현하기 얼마나 힘드냐? 그건 아무도 듣고 이해 안 가고 아무도 알기 어려운 이야기라. 그래서 쉬운 건 뭐이냐?

지금 우리가 살고 있는 이 시절이 어디까지나 인업(人業)의 힘인데, 그 인업의 힘을 인식하고 살 수 있느냐? 그건 최상 어려운 문제다 그거지. 인업이 뭐이냐? 가상, 만석꾼이 났는데 그건 전부 행동이 복스럽다. 말이고, 자는 거고, 먹는 거고, 노는 거고 복스러우니까 그걸 인업이라 하는데. 그 속엔 그 사람 하나가 사는 힘이 아니다 이거지. 그 사람 곁에서 많은 사람이 살 수 있는 인업은 아주 큰 인업이라. 우리나라에 말하면 그전에 정주영이 이병철이, 이병철인 세상을 떠나도 인업은 우리나라에 제일 큰 인업들이야, 이런데.

그 양반은 세상을 떠나도 그 후손은 그 양반 인업의 얼마를 따르느냐, 그것뿐이지 없는 건 아니야. 만석꾼 밑엔 천석꾼이 생기기로 돼 있고 천석꾼 밑엔 백석꾼이 생기기로 돼 있는데, 그건 왜 그러냐?

이조 5백 년엔 인업을 무시하고 글이면 그뿐인데, 그때에도 우리나라 갑부에 민보국이 있겠다. 민보국 밑에는 각 도의 도마름이 있는데, 도마름은 전부 그 밑에서 만석 이상을 하고 각 군에 도마름 밑에 또 마름이, 조그만 마름이 있는데 그건 1천 석 이상도 있고 몇백 석은 다 하는데, 그놈은 인업이 인업을 낳는다 이거지. 부자 밑에 가면 부자 되니까 인업이 인업을 낳는 거라. 그래서 민보국 밑에 있는 인물하고 조장진 밑에 있는 인업하고 인물하고 비하면 인물이 좀 차이 있다.

민보국 밑의 인물은 다 거물이고 조장진 밑의 인물은 거물이 못 되기 때문에 그 차이점이 어디 있느냐? 도마름을 보게 되면 민보국의 도마름은 인물에 앞서서 돈은 같아도 소문은 더 나고 조장진 밑의 도마름은 인물이 못하다. 그러니까 소문이, 돈은 더 벌어도 소문은 못하다. 그 증거는 뭐이냐?

만석꾼 밑에 천석꾼 나는 것은 人業의 힘

전국에 보게 되면 조장진 밑의 도마름은 돈은 더 벌 수 있다. 그건 조장진이 원래 사람이 좋아서 그런 거다. 그리고 민보국은 그 밑에 감독이 원래 많다. 그래서 전국적으로 보게 되면 조장진 밑의 마름들이 대개 돈은 더 가지고 있고 세상에 이름나기는 민보국만 못하다. 그래서 내가 민보국 밑의 도마름을 대체로 아는데, 다 만석꾼 이상이고 인물도 훌륭하고 대감 밑에 출입하는 사람들이라. 그리고 조장진 밑의 사람들은 돈은 더 버는데, 조장진이 원래 후해 가지고 도마름이 돈은 더 모았다. 그런데 사람은 대개 못하다. 건 조장진은 일개 장진 군수고 민보국은 나라의 대감이니까 대감의 밑에 출입하는 사람들이 다르기 때문에 그 증거를 볼 때에 사람이 다르지 돈은 조장진 밑의 마름이 훨씬 더 가지고 있더라.

그러면 그 밑의 또 각 군에 일 봐주는 사람들이 전부 부자다. 그러면 옛날에 부자가 부자를 낳는 건 확실하니까 인업이 있는 걸 분명히 알 수 있는 거고. 내가 해방 후에 남 보는데 똑 정신병자같이 행세하는 이유는 삼팔선 이북에서 인업은 다 넘어오는데, 얼마나 넘어오는가 보는데 동해주(東海州)서 배 타고 인천 오는 거이 전부 사람 태운 게 아니라 복(福)을 태워 가지고 온다. 또 원산 저쪽에서 배 타고 속초 오는 거 봐도 전부 복을 싣고 오는 거지, 거 사람 싣고 오는 건 아니다. 사람만 실었다면 복은 이북에도 있고 이남도 있을 건데 이북은 복을 싹 쓸어 버리고 이남으로 다 넘어오니 그건 인업이 가지고 오는 거지 사람의 힘으로 쓸어 가지고 댕길 순 없다. 그래서 내가 속초서 내리는 사람 보면 다 얼굴이 돈 태운 사람들이라 인업이고 인천서 내리는 거 봐도 그런데. 삼팔선 넘어오는 걸 봐도 기어 넘어와도 대개 인업이 그 속엔 많아.

그 사람들이 넘어오면 제가 가지고 온 복을 가지고 저희만 딱 먹고사느냐 하면 그거 아니다. 내가 살던 고향에 해방돼서 가보니까 개와집을 깨끗하게 새집 지었는데 비었다. 저거 왜 저러냐? 그 주인이 도망갔어요. 무슨 일 하다가 도망했느냐? 해방되니까 달아나버렸어요. 어디로 달아나? 이남으로 갔어요. 그래 이남으로 갔어? 거 성씨는 누구냐? 거 성씬 서씨인데, 서아무개입니다. 그래 여기 넘어와 보니까 태평양화학 사장이 돼 있더라 그거야. 그래서 거 오륙촌이, 그 덕에 많은 사람이 화장품으로 먹고산다.

정주영 씨 월남해서 골탕먹는 건 이북 동포

그러면 그 인업 하나가 저 혼자 사는 게 아니고 일가친척만 사는 것도 아니다. 그 이웃에 많은 사람이 그 화장품 가지고 먹고사니 태평양화학에 붙어사는 사람 가족이 상당수다. 그럼 그런 걸 볼 적에 그 사람이 홍원에 있었으면 홍원 사람들이 그만침 살기 편했을 거 아니냐. 그러니까 정주영이 같은 사람 하나가 넘어오는 데서 이북에, 골탕먹는 건 이북 동포다. 이남에 넘어와서 가만 앉아서 내용도 모르고 그 덕 보는 사람이 수가 얼마냐?

그래서 인업이라는 건 단순히 생각할 수 없는 거이 스탈린이 그 아라사 제국에, 아주 대국인데. 대국의 인업을 전부 숙청하고 난 뒤에 70년 되니까 지금 와서 저 모양인데. 모택동이도 그렇고. 그리고 김일성이는 전부 다 도망가게 만들어서 삼팔선 넘어오고 마니까. 그중에 내가 아는 인업이 상당수가 있는데, 평북, 평남 할 거 없이 여기에 넘어와서 다 잘사는데. 여기 사람들이 서울 사람이고 이남 사람은 가만 앉아서 그 은덕을 입게 되니 그건 조상 덕이라고 봐야겠지만 인업의 힘이 그렇게 크다.

그래서 나는 그 인업에 대해서 세밀히 조사한 것이 한탄강 철교를 내가 아홉 번 넘나들었다. 철교를 넘어오는 사람 봐도 밥이 태운 사람이 전부 넘어오지 비렁거지는 안 오더라. 또 동해주나 저 학현 저쪽에 보면 거기도 다 밥이 태인 사람이 넘어온다. 그럼 내가 태어난 고향 사람은 왜 일가친척이 다 앞으로 배고파야 되느냐? 그건 내 힘으로 못 하니까 인업을 넘어오지 못하게 막을 수도 없고 정부에서 정치한다는 사람한테 가서 뭐 5개년 계획이니 뭐니 하지만 인업이 다 넘어가는데 계획은 거기 무슨 계획이 서 있느냐. 가서 이야기하면 나만 당하니까 할 수 없이 나도 고향에 살 수 없어, 자식들이 나면 곤란하니까 저 인업을 쫓아가서 살아야겠다. 그래 나도 남한에 와서 자리를 잡고 오늘까지 살고 있다.

그럼 그 인업에 대해서 관심이 많았기 때문에 결국에 고향에서 안 산 거다. 난 죄 있어서 안 산 것도 아니다. 평생에 못사는 사람한테 죄가 있을 턱이 있느냐. 그러나 복 탄 사람들 곁에 자식들이 살게 되면 배고프지 않고 헐벗지 않고 걱정 없이 집칸이나 가지고 살 수 있다는 걸 알면서 고향에 갈 순 없었다. 그래 나는 남한에 와서 결국 자리 잡고 오늘까지다.

그러면 인업에 대해서 그렇게 문제가 다른데. 그걸 어디 가 말해볼 데 없다. 이북에서 정치하는 사람들이 그 인업에 대해서 관심이 없는데 거기 가서 이야기하면 나만 정신병자 되고 그 사람들한테 혼날 짓만 하면 거 좋은 대우 받을 수 없는 거니까 자연히 넘어와서 늙어 죽게 돼 있다.

록펠러의 人業으로 천하갑부 된 미국

그래 그 인업에 대해서 철저히 내가 해방돼서 쫓아다니며 본 경험인데 건 왜 그러냐? 미국의 록펠러가 한 1백 년 전에 일어날 적에 내가 한 댓 살 먹었을 땐 80년 전인데, 그때에 벌써 자리 잡아서 돈 번다. 그럼 미국 사람은 그걸 도와준다. 우리나라 사람은 이불 쓰고 배 아파서 누워 앓는데, 그 사람들은 그게 없더라. 그래서 잡지에 그 돈 버는 이야기와 신문에 나는 걸 난 눈여겨봤는데, 확실히 인업에 대해서 큰 힘이라는 증거가 미국 전체의 인물들이 거기서 우러 나가면 전부 부자가 되니, 그래 그 록펠러가 아들만은 일찍 잃어도 돈은 천하의 갑부다. 그래서 미국 사람이 그 밑에서 큰돈 챙겨 가지고 나가는 수가 원래 많고 미국의 부자가 거기서 많이 나가니 미국은 천하의 갑부가 되는 길이 열릴 수밖에 없었다.

일본에 삼능(三菱 : 미쓰비시), 삼정(三井 : 미쓰이), 삼월(三越 : 미쓰코시)이 있었는데 명치유신 때부터 그 사람들을 밀어줘 가지고 일본은 1백 년 안에 그 사람들 밑에서 나간 재벌이 모두 커져 가지고 천하의 갑부가 되고 있다. 우리도 지금 정주영이나 김우중이를 박정희가 밀어줬는데 지금부터 우리도 돈이 시작한다. 그러나 아직 인업에 대한 단결은 시간이 조금 걸리면 되겠지만 아직은 안 됐다. 그러나 그 밑에서 나가는 재벌이 자꾸 생기면 1백 년 안에 또 천하의 갑부 된다. 그건 일본을 보고, 록펠러가 되는 거 보니 1백 년 안에 천하의 재벌들이 그 밑에서 많은 사람이 나오더라. 우리도 앞으로 그럴 거다.

그런 천하의 재벌이 나오면 우리 천하의 갑부가 되는 날이 오는 건 틀림없는데, 거 오는 걸 막을 수도 있다. 숙청하면 다 막는다. 숙청하면 이북처럼 굶어 죽기 똑 알맞게 살 수도 있다. 이북에선 암만 살겠다고 발버둥치고 전 국민이 자질 않고 들볶여도 배부르고 잘 입고 살진 못하는 거이 인업이 없어 그런다. 우린 가만 앉아서 인업의 덕 보는데 그 덕을 알고 있느냐? 모르고 있다. 모르고 있어도 여하간 그 덕을 볼 만한 복을 가졌기에 본다고 나는 생각한다. 거 인업이라는 큰 중대한 문제가 거기서 끝나느냐? 인업은 거기서 끝나는 법이 없다. 언제고 나라도 그 힘이고 정치자금이 한 푼도 안 생기는 나라질 할라면 거 힘든 게 아니냐. 나라도 그 힘이고 국민도 그 힘이니 교육도 거기서 이뤄지니 인업을 어찌 중시하지 않고 살겠느냐. 그럼 모든 게 거기서 이뤄지기 때문에 나는 앞으로 인업에 대한 이야기를 하고 싶었다. 그러나 해방 직후에 세상이 다 냉소할 소릴 할 순 없으나 죽기 전에 이 얘긴 하고 가는 거다. 내가 아는 걸 전부 숨겨두고 옛날 양반은 천기누설이라고 안 하는 걸 좋아하는데, 건 뭐 해도 괜찮은 것도 안 하고 넘어가는 수 많은데 나는 천기누설 되는 말 더러 한 적도 있다. 그 대가로 내가 가장 고생스레 살게 되면 그 천기누설한 죄 있으면 받고 가는 거고 없으면 안 받는 거고.

人業을 중시하면 우리도 1백 년 안에 천하갑부

그래서 모든 인업에 대해서 이야기를 하고 싶은 건 이조 5백 년에 인업을 너무 무시했다. 돈 있으면 상사람이고 글 있으면 양반인데, 글을 끓여 먹고살 수 없으니 자연히 배고픈 거다. 그래서 앞으로 이젠 인업을 중시하고 살아가면 1백 년 안에 천하갑부가 되는 나라인데 왜 지금부터 자리 잡아 시작하는데 안 될 리가 있느냐? 건 꼭 되는 건 내가 되는 걸 눈으로 보았지 않느냐. 록펠러가 미국 재벌을 전부 키우는 것도 보았고, 또 삼능, 삼정, 삼월이가 일본 재벌을 키우는 걸 난 살아서 눈으로 보았다. 그래 가지고 그 힘이 1백 년 안에 저렇게 되더라. 우리도 정주영이나 김우중이 밑에서 커가는 재벌들이 앞으로 1백 년 안에 천하갑부가 되는 거 확신하는 이유가 눈으로 봤으니 할 밖에 더 있느냐. 그러나 지금, 그 인업을 스탈린이나 모택동이처럼 숙청해 버리면 우리도 거지로 살아야 될 거 아니냐. 5백 년을 거지로 살고도 아직도 나쁘다면 그들이 당하는 건 분명하다. 앞으로 그렇게 안 될라면 그들을 다독거려 주어야 되는 거다. 전 국민이 밀어주면 그 밑에서 천하의 갑부 될 사람들이 자꾸 생겨 나오게 된다.

그래서 정주영이나 김우중이를 내가 아는 사람도 아니고 좋게 생각할 이유도 없지만 우리나라 장래를 위해서는 그들이 꼭 필요하기 때문에 그런다, 인업 때문에 그런다. 그 인업의 힘이 상당히 크다는 걸 잘 알기 때문에 미국의 록펠러나 일본의 삼능, 삼정을 봐서 정확한 거다. 우리나라도 지금 앞으로 재벌이 자꾸 커가니 그 재벌 밑에서 재벌이 자꾸 나온다. 배암이 굴에 들어가면 배암이 모여들듯이 재벌 있는 덴 또 재벌이 생기기로 돼 있다. 그래서 그 큰 재벌이 앞으로 올 걸 다른 데서 오는 걸 눈으로 봤으니 믿을 수밖에 더 있느냐. 우린 믿어도 확실하다. 그리고 인업을 가지고 무시하고 산다는 건, 그건 이조 5백 년 이야기다. 앞으론 그거 안 될 거다.

또 그러고 뭐이냐? 우리가 지금 가장 중요한 것은 마음이라고 하는 거는 어느 종교고 마음이 주장인데, 종교 세상에 마음을 모르고 산다. 그럼 먹고사는 데 인업이 생명인데, 먹고사는 재산이 전부 인업에서 우러 나오는데 그걸 모르고 발버둥치는 거나 또 사람한테 중요한 건 마음인데 마음을 모르고 사는 건, 종교는 일체유심론(一切唯心論)에 마음이 주장인데 그걸 너무 모른다.

그 소릴 지금 왜 하느냐? 내 한세상을 두고 봐도 너무 모르고 종교의 교주란 자체가 구세주인데 구세주가 어떻게 마음 심(心)자 하나도 모르는 구세주가 지구상에 있었더냐. 난 그거 속으로 가당치 않게 생각했다. 지금도 그런다.

孝心은 天心, 우주공간의 공백을 메워주는 것

그럼 마음 심(心)자는 뭐이냐? 천심(天心)이 있다. 하늘 천(天)자, 천심은 뭐이냐? 석가모니 대자대비는, 자비심은 불도에 한해서 자비도(慈悲道)니까 자비심이라고 할 수는 있으나 천심은 아니다. 거 아닌 증거가 뭐이냐?

부모에 효(孝)가 지극한 사람은 겨울에 딸기도 눈 위에서 따오고 수박, 호박도 참외도 따오고, 또 홍시를 대소한(大小寒)에 따다가 대접하고, 얼음 속에서 잉어도 나온다. 그 부모가 잉엇국 생각나면 얼른 나가면 얼음 속에서 잉어가 나온다.

그게 어디서 오더냐? 효심(孝心)에서 온다. 효심은 뭐이냐? 우주공간의 자연의 공백(空白)을 메워주는 게 즉 효심이다. 천심이니까.

1만 년 전 일도 이것과 같다. 공백을 메워주기 때문에 그건 우주의 공백을 메워주는 건 효심 이외에는 없더라. 자연의 힘이 효심에서 불가사의를 이루지 다른 데는 없다. 그래서 효심이 지극한 사람은 즉 천심이라. 딸기도 눈 속에서 마음대로 따다 드리고 원하는 건 다 이뤄진다. 그건 뭐이냐?

자연의 공백을 메워주는 효심이다. 자연의 공백을 어떻게 메우느냐, 1만 년 전이나 이 시간이나 똑같이 된다. 그건 어느 때고 있는 거다. 한나라 광무[漢光武]가 호타하를 건널 때엔 대소한이라 천병만마(千兵萬馬)가 얼음 위로 건넜는데 다시 패전해 가지고 도망할 적에 호타하에 가니까 삼복(三伏) 때라 건널 수 없다. 그런데도 한 광무는 자신 있었다. 건너왔던강을 건너가는 게 뭐이 어려울 거냐?

그래 아장(亞將)을 시켜서 빨리 호타하 강에 가봐라, 얼음이 얼마나 튼튼한가. 예, 하고 갔다 와서, 아주 튼튼합니다. 어, 됐다. 대군 몰고 건너가라. 그래 건너가선 미필수기인몰(未畢數騎人沒)이라는 건 추병이 바로 따라와서 얼음이 꺼지면서 말 몇 필이 채 못 건넜다는 역사다.

그러면 한 광무 그때의 그 마음은 천심이다. 얼음을 타고 건너왔는데 얼음을 타고 건너가는 게 뭐 어려울 거 있느냐? 그 순간은 천심이기 때문에 천심이라는 건 자연의 공백이 확실히 메워진 증거가 얼음 위로 건너온 대군이 얼음을 또 건너가는 건, 건 거짓이 아니다. 사실이다. 그래 무사히 건너간 걸 보아서 역사상에 그런 일이 많으니 그건 다 천심으로 이뤄지는 건 그만침 공백을 메워줄 정도로 믿으면 된다. 나도 그전에 묘향산 설령암(雪嶺庵)에서 창자가 다 상해 없어졌는데 고깃국에다가 소주 한 사발 쭉 마시고 먹으니까 아무 일 없는데, 그건 뭐이냐?

지금 허한데 그런 거 잡숴도 괜찮을까요 묻기에, 허하지 않아 일없어요. 걱정마시오. 내가 어제 하루를 안 먹었는데 어제 하루 안 먹은 거 가지고 허하면 얼마나 허할 거요. 먹으면 금방 회생합니다. 그래서 술하고 그걸 먹었는데, 내 마음은 틀림없이 어저께 잠깐 안 먹은 거 가지고 그런 걱정이 있을 필요 없다고 생각하고 먹었는데 거 먹는 그대로 몸이 좋아졌다. 그러면 그때 난 이거 먹으면 죽을 거다 하고 먹었으면 죽었을 거다. 그렇게 마음속의 공백을 메우는 건 천심인데 그땐 효심이 아닌 진실히 믿는 속에서 이뤄진 거다. 그래서 진실히 믿으면 효심이 아니래도 천심으로 돌아가는 땐 공백이 메워진다. 그게 불가사의다.

그래서 모든 마음이라는 거이 효도 '효'(孝)자에서 나오는 거이 천심이지 그 밖의 천심은 있을 수 없다. 그 밖의 도심(道心)은 있어도 도심이라는 건 도가 높으면 조화도 있겠지만 천심은 조화가 도가 높지 않아도 있다.

그거이 즉 자연의 공백을 메워주는 효심이다. 다른 데선 그거이 나타나는 법이 없다. 그래서 한세상을 두고 봐도 다른 데서 오는 건 볼 수 없다.

그래 이 세상에 자식이 부모를 위하는 마음에 거짓이 있다는 건, 건 불효겠지. 그 외엔 거짓이 없고, 부모가 자식을 생각하는 마음은 천이나 만이나 하나고, 그래서 효부가 있어야 효자가 있다고 했지만 효부가 아닌 효자도 있다. 없는 거 아니다.

孝心 하나면 지구상의 모든 종교가 통일돼

그리고 마음 심자에 공백을 메우는 건 효심 이외엔 없다고 했는데 효심 이외에 도심은 어느 정도 불가사의한 술법이 있기야 있겠지만 그건 대중적으로 공개할 말은 못 된다. 그건 특정인에 한해서 혹 있다. 그리고 종교라는 건 어디까지나 교에는 제일은 효를 가르치지 않고 충을 가르치지 않는 종교가 있다는 말이 그게 참 애매하다. 효도 없고 충도 없는 교육헌장 같은 거이, 그거이 꼭 도에 가차운 거냐? 도라는 건 어디까지나 자연을 그대로 따르는 게 도인데, 자연을 위배하는 도는 없다. 그래서 나는 자연에 위배되는 말을 하는 걸 싫어하고 일도 싫어하는데. 그렇지만 세상은 살자고 하면 자연히 위배되는 짓도 하는 수 있겠지만 그건 본심으로 그런 일 해서야 안 되겠지. 내 평생 죄 될 일은 하지 않는데 사람들이 볼 적엔 죄 될 일 하는 것 같은 일도 있었겠지. 그렇지만 내 양심에는 터럭 끝만 한 허물을 가지고 살지 않는다. 태어난 날부터 가는 날까지 그런 허물 속에선 살지 않아. 공간은 수정보다 맑은 곳인데 거기 티끌이 하나 있으면 그 공간에서 감출 수 있느냐? 수정보다 맑은 공간이, 수정보다 맑은 마음이 아니면 그건 있을 수 없다.

그래서 나는 먼지가 마음속에 하나 있으면 감출 수 없는 걸 알기 때문에 그런 일은 없이 살고 있다. 모르는 사람들 볼 적엔 죄도 많을 거라고 볼 수도 있으나 사실하곤 틀리다. 나 자신은 평생을 그걸 근신하고 살아

왔다.

그런데 앞으로 우리가 살아가는데 세상이 달라져야 된다. 달라지는 건 뭐이냐? 오늘은 너무 복잡한 이유는 이 교육에 대해도 정서가 아직도 이뤄지질 않았고 정치에도 정서가 완전히 이뤄지질 않았고, 모든 법도가 정서가 이뤄지지 않으면 언제고 문란은 오는 거다. 그래서 우리나라에 지금 문란한 건 정서문제다. 정서는 뭐이냐?

바를 정(正)자하고 질서가 분명해야 되는데, 그런 정서 있고 여러 가지 정서 있는데, 뜻 정(情)자 정서도 있다. 그렇지만 바를 '정'자, 질서라고 쓰는 질서 '서'(序)자, 그거이 정서의 근본이다. 그러면 그런 세상이 앞으로 오는 건 정한 이치다. 이렇게 지금 종교가 난립하고 있는 이때에 정서가 이뤄지지 않고야 하나로 뭉치는 수 있느냐? 그 하나는 뭐이냐? 효심 속에는 하나다. 효심 속에는 정서가 다 끝났는데 딴것을 구할 게 없다.

그러면 효심이 있으면 나라에도 충성할 거고 세상을 공경할 거니 정서는 분명히 거기서 이뤄진 거다. 그런데 또 구할 건 없다. 또 가르칠 것도 없고. 그래서 인간사회에선 첫째, 효가 앞서야 되고 효를 따라오는 덴 충성 충(忠)자 따라오고 '충'자를 따르는 건 공경 경(敬)자가 따라온다. 그러면 이 지구상에 효·제·충·신이 있는데 뭐가 잘못되겠느냐? 잘못될 일이 없다고 본다.

그럼 앞으로 종교가 하나가 된다는 건 뭐이냐? 사람마다 효심 가지면 하나가 되지 둘이 될 수 있느냐? 하나라는 건 어디까지나 여러 군데 벌여 놓아도 하나야. 그래서 나는 효도 '효'자를 세밀히 가르치고 그 진리를 세밀히 탐구하면 지구상의 교는 그 속으로 다 뭉친다고 본다. 그 속으로 뭉치게 되면 통일하라고 해서 하는 게 아니다. 절로 되는 거다. 뭐이고 절로 돼야지 억지로 할라면 힘들다. 그래서 나는 종교는 효도 효(孝)자에 들어가서는 둘이 될 수 없다고 보는 거이 그거다. 그래서 충효라고 하지만 효에서 충이 나오지 충에선 효가 나온 적이 없다.

그래 앞으로 세상은 반드시 효를 앞세우는 세상이 온다. 그건 계룡산 자체가 그런 산이다. 그래서 그 운이 온다고 본다. 그래 난 그렇게 믿고 늙었다. 오늘까지 살고, 그래 후세에 부탁하는 건 효에서 하나로 뭉치자 하는 건 절로 되는 거지 그거 뭐 힘들일 것도 없는 거다.

후세에 남길 소린 지구상에 있는 모든 교가 여럿이라는 건 있을 수 없다, 하나지. 마음도 효심이면 천심이고 진심이고 도심인데, 마음이 여럿이 있을 수 있느냐. 효심이면 하나로 끝나고 교도 '효'자 하나면 끝나고, 효라는 건 백행지본(百行之本)인데, 다 끝나는 거다. 그래서 나는 그것으로 일관하기를 바라는 거다.

〈제8회 특별강연회 녹음 全文 : 1992. 3. 3〉

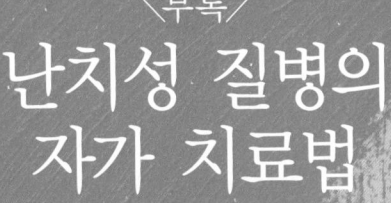

/부록/
난치성 질병의 자가 치료법

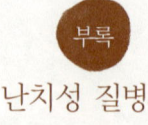

난치성 질병의 자가 치료법

- 지구촌 가족의 건강 묘방 – 죽염 주사법　*1004*
- 각종 암 퇴치 묘방 – 齒孔 주사법　*1006*
- 塵肺·塵閉·陳肺症 고친 醫方과 일화　*1008*
- 石炭鑛 人夫의 塵肺症 처방　*1010*
- 익사자의 救急妙方　*1014*
- 乳房癌 治療法　*1015*
- 죽염 주사법과 열리는 神人세계　*1016*
- 자궁 및 직장·대장·소장의 제압 치료법　*1017*
- 죽염 이용한 관장기 주사법　*1018*
- 萬種癌 퇴치 묘방 – 혈청 주사법　*1020*
- 前無後無한 神醫藥學　*1022*
- 聾啞와 盲人 治療法　*1023*
- 脾胃계통의 諸癌 치료법　*1024*
- 急性肺炎 治療法　*1025*
- 心臟·小腸·心胞絡·三焦·命門의 제병 치료　*1026*
- 나병·악성 피부병 神方　*1027*
- 백전풍·자전풍·흑전풍 처방　*1028*
- 자궁외 임신 치료　*1029*
- 악성 피부암 처방　*1029*

· 중풍 묘방　*1031*

· 肝膽계 제암 퇴치 묘방　*1033*

· 腎·膀胱癌, 뇌암·뇌막염 묘방　*1034*

· 뇌염·뇌막염·출혈열·뇌성마비 치료법　*1037*

· 혈관암, 넓적다리 오금의 癌腫, 무릎 오금의 암종 처방　*1039*

· 手指癌 神方　*1040*

· 足趾癌 神方　*1040*

· 피부암 神方 – 모공 주사법　*1041*

· 竹鹽水 沐浴法·松葉取汗　*1041*

· 偏頭風 치료　*1042*

· 偏頭痛 처방　*1042*

· 연탄중독·독사독 치료법　*1042*

· 折骨·絶骨·破骨 치료법　*1043*

· 齒骨髓癌·齒骨髓炎 치료법　*1045*

· 뇌암 시초에서 오는 중이염 치료법　*1046*

· 암·에이즈의 발생 원인과 치료법　*1048*

· 위암의 증상과 발생원리　*1050*

· 직장암 치료법 – 관장기 주사법　*1051*

· 神人의 지혜로 창조되는 현대 의학·藥學　*1052*

지구촌 가족의 건강묘방 – 竹鹽 주사법

　宇宙領內 地球村에 獨尊者先覺의 慧明으로 人智發達이 道에 不足한 地球村 家族의 健康長壽와 幸福과 繁榮을 爲하여 神祕世界를 開拓함에 深奧한 祕法을 八十이 지난 오늘에 하나하나 公開한다.
　今番 會報에는 神藥本草 原稿에 記載할 일부 竹鹽 注射法을 싣는다. 계속하여 竹鹽 注射法이 끝나면 神藥 靈泉開發法과 妙인 靈主線이 人間의 熱과 誠으로 用力之久而無爲而化하나니 그러므로 佛의 正體는 靈主線으로 이루어진 全知全能한 불실[火線] 大覺全이다. 불실 大覺全은 宇宙의 最尖端 靈主線이니 卽 陰電流와 陽電流의 衝突로 因한 靈火線이 兜神을 嚴罰하니 賞罰이 分明한 벼락이다. 벼락은 泰山도 平地로 遁甲시키는 宇宙의 最尖端 불실이다. 地球村의 生存者는 誰我를 莫論하고 修道者의 終着點인 最尖端 불실 靈主線이 이루어진다.
　地球와 水中의 最尖端 불실은 甘露水라. 甘露水는 水中之火라. 水中에

서 항시 끓으니 거품이 부글부글하고 土中之水라. 土味曰 甘이니 감로수라. 地中에서 子正에 나올 때 一升만 마시면 瞬間에 神化하여 全無幽明之別하니 無病長壽하고 不老長生한다. 人間의 生存者도 飮食과 呼吸의 別이 있으나 實은 生命의 根本은 胎中에서 吸收하는 眞氣라. 呼吸의 營養普及이 胎中靈線과 神經을 補强하는 데 于先 源泉이니라. 昆蟲魚鼈의 불실 靈主線은 神龍엔 如意珠요, 草木엔 千年 묵은 山蔘이 불실 靈主線이요, 禽獸에는 雲中神鵲의 靈珠가 靈主線이니라.

  地球村 家族의 救命의 源泉인 神藥 – 竹鹽 注射法을 滿天下에 公開한다.
  各種 癌과 難治病에 高級 灌腸器를 사용한 竹鹽 注射法은 神人世界를 개척한다. 高級 灌腸器 注射法은 直腸癌과 大腸癌, 小腸癌, 痔漏와 腸痔에 三次 以上 手術 後 惡化된 者도 治療하는 萬能의 治療法이다.
  注射藥은 楡根皮 一斤 半[900g]을 물 五升[9ℓ]에 은은한 불로 20시간 달여 藥物의 量이 반 되[0.9ℓ]가 되면 楡根皮를 걷어내고 竹鹽 250g을 타서 녹인 후 저어서 고운 광목천에 3회 걸러서 灌腸器로 1일 2회 항문 및 자궁으로 注入하되 1·2日 次에는 5cc, 3·4日 次에는 10cc, 5·6日 次에는 15cc, 7·8日 次에는 20cc, 9·10日 次에는 25cc, 11·12日 次에는 30~50cc까지 注射하라.
  自身의 힘으로 자신의 病을 治療하라. 子宮病은 萬 가지가 다 빠르다. 赤帶下·白帶下·黃帶下에는 가장 빠르다[注意 : ① 楡根皮는 깨끗이 털어서 사용할 것. ② 灌腸器로 注入 時 온기 있게 해서 注入할 것. ③ 手術 後는 항문과 인공항문으로 같은 양을 同時에 注入, 단 항문이 없을 時 인공항문으로 注入하고 竹鹽을 복용토록 할 것. ④ 痔疾 및 痔漏에는 手術 前後 共히 注入. ⑤ 完治된 後에도 1年間은 酒色을 禁할 것. ⑥ 禁忌事項 : 夫婦關係·술·肉類(소고기·개고기·염소고기는 먹어도 됨)·밀가루·녹두·땅콩·두부·현미·과일·냉음식·음료수. ⑦ 竹鹽을 함께 복용 시 米粒大로 침에 녹여 수시 복용].

각종 암 퇴치 妙方 – 齒孔 주사법

口癌·舌腫癌·齒根癌으로 오는 骨髓癌·咽喉癌·腦癌의 治療法은 齒孔 注射法으로 治療가 神效하나 계속하여야 한다.

竹鹽을 찻숟가락 한 숟가락씩 입에 물고 침을 요강에 뱉고 또 죽염을 입에 물었다 뱉기를 계속하여 全身에 毒液이 完全히 解消되어야 生命을 救할 수 있다. 神祕의 世界를 創造하는 現在는 完全空白間이다. 이 사람은 地球創造 後에 처음 나타나니 無知한 人間世上에 陰害는 금일까지 繼續한다. 前無後無한 先覺者를 한세상 비참하게 한 이 所謂 先進指導者의 力量不足의 탓이다. 앞으로 神祕한 注射法은 後日에 地球村 家族을 無病長壽하고 幸福게 한다.

食鹽은 연평도 天日鹽이 第一이니 延坪島는 吉星인 壽星 조림地라. 竹鹽製造도 延坪島 天日鹽이라야 한다. 地下 鑛石物의 힘으로 海水도 藥水이다. 癲狂者와 癎疾者는 胃壁에 炎症이 年深日久하면 痰固하여 腦炎이 痰固成疾하니 精神分裂症이요, 一種은 癎疾이라. 藥物治療法은 鷄卵枯白礬을, 甚한 狂者는 手足을 結縛하고 고무호스로 胃에 注入하라. 山中名水로 된 막걸리 한 사발에 계란고백반 粉末을 한 홉을 타서 마시면 몇 時間을 吐하고 氣盡하면 輕者는 잠을 자고 重한 者는 자지 않으니 잠을 흠씬 자면 精神이 돌아온다. 그 후에는 계란고백반을 竹鹽가루 3cc와 枯白礬 2cc에 섞어서 캡슐에 넣고 한번에 5個씩 하루 2回 食前에 服用하고 정신회복이 오지 않는 사람은 三日에 한 번씩 막걸리에 타서 먹이면 정신 회복이 온다. 그런 후에 3대 2의 比率로 만든 죽염고백반을 服用케 하라. 鷄卵枯白礬의 製造法은 本人의 著書《神藥》을 參照하라.

公害毒으로 오는 齒痛과 風齒痛과 蟲齒痛은 絕命日에 이를 뽑으면 破傷風이 생겨 齒根癌이 오고 骨髓癌과 腦癌이 따라서 온다. 공해독으로 오는 골수암과 腦癌도 많다.

骨髓炎·骨髓腫·骨髓癌·骨髓毒腫·胃炎·胃癌·腦炎·腦癌·腦毒腫에 神祕한 治療法은 齒孔 注射法이니 처음 콩알만 한 정도로 竹鹽을 입에 물고 있다가 침을 삼키라. 계속 물고 있는 것을 게을리하지 마라. 齒液이 竹鹽의 神藥의 힘으로 鎔液이 되어 齒孔 注射藥이 된다. 침을 삼키곤 하면 齒孔注射 治療와 藥物 治療하면 果然 神藥이다.

胃神經은 小腸, 大腸과 連續하니 大腸에 注入한 藥性은 胃神經에 直通한다. 齒孔 注射法은 全身骨髓에 直通하여 萬能의 效驗이 있다.

血管으로 往來하며 繁殖하여 毒蛇形의 蟲으로 化하는 毒腫의 治療에는 齒孔 注射療法과 靈炎法이 있으니 炎法은 中脘·關元에 五分 以上 타는 쑥뜸을 한 군데 千壯 以上을 뜨고 만일 팔의 血管을 타고 發病하면 肩髃穴과 曲池穴에 뜨고 다리의 血管을 타고 發病하면 環跳穴과 足三里穴에 五分 以上 쑥뜸을 뜨되 한 군데 千壯 以上씩 뜨라. 內服藥의 療法이 있으니 處方은 金銀花·蒲公英·楡根皮 各 三斤 半, 生薑·元甘草 各 一斤 半을 한데 두고 조청을 만들어 보리차에 타서 소주잔만 한 작은 잔에 하루 三時 세 번씩 마시게 하라.

胃癌을 고치기 爲해서는 집오리에 硫黃을 사료에 섞어서 먹이라. 硫黃이 過하면 오리는 土種 以外는 危險하다. 三個月부터 六個月이 되면 藥用이다. 사용 시 털과 똥만 제거하고 其外는 버리지 마라. 두 마리에 마늘 두 접(大小), 파 25뿌리, 민물고둥 大斗 5되에 白芥子[炒], 杏仁[炒], 楡根皮·貢砂仁[炒], 益智仁[炒], 神曲[炒], 麥芽[炒], 各 三斤 半, 만일 O型이면 石膏 三斤 半 가미.

塵肺·塵閉·陳肺症 고친 醫方과 일화

- 塵肺症=無煙炭鑛 人夫와 石炭鑛 人夫.
- 塵閉症=金鑛 人夫와 시멘트 공장 人夫.

肺에 돌가루가 들어가 완전히 肺가 굳어지게 하여 숨구멍까지 줄어들다 막히고 만다.

- 陳肺症=肺가 완전히 傷하는 病.

질소비료 공장 인부와 농약중독자와 東長津 水力電氣 六號坑의 가스가 그 脈이 七號坑間까지 연속하여 丙寅, 丁卯, 戊辰 三年間(1926~1928)에 진폐증 환자가 생기니 가스 煙氣로 인해 오는 진폐증 환자는 百藥이 無效이다. 陳腐로 오는 肺萎症을 陳肺症이라 한다. 진폐증 환자는 오직 血淸 注射法과 中脘穴 및 關元穴에 약쑥으로 뜸 뜨는 法을 이용할 수 있을 뿐이다. 그러나 當時 注射法은 할 수 없고 竹鹽 복용법과 약쑥으로 뜸 뜨는 法을 이용하여 六個月 만에 生命을 救하고, 一年 만에 完治되었다. 나는 始作만 해주고 그 後에는 가족에 의하여 계속하게 하니 完治되는 期間 中에 死境에 이른 적이 여러 번이다. 이는 몸을 補할 수 없음으로 因해 元氣不足이 主要한 원인이다. 나는 그 환자에게 一年間에 두 번씩밖에 못 가보았다. 그러나 이렇듯 힘든 治療法은 누구나 싫게 生覺하니 난치병 치료는 더욱 極難하다.

지금은 重病이 많으니 無限한 海水에서 얻은 竹鹽이 萬能이다. 염분에서 오는 鹽氣, 염기에서 오는 鹹性, 함성에서 오는 鹹味, 함미에서 오는 腐臭, 天上의 相生, 相剋, 相合, 相冲, 相化, 相變, 相引, 相推, 相造, 相破하는 五行星 爲主로 群星에서 흐르는 輕精과 重精으로 염화하니 水生木이요, 水生木하니 草木에는 王竹이다. 輕精은 水精이요, 重精은 金精이니 金生水의 原理다. 土氣는 重氣요, 金氣는 輕氣라. 土生金하니 黃土요, 火生土하니 松脂火라. 그리하여 죽염은 宇宙의 群星精과 地上의 五

行精과 地中火球의 五氣精으로 化合하여 제조되니 人間의 健康과 疾病에 萬能의 神藥이다.

요즘은 암종이 많은 시기이다. 암종 治療는 마늘뜸을 뜨면서 楡竹液을 주사하고 죽염을 복용한다. 마늘뜸은 암종 治療法에 찾아보고, 楡竹液 注射法은 灌腸器에 쓰는 주사약을 쓰라. 그런데 지금 암종 치료에 마늘뜸을 뜨는 것을 힘들게 생각하는 사람도 있고, 힘든 治療는 마다하고 병원에서 항암제나 방사선으로 治療하다 완쾌 못 하는 사람이 부지기수이다. 슬픈 일이다. 지구촌 가족이 하루에도 癌病, 白血病, 心臟不全, 心臟瓣膜症, 陳肺症, 塵肺症, 塵閉症, 龍瘡病, 血管毒蟲毒蛇形症, 骨髓의 毒蟲蜈蚣形病(毒蛇形病과 같은 急死病) 等으로 死亡하는 者가 不知其數이다.

金鑛 鑛夫와 石炭鑛 人夫와 無煙炭鑛 人夫의 塵肺症은 55年 前, 妙香山 三浦鑛山에서 내가 막장에서 채광할 적에 그 병에 걸린 한 동료 인부를 낫게 한 적이 있다. 그 同僚 인부는 鑿巖機로 채광한 지 오래된 사람이라. 당시 나이 40代로서, 자녀는 5남매였는데 불행하게도 진폐증이 생기어 몸져 누웠다. 일곱 명 식구가 생계가 어려우니 하루에 3교대 하는 일을 나는 8시간, 한 교대만 하고 그 친구 崔氏는 하루 2교대를 계속하여 生活은 그냥 유지되나 별 여유는 없는데 重病으로 누워 있으니 그 부인이 山中村落에 한약방을 찾아 약을 쓰나, 진폐증을 모르는 한약방 약으로 차도는 전혀 없고 점점 병세는 더해 갔다.

이런 소식이 알려지자 광산 사무소 직원들과 鑛夫들은 서로 의논하여 최씨가 三浦광산 시작할 적부터 일해온 인부인 만큼 처지가 가련하다 하여 사무실 측에 주선하여 道立病院에 가서 진찰을 받고 치료를 시작하였다. 그러나 병원 측의 이야기는 대수술을 하여 폐를 완전히 들어내면 생명은 구할 수 있으나 노동은 일체 못 한다 하니 대수술을 하는 경비가 극빈자에게는 엄청나게 비싼 데다 날품으로 생계를 꾸려가는 형편에 돈을 마련할 방법이 묘연하여 하는 수 없이 퇴원하여 돌아오니 가족이 모두 울고만 있을 뿐이었다.

病院에서는 최씨가 2개월 안에 他界한다 하니 가족들의 비참은 目不忍見이었다. 그러나 나는 최씨가 2개월간만 살 수 있다면, 나의 노력으로 생명을 구할 수 있다고 생각하고, 약물 준비도 없고 돈도 없는 사람을 살릴 결심을 하고 百五十里 이상 되는 영변읍에 가서, 내 돈으로 약쑥 10근을 사서 짊어지고 돌아와서 약쑥 잎을 뜯어 절구에 곱게 분말하여 뜸쑥을 만들었다. 그리하여 밤이면 광산 막장에 가서 일을 하고, 일을 마치고 나오면 최씨 집에 가서 뜸을 떠주는 치료를 시작했다.

"최형은 내가 2개월 안에 살릴 자신이 있으니 결심하고 참으며 내가 하는 대로 따라하면, 저 어린 자식과 내외간에 해로하게 될 테니 그리 알고 시작하자" 하고 1개월간 중완혈과 관원혈에 5분 이상짜리 쑥뜸을 계속하였다. 그리고 楡根皮와 白芥子[炒], 杏仁[炒]을 한데 두고 달여서 달인 약물에 竹鹽을 복용케 하니 食慾도 차차 나아지고 숨 쉬는 호흡이 편해지고 잠도 잘 잤다. 이렇게 6개월간을 하루도 빠짐없이 계속한 끝에 최씨는 完治되어 일하러 갈 수 있게 되었다. 그러자 주위에서는 나를 이상한 사람이라 하고, 여기저기서 쑥덕거리니 최씨하고 친한 사무실 직원이 내게 찾아와 알려주는 것이었다.

"지금 여러 사람들이 선생을 임시정부에서 온 사람이 아니면 만주에서 항일투쟁하는 사람이 틀림없다고 수군거리는 중이니 소문이 빠르므로 50리 거리밖에 안 되는 주재소에 금방 알려지게 될 것입니다. 선생께서 아무 혐의사실이 없으면 안심하지만, 그렇지 않으면 빨리 피하셔야 합니다."

나는 그날 밤으로 쌀 조금과 옥수수 몇 말을 구하여 떠나면서 최씨 부부에게 "결심하고 1년간 내외관계를 금하라"고 주의시켰다. 떠날 적에 최씨 家族과 이웃의 친한 친구들은 발을 구르며 울면서 안타까워했다. 그리고 친구 두 사람은 나의 짐을 서로 나누어 세 사람이 짊어지고 낭림산 속으로 깊숙이 들어가 山蔘을 캐는 삼뫼막에 짐을 내려놓은 뒤 날이 저불어가는 터라 친구들은 서둘러 내려갔다. 나는 홀로 그곳에서 밤을 새웠는데 절후는 바야흐로 九月 寒露여서 눈이 내리는 고산지대의 초겨울 추위 속에 떨면서 힘겹게 밤을 지샜다. 이튿날, 나는 그곳을 떠나 큰 석굴을 찾아 월동하니 生不如死라, 冬服도 없이 떨고 앉아 六個月間 혹한 속에서 생나무를 태우며 지내다가 춘분절에 나무하러 굴 밖으로 나와 보니 눈의 視力이 完全히 물러가 겨우 나무나 알아볼 수 있을 정도였다. 그러다가 百日이 지난 뒤부터 차차 視力이 회복되기 시작하였으나 정상은 되지 않고 白晝에 뚜렷이 보이던 뭇별이 잘 보이지 않을 정도로 오늘까지 살아왔다.

나는 七人의 食口의 主人公을 死境에서 救하고 도리어 이런 가혹한 시련을 받으니 내게 닥치는 積善之家 必有殃은 天道之無常인가. 五百年間 先輩의 積惡으로 後生들은 이토록 나라 없는 설움을 뼈에 사무치게 받는 게 아닌가. 부디 우리나라 장래에는 후손들에게 이런 가혹한 액운이 없기를 바라며 地球村 家族의 無病健康과 萬代幸運이 永續하기를 기원하는 마음에서 老筆로 神藥木草를 記錄한다.

石炭鑛 人夫의 塵肺症 처방

六十年 前, 황해도 鳳山郡에 石炭鑛山으로 鳳山炭鑛과 사리원炭鑛이 있었다. 당시 나는 사리원炭鑛에서 채광도 하고 火防에서 消防火 作業도 하다가 막장 채광까지 하였다.

탄광 속 깊은 곳에 송진이 몰려 있어 언제나 불씨가 꺼지지 않고 있으므로 소방화 작업은 필수적이다. 탄광 가장 깊숙한 막장에서 조기통을 깔고 빅구로 채탄을 할 때에 광부들은 炭가루를 無限히 마시게 되므로 자연히 진폐증 환자가 생긴다. 그때 막장에서 일하던 광부 중에 죽어서는 안 될 사람이 진폐증에 걸려 고생하는 관계로 나는 不得已 또다시 응급책을 쓰게 되었다. 白芥子를 곱게 볶아서 粉末하여 한 근 반과 행인을 곱게 볶아서 粉末하여 한 근 반, 대추 한 근 반, 생강 한 근 반, 원감초 한 근 반을 한데 넣고 달여서 하루 10여 차례씩 죽염과 함께 복용케 하였다.

환자는 10여 일 만에 호흡을 편하게 할 수 있게 되었고 우선 죽음을 면할 수 있었으나 완치되지는 않았다. 완치는 뜸밖에 없었으므로 나는 쑥뜸을 뜨도록 권하였고, 그의 가족들은 나의 권고에 따라 환자에게 쑥뜸을 떠주었다. 나는 가끔씩 들러 환자를 살펴보곤 했는데 그는 6개월 만에 깨끗이 죽음의 병 진폐증을 고쳤다. 그 뒤 6개월가량 더 머물다가 나는 그곳을 떠나게 되었는데 그때 그 사람의 건강은 아무 이상이 없었다.

灸法으로 진폐증을 다스림에 있어서 淸血이 完全하면 肝과 心臟에서 血液이 循環하여 正常이 된다. 그러면 기관지와 폐에서의 호흡도 정상이 되고 호흡이 정상이 되면 공기 중에서 氣管支와 肺를 生하는 津液이 化하니 名曰水津이다. 水津은 呼吸器의 장애물인 累塵을 淸掃하여 完全 回復게 하니 肺와 氣管支는 强하여지고 따라서 脾胃도 튼튼하여져 食慾과 消化力이 正常을 回復하므로 完全 健康體를 이룬다. 그 당시 竹鹽이 필요하였으므로 千辛萬苦 끝에 竹鹽을 제조하여 어느 위암 환자를 完治시키고 子宮癌, 直腸癌, 大腸癌 등을 차례로 完治시켰는데 그에 따른 고통은 一口難設이다. 그 당시 제조한 竹鹽 일부를 崔氏의 진폐증 치료에 이용한 것이며 중완과 관원에 쑥뜸을 계속하여 완전하게 친구의 생명을 구하였던 것이다.

가난한 친구를 구하기 위하여 잘사는 집 子女들의 病을 고쳐준다고 약속을 하고 그 가족들에게 돈을 받아 全南 담양에 사람을 보내 王竹을 구해오게 하였다. 직접 풀무와 편철통을 제조하여 竹鹽 완제품이 나오기까지 그 과정의 고생은 이루 形言할 수 없다. 薄福한 不運의 친구를 구원하기 위해 치른 말할 수 없는 고통을 나는 지금껏 잊지 못하고 있다. 죽음의 病의 위기로부터 人命을 구제할 수 있었던 죽염에는 우주의 오묘한 비밀이 깃들어 있다.

 太陽火口의 高熱은 引力이요, 宇宙 대공간의 群星精은 推進力이니 이를 推能이라 한다. 太陽의 引力은 群星精의 염성 推能의 힘으로 地球 생물의 水精과 합하여 염성으로 化하니 염 중에는 萬能의 眞인 鹽性이 存在한다. 염분이 염성을 함유하니 雨下하면 草木이 염성의 힘으로 活氣를 찾는다. 빗물의 염분은 百分의 三이요, 鹹性은 千分의 三이라. 地球 生物은 함성의 힘으로 명랑하다.

 地球火口의 高熱火氣가 地中水氣 濕氣에 중화되어 陰電流로 化하여 地上으로 發散하면 宇宙群星의 閃光과 太陽閃光의 힘으로 中化되어 陽電流로 化成되어 地氣上昇하면 不測之變을 左右하는 無限能力의 電流는 雲中水電을 따라 旋回한다. 雲上 太陽光 中에는 旋回하는 無限能力의 電流는 太陽光의 全能한 能力을 따라 雲中 電流는 地上電流의 渾成體이므로 太陽光 中 電流와 衝突하여 一大混戰이 發生하니 바로 雷電이다. 그러나 雷電 中의 霹靂도 金星에서 오는 白金成分이 强한 辛鐵分을 含有한 묶은 대나무밭[竹林]에는 不侵하니 竹木의 白金性의 神祕라. 대나무의 白金性의 神祕는 三年 以上 묵으면 더욱 神祕하다.

 대나무는 묵을수록 퉁소나 대금을 만들면 鐵聲이 나고 소리가 더욱 명랑하다. 宇宙의 白金性의 대나무 合成 多少에 따라 다르다. 그리고 黃土의 白金性과 소금의 白金性과 松脂火의 白金性은 모두 神祕하다. 이러한 物體로 竹鹽을 제조하니 더욱 神祕한 것이며 그래서 萬病通治藥이 되느니라.

 죽염의 이용에 있어서 子宮癌과 直腸癌, 大腸癌의 경우 관장기 주사법으로 다스리되 죽염과 계란고백반을 5대 3의 비율로 주사약을 제조하여 사용한다. 그러나 現今은 상황이 달라져 백반을 구해보면 화공약이 아니면 순수한 가짜들이다. 그러나 유사품이라도 구하여 오골계나 토종계란을 이용, 계란고백반[卵礬]을 만들어 쓰면 된다. 오골계 계란과 토종계란은 비슷하지만 양계장 계란은 일체 계란고백반 제조용으로 사용해서는 안 된다. 토종계란은 白精 속에 石灰質成分이 소량이고 가스 성분도 극소량이다. 백반은 진품의 경우 고백반을 만들면 그 속에 가스가 극소량 남아 있으나 순 가짜면 전혀 없다.

  진백반을 냄비나 프라이팬에 담아 불에 얹어놓고 12시간을 구워 뒤집어놓고 다시 12시간을 구우면 완전히 탄다. 이를 분말하여 이 가루 600그램에 오골계란 11개를 흰자위만 따로 갈라서 고백반 가루와 버무려두면 잠시 뒤부터 가스불로 인해 열이 나게 된다. 그 열이 식은 뒤 돌처럼 굳어진 것을 곱게 분말하여 죽염과 5대 2의 비율로 합하여 캡슐에 넣어 한번에 5개씩 복용하되 속이 편하면 점점 늘린다. 계란을 섞어서 가스불은 안 나와도 고열이 나면 약이 된다. 그렇지 않으면 쓰지 말아야 한다. 그것은 완전히 가짜이다. 계란고백반은 염증, 창증의 치료와 소화 및 解毒에 선약이요, 죽염은 神祕의 약이다. 오골계란이 없으면 토종계란을 대용하되 양계장 계란을 써서는 안 된다.

익사자의 救急妙方

  익사자의 경우 祖上神이 保護하면 肛門이 열리지 않고 命이 다한 사람은 肛門이 열린다.

  물에 빠진 사람은 물을 힘껏 마시는 법이다. 그러나 배가 불러 바로 기절하는 사람은 祖上神의 加護 덕택이고 命이 다한 사람은 힘차게 물을 마시어 胃腸이 팽창하여 十二指腸을 通過하지 못하고 十二指腸이 끊어지면 肛門이 열려서 다시 재생할 길이 없다. 어떤 경우에는 十二指腸을 通

過하여 小腸과 大腸을 거쳐 直腸을 通過하는 수도 있는데 이때도 肛門이 열리고 만다. 그런 사람도 재생은 不可能하다.

 조상의 加護가 있으면 물을 먹어도 十二指腸에 속한 胃下門이 열리지 않고, 열려도 항문이 열리지 않으니 小腸이 破裂되지 않고 小腸이 곧은 창자가 되지 않아 재생할 수 있다. 응급책은 指壓에 강한 사람을 시키어 죽은 사람을 엎어놓고 지압을 하면 물을 吐하고 재생한다. 물만 吐하면 창자가 心臟을 눌러 판막이 정지되었다가 창자의 水分이 감소되니 판막이 가동하여 호흡이 통하므로 재생하는 것이다. 후유증 없이 소생시키려면 중완혈과 관원혈에 쑥뜸을 떠야 한다.

 또 하나의 완전한 법은 처음부터 약쑥으로 쑥뜸을 뜨는 것이다. 중완혈에 뜸을, 15분 이상 타는 뜸장을 뜨되 물을 吐하고 정신이 완전히 회복될 때까지 계속 떠준다. 15분 이상 타는 약쑥 불의 온도는 고온이므로 온몸의 神經을 회복시킬 능력을 갖고 있다. 쑥불의 고온에서 생기는 강한 자극은 능히 판막을 가동시키고 전신마비된 신경을 관통시키니 신경에서 통하는 강한 고온으로 筋骨의 冷氣가 가시면 온기를 따라 접하는 電力이 있게 되는데 이를 神氣라 한다. 그리하면 골수에서 통하는 신통력을 不死神이라 한다. 고열에서 생기는 引力은 火神의 神氣요, 艾火에서 생기는 神氣는 神通力이다.

유방암 治療法

 亂瘡菌과 亂腫菌과 結核菌으로 化成한 유종이 화공약독과 농약독의 유종균과 합성하면 유방암으로 변화한다. 난창·난종은 全身이 헤어지는 腫瘡을 지칭한다.

 유방암은 세월이 흐름에 따라 악성으로 변하여 임파선을 타고 전신에 암으로 번져간다. 유방암과 유종은 죽염 주사법과 한방약 처방으로 근치

시킬 수 있다.

처방

집오리 2마리, 밭마늘 큰 것 1접, 작은 것 1접, 대파 25뿌리, 민물고둥 큰 되 5되, 元白干薑 3근 반, 白芥子[炒] 3근 반, 杏仁[炒] 3근 반, 當歸 1근 반, 川芎 1근 반, 金銀花 3근 반, 蒲公英 4근 반, 楡根皮 3근 반, 夏枯草 1근 반, 生薑 1근 반, 大棗 1근 반, 元甘草 1근 반. 여기에 혈액형이 O형일 경우에만 石膏 3근 반을 추가하여 쓴다. 이 약재들을 한데 두고 달일 때에 20시간가량 달이는 것이 좋다.

약재 중 몇몇은 농약을 함유하니 섭씨 600도로 서서히 달이라. 고열로 급하게 달이면 농약 속의 水銀毒과 重金屬이 흘러나오고 고열을 따라 스며드는 형혹성독과 하괴성독, 천강성독이 합성하니 지구촌에 사는 家族은 極히 注意하라.

죽염 주사법과 열리는 神人세계

유근피 1근 반을 20시간 이상을 달이면, 周易에 陽水는 水絶於巳하고 陰水는 水絶於午하니 水生火요, 火盛 後에는 水剋火이다. 冷極發熱하니 水生火요, 火盛則 水剋火라.

淸水는 陽水요, 濁水는 陰水이다. 楡木은 味甘하며 微鹹微辛微酸微苦하니, 水生木하고 陽水는 水氣絶하고 火氣盛하니 火生土라.

楡根皮는 水中之土라. 味甘하니 相生之氣요, 竹水도 亦是味甘이라. 除煩痰火하고 除煩渴하니 黃土之氣와 松木之精을 相合하면, 죽염은 糖尿藥이며, 萬種 癌藥이다.

楡根皮 삶은 물이 반 되가량이 되면 그 물에서 楡根皮는 건져버리고, 그 물에 죽염 250g을 타서 고운 광목천 두 겹에 싸서 짠다. 이 물을 小型 주사기에 2cc가량 넣어서 환부 곁 上下左右 四角部位 3cm가량 지점에 주

사한다.

주사는 1급 간호원의 힘을 빌리는 것이 좋다. 경험을 필요로 한다. 3일에 한 번씩 주사하도록 한다. 乳房癌을 수술한 환자는 注射할 곳이 마땅치 않으면 죽염을 복용케 한다.

한번에 쌀알만 한 분량을 복용하되 하루에 70회나 100회씩 복용한다. 면역이 생기면 콩알만 하게 늘리다가 배로 늘리고, 3배로 늘린다. 횟수는 食性에 맞도록 늘리라. 먹어보며 경험하여야 한다.

이런 치료법은 地球村에 처음 창조하니 完全한 경험자는 이 사람 한 사람밖에 없으니 衆人은 衆智를 발하는 精誠과, 努力을 게을리하지 말아야 한다.

이리하면 地球山川 靈力과 聖靈과 聖神의 努力이 衆人의 榮華와 福力으로 通하여 大衆은 聖人之心으로 化하게 되고 따라서 地球村은 앞으로 地上極樂世界요, 樂園이 되리라.

자궁 및 직장·대장·소장의 제암 치료법

여자들이 腎臟冷과 肝臟冷으로 인해 경도가 불순하고 손발이 차며 이어 전신이 냉하여지면 대하증이 오게 된다. 대하증 가운데 赤帶下는 자궁염 시초요, 白帶下는 중기이며 黃帶下는 자궁염으로 오는 자궁암이다. 자궁암이 심해지면 자궁에서 끝나지 않고 장격막이 상하기 시작하여 장격막이 완전히 상하면 오물이 앞으로 흐르게 된다. 극심한 경우 小門과 항문이 하나로 되어버린 예도 있었는데 竹鹽 등을 이용하여 이를 완치시켰던 적도 있다.

직장암은 장치질로 오고 同性愛로도 온다. 직장 치질로 오는 직장암은 죽염을 이용한 관장기 주사를 계속하면 누구나 치료된다. 심한 사람은 朝夕으로 주사약을 주입하라. 심한 사람은 탈홍도 있으니 동성애에서 오는 직장암은 대개가 탈홍증상이 많다. 또 냉한 데 오래 앉아 있으면 직장암이 오는데 대개가 탈홍이다. 대장암도 관장기 주사로 치료하는 것은 동일하다. 관장기 주사는 직장암과 대장암과 자궁암은 머리보다 항문이 30㎝가량 높게 하면 흘러내리는 분량이 적을 것이다. 자궁암도 역시 동일하다. 그러나 소장암은 아주 다르다. 대장을 거쳐서 약기운이 소장을 통하니 항문이 머리보다 약 30㎝가량 높아야 한다.

• **탕약**=집오리 2마리에 밭마늘 큰 것 한 접, 작은 것 한 접, 큰 파뿌리 25개, 민물고둥 큰되 5되를 준비한다. 마늘은 큰 것은 補陰하며 去惡生新하고 작은 것은 補陽하며 거악생신하니, 腫瘡의 仙藥이다. 큰 파는 補陽하니 홍분제요, 거악생신한다. 민물고둥은 맛이 甘鹹하니 滋腎之源하여 以生肝木이다. 속에 있는 살은 補身의 선약이요, 껍질은 靑色이라 肝色이니, 肝藥이다. 補肝에 作祿이요, 生肝에 作貴人이다. A형은 약쑥 익모초 3.5근, AB와 B형은 익모초 3.5근, 약쑥 1.5근, O형은 약쑥을 제외하고 石膏 3.5근을 가미한다. 乾薑[炒黑]·白芥子[炒]·杏仁[炒] 3.5근, 便香附 3.5근, 當歸 1.5근, 川芎 1.5근, 神曲[炒]·麥芽[炒] 3.5근, 赤芍藥 1.5근, 生薑 1.5근, 元甘草 1.5근.

죽염 이용한 관장기 주사법

유근피 1근 반을 20시간 이상 달여서 그 물이 반 되가량 되면 유근피는 건져버리고 그 물에 죽염 250~300g을 타서 고운 광목천 두 겹에 걸러낸다. 이 물을 고급 관장기에 넣어 자궁에 15㎝정도 넣고 관장한다. 자궁암은 심하면 장격막 일부가 상하여 오물이 자궁을 통하여 앞으로 흐른다. 그리고 심할 경우 장경막이 완전히 녹아서 항문과 소문이 없어지고 소장까지 범하면 오물로 인해 창자가 상하여 살점이 흘러내리면서 극심한 악취를 풍긴다. 소문과 항문이 완전히 상하여 넓어지면, 五位 주사법을 쓰고 격막이 통혈이 되어 건강해진 뒤에는 영양가 높은 음식을 섭취하여 창자가 팽창하지 않게 하여야 한다. 영양섭취와 영양주사를 맞아가며 지성껏 치료하라.

치료 시에 관장기 주사와 일반 주사기를 사용하라. 관장기 주사약은 일반 암에 복용하는 죽염이요, 혈관주사 약물은 섭씨 5,000도나 6,000도 이상 고열로 처리한 죽염이다. 죽염 제조 시 이렇게 고열로 처리하면 水氣의 精液인 鹽中의 불순물이 일체 제거되어 짠맛이 적어지고 그러면 자극도 적고 停血도 없으니 이런 약물주사가 血淸 주사약이다.

이것으로 혈관에 주사하면 정혈할 위험성은 전혀 없다. 男子의 直腸癌이 極甚하면, 장격막이 완전히 상하여 溺泉과 溺道가 파열되어 소변이 항문으로 흐른다. 그런 사람을 치료할 때에는 溺管인 膀胱도 상하니 생식기 부위에 五位 주사하라. 이런 주사약은 모두 일반적으로 복용하는 죽염으로 제조하고 血淸 주사약만 섭씨 5,000도 이상 고열로 처리한 것을 사용한다. 고열은 太白星 宇宙塵을 中心하여 五行星 우주진과 萬星에서 分散하는 우주진이 太陽에서 綜合하면 鎔液이 造成하니 10만 도 이상의 고열로 合成된다.

그런 용액이 分裂되면, 地球의 위치까지 표류하는 동안에 용암이 서서히 이루어져 지구 위치에 머물러 용암이 지중고열의 방어벽이 되어 中央에서 東西南北 四極 最尖端 源泉은 寅申巳亥 四長生과 子午卯酉 四將星이며 辰戌丑未 四庫藏은 中央의 五氣湧泉이라. 地球는 鎔液이 鎔巖으로 소용돌이치니 回轉은 自轉之轉이다. 동서남북 四方은 東方木氣 종점이고 西方金氣 종점이며 南方火氣 종점이고 北方水氣 종점이며 中央은 四方 기운이 버티고 있으니 進退不能하여 自回轉하며 公轉하는 地球는 往來를 금지당하니 결국은 自動回轉한다.

그러나 地中火口는 수만도 고열로 地層을 파괴하고 火口가 噴出하고, 火山도 噴出한다. 그런 고열의 原理를 따라 血淸 주사약을 제조한다. 염기에서 오는 염성과 염성에서 오는 염분과 염분에서 오는 鹹味와 鹹味에서 오는 腐臭는 天上의 五行星 爲主로 群星에서 흐르는 輕精과 重精으로 鹽化하니 水生木의 원리로 草木에는 竹이요, 木生火의 원리로 松脂火요, 火生土의 원리로 黃土요, 土生金의 원리로 黃土 中의 金鐵이다. 그리하여 宇宙의 群星精과 地上의 五行精과 地中 火球의 五氣精으로 化成하여 製造되니 人間의 健康과 疾病에 萬能의 神藥이니라.

水는 陽이요, 火는 陰이다. 宇宙의 火中에는 無限한 祕密이 있다. 水親火하니 生物世界가 이루어진다. 水生木의 原理이다. 火親水하니 火中에 不可思議한 神祕가 있다.

萬種癌 퇴치 妙方 – 혈청 주사법

萬種癌 치료의 핵심 문제는 혈청 주사법이다. 독성으로 電流는 전기로 변하여 神經은 타고 生血은 死血로 변하니 毒血症이 즉 암이다. 그런 독혈을 혈청 주사약으로 淸血이 되면 암은 완전치료된다. 그러나 대용약은 혈청 주사약이 없을 때를 말한다. 죽염 복용과 한약처방으로 탕제를 복용하라.

水生木의 原理로 草木 中에는 王竹이니 王竹에는 白金과 純鐵이 함원되어 있다. 木生火의 원리로 木中에는 松脂火요, 火生土의 原理로 黃土 中에는 金鐵이요, 金生水의 원리로 水中에는 鹽이요, 염 중에는 金鐵이다.

염은 天上水星에서 水精鹹性이 太陽光線을 따라 지상으로 내려오고 地中火球의 고열이 酸中 鹹性을 地上으로 發散케 하니 地上生物 中의 草木이 酸中 鹹性을 多量으로 含有하여 惡瘡과 惡腫에 神效하다. 蒲公英은 味鹹하니 乳腫乳房癌과 骨髓炎과 骨髓癌 治療의 주장약이요, 金銀花는 苦鹹하니 消炎消腫의 주장약이요, 乳房癌과 腫瘡藥이다. 楡根皮는 味甘鹹하니, 消炎消腫 惡瘡藥이다. 家鴨은 味鹹하니 消炎消腫하고

골수염과 골수암과 늑막염의 주장약이다. 이상 4종은 惡性腫瘡과 惡性癌病과 惡性難治病에 죽염을 우선 服用하며, 죽염 注射를 겸하면 特效하다.

죽염 주사는 두 가지가 있다. 하나는 피부에 주사하고 하나는 혈관에 주사하는데 혈관 주사는 혈청 주사법이다. 혈청 주사약은 섭씨 5,000도 이상 고열로 처리하면 염성이 약화되어 짠맛이 적고 짠맛이 적으면 자극성도 약하고 止血하는 效能도 약하여 협심증도 생기지 않고 심장마비를 일으킬 염려도 없고 청혈에 신비하다. 그리하여 혈청 주사약은 복용하는 약과 악성종창 시 관장기로 주사하는 약을 사용하면 위험하니 주의하라. 白血病에는 죽염과 梓白木과 榆根皮와 茵蔯쑥이 주장약이다. 그러나 지금의 毒極藥을 이용, 萬病을 악화시키니 各種 癌病이 악성으로 팽창하여 치료가 極難하다. 포공영과 금은화와 榆根皮와 家鴨 四種에 죽염을 加하면 五種이니 萬病治療에 주장약이다.

五核丹과 三寶注射도 있으나 極難한 問題는 同一한 效能이지만 재료를 구할 수 없는 五種藥物 때문이다. 그것으로 人命을 救하기는 極難하다. 難治病 中에 癌治療藥은 죽염 하나로 공통된다. 그러나 간암에는 土熊膽을 겸복하고 腎臟癌은 사향을 겸복하고 腎不全도 사향을 겸복하고 그다음은 유근피, 虎杖根, 石葦草가 주장약이다. 腎膀胱에 쓰고 肝膽은 茵蔯쑥, 梓白木이 주장약이다.

地球村 家族에게 있어서 옛적 의학은 오늘의 화공약 피해를 예측하는 智慧가 부족하였다. 따라서 오늘의 암치료약은 동서양 의학을 막론하고 항암제는 위험한 불순성 물질이요, 방사선은 불량성 광물이라. 그리하여 암으로 고생하는 사람의 재생방법에 不美한 治療法이다. 한약재의 재배방법도 극히 지혜롭지 못하다. 양·한방 의학계는 그런 무지에서 방황하니 被害者는 지구촌 가족의 난치병 환자만 막대한 피해자다. 그리하여 지구촌 가족은 불안초조가 극심하다. 이 사람은 지구촌 가족의 생명보

호도 건강을 우선하고 무병장수도 건강을 우선한다.

前無後無한 神醫藥學

나는 의학과 약학 창조에 前無後無하고 智鑑慧明한 先覺者이다. 옛적 지구촌의 先覺者는 亞細亞에서 '天上天下 唯我獨尊者'가 古今을 通하여 계승한다.

그러나 今日은 人智未達한 社會에 指導者의 宣法弊端은 위험하고 無能에 손색이 없으니 얼마나 무서운가. 암과 난치병으로 생명과 재산을 바친 수십억의 대중에 나는 無能하여 미안할 뿐이다. 先覺者의 무능은 대중의 무지에서 빛을 가리고 만다. 그러나 지금은 核毒의 被害가 극에 달하는 시점이므로 나의 智慧는 대중의 前途를 밝히는 光明이요, 太陽燈이며 求命鏡이다. 현재 지구촌 가족이 50억에 달하나 그 생명을 좌우하는 난치병 중에서 제일 두려운 癌病 치료법은 이 사람 掌中에 있고 後日에 永遠히 地球村 가족의 운명은 이 사람이 전하는 기록 중에 있는 태양 같은 慧明에 있다. 그러나 先覺者를 束縛하는 無智人 所行에 八十一年 間 괴로운 心情을 仰天하며 一生을 비참하게 살아왔다.

智慧는 이 世上 地球村 家族에게 億千萬年을 明朗하고 행복하게 하는 水晶宮의 寶鏡이다. 그리하여 지구촌의 光明을 水平으로 이룩하고 갈 이 사람은 最惡의 世波에 破竹之勢로 孤帆行路가 險難하기만 한 一生 風雲兒였다.

脫水症과 黑死病과 腸無力症은 모두가 急死病이다. 염분 부족과 鹽性 분열증이다. 대동아전쟁 시 日人들 중 많은 사람이 싱가포르에서 黑死病으로 急死하였다. 염분을 中和시킨 간장, 된장, 고추장을 대신하여 링게르가 있으나 혈관에 염성 中和가 안 되어 간장만 못하고 간장은 죽염만 못하다.

臀腫臀瘡이 公害毒과 합성하면 癌腫이 된다. 全身에 癌腫이 생기면 注射法으로 치료하라. 癌腫治療法은 3부 치료법이다. 左右 前과 한번은 左右 後로 주사하라. 癌腫治療는 腫處를 따라 크면 큰 대로 작으면 작은 대로 주사약도 양을 增減하여 치료하라. 頭瘡과 後髮腫도 주사로 치료하라. 마늘뜸법을 쓰라.

聾啞와 盲人 治療法

벙어리 치료법은 8세나 9세, 10세 시절이 적기이다. 8·9·10세, 3년간에 치료하면 성대신경 발달이 적당한 시기이다. 鼓音神經 發達이 自然히 이루어진다. 成長 後에는 고음신경 발달이 극난하다. 近世名唱으로 宋萬甲과 李東伯과 임방울은 고음신경 발달이 始作하다 말았다. 120년 前에 端川郡에 곡통소가 있었는데 幼詩에 蛔積으로 腹痛을 10세까지 앓다가 명의를 만나 蛔積에 회보가 녹아서 完治될 때까지 약쑥으로 腹中, 中脘穴에다가 쑥뜸을 生死超越하도록 떠서 病을 完治하고, 其後부터 소리에 名唱인데 地球生物의 音程은 全部를 達通하고 통소도 萬古에 名簫라. 통소로 地上生物의 음정을 정확하게 묘사하였다.

벙어리는 8세나 9세나 10세 시절이 치료하기 적당하다. 中脘穴에 쑥뜸을 2분 내지 3분짜리를 뜨면, 강자극에 통증을 견딜 수 없어 발악한다. 발악할 때에 욕설부터 시작하는데 욕설을 하여도 들어주지 않으면 욕설이 변하여 사정도 하고 애원도 한다. 그럴 때에 혀줄인 목젖 밑의 혀뿌리가 모르게 점차 늘어나고 혀는 부드러워진다. 혀가 길어지고 부드러워지면 자연히 성대신경이 자강하여 열리며 따라서 고음신경도 서서히 발달한다.

10세 이상 20세 이내는 치료기간이 3년까지 가니 千日間을 치료한다. 20세 이상에서 30세까지의 치료법은 5분 이상 타는 뜸장을 千日間을 뜨

라. 정성과 노력으로 성공할 수 있다. 50세라도 自身의 지극정성으로 노력하면 기적과 신비는 不可思議하다.

盲人은 腎熱과 肝熱로 안구와 안공의 조직이 훼손되고 肝熱로 視神經이 마비되어 完全히 盲人이 된다. 치료법은 關元 灸法으로 命門·三焦火를 재생시키면 視神經은 정상으로 回復된다.

脾胃계통의 諸癌 치료법

胃腸癌·脾臟癌·水臟·膵臟癌, 심장에서 통하는 六十四腺의 脾腺癌, 肺臟에서 통하는 三十六腺의 脾腺癌, 식도의 연속한 上胃門癌, 십이지장에 연속한 下胃門癌, 胃下垂와 胃擴으로 오는 위암은 中脘穴에 뜸을 뜨라. 最上治療法이다.

水臟은 脾臟과 췌장의 중간 장부이다. 수장은 胃에서 소화시키면 오물 중에 가스가 화하는 오물은 大便이 되고 鹽素質이 化하는 오물은 소변이 되고 영양소인 油質은 오염이 안 된 수질이 함유하니 이를 흡수하는 장부다.

水臟之水는 飮食物에서 생기는 純養之水요, 毛孔에서 흡수하는 純養之水니 이를 水之眞이라 한다. 水臟은 췌장에 넘어가는 혈액 원료인 純油를 췌장에서 흡수하여 造血하면 肝으로 넘어간다. 造血은 이렇게 이뤄진다. 심장은 간의 도움으로 이루어지는 八八 六十四 脾腺으로 組織된 染色素인 赤色體이다.

심장은 火장부며 神장부로 空氣 中 色素間의 赤色素를 흡수하여 심장 赤血球의 赤色과 合流하여 심장에서 시작하여 심포락과 비장과 수장을 거쳐, 췌장으로 통하여 純油 中에 합성하여 赤血을 造成한다. 心臟에 속한 小腸, 命門, 心胞絡, 三焦, 三焦之氣가 心에 通하면 심장의 七孔은 解脫門이요, 三毛는 天地人 三才之神이니, 大覺者佛이라, 能通宇宙하나니라.

그리고 肺에서 신장 도움으로 一六水의 精과 肺의 四九金이 氣와 合하면 六水의 六六 三十六과 四九金의 四九 三十六으로 脾腺이 組織되어 수장을 거쳐 췌장으로 들어가 純油와 合하여 心臟의 脾腺 六十四神의 靈通力으로 赤血이 化成하고, 폐장의 三十六氣의 精通力으로 白血이 化成하여 肝으로 돌아와 本性인 吾性과 合流한다. 心臟의 六十四神과 肺臟의 三十六氣에 一毫의 差가 없으면 人間의 最尖端 靈主線이니 大覺者佛이로다.

약쑥으로 丹田인 關元에 每年 夏秋之交 立秋·處暑에 나이 五十 前後는 二百장에서 三百장씩 뜨고 六十 後부터는 五百장에서 千장씩 뜨라. 心臟은 赤血을 淸血로 還元하고 약쑥의 白色은 폐장 白血을 淸血로 환원하니 全身舍利인 靈珠가 化成한다.

地中에는 金銀珠玉이 이루어지고 人身血 中에는 靈珠인 舍利가 이루어진다. 수장에서 組織이 平衡을 잃으면 췌장염에서 췌장암이 온다. 집오리 2마리, 밭마늘 큰 것 한 접, 작은 것 한 접, 대파 25뿌리, 민물고둥 큰 되 5되, 별갑·백개자·행인·유근피 3.5근, 당산사·당목향 1.5근, 金銀花 3.5근, 포공영 3.5근, 하고초·공사인·익지인·백두구 1.5근, 육두구·초두구 1.5근, 신곡·맥아 3.5근[공사인부터 맥아까지 모두 炒하여 쓴다], 생강·대추·원감초 각 1.5근.

急性肺炎 治療法

肺癌·脾腺癌·기관지암·늑막암 치료법, 肺늑막염·脾腺 늑막염·기관지 늑막염 치료법.

肺病은 음식물에서 이루어지는 肺結核, 呼吸으로 흡수하는 毒에서 이루어지는 肺結核, 毛孔 호흡에서 이뤄지는 폐결핵, 세균 중에 大中小의 區分이 있다. 毛孔으로 通하는 菌은 極히 위험한 毒이니 不治病菌이요,

呼吸으로 吸收되는 病菌은 難治病菌이요, 飮食物로 吸收되는 病菌은 不治病菌이 흔하지는 않다. 毛孔으로 스며드는 菌은 산소를 마시고 질소를 뱉을 때에 따라다니지 않는 不治病菌이다. 그러나 약쑥으로 뜸 뜨는 換骨脫胎하는 治療法에는 完治된다. 治療法은 同一하다. 집오리 2마리, 밭마늘 큰 것 한 접, 작은 것 한 접, 대파 25뿌리, 민물고둥 큰되 5되, 楡根皮·黃芪·金銀花·蒲公英 3.5근, 夏枯草·白芥子[炒]·杏仁[炒]·神曲[炒]·麥芽[炒]·鱉甲[炒] 各 3.5근, 貢砂仁[炒]·생강·대추·원감초. 이들을 한데 넣고 달여서 이를 하루 七次 服用하라. 三時 食前食後 六回와 잘 때 一回 모두 七回 服用하라.

급성폐렴 등에 호두기름을 짜서 복용하여도 탁효가 있다.

心臟·小腸·心胞絡·三焦·命門의 제병 치료

심장병 九種心痛에 심장조직 세포의 出血이 심하면 위험한 일이 생긴다. 협심증, 판막증, 心胞絡의 出血症, 三焦病, 小腸·命門病에는 다소 어려움은 따르지만 쑥뜸을 떠야 한다. 양쪽 젖꼭지를 一字로 연결하여 그 중앙 지점이 膻中穴인데 이곳에 한 장 타는 시간이 15초 내지 20초인 쑥뜸을 하루 100장씩 9일간을 뜨고 이어서 관원(關元 : 丹田) 자리에도 쑥뜸을 뜬다. 관원혈(關元穴)은 小腸의 募穴이므로 命門, 三焦, 心胞絡, 心臟, 小腸病을 치료하는 데에는 이곳에 쑥뜸을 뜨는 것이 최상책이다. 전중혈 및 관원혈에 쑥뜸을 뜨게 되면 비단 이들 질병을 다스릴 뿐만 아니라 心不全症도 서서히 쾌차된다.

心全不症, 심장판막증, 협심증, 心房心室의 血滯症을 약으로 치료하려면 手拈散과 淸心蓮子飮을 合方하여 쓴다. 혈액형이 O형인 少陽人과 A형인 太陰人은 或中或不 中이고 少陰人은 神效하게 완치된다. 앞서의 약과 함께 血淸 주사법을 겸하여 쓰는 것이 좋다.

• 手拈散·淸心蓮子飮 合方 : 草果·玄胡索·五靈脂·沒藥 각 2錢5分, 蓮子 2錢, 人蔘·黃芪·赤伏苓 각 1錢, 黃芩·車前子·麥門冬·地骨皮·元甘草 각 7分.

나병·악성 피부병 신방

나병, 악성 피부병 등의 치료법에 대하여 알아본다.

일반적으로 나병을 不治病이라고 생각하지만 나병은 결코 불치병이 아니다. 나병 및 악성 피부병의 치료를 위하여 다음의 것들을 정성껏 준비하기 바란다.

찹쌀술을 진하게 만들어 그 술의 전주를 떠서 누룩을 제조하라. 누룩은 밀을 반만 가루를 빻고 나머지는 밀기울로 쓴다. 이러한 밀기울을 찹쌀술 전주로 반죽하여 잘 띄우라. 이렇게 하여 제조한 누룩을 가지고 나병을 치료할 수 있는 약술을 제조하는 것이다.

• **砒霜法製**=비상 1근을 준비한다. 그리고 대추 5근을 준비하여 씨를 뺀 다음 1말가량의 물과 함께 솥에 넣고 오래 달인다. 이렇게 대추 삶은 물은 꼭 짜서 찌꺼기는 버리고 그 물에 비상 1근을 넣고 다시 달인다. 오래 달이면 물이 마르고 비상만 남는다.

이 비상을 또다시 앞서의 순서대로 대추를 달인 물에 넣고 달이는 것을 도합 세 번 반복한다.

다음에는 생강 5근의 생즙을 내어 지금까지 대추 삶은 물에 세 번 법제한 비상을 그 즙에 넣고 달이기를 아홉 번 반복한다. 이렇게 제독한 비상을 하나의 재료로 하여 고삼술[苦蔘酒]을 제조하는 것이다.

• **고삼술 제조**=고삼 15근을 대두 한 되의 찹쌀을 씻은 뜨물에 담갔다가 하루 지난 뒤 건져서 다시 대두 한 되의 찹쌀을 씻은 뜨물을 만들어 이 뜨물에 담갔다가 하룻밤 지난 뒤 건지기를 다섯 차례 반복한다. 이는 고

삼의 毒性을 제거하기 위한 것이다.

이렇게 除毒한 고삼을 푹 달여서 여기에 대추·생강으로 제독한 비상을 두고 또 시루에 찐 찹쌀을 두고 술을 빚은 다음 1개월가량 지나 酒精으로 化한 뒤 이를 복용한다.

이 고삼술의 효능을 높이기 위해서는 여섯 자[尺 : 1尺=30㎝] 깊이 이상의 땅속에 묻어 1년 내지 3년이 경과한 뒤에 사용하면 더욱 좋다.

• 복용법＝처음에는 한 숟갈씩 복용하다가 반응을 보아 가면서 점차 늘려 먹으라. 그리고 고삼술과 함께 竹鹽을 무시로 복용하되 처음에는 쌀알 크기 정도의 분량을 먹다가 면역이 생기는, 다시 말해 인이 배는 것에 따라 분량을 늘려 복용한다. 이렇게 고삼술에다가 정교하게 제조한 죽염 [※열처리 기술에 따라 효능에 현저한 차이가 있음]을 곁들여 복용할 경우 나병의 치료에 萬無一失이다. 이들 약술 및 죽염을 복용하는 기간 동안 다른 술, 性관계, 닭고기, 돼지고기, 밀가루 음식, 녹두 음식 등 한방요법에서 일반적으로 금기시하는 것들을 금해야 한다.

백전풍·자전풍·흑전풍 처방

風은 凡蟲이니 萬菌之源이다. 여름 폭양에 毛孔에서 나오는 땀은 피부의 온도와 태양의 열로 公害의 不治菌으로 化하는 백전풍증이 발생한다.

• 치료법＝楡根皮 1斤 半을 20시간 달여서 건더기는 건져버리고 이를 반되쯤 되도록 다시 달여서 여기에 죽염 250~300g을 탄다. 광목 두겹의 천으로 이를 꼭 짜서 건더기는 버리고 그 물을 사용한다. 이 물을 편의상 楡竹液이라 부른다.

이 유죽액을 잠들기 전에 환부에 바르고 아침에도 바른다. 일반적으로 복용하는 죽염으로 주사하여도 좋으나 血淸 주사약처럼 신비하지는 않다. 복용하는 죽염으로 만든 주사약은 자극이 있다. 혈청 주사약은 자극이 없고 急性止血劑가 아니므로 협심증이 오거나 혹은 심장판막이 둔화하여 심장마비가 올 위험성이 전혀 없다.

혈청 주사약으로 쓸 수 있는 죽염은 반드시 섭씨 5,000도 이상의 高熱로 처리한 것이어야 한다. 제조법은 8차 공정까지는 종전《神藥》의 설명과 같고 9차 고열처리 과정에서 妙法이 필요하다. 이는 차차 설명해 나갈 예정이다.

백전풍 등의 치료 시에는 죽염을 먹고 바르고 주사하는 3面 협공의 攻法이 필요하다. 특별한 血淸 주사약[※일반적으로 복용하는 죽염을 잘 정제하여 代用한다]으로 주사하되 환부가 넓으면 굽을 돌아가며 皮와 肉을 따라 肉多한 데는 3cm가량 주사하고 살이 적은 곳은 그에 따라 알맞게 주사한다.

살이 엷은 곳은 대략 1cc 이내로 하고 살이 깊은 곳은 2~3cc가량 自量하여 적당하게 주사하라. 3일에 한 번씩 주사하도록 한다.

자궁 외 임신 치료

자궁 외 임신은 虛胎이다. 落胎수술보다 안전한 치료법은 사향을 이용하는 것이다. 즉 토사향보를 까고 냄새를 맡으면 낙태가 되는데 이렇게 하면 후유증도 없다. 토사향을 구할 수 없을 때에는 당사향을 代用하여도 된다.

사향을 복용할 경우 淸心丸 한 알에 토사향 1分(0.375g)을 보리차에 마신다. 매우 효과가 빠르고 후유증도 없다.

악성 피부암 처방

악성 피부암은 神經의 陰線, 陽線이 타버리는 것을 말한다. 神經의 電

氣가 타 들어갈 때 陰線만 타다가 陰神經이 끝나면 陽線이 타 들어가게 되는데 양선이 타는 시간은 이미 위급한 시기이므로 이를 악성이라 한다. 음선이 타는 동안은 만성이라 심하지 않으므로 암이라는 것을 알아내기가 매우 어렵다.

時今은 각종 公害毒으로 萬病이 생기니 이렇게 하여 생기는 병은 대개 癌으로 변한다. 전류는 陰電流와 陽電流가 있으나 합하면 電氣요, 전기 역시 陰電氣와 陽電氣가 있다. 陰電은 地中 鑛石物을 통하여 地上으로 發하고 空氣 中의 陽電은 公害毒과 합류하여 風症과 피부병을 일으키게 된다.

竹鹽을 섭씨 5,000도 이상 高熱로 처리하면 짠맛에서 오는 자극과 쓴맛에서 오는 止血작용과, 지혈작용으로 인한 협심증과 판막에서 오는 심장마비는 완전히 가시게 된다. 이러한 죽염은 최상의 淸血劑이므로 血淸 주사약으로 쓸 수 있는 것이다.

악성 피부병에는 이렇게 고열 처리한 죽염으로 혈청 주사약을 만들어 주사하면 神效하나 현재로서는 榆竹액을 바르는 것이 최선의 치료방법이다. 榆根皮 달인 물에 죽염을 타서 이 액체[유죽액]를 잠자리에 들기 전에 환부에 바르고 아침에 일어나 다시 바르곤 하는 것을 완쾌될 때까지 계속한다.

胃液에 炎이 가하여지면 피부염, 피부암이 오게 되는데 이때에는 죽염을 복용하는 것이 최상의 치료법이다. 죽염을 수시로 복용하되 완쾌될 때까지 꾸준히 계속해야 한다.

유죽액은 유근피 1斤 半[900g]을 약 20시간가량 달여서 건더기를 건져 버리고 이를 다시 반 되쯤 되게 달여서 여기에 죽염 250~300g을 탄 다음 광목 두 겹의 천으로 이를 걸러서 건더기를 버리고 난 물을 이른다.

中風 妙方

체내의 온도 부족으로 神經이 둔화되다가 온도가 완전히 부족한 곳은 마비된다. 곧 腎虛動風이다. 체내의 온도가 피부로 퍼지면 체온이 상승하여 혼수로 들어가게 된다. 이러한 때에는 장부의 온도를 증가시켜 주고 피부의 熱을 解熱시키면 환자는 바로 일어나 다닐 수 있을 정도로 신통하게 쾌차한다. 이처럼 중풍 시초에 쓰면 神效한 처방은 加味保解湯이다.

• 加味保解湯＝白何首烏 7錢, 赤何首烏 5錢, 五加皮·天麻 각 3錢, 遠志·白茯神·石菖蒲·枸杞子·當歸·川芎·秦艽(秦范)·大巴戟[去心] 각 1錢半, 羌活·白殭蠶[생강법제]·牛膽南星(註)·威靈仙·元防風 각 1錢.

용법은 다음 요령에 따른다. 黃土質에서 生長한 토종 소나무의 뿌리 가운데 해 뜨는 방향으로 뻗은 것을 채취하여 흙을 털어낸다. 이 松根 15斤을 오래 달여서 조청을 만들어두고 위의 가미보해탕 달인 탕약에 松根조청 한 숟갈씩 타서 복용한다.

만일 중풍 시초에 열이 40도에 달하면 B형 AB형의 혈액형인 사람은 石膏 1냥을 위의 가미보해탕 1첩의 약재에 가미하여 달여두고 식전에 복용한다. 이렇게 복용하다가 완전히 解熱되면 석고를 빼고 가미보해탕만을 완치될 때까지 복용한다.

혈액형이 A형일 경우 위 가미보해탕 1첩에 석고 1냥 2돈을 가미하여 복용하다가 완전히 해열된 뒤부터는 석고를 빼고 가미보해탕만을 나을 때까지 복용한다.

O형일 경우 가미보해탕 1첩에 석고 1냥 5돈을 가미하여 쓰다가 완전히 해열되면 석고의 분량을 1첩에 3돈씩으로 줄여서 가미하여 완치될 때까지 복용한다.

토종 솔뿌리는 筋骨을 튼튼하게 하고 瘀血을 다스리며 去惡生新 淸血

潤身하니 이러한 약리작용은 이 나라 땅의 甘露精의 힘에서 기인한다. 솔뿌리는 비단 중풍에만 약으로 쓰는 것이 아니라 産後風·結核關節炎·神經痛·腰痛·骨髓炎·骨髓癌의 치료에도 좋은 효능을 보이는 妙藥이다.

소나무는 감로정의 힘과 黃土之靈의 힘과 太陽光線에서 통하는 宇宙精의 힘을 흡수하여 長生하는 靈木이다. 土之王者는 黃土요, 木之王者는 松木이요, 金之王者는 白金이요, 水之王者는 甘露水요, 火之王者는 電雷之火이다. 그러므로 五行의 木은 實中核이요, 核의 源은 五行之根이다.

黃土에서 生長하는 소나무의 동쪽으로 뻗은 뿌리는 솔잎에 맺히는 밤이슬의 감로정으로 인해 靈藥이 된다. 밤이면 황토에서 습기가 상승하여 솔잎에 맺히고 아침이 되면 태양광선에서 宇宙精을 直射함에 따라 솔잎에 맺힌 이슬의 黃土之精과 태양의 우주정은 相通相合하여 소나무에 草木之性을 이루니 萬病之藥이 되는 것이다.

솔잎의 이슬이 아침 태양광선의 우주정과 直通하여 오랜 세월을 겪으면서 木體는 차츰 神通力을 지니게 된다. 그리고 微風에 落地하는 솔잎의 이슬이 황토에 떨어지면 東土根이 흡수함으로써 松根의 약성은 宇宙之精을 함유하여 영약이 되는 것이다.

松根은 이처럼 우주정을 함유하므로 血淸劑라. 肝臟과 心臟의 약이 되고 황토정을 흡수하므로 각종 피부염, 피부암의 약이 된다. 나무는 白色을 띤 西方金氣를 通하여 筋骨을 튼튼하게 하고 송진은 火氣를 지니니 淸血劑요, 內皮 송기는 水精을 따라 利水導하니 精力劑이다.

松木은 木性을 따라 木魂이므로 安魂定魄의 효능을 지닌다. 松葉은 이를 깔고 땀을 내면 바로 毛孔 注射法이니 각종 피부병과 고혈압·동맥경화의 치료약으로 쓴다. 솔잎으로 땀을 낼 적에는 땀을 푹 낸 다음 식힐 때 서서히 식혀야 한다. 너무 성급하게 땀을 식히면 寒氣가 毛孔을 통하여 들어가게 되므로 도리어 해로울 수도 있다.

심산의 솔잎을 두 가마니 이상 뜯어다가 온돌방 바닥에 넓이 3尺 半

[1m], 길이 6尺[1.8m], 높이[두께] 7寸[21㎝]으로 펴고 솔잎 위에 죽염 250g을 절반은 물에 타서 뿌리고 나머지 절반은 가루째로 뿌린 다음 엷은 삼베 홑이불을 깔고 팬티 차림으로 들어가 누워 땀을 낸다.

온돌을 솔잎이 누렇게 될 정도로 뜨겁게 달구면서 땀을 내되 솔잎이 절반만 누렇게 되었을 경우, 이튿날 다시 온돌을 뜨겁게 달구고 한번 더 땀을 내도록 한다.

솔잎땀을 내기에 앞서 유근피와 생강을 한데 두고 달여서 그 물에 죽염을 복용한 뒤 땀을 내는 것이 최상의 효과를 얻는 비결이다.

솔잎땀은 중풍 치료에 특히 좋은 방법이다. 중풍 시초의 치료에는 앞서 설명한 동쪽으로 뻗은 솔뿌리 말린 것 15근을 달여서 조청을 만들어 가미보해탕 20첩에 나누어 복용하되 10첩가량 복용하였을 때 솔잎땀을 내는 것이 가장 효과적이다.

肝膽系 제암 퇴치 妙方

肝癌·담낭암·담도암·담관암·肝酸癌[酸 中에 침입한 毒性]·담즙암[즙 중에 침입한 毒性]의 치료를 위해서는 다음 처방을 쓴다.

•**肝膽諸癌處方**=梓白木[노나무]·인진쑥·榆根皮·白芥子[炒]·杏仁[炒] 각 3근 半, 민물고둥[小田螺] 소두 1斗를 한데 두고 오랜 시간 달여서 이를 복용하되 처음에 소량씩 쓰다가 차츰 복용량을 늘린다. 그리고 곁들여서 熊膽을 쓰되 토산 眞品의 경우 1分重을 소주 작은 잔 한 잔에 풀어서 空心服하고 血淸주사를 겸한다.

이렇게 한 뒤에 毛孔 주사법인 솔잎땀을 앞서 설명한 방법에 따라 실시한다. 웅담은 토산을 구득지 못하였을 경우, 중국산 唐웅담을 쓰되 진품이면 2分重을 소주에 타서 마시고 아메리카産이면 3分重을 타서 마신다. 웅담을 복용할 때에는 언제나 솔잎땀을 푹 내는 것이 효과적이다. 이것이 바로 毛孔 주사법이다.

腎·膀胱癌, 뇌염·뇌막염 妙方

• **腎臟癌** 치료법=血淸 注射하고 處方은 민물고둥 小 一斗, 楡根皮 3.5근, 車前子[炒] 3.5근, 生山藥 3.5근, 五味子 3.5근, 石葦草 3.5근, 생강 3.5근, 元甘草 3.5근을 흠씬 달여두고 처음에 소주잔에 한 잔씩 복용한다. 매일 점차로 늘려서 완치될 때까지 복용하라. 그리고 土麝香 1分을 牛黃淸心丸에 타서 空心腹하라. 차도가 있으면 달인 약만 계속 완쾌될 때까지 복용하라.

방광암 치료는 通草만 3.5근을 加味하고 신장암과 동일하게 치료하라. 歷節風[一名 부골증], 결핵관절염[一名 鶴膝風 : 류머티스 관절염] 치료법은 동일하다. 뼈에 석회질이 삭아서 골수를 범하면 척추 디스크, 전신 골수암으로 끝나게 되는데 이러한 경우와 신경통의 치료법은 다음과 같다.

집오리 두 마리를 털과 똥만 버리고 다른 데는 건드리지 말고 밭마늘 큰 것 한 접, 작은 것 한 접을 넣고 대파 25뿌리, 민물고둥 大五升, 元白殭蠶 3.5근, 石龍子 0.5근, 白芥子[볶은 것]·杏仁[볶은 것]·神曲·麥芽[볶은 것]·牛膝·羌活·元防風 각 3.5근, 동쪽으로 뻗은 松根 5.5근, 金銀花 3.5근, 蒲公英 3.5근, 夏枯草 1.5근, 생강 1.5근, 대추 1.5근, 元甘草 1.5근을 한데 두고 달이되 O형이면 석고 3.5근을 加味하고 O형이 아니면 석고를 제외하고 달여라.

약을 달이는 상식을 알아야 한다. 약 달이는 솥에 물을 10동이 이상 붓고 달이되 온도가 600도나 700도일 경우에는 약성이 진짜 성분이 우러나오고 900도에서 1,000도 이상의 열이면 약성은 나오나 농약독이 녹아서 나오니 위험한 독성은 피해야 한다. 600도 온도에서 20시간 달여 우러나오는 약성은 진정한 성분이다. 그러나 1,000도 이상에서 나오는 약은 무서운 극약이다. 명심하고 정성을 다하여 달이면 난치병에 神效하다.

• 血淸 注射와 毛孔 注射=솔잎땀을 내도록 한다. 뜸법은 관원과 양 무릎의 족삼리 혈에 뜸을 뜨라. 많이 뜰수록 유익하다. O형 중에 O형 피가 많은 사람도 있다. 가령 O형 피가 100%이거나 80%인 사람이 있다. O형 피가 80%이고 A형, B형 또는 AB형 피가 20%이면 순 O형과 흡사하다. 그런 사람은 1년에 50장씩 뜨라. 過하면 부작용이 오는데 난치병과 같다. 뜸을 뜨다 부작용이 심하면 석고 한 냥에 생강 한 냥 반을 한데 두고 달여서 복용하라. 완쾌될 때까지 복용하라. 약은 약쑥, 부자, 천오, 초오, 천웅 등은 위험하다.

만일 O형 피가 50% 미만이면 3종의 피가 50%에 가까우니 부작용이 천천히 오나 심하지는 않다. 만일 O형 피와 B형 피가 동등하면 인삼과 附子, 약쑥도 위험하지 않고 AB형과 동등하면 약쑥도 부작용이 심하지 않고 上鹿茸도 부작용이 없고 有效하다. B형에 O형 피가 동등하면 인삼과 附子를 많이 쓸 경우 終末에는 부작용이 온다. B형에 A형 피가 동등하면 인삼과 附子도 有效하다. 순 B형은 인삼과 附子도 有效하고 순 A형은 녹용과 약쑥이 유효하다. 태양인[대개 혈액형 AB형] 가운데 순 太陽人은 1만 명에 한 사람 정도 있다.

독극약의 원천은 이러하다. 형혹성에서 통하는 宇宙塵은 硫黃毒素이다. 太陽火球에서 용액으로 化하여 지구에 오면 황토의 宇宙塵은 土液에 합성하여 硫黃鑛石物로 化한다. 本性이 火星의 火氣다. 그리하여 火氣는 根本이고 火性은 本性이다. 그러한 유황을 완전 제독하면 형혹성의 약성과 地中火口의 宇宙塵이 합성한 약성, 地上黃土의 약성을 합성하면 선약이 된다.

제독법은 深山의 황토를 파다가 광목천을 두 겹으로 접어서 자루를 기워 그 자루에 황토를 물에 타서 그 물을 광목자루에 넣고 짜면 황토는 남고 물만 빠진다. 그런 물을 솥에 붓고 유황을 넣고 오래 달이면 물은 마른다. 마르면 다시 붓고 달이는 것을 3일간 하라. 유황에 불이 붙지 않도록 하라. 黃土는 硫黃之母라. 그런 후에 생강즙을 짜서 3일간 황토물에 달여라. 그리고 그 유황을 불에 조금 태워봐라. 유황 냄새가 완전히 가시면 長服하라. 유황을 완전 法製하면 최고 補陽劑이다. 無病健康하고 장수한다. 天罡星에서 통하는 宇宙塵은 水銀毒氣이다. 大毒을 가진 水銀도 천강성의 약성과 地中火球의 약성과 地上黃土의 약성을 합성하면 신비한 약물이 된다. 완전제독하면 萬病의 仙藥이다.

천강성은 수은독을 發하니 태양에서 합하는 宇宙塵 속에 용액으로 化하여 지구용암으로 化成할 적에 수은이라, 독극물로 화하였다.

제독법은 鉛鐵을 녹이고 그 연철이 녹은 물에 수은을 넣고 한참 후에 식히면 수은은 타서 水銀灰가 된다. 그 수은재를 돼지 창자를 끓인 물에 넣고 달이면 창자 국물은 마른다. 그러면 다시 붓고 달이는 것을 3일간 하고 그다음은 진한 생강차에 3일간 달여라. 그렇게 하면 누구에게도 이상이 없다. O형도 안심하고 쓸 수 있다.

河魁星에서 發하는 砒霜毒氣는 宇宙塵에 합류하여 태양의 용액이 되어 지구용암으로 지구가 化成하니 地中鑛石物 중에 도처에 砒霜鑛石도 분포되어 있다. 그러나 지구에 감로수가 없는 지역은 大毒을 지닌 비상이요, 한반도 지역은 독이 약하다. 그러나 지금은 천상의 大毒이 地上에서 合하여 地上毒이 서서히 大毒으로 변한다.

제독법은 王大棗肉을 곱게 찧어서 솥에 물을 붓고 흠씬 달여 짠다. 대추 한 되면 비상 한 근을 섞어 달여서 물이 마르면 다시 대추 삶은 물을 넣고 달여라. 물이 마르면 다시 대추 삶은 물을 붓고 계속하여 3일간을 달여라. 그런 뒤 생강물에 달이고 생강물이 마르면 계속 생강물을 넣고 달여라. 그렇게 3일간을 계속하라. 생강을 곱게 찧어서 솥에 넣고 물을 많이 부어 흠씬 달여라. 그 물에 3일간을 계속 달이되 생강 달인 물이 없으면 생강 달인 물을 만들어 달이면 완전 法製된다.

쉬운 해독법은 쌀밥을 10인 가족이 먹을 정도로 지을 때 밥이 잦아들 적에 솥에서 부글부글하는 물소리가 적어지면서 솥바닥에서 밥이 눋는 소리가 바작바작 난다. 그러다가 그 소리가 나지 않으면 그때가 눋는 시간이다. 그럴 적에 밥을 푸고 물을 붓고 불을 조금 더 때어 숭늉을 만들면 아주 구수하다. 그 숭늉에 생강을 넣어 생강차를 달여서 가족이 자주 마시면 독극약에 의한 피해는 면한다. 숭늉차에 황설탕을 타서 마셔라.

지혜가 부족한 지구촌의 가족은 화학자의 유산인 화공약 피해로 너무나도 비참하게 사라져 간다. 나는 인간적으로는 최하등 인간이나 지혜는 神과 동등하다. 지구촌 가족을 영원토록 구하러 왔으나 구하는 神法을 전하고 나면 오랫동안 무지한 인간들의 陰害로 비참하게 살아온 나는 다시는 오지 않고 지구촌을 떠날 것이다.

뇌염·뇌막염·출혈열·뇌성마비 치료법

만병의 요인은 水臟에서 剩餘油의 油精水를 완전히 처리하지 못하면 유아에게 뇌염과 뇌막염, 뇌성마비, 출혈열을 일으키는 원천이 된다. 수장의 기능이 허하여 수분처리가 미흡하면 水性油가 췌장으로 통하여 비습으로 인해 냉을 만나면 냉습이요, 담을 만나면 담습이다. 그것이 剩餘油의 피해로 생기는 난치병의 일부이다.

유아의 뇌염에는 百會穴에 침을 五方鍼으로 一分을 놓는다. 百會는 中央土이다. 土生金하니 左로 西方 五分相距[위치]에 鍼 一分을 놓고, 金生水하니 後北方에 百會에 五分相距로 鍼 一分을 놓고, 水生木하니 東方 五分相距에 鍼 一分을 놓고, 木生火하니 前南方 五分相距에 鍼 一分하여 瀉臟中之熱하고 人中穴에 鍼 一分하면 腦中炎이 解除되어 정신이 명랑해진다.

그러나 무지한 치료법은 해열하기 위하여 얼음에 담가 두니 얼음의 냉독은 電火의 독이요, 아기 身熱의 毒은 熱毒이니 두 독이 합세하면 아기는 사망한다. 사망 전에 침을 놓으면 생명을 구하나 뇌신경마비로 소아마비 증상이나 그렇지 않으면 간질이나 혹은 정신분열증이나 의식불명자가 된다. 그런 아기에게는 숨구멍[顖] 會穴에 그 당시에 침을 놓아 생명을 구하고 그 자리에서 쑥뜸을 3분간 타는 것으로 9장을 떠두면 뇌에 범한 냉독이 혹성의 電流毒과 합성하여 심하더라도 쑥뜸의 열과 자극으로 말끔히 가시고 뇌신경마비는 완쾌된다.

출혈열과 惡性冒毒은 惑星毒이다. 당일 사망자가 많고 급성은 여러 날까지 가는 사람이 있고 만성은 3주 이상까지 사는 사람도 있다.

치료법은 죽염을 팥알만 하게 하여 계속 복용한다. 몇 시간 후부터는 3배나 5배나 10배라도 토하지 않으면 늘려 먹어라. 하루에 완쾌되지 않으면 악성은 생명을 구하기 어렵다. 급성은 3일 안에 완쾌되고 만성은 안심하고 치료된다. 혈청 주사가 우선이나 혈청 주사약을 구할 수 없으면 죽염을 복용해도 완치된다. 죽염은 진품일 경우 안심할 수 있고 가짜[類似品]는 치료는 되나 재발의 위험이 있다. 남의 생명을 경시하는 野人性과 人面獸心의 未開分野를 하루 속히 청산하라.

인간의 본성은 生心過程에 태양보다 淸明精光하거늘 古今에 野人指導者의 소수에 의하여 大衆은 換心하니 惡法之弊는 독사독보다 尤甚하다. 五色은 人心을 오염하니 赤白靑黑에 오염되지 말고 黃明한 본심을 찾는 도덕교육을 하라. 무서운 핵이 폭발될 날도 멀지 않다. 오염도 공해독이요, 위정자의 오염도 공해독이다. 古人은 명담이 많다. 識者憂患이라 하고 선무당이 사람을 해친다 하고 반벙어리가 무섭다 하고 떠돌이 약장수는 인명을 경시하니 주의하라.

불치병과 난치병 환자는 祖上陰德이 쇠진하고 가운이 쇠진하고 財運이 쇠진하고 자신도 불운에 처한 사람이다. 그리하여 古人은 우환이 도적이라 하였다. 이런 어려운 일은 국가시책이 德治하면 德化萬邦하리니 太平

聖世에 惡性怪疾이 창궐하리오? 그다음은 修道修德者와 學行이 平準 以上인 人士는 現實不運에 처한 時局安定을 위하여 先導者로서 훌륭한 역할을 하면 智德의 힘으로 人衆勝天하리라. 그렇지 않으면 邪敎의 난립으로 亂政을 초래할 염려도 크다. 치안을 위협하는 불순세력의 원천인 邪敎와 敎界의 私心에서 우러나는 私行은 결국 비행의 폐단이 되니 學行을 근본으로 하는 교육자의 급선무는 솔선수범이다.

뇌염·뇌막염·뇌성마비·뇌암·小兒驚癇에 神效한 加味天麻湯

桑白皮 4錢, 天麻 2錢, 香附子·橘皮·酸棗仁[炒黑]·夏枯草 각 1錢 半, 蘇葉·葛根·小茴香[微炒]·牛膝·赤茯苓·烏藥 각 1錢, 玄胡索·紅花 각 8分, 蓮肉 1錢 半, 생강 5쪽.

혈관암, 넓적다리 오금의 癌腫, 무릎 오금의 암종 처방

• **치료법**=반듯하게 누워서 환부가 크면 당처에 마늘을 곱게 다져서 1㎝ 두께에 5㎝ 넓이로 펴놓고 그 위에 약쑥뜸을 떠라. 한 장 타는 시간이 15분 이상이 될 정도로 크게 떠라.

약쑥의 약성은 신비하고 火力의 온도로 마늘이 끓으니 마늘의 끓는 물이 종처에 닿으면 최고의 암약과 腫瘡藥이 된다. 한번에 30장을 뜨고 그 다음날 재를 털어내고 다시 마늘을 다져서 펴놓고 전날과 같이 떠라. 9일간을 뜨면 완전히 녹아 빠진다. 그곳에 고약을 완치될 때까지 붙여라. 매일 하루에 한번씩 갈아 붙여라.

양다리가 부어 터지는 환자가 있다. 그런 환자는 암종이 시작한 당처에 마늘뜸을 떠서 毒水를 뽑아내고 발목의 복사뼈에 마늘뜸을 떠서 남은 毒水를 마저 뽑아내라. 그리고 습진이 심한 사람은 楡根皮 1근 반을 삶은 물 반 되에 죽염 500g을 타서 환부에 바르곤 하라. 완치될 때까지 바르라. 암으로 된 肩腫과 암으로 된 背瘡[등창]도 마늘뜸을 뜨라.

手指癌 神方

일명 蛇頭瘡이라 한다. 손가락이 곪는 것은 생손이라 한다.

•**치료법**=유근피 3근 반을 삶은 물에 죽염 1근을 타서 물을 한 되가량 되게 한 후 곱돌솥을 구하여 가스 곤로에 얹어놓고 처음에 손을 담글 만큼 뜨겁게 하여 손을 담그면 하루하루 지남에 따라 손가락을 완전히 데는 때가 온다. 그러면 혈관을 따라 핏속에 있는 독이나 호흡으로 흡수한 화공약독이 서서히 부분적으로 흘러나온다. 완치될 때까지 치료하라. 足指癌의 치료법도 手指癌 치료법과 동일하다.

足趾癌 神方

두 가지 치료법이 있으나 하나는 전할 수 없이 너무 어렵다. 鷄糞을 태워 흰 연기로 치료하는 법이나 三冬 혹한 시절은 문을 닫고 치료하면 폐암에 걸릴 위험성이 많다. 마늘뜸을 3주간 뜨면 하반신에 독소가 흘러내려 낫게 되니 완치될 때까지 치료하라.

足趾癌 치료법은 鷄糞白을 乾燥粉末하고 토기[뚝배기]를 큰 것과 작은 것 두 개를 구하여 大는 밑에 놓고 小는 위에 엎어놓는다. 그리고 중심에 穿孔하여 下土器에 炭火를 피우고 鷄糞白 분말을 덮어놓고 연기가 中孔으로 상승하도록 알맞은 설비를 한다. 그런 후에 발꿈치를 얹어놓고 2주일이나 3주일을 계속 쏘이면 전신의 악성염이 완전히 해소된다.

중병을 치료하는 의학자는 현명한 두뇌를 개발하여 鷄糞白을 이용한 치료법을 연구하라.

피부암 神方 – 毛孔 주사법

음식물로 흡수하는 농약독과 호흡으로 흡수하는 공해독, 毛孔으로 흡수하는 極微한 세균과 不治의 독소는 인간의 생명에 不救의 病患이다.

지구촌에 化工藥으로 인해 발생하는 공해독·농약독이 증가하면 宇宙塵 속에 太陽光線을 타고 오는 熒惑星·河魁星·天罡星의 독소가 光線을 타고 地中의 火毒, 鑛石物毒과 地中의 化工藥毒과 합성하여 혈관에 침투하여 惡性으로 化하면 不治의 重患이 된다. 그러나 사람의 지혜는 반드시 重患을 치료하는 妙法을 찾아낸다.

皮膚癌 중에 극심하면 피부가 타서 숯검댕이가 되는 것이 있다. 皮肉에 혈관이 完全히 灰盡하기 전에는 장부가 상하지 않고 장부가 상하기 전에는 심장 기능이 정지되지 않는다. 생명이 남아 있는 한 치료는 가능하다.

竹鹽水 沐浴法·松葉取汗

松葉 두 가마를 온돌을 달군 뒤 그 위에 펴놓고 七寸 高에 四尺 廣을 편 다음 죽염 250g을 물에 타서 사람이 누울 자리에 뿌리고 삼베 홑이불을 깔고 그 위에 사람이 누워서 머리에 수건을 쓰고 땀을 흠씬 낸다. 땀을 들일 때는 서서히, 몸을 식힐 적에는 바람을 쏘이면 寒毒이 침입하니 누구나 땀을 잘 내고 식힐 때 극히 주의해야 한다.

頭痛 頭風은 偏頭痛·偏頭風·熱厥頭痛·熱厥頭風, 血厥頭痛·血厥頭風, 氣厥頭痛·氣厥頭風, 痰厥頭痛·痰厥頭風, 冷厥頭痛·冷厥頭風이 있다.

偏頭風 치료

집오리 2마리를 털과 똥만 버리고 푹 달인 후 기름은 걷어내고 큰 마늘 한 접, 작은 마늘 한 접, 대파 2뿌리, 민물고둥 大 5斤, 東行松根 3.5근, 元防風 3.5근, 羌活 3.5근, 天麻 3.5근, 遠志 3.5근, 當歸 3.5근, 川芎[去油] 3.5근, 細辛 1.5근, 荊芥 0.5근, 薄荷 0.5근, 생강 1.5근을 넣고 푹 달여 복용한다.

偏頭痛 처방

집오리, 마늘, 대파, 민물고둥, 元防風, 羌活, 天麻, 遠志, 當歸, 川芎, 細辛, 荊芥, 薄荷, 생강 등 偏頭痛 치료법은 偏頭風 藥과 동일하나 楡根皮 3.5근을 더 넣는다.

연탄중독·독사독 치료법

연탄독은 혈관으로 침투하여 간장과 심장에 마비를 일으킨다. 東海産 마른 명태 5마리를 흠씬 달여 먹게 한다. 혼수상태이면 호스를 이용하여 목구멍에 넘어가게 하면 된다. 한번에 끝나지 않으면 2~3차 계속한다. 독사독도 동일한 치료법이다.

연탄독과 독사독 치료법으로 東海産 마른 명태를 공개한 지도 오래되나 同族이 불신하고 있어 널리 이용되고 있지 않다. 이러한 現實은 被害者만 불행한 것이 아니라 地球村 家族 모두에게 불행한 일이다.

折骨·絶骨·破骨 치료법

土種紅花씨는 신비의 약이나 外來種이나 輸入品은 土種과 달라서 神效하지는 않다. 그러나 折骨이나 破骨에는 제일 가는 약이다. 불에 살살 볶아서 粉末하여 생강차에 타서 마시면 된다. 분량은 찻숟가락으로 하나씩 하고 하루에 3번 식전에 복용한다. 젊은 사람은 일주일 만에 완치되는 사람이 많고 그다음이 2주일이요, 노쇠한 사람은 3주에서 그 이상 치료하는 사람도 간혹 있다.

手足이 절단된 사람은 그 부분을 정확히 맞추고 분말로 된 竹鹽을 구하여 가루를 뿌린다. 그렇게 하여 出血이 금방 멎도록 하고 출혈이 완전히 멎으면 잘 묶어놓고 홍화씨를 法製하여 완치될 때까지 달여서 복용한다.

毛孔에서 흡수하는 무저항균과 鼻孔에서 흡수하는 저항균과 음식물로 흡수하는 저항균은 독성 중에서 강자이다. 저항균은 살균제에 멸하고 무저항균은 살균제에 반응이 약하다. 무저항균은 오랜 후에 결국 극강한 저항균으로 변하는데 그렇게 되면 통증이 심하여 결국 종신하게 된다.

나병 치료에 쓰이는 비상과 고삼으로 제조한 술은 독주이나 주정 속에 있는 核은 마취제이다. 大毒으로 이루어진 독균은 무저항균이다. 독주 속에 있는 주정의 핵에 녹아서 수분으로 변하니 대소변으로 처리된다. 아무리 독한 독소도 분산되면 약화되고 종말에는 無로 끝난다. 공간의 벼락도 흩어지면 전류로 변하는 것이 자연의 원리이다. 무저항균도 百의 하나가 화하고 千의 하나가 화하고 萬의 하나가 화하면 극강한 악성 저항균이 되어 생물의 생명을 종식시킨다.

그리하여 毛孔으로 왕래하는 무저항균은 코로 왕래하는 저항균에 합류하고 코로 왕래하는 저항균은 음식물로 왕래하는 저항균에 합류한다. 흡수하는 균은 來者요, 呼伸하는 균은 往者이다. 水中의 균은 무저항균이요. 異物質이 침입하여 水分이 변질하면 저항균으로 변화한다. 공기도 그러하다. 天上에서 통하는 宇宙塵의 독성과 地中에서 통하는 地上火口의 독성이 地上空氣 중에서 相合하면 완전 중화되어 萬種生物이 化生하는 色素로 변화한다. 공기 중에서 化하는 색소와 색소 중에서 化하는 分子와 分子 중에서 化하는 包子와 包子 중에서 化하는 것이 子核이다. 子核은 쌀눈이다. 素核은 分子요, 分子核은 包子요, 包子核은 쌀눈이다.

核은 上中下 三核이다. 上核은 空氣 中에서 化하는 色素요, 中核은 色素 中의 化하는 分子요, 下核은 分子 中에서 化하는 子核이니 쌀눈이다. 色素 中의 分子는 三分子요, 包子도 三包子이다.

예를 들면 分子所生 中에 松木은 松·栢·側柏 三種이다. 包子는 桃果類도 外包, 中包, 內包이다. 人間도 上焦, 中焦, 下焦이다. 上焦의 三十六種의 조직은 天上群星의 宇宙塵 속에 형혹성과 하괴성과 천강성의 강한 독성이 합류하여 지상공기 중의 공해독으로 呼吸과 毛孔으로 吸收하여 난치병의 원천이 되고 地中火口의 각종 독성이 地上 空氣 中에 天上星群의 無限 數의 독성과 지하 광석물의 각종 독성들은 太陽鎔液이 宇宙群星의 無限毒性과 太陽火毒으로 합성하여 鎔巖으로 化成하면 오랜 후에 大海가 이루어진다.

海水 中에 50%는 水星과 木星에서 통하는 강력한 해독제요, 30%는 土星과 金星에서 통하는 중화제요, 20%는 火星에서 통하는 강력한 독성이나 地上에서 毒劇藥을 생산하여 이용하니 天上에 河魁星과 天罡星에서 강력한 毒氣가 太陽光線을 따라 지상 공기 중에서 합성하니 공해독이다. 中焦도 동일하고 下焦도 동일하나 下焦의 조직은 근본이 虛하여 공해독의 피해가 크다. 竹鹽을 복용하고 毛孔 주사를 하면 無病健康할 수 있다.

齒骨髓癌·齒骨髓炎 치료법

竹鹽을 소량으로 항상 입에 물고 있다가 넘긴다. 물고 있는 양이 많아지면 뱉는다. 쉬지 않고 계속 물고 있다가 삼키기도 하고 뱉기도 하는 것을 완치될 때까지 반복한다.

주사법은 죽염을 주사하는 법이다. 주사약 0.5cc를 주사하되 바늘을 下向하고 찌른다. 병균을 아래로 몰아내면 滅하는 시간이 빠르고 위로 몰아 올리면 병균을 滅하는 시간이 지지부진하게 된다.

동물의 毒水는 毒性에서 化하고 毒性은 독기에서 化하고 독기는 靈毒에서 化하니 靈毒은 地氣로 化하는 地靈이니 靈이 特別하면 靈特하다 한다.

靈特은 大毒에서 化하니 山川精氣神에서 통하여 化하는 特氣를 말한다. 古代 大舜은 大聖大孝라. 兩親을 至誠으로 奉養하나 서모나. 每日 殺舜爲樂이다.

식사 時면 毒劇藥으로 殺舜爲計나 독극약의 피해는 전혀 없으니 결국 蓋草放火하고 穿井覆蓋하여도 不死하니 위대한 인물은 水臟과 膵臟에서 靈力이 相合하는 靈特한 者이다. 그다음 神氣가 相合하니 神通한 者이다.

그다음은 精氣가 상합하니 精力者이다. 每事에 배짱 좋은 방역자라 氣魄이 좋은 인물이다. 그다음은 俗性之人이다. 저속하니 참으로 범부이다.

그리하여 단전에 靈灸法을 설하여 정신력이 극강하면 자연 心臟靈特하여 독특한 性力이 전신에 충만하면 靈明神通하여 지구촌 가족은 永世多福하고 永世慧鑑케 된다.

뇌암 시초에서 오는 中耳炎 치료법

피마자 나무에서 합성하여 地龍精의 製造法

古家집 壁土를 求하여 펴고 그 위에 硫黃末을 뿌리고 피마자를 심어서 키우다가 음력 6월에 제일 큰 마디의 윗 마디 밑에 구멍을 뚫고 白色 띠를 띤 地龍 한 홉을 넣어둔다. 霜降時節에 피마자 열매를 따고 난 뒤 마디 위를 잘라 그 물을 따라두고 그 물에 귀를 씻어내고 솜에 그 물을 찍어서 귀에 막아두었다가 아침에 갈아준다.

피마자 나무가 손으로 한 줌만 되면 地龍을 한 홉씩 넣어둔다. 古家 壁土나 온돌흙을 이용하여 유황을 두면 유황정이다. 地龍精과 化成하면 뇌암으로 오는 중이염을 고치는 神藥이 된다. 중이염이 완쾌되면 뇌암도 완치된다. 古家 壁土에 인간의 體臭에서 化成하는 암약 성분의 神祕이다.

地球에 味酸鹹한 百草 中에 참시양과 개시양과 괴시양이 있으니 그 물을 짜서 졸이면 酸性은 輕淸하니 증발하고 鹹性은 重濁하여 發散하지 않으니 함성만 남는다. 그리고 오배자가 여는 붉나무가 있으니 霜降 後에는 그 열매가 白雪같이 흰데 그 맛이 酸鹹하여 간수 대신으로 두부를 제조하면 두부 맛이 일품이다. 바다에서 나온 간수보다 나으며 소금에서 나온 간수보다 낫다. 그러하니 水星에서 發하는 鹹性과 地中에서 發하는 鹹性은 그 맛이 다르다.

水星은 黃土質과 白土質과 黑土質과 靑土質과 赤土質이 具備하지 않으니 甘味에 차이가 크다.

五色土質의 甘味를 지구에서 찾아보라. 농산물도 五穀의 甘味가 土肥를 안 한 死土에서 생산되는 것은 맛이 다르고 기타 米穀菜菁의 맛도 다르다. 死土에서 生産되는 곡물은 공해독에서 死血이 化成하니 難治病이 自生한다. 그러하니 농부는 인간의 생명선인 식량에 공해독이 과하면 괴질을 피할 길이 極難하고 工業도 化工藥毒을 無心하게 생각하면 위험은 자연히 따른다.

化學物質은 化工藥毒과 農藥毒의 被害物로 化하여 害는 惡性疾患과 惡性神經疾이 허다하여 지금은 살인사건이 不絕하니 公害毒은 可恐할 일이다.

土質도 死土에 土肥를 계속하고 年年히 生土를 약간씩 더하면 生土의 甘性氣運과 土肥에서 助甘性氣運이 相合하면 生土는 死土를 中和시키어 死土에서 化生하는 惡性害蟲을 완전 소멸시킨다. 그리하여 死土 회생하여 五穀에 眞味가 부활한다. 그리하여 生物의 肥肉은 영양 충분하고 위생시설이 안전하면 生土質에서 얻은 眞味로 인해 무병장수한다.

그렇지 않으면 年年히 中脘과 關元에 약쑥으로 뜸을 떠야 한다. 1년에 三十세 時節은 300장씩 뜨고, 四十에 400장 뜨고, 五十에 500장 뜨고, 六十에는 1,000장을 뜨고, 七十, 八十, 九十에도 1,000장씩 떠야 한다.

남녀 간에 뜨되 여자의 경우는 多産하든지 産後調理를 못 한 사람은 다른 사람에 비하지 말고 완쾌될 때까지 떠야 한다. 뜸을 뜨면 누구나 몸에 팽창하는 농약독이나 化工藥毒이 완전 해소된다. 약쑥 한 장이 5분 이상 타는 것으로 뜬다. 死血로 인하여 濕痰이 성하면 만병이 生하여 심지어 癌病까지 생긴다.

암을 미연에 방지하는 방법은 쑥뜸인데 신비한 약쑥불에서 생기는 온도는 신경을 통하고 약쑥불의 온도로 濁血이 淸血로 변하고 死血은 生血로 化하여 萬病은 물러가고 살결은 白玉같이 영채가 나고 心性은 聖者의 心性으로 바뀐다.

뜸을 뜨는 온도와 강자극은 전신에 통하고 약쑥의 약성은 뇌에 공해독으로 오는 모든 병 중에 毒氣로 化한 害蟲이며 死血의 害毒으로 이루어진 骨髓의 赤色 지네形과 혈관의 黑色 독사形을 生血로 회생시켜 혈관을 정상 유통케 하니 其效如神하다.

암·에이즈의 발생 원인과 치료법

水精體는 鹽이요 火神體는 高熱이니 尖端이요, 土靈體는 金氣이니 最尖端이다. 水曰精이니 水精體에 火神을 加하면 竹鹽이요, 火曰神이니 火神體에 土靈을 加하면 竹鹽이요, 土曰靈이니 土靈體에 金氣를 加하면 竹鹽이다.

그리하여 서해안 연평도의 천일염에 王竹의 木性과 深山 黃土의 土性과, 熱火의 高熱은 火神이니 高熱中心에 火神의 신통력으로 제조된 죽염은 三神의 묘약이며 五性의 神藥이다. 죽염은 주사약으로 신통력을 가진 영약이다. 그러하니 難治病에 全能하고 전무후무한 건강비결이며 장수와 행운의 비결이다.

그리하여 三神과 五性으로 靈引合成物이 죽염이다. 鹽의 鹹性과 火의 苦性과 土의 甘性으로 이루어진 三神의 神法妙藥이다. 三神으로 化成하면 氣와 性은 不期而會하니 五神이 共感共通하는 法이다. 五神은 혈관을 따라 皮肉筋骨에 旋通하니 죽염은 만병통치하는 만능의 묘약이다. 인간은 탄생 시에 水精의 원천인 鹽中에 죽염 성분이 天然하여 근골이 化成하니 骨屬精이요, 筋屬性이며 肉屬靈이다. 그리하여 血屬神하니 氣는 四神을 따라 循環無端한다.

인간은 氣가 허약하면 만병이 自生한다. 그러나 현실은 아주 다르다. 농약의 피해와 化工藥의 피해가 全身에 극도로 팽창하면 첫째, 신경을 둔화시키고 신경이 둔화되면 피가 흐려져 死血이 많아지고, 死血이 많아지면 만병이 서서히 싹튼다. 싹이 튼 지 오래면 배 속에 가득 찬 가스를 합하여 독소로 변한다. 독소가 체내에 유통하는 전류를 전기로 급변하면 急變處를 암이라 한다. 그러면 전신에 유통하는 전류는 전기로 化하니 자연히 癌病의 조직은 전신이 원천이다.

그런데 源泉을 급하게 악화시키는 법은 첫째, 수술이요, 둘째 조직검사요, 셋째 약물실험이다. 癌病은 전기가 음으로 양으로 胎動하는데 칼을 대면 칼 속에 잠재하여 있는 강한 火毒은 陽電이요, 체내에 있는 火毒은 陰電流이다. 十二腸에 있는 가스에 호흡으로 흡수하는 陰電流가 直通하여 혈관과 신경으로 전신에 유통하는데 수술과 조직검사를 하면 칼 속에 잠재한 陰電과 空間에서 통하는 陽電과 腹中의 陰電流와 相合하면 외부의 전류가 내부에 태동하는 전기와 합성하여 전신의 조직이 순간에 灰成하니 古人이 이를 보고 破傷風이라 한다.

破傷風은 수술 외에 조직검사로도 악성으로 변화하니 생명의 위험은 동일하다. 조직을 건드려 악화시키니 人智未達이 大衆生死의 갈림길에서 방황하다 보니 시급한 것은 人智開發이다. 귀중한 인간 생명을 위하여 한 시간이 급하다. 공해독은 체내에 팽창하니 앞으로 10년을 전후하여 出血症과 吐血症과 下血症이 극심하여 생명을 잃게 되니 誤命如夢이다. 그리하여 古人이 이를 急死病이라 하였다.

그럴 적에 救世神藥은 萬能의 先驅藥인 죽염뿐이다. 죽염을 약으로 사용하는 법은 첫째, 복용법이요, 둘째 혈청 주사법이요, 셋째 관장기 주사법이요, 넷째 皮肉 注射法이요, 다섯째 毛孔 注射法이요, 여섯째 齒孔 注射法이요, 일곱째 性器 注射法이다. 性器 注射法은 男女 性交 時에 陰精은 陽精을 따라 藥性이 性器를 통하여 腎膀胱의 性病怪病이 서서히 쾌차한다.

사람은 동성연애하는 남녀가 있다. 동성연애하는 女子의 경우에는 아래에 처하는 여자는 국부마찰로 흥분하면 음정발사로 국부의 피부가 손상함에 따라 외부의 악성 병균이 침투하고 침투한 손상을 따라 병균이 악화되면 陰疽瘡이니 일명 龍瘡이다. 그리하여 악성 자궁암에다 陰部에는 惡性 陰疽瘡이다. 그리하여 항문에도 악성 음저창이 심하면 악성 직장암과 대장암과 소장암까지 되어 나중에는 위암까지 오는데 여자의 小門과 항문의 腸膈膜이 완전히 녹아서 항문과 소문이 창문같이 된다. 남녀의 음정 양정은 胞胎하는 정충으로 化하는 種菌이다. 정충으로 化할 여건이 안 되면 살인균인 음저창균으로 화하니 용창균이다. 남자의 경우에도 심하면 악성 직장암, 악성 대장암, 악성 소장암이 된다. 항문의 악성 음저창도 동일하다.

치료법은 고급 관장기 주사법이다. 그다음은 혈청 주사법이요, 그다음 보조하는 것이 毛孔 注射法이다.

나는 나의 일생을 불행으로 비참하게 終身하나 지구촌의 가족은 영원히 무병건강하고 행복하게 해줄 결심이다. 이 결심은 한시도 변한 적이 없다.

위암의 증상과 발생원리

위암 증상과 병이 발생하는 원리를 설명하겠다. 우선 인간의 생태와 장부의 생성과정과 우주의 비밀은, 즉 인간의 비밀이다. 人身의 신경은 白金氣線이니 전류의 통로이다. 전류는 火이다. 火의 母는 木이요, 木의 母는 水이다. 水火는 極親한 祖孫關係나 水火之中의 變化之功은 木也라. 水生木하고 木生火하니 相克者는 木이다. 木中之金은 引火之本이니 水火之火에 電火之氣가 相通한다. 胃神經은 土中之金이라. 金氣이니 土之母曰火요, 金之子曰水이니 水火의 莫測之變을 電流라, 通金氣하니 妙成胃神經이라. 五行의 五氣가 相乘하여 脾胃에 連係하니 감각을 전달하여 정신과 상통한다.

소화력은 심장에 火氣를 相乘한 肝酸이라. 萬種의 불순물이 침해하면 병이요, 萬種毒氣가 합성하면 암이다. 위궤양암은 식후에 음식물이 위벽에서 中和하니 통증이 없고 消化되어 음식물과 위벽의 간격이 생기면 통증이 시작하니 시초에 궤양은 쓰리고 아프고, 심하면 뼈근하고 아프니 병이 심한 때이다. 그 시기가 넘어서 등도 바르고 결리고 옆구리도 바르고 걸리며 답답한 생각이 심하면 위암이 전신에 퍼지는 때이라 궤양암이요, 胃寒痰成하여 胃神經이 둔화되고 마비되어 胃下垂요, 위하수가 심하면 痰盛하여 가슴이 묵직하고 소화력이 부진하고, 극심하면 먹은 후에 얼마 지나면 음식물도 토한다.

위하수로 오는 위암이요, 胃擴으로 오는 위암은 음식물을 시장할 적에 과식하여 위가 가로 퍼지면 위산이 과다하여 신물이 오르고, 소화불량 증상으로 오는 위암은 중노동하는 사람들이 흔히 걸린다. 胃癰으로 오는 胃癌은 위벽에, 음식물로 오는 식중독은 胃血이 死血로 변하여 血枯症으로 오는 胃癰과 血滯症으로 오는 胃癰 二種이 있다. 증상은 식욕도 없고 먹어도 이상이 없고 아픈 통증도 없고 심하면 안색이 노랗고 기진맥진하여 命盡하는 시간까지 모르고 病苦에도 시달리지 않고 살다 가게 된다. 이것이 위암 식별법이다.

직장암 치료법 – 관장기 주사법

치질은 직장염에서 온다 腸痔는 直腸炎에 直腸癌까지 된다. 직장암 치료법은 관장기 주사법이요, 大腸에 범하지 않도록 小腸 胃門에서 위암까지 죽염을 복용하고 관장기로 주사해야 한다. 겉에서 보이는 치질은 주사기로 치료해야 한다. 소형 주사기에 주사약 2cc를 넣고 양쪽에 주사한다. 한쪽에 2cc 주사하면 양쪽에 4cc가 된다. 깊이는 심하면 2cm 주사하고, 시초나 심하지 않으면 1.5cm만 찌르고 주사한다. 주사약이 진하면 효과 보는 시간이 단축된다.

수술을 5~6차례 한 사람은 10회 이상 주사해야 한다. 치질에 不治는 없다. 그러나 사람의 마음이 不信하면 만의 한 사람이라도 낫지 않는 사람이 있을지도 모른다. 기적은 진실이라 믿는 사람에게만 나타난다. 한 번 주사하고 낫지 않는다고 조급하면 병원에 가서 천 번이라도 수술하라.

자기 병은 자기 정성과 노력으로 치료하라. 치질도 자주 수술하고 낫지 않으면 종말은 불치병으로 終身하는 사람이 많다. 지구 창조 후에 처음 나타나는 사람의 말을 따르지 않는 사람을 무병건강하고 장수하게 할 수는 없다.

지구촌에 恩深惠重하는 大光明은 지혜에서 오고 지혜는 선각자의 神通靈明과 心性과 정신이다. 미물인 곤충도 지네, 독사, 구렁이가 1천 년 이상을 地氣, 地神, 地靈을 체험하고 心得하면 地氣上昇하는 白雲을 따라 유유자적하는 神通을 지니게 된다. 정신통일하여 通神하는 者는 地氣上昇한 雲中에서 놀고 靈化하는 者는 聖者라, 요사한 행동을 하지 않는다. 獸中 여우도 그렇고 魚中의 메기도 그러하고 極善者 잉어는 萬物之靈長이라. 地氣·地神·地靈·地精을 체험하고 心得하면 승천하는 神龍이요, 大慈大悲한 慈悲心으로 地氣·地神·地靈·地精·地性을 체험하고 心得見性하니 우주의 獨尊者 釋佛世尊이다.

佛은 우주의 最靈·最神·最精·最性하니 世尊之氣는 즉 宇宙之氣이다. 宇宙之氣는 우주의 삼라만상에 창조주요, 造化翁이다. 世尊은 宇宙萬象에 一象이요, 地球萬物에 一色이다. 宇宙象 中에 無色體는 變化莫測이요, 生老病死를 해탈한 神種이다. 지구만물은 有色體라, 生長하여 年久歲深하면 神化하니 神仙과 道覺한 禪師가 한반도에 수천 년을 계승한다. 그러나 生老病死를 해탈하는 神仙은 與天爲一하니 萬年間에 극소수이다.

神人의 지혜로 창조되는 현대 의학·藥學

지금 背腫, 背瘡은 공해독으로 癌腫이 된다. 현대 화학이 발달하여 화공약독으로 오는 공해와 농약으로 오는 공해는 현대병이니 고대 의술에는 치료법이 없다. 현대 의학으로 치료하고 약도 현대 약학으로 치료하라. 현대 의학은 神人의 지혜로 창조하니 현대 의학이요, 신인의 지혜로 창조하니 현대 약학이다. 지구촌의 생물은 생명의 원천이 五大洋이요, 五大洋의 원천은 은하계 群星이요, 그리고 인간의 근본은 五行이요, 五行의 근본은 五色素요, 五色素의 근본은 水요, 水의 근본은 鹹性이다. 함성은 지상 생명의 원천이다. 그리하여 함성의 원료인 죽염은 만병치료의 만능약이다.

모든 독극약에 약성은 독성이다. 독성은 악성으로 변하니 그중에 인간만이 毒極性에 물든다. 악성에서 오는 괴질은 화공약독의 추세에 따라 더욱 악화하니 인간도 악성으로 변하여 살인 사건과 발악하는 사건이 계속하고 따라서 급사병도 점점 증가한다. 그러다가 10년 후면 인류는 희박하고 지구촌은 초원과 흡사하여 맹수의 해도 공해에 못지 않으니 나는 인간의 神人世界를 창조하여 地上天國이 되게 하리라.

옛적의 의술은 괴질과 급사병을 불치병으로 알고 있으니 지구촌에 人類를 구원하는데 신인세계를 창조하는 태양보다 밝은 나의 慧明은 神藥本草에 기록하여 지구촌에 끝없이 흐르는 동시에 완전히 물러간 전설과 같은 의학을 하루빨리 개선한다. 한 사람의 희생으로 지구촌에 사는 가족이 행복하다면 외면할 사람은 누구도 없으리라.

仁山 김일훈 옹 手抄원고(제1話~제8話)

※편자註 : 우담남성(牛膽南星)은 납월(臘月)에 남성말(南星末)을 우담(牛膽)에 납(納)하고 통풍(通風)이 잘되는 처소(處所)나 혹은 염하(簾下)에 걸어 건조한 것이다.

별명은 진담성(陳膽星)이라 하는 것인데, 남성에 비하여 조성(燥性)이 감(減)하고 력(力)이 완(緩)하여 가히 담적(痰積)을 소(消)하고 경풍(驚風)을 치(治)하고 살충(殺蟲)하는 데 사용한다. 만일 급병풍담(急病風痰)을 치(治)하려면 마땅히 생남성(生南星)을 쓴다.

人山 김일훈 옹 건강강연회 일람표

⟨1986.6.20~1992.3.3⟩

강연회순	개최일자	장소	시간	참석인원
제1회 정기강연회	1986.6.20	서울 한국일보사	2시간	500명
제2회 정기강연회	1986.10.17	서울 한국일보사	1시간30분	400명
제3회 정기강연회	1986.11.28	서울 한국일보사	2시간	300명
제4회 정기강연회	1987.3.7	서울 한국일보사	1시간30분	300명
제5회 정기강연회	1987.5.23	서울 한국프레스센터	1시간30분	400명
제6회 정기강연회	1987.11.21	서울 한국일보사	2시간	300명
제7회 정기강연회	1988.1.15	서울 한국일보사	2시간	500명
제8회 정기강연회	1988.4.30	서울 한국프레스센터	2시간	300명
제9회 정기강연회	1989.4.29	서울 천도교교당	1시간	500명
제10회 정기강연회	1989.5.27	서울 천도교교당	1시간	500명
제11회 정기강연회	1989.7.8	서울 한국일보사	1시간30분	350명
제12회 정기강연회	1989.8.31	부산 부산일보사	1시간	500명
제13회 정기강연회	1989.10.15	부산 부산일보사	2시간10분	500명
제14회 정기강연회	1989.12.2	미국 뉴욕 후로싱	2시간	300명
제15회 정기강연회	1990.3.2	광주 시민회관	2시간	900명
제16회 정기강연회	1990.4.13	대구 어린이회관	2시간	800명
제17회 정기강연회	1990.6.11	중국 연길과학원	2시간	500명
제18회 정기강연회	1990.9.8	서울 천도교교당	2시간	700명
제19회 정기강연회	1990.12.8	서울 천도교교당	2시간	800명
제20회 정기강연회	1991.2.23	서울 천도교교당	2시간	300명
제21회 정기강연회	1991.4.6	서울 천도교교당	2시간	500명
제22회 정기강연회	1991.5.9	서울 천도교교당	2시간	500명
제1회 특별강연회	1989.8.14	함양 인산농장	2시간	50명
제2회 특별강연회	1989.8.15	함양 인산농장	2시간	50명
제3회 특별강연회	1989.11.5	서울 천도교회의실	2시간	50명
제4회 특별강연회	1989.12.6	미국 LA한국회관	2시간	50명
제5회 특별강연회	1989.12.7	미국 LA한국회관	2시간	50명
제6회 특별강연회	1990.1.2	함양 인산농장	2시간	30명
제7회 특별강연회	1990.11.12	서울 천도교회의실	1시간	50명
제8회 특별강연회	1992.3.3	함양 인산농장	1시간	5명

약명(藥名)·병명(病名)·처방명(處方名)

가미보해탕(加味保解湯) 620, 644, 1031, 1033

가미천마탕(加味天麻湯) 583, 1039

간경화(肝硬化) 437, 787, 788, 789

간병(肝病) 117, 372, 813, 906

간산암(肝酸癌) 1033

간암(肝癌) 72, 73, 83, 84, 89, 99, 118, 119, 120, 224, 238, 317, 374, 393, 427, 436, 437, 562, 596, 610, 633, 634, 785, 787, 788, 789, 1021, 1033

간염(肝炎) 317, 596, 633

간질병(癎疾病) 95, 575, 602, 747, 748

갈근(葛根) 583, 1039

감국화(甘菊花) 583

감기 213, 230, 237, 501, 531, 619, 710
감기몸살 152, 231
감로수(甘露水) 40, 46, 57, 78, 88, 89, 93, 98, 99, 106, 132, 133, 137, 360, 464, 496, 532, 533, 542, 553, 562, 594, 723, 724, 727, 729, 730, 731, 732, 736, 745, 746, 755, 780, 781, 782, 792, 793, 806, 807, 809, 816, 833, 902, 1036
감주(甘酒) 368, 649
감초(甘草) 237, 435, 437, 531, 579, 614, 636, 646
갑상선암(甲狀腺癌) 810
강활(羌活) 620, 650, 651, 652, 834, 836, 838, 1031, 1034, 1042
개량종 오이 66, 67, 411
개암나무 864
건강(乾薑) 1018
건망증 102, 583
검버섯 665, 712
겨자 183, 434, 860, 861, 984
겨자인 860
견비통 648
견종(肩腫) 1039
결명자(決明子) 647
결핵(結核) 181, 434, 436, 460, 595, 818, 819, 859, 862
결핵관절염 1034
경도불순 789
경부암 650
경혈증(硬血症) 111, 113
계내금(鷄內金) 213
계란고백반(鷄卵枯白礬) 516, 1006, 1013, 1014

계란흰자위 53, 472, 474, 494, 516, 580, 618, 626, 670, 671, 710, 735
계분(鷄糞) 1040
계분백(鷄糞白) 726, 727, 728, 814, 815
고둥 118, 122, 596
고삼(苦蔘) 835, 1027, 1028, 1043
고삼술[苦蔘酒] 1027, 1028
고시양[괴시양] 367, 370, 371, 916, 917, 1046
고약(膏藥) 117, 1039
고추장 125, 232, 233, 397, 398, 458, 459, 889, 895, 1022
고혈압(高血壓) 207, 221, 644, 755, 790, 867, 1032
골수독종(骨髓毒腫) 1007
골수성암(骨髓性癌) 810
골수암(骨髓癌) 90, 229, 233, 479, 480, 500, 501, 508, 509, 515, 561, 625, 626, 704, 739, 742, 743, 749, 789, 810, 818, 819, 946, 947, 974, 1034
골수염 90, 168, 169, 480, 508, 818
골수종(骨髓腫) 1007
골정수(骨精水) 899
공사인(貢砂仁) 569, 720, 813, 861, 1025
공해독(公害毒) 51, 81, 84, 97, 103, 108, 127, 140, 190, 216, 244, 258, 301, 357, 361, 392, 394, 406, 407, 465, 563, 614, 624, 718, 749, 750, 755, 768, 775, 776, 781, 792, 806, 816, 868, 869, 872, 879, 882, 917, 924, 955, 1038, 1041, 1044, 1046, 1047, 1049, 1052
관장주사법 735, 741, 756
관절염(關節炎) 216, 264, 287, 288, 361, 396, 409, 444, 497, 565, 596, 598, 599, 665, 834, 836, 917, 973, 1034
괴질(怪疾) 68, 110, 111, 116, 136, 162, 163, 281, 282, 295, 300, 352, 476, 477, 482, 515, 628, 701, 715, 718, 867, 868, 924, 1046, 1053

구강암(口腔癌) 180, 181, 182, 568, 626, 817, 818, 917, 946, 947, 985

구기자(拘杞子) 620

구법(灸法) 57, 59, 115, 141, 156, 175, 179, 536, 794, 907

구암(口癌) 1006

구종심통(九種心痛) 726

국제매독 580

귤피(橘皮) 583

궤양암(潰瘍癌) 1051

궤양증(潰瘍症) 389, 567

귀룡탕(歸龍湯) 813

귀머거리 93

극약독(劇藥毒) 870, 962

근육암(筋肉癌) 739, 742, 749

금단(金丹) 154, 157, 215, 704, 901

금액단(金液丹) 215, 225

금은화(金銀花) 183, 263, 500, 561, 578, 592, 642, 719, 1021

급성결핵(急性結核) 147

급성뇌막염(急性腦膜炎) 473, 573, 599

급성뇌염(急性腦炎) 473, 573, 599

급성백혈(急性白血) 147

급성심부전(急性心不全) 148

급성폐렴(急性肺炎) 146, 147, 590, 812, 1002, 1025

급병풍담(急病風痰) 1053

기관지늑막염 1025

기관지암 435, 437, 1025

기관지염 825

기궐두통(氣厥頭痛) 1041

기궐두풍(氣厥頭風) 1041

기식법(氣息法) 506

기압법 260

기압술 260, 261, 765

기적(氣積) 143, 907

꼽추 56, 90, 91, 93, 94, 96, 128, 262, 264, 321, 715

꿀 62, 63, 215, 224, 238, 239, 363, 465, 493, 635, 729, 778, 785, 877

꿀배 983

나병(癩病) 95, 333, 404, 661, 665, 666, 667, 668, 669, 673, 674, 676, 701, 711, 715, 746, 747, 748, 759, 829, 830, 831, 834, 835, 840, 1027, 1028, 1043

난반(卵礬) 536, 626, 627, 631, 632, 637, 641, 642, 643, 648, 649, 667, 673, 674, 675, 676, 677, 679, 680, 734, 735, 946, 1014

난소암 650

남성말(南星末) 1053

남양쑥 145

납저유(臘猪油) 386, 404, 410, 673, 674, 675, 676, 677, 678, 679

내종병(內腫病) 901, 973

내피종(內皮腫) 161

냉(冷) 382, 755, 1018

냉궐두통(冷厥頭痛) 1041

냉궐두풍(冷厥頭風) 1041

냉적(冷積) 143, 318, 506, 907

냉증(冷症) 738
너삼 831, 834, 835, 836, 838
노나무 437, 635, 1033
노루배꼽 820
노환(老患) 251
녹반(綠礬) 494, 495, 535, 536, 578, 579, 580, 618, 619, 620, 627, 628, 631, 673, 674, 675, 710, 735, 946, 947, 949, 955, 963
녹용(鹿茸) 57, 134, 150, 165, 178, 207, 215, 241, 652, 714, 720, 813, 820, 1035
농약독(農藥毒) 229, 236, 237, 238, 244, 282, 378, 379, 387, 388, 389, 391, 392, 395, 408, 425, 429, 444, 460, 465, 515, 703, 706, 834, 872, 1034, 1041, 1047
뇌막염(腦膜炎) 599, 815, 1037, 1039
뇌성마비 1037, 1039
뇌신경마비 1038
뇌암(腦巖) 119, 318, 319, 408, 409, 501, 502, 509, 510, 568, 627, 648, 711, 733, 818, 819, 946, 947, 1039, 1046
뇌염(腦炎) 509, 573, 599, 714, 815, 1037, 1039
뇌종양(腦腫瘍) 509
뇌진탕(腦震蕩) 74, 583
뇌출혈(腦出血) 537, 583, 755, 907, 951
뇌혈전(腦血栓) 755, 951
누룩 435, 545, 569, 728, 814, 815, 836, 883, 893, 894, 924, 972, 973, 975, 1027
눈병 711, 758
느릅나무 213, 214, 263, 367, 368, 369, 371, 437, 500, 593, 634, 673, 675, 711, 756, 758, 759

느릅나무 껍데기 437, 500, 593, 711, 756, 758
느릅나무 뿌리 214, 367, 368, 634
늑막암(肋膜癌) 1025
늑막염(肋膜炎) 90, 168, 169, 396, 592, 641, 642, 645, 790, 861, 901, 917, 973, 984, 1025

다래끼 719, 758, 817
다슬기 83, 122, 596
단전구법(丹田灸法) 144, 156, 455, 503, 508
단전호흡(丹田呼吸) 137, 138, 142, 143, 156, 239, 259, 260, 303, 308, 309, 314, 317, 318, 320, 321, 322, 323, 325, 432, 455, 502, 503, 505, 506, 507, 904, 906
닭간질 95
담(痰) 182, 392, 395, 431, 643, 784
담관암 1033
담궐두통(痰厥頭痛) 1041
담궐두풍(痰厥頭風) 1041
담낭암(膽囊癌) 788, 789, 1033
담석증(膽石症) 195, 634, 787
담적(痰積) 143, 907, 1053
당귀(當歸) 190, 583, 620, 1016, 1018, 1031, 1042
당뇨병(糖尿病)‧당뇨 61, 62, 63, 64, 65, 122, 123, 124, 140, 221, 282, 288, 289, 443, 457, 564, 565, 570, 571, 572, 575, 583, 597, 598, 668, 669, 674, 676, 701, 703, 711, 745, 746, 951, 952, 980, 981

1063

당목향 1025

당사향 1029

당산사 1025

대나무 233, 258, 286, 287, 357, 358, 370, 435, 461, 462, 472, 531, 544, 563, 564, 565, 569, 571, 597, 669, 700, 701, 708, 730, 781, 783, 869, 870, 982, 1013

대장암(大腸癌) 282, 502, 580, 616, 619, 675, 1049, 1050

대장염(大腸炎) 66, 651, 754

대조(大棗) 1016

대추 211, 237, 614, 636, 648, 756, 1012, 1025, 1026, 1027, 1028, 1034, 1036

대파극(大巴戟) 620, 1031

대풍창(大風瘡) 835

대하증(帶下症) 1017

도마뱀 595, 596, 651, 814

독감(毒感) 152, 242, 531

독사 41, 50, 51, 87, 88, 133, 135, 136, 146, 163, 189, 190, 218, 220, 222, 223, 300, 301, 334, 346, 426, 480, 498, 559, 592, 624, 633, 681, 682, 718, 729, 802, 803, 818, 819, 853, 874, 901, 950, 1052

독사독 558, 559, 592, 681, 682, 705, 809, 882, 1038, 1042

독충오공형병(毒蟲蜈蚣形病) 1009

독혈증(毒血症) 1020

동맥경화(動脈硬化) 288, 755, 951, 980, 1032

동상(凍傷) 757

동해태(東海太) 592, 638, 705, 809

동행송근(東行松根) 1042

돼지간질 95

돼지창자 390, 391, 406, 407, 409, 422, 423, 464, 467, 1036
돼지창잣국 386, 387, 388, 389, 390, 391, 407, 409, 411, 423, 424, 426
두창(頭瘡) 1023
두통(頭痛) 1041, 1042
두풍(頭風) 1041
둔종둔창(臀腫臀瘡) 1023
디스크 361, 409, 648
땅콩 123, 124, 288, 289, 429, 443, 702, 703, 745, 951, 952, 1006
뜸 55, 56, 58, 81, 93, 94, 96, 97, 104, 123, 127, 128, 139, 140, 143, 144, 145, 148, 150, 155, 164, 169, 171, 172, 173, 175, 178, 179, 206, 208, 210, 211, 216, 217, 224, 259, 318, 321, 361, 471, 480, 481, 498, 502, 508, 509, 577, 578, 593, 600, 601, 606, 608, 610, 611, 612, 614, 615, 624, 625, 626, 628, 635, 636, 647, 683, 685, 686, 687, 712, 713, 714, 716, 719, 739, 748, 749, 752, 755, 756, 765, 766, 767, 769, 792, 793, 794, 795, 796, 797, 803, 806, 808, 811, 872, 880, 888, 893, 900, 907, 913, 914, 922, 948, 952, 1008, 1010, 1012, 1015, 1024, 1026, 1035, 1047
뜸쑥 117, 748, 1010

류머티스 444, 834, 973, 1034

마늘 82, 83, 84, 93, 98, 107, 108, 118, 149, 214, 242, 243, 244, 263, 364,

372, 373, 411, 435, 460, 461, 462, 465, 466, 545, 547, 569, 628, 651, 720,
739, 743, 757, 810, 811, 812, 813, 814, 816, 820, 837, 838, 840, 844, 845,
860, 862, 870, 871, 873, 879, 882, 894, 895, 896, 899, 900, 901, 903, 917,
956, 1007, 1018, 1039, 1042
마늘뜸 372, 627, 757, 879, 1009, 1039, 1040
마른명태 50, 51, 57, 60, 140, 206, 214, 224, 498, 559, 563, 591, 592, 594,
638, 705, 716, 809, 881, 955, 1042
만령단(萬靈丹) 97
만성염(慢性炎) 161
만성용창(慢性龍瘡) 177
말간질 95
맥문동(麥門冬) 583, 720, 1027
맥아(麥芽) 214, 545, 569, 728, 815, 1007, 1018, 1025, 1026, 1034
맹인(盲人) 93, 96, 1002, 1023, 1024
메기 88, 1052
메주 893, 894, 904, 972, 975
명태 50, 51, 214, 410, 499, 499, 553, 557, 559, 560, 591, 592, 638, 729,
809, 832, 865, 881, 882, 955, 1042
명탯국 206, 882
모공주사법(毛孔注射法) 789, 1003, 1032, 1041, 1049, 1050
모공출혈(毛孔出血) 113
목적(木賊) 647
몰약(沒藥) 1027
무궁화꽃 813
무 214, 858, 859, 860, 861, 879, 883
무엿 213, 236, 237, 434, 436, 720, 813, 859, 880, 984
무좀 404, 637, 679, 758

문둥병 661, 667, 707

민물고둥 82, 83, 84, 98, 123, 244, 393, 437, 596, 597, 633, 634, 1007, 1016, 1018, 1025, 1026, 1033, 1034, 1042

박하(薄荷) 1042

방광암(膀胱癌) 728, 815, 905, 1034

방광염(膀胱炎) 726

방사능독(放射能毒) 229, 233, 236, 237, 258, 284

방사선(放射線) 363, 557, 571, 796, 806, 835, 840, 984

방풍(防風) 651, 834

밭마늘 118, 462, 808, 810, 811, 1016, 1018, 1025, 1026, 1034

배멀미 710

배앓이 232, 233, 458

배종(背腫) 1052

배창(背瘡) 1039, 1052

배추 214, 858, 859, 860, 861, 862, 879, 911

배추엿 880

백강잠(白殭蠶) 620, 1031

백개자(白芥子) 183, 434, 545, 569, 641, 835, 860, 883, 1007, 1010, 1012, 1016, 1018, 1026, 1033, 1034

백금(白金) 53, 104, 140, 196, 197, 201, 202, 219, 247, 316, 331, 352, 398, 401, 414, 415, 459, 474, 488, 495, 531, 561, 565, 579, 709, 777, 870, 900, 947

백금성분(白金成分) 53, 398, 459, 561, 782, 863, 947

백납 643, 644

백내장(白內障) 719

백대하(白帶下) 1005, 1017

백두구 1025

백령사(白靈砂) 220

백모근(白茅根) 583

백미(白薇) 720

백반(白礬) 494, 495, 496, 516, 535, 536, 580, 618, 619, 626, 628, 669, 670, 671, 710, 735, 946, 949, 963

백복신(白茯神) 620, 1031

백설풍(白屑風) 404, 636, 637

백일해(百日咳) 813

백작약(白灼藥) 583

백전풍(白癜風) 643, 644, 1002, 1028, 1029

백태(白笞) 646, 649, 711, 758, 817

백하수오(白何首烏) 620

백혈병(白血病) 146, 177, 590

뱀 105, 222, 386, 410, 633, 681, 849, 873, 941

벌나무[蜂木] 634

벙어리 56, 124, 284, 288, 289, 600, 647, 729, 745, 951, 980, 1023

벙어리 치료법 1023

변비 903

변향부(便香附) 1018

별갑(鼈甲) 720, 1025

보리밥 140, 142, 164, 170, 215, 444, 881, 946

보리차 545, 728, 814, 815, 817, 1007, 1029

보양제(補陽劑) 157, 165, 215, 243, 244, 435, 596, 597, 835, 881, 901, 902

보해탕(保解湯) 572, 598, 632, 790

복어알 65, 460, 594, 595, 819

봉목(蜂木)[벌나무] 634

부골증 1034

부자(附子) 87, 223, 239, 464, 593, 1035

부증병(浮症病) 726, 815, 872

불로장생(不老長生) 162, 164, 168, 178, 723, 732, 782

불사약(不死藥) 816

붉나무 1046

붕어 819

비상(砒霜) 123, 124, 220, 221, 289, 443, 682, 683, 699, 703, 709, 745, 762, 952, 981, 1027, 1028, 1036, 1043

비상독(砒霜毒) 125, 220, 289

비상법제(砒霜法製) 1027

비선암(脾腺癌) 1024

비장암(脾臟癌) 1024

비후염(肥厚炎) 568, 711

빈혈 905

사독(沙毒) 351

사두창(蛇頭瘡) 1040

사리(舍利) 74, 412, 414, 415, 416, 418, 421, 427, 449, 450, 451, 452, 453, 454, 478, 485, 507, 508, 712, 718

사물탕(四物湯) 962

사슴 122, 151, 154, 221, 279, 853

사해유(四亥油) 386, 404, 410, 676, 677, 678

사향(麝香) 57, 99, 134, 158, 259, 389, 615, 731, 749, 771, 774, 787, 820, 953, 1029

산대추 435, 545, 813, 860, 861, 984

산삼(山蔘) 39, 57, 106, 133, 134, 150, 162, 164, 165, 178, 207, 218, 253, 497, 553, 705, 714, 722, 723, 724, 727, 732, 736, 752, 753, 755, 756, 779, 782, 820, 837, 838, 872, 916, 968

산약(山藥) 583

산조인(酸棗仁) 435, 545, 569, 570, 583, 720, 813, 860, 861, 864, 883, 984, 1039

산채(山菜) 882

산후병(産後病) 287, 361, 960, 961

산후풍(産後風) 361, 444, 497, 599, 789, 917

산후부종(産後浮症) 66

산후여증(産後餘症) 548

산후중풍(産後中風) 360

산후풍(産後風) 361, 444, 497, 599, 789, 917

살구씨[杏仁] 183, 434, 545, 569, 720, 813, 835, 860, 883, 984

살인독(殺人毒) 289, 351, 443, 796, 952

삼보주사(三寶注射) 82, 99, 110, 120, 230, 258, 259, 786, 787, 788

삼정수(三精水) 899, 900, 902, 903

삼초병(三焦病) 1026

상녹용(上鹿茸) 720

상백피(桑白皮) 583, 720

상신병(傷神病) 126

상위문암(上胃門癌) 1024

상한(傷寒) 603

상혈증(傷血症) 113

생간(生干) 221, 225, 1034, 1042

생강(生薑) 65, 66, 157, 211, 212, 214, 224, 236, 237, 324, 435, 437, 460, 461, 462, 465, 466, 498, 531, 545, 547, 569, 579, 595, 614, 620, 636, 644, 645, 646, 648, 651, 720, 813, 814, 819, 860, 883, 985, 1012, 1025, 1026, 1027, 1028, 1033, 1034, 1035, 1036, 1037, 1039

생강즙 225, 1036

생강차 65, 206, 224, 237, 246, 460, 461, 594, 615, 643, 1036, 1037, 1043

생남성(生南星) 1053

생산약(生山藥) 769, 1034

생진거소탕(生津去消湯) 570, 583, 597

생채(生菜) 882

서목태(鼠目太) 64, 889, 890, 892, 893, 894, 895, 896, 900, 901, 902, 913, 923, 924, 946, 956, 972, 973, 974, 982

서목태 간장 889, 895, 901, 902, 917, 923, 972, 974

서속(黍粟) 368, 836, 946

서속찰 836

세신(細辛) 1042

석고(石膏) 183, 211, 212, 498, 572, 615, 620, 635, 636, 808, 1031, 1034, 1035

석룡자(石龍子) 651, 652, 1034

석수어염반산(石首魚鹽礬散) 819

석위초(石葦草) 438, 578, 719, 769, 816, 1021, 1034

석창포(石菖蒲) 620, 1031

석회정(石灰精) 727

석회질 53, 140, 331, 362, 375, 398, 472, 474, 479, 535, 561, 565, 579, 618,

1071

670, 727, 842, 863, 899, 900, 1034

선염(腺炎) 169

설궤양증(舌潰瘍症) 645

설사(泄瀉) 64, 232, 233, 321, 457, 458, 545, 669, 903

설신암(舌腎癌) 817, 818

설종암(舌腫癌) 817, 818

성기주사법(性器注射法) 1049

성병(性病) 983

성인병 924

소간질 95

소경 55, 56, 96, 123, 124, 178, 284, 288, 289, 601, 745, 914, 949, 951

소금 5, 12, 13, 18, 19, 20, 21, 22, 26, 28, 29, 32, 87, 137, 196, 197, 201, 202, 213, 214, 219, 229, 230, 231, 232, 233, 246, 247, 259, 311, 316, 331, 332, 357, 358, 365, 396, 397, 398, 458, 459, 472, 474, 475, 488, 494, 530, 542, 543, 544, 564, 565, 566, 571, 629, 698, 699, 701, 723, 730, 731, 774, 775, 780, 781, 782, 783, 793, 809, 862, 863, 869, 870, 883, 895, 935, 949, 950, 951, 979, 980, 982, 1013, 1046

소나무 64, 199, 213, 252, 253, 280, 287, 288, 297, 357, 360, 364, 365, 366, 385, 531, 565, 650, 700, 701, 708, 709, 730, 735, 738, 781, 831, 833, 835, 836, 869, 870, 879, 910, 916, 951, 1031, 1032

소아경간(小兒驚癎) 1039

소아뇌염 583, 789

소아마비 56, 93, 94, 600, 714, 715, 1038

소염(消炎) 243, 835

소염제(消炎劑) 182, 243, 462, 788

소엽(蘇葉) 583, 1039

소장병(小腸病) 1026

소장암(小腸癌) 502, 675, 716, 1005, 1018, 1049, 1050

소종(消腫) 835

소주 304, 411, 571, 612, 634, 641, 658, 996, 1033

소춤나무 368

소풍활혈탕(疏風活血湯) 961, 962

소화제 213, 214, 546, 569, 570, 641, 835, 861, 883

소회향(小茴香) 583, 1039

속단(續斷) 651, 652

속새풀 647

솔뿌리 359, 360, 361, 598, 599, 651, 831, 833, 834, 835, 836, 1031, 1032, 1033

솔잎감주 25, 649

솔잎땀[松葉取汗] 531, 641, 787, 788, 789, 790, 1033, 1035

송근(松根) 650, 836, 1031, 1032, 1034

송목(松木) 1032, 1044

송엽(松葉) 1032, 1041

송엽취한(松葉取汗) 35, 789, 1003, 1041

송죽(松竹) 730, 781

송진(松津) 357, 358, 386, 396, 531, 565, 597, 669, 700, 708, 709, 730, 781, 788, 789, 790, 869, 1032

수면제 612, 763

수소병 483

수수쌀 444, 860

수영[시금초] 367, 916

수은(水銀) 83, 184, 188, 203, 220, 228, 236, 237, 283, 289, 363, 1036

수은독(水銀毒) 82, 83, 125, 177, 220, 237, 283, 289, 363, 386, 387, 388, 407, 1036

수점산(手拈散) 1026, 1027
수지암(手指癌) 35, 1003, 1040
수첩산(手帖散) 55
습담(濕痰) 1047
습진(濕疹) 404, 637, 679, 758, 759, 883, 1039
시금초 367, 368, 369, 370
식도궤양 641, 810
식도암(食道癌) 180, 810, 824, 917, 946, 947, 985
식염(食鹽) 566, 979, 1006
신곡(神曲) 435, 545, 569, 720, 728, 815, 929, 1007, 1018, 1025, 1026, 1034
신경안정제(神經安定劑) 861
신경통(神經痛) 87, 97, 157, 216, 221, 264, 287, 288, 361, 396, 409, 497, 565, 596, 598, 599, 645, 648, 665, 790, 836, 917, 1032, 1034
신부전(腎不全) 726, 727, 728, 815, 817
신선파 214
신식법(神息法) 906
신장결석(腎臟結石) 769
신장암(腎臟癌) 99, 120, 726, 727, 728, 729, 815, 817, 905, 1021, 1034
신장염(腎臟炎) 726, 815
신침(神鍼) 209, 353, 610, 764
심부전(心不全) 725, 726, 840
심장마비(心臟痲痺) 238, 371, 372, 396, 537, 614, 1021, 1029, 1030
심장병(心臟病) 55, 58, 99, 146, 148, 177, 244, 372, 725, 729, 837, 840, 1026
심장부전증(心臟不全症) 729
심장부정맥(心臟不整脈) 648

심장판막증(心臟瓣膜症) 1009, 1026

십이지장암(十二指腸癌) 615, 740, 741, 743

쓸개 164, 183, 240, 259, 315, 561, 622, 623, 634, 641, 699, 771, 786, 787, 820, 839, 840, 848, 906

아키바리 찹쌀 836

악성괴질(惡性怪疾) 1039

악성난치병(惡性難治病) 1021

악성모독(惡性冒毒) 1038

악성 에이즈 179

악성염(惡性炎) 161, 569, 1040

악성음저창(惡性陰疽瘡) 1049, 1050

악성종창(惡性腫瘡) 1021

악성 피부병 1027, 1030

악성 피부암 1029

악창(惡瘡) 618, 627, 628, 900, 1020

암(癌) 52, 61, 67, 68, 80, 81, 82, 83, 86, 89, 91, 99, 108, 109, 110, 111, 114, 118, 119, 120, 122, 126, 129, 147, 149, 150, 152, 161, 169, 180, 181, 182, 183, 219, 222, 224, 234, 241, 242, 244, 246, 352, 354, 362, 363, 364, 371, 372, 373, 374, 382, 389, 390, 393, 395, 401, 404, 407, 436, 438, 439, 440, 444, 457, 458, 461, 462, 463, 476, 480, 482, 488, 494, 495, 496, 498, 501, 509, 510, 511, 515, 544, 545, 556, 568, 580, 581, 596, 598, 619, 620, 628, 633, 641, 665, 667, 668, 669, 671, 676, 677, 707, 709, 720, 736, 737, 743, 749, 750, 754, 755, 756, 757, 769, 775, 784, 785, 787, 796, 809,

810, 812, 816, 818, 819, 820, 831, 837, 844, 863, 868, 869, 870, 879, 880, 895, 924, 934, 949, 952, 975, 981, 1003, 1015, 1020, 1021, 1022, 1030, 1039, 1047, 1048, 1050

암병(癌病) 90, 790, 1009, 1021, 1022, 1047, 1048, 1049

암종(癌腫) 148, 149, 810, 817, 882, 1003, 1009, 1023, 1039, 1052

암탉 372, 373, 375

약성가(藥性歌) 862

약쑥 58, 59, 60, 62, 79, 80, 81, 94, 96, 104, 111, 112, 114, 115, 139, 144, 145, 149, 153, 154, 170, 208, 244, 259, 373, 575, 608, 609, 614, 712, 739, 743, 749, 752, 755, 758, 764, 766, 790, 792, 793, 794, 796, 811, 872, 873, 1008, 1010, 1015, 1018, 1023, 1025, 1026, 1035, 1039, 1047

약쑥물 811

약콩 924, 946

양봉꿀 63

양잿물 98, 124, 220, 442, 443, 444, 464, 569, 698, 752, 753, 754, 762, 763, 981

으름나무 438, 579, 769

어혈(瘀血) 288, 358, 396, 665, 705, 932, 1031

에이즈 150, 177, 178, 179, 404, 578, 579, 580, 581, 582, 617, 669, 671, 673, 676, 707, 734, 769, 1003, 1048

야제살(夜啼殺) 225

여드름 680, 712

역절풍(歷節風) 361, 665, 1034

연육(蓮肉) 583, 1039

연자(蓮子) 1027

연탄독(煉炭毒) 50, 51, 59, 220, 499, 558, 559, 592, 638, 681, 705, 809, 882, 1042

연탄중독(煉炭中毒) 1042

열간(熱癎) 575, 583, 599

열궐두통(熱厥頭痛) 1041

열궐두풍(熱厥頭風) 1041

열병(熱病) 153, 172, 179, 242, 531, 572, 600

염소 86, 87, 90, 122, 140, 221, 224, 488, 498

염소간질 95

염증(炎症) 56, 96, 128, 161, 169, 181, 182, 305, 358, 389, 395, 396, 409, 461, 462, 480, 481, 482, 508, 509, 547, 567, 568, 592, 627, 628, 648, 649, 665, 666, 704, 712, 716, 719, 740, 755, 775, 788, 789, 790, 794, 811, 914, 974, 1006, 1014

엿기름 214, 368, 370, 435, 545, 569, 720, 728, 814, 815, 883

영구법(靈灸法) 502, 769, 1045

영천개발법(靈泉開發法) 134, 1004

오가피(五加皮) 620, 1031

오골계 494, 495, 496, 516, 535, 536, 579, 580, 618, 620, 626, 629, 644, 710, 946, 947, 949

오골계란 535, 536, 618, 710, 735, 947

오동나무 273

오리 53, 60, 68, 82, 83, 84, 90, 93, 98, 118, 119, 122, 123, 140, 141, 162, 164, 165, 167, 168, 169, 170, 171, 172, 177, 181, 182, 183, 185, 215, 221, 224, 232, 242, 243, 244, 245, 246, 259, 263, 374, 375, 444, 464, 498, 500, 557, 561, 562, 566, 578, 592, 593, 594, 642, 651, 705, 786, 787, 834, 879, 881, 901, 920, 1007

오리뇌 118, 259, 787

오리뼈 53, 140

오리알 169, 170, 244

오리탕액 924

오미자(五味子) 735, 769, 1034

오신초(五辛草) 364, 365

오이 51, 66, 67, 410, 411, 557, 558, 559, 592, 593, 594, 808, 809, 816, 832, 936, 955, 956, 957, 982, 983

오이씨 52, 411

오이즙 559

오이생즙 411, 593, 808, 809

오영지(五靈脂) 1027

오약(烏藥) 583

오적(五積) 143, 907

오줌서캐 983

오줌싸개 903

오핵단(五核丹) 60, 67, 68, 82, 99, 110, 114, 120, 230, 258, 787, 1021

옥지생진법(玉池生津法) 182, 184

옹-(癰) 82, 108, 364

옹종(癰腫) 149

옻 62, 63, 68, 122, 123, 158, 221, 371, 372, 373, 374

옻나무 122, 123, 221, 371, 498

옻나무 껍데기 498

옻닭 374, 498

옻독 371, 372

옻약 374

와송(瓦松) 289, 290

왕대나무[王竹] 113, 357, 1008, 1012, 1020, 1048

왕대조육(王大棗肉) 1036

요도결석 769

요도방광결석(尿道膀胱結石) 768

요통(腰痛) 169, 260, 288, 596, 648, 651, 650, 957, 1032

용창(龍瘡) 177, 178, 1049

우담(牛膽) 1053

우담남성(牛膽南星) 620, 1031, 1053

우슬(牛膝) 583, 651, 652, 1034, 1039

우황(牛黃) 99, 787

웅담(熊膽) 57, 83, 99, 122, 134, 158, 389, 390, 615, 633, 634, 641, 731, 749, 771, 774, 788, 790, 902, 1033

원감초(元甘草) 211, 237, 435, 437, 498, 636, 1007, 1012, 1016, 1018, 1027, 1025, 1026, 1034

원지(遠志) 620, 1031, 1042

원방풍(元防風) 620, 650, 651, 652, 834, 836, 838

원백간잠(元白干蠶) 1016

원시호(元柴胡) 84, 117, 437, 634

원자병(原子病) 482, 483, 563, 591, 620, 706, 806, 844, 845, 886, 895, 896

위확(胃擴) 1024

위궤양(胃潰瘍) 367, 567, 641, 810

위령산(威靈散) 1031

위문암 675

위신경마비(胃神經麻痺) 182

위암(胃癌) 87, 99, 182, 184, 185, 224, 262, 369, 374, 375, 393, 404, 427, 433, 545, 610, 641, 675, 679, 698, 810, 812, 917, 953, 985, 1003, 1007, 1012, 1024, 1049, 1050, 1051

위염(胃炎) 183, 567, 1007

위옹(胃癰) 1051

위장병(胃腸病) 214, 321, 372, 409, 813, 814, 917

위장암(胃臟癌) 1024

위청수 234

위하수(胃下垂) 182, 1051

유근피(榆根皮) 150, 177, 179, 263, 437, 438, 500, 619, 634, 642, 674, 677, 719, 756, 758, 923, 924, 1005, 1007, 1010, 1016, 1018, 1020, 1021, 1025, 1026, 1028, 1030, 1033, 1034, 1039, 1040, 1042

유방암(乳房癌) 119, 374, 501, 502, 756, 1002, 1015, 1017, 1020

유종(乳腫) 1015

유죽액(榆竹液) 673, 1009, 1028, 1030

유황(硫黃) 142, 157, 162, 163, 164, 165, 166, 167, 168, 169, 170, 172, 175, 177, 178, 181, 215, 225, 444, 497, 642, 813, 879, 881, 893, 936, 945, 944, 946, 955, 956, 983, 984, 985, 1007, 1035, 1036, 1046

유황가루[硫黃末] 140, 158, 167, 215, 221, 444, 901, 1046

유황독(硫黃毒) 497, 881

유황정(硫黃精) 1046

육두구 1025

육정수(肉精水) 899

으름나무 438, 579, 769

은행나무 910, 916

음양곽(淫羊藿) 221, 488

음저창(陰疽瘡) 150, 178, 179, 617, 618, 1049, 1050

이질(痢疾) 232, 233, 458

익모초(益母草) 646, 1018

익지인(益智仁) 1007, 1025

인삼(人蔘) 68, 142, 165, 166, 167, 170, 215, 218, 224, 363, 543, 570, 720, 872, 900, 913, 960, 962, 1027, 1035

인삼차 72, 212, 215, 238, 239, 635

인삼대보탕(人蔘大補湯) 962
인진쑥[茵蔯蒿] 84
인후암(咽喉癌) 1006
임질(淋疾) 580, 983
임질균(淋疾菌) 580
임파선암(淋巴腺癌) 404, 879
잉어 48, 88, 257, 968, 995, 1052

자궁병(子宮病) 1005
자궁암(子宮癌) 119, 150, 157, 262, 263, 282, 373, 374, 404, 502, 580, 616, 619, 627, 650, 675, 716, 734, 741, 756, 1012, 1013, 1017, 1018, 1049
자궁외(子宮外) 임신 1029
자백목(梓白木)[노나무] 437, 1021, 1033
자생임균 580
자폐증(自閉症) 642, 643, 647
장궤양(腸潰瘍) 567, 810
장무력증(腸無力症) 1022
장암(腸癌) 262, 427, 648
장질부사(腸窒扶斯) 603
장치(腸痔) 1005, 1051
저능아(低能兒) 600, 714, 715
저혈압(低血壓) 221, 790
적대하(赤帶下) 1005, 1017
적복령(赤伏苓) 583, 1027

적병(積病) 143, 506, 907

적하수오(赤何首烏) 620

전광자(癲狂者) 1006

전립선암(前立腺癌) 815, 905

전충(全蟲) 644, 645

절골(絶骨) 1003, 1043

절골(折骨) 560, 1003, 1043

절채보폐탕(截瘵保肺湯) 720

정신병 281, 297, 718, 821

정신분열증 1038

조갈증(燥渴症) 64, 65, 564, 597

조식법(調息法) 139, 138, 320, 502, 505, 506, 515, 547, 906, 907, 908

조청 370, 596, 648, 1007, 1031, 1033

족지암(足指癌) 1040

종기(腫氣) 358, 646, 917

종양(腫瘍) 374

종창(腫瘡) 107, 149, 810, 835, 1015, 1018

좌골신경통(坐骨神經痛) 444, 648, 650

주독(酒毒) 476, 809

주정(酒精) 390, 391, 409, 899, 973, 1043

죽력(竹瀝) 357, 396, 435, 563, 564, 730, 869

죽염(竹鹽) 87, 99, 158, 180, 181, 182, 184, 225, 230, 233, 234, 236, 242, 246, 247, 258, 263, 362, 364, 365, 366, 369, 387, 388, 389, 390, 391, 392, 393, 395, 396, 397, 398, 399, 409, 423, 462, 463, 480, 494, 495, 530, 531, 532, 535, 536, 539, 543, 544, 545, 547, 548, 563, 564, 565, 566, 567, 568, 569, 570, 571, 572, 575, 579, 580, 597, 598, 600, 613, 618, 619, 625, 626, 627, 628, 629, 631, 632, 633, 636, 637, 641, 642, 643, 644, 645, 646, 647,

648, 649, 650, 667, 668, 669, 670, 673, 674, 679, 680, 698, 699, 700, 701, 702, 704, 708, 709, 710, 711, 712, 719, 722, 723, 724, 725, 727, 729, 731, 732, 734, 735, 736, 741, 745, 746, 752, 753, 754, 755, 756, 758, 771, 774, 775, 776, 777, 778, 779, 780, 782, 783, 784, 806, 807, 810, 811, 812, 816, 817, 818, 819, 820, 821, 822, 837, 840, 844, 845, 869, 870, 871, 873, 879, 880, 882, 883, 894, 895, 896, 900, 903, 917, 923, 924, 927, 934, 949, 951, 963, 972, 975, 979, 1002, 1004, 1005, 1006, 1007, 1008, 1009, 1010, 1012, 1013, 1014, 1015, 1016, 1017, 1018, 1019, 1020, 1021, 1022, 1028, 1029, 1030, 1033, 1038, 1039, 1040, 1041, 1043, 1044, 1045, 1048, 1049, 1051, 1053

죽염가루[竹鹽末] 225

죽염간장 892, 894, 895, 896, 900, 901, 913, 923, 924, 946, 947, 974

죽염김치 182

죽염수 목욕법(竹鹽水沐浴法) 1041

죽염주사법(竹鹽注射法) 1004, 1005, 1015, 1016

중이염(中耳炎) 711, 818, 896, 1046, 1003, 1046

중풍(中風) 209, 219, 221, 288, 321, 322, 357, 428, 563, 565, 572, 575, 598, 599, 620, 632, 644, 649, 712, 755, 788, 815, 872, 1003, 1031, 1032, 1033

쥐눈이콩 62, 64, 889

즉반산(鯽礬散) 819

지골피(地骨皮) 1027

지네 41, 88, 89, 133, 135, 146, 163, 176, 189, 190, 301, 334, 346, 426, 427, 480, 494, 568, 625, 626, 645, 651, 652, 657, 718, 818, 819, 852, 874, 950, 1047, 1052

지룡(地龍) 348, 1046

지룡정(地龍精) 1046

지압법 433

직장암(直腸癌) 120, 150, 282, 404, 502, 619, 675, 734, 1003, 1049, 1050, 1051
직장치질(直腸痔疾) 1017
진담성(陳膽星) 1053
진범(秦范) 620, 1031
진액(津液) 184, 233, 234, 248, 420, 784, 785, 870, 871, 873, 879, 1012
진폐증(塵肺症) 1002, 1008, 1009, 1011, 1012
진폐증(塵閉症) 956, 1008, 1009
진폐증(陳肺症) 1002, 1008, 1009
집오리[家鴨] 90, 99, 118, 158, 163, 170, 183, 444, 557, 592, 809, 894, 923, 924, 1007, 1016, 1018, 1020, 1021, 1025, 1026, 1034, 1042

차멀미 710, 727
차전자(車前子) 1027, 1034
찰기장 273
참시양 1046
참옻 497
찹쌀 157, 214, 225, 330, 836, 865, 1027, 1028
찹쌀밥 836
찹쌀술 1027
창(瘡) 182, 243, 364
척수암 508, 595, 596
천궁(川芎) 620, 1016, 1018, 1031, 1042
천 년 묵은 기왓장 152, 179

천마(天麻) 583, 620, 1031, 1039, 1042

천마탕(天麻湯) 572, 573, 575, 583, 598, 599, 790

천식(喘息) 859, 860, 984

천오 1035

천웅 1035

천일생수법(天一生水法) 303

천일염(天日鹽) 113, 233, 461, 472, 783, 917, 1006, 1048

천총(天葱) 107, 214

천황련(川黃連) 437, 634, 647

철정(鐵精) 565, 597, 701, 731, 777, 782, 870

청강수(靑剛水) 98, 118, 422, 464, 698, 699, 702, 709, 754, 755, 796, 840

천강성독(天罡星毒) 559, 1016

청산가리 360, 363, 392, 422

청심연자음(淸心蓮子飮) 55

청심환(淸心丸) 615, 953, 1029

청어(靑魚) 46, 553, 902

청혈제(淸血劑) 1030, 1032

초과(草菓) 1027

초두구(初頭蔲) 1025

초오(草烏) 97, 498, 1035

축농증(蓄膿症) 568, 711, 818, 896

출혈열(出血熱) 111, 311, 629, 807, 1003, 1037, 1038

충치(蟲齒) 568, 821

충치통(蟲齒痛) 1007

췌장암(膵臟癌) 1024, 1025

췌장염 1025

치골수암(齒骨髓癌) 568, 626, 711, 818, 1003, 1045

1085

치공주사법(齒孔注射法) 1002, 1006, 1007, 1049
치공주사약(齒孔注射藥) 1007
치근암(齒根癌) 180, 181, 201, 202, 711, 818, 947, 1006, 1007
치루(痔漏) 1005
치질(痔疾) 94, 95, 631, 632, 679, 680, 756, 1005, 1051, 1052
치통(齒痛) 1007
치핵(痔核) 756
침[타액] 181, 184, 185, 202, 220, 231, 233, 234, 248, 567, 568, 626, 646, 647, 711, 719, 724, 727, 737, 758, 784, 815, 817, 870, 871, 873, 879, 1006, 1007
침(鍼) 81, 128, 150, 209, 213, 353, 354, 375, 433, 600, 604, 606, 607, 610, 611, 612, 650, 714, 715, 737, 738, 739, 764, 765, 766, 768, 815, 910, 1037, 1038
침법(鍼法) 604, 737, 738, 766
침구법(鍼灸法) 766

콩 63, 64, 65, 479, 705, 762, 889, 890, 893, 894, 904, 951, 972, 973, 975

타액(唾液) 181, 814
탈수증(脫水症) 398, 458, 807, 1022
탈항(脫肛) 632

태식법(胎息法) 239, 259, 506, 906
토끼 119, 122, 221, 374, 375, 380, 851, 852, 867, 873, 981
토끼간 119, 122, 867
토사향 389, 741, 953, 1029
토우황 259
토웅담(土熊膽) 389, 741, 1021
토종계란 472, 495, 669, 710, 735, 946
토종닭 497, 579, 726, 727
토종돼지 411, 422, 464, 497, 593, 860
토종마늘 411, 739, 837, 838, 924
토종 소나무 1031
토종 솔뿌리 833, 1031
토종오리 142, 215, 221, 497
토종오이 60, 66, 410, 496, 497, 557, 593, 629, 808, 809, 982
토종홍화씨 497, 594, 629
토혈증(吐血症) 1049
통초(通草) 438, 579, 719, 769, 816, 1034

파 107, 108, 214, 244, 1007
파골(破骨) 52, 560, 1043
파뿌리 1018
파라티온 독 82, 183, 184
파상풍(破傷風) 568, 626, 711, 1007, 1049
판막증 1026

패란(稗蘭) 583

페니실린 72, 211, 212, 238, 735, 756, 811

편두통(偏頭痛) 1041, 1042

편두풍(偏頭風) 1041, 1042

폐결핵 431, 434, 594, 1025

폐늑막염 1025

폐병(肺病) 65, 321, 369, 371, 372, 720, 813, 814, 984, 1025

폐선암(肺腺癌) 169

폐선염(肺腺炎) 168, 169, 825

폐암(肺癌) 87, 89, 90, 99, 119, 181, 222, 224, 241, 260, 261, 369, 374, 427, 431, 432, 433, 460, 594, 595, 610, 641, 642, 698, 720, 742, 743, 812, 818, 819, 859, 984, 985, 1025, 1040

폐위증(肺萎症) 1008

포공영(蒲公英) 165, 183, 232, 263, 500, 561, 578, 593, 642, 719, 1007, 1016, 1020, 1021, 1025, 1026, 1034

포도 199, 983

포태(胞胎) 337, 338, 1050

풍증(風症) 1030

풍치(風齒) 568, 821

풍치통(風齒痛) 1007

피마자 나무 1046

피부병(皮膚病) 404, 637, 880, 1027, 1030, 1032

피부암(皮膚癌) 229, 480, 515, 637, 676, 677, 679, 895, 917, 1029, 1030, 1032, 1041

피부염 1030, 1032

피육주사법(皮肉注射法) 1049

하고초(夏枯草) 183, 583, 1016, 1025, 1026, 1034, 1039

하괴성독 1016

하소증(下消症) 597

하수오(何首烏) 720

하위문암(下胃門癌) 1024

하초동충(夏焦冬蟲) 720

하혈증(下血症) 1049

학슬풍(鶴膝風) 973, 974, 1034

항암제(抗癌劑) 363, 386, 535, 547, 571, 727, 785, 796, 810, 840, 984, 1009, 1021

해구신 838

해수(咳嗽) 437, 814, 859, 862, 983, 985

핵독(核毒) 50, 57, 135, 1022

핵병(核病) 886, 895, 896, 900, 901

행인(杏仁) 183, 370, 371, 434, 641, 720, 835, 836, 860, 861, 883, 984, 985, 1007, 1010, 1012, 1016, 1018, 1025, 1026, 1033, 1034

향부자(香附子) 583, 1039

현기증(眩氣症) 207, 452, 453, 459, 467, 548, 659, 841, 842

현미(玄米) 124, 288, 429, 441, 442, 443, 444, 702, 703, 745, 753, 951, 952, 981, 1006

현삼(玄蔘) 583

현호색(玄胡索) 583, 1027, 1039

혈고증(血枯症) 1051

혈관암(血管癌) 372, 373, 515, 591, 624, 625, 818, 819, 1003, 1039

혈관주사 787

혈관독충독사형증(血管毒蟲毒蛇形症) 1009

혈궐두통(血厥頭痛) 1041

혈궐두풍(血厥頭風) 1041

혈압(血壓) 207, 358, 424, 430, 755, 872

혈적(血積) 143, 318, 506, 907

혈정수(血精水) 899

혈종양(血腫瘍) 719

혈청주사법(血淸注射法) 1008, 1020, 1021, 1026, 1049, 1050

혈청주사약(血淸注射藥) 1019, 1020, 1021, 1028, 1029, 1030, 1038

혈체증(血滯症) 1026, 1051

협심(狹心) 55, 396, 726, 763, 840

협심증(狹心症) 55, 371, 1021, 1026, 1029, 1030

형혹성독(熒惑星毒) 372, 559, 1016

호두기름 590, 643, 812, 813, 825, 1026

호박 66, 728, 955, 983, 995

호박씨 983

호장근(虎杖根) 438, 579, 719, 769, 1021

호염(胡鹽) 472

호황련(胡黃蓮) 84, 117

호흡기 장애 806

홍역(紅疫) 362, 633, 710, 727

홍화(紅花) 52, 142, 560, 583, 704, 724, 732, 733, 737, 1039

홍화씨[紅花仁] 52, 53, 60, 67, 496, 560, 561, 593, 594, 704, 705, 712, 716, 722, 723, 724, 727, 732, 733, 736, 752, 753, 754, 755, 756, 777, 778, 779, 782, 808, 809, 837, 881, 902, 948, 955, 956, 982, 1043

화공약독(化工藥毒) 71, 80, 108, 110, 118, 120, 123, 126, 128, 129, 135, 136, 142, 148, 161, 169, 171, 284, 351, 356, 483, 515, 613, 748, 867, 868,

869, 870, 872, 873, 879, 880, 882, 889, 926, 1015, 1041, 1040, 1047, 1052, 1053

화독(火毒) 51, 56, 65, 79, 115, 127, 149, 211, 318, 363, 408, 411, 509, 510, 557, 559, 563, 615, 635, 636, 731, 733, 753, 757, 793, 794, 808, 809, 907, 982, 1041, 1049

화사(花蛇) 633

화상(火傷) 66, 410, 411, 593, 594, 757, 794, 809, 832

환기법(換氣法) 138

황구(黃狗) 369, 370

황구리 223

황금(黃芩) 1027

황기(黃芪) 190, 1026, 1027

황달(黃疸) 84, 117, 437, 634

황대하(黃帶下) 1005, 1017

황련(黃連) 583

활명수 234

후발종(後髮腫) 1023

흑달(黑疸) 437

흑사병(黑死病) 232, 365, 397, 398, 458, 807, 1022

흑질백장(黑質白章) 223

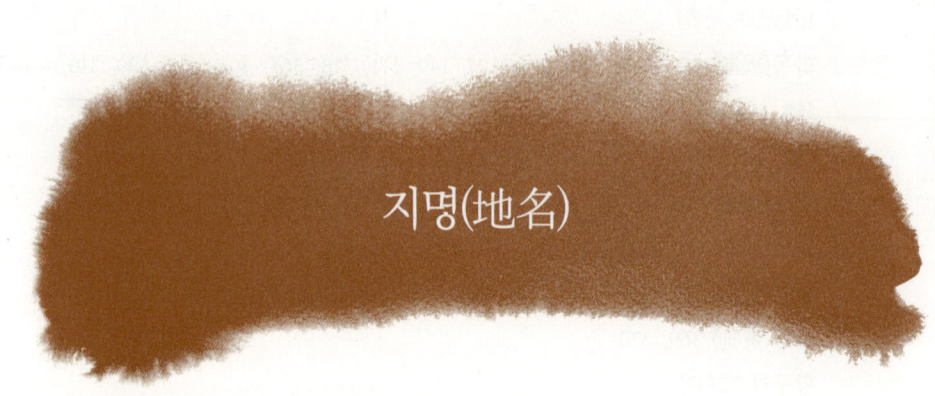

지명(地名)

가락국 929, 939, 954

가야 929

가야산 929, 940

간도(間島) 771

갑산 337, 532, 876

강릉(江陵) 88, 133

강선암(降仙菴) 216, 473

강원도 66, 216, 217, 221, 259, 312, 392, 533, 837, 882, 910, 936

개골산(皆骨山) 106, 133

개성 690

개태사(開泰寺) 522

거창(居昌) 97
건봉사(乾鳳寺) 298
검산(劍山) 98
경주(慶州) 509, 510, 523, 524, 525, 533, 534, 535, 938, 939, 941
계룡산(鷄龍山) 218, 323, 521, 523, 690, 691, 692, 693, 696, 697, 698, 718, 929, 931, 933, 937, 938, 940, 999
곤륜산(崑崙山) 253, 254, 518, 519, 530, 540, 786
괌 805
광도(廣島)[히로시마] 591, 705
광주 431, 432, 691, 801, 911, 972
구로주(俱盧洲) 248, 519
구룡연(九龍淵) 154, 384
구봉산(九峯山) 692, 693, 697
구월산(九月山) 273, 523, 533, 802, 874, 940
구의산(九疑山) 801
국사봉(國師峯) 692
고려 522, 523, 690, 694, 801, 846, 898, 922
공주(公州) 606
괴산 651
금강산(金剛山) 99, 133, 154, 198, 252, 268, 384, 533, 385, 662, 663
금강천(金剛天) 99, 248, 250
금돝이굴 267, 268, 269, 271, 272
금산(錦山) 94, 95, 748
금선대(金仙臺) 216
김해 929, 930, 931, 936, 937, 941
김천 217

나남 877
남양 792, 838
낭림산(狼林山) 292, 1011
네팔(nepal) 38
뉴욕 555, 573, 663
능라도(陵羅島) 254, 255
니구산(尼丘山) 904

단군대 254, 272, 533
담양(潭陽) 461, 462, 569
당(唐)나라 269, 269, 325, 538, 630, 846, 848, 898
대둔산(大屯山) 693
대만(臺湾) 87, 89, 171
대서양(大西洋) 89, 703, 732
대판(大板) 805, 806
덕유산(德裕山) 523, 693
도광사(道光寺) 522
독일 539, 671, 804, 806, 854, 855, 967
돈암동 608, 609, 743, 744, 799
동삼성 891, 922
동장진 107, 214
돝이산[돼지산] 266, 267, 271

두만강 520, 522, 540, 541
등(藤)나라 324

마곡(麻谷) 88, 93, 98
마곡사(麻谷寺) 88, 98, 99
마천 63, 221
마하연(摩訶衍) 99
만주(滿洲) 62, 71, 86, 155, 176, 253, 254, 255, 292, 312, 313, 321, 473, 474, 525, 558, 586, 603, 637, 665, 682, 684, 747, 765, 891, 892, 919, 920, 921, 978
망안산(望眼山) 173, 174
망탕산 930
멕시코 398
모란봉(牡丹峯) 255, 523
몽고 891, 892, 921, 922, 929, 930
묘향산(妙香山) 54, 143, 174, 198, 209, 216, 241, 252, 254, 267, 268, 270, 272, 291, 298, 304, 367, 368, 369, 375, 384, 385, 459, 473, 489, 491, 497, 523, 527, 532, 533, 566, 610, 766, 771, 806, 875, 877, 996
무주(茂州) 523
미국 96, 155, 164, 178, 217, 219, 235, 247, 288, 320, 324, 325, 353, 387, 401, 424, 456, 476, 482, 500, 501, 522, 550, 551, 554, 555, 556, 565, 566, 567, 576, 578, 582, 603, 608, 622, 623, 625, 642, 671, 672, 677, 683, 695, 697, 707, 744, 747, 748, 751, 770, 799, 800, 806, 821, 837, 839, 844, 921, 927, 934, 936, 943, 947, 948, 956, 957, 969, 979, 982, 992, 993, 994

미아리 608

사리원 탄광 1011
사선대(四仙臺) 154
살수 920
삼각산(三角山) 506, 691, 912
삼불봉(三佛峰) 931, 932
삼불산(三佛山) 931, 932
삼신산(三神山) 39, 41, 133, 937
삼정사 98
삼포 304, 305
상운암 663, 664
서검성(西儉城) 891, 918, 919, 920, 922
서대문 394, 692, 838
서천(舒川) 603
서촉(西蜀) 640
서해안(西海岸) 89, 90, 122, 357, 783, 1048
설령봉(雪嶺峰) 254
설령암(雪嶺庵) 254, 304, 305, 473, 489, 877, 996
섬부주(贍部洲) 249
섬서성(陝西省) 87
서장고원(西藏高原) 38, 518, 519
서장진 214
소련 62, 89, 104, 155, 164, 212, 313, 324, 325, 366, 603, 623, 683, 805,

806, 847, 855, 874, 898, 927, 966, 967
소백산(小白山) 98, 107, 212, 337, 532
속초 882, 990
송악산(松嶽山) 690
송화강 253
수미산(須彌山) 154
수양산 523, 940
순복음교회 277, 394
신계사(神溪寺) 663, 664
신의주 967
신흥군 532
싱가포르(Singapore) 232, 365, 397, 458, 1022
쌍계사 937
쌍천(雙川) 920

아마존 강 519
아메리카 449, 518, 554, 573, 586, 837, 838, 921, 1033
아프리카 89, 456, 518
아황봉(娥皇峰) 801
알래스카 290, 921
압록강(鴨綠江) 520, 522, 540, 541, 920
양자강(揚子江) 519, 920
양화사 298
여영봉(女英峰) 801

역적봉 692
연길(延吉) 780
연산 107, 659, 940
연변(延邊) 770, 772, 780
연천봉 323
연천사 323
연평도(延平島) 87, 113, 461, 782, 783, 1048
영국 456, 805, 806, 854, 855, 935
영덕사 876
영락교회 595, 848, 941, 943
영변(寧邊) 801, 806, 1010
영주산(瀛洲山) 154
영천(永川) 661, 831
영해 662
영흥(永興) 533
예산 88, 940
오대산(五臺山) 268
옥녀봉(玉女峰) 98, 532, 533
옥련대(玉蓮臺) 98, 532, 533
옥천산 802
옹진도 783
용정촌 771
원(元)나라 898
원산 990
월미도 943, 944
위생병원 147
위수 920

위왕산(衛王山) 692

유점사 311, 312, 384

육인봉(六人峰) 692

은(殷)나라 447, 928

을밀대(乙密臺) 255

이리 625

이인(利仁) 910

인도 154, 302, 415, 525, 842, 929, 935

인수당 한의원 842

인천 943, 944, 990

일본 45, 46, 50, 65, 89, 96, 108, 109, 160, 163, 171, 175, 218, 222, 230, 232, 257, 288, 290, 291, 325, 339, 365, 402, 418, 432, 433, 458, 522, 550, 553, 563, 591, 633, 672, 683, 705, 706, 713, 748, 765, 783, 805, 806, 842, 854, 855, 886, 902, 908, 927, 992, 994

장군봉 692

장진(長津) 337, 532, 533

장항(獐項) 98

장항리(獐項里) 903

적십자병원 500, 561

제(齊)나라 324, 970

중공 89, 155, 672

중국 104, 105, 106, 155, 269, 270, 273, 339, 435, 483, 519, 550, 553, 559, 564, 636, 650, 671, 682, 683, 734, 769, 770, 783, 805, 806, 821, 829, 854,

855, 891, 892, 902, 918, 922, 927, 928, 929, 930, 931, 938, 939, 948, 954, 956, 967, 968, 982, 1033

주(周)나라 60, 107, 929

중앙의료원 611

지리산(智異山) 63, 154, 218, 221, 268, 281, 369, 370, 371, 375, 476, 526, 527, 535, 634, 693, 698, 711, 800

진(晋)나라 270, 483

진주(晋州) 135, 189, 301, 461, 480, 499, 535, 623, 624, 818, 903

진주 경상대학병원 499

진흥건재 953

창마을 369

천마산(天摩山) 876

천불산(千佛山) 931, 932

천지(天池) 518, 519, 520, 528, 529, 532, 540, 541, 552, 732

천태산(天台山) 73

철원(鐵原) 105, 133

청계천 209, 399, 400

청천강 920

초(楚)나라 324, 829, 830, 967

추성 370

추풍령 523

충승도(沖繩島) 783

추지령(楸池嶺) 533

칠불암(七佛庵) 931, 937
칠산 523, 524, 940
칠성(七星) 98
칠성봉(七星峰) 252, 254, 255, 385

캐나다 235, 297, 500, 501, 502, 582, 892, 921

탄천(灘川) 910
태국 854
태백산(太白山) 267, 523
태천 298, 912
태평양 46, 47, 50, 89, 214, 230, 233, 259, 311, 314, 320, 323, 352, 357, 423, 461, 462, 524, 553, 559, 629, 642, 669, 699, 701, 703, 709, 732, 820, 838
터키 554
통도사(通度寺) 298

팔봉산 693, 697

패수 920
평강 533
평양(平壤) 109, 254, 255, 523, 533, 875, 876, 891, 918, 939, 940, 967
풍산 337, 532
필리핀 397

하(夏)나라 447
하동 94, 95, 461, 535, 659
하얼빈 919
하와이 551, 554, 555, 663
학현 991
한(漢)나라 801, 919
한라산 154
한탄강 991
함곡관(函谷關) 417
함양(咸陽) 437, 438, 515, 523, 535, 654, 656, 658, 659, 660, 678, 679, 799, 917, 920
함흥 931
해인사(海印寺) 299, 510, 521, 522
해주 940, 941
향파암 98, 99
호타하 995, 996
홍원 902, 991
홍천(洪川) 221, 910

홍콩 67, 87, 89, 593, 733
홍파동 394, 697
화순 911, 912
황산(黃山) 298
황하수(黃河水) 519, 920
황룡사(皇龍寺) 524, 525, 528
회덕 659
회산진 876
휘경동 147
흑룡강(黑龍江) 253, 313, 847
희천(熙川) 216, 521
히말라야 253, 254, 518, 519, 520, 524, 525, 528, 529, 530, 534, 535, 540, 732, 757

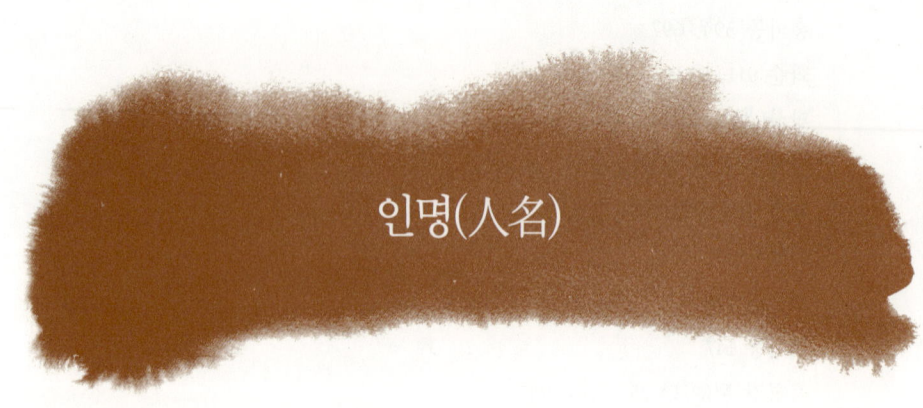

인명(人名)

강양욱 848

강영훈(姜英勳) 839

강증산(姜甑山) 199, 314, 378, 394, 486, 521, 697, 703

강태공(姜太公) 269, 929

경순대왕(敬順大王) 473, 846

고르바쵸프[고르비] 848, 898, 967

고양씨(高陽氏) 105, 106

고종(高宗) 355, 891, 918, 919, 920

공자(孔子) 42, 60, 103, 107, 163, 210, 256, 257, 285, 286, 312, 313, 358, 359, 365, 447, 489, 512, 513, 514, 526, 682, 804, 874, 904, 905, 909, 910, 970

곽거(郭巨) 968
관세음보살(觀世音菩薩) 153
관우(關羽) 802, 931
관음불(觀音佛) 311, 312, 473, 475, 511, 512, 525, 528, 534, 535
광무(光武) 995
김덕령(金德齡) 401, 541, 808, 911
김대중(金大中) 457
김범부(金凡父) 527
김성수(金性洙) 457
김알지(金閼知) 473, 939
김영삼(金泳三) 457
김우중(金宇中) 992, 994
김유신(金庾信) 339, 341, 342, 845, 848, 855, 873, 898, 922
김운택(金雲澤) 312
김일성(金日成) 293, 313, 347, 366, 423, 475, 484, 523, 538, 844, 848, 874, 875, 898, 967, 991
김자점(金自點) 541
김춘삼(金春三) 176
김하등(金河登) 241

나반존자(那般尊者) 450
나운몽(羅雲夢) 314, 394
남이(南怡) 540, 808
노자(老子) 103, 107, 163, 285, 334, 335, 359, 385, 417, 418, 451, 514, 804,

888, 929
노애공(魯哀公) 970
노정공(魯定公) 970
노태우(盧泰愚) 366, 424, 425, 454, 639, 913, 971, 977, 978
뇌진자 154

단군(檀君) 39, 41, 43, 106, 132, 137, 157, 192, 205, 248, 249, 250, 253, 254, 255, 267, 268, 270, 271, 272, 273, 283, 290, 291, 340, 341, 342, 385, 448, 454, 463, 485, 523, 533, 552, 555, 833, 891, 892, 918, 921, 929, 935
도선(道詵) 940
동탁(董卓) 801, 853
두보(杜甫)[두자미(杜子美)] 220, 517, 558
등문공(藤文公) 324
등소평 967

록펠러 456, 576, 798, 853, 992, 993, 994
루스벨트 456, 799, 853

마야 부인(摩耶夫人) 451, 524

맥도널드 456

맹자(孟子) 324, 400, 463, 970

모택동(毛澤東) 848, 898, 967, 991, 994

무열 918

문규현 484

문왕(文王) 107, 252, 929

문익환(文益煥) 366, 484

문선명(文鮮明) 324, 463, 483, 948

미륵 199, 255, 256, 451, 492, 521, 522, 932, 933, 937

미추왕 473, 939

민노봉(閔老峰) 98

민보국 989

민영환(閔泳煥) 258

박연(朴堧) 273, 274, 278, 279, 281

박열(朴烈) 144, 713

박정희(朴正熙) 401, 677, 992

박준규(朴浚圭) 388, 403, 424, 441

박철규 642, 643, 644, 645, 646, 647, 648, 649, 650, 651, 652

박태선 277, 278, 314, 379, 394, 483, 487, 697, 703, 831, 948

박혁거세(朴赫居世) 938, 939, 941

방한암(方漢岩) 912
백결(白結) 273, 278
백기완 640
백범(百凡)김구 474, 640
백성욱 109, 161, 539, 640, 694, 843
보정선사 802
복희씨(伏羲氏) 105, 106, 107, 206, 417, 418, 692, 928
부시(George Bush) 324, 839
부차(夫差) 538
부처 42, 49, 61, 73, 74, 75, 76, 77, 93, 103, 107, 109, 116, 120, 173, 201, 205, 209, 254, 255, 256, 277, 290, 291, 298, 301, 303, 304, 309, 310, 334, 335, 336, 365, 369, 384, 418, 420, 426, 483, 489, 490, 491, 520, 529, 540, 573, 578, 697, 725, 733, 744, 750, 797, 800, 846, 871, 874, 898, 908, 931, 932, 933, 934, 937, 954, 966, 968
비로자나 492
비신스키 325

사마의(司馬懿) 931
사임당(師任堂) 453, 682
삼장법사(三藏法師) 803
삼통자(三通者) 274, 279, 286, 287
서백일(徐白日) 278, 521
서병문 740
서산대사(西山大師) 291

서재필(徐載弼) 550, 554

석가모니 60, 248, 250, 255, 256, 276, 285, 297, 298, 314, 379, 408, 412, 413, 415, 416, 417, 418, 420, 426, 448, 449, 450, 451, 452, 453, 454, 455, 464, 473, 475, 478, 485, 490, 491, 492, 507, 508, 512, 513, 514, 524, 525, 528, 529, 530, 531, 532, 533, 534, 535, 536, 537, 539, 546, 552, 555, 712, 718, 752, 832, 843, 888, 915, 931, 932, 933, 934, 935, 937, 948, 995

석탈해 939

선도공주(仙桃公主) 938

성길사한(成吉思汗)[칭기즈칸] 922

성삼문(成三問) 802

세존(世尊) 733

세종대왕(世宗大王) 274, 279

소정방(蘇定方) 846

소호금천씨(少昊金天氏) 133

손숙오(孫叔敖) 829

손순(孫順) 968

송만갑(宋萬甲) 1023

송요찬 911

송진우(宋鎭禹) 457

수로왕(首露王) 929, 930, 938, 941

순(舜)임금 105, 269, 270, 451, 662, 801, 910, 918, 928

스탈린 325, 843, 844, 847, 848, 874, 875, 898, 967, 991, 994

신곡부인(神鵠夫人) 929

신농씨(神農氏) 107, 928

신무왕(神武王) 58

신무천황(神武天皇) 290, 291

신익희(申翼熙) 456, 457, 799

신현확 638

아이히만 847, 967

악등(握登)부인 451, 928

안기생(安期生) 99, 133, 154

안량(顏良) 802

안자(晏子) 909, 970

안창호(安昌浩)[島山] 685

약사여래(藥師如來) 511, 512

양봉래(楊蓬萊) 133, 154

양양왕 970

양찬호 658

양태용 658

양혜왕(梁蕙王) 970

여공사(呂公使) 559

여몽 802

여포(呂布) 801

여후(呂后) 930

예수 49, 60, 75, 76, 93, 119, 120, 166, 255, 256, 277, 305, 312, 358, 359, 369, 383, 483, 555, 573, 578, 717, 871

왕산악(王山岳) 272, 273, 278

왕치현 272

요(堯)임금 270, 662, 928

용호도사(龍虎道士) 277, 278, 521

왕건(王建) 846
원효대사(元曉大師) 413, 414, 846, 898
유궁 801
유리왕 939
유방(劉邦) 930
유비(劉備) 931
유석현 685
유인궤(劉仁軌) 846
유진산(柳珍山) 457
윤보선 521
윤치영(尹致映) 281, 300, 403, 685
윤치호(尹致昊) 300, 685
윤포산 521
윤희(尹喜) 417
윤단애(尹檀涯) 143
의자왕 538
이괄(李适) 801, 852, 874
이근택 842
이금이 522
이기붕(李起鵬) 281, 380, 476, 527, 677, 800, 948
이명룡(李明龍) 685
이병철(李秉喆) 752, 988
이순신(李舜臣) 401
이승만(李承晩) 281, 300, 380, 424, 457, 527, 576, 672, 677, 685, 694, 698, 706, 713, 747, 823, 897, 911, 948
이시영(李始榮) 770, 771
이시진(李時診) 108, 562

이율곡(李栗谷)[李珥] 453, 466, 682
이재학 527
이철승(李哲承) 457
이청담(李靑潭) 491, 492
인조(仁祖) 801
일부(一夫) 199
임경업(林慶業) 541
임방울 1023
임수경 484
임철호 300

장경근 527
장덕수(張德秀) 684
장량 929
장면(張勉) 677
장비(張飛) 456, 931, 954
장자(莊子) 804
장준하(張俊河) 640
적송자(赤松子) 133, 154
전두환(全斗煥) 440, 441, 454, 458, 639, 706, 953, 977
전욱고양씨 133
정반왕(淨飯王) 491
정이형(鄭伊衡) 713
정인필 679

정일두(鄭一蠹)[鄭汝昌] 659
정조대왕(正祖大王) 342
정주영(鄭周永) 988, 990, 991, 992, 994
정희영 144
제갈량(諸葛亮) 514, 640, 799, 822, 931, 970
제경공(齊景公) 970
조갑환(曺甲煥) 911, 912
조병옥(趙炳玉) 325, 456, 457, 798, 799
조봉암(曺奉岩) 640
조장진 989
조조(曹操) 456
조용기(趙鏞基) 277, 394, 395, 463
존슨(Johnson) 839
주자(朱子) 341
증자(曾子) 909
지루(枝婁) 891
진명공주 939
진상이사(秦相李斯) 270
진성여왕 270, 285
진시황(秦始皇) 312, 313, 566, 920

차경석(車京石) 314, 379
차우셰스쿠(Ceausesku) 898
처칠 456

최영(崔瑩) 522
최치원(崔致遠) 105, 268, 270, 271
초장왕(楚莊王) 829, 830
충무공(忠武公) 342
치우(蚩尤) 800

카이제르(Kaiser) 805
카터(James Carter) 839
칼라 힐스 957
칼 맑스(Karl Marx) 313
클라크 177

탈해왕 939
탕(湯)임금 928
태종(太宗) 694, 706, 707
태호복희(太昊伏羲) 928
투하체프스키(Tuhacheveski) 313, 847
트루먼(Truman) 799

탈해왕 939

파모니(巴牟尼) 524, 525, 528, 529, 532, 533, 534, 535
편작(扁鵲) 610, 765
프란체스카(Francesca) 539, 694, 695, 843, 844

하동산(河東山) 489, 491, 492, 526, 527
하우씨(夏禹氏) 270, 891, 930
하종렬 654, 658, 660
하한조(河漢祚) 654, 660
한경직(韓景職) 848
한무제(漢武帝) 938
한신(韓信) 984
함석헌(咸錫憲) 640
함허당(函虛堂) 490
항우(項羽) 802, 851, 930, 967
허견(許堅) 803, 853, 874
허미수 802
허영백 684

허적(許積) 802, 803
헌안왕(憲安王) 269
홀필열(忽必烈) 922
홍국영(洪國榮) 342
홍범도(洪範圖) 770, 771
홍법대사(弘法大師) 291
효공 968
화서(華胥) 105, 928
화타(華陀) 610
환검(桓儉) 254
환웅(桓雄) 254
환인(桓因) 253, 254
히틀러(Hitler) 805, 847, 967

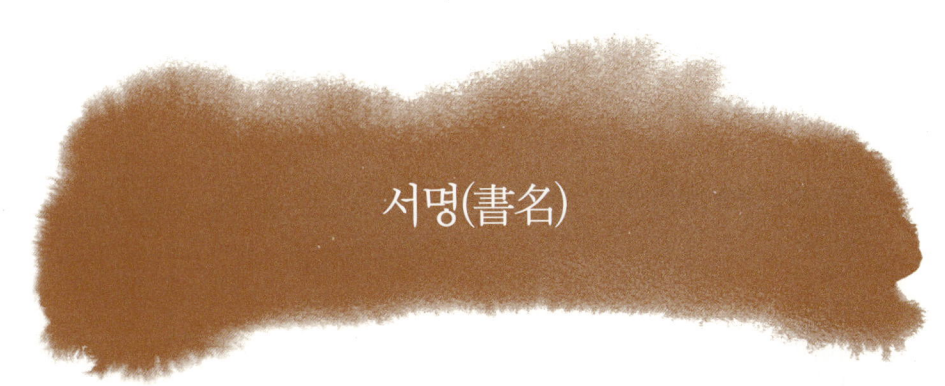

서명(書名)

강희자전(康熙字典) 296, 526
건강저널 809, 812, 828, 949
공자가어(孔子家語) 133
금강경 193, 312, 489, 490, 491, 527

논어(論語) 447

대순전경 486
도덕경(道德經) 335, 359, 477
동의보감 546, 696
등단필구(登壇必究) 205

묘법연화경(妙法蓮華經) 210
민의약(民醫藥) 325, 546, 548, 552, 556, 582, 590, 619, 631, 650, 711, 735, 809

방약합편(方藥合編) 55
편작심서(扁鵲心書) 217
본초강목(本草綱目) 67, 82, 108, 476, 562, 776, 820, 900, 923
불교신문 399

사기(史記) 451, 919, 929, 930
사략(史略) 105, 106, 928

삼국지 456, 526, 931
삼국지연의 484
삼일신고(三一神誥) 137
서전(書傳) 384
시사춘추 809
시전(詩傳) 452, 481, 866
신약(神藥) 51, 54, 84, 87, 112, 158, 258, 570, 572, 573, 598, 720, 725, 927
신약본초(神藥本草) 204, 312, 323, 324, 599, 712, 722, 729, 748, 819, 821, 829, 927, 934, 960

우주와 신약 51, 871
인부경 252

정역(正易) 199
제왕세기 269, 926, 927
주역(周易) 103, 107, 108, 109, 192, 198, 199, 206, 250, 251, 252, 253, 313, 355, 359, 365, 378, 384, 692, 697, 928
지부경(地符經) 252

천자문(千字文) 378
천부경(天符經) 137, 157, 191, 192, 193, 194, 198, 199, 200, 204, 205, 206, 210, 248, 249, 250, 251, 252, 253, 255, 264, 266, 267, 270, 271, 272, 274, 279, 290, 294, 302, 340
침구대성(鍼灸大成) 209

향약집성방(鄕藥集成方) 726

| 인산가 간행물 |

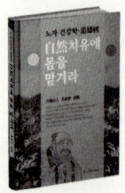

自然治유에 몸을 맡겨라 | 김윤세 지음 | ₩35,000

노자老子의 도덕경을 자연의학으로 풀이한 인산가 김윤세 회장의 역작. 무위자연의 거산 노자와 자연치유의 거산 인산의 자연사상을 동시에 탐독할 수 있다. 2,500년의 세월을 뛰어넘어 한 뜻으로 통하는 두 위인의 만남이 큰 울림을 준다.

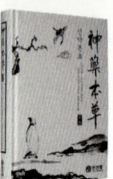

神藥本草 후편 | 김일훈 구술 | ₩25,000

인산 선생의 힘찬 숨결과 인산의학의 모든 것을 엿볼 수 있는 인산의학의 완결판으로 선생이 평소 틈틈이 써놓은 육필원고와 사석에서 행한 말씀을 그대로 옮겨 적었다. 각종 난치 질병에 관한 선생의 마지막 처방전도 공개한다.

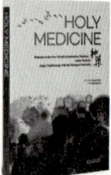

HOLY MEDICINE | 인산 김일훈 구술·김윤세 지음 | ₩30,000

인산의학의 세계화에 발맞춰 출간된 《신약》의 영어판. 인산의학의 철학과 자연치유 방안이 모두 영어로 수록돼 세계인의 접근성을 높였다. 자연치유, 신약, 신방, 죽염요법 등 네 편으로 구성되어 있다.

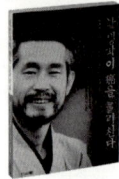

한 생각이 癌을 물리친다 | 김윤세 지음 | ₩12,000

공해독으로 생기는 암·난치병을 다스리고 치유하는 법을 적고 있다. 총 14장으로 된 이 책은 한 장 한 장마다 체내에 쌓인 공해독을 풀어주고 거기에 원기를 돋워 병마를 이길 수 있도록 하는 해독보원解毒補元의 방약을 제시하고 있다.

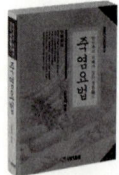

죽염요법 | 김윤세 지음 | ₩15,000

죽염을 통해 암·난치병을 치유한 사람들의 사례와 각종 죽염활용법이 소개된 책. 암·난치병으로 고통받는 인류에게 매우 손쉬우면서도 효과가 뛰어난 실용 민간요법의 핵심을 수록해 놓았다. 죽염을 복용하실 분들의 일독을 권한다.

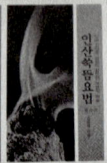

인산쑥뜸요법 | 김윤세 지음 | ₩15,000

인산쑥뜸법은 물에 빠져 숨이 넘어간 사람, 제초제를 마시고 죽어가는 사람, 심지어 백혈병, 에이즈까지 현대의학이 손쓰지 못하는 중증 환자를 구해낸 신방神方 중의 신방이다. 누구나 쉽게 배우고 실행할 수 있는 인산쑥뜸법을 소개한 책.

神藥 | 인산 김일훈 구술·김윤세 지음 | ₩20,000

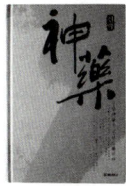

단순한 의학 서적이 아니라 우주 만물의 이치에 따른 자연물의 약성과 그 약성을 활용하여 치유할 수 있는 질환별 처방을 적어두고 있다. 1986년 발간된 이래, 지금껏 의학 서적 역사상 전무후무한 판매량을 기록하고 있는 인산의학과 그 철학의 교본서.

양생 의학 천자문 | 김윤세 지음 | ₩33,000

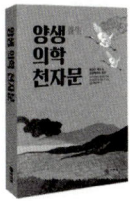

1997년 초판 출간된 《김윤세의 수테크—심신心身 건강 천자문》을 일부 수정하고 편집·디자인을 새롭게 해 25년 만에 재출간한 책. 총 1,080자로 구성된 인산식 천자문이 빼곡하게 담겨 있어 한 권의 책으로 한자 공부는 물론, '참의료' 이론과 신양생학의 원리를 깨달을 수 있다.

내 안의 의사를 깨워라 | 김윤세 지음 | ₩25,000

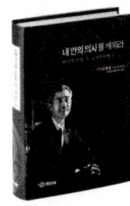

30여 년 넘게 인산 선생의 의학 세계를 알리기 위해 김윤세 회장이 여러 매체에 연재해 온 건강 칼럼을 정리한 완결판. 현대의학의 한계에 대한 대안과 내 몸 안의 자연치유력을 통해 나와 내 가족의 병을 고치는 '참의학'의 비결이 담겨 있다.

내 안의 自然이 나를 살린다 | 김윤세 지음 | ₩25,000

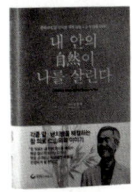

공해시대 암·난치병 극복을 위한 묘방을 담은 또 한 권의 비법서. 《내 안의 의사를 깨워라》 이후 김윤세 회장이 쓴 글과 강연 내용을 정리해 인산 선생의 자연치유 사상을 되짚은 책. 나를 살리는 것은 결국 내 몸 안의 자연치유력이라는 인산의 철학이 담겨 있다.

東師列傳 | 범해선사 편저·김윤세 한역 | ₩30,000

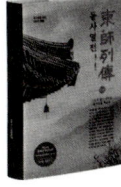

아도阿度의 이성, 의상義湘의 도리, 회광晦光의 인식…. 한국 불교사를 빛낸 고승들의 생애가 이뤄낸 화엄의 세계가 눈부시다. 한국에 불교가 전래된 고구려 소수림왕 시대부터 조선의 고종에 이르기까지, 1,500여 년의 역사 속에서 이 땅의 불교를 성장시킨 200명 불교인의 단아한 삶이 귀하에게 깊은 깨달음을 전한다.

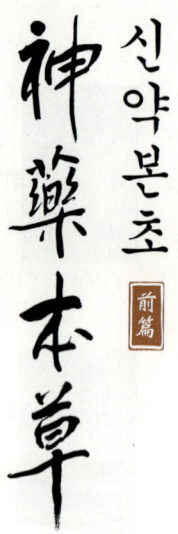

저술 仁山 김일훈
자료선정 및 책임감수 김윤우, 김윤세

초판발행 1998년 12월 23일
2쇄발행 2018년 6월 28일
3쇄발행 2022년 4월 28일

발행인 김윤세
발행처 도서출판 인산가
기획·디자인 (주)조선뉴스프레스

주소 서울시 종로구 관훈동 197-28 백상빌딩 102호
대표전화 1577-9585

값 30,000원
ISBN 978-89-97202-10-2 93510

이 책은 저작권법에 의해 보호받는 저작물이므로 무단 전재와 복제를 금합니다.